U0209524

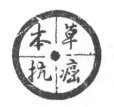

李东涛　主编

中医肿瘤学

化学工业出版社

·北京·

本书总结了当代中医治疗肿瘤的研究进展，是用于指导中医肿瘤临床的专业著作。

总论部分从中医、西医两个方面，阐述了肿瘤的发病原因。概括了肿瘤的中西医结合治疗原则；详细阐述了中医的肿瘤治疗方法及人体扶正调理治疗方法。概括介绍了肿瘤的预防、康复理论与方法，肿瘤患者的生活、饮食调养等问题。

各论部分对28种常见肿瘤疾病，从中医、西医角度，论述流行病学、病因及发病机制、临床诊断、治疗及预后随访、预防与调护五大方面。中医治疗部分从病证特点、治则治法、辨证论治、验方、常用中成药、并发症处理、中医名家经验述评等方面，多角度阐述肿瘤中医治疗，其中也包含了主编团队的临床验方与验案。

本书内容全面实用，可为中医肿瘤医师提供全方位的中西医临床指导，也可供广大中医爱好者参考借鉴。

图书在版编目（CIP）数据

中医肿瘤学/李东涛主编． —北京：化学工业出版社，2018.10（2022.8重印）
ISBN 978-7-122-32856-4

Ⅰ．①中… Ⅱ．①李… Ⅲ．①中医学-肿瘤学
Ⅳ．①R273

中国版本图书馆CIP数据核字（2018）第187952号

责任编辑：陈燕杰 李 媛 王向民　　　　装帧设计：王晓宇
责任校对：王 静

出版发行：化学工业出版社（北京市东城区青年湖南街13号　邮政编码100011）
印　　装：北京虎彩文化传播有限公司
787mm×1092mm　1/16　印张43　字数1142千字　2022年8月北京第1版第4次印刷

购书咨询：010-64518888　　售后服务：010-64518899
网　　址：http://www.cip.com.cn
凡购买本书，如有缺损质量问题，本社销售中心负责调换。

定　　价：268.00元

本书编写人员

主 编

李东涛

副主编

王长海 王 剑 陈佳钰 王浩婷
王 逊 封颖璐 顾 伟 朱世杰

编委（排名不分先后）

阿古拉 白国权 陈佳钰 陈美南
封颖璐 顾 伟 黄 聪 贾常金
解品启 李 柏 李东涛 李 杰
李 洁 李 娟 李军艳 李小飞
刘太生 满晓静 山 林 史风雷
汤月霞 王浩婷 王 剑 王 逊
王长海 蔚永运 吴 洁 肖学让
于 洋 张 健 朱世杰

前　言

恶性肿瘤是严重危害人类健康的常见病、多发病。近半个世纪以来，随着人类平均寿命的延长、生活方式的改变、环境污染的加剧，其发病率和病死率都有不同程度的增长，已经超过其他疾病，成为人类第一位的致死原因。我国每年新发病例约160万人，且有上升趋势，恶性肿瘤的防治是全球科学家日益关注的问题，并牵动着千家万户。对中医而言，肿瘤的治疗也是一个非常具有挑战性的难题。

中医是建立在对自然界与人体生命的朴素认识、中国文化与临病经验基础上的复杂体系。千百年来由朴素的自然观、人体观与传统中国文化结合临床实践构建起来的中医辨证论治复杂体系，有较高的使用价值。我从1997年开始正式接触肿瘤临床，感到中医肿瘤理论仍有较多争议之处，如病因认识不明确，仍延续传统观念解释肿瘤发病病因；对肿瘤的定性不明确，甚至有些人仍将之视为瘀血痰浊；治则治法中抗肿瘤与调人体没有分开，将两个相反的治则治法混为一谈；用药势单力薄，调人体多，治肿瘤少，抗肿瘤药味、药量蜻蜓点水，不能起到明显的抗癌作用。

针对这些情况，从2007年年底我就开始致力于就如何提高中医肿瘤临床效能的探索工作。汇总国内中医专家经验，尽力收集药理显示有抗癌作用的中药现代文献，结合之前的导师及个人的经验，于2008年初步形成了中医肿瘤临床用药的一些经验方案。2008年春，在济南军区青岛第一疗养院成立了百草抗癌医学中心，利用这个平台开始针对制订的"中医肿瘤临床用药经验方案"进行临床验证与修改工作，我们自己给该方案划定的验证成功的标准为：临床常见肿瘤，如肝癌、肺癌、胃癌，每一种，属于晚期的，都有2例以上单纯用中药治愈的案例。2011年，百草抗癌医学中心更名为百草医学中心，仍然继续这方面的工作。截至2016年10月，这项工作宣告完成，同时本书的编撰工作也开始启动。本书不仅汇集了全国各地专家、学者治疗肿瘤的经验和研究成果，也包含我们十余年对中医治疗肿瘤从理论到临床的归纳、思考、验证和提高。

本书可以作为中西医结合肿瘤临床指导用书。由于现代中医肿瘤临床还是一门待发展的学科，本书内容还不能成为规范，包括对病因、病机的认识，治则治法及用药也仅代表现代大多数学者及著者的观点。书中引用的一些文献资料也未得到我们系统的临床验证，其中推荐的药物只是临床经验用药，并未得到系统的药理证实，提供的临床验案只是抛砖引玉，仅供参考。就中医治疗肿瘤而言，还需中医同仁不断地探索。书中的西医部分内容，临床医师可根据最新研究进展不断地完善自己的西医治疗手段。

中医肿瘤诊治涉及基础和临床的方方面面，限于作者学识和经验的局限性，虽经反复修改，有些章节十多次易稿，但难免仍有疏漏之处，在此衷心地期望读者对本书不吝赐教、指正。

海军青岛第一疗养院对于本书的出版给予了大力支持，在此一并致以真诚的谢意。

李东涛

2018年9月1日

目　录

第二篇　各论

绪　言

一、论肿瘤治疗中的辨病－辨证论治

（一）相关理论

1.什么是辨病－辨证论治

辨证是传统中医辨证。所言辨病论治，即不经过中医传统辨证，只针对疾病进行的中医治疗。辨病－辨证论治，即以西医疾病之病因病机作为辨病论治之依据，以中药现代药理作为辨病用药之指导，以传统中医辨证论治作为补充，用于中医疾病诊断治疗的临床指导方法。

以肝癌为例，凌昌全等2005年完成的一项有关肝癌的证候研究[1]，建立了肝癌的常见中医基本证候定性诊断规范，其中肝癌基本证候包括实证与虚证两部分，实证包括气滞证、血瘀证、热证、湿证，虚证包括气虚证、血虚证、阴虚证、阳虚证。其后他又在2008年的一篇文章[2]中提到"癌毒"是恶性肿瘤之根本的观点。前一篇的肝癌证候研究是对传统中医辨证的规范化，而其后所言"癌毒"则是中医对肿瘤疾病性质的重新认识，即为中医辨病的内容。这些内容，原非中医理论所固有，但却是现代中医临床所应有。依据现代医学知识，考虑中医发展需要，设定新的概念，赋予新的内容，合理地指导中医临床用药。有"癌毒"则解毒抗癌治则治法是成立的，这也是对中医治则治法的进一步完善。从中医传统辨证再到"癌毒"，说明运用传统的辨证论治无法从本质解决诸如肿瘤之类疾病的中医治则治法问题，需要寻求从疾病的现代实质中寻找指导中医临床的突破口，这即是现代中医辨病论治的立论依据。

2.中医的疾病治疗模式演变[3]

从中医的发展脉络来看，在《内经》之前，中医是辨病（症）论治模式。如《山海经》记载的38种疾病，有的可以称为固定的病名，如瘕疾、瘿、痔、痈等；有的以症状代病名的，如呕、腹痛；治疗用药大多一药治一病，也有一药治二病的。这是一种较低端的辨病（症）治疗模式。自《内经》辨证论治模式开始形成雏形，如《灵枢·本神》有"必审五脏之病形，以知其气之虚实，谨而调之也。"张仲景的《伤寒杂病论》确立六经辨证体系。经历代医家不断充实，至明清"八纲"辨证、脏腑辨证，温病卫气营血、三焦辨证等不同辨证方法相继呈现，临床相互配合应用，辨证论治才得以系统与完善。即使不同疾病，证同则治亦同；同样疾病，由于所处阶段不同，证异则治异。因此，辨证论治是"同病异治"与"异病同治"的临床基石。

自西学东渐以来，既要考虑现代疾病实质，又不违备传统中医辨证论治的辨病－辨证论治模式。这种模式比传统的辨证论治模式更进一步。在这种模式下，原来辨证论治适用的"异病同治"有了新的提高，成为"异病同治"基础上的"异治"。比如，两个人同为咳嗽，皆辨证为肺阴虚，但一个是肺癌早期，一个是肺气肿，都可以用滋阴清肺治疗，但肺癌要考虑"癌毒"的特性，需要加上解毒抗癌中药，这就是辨病论治。现在有人提出了"辨病－辨证－辨体质"[4]模式，认为此模式能满足个体化诊疗的需要，但实际上中医辨证包含辨体质的内容，这种模式也就包含在辨病-辨证论治模式之中。

3.提倡辨病－辨证论治的重要意义

提倡辨病-辨证论治是中医自我发展的需要。中医追求"治病求本"。随着医学的进步，对疾病本质的认识不断更新，也要求中医不断更新治疗原则与方法。自伤寒至温病，中医对传染病的认识不断更新，指导临床的治则治法不断更新，疗效也不断得到提升。现代医学对疾病病因、生理病理的探究与认识，为中医学的发展进步提供了新的科学指引，中医学要善于利用这些新知识，不断完善自我，发展自我。

提倡辨病-辨证论治是中医现代化以及与世界医学接轨的必然要求。现代临床要求明确的疾病诊断，我们不能再像明清时代那样按"咳嗽、喘证"这类以症代病的笼统概念诊断临床疾病，这样不仅不符合时代要求，也不能让患者满意。中医迟早要与现代医学接轨，并走向世界，统一的疾病诊断是中西医汇通互鉴并与世界相互沟通的重要桥梁。

4.关于中西医结合思想与中医辨病－辨证论治

中西医结合思想是指中医、西医相互配合治疗临床疾病的重要指导思想，而辨病-辨证论治仅用于指导中医临床诊断治疗，因此中西医结合思想比辨病-辨证论治要高一个层面。中西医各有所长，临床应取长补短。有些疾病可以用西医解决，有些疾病可以用中医解决，有些疾病需要中西医相互配合，综合治疗方能达到最好疗效。对于需要中西医综合治疗的患者，要清楚其治疗策略与顺序如何。是先中医，后西医？还是先西医，后中医？或中西医同时治疗？这些问题事先都应该根据患者病情进行科学规划，尽可能地提高临床疗效。

（二）如何提高中医肿瘤辨病－辨证论治临床水平[5]

要做好肿瘤临床辨病-辨证论治工作，提高中医临床疗效，需要解决好以下方面的问题。

1.打牢中医理论基础

中医理论是古人制订的中医基本规则，是进入中医临床的必由之路，一些基础的知识应该渗入每位中医师的血液中。

2.掌握现代疾病病理

现代疾病病理能为我们提供以往所没有发现的疾病本质，我们要扩展思维模式，善于沿着现代医学揭示的病因病机，尝试应用传统中医手段解决现代医学问题。我们总是说辨证论治是中医的核心，但从某种意义上，在步入21世纪后，辨病-辨证论治才是现代中医的核心。一个肺癌的咳嗽，无论如何，中医治疗重点还应放在针对"癌毒"的治疗，而对于咳嗽的辨证论治不是治疗重点，只是辅助治疗而已。

3.精通中药药理

中药药理包括传统中药药理与现代中药药理。传统中药药理是辨证论治的抓手；现代中药药理能指导针对疾病的治疗，是辨病论治的抓手。建议买一本中药现代药理书籍全面研读一下。比如，郑占虎等主编的《中药现代研究与应用》[6]有中药药理作用索引与临床应用索引，对肿瘤临床有很好的指引作用，我们可以根据其提示，在临床上尝试应用这些药物，不仅能提高临床疗效，也能扩大用药范围。

在认识疾病现代病理的基础上，通过对照各中药的现代中药药理，选择能够治疗该病的中药品种，以存性取用的方式，合理应用这些药物，通过不断实践，找到其有效的合理剂量，从而成为固定的经验，这即是辨病论治的具体实践。

4.规范的临床辨证

证候是具有独特内涵、层次结构及表述形式的中医特有概念，属于复杂性科学范畴，是中医发展到一定历史阶段的产物，并随历史发展而不断变化。一般而言，证候主要由三个层面构成，即底层为临床信息，中层为病变性质、病变部位及其他部分，上层为最后得出的具体证候。发生频次较高的具体证候可以归纳为常见证型。病变性质即定性部分是证候的核心，病变部位标识病变所在，这两部分被称为证候要素[3]。其中定性证候规范诊断及量化评价是临床辨证论治的关键。比如，患者同时有气虚、血虚、湿证，三者孰轻孰重及其相互关系是指导临床用药的主要依据。现代中医临床教科书上的模式多是辨证型论治的模式，定性定位穿插混杂，诊断标准模糊，临床较难操作。因此，我们以肝癌证候规范研究作为突破口，制订了肝癌中医证候定性、定位诊断规范，并应用层次分析法建立了定性证候轻重程度量化评价方法。该规范确立了各证定性、定位证候诊断中的特异性症状与非特异性症状，设定了满足诊断的条件，并用数理方法构建了定性证候轻重程度量化评价模型。这项研究实现了定性、定位规范诊断及定性证候量化评价，是一种全新辨证论治模式[1,7-8]。建议临床医生多从此类证候研究成果中积累知识，使中医辨证更加准确、可靠，使中医辨证论治更加科学化、规范化，中医临证水平才能得到不断地提高。

5.迈过中药药量关

剂量问题是经方不传之秘。剂量是方药治病的核心一环。自1981年东汉度量衡器——大司农铜权[9]出土，证实了汉代一两等于现代15.625g，一斤等于250g，液体一升，等于200ml，这一重大发现，解决了古方剂量的一大疑案。明代李时珍根据度量衡的变化，提出了"古之一两，为今之一钱[10]"。其后医家不求甚解地奉为圭臬[11]，到现在教科书竟按古之一两，为今之3g计算[12]，显然偏小。现在中药药典取经方原量的1/5 ～ 1/10为临床提导用量。如经方附子细辛黄连黄芩汤中黄连用至四两（当时约为60g），现在药典用量为2 ～ 5g[13]。国家医保政策按照药典要求用药，人为地限制中药药量，会削弱一些中药的优势，无形中把中医的核心内容给抹杀了。因此，我们应该探索中医合理而有效的剂量，量该大则大，该小则小，只有这样，才能充分发挥中药的超凡能力。在充分考虑到用药安全的前提下，但凡中药被列为保健食品或药食皆可用的品种，如薏苡仁、山药、葛根、枸杞子之类，皆可根据临床经验或病情需要适当加大剂量，其他药物也可根据临床经验及病情需要选择合适的剂量。我曾有用120g浮小麦治疗自汗无效，用500g有效的案例。

6.迈过中药毒药关

毒药治病有殊效，但需安全驾驭。川乌较附子的毒性大，但用蜜煮乌头即可确保安全。细辛是扶正托透大法的主将，可以使伏匿于三阴经的沉寒痼冷由里出表。伤寒论基础剂量是三两，但现在多数人仍被"细辛不过钱"之说所惑。药理毒理学研究证实，细辛散剂每日量不超过3g，但经过煎煮毒性成分挥发油消解后是无毒的，如需大剂量，可适当延长煎煮时间即可确保安全[14,15]。经方中半夏是生半夏，最重用到半斤（合125g），加等量之鲜生姜切片同煮即可，或适当延长煎煮时间，毒性亦可消解[16]。临床应用中，蟾酥、斑蝥皆为常备之品，从未出现中毒而发生意外，就是要善于驾驭其毒性而为我所用的结果。

7.解决好中医处方平衡

临床上辨证论治是非常复杂的。中医处方更多是一种经验模块的组合。一个模块治疗一个要点，要点越多，需要的模块也越多，方子也越大，这是典型的复杂性科学的处理方式。对于多数晚期肿瘤患者，需要考虑多个治疗要点，如晚期肺癌，既要考虑控制其肿瘤，又要考虑增加免疫功能；既要考虑控制胸腔积液，还要抑制其疼痛症状等。这么复杂的情况临床上是经常有的，用简单几味药肯定解决不了诸多问题，处方用药多达40味以上也很常见。但药味较多，需要考虑整体平衡，要纠偏补弊。患者体质偏寒，整个方子需偏热一些；如果方中苦寒药太过，则需增补一些健脾收敛药。只有这样，才不至于让患者出现不良反应。只有药物安全、顺利地进入体内并被吸收，才能保证疗效。

8.严把中药药品质量关

现在的中药与古代的中药已经发生较大变化，野生的少，种植的多，而且很难保证道地药材。有时还会遇到假药、劣质药等。在药品质量方面，一定要上心。应力避假药、劣质药。对于一些种植的药材，临床用量应比药典的指导用量偏大为妥。

9.了解中药炮制技术

中药炮制是祖国医学遗产的一部分，它是在中医理论的指导下发展起来的，对中医临床治疗起着非常重要的作用。中药大多来源于自然界，其气味具有一定的偏性，如太寒则损阳，太热则伤阴；太酸则损齿伤筋，太苦则伤胃耗液，太甘则生湿助满，太辛则损津耗气，太咸则助满生湿等。有区别地对中药材进行炮制处理，使偏者趋纯，烈者趋缓；使它们的某些作用更突出或减弱，从而更好地适应临床要求，发挥更大的治疗作用。"砂仁拌打熟地黄"是利用砂仁的芳香行气、宽中、开胃之功来制约熟地黄的腻滞性。比如伴有大便稀的患者，要用炒白术，而不能用生白术。在临床上要根据不同的病情选择合理炮制的药物。

10.解决好中药煎药问题

煎药非常重要，如果煎药不当，前面的辛苦就会白费。在煎药服药方面，医圣张仲景为我们树立了很好的榜样。在其经方之后，详述煎服之法，在汉代惜字如金的年代，很是难得。现在生活在城市的人较少有人愿意煎药，而且多数人不会煎药，加水多少？煎几遍？煎多长时间？如何先煎？如何后下？这些较为专业的问题，应该由医疗机构解决，有些医疗单位还是要求患者带回去自行煎药是很不妥当的。我们现在多用煎药机煎药[17]，大致的比例为120g生药量煎药液150ml。先煎、后下、烊化或另炖不方便，可以采用煎药机与传统煎法一齐上的办法。药量大者煎药时间可适当延长，以使药物有效成分充分溶出。

11.解决好中药服药问题

服药也是非常有讲究的。有的需饭前服，有的需饭后服，有的需要顿服，有的需要冲服，有的需要睡前服，凡此种种，都要自己先搞明白，再详细告诉患者或家属。一些大病、重病，需要较大药量、标准煎法药液煎出较多，而患者服药量有限，这种情况可以让患者将药带回家后再浓缩至合适量，再分多次服用。服药时间以肿瘤为例，可早上8～9点、中午1～2点、晚上8～9点服用。

12.做好中医随诊

现在许多中医师开完处方后就放任不管了，很少随诊。其实随诊非常重要，不仅可以检验你的治疗效果，也能了解药物的毒副反应。是药三分毒，患者体质各不相同，有些中药对一些患者无毒，但对另一些患者可能会产生严重毒副反应。建议对每位新就诊的患者第三天、第十天用电话询诊一次。第三天主要了解患者有无急性毒副反应，如果有，要及时想办法纠正；第十天主要了解慢性毒性反应及疗效。建议为每位就诊患者建立详细的病案（纸质或电子文档），当患者复诊或询问病情时，随时都能调用。这些材料也是总结临床经验的宝贵资料。

13.重视中医经验积累

中医既是复杂性科学，又是经验医学，经验模块的积累非常重要。现在大学有读硕士、读博士、做博士后的机会，有些导师临床经验丰富，可以跟师求教积累经验。平时虚心向周围的前辈请教，放下身段，跟他们抄方，请他们指导。另外，要多收集国内名医的医案或经验介绍，从中吸取临床经验。

14.培树良好的医德

要想成为一名临床中医大师，首先要有良好的医德。对待患者要无私，要像对待自己的亲人那样对待每一位患者，只有这样，才能全面、合理地提供给患者正确的中西医结合治疗策略与实施方案，不能因局限于自己的医疗技术范围而耽误患者病情。要有责任心，临床上新问题层出不穷，要勤于思考，善于积累，不断创新，敢于尝试。对于一些疑难杂症及急危患者，要勇挑重担，动脑筋、想办法，尽力为患者解除痛苦。

中医学属于复杂性科学[18,19]，并随着生命科学的进步不断进行自我更新。但相对现代医学而言，中医的进步非常缓慢。一些伪科学甚至反科学的东西充斥其中，现代中医教育及一些政策、法规又与临床严重脱节，成为中医生存的最大威胁。再完美的医学理论也需要拿到临床上进行检验，如果脱离临床实际，迟早要被淘汰。中医临床是一个复杂的流程，所谓细节决定成败，一个细节出了差错，就预示着失败的结果，因此中医临床应非常注重细节。应始终以临床疗效作为中医追求的目标，减少人为及社会因素的干扰，将中医引向健康、科学的发展之路上来。

二、有关中医肿瘤临床应注意的几个问题及本书的使用方法

（一）治疗肿瘤的处方问题

与单纯的人体功能性疾病如冠心病、高血压病等治疗方法不同，治疗肿瘤患者，我们需要面对两个个体。一个是肿瘤，非常致命的寄生生命体；另一个是受伤的人体，而且二者合为一体，治疗时相互受牵连。对肿瘤进行攻伐，有时会使人体受伤，难免投鼠忌器；培补人体，有时会使肿瘤受益，助纣为虐，两全其美的方法是较难找的。我们只能在消除肿瘤与维持人体生命之间寻找平衡，仔细拿捏祛邪与扶正的关系，以使人体生命得到最大利益。

将肿瘤从人体剥离是最容易想到的办法，也是我们所提倡的。不能剥离，进行物理或化学性毁伤，也是容易想到的办法，这需要在不严重威胁生命的情况下，尽量做到消除肿瘤，两害相较取其轻。中医治疗肿瘤，由于中药品种较多，而且每个药物具有多种功效，对每个治疗要点可选择的药品较多，这就需要医生洞悉每味药物的特性，尽量靠近"对肿瘤有害，对人体有利"标准选择药物，至少"对人体有用、对肿瘤无用"或"对肿瘤有害、对人体无害"。由于攻伐肿瘤与调补人体需要着力的要点较多，临床上治疗肿瘤患者所开处方多是大处方。社会应该理解这种"大方治大病"处方特点，家属和医院应该支持与配合。

要善于吸取他人的经验，并在自己验证后，将其纳入自己的治疗体系中。由于中药治疗肿瘤的微效性及对个体疗效的不确定性，需要我们选择多种药物以增加疗效，甚至个别药物超量使用。处方的平衡是需要时刻注意的问题。我们也可能尝试抑制肿瘤与扶正调理分别处理，或选择不同剂型，比如用胶囊抑制肿瘤，用汤药调理人体等。

（二）治疗肿瘤中药用药技巧

肿瘤患者的中药用药技巧，主要是指中药毒药的运用与药量的掌握。

从临床经验来看，"以毒攻毒"治疗肿瘤是容易起效的手段，如斑蝥、蟾酥、砒石、雄

黄、藤黄之类。应用这类药物，一定要掌握好用药方法与剂量。斑蝥、蟾酥等药，一般与其他药物配伍后，做成胶囊服用。先从药典规定的安全剂量开始，根据患者反应情况，渐渐增加剂量，保持在既不出现毒副反应，又要保持相对大些剂量的档位上。比如，我们临床用蟾宫散（含斑蝥、蟾酥等）先从一日9粒（4.5g，日分3服）开始，没反应再往上加，有反应可以减量。在临床，不同患者对药物的反应是不一样的，有的即使在安全范围，也出现较大反应，有的增大几倍的剂量，也没有明显反应，这需要根据患者的不同体质，区别对待。

对于有些认为有毒的中药，如生半夏、生南星等，适当延长煎煮时间即可消解毒性。要善于用中药炮制方法消减毒性，以保证用药安全。

从实验与临床上看，药物与疾病是有量效关系的。当然临床有用"微调"方法治疗疾病，通过"四两拨千斤"的方法达到纠正阴阳平衡的目的。但对于肿瘤疾病，这种情况虽然有，较为少见。我们还是重视量效关系，用足中药药量，以期待充分发挥中药效能，而达到控制疾病的目的。对于一些相对平和的抗癌中药，如菝葜、冬凌草、龙葵等，应当尽量施放大量，我们在临床上经常一日用到100g以上。当然施放大量要注意保护消化道。

（三）治疗肿瘤的医德问题

曾有一年我接诊一位来自淄博的肝癌患者，来我们这里时病情已经很重，肝脏肿物直径14cm，门静脉癌栓，大量腹水，饮食难下，患者非常虚弱。追问病史，家属述半年前发现肿物约3cm，经人介绍到上海东方肝胆医院就诊。当时已经住院，并准备好第二天做手术。就在头天晚上，患者晚饭后在医院周围散步，当走进一个诊所时，发现里面有一位白发苍苍的坐堂老中医。患者进去后，想让老中医再给把关一下，并把自己的病情及马上要手术的情况告诉了这位医生。老中医说："手术什么，手术后还要长出来，不如吃中医，治病要治本！"并把自己治好多少例肝癌的情况说与患者。这位患者立刻被打动，第二天办出院手续，不做手术了，转而求这位老中医治疗。结果患者服药2个月后，肿瘤不但没有缩小，反而长到6cm，老中医让患者加大中药量，肿瘤反而越治越大，等患者放弃老中医的治疗到我这里就诊时，已经到了不可收拾的地步。按说手术、放疗、化疗及其介入治疗，皆属于救命之术，与我们后面所讲的中医治则治法并不矛盾，为什么被上面所述的这位老中医排除掉了呢？难道为了自己的一点私利吗？我想说的是，当我们面对肿瘤患者时，很多患者都是处于生死存亡的关头，我们的一个不正确的指导，都可能要断送患者的生命，这个时候，最能考验医生的医德。我们应该像对待自己或对待父母一样对待肿瘤患者。

（四）关于本书的使用方法

本书中医部分内容主要参考了我担任副主编的《孙桂芝实用中医肿瘤学》，现代医学临床治疗是我们的弱项，本书主要以《肿瘤综合治疗学》为蓝本，进行了删减与补充，以使本书更加贴近临床实际，毕竟临床还是以中西医结合治疗对患者最为有利。现在肿瘤患者多住院治疗，医院是保证西医治疗的重要依托，也是大病统筹的主要承接单位，无论从治疗的完整性，还是从经济学角度，住院治疗对患者是有利的。现在综合医院多设中医科室，虽然药物可能不全，但能保证最基本的中药供给。

与之前有关的中医肿瘤临床书籍相比，本书对中医治疗肿瘤从流行病学、病因、病机、治则治法、临床用药、辨证型论治、中西医结合的实施等各个方面进行了全面而系统更新，尤其对于病因、病机、治则治法及临床药物选择（包括对肿瘤与对人两个方面）方面的阐述，是本书的在中医肿瘤治疗方面的重要创新。由于辨证型论治是现代中医肿瘤临床的主流意识，本书也列举了不同医家辨证型论治方面的内容，可供临床医生借鉴。本书汇集现代临床上较为有效的药对、单验方，包括主编本人的验方，对临床常用的中成药也进行了疏理，补充了外治、针灸、气功等其他疗法，对各种肿瘤并发症的现代临床中医治疗也进行了总结，这些内容对临床肿瘤医师能起到较好的借鉴作用。西医的水平看医院，中医的水平看人，这突显中医临床经验在肿瘤治疗中的重要价值。本书全面收集了现代临床著名中医肿瘤专家的经验、验案，其中包括主编在临床上的有效验案，临床医生可以从这些经验、验案中得到经验传承、启发，能够更好地提高自己的临床治疗水平。最后，本书对于各种肿瘤的预后与随访、预防与调护方面也进行了系统的阐述，便于医生更好地指导患者从生活、饮食各方面应对肿瘤的挑战。

参考文献

[1] 凌昌全，刘庆，李东涛，等.原发性肝癌常见中医基本证候定性诊断规范的研究[J].中西医结合学报，2005，3（2）：95-98.

[2] 凌昌全"癌毒"是恶性肿瘤之根本[J].中西医结合学报，2008，6（2）：111-112.

[3] 李东涛.论证候原理[J].四川中医，2010，28（12）：24-27.

[4] 乔蓉，王璐，金勋，贾苑宁.辨病-辨证-辨体质三位一体诊疗模式对社区糖尿病患者生存质量的影响[J].现代中西医结合杂志，2011，20（34）：4354-4356.

[5] 李东涛.李东涛说杂病[M].青岛：青岛出版社，2016：87.

[6] 郑占虎，董泽宏，余静.中药现代研究与应用[M].北京：学苑出版社，1997：10.

[7] 李东涛，凌昌全，朱德增，等.原发性肝癌中医常见基本证候轻重程度量化评价研究[J].中国中西医结合杂志，2007，27（7）：602-605.

[8] 李东涛，凌昌全，郎庆波，等.以证候为内容的原发性肝癌中医疗效评价体系研究[J].中西医结合学报2007，5（1）：15-22.

[9] 陈志刚，王新佩，孟繁兴，等.张仲景经方计量古今研究探讨[J].中医教育，2008，（3）：13-16，61.

[10] 李时珍.李时珍医学全书[M].北京：中国中医药出版社，1996：50.

[11] 宋佳，傅延龄.李时珍"古之一两今用一钱"剖析[J].环球中医药，2012，5（6）：410-412.

[12] 贾波主编.方剂学[M].北京：中国中医药出版社，2016：22.

[13] 国家药典委员会·中华人民共和国药典[M].北京：中国医药科技出版社，2013：95.

[14] 李仪奎，胡月鹃.细辛挥发油的毒性及对家兔脑电活动的影响[J].中国药理学通报1986，2（4）：24.

[15] 梁学清，李丹丹.细辛药理作用研究进展[J].河南科技大学学报（医学版），2011，29（4）：318-320.

[16] 黄玉梅，钟丝，吴志坚，等.生半夏毒性物质基础初步探析[J].辽宁中医药大学学报，2013，15（11）：64-68.

[17] 王文祎，杨瑶珺，李梦，吕晓娜.煎药机与传统煎煮法比较研究进展[J].西部中医药，2016，29（2）：143-145.

[18] 李东涛.复杂性科学对中医理论研究的启示[J].安徽中医学院学报，2010，29（6）：4-6.

[19] 李东涛.复杂性科学及其对中医药研究的启示[J].中国民族民间医药杂志，2010，19（9）：36-39.

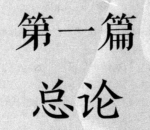

第一篇
总论

第一章
中医治疗肿瘤的历史沿革及成就

一、周朝之前

早在公元前16～11世纪的殷商时代的殷墟甲骨文中就有关于"瘤"的病名记载。该字由"疒"及"留"组成，说明了当时对该病已有"留聚不去"的认识。这是现今中医记载肿瘤最早的文献。

《周礼》一书中将医师分为食医、疾医、疡医、兽医四类。与治疗肿瘤一类疾病有关的专科医生即为疡医。"疡医掌肿疡……之齐。"肿疡包含肿瘤。至今，日本、朝鲜仍将肿瘤称为肿疡。在当时就主张内治与外治相结合的治疗方法，其中内治"以五毒攻之，以五气养之，以五药疗之，以五味调之"。外治则以"祝药，刮杀之齐"。"祝"是用药外敷；"刮"是除去脓血；"杀"是用药蚀其恶肉。其中祝、杀是后世治疗各种肿瘤的常法。

《山海经》并非一部专门论述药物的专著，它收集了许多植物、动物及矿物药，有药物120余种。从这些药物的治病范围看，有治恶疮、瘿瘤、痈疽、噎食等与肿瘤有关的疾病。这些医药成果与现代医药成果相比较不足挂齿，但用历史的眼光看，它是中国医药学发展的先河。

同一时期的《吕氏春秋·尽数》则认为肿瘤的成因与水土不适有关，"轻水所，多秃与瘿人"。秃指的是脱发，瘿人指的是甲状腺肿大，包括甲状腺的肿瘤在内；又云"大酸，大热，大怒，大忧，大湿……则生害矣"。可见，当时已经认识到居住环境、饮食、情绪与肿瘤发生的关系。

《说文》《尔雅》《正字通》等书，则谈到了有关类似肿瘤的区别问题，如谓肿是痈，瘤是流，因血流聚所生肿瘤；并谓瘤是瘜肉、赘疣二病，似同实异，与肉偕生为疣，病而渐生为瘤，并认识到瘜肉、赘疣与肿瘤有着密切的关系，而气血流聚所增生的组织则可能是肿瘤发生的原因。不过，先秦以前对肿瘤的认识实为肤浅，由于历史的原因记载亦不多，其仅仅为萌芽阶段。

二、春秋、战国时期

(一)《内经》的贡献

成书于战国时期，我国现存最早的医学理论专著《黄帝内经》(简称《内经》)，对肿瘤作了较详细的阐述，为中医肿瘤学的形成奠定了基础。该书所记载的昔瘤、肠覃、石瘕、积聚、癥瘕、噎膈、反胃等病症与现今某些肿瘤的临床表现极为类似。如《灵枢·邪气脏腑病形》篇谓："胃病者，腹膜胀，胃脘当心而痛……膈咽不通，食饮不下。"即与临床所见食管、胃、贲门肿瘤症状相似。《灵枢·水胀》篇谓"石瘕生于胞中……状如怀子，月事不以时下，皆生于女子"，类似于子宫内的肿瘤。又谓"肠覃者……其始得之，大如鸡卵……至其成如怀子之状，久者离岁，按之则坚"。"肠覃"描述类似于腹腔内某些肿瘤。《素问·奇病论》所论之"息贲"，症见"病胁下满，气逆"，即与肺癌颇为近似。

至于肿瘤的形成，《内经》曰："喜怒不适……寒温不对，邪气胜之，积聚已留"，"隔塞闭绝，上下不通，则暴忧之病也"。《灵枢·九针论》篇说："四时八风之客于经络之中，为瘤病者也。"说明了"七情"不适，"六淫"太过或不及，人体气血瘀滞不通，均可导致肿瘤病的发生。又如《灵枢·刺节真邪》篇载："虚邪之入身也深，寒与热相搏，久留而内着……邪气居其间而不反，发为筋瘤……肠瘤……肉疽"。《灵枢·水胀》篇亦载："肠覃何如？岐伯曰：寒气客于肠外，与卫气相搏，气不得营，因有所系，瘕而内着，恶气乃起，息肉乃生"。同篇又载"石瘕"的病因病机曰："石瘕生于胞中，寒气客于子门，子门闭塞，气不得通，恶血当泻不泻，衃以留止，日以增大"。据其所述，妇人子宫内所生肿块，是由于寒邪侵入，影响气血运行，使月经不以时下，瘀血积聚凝滞，久而不散而形成。对于"积聚"的病因病机，认为与风寒之邪有关。如《灵枢·百病始生》篇谓："积之始生，得寒乃生，厥乃成积也"。至于热、火之邪为病，《内经》中亦有记叙。如《灵枢·痈疽》篇认为"疽"的形成是"热气淳盈，下陷肌肉，筋髓枯，内连五脏，血气竭，当其痈下，筋骨良肉皆无余，故名曰疽"。所谓的"虚邪""寒气""热气"等，皆是指外来的致病因素。《素问·异法方宜论》云："美其食……其病皆痈疡"。痈疡包括现代医学中的有体表溃疡的肿瘤，此说明饮食失调在肿瘤生成中的重要作用。在情志失常方面，《灵枢·百病始生》云："内伤于忧怒，则气上逆，气上逆则六输不通，温气不行，凝血蕴里而不散，津液涩渗，著而不去，而积皆成也。"然"邪之所凑，其气必虚"。《内经》认为人体本身的亏虚，实乃各种肿瘤发生、发展的重要因素。这些论述为后世研究肿瘤疾病的发病机制奠定了基础。

同时，《内经》提倡用"整体观念"的思想来认识肿瘤，用"辨证论治"的方法来治疗肿瘤。如对于肿瘤的治疗，要依据肿瘤的所属性质，症状特征，综合整体病态，辨别在气、在血，属虚、属实的不同，从而进行不同的处理。假如舍整体而只以一些病状，专一用攻癌消瘤的方法，或舍症状而只以整体，纯施扶正补元的方法，都不能得到满意的效果。《素问·至真要大论》谓："谨守病机，各司其属，有者求之，无者求之；盛者责之，虚者责之。必先五胜，疏其血气，令其条达，而至和平""寒者热之""热者寒之""温者清之，清者温之，坚者软之，脆者坚之"等等。虽不专为治疗肿瘤而设，然实系临床颇有指导意义的治疗原则。又如，《素问·阴阳应象大诊》提倡的"形不足者，温之以气，精不足者，补之以味"的治则，对于临床治疗肿瘤疾病也有指导意义。

关于肿瘤的护理，《内经》也作了相应的阐述。如《素问·阴阳应象大论》谓："怒伤肝""喜伤心""思伤脾""悲伤肺""恐伤肾"，说明精神的刺激，均会影响内脏的正常活动而产生病态或加剧病情，所以临床必须通过恰当的精神护理来减轻或消除这种刺激。《灵枢·师传》篇谓："人之情，莫不恶死而乐生，告之以其败，语之以其善，导之以其便，开之以其所苦，虽有无道之人，恶有不听者乎？"饮食方面，对于肿瘤患者亦应注意。《素问·藏气法时论》谓："毒药攻邪，五谷为养，五果为助，五畜为益，五菜为充，气味合而服之，以补精益气"，告诉我们药物主要是为了除去病邪，祛邪的药物对身体是有损伤的。因此，必须利用五谷、五果、五畜、五菜等富有营养的食物来补益精气。如此则邪气得以清除，正气亦可早日恢复。

（二）《难经》的贡献

《难经》继承和发扬了《内经》理论，归纳总结了某些肿瘤的发病机制，同时对某些内脏肿瘤的临床表现、鉴别和预后作了具体阐述。如《难经·五十五难》载："气之所积名曰积，气之所聚名曰聚。故积者，为五脏所生；聚者，为六腑所成也。积者，阴气也，其始发有常处，其病不离其部，上下有所终始，左右有所穷处；聚者，阳气也，其始发无根本，上下无所留止，其痛无常处。故以是别知积聚也。"又曰："积者……死不治。聚者……虽困可治。"《难经·五十六难》云："肝之积，名曰肥气，在左胁下，如覆杯，有头足……心之积，名曰伏梁，起脐上，大如臂，上至心下，久不愈，令人烦心……脾之积，名曰痞气，在胃脘，覆大如盘，久不愈，令人四肢不收，发黄疸，饮食不为肌肤……肺之积，名曰息贲，在右胁下，覆大如杯，久不已，令人洒淅寒热，喘咳，发为肺壅……肾之积，名贲豚，发于少腹，上至心下，若豚状"，对五脏之"积"的不同作了辨别。其中肝积、肺积、脾积，与肝癌、肺癌、胃癌颇为相似。当时医家的阐述与现代肿瘤学所描述的症状多有一致之处，对常见肿瘤的诊断已有了一定的认识。如"三阳结谓之膈""膈塞闭绝，上下不通"，与食管、贲门部肿瘤造成的梗阻相似。"饮食不下，膈塞不通，邪在胃脘""朝食暮吐，暮食朝吐，宿谷不化……其病难治"，与胃癌的症状相似。"在肠胃之时，贲响腹胀……飧泄……麋留而不去……传舍于肠胃之外……稽留而不去，息而成积"。这种便秘、腹泻交替伴腹部肿块的症状与大肠癌及其他肿瘤腹部转移时所出现的症状相似，并提倡以针灸、方药等治疗肿瘤。

三、汉代

（一）《神农本草经》

书中有关抗肿瘤药物的记载，奠定了相关药物治疗学的基础。如治疗"饮食积聚"的柴胡，有"破癥"功效的夏枯草，"破坚积"的赤芍，功可"去血积癥瘕，破坚"的䗪虫，及大黄、蚤休、人参、黄芪、白术、当归、桃仁、水蛭、虻虫、蜈蚣、斑蝥等等，至今仍广泛地运用于临床。

（二）张仲景《伤寒杂病论》

《伤寒杂病论》对某些肿瘤的临床症状进行了较明确的阐述。如其曰："脉弦者虚也，胃气无余，朝食暮吐，发为胃反"。又曰："朝食暮吐，暮食朝吐，宿食不化，名曰胃反"。如此描述，均类似现代临床上胃窦部、幽门癌肿梗阻的症状。《金匮要略·妇人杂病脉证并治》中，还载有"妇人之病，因虚积冷结气，为诸经水断绝。至有历年，血寒积结胞门，寒伤经络……在下未多，经候不匀，令阴掣痛，少腹恶寒，或引腰脊，下根气街，气冲急痛。膝胫疼烦，奄忽眩冒，状如厥癫，或有忧惨，悲伤多嗔，此皆带下，非有鬼神，久则羸瘦，脉虚多寒，三十六病，千变万端"。此虽泛论妇人三十六病，但不能排除子宫瘤的病变，据上述有关妇人的下腹痛的描述，很接近现今由恶性肿瘤在盆腔内广泛转移和浸润，而引起的腰部和下肢酸痛的临床表现。特别是"久则羸瘦"，很符合晚期恶病质的情况。这种病的发生，乃妇人多产、流产、房事不节造成。另外，张仲景对肿瘤与非肿瘤的临床表现和预后的区别进一步发展了《难经》的论述。如《金匮要略·五脏风寒积聚病脉证并治》记载："积者，脏病也，终不移；聚者，腑病也，发作有时，辗转痛移，为可治；谷气者胁下痛，按之则愈，复发为谷气"。所谓"谷气"非指肿瘤，实乃食积之气。因其时聚时散，其病在腑，预后良好，故曰："按之则愈"。"聚"似肠中燥屎或积气或良性肿瘤，其病在腑，"为可治"；而"积"似恶性肿瘤，其病在脏，难于治疗，预后则多不良。对肿瘤的治疗，提出了活血化瘀、软坚消积等治法。其研制的桃仁承气汤、下瘀血汤、大黄䗪虫丸、桂枝茯苓丸等多首著名活血化瘀方剂，至今仍广泛地用于肝癌、胰腺癌、胃癌、子宫肌瘤、子宫颈癌等肿瘤的防治。

（三）华佗《中藏经》

华佗在《中藏经·卷中·论痈疽疮肿》中明确谈到某些肿瘤病症的发生与脏腑功能失调、蓄毒体内、气血不畅有关。其谓："夫痈疽疮肿之所作也，皆五脏六腑蓄毒不流则生矣，非独因荣卫壅塞而发者也"。认识到肿瘤并不仅与感受外邪有关，更重要的是人体内部脏腑功能失调，蓄毒不化而成。由此可见，我国古代医学对肿瘤的发病机制的认识，不仅认为它是一种全身性疾病的局部表现，而且还认识到它是一种以内因为主的病症，发展了《内经》中"邪之所凑，其气必虚"的病因病机论，证实了"正气存内，邪不可干"理论的正确性。《三国志·华佗传》中载有华佗用手术治疗"结积"的例子，其云："若病结积在内，针药所不能及，当须刳割者，便饮其麻沸散，须臾便如醉死，无所知，因破取，病若在肠中，便断肠湔洗，缝腹膏摩，四五日差，不痛，人亦不自寤，一月之间即复矣"。华佗于1700年前所创造的刳割疗法，开创了人类手术治疗外科疾病（包括肿瘤）的先河。

四、晋代、隋唐时期

（一）皇甫谧《针灸甲乙经》

书中载有针灸方法治疗某些肿瘤疾病的内容。如治噎膈所致"饮食不下，鬲塞不通，邪在胃脘，在上脘，则抑而下之；在下脘，则散而去之"。"抑而下之"，指刺上脘穴；"散而去之"，指刺下脘穴。至今仍然沿用。

（二）葛洪《肘后备急方》

书中记述："凡癥坚之起，多以渐生，如有卒觉便牢大，自难治也。腹中癥有结节，便害饮食，转羸瘦"。认识到肿瘤病的发生和发展有一定的过程，往往在自我发觉时多属晚期，临床上多见患者有恶病质，常常预后不良。告诫人们对于肿瘤病要早预防，早诊断，早治疗。凡是有肿瘤的苗头出现，就要积极地去治疗，防止其发展和转移，否则预后不良。在具体治法上，葛洪用海藻"疗颈下结囊……成瘿者。"到目前为止，海藻仍然是治疗甲状腺肿瘤的常用药。他从当时盛行的炼丹术中发明的红升丹、白降丹之类的药物，这些丹剂药对体表、黏膜的肿瘤的外治方法起到了较好的推动的作用。

晋代史书《晋书》中载有用外科手术治疗眼科"大瘤疾"病例，如《晋书·景帝纪》篇中载曰："初，景帝目有瘤疾，使医割之"。

（三）巢元方著《诸病源候论》

该书不但分门分类记载了许多肿瘤疾病的症状，如"癥瘕""积聚""食噎""反胃""瘿瘤"等病证，而且还论述了形成的原因与病机。

病因病机方面，认为肿瘤这类病证是感受外邪，病机是脏腑虚弱，风邪入踞，搏结于脏腑，始终不离其位，积聚经久不愈而形成。如在《诸病源候论·卷三十一·恶核肿候》中提到："恶核者，肉里忽有核，累累如梅李，小如豆粒……此风邪挟毒所成。"又如，在《诸病源候论·卷十九·积聚候》中说："积聚者，由阴阳不和，脏腑虚弱，受于风邪，搏于脏腑之气所为也。"又在《妇人杂病诸候四·石痈候》中提到："有下于乳者，其经虚，为风寒气客之，则血涩结成痈肿，而寒多热少者，则无大热，但结核如石。"

肿瘤在临床上的表现大致有两种情况，一种是对相当于现代临床良性肿瘤生长特性的描述，如《诸病源候论·卷三十一·瘿瘤等病诸候》中提到："瘤者，皮肉忽肿起，初梅李大，渐长大，不痛不痒，又不结强，言留结不散，谓之瘤。不治，乃至堰大则不复消，不能杀人，亦慎不可辄破"。另一种是对"乳石痈"症状的描述，如"乳中结聚成核，微强不甚大，硬若石状"。又说"石痈者……其肿结确实，至牢有根，核皮相亲，不甚热，微痛……坚如石"。这些记述颇似乳腺癌的体征，所谓"至牢有根"，是指患部浸润固定，无移动性。"核皮相亲"，是指肿物与皮肤粘连。并提到"肿结皮强，如牛领之皮"，这更像癌瘤侵犯皮下组织和淋巴管后，淋巴管被癌栓堵塞，淋巴回流受阻，使乳腺皮肤粗糙，出现"橘皮样"改变。又如其对"癥""瘕"的描述："癥者，由寒温失节，致脏腑之气虚弱，而食饮不消，聚结在内，染渐生长块段，盘劳不移动者……若积引岁月，人皆柴瘦，腹转大，遂致死"。又说："其病不动者，直名为癥。若病虽有结症而可推动者，名曰瘕。瘕者假也，谓虚假可动也"。由此说明"癥"是腹腔内逐渐生长的肿块，长大质地坚硬而不能活动，患者腹大而不能纳食，形体消瘦，导致死亡。如果包块能移动者则称为"瘕"，这可能是腹腔内或盆腔内的良性肿瘤。良性肿瘤一般是"不能杀人"的，但"亦慎不可辄破"。说明中医学早在公元6世纪就对内脏中的肿块（良性、恶性）属性有所认识。

在肿瘤分类方面，将"噎膈"按其病因分为气、忧、食、劳、思五噎和忧、恚、气、寒、热五膈，为后世医家鉴别噎与膈奠定了基础，并提出了用脉证法来鉴别肿瘤及预后。

在治疗上，他又记载了"缝亦有法"的外科手术方法，这在肿瘤治疗学上有重要的意义。

（四）孙思邈著《千金要方》和《千金翼方》

书中首先对"瘤"进行了分类：即瘿瘤、骨瘤、脂瘤、石瘤、肉瘤、脓瘤及血瘤7种。曰："凡肉瘤……慎之，慎之"。显然认为"肉瘤"是一种恶性肿瘤，告诫人们应"慎之"。同时对乳腺部位的肿瘤亦有记述，曰："妇人女子乳头生小浅热疮，痒搔之，黄汁出，浸淫为长，百种治疗不差者，动经年月名为妒乳"。"妒乳""百种治疗不差"，很可能是一种恶性肿瘤的病变。孙思邈对"崩、漏"的描述很具体，如谓："妇人崩中漏下，赤白青黑腐臭不可近，令人面黑无颜色，皮骨相连，月经失度，往来无常，小腹弦急，或苦绞痛，上至心，两胁胀痛，食不生肌肤，令人偏枯，气息乏心，腰背痛连胁，不能久立，每嗜卧困顿……阴道肿如有疮之状。""所下之物，一曰状如膏，二曰如紫汁，三曰如赤肉，四曰如脓血"。其所描述，是现代临床上比较典型的宫颈癌的证候特征。

在治疗方面，《千金方》擅长使用虫类药，如僵蚕、全蝎、蜈蚣、蝉蜕等，为后世用虫类药治疗癥瘕、积聚及今人治疗癌肿，提供了非常有价值的经验。书中提到的用羊甲状腺治疗瘿瘤的病例，开创了内分泌治疗肿瘤的先河，对后世有很好的借鉴作用。其提出的手术方法割除疣赘（肿瘤）等也很有价值，目前对于大多数恶性肿瘤的根治性治疗仍以手术为首选。

（五）唐代藏医宇妥·元丹贡布著《四部医典》

唐代藏医宇妥·元丹贡布著《四部医典》（公元8世纪末），其中的《甘露精要八支秘诀续第三卷·秘诀医典第七章》载："大痨肿痞证疗法""大痨消耗疗法""瘿瘤疗法"等，对肿瘤的治法都有较好的疗效。具体的治疗方法是以灸刺、药粉为主。

五、宋、金、元时期

（一）《圣济总录》

宋代《圣济总录》述"瘤之为义，留滞而不去也，气血流行不失其常，则形体和平，无或余赘，及郁结壅塞，则乘虚投隙，瘤所以生"，提出了肿瘤发生的内因是由于气血流行失常，郁结壅滞，形成余赘所致。

（二）东轩居士《卫济宝书》、杨士瀛《仁斋直指方论》

第一次使用了"癌"字。《卫济宝书·痈疽五发篇》中说："一曰癌，二曰瘰，三曰疽，四曰瘤，五曰痈"。又谓："癌疾初发，却无头绪，只是内热病，过一七或二七，忽然紫赤微肿，渐不疼痛，迤逦软熟，紫赤色，只是不破。宜下大车螯散取之，然后服排脓，败毒托里，内补等散，破后用麝香膏贴之"。杨士瀛在《仁斋直指方论》中将癌症描述成："上高下深，岩穴之状，颗颗累垂……毒根深藏，方孔透里"指出了癌症是由于"毒根深藏"于体内造成的，这为后人用苦寒解毒法治疗癌症提供了理论依据。其还指出癌有"穿孔透里"的性质，此是对癌症易于浸润转移最形象的描写。这两部著作中都直接启用"癌"字，其本义是指脏腑中所生的毒瘤，这种毒瘤的表面凹凸不平，质地坚如岩石。从文字角度看，若去部首"疒"则成"嵒"（嵒与岩相通），岩崖连属而形成危险之形。所以说"癌"的命名以形、音、义结合而论，突出了本病的特点。

（三）李迅《集验背疽方》

《集验背疽方》提出："内发者不热，不肿，不痛，为脏腑深部疾患，则较难治。"明确指出恶性肿瘤治疗上的困难。

（四）陈自明《外科精要》

《外科精要》提出体表的"疮疡"，并不是单纯的局部病变，而是关系到人体脏腑、气血、寒热、虚实的变化，所以治疗"疮疡"不能单纯注意局部的攻毒，而是从脏腑气血全局的变化来考虑，重视整体治疗。

（五）窦汉卿《疮疡经验全书》

《疮疡经验全书》中对乳腺癌的描述是"捻捻之内如山岩，故名之。早治则生，迟则内溃肉烂见五脏而死。"明确指出恶性乳腺肿瘤预后较差。

（六）陈无择《三因极一病证方论》

《三因极一病证方论》将瘿瘤分为五瘿六瘤。五瘿为："坚硬不可移者，名曰石瘿；皮色不变者名曰肉瘿；筋脉露结者名曰筋瘿；赤脉交结者名曰血瘿；随忧愁消长者名曰气瘿。五瘿皆不可妄决，破则脓血崩溃，多致夭枉。""瘿"主要为现代临床上的甲状腺瘤及颈前其他肿物或甲状腺功能亢进。当然，这其中也包括甲状腺癌。六瘤为："骨瘤、脂瘤、气瘤、肉瘤、脓瘤、血瘤。亦不可决溃。"其中包括软组织之良性与恶性肿瘤。

（七）金元四大家的贡献

1.刘河间

寒凉派的刘河间认为火热致病，当用寒凉药治疗热证。临床上有一些肿瘤发展到一定的阶段会出现火热的症状，用清热解毒法治疗有效。现代药理研究也证实了抗肿瘤的活性物质以清热解毒类药为多。

2. 张从正

张从正在《儒门事亲》中说："积之成也，或因暴怒喜悲思恐之气"。明确指出精神因素与肿瘤发病的关系。他认为"夫病一物，非人体素有之也，或从外而来，或由内生，皆邪气也"。提出了"邪去正自安"的论点。治疗上，"风痰宿食，在膈或上脘，涌而出之"或"寒湿固冷，热客下焦，在下之病，可泄而出之"。根据邪气性质、病变部位及具体症状的不同，吐下而治之，"不可畏攻而养病"，强调了驱邪的重要性。如在治疗"噎嗝"之证，根据《内经》"三阳结谓之膈"之论，认为乃大肠、小肠、膀胱三阳热结，"大肠热结则后不圊，小肠热结则血脉燥，膀胱热结则津液涸……故噎食不下"，在治疗上主用舟车丸攻之，再以瓜蒂散扬之。张从正善用汗吐下三法祛除肿瘤实邪，可顾护正气于内不再被伤。

3. 张元素、李杲、罗天益等

张元素云："壮人无积，虚人则有之。"虚者主要是指脾胃气虚。李杲《脾胃论》认为："人以胃气为本""元气、谷气、荣气、卫气，生发诸阳之气，此数者，皆饮食入胃上行胃气之异名，其实一也。"泛言疾病的内因皆归咎于"脾胃气虚"。治癌之法，无非是一攻一补，寓补于攻，或寓攻于补，当视患者的胃气强弱而定。不过癌症患者多为老年，老年患者脾胃气虚者居多，加之此病为恶性消耗性疾病，岂可专攻损正？因此他提出"养正积自消"，指出肿瘤的治疗以扶正为主，正气复，邪自消。故治癌症当以"扶正固本"为要法。"扶正固本"主要是脾胃之气，此虽不是唯一的治则，但对于延缓病程是有效的治疗手段，能够为患者争取到更多的治疗时机，提高生存率，尤其在恶性肿瘤的中晚期会出现恶病质等消耗性的症状，用李东垣的补脾胃法扶正固本，不但能提高患者的生存质量，还能延长患者的生存时间。罗天益师承张元素、李杲，撰《卫生宝鉴》云："凡人脾胃虚弱，或饮食过常，或生冷过度不能克化，致成积聚结块。"实属一脉相承，见解颇为一致。

4. 朱震亨

朱震亨著《丹溪心法》，提出了从"痰"论治肿瘤。"凡人身上中下有块者多是痰也""痰之为物，随气升降，无处不到""凡人身中有结核者不痛不仁，不作脓者，皆痰注也"。指出治痰必求其本："治痰法，实脾土，燥脾湿，是其治本也""善治痰者，不治痰而治气，气顺则一身之津液随气而顺矣"。在治痰过程中，反对过用峻利药，"治痰用利药过多，致脾气虚，则痰易生而多"。朱丹溪以二陈汤为治疗痰邪的基本方，他认为"二陈汤……一身之痰都管治，如要下行，加引下药，在上加引上药"，并且根据痰的不同性质和部位加用不同的药物。在谈及"妒岩"谓："女子不得于夫，不得于舅姑，忧怒郁闷，朝夕积累，脾气消阻，肝气积逆，随成隐核，大如棋子，不痛不痒，数十年后方为疮陷，名曰妒岩，以其疮形嵌凹似岩穴也，不可治矣。"但是"若于始生之际……施以治法，亦有可安之理。"明确地指出了精神因素与肿瘤和类似肿瘤的关系，强调了乳腺癌要早期发现，早期治疗，并创制了"青皮甘草汤"治疗乳腺癌。他还以病变部位在上和在下明确地将噎与膈区分开来，从他所描述的症状来看，噎与食管癌造成的进食难下症状相似，膈与贲门癌引起的症状相一致，"在上近咽之下，水饮可行，食物难入，间或可食，入亦不多，名之曰噎；其槁在下，与胃为近，食虽可入，难进入胃，良久复出，名之曰膈，亦名翻胃。"并认为噎与膈是"名虽不同，病本一也"，治疗上同用"润养津血，降火散结"治疗。对于痞块的治疗，他提出了"降火，清痰，行死血块。块去须大补，不可用下药，徒损真气，病亦不去，当用消积药使之融化，则根除矣。"朱氏所谓的痞块，虽非专指肿瘤，但包括肿瘤当无疑义。现今临床上治食管癌多用硇砂，肝癌用鳖甲，宫颈癌常用三棱、术术等皆有一定的疗效，充分证明了朱氏见解的正确性。

（八）齐德之《外科精义》

元朝齐德之在《外科精义》中共记载了十余种肿瘤名称，如骨瘤、脂瘤、肉瘤、血瘤、气瘤、赤瘤、虫瘤、疮瘤、石疽、丹瘤等。

（九）忽思慧《饮膳正要》

中医认为癌瘤患者的饮食护理亦十分重要。如元代忽思慧编著《饮膳正要》，总结了当时膳食的各种知识，深刻地认识到珍味奇品并非都对患者有利，指出"珍味奇品，咸萃内腑，或风土有所未宜，或燥湿不能相济，倘司庖厨者，不能察其性味……则食之不免于致疾。"

六、明清时期

明清时期的医家在《内经》等医学理论指导下，在继承与总结前人经验的基础上，对临床症状观察更仔细，对各种肿瘤的成因、病理机转、发展与预后的认识进一步加深，治疗更具体。

（一）对"癌症"病名、症状的描述更加准确、丰富

明清时期，中医肿瘤学随着中医学的逐步发展而有了较快的发展，临床医生对各种肿瘤的症状和体征观察、描述得更为详细，治疗方法亦丰富多彩。到了明代，人们已逐步开始用"癌"字来描述某些恶性肿瘤。如窦汉卿著有《疮疡经验全书·乳癌篇》。申斗垣《外科启玄》中有"论癌发"的记载："初起时不寒热疼痛，紫黑色不破，里面先自黑烂……十全一二，皮黑者难治必死。"明·陈实功著《外科正宗》，对"乳癌"症状叙述非常细致确切："初如豆大，渐若棋子。半年、一年、三年、五年，不痛不痒，渐长渐大，始生疼痛，痛则无解。日后肿如堆粟，或如复碗，紫色气秽，渐渐溃烂，深者如岩记，凸者如泛莲，疼痛连心，出血则臭，其时五脏俱衰，遂成四大不救，名曰乳岩。"并提及"坚硬，木痛，近乳头垒垒遍生疮瘤"等特征，并谓此症"溃烂体虚，亦有疮口放血如注，即时毙命者"。

中医认为肿瘤生长的部位多与脏腑、经络有关。例如乳癌属肝、脾的病变。清·《医宗金鉴》指出："此证由肝脾两伤，气郁凝结而成。"崩漏、带下（子宫肿瘤病变）多属冲、任两脉的病变。隋·《诸病源候论·带下门》谓："冲、任之脉，即起于胞内，阴阳过度则伤胞络，故风邪乘虚而入于胞，损冲任之经，伤太阳、太阴之血，致令胞络之间，秽液与血相兼而下，冷则多白，热则多赤，故名带下。"口腔肿瘤多属心脾两经的病变。清《医宗金鉴》谓："茧唇，脾胃火成"，又谓"舌菌"，"盖舌本属心，舌边属脾。因心绪烦则生火，思虑伤脾则气郁，郁甚则生斯疾。"并认为喉部的肿瘤是由"肺经郁热，更兼多语损气而成。"以上说明辨明病所与经络关系，对指导肿瘤治疗的归经理论是有价值的。

（二）肿瘤病因的探讨

对肿瘤的病因有了更进一步的阐述，许多论述与现代肿瘤流行病学几乎一致。对于不良饮食习惯对肿瘤发生的影响，明·张景岳在《类经》中记叙："寒与卫气相搏，衄血闭塞子门，若饮食过分，脾不及化为息积，寒热之毒，留于经脉……一曰结核，连续为瘰疬……胁肋下者为马刀。"明代叶文龄《医学统旨》认为噎膈、反胃是由于"酒米面炙……难化之物，滞于胃中，伤损肠胃"所致。清代喻昌《医门法律》指出："过饮滚酒，多成膈证，人皆知之"。对七情对肿瘤发生的影响，明代王肯堂认为乳癌是由于"忧怒郁遏"所导致。陈实功

云"乳岩由于忧思郁结……所愿不遂……结聚成结"。王洪绪在《乳岩治法篇》中认为乳岩是由"哀哭忧愁患难惊恐所致"。而虞天明又云："此疾多生于忧、郁、积、忿""情思如意，则可治愈"。

明·陈实功《外科正宗·茧唇第六十三》中则指出过食高热煎炒的肥甘厚味，能生浊气痰湿而发生肿瘤："茧唇……因食煎炒，过餐炙煿，又兼思虑暴急，痰随火行，留注于唇。"而现代研究证实唇癌的发病与机械损伤、高温灼伤有关。

明代的申斗垣认为"三伏炎热，勤苦之人，劳于工作，不惜生命，受酷日晒，先痛后破，而成疮疡"。现代也认为皮肤癌的发生与长期紫外线照射有关。

对于年龄与肿瘤的关系，明代的申斗垣曰"癌发，四十岁以上"，表明了癌症发病与年龄相关。到了清代的赵献可，在其《医贯》中更是明确提出了年龄与恶性肿瘤的关系，如噎膈病，"惟男子年高者……少无噎嗝"。

（三）观察肿瘤的变化，判断预后

明清医家通过观察患者的症状、体征，推断病情的发展规律并判断其预后。如明代申斗垣《外科启玄》指出："肿硬如石""穿膜黑腐""串肿流入四肢"是肿疡的危证，患者预后不良。若患者出现神昏愦，目睛正视难，喘生鼻煽动，咽喉若燎烟，身浮肿而滑泻，疮疡形陷又坚，疮色紫黑，流脓血水或脓清臭秽多是肿瘤的恶证，对恶证的判断与现代医学对肿瘤恶性、恶病质以及预后不良等阐述相吻合。

（四）肿瘤治疗的探讨

明清时代肿瘤治疗手段更加丰富。明代李时珍《本草纲目》介绍了治疗"瘿瘤"的药物有130种，并根据病机进行分类。其将治疗噎膈的药物分为利气化痰和开结消积两类，将治疗反胃的药物分为温中开结、和胃润燥两类。论治积聚则根据血聚、气聚、食滞、痰积等不同病因病机，按活血、行气、消食、祛痰分类用药。除采用内服药物治疗外，还用外敷药、手术切除、烧灼术等方法治疗，如用商陆捣盐外敷以治疗石疽，用大蟾蜍敷贴治疗恶核。李时珍在《本草纲目》中，还搜罗了谷、果、菜、禽、鱼、介类食物，注重用食物防治肿瘤。

对噎膈、反胃的施治，朱丹溪认为此证系由"血干液涸，阴虚生火，痰膈妨碍升降"引起的，主张以"润养津血，降火散结"为主；而张景岳论治噎膈谓"当以脾肾为主"，是以上焦之噎膈责之以脾，下焦之秘结责之在肾为论点，故主张"宜从温养，宜从滋润"着手。论治反胃，其提出"宜以扶助正气，扶脾胃为主。"此乃以内伤太甚而胃气已损为施治的出发点。据此，对新病胃气尚未太坏，而饮食又有停积未消的，主张应该兼祛其滞；气逆不调的，要疏其郁。两家的观点虽不相同，但各具特色。一者以阴虚生火的病机为依据；一者以损伤脾胃的病变为主导。然而就火生由于阴伤，而阴盛是由于脾虚的病变论之，可将二者合并运用，更可获得较全面的施治依据。到了清代的张璐则依据噎膈的症状，按寒热虚实辨证，用药上除了辨证用药外，药物主要多用果汁、蔬菜汁、药汁等，并将药物制成膏剂。这种方法切中了噎膈阴虚内热的主要病机，充分运用甘凉柔润、富含汁液的食物或药味，以"育阴软坚"，并且在噎膈造成"食不得下"时，甘润汁液更能为患者接受。

明代陈实功用烧灼止血法治疗唇癌，"割治后，急用金银烙铁，在艾火内烧红，烫之。"申斗垣则是"用利刀割去之，外以太乙膏贴敷"。对于外突明显，而根部细小的肿瘤，除采用割除方法外，或采用药线结扎法，这种方法被称之为缚瘤法。

对于"舌菌"的治疗，清《医宗金鉴》中谓："此证（指舌癌）咽喉不肿，可以下咽汤，胃中亦可饮食，因舌不能转动，送送硬食，故不能充足，致令胃中空虚，而怯症悉添，日渐衰败。"

再如清代王清任在《医林改错》中提出："肚腹结块"的形成"必有形之血"的论点，说明腹腔内肿物多由气滞血瘀积聚而成，为现代临床运用活血化瘀法治疗肿瘤提供了理论依据。

陆以湉在其《冷庐医话》中记载："谁人识得石打穿，绿叶深纹锯齿边……味若辛平入肺脏，穿肠穿胃能攻坚，采撷花叶捣汁用，蔗浆白酒佐使全，噎膈饮之痰立化，津嗉平复功最全。"用石打穿治疗噎膈，此类验方，至今仍然沿用。

复方如清代王惟德创制的犀黄丸、明代陈实功创制的蟾酥丸，均为现今中医临床治疗肿瘤之名方。吴谦创制的小金丸对乳腺肿瘤的效果较佳。张锡纯所创活络效灵丹，治疗癥肿疼痛也有一定的效果。该方主要针对"气血凝滞，疬癖癥瘕，心腹疼痛，腿疼臂疼"。其用当归、丹参、乳香、没药类治"经络湮淤"，开癥肿对症止痛之先河。

近代（20世纪30年代）张锡纯著《医学衷中参西录》，其在"十四治膈食方"中提出用参赭培气汤治疗膈食证，谓："人之一身，自飞门以至魄门，一气主之，亦一气悬之……若中气衰惫，不能撑悬于内，则贲门缩小，以及幽门、小肠、大肠皆为之紧缩……况中气不旺，胃气不能息息下降，而冲气转因胃气不降，而乘虚上干，致痰涎亦随逆气上并，以壅塞贲门。夫此时贲门缩如藕孔，又加逆气痰涎以壅塞其间，又焉能受饮食以下达乎？救活此证者，当以大补中气为主，方中之人参是也。以降逆安冲为佐，清痰理气为使，方中之赭石、半夏、柿霜是也。又虑人参性热，半夏性燥，故又加知母、天冬、当归、柿霜，以清热润燥，生津止血也。用苁蓉者，以其能补肾，即能敛冲，冲气不上冲，则胃气易于下降，且患此证者，多有便难之虞，苁蓉与当归、赭石并用，其润肠通结之功，又甚效也。若服数剂无大效，当系贲门有瘀血，宜加三棱、桃仁各二钱"。详细说明食管癌或胃底贲门癌的病因病机及理法方药，治疗中强调补中逐瘀法则，为今天防治肿瘤的扶正培本法提供了依据，可资借鉴。

（五）主要医学人物、著作和贡献

1.楼英《医学纲目》

书中提出对肿瘤的治疗要"先分别气血、表里、上下、脏腑之分野，以知受病之所在；次察病虚实、寒热之邪以治之。"

2.汪机《外科理例》

汪机在《外科理例》中有专门讨论肿瘤类疾病的"辨瘤""论恶肉""乳癌"等篇，治疗上主张"调理气血，先固根本，不轻用寒凉攻下之剂"。

3.王肯堂《证治准绳》

王肯堂结合自己的医疗实践，收集历代名医方论著成《证治准绳》一书，书中有"瘿瘤疣痣""恶疮""肿疡""乳癌""积聚""噎膈""反胃""关格"等篇。对腹部肿块的鉴别是"胀在腹，痞在中，胀有形，痞无形"。对"瘿瘤"的治疗提出"按之推移得多者，可用取法去之，如推之不动不可取也"。表明了对于良性、恶性肿瘤的治疗有不同方法。在这本著作中，他还记载了一位男性患者因屡赴"馆试"未获选而郁郁不乐，其后左乳房出现肿块，常有少量液体溢出，而后肿块增大，溃烂，变成岩穴之状。这一记载与现代医学中少见的男性乳腺癌相一致。

4.薛己《外科枢要》

薛己在《外科枢要》中对"筋瘤""血瘤""肉瘤""气瘤"和"骨瘤"的外在表现作了

描述，并进一步解释了疮疡痈疽的七恶五善。

5.张景岳《景岳全书》

张景岳在《景岳全书》中提出："瘤……即大，最畏其破，非成脓者，必不可开，开则牵连诸经，漏竭血气，最难收拾，无一可治"。他在其著作中还提出："反胃者，食犹能入，入而反出……以阳虚不能化也，可温可补，其治犹易……益火之源，以助化功。噎膈者，隔塞不通，食不得下……治有两难。"明确地将噎膈与反胃在症状、病机和治则、治法上区别开来。到了清代的张璐则依据噎膈的症状，按寒热虚实辨证，用药上除了辨证用药外，药物主要多用果汁、蔬菜汁、药汁等，并将药物制成膏剂。这种方法符合噎膈以阴虚内热为多见，需要多用果汁、蔬菜汁、药汁等多汁的食物或药物滋润，以"补阴助阳"，并且在噎膈造成"食不得下"时，果汁、蔬菜汁、药汁等可以补充机体所需的能量，并可以达到治疗的目的。

6.陈实功《外科正宗》

明代陈实功在《外科正宗》中最早提到"粉瘤""发瘤"与"失荣"。他描述"失荣"为："初起微肿，皮色不变，日久渐大，坚硬如石，推之不移，半载一年，方生阴痛，气血渐衰，形容瘦削，破烂紫斑，渗流血水，或肿泛如莲，秽气熏蒸，昼夜不歇，平生疙瘩，愈久愈大，愈溃愈坚，犯此俱为不治。"这是对恶性肿瘤中晚期出现恶病质比较详细的记载。他认为"内之证或不及于外，外之证则必根于内"，强调治疗肿瘤不能仅仅治疗表面的病灶，要内外治疗并重，治内求本应以调理脾胃为要。他自创了和荣散坚丸、阿魏化坚膏等效方良剂。值得指出的是，他已认识到这种病不能治愈，但是这些方药是"缓命药也"，可提高患者的生存期及生存质量。他在书中还对乳腺癌的症状特点及预后作了详细的描述，并配有插图。

7.祁坤《外科大成》

祁坤在《外科大成》中详细介绍了瘿瘤的辨证论治方法，并且提出"失荣""舌疳""乳岩""肾岩翻花"为疮科中的"四绝证"，认识到恶性肿瘤的不良预后。

8.高秉钧《疡科心得集》

对"四绝证"所表现的症状做了进一步的描述，在其《疡科心得集》中谓："夫肾岩翻花者……初起马口之内，生肉一粒，如竖肉之状，坚硬而痒，即有脂水，延至一二年，或五年六载，时觉疼痛应心，玉茎渐渐肿胀，其马口之竖肉处，翻花若榴子样，此肾岩已成。渐至龟头破烂，凸出凹进，痛楚难忍，甚或鲜血流注，饮食不进，形神困惫，或血流至两三次，阴茎尽为烂去，如精液不能灌输即死。"肾岩翻花，相当于现代临床阴茎癌的体征。他将"四绝证"及与其相似的病证的症状进行了鉴别，在预后方面提出了"四绝证"不可治，而与"四绝证"相似的其他证为可治。但对于"四绝证"也决非不治疗，提出了"若犯之者，宜戒七情，适心志，更以养气血，解郁结之药，常常服之，庶可绵延岁月，否则促之命期已"。对"乳岩"若出现"溃烂，深如岩者……此时五脏俱衰……凡犯此者，百人百死……不必勉治"，"肾岩翻花……若至已成后，百无一生，必非药力之所能为矣。"对"舌疳……此证治虽多，百无一生，纵施药饵，不过苟延岁月而已。"从中也可以看出对于"四绝证"提倡早治疗，迟则杯水车薪，难以为继。

9.申斗垣《外科启玄》

申斗垣的《外科启玄》不但有讨论肿瘤的专篇，还图文并茂地介绍了肿瘤的症状与体征以及内服、外敷、针刺、灸烙、熏、刀割等治疗方法。

10.王洪绪《外科证治全生集》

王洪绪在《外科证治全生集》不但有论述肿瘤的专篇，还特别强调肿瘤的治疗"以消为贵，以托为畏"。

11. 吴谦《外科心法》

清代吴谦的《外科心法》介绍了茧唇、锐疽、上石疽、失荣、中石疽、黑疔、舌疳、喉瘤、乳癌、脏毒、下石疽等病的理法方药及图解。这些病与现代医学所介绍的唇癌、恶性淋巴瘤、颈部恶性肿瘤、鼻咽癌的晚期、腹股沟淋巴瘤的转移、外耳道的黑色素瘤、舌癌、乳癌、直肠癌、膝部骨关节肿瘤的症状和体征相类似。

12. 李用粹《证治汇补》

清代李用粹撰《证治汇补》谓："吞酸，小疾也，然可暂而不可久，或以小疾而忽之，此不知其噎膈，反复之渐也。"提醒在临床中对于恶性肿瘤要有极高警惕的，重视早期发现和及时治疗。

13. 唐容川《血证论》

清·唐容川在《血证论》中认为，积聚之证，"此非凝痰，即是里血"，以痰、瘀、血为主。对于"痞满"的病机，认为是"心下为阳明之部分，乃心火宣布其化之地。君火之气，化血下行，随冲脉以藏于肝，即从心下而起。肾水之阳，化气上行，随冲脉以交于肺，由肺散布以达肌肤，亦从心下而出。阳明中土，乃水火气血，上下往来之都会也。火降血下，气升水布，则此地廓然。设若火不降，则血不下，而滞于此矣。设若气不布，则水不散，而结于此矣。""可知此地须水升火降，斯为既济之形，设上火下水，阻于中宫，遂成无地否象，故名曰痞"。痞滞一症，从肿瘤角度讲，相当于胃癌、肝癌、胰腺癌之类。唐容川论治痞满，根据这一病机，制订治疗方案，对上述几类癌肿，确有一定治疗效果。

14. 何梦瑶《医碥》

清代何梦瑶《医碥》说："好热饮人，多患膈证"。此处的"膈证"为噎嗝与现代医学的"食管癌"相似，说明当时已认识到长期饮酒或食用温度高的食物可引起"食管癌"。

15. 王清任《医林改错》

王清任在《医林改错》中提出腹腔内的肿瘤与血瘀有关，为现代肿瘤治疗中提倡用活血化瘀的方法提供了理论依据。

16. 张锡纯《医学衷中参西录》

清代张锡纯在《医学衷中参西录》中详细记载了食管癌与贲门癌的病因病机及治疗的理法方药，强调在治疗中要补中逐瘀。

七、现代

中医学在数千年的历史发展过程中，为人类的健康长寿（包括肿瘤的防治）曾经有过不可磨灭的贡献，一些行之有效的方法至今仍广泛地运用于临床。但也应当承认，由于时代的局限，中医肿瘤学的发展是比较缓慢的，有些认识亦是比较粗浅的。近半个世纪以来，由于科技的进步，加之政治经济发生了翻天覆地的变化，中医肿瘤学有了较快、较深入的发展，对肿瘤的认识及防治水平亦有了较大的提高。

（一）临床科研机构相继成立，专业人员逐渐增加

时至目前，全国已拥有200多家肿瘤专科医院及肿瘤科研机构，20余种肿瘤学期刊，肿瘤防治事业的队伍正日益扩大。其中中医肿瘤防治研究机构亦纷纷成立，为开展相关临床及科研工作创造了较好的条件。肿瘤医院均设置有中医肿瘤专科；全国大中型中医院几乎院院

均开设有肿瘤科，开展临床及科研工作，已经基本形成了一个遍布城乡的中医肿瘤防治网络。各级政府各种基金会对中医肿瘤事业的投入也逐步增大，中医肿瘤临床及科研人员队伍同样逐渐壮大起来。

（二）临床科研工作逐渐开展，不断取得新成果

我国中医肿瘤防治研究的基本思路与方法：①注重借鉴现代医学及其他自然科学方法开展对肿瘤的研究；②注重西医辨病、中医辨证，辨病辨证相结合；③注重有效方药的研究等。

（三）统一了病名、诊断、分期、疗效评价

采用现代医学名称，以现代医学的癌肿诊断为主，采用国际抗癌联盟讨论制定的分期标准，采用国际统一的包括对癌肿本身、症状变化、生存质量、生存率的疗效评判，与国际肿瘤界一致，从而为传统医学对癌肿的治疗奠定了科学的基础。

（四）系统地整理了中医肿瘤历史文献

近几十年来中医肿瘤学经历了一个理论探索与飞跃的变化，众多的医家对我们祖先留下的中医治疗肿瘤的经验进行了总结，大量的文章和著作问世，为今天我们运用中医药治疗肿瘤提供了方便与依据，对中医肿瘤学的发展起到巨大的推动作用。

（五）对中医特色诊法的研究

舌诊是中医诊病的一种独特方法。许多资料表明，恶性肿瘤患者的舌质有明显的变化，而且随着治疗后病情的好转，舌质也会向好的方面转化。如原发性肝癌患者的舌两边有"肝瘿线"，一些患者经手术治疗病情好转后，"肝瘿线"消失。有学者研究发现，患有消化系统和女性生殖系统肿瘤的患者，常常于口唇内出现紫色斑点，手指甲出现黑纹或紫纹，并随着病情的发展出现黑纹或紫纹的指甲数量增多，范围扩大。胃癌患者的舌象变化明显，有瘀斑，瘀暗，红绛，青紫，舌苔厚。食管癌以青紫舌为主。肺癌患者也以青紫舌为主。通过内镜与舌诊对照观察食管癌患者的舌象变化，发现早期食管癌患者的舌质呈粉红色，苔薄白而润滑，偶有暗红或青紫；中期食管癌患者以暗紫红舌，舌体肥胖，齿痕，舌面粗糙，苔垢，尤以舌根部绿豆样丘疹为其特征；晚期食管癌的患者灰暗舌，苔剥落或龟背样裂纹，厚苔，尤以舌根部扁平丘疹和暗青舌为其特征。一些研究表明，舌苔增厚与肿瘤有一定的关系。

（六）关于肿瘤中医治法的系统研究

使用中药治疗肿瘤已从单独地在临床上使用、观察疗效发展到研究其治疗原则、方法、作用机制，从复方的使用到单味抗肿瘤药物的筛选，以及到提取抗肿瘤药物的单体。研究人员从不同的方向，不同的层次研究抗癌中药的机制、疗效、治疗方法和防治放、化疗的毒副作用。中医药治疗恶性肿瘤可归纳为祛邪与扶正两大治则。祛邪方面又可分出以下具体治疗大法于下。

1.疏肝理气法

疏肝理气法适用于肝气郁结，症见情志抑郁，悲观消沉，胸闷善太息，胁肋胀满或疼痛，纳食减少，脘腹胀满，烦躁失眠，月经不调，腰骶胀痛等；以及胃癌、食管癌所表现的胸脘痞满、嗳气、泛恶、呕吐；肠癌出现的下腹部胀痛，大便里急后重；乳腺癌的肝经郁结，乳房胀痛，及颈项瘿瘤等症。其机制主要在于本类药物大多对肿瘤细胞有抑制作用。一些药物可引起癌细胞向正常细胞转化，恢复接触抑制，命令肿瘤细胞恢复到正常细胞的生长状态。一些药物还对消化道有兴奋作用，使消化道平滑肌蠕动加速，收缩加强，促进积气、

粪便等代谢产物排出，并能增加胆汁分泌及消化液分泌，从而使机体气机保持调畅，气血正常运行。

2. 化痰祛湿法

中医学中痰的概念较为广泛，认为"顽痰生百病"。古人还有"痰之为物，随气升降，无处不到""凡人身上中下有块者，多是痰"的论述，癌肿患者，如无红肿热痛等症状，常被称为痰块、痰核，被认为或由痰所成，故肿瘤每与"痰滞作祟"有关。如消化道肿物的胸脘痞闷，腹部痞满，胃纳不佳，呕恶痰涎，腹水，足肿，皮肤黄疸，大便溏薄；肺癌及其他癌症引起的胸腔积液、心包积液而出现的胸胁支满，咳嗽咳痰，喘促不得平卧，心悸气短；舌苔厚腻，脉濡或滑；流窜皮下肌肤则成痰核、瘰疬、瘿瘤、乳石痈（如肿瘤颈部淋巴结转移、淋巴肉瘤、甲状腺瘤、乳腺癌等）；及许多无名肿块，不痛不痒，经久不消，逐渐增大增多的痰核症等，并伴见脘腹满闷，痰涎难咳，舌苔白厚或腻浊，脉滑。化痰祛湿药，如半夏、天南星、贝母之类，在实验室中，也有抗癌活性。《景岳全书》告诫"见痰休治痰"，"善治者，治其生痰之源"，为正本清源之法。若肺热熏蒸生痰者宜清热除痰；燥邪伤肺、津液被灼、津灼成痰者宜润燥除痰；脾不健运、蕴湿成痰者宜配健脾燥湿药；肾虚水泛成痰者又宜配温肾壮阳药；又气滞易于生痰，痰郁则气机亦阻滞，故除痰散结药中亦常加入理气之品以调畅气机。本类药物均有不同程度的抑杀肿瘤细胞的作用，善于消散囊肿及其他良性肿瘤，亦可能有减少或控制恶性肿瘤周围炎症分泌物的作用。

3. 软坚散结法

不少肿瘤在体内表现为癥瘕积聚，盘根错节，留著不去，肿块与日俱增，此时邪气炽盛，治宜消瘤攻坚、通利破积之法，以荡涤积滞、推陈致新、溃散癌块。符合《素问·阴阳应象大论》所说"其实者，散而泻之"。《素问·至真要大论》所说"实者泻之""坚者削之"、"留者攻之"的治疗原则。凡肿瘤患者见肿瘤坚硬、不痒不痛、皮色不变及无名肿毒均可用之。临床常用于治疗瘿瘤、瘰疬、乳岩、癥瘕、积聚等证。实验表明，不少软坚散结药物，如夏枯草、牡蛎、海藻等有一定的抗肿瘤作用，其机制主要在于直接杀伤癌细胞。

4. 活血化瘀法

肿瘤患者往往出现气滞血瘀。如痛有定处，疼痛的性质有刺痛、烧灼痛、刀割样疼痛、跳痛、绞痛、撕裂痛等；出血，其特征为反复出血，屡止屡发，血色紫黑或夹有血块；发热，多呈低热而缠绵不退，兼见面色萎黄、暗黑、肌肤甲错；还可因瘀血阻滞部位不同而表现出噎膈、黄疸、鼓胀、癃闭、痉挛等证。舌质暗紫，或有瘀点、瘀斑，或有舌下静脉粗胀、青紫；脉涩滞。由于血行不畅，瘀血凝滞，不通则痛，患者每有固定性疼痛，疼痛时间较持续而顽固，因血行不畅或局部瘀血故可见颜面暗晦，指甲及皮肤粗糙无光泽，舌质瘀暗，舌面瘀点或瘀斑、舌下静脉瘀血等，属血瘀者宜用活血化瘀法治疗。临床上气滞可以导致血瘀，血瘀也常兼气滞，故本类药物常与行气药同用，以增强活血化瘀的功效。又血遇寒则凝滞，对寒凝血瘀者宜配温里药以温通血脉。活血化瘀药依其作用强弱又可分为和血、行血、破血之类，前者药性较平和，后者较为峻猛。用活血化瘀法可以改善肿瘤患者血液的高凝状态，改善微循环，某些有活血化瘀作用的中药有直接杀灭肿瘤细胞的作用。临床上放疗时配合使用具有活血化瘀作用的中药可以减轻或防止放疗后出现的纤维化。活血化瘀方药可以促进新陈代谢，改善血液循环，增加血管通透性，软化结缔组织，消炎止痛，可能改善实体瘤局部的缺氧状态，提高对放射治疗的敏感性。国外资料指出，由于癌瘤周围有大量纤维蛋白沉积，并形成纤维蛋白网络，使抗癌药物和免疫活性细胞不易深入瘤内。因而癌组织周围纤维蛋白的积聚，是癌细胞得以在体内停留、生长、发展，最后形成癌块或转移灶的重要因素之一。有些活血化瘀药具有增强纤维蛋白溶解性和降低纤维蛋白稳定性的作用，从而可能防止或破坏肿瘤周围及其癌灶内纤维蛋白的凝集。通过改善肿瘤组织的微循环及增加血流量，使抗癌药物、免疫淋巴细胞到达肿瘤部位，发挥抗癌作用，并能提高抗体水平，增强机体免疫力，从而有助于减轻症状，消除肿块。有人认为恶性肿瘤患者血液中的血清蛋白（主要是纤维蛋白、免疫球蛋白）、脂质、血小板的异常等可使血液循环处于高凝状态，肿瘤患者常发生血栓、栓塞性疾病，目前对于恶性肿瘤的转移，血凝异常已作为重要因素之一而引起充分的重视。活血化瘀法通过其促进血液循环，能减弱血小板凝聚性，降低恶性肿瘤患者的血液黏滞度，使癌细胞不易在血液中停留、着床、种植，减少恶性肿瘤扩散和转移的机会，如活血化瘀药莪术就有比较肯定的抗癌作用，能增强机体的免疫力，增强瘤细胞的免疫原性，改善微循环等作用，为活血化瘀法的抗癌机制研究初步提供了佐证。另外，有人提出由于包裹肿瘤的纤维组织的溶解破坏，也给肿瘤细胞的扩散创造了条件，若单独使用无抗癌作用的活血化瘀药有可能促进肿瘤扩散，故本类药物应与抗癌药配合使用为宜。在使用活血化瘀法的同时要注意机体的情况，凡正气不足者应酌情配伍补益药物以扶持正气。对出血患者、月经过多以及孕妇等，皆宜谨慎使用。

5.清热解毒法

恶性肿瘤病情险恶，癌块溃破则流血渗液腥臭，溃而难收，历代医家称为"恶疮""毒物"，认为是内有邪毒留着，郁久化热所致。如子宫颈癌患者的五色带下臭秽；肝癌患者烦热黄疸，邪热迫血妄行则吐血或便血；肺癌出现脓血痰；结肠癌见脓血便；白血病的吐衄发斑，等等，并伴见发热、五心烦热、口渴溺黄，便结或带下，舌红苔黄，脉数者，皆为热毒蕴积，治宜清热解毒。本类药物有较广泛的药理效应，如抑菌、对抗多种微生物毒素及其他毒素，而抑制炎性渗出、增生，从而控制或消除肿瘤及其周围的炎症和水肿。同时，清热解毒药具有较强的抗癌活性，并对荷癌机体具有包括提高免疫功能在内的广泛的调节作用。如从长春花、三尖杉、喜树、青黛、汉防己中分别提取长春花碱类、三尖杉碱类、喜树碱类、靛玉红、粉防己碱等，皆为疗效较肯定和药理研究较深入的抗癌药。有些药物不但有抗肿瘤的效果，还能提高机体免疫功能，如白花蛇舌草、山豆根、汉防己、穿心莲等能提高单核巨噬细胞或淋巴细胞，用白花蛇舌草、半枝莲、山豆根等药物组成的复方与化学药物同用，初步见到能增强化学药物的治疗效果；汉防己、青黛等配合放射治疗有协同作用；某些清热解毒药尚能影响机体内分泌系统，如白花蛇舌草可能增强肾上腺皮质功能，而肾上腺皮质激素能提高化学药物的治疗效果，这些机制可能有助于说明清热解毒药对化学治疗和放射治疗的增效原理。本类药物多有较广的抗菌谱，有消炎、退热、散肿、排毒或中和毒素的作用，有的能抑制病毒。通过观察感染瘤株及未感染瘤株的生长情况和进行动物试验，发现炎症和感染是促使肿瘤扩散恶化的条件之一，由于这类药物能控制肿瘤周围炎症和其他感染，在一定程度上亦可能有助于控制肿瘤的发展。目前，在用中药治疗肿瘤中，使用具有清热解毒作用的中药较多，主要是取其有祛邪作用，对肿瘤细胞有直接的杀灭作用，对肿瘤引起的发热有较好的效果。清热解毒药性多寒凉，易伤脾胃，影响运化，损人阳气，服用时间过长和分量过多，对身体会产生不良影响。凡脾胃虚弱、胃纳不佳、肠滑易泻及阳气不足的患者宜慎用，或适当辅以健脾药。

6.以毒攻毒法

以毒攻毒法适用于癌症患者"积坚气实"者。临床上常用于皮肤癌、宫颈癌、头面、四肢、乳腺及阴茎癌；也常用于食管癌、胃癌、肝癌、直肠癌等消化道肿瘤。以毒攻毒法治疗肿瘤主要在于杀伤癌细胞，引起癌细胞死亡为其共同特点。有些药物是通过作用于癌细胞增殖周期，阻断相应的生化过程，而使癌细胞死亡或停止在增殖周期某一环节。一部分药物如蟾酥、蜈蚣、甜瓜蒂等在适量时尚能增强机体免疫功能，可能起到促进肿瘤消退的作用。由于本类药物多是一些大寒、大热之品，通过顿挫寒热来影响、扰动肿瘤内在之阴阳，使肿瘤出现阴阳失衡甚至阴阳离绝而杀灭肿瘤，功效峻猛。当然这类药物在攻击肿瘤同时，也能对人体的内在的阴阳之性产生扰动作用，对人体正气有一定的损害，给药时应严格掌握分量及疗程。当病邪已去大半，机体亏虚时应注意顾及正气，使祛邪与扶正有机地结合使用。凡孕妇及体弱者宜慎用。

7.扶正补虚法

恶性肿瘤患者免疫力低下，中医的扶正固本法可以提高机体的免疫力，增强细胞免疫功能，减轻放化疗毒副作用，抗突变，对细胞内的核酸、蛋白质合成和环核苷酸的代谢和产生有影响。在临床上扶正固本法可以提高恶性肿瘤患者的免疫功能，减轻放、化疗的毒副作用，防止复发转移，提高治疗效果，延长生存期。《素问·刺法论》指出"正气存内，邪不可干"。强调了正气对疾病的发生和防御的重要意义。恶性肿瘤发病迅猛，邪毒嚣张，证情险恶，患者多具有进行性消瘦乃至恶病质的特点，并出现阴、阳、气、血偏虚的症状。人体气血阴阳有着相互依存的关系，阳虚者多兼气虚，气虚者又易导致阳虚，气虚和阳虚常表示机体功能的衰退；阴虚者每兼血虚，而血虚又易导致阴虚，血虚和阴虚常表示体内精血津液的损耗。扶正培本就是指扶助人体的正气，调节阴阳、气血的不平衡，它可以提高患者抵御肿瘤的能力，控制肿瘤的发展。明·李中梓《医宗必读·积聚篇》说："积之成者，正气不足，而后邪气踞之"。早在宋元期间成书的《卫生宝鉴·卷十四》云："养正积自除……令真气实，胃气强，积自消矣"。扶正补虚法的应用除了辨阴阳气血之亏外，还要辨虚在何脏而采取相应的治法，故《难经·十三难》说："治损之法奈何？然损其肺者，益其气；损其心者，调其营卫；损其脾者，调其饮食，适其寒温；损其肝者，缓其中；损其肾者，益其精，此治损之法也。"恶性肿瘤的论治，应注意祛邪中不忘扶正，扶正与祛邪结合。对于癌症患者来讲，健脾益气和调理脾胃是扶正补虚的重要内容，必须时时顾及"胃气"，因为"有胃则生，无胃则死"。李东垣在《脾胃论》中指出脾是元气之本。元气是健康之本，所以张仲景提出"脾旺不受邪"之说。食欲不振，脾不健运是癌症的通病，加之癌肿消耗体力，更加促进机体衰竭，只有脾胃健运，使生化之源不竭，才能耐受祛邪药物之攻伐。扶正补虚法的运用，必须仔细分辨体内阴、阳、气、血的孰盛孰衰，决不能不分阴阳、气血的盛衰而采用面面俱到的"十全大补"，要把扶正与祛邪辩证地统一起来，扶正是为祛邪创造必要条件，要以中医辨病-辨证论治的原理与方法来权衡扶正与祛邪之间的轻重缓急。在恶性肿瘤的临证中，以气虚及阴虚较为常见，故益气养阴法也比较常用。然而癌症的病情复杂，变化也较迅速，在疾病的不同时期，要分别主次。故《内经》着重指出"谨察阴阳，以平为期"，强调了辨证的重要性。如肿瘤经放射治疗后，常可出现"火毒内攻"或"阴虚火旺"之证，见口鼻燃热，咽干喜饮，小便短黄，心烦纳少，舌红少苔，脉象细数等证候，治宜养阴清热，或养阴润燥；有时出现口渴而不喜饮，怠倦乏力，短气纳呆，白细胞减少，脉数而无力等脾气虚或脾气虚兼有肾阳虚的证候，此时就应少用寒凉阴腻之品，宜予补脾益气，或益脾气、养肾阴两者兼顾，每每强调使用血肉有情之品及饮食调养，重用参、芪之类以益气培本。总之，有是证而用是药，但由于"阳生阴长，阳杀阴藏""孤阴不生，独阳不长"，故在补阳时避免耗阴，在养阴时防止碍阳，不仅如此，《景岳全书》还说："善补阳者，必于阴中求阳，则阳得阴助而生化无穷；善补阴者，必于阳中求阴，则阴得阳升而泉源不竭，"就是这个道理。扶正补虚药依其各自不同的功效可分为下列四类。

（1）**益气法**：能调中补气，与补血药同用有补益气血、扶助正气、增强体质的功效，常用药物有黄芪、人参、白术、灵芝等。

（2）温阳法：能温补肾阳，适用于中、晚期癌症，或化疗、放疗后，或老年患者卵巢切除后，出现形寒肢冷，神疲乏力，腰酸冷痛，尿频而清，大便溏薄，舌质淡，舌体胖、苔薄白，脉沉细等。其主要是通过激活机体免疫系统，提高垂体-肾上腺皮质系统兴奋性，而对遏制肿瘤的发生、发展起作用。根据"阴阳互根"的理论，本类药常与补肾阴药配伍，常用药物有五加皮、鹿茸、附子、淫羊藿等。

（3）补血法：能滋补填精生血，常与益气健脾药配伍以增强补血功效，用于体弱血虚者，常用药物有当归、熟地黄、阿胶等。

（4）养阴法：适用于晚期癌肿呈现阴虚者，体质消耗，癌毒热盛；或放疗后灼耗阴液，表现为形体消瘦，午后低热，手足心热，口渴咽干，大便干结，尿赤，夜寐不安，或有咳痰带血，舌红苔薄，脉细弦数等。能滋养肝肾及肺胃，育阴增液，常用药物有天冬、人参、生地黄等。某些滋阴药物可调节交感神经和内分泌的功能，使代谢亢进状态有所缓解，以保持内环境的稳定，及纠正因虚证所表现免疫功能缺陷，并能保护肾上腺皮质免受抑制。

8.外治抗癌法

本法包括外用中草药及针灸治疗恶性肿瘤。部分肿瘤在中医学属痈疽疮疡肿毒的范畴，历代外科名家创立许多有效的外治膏、丹、丸、散，常选用金石矿物类及芳香走窜类药物，辨明机体的寒、热、虚、实，药物亦配以温、凉之性，通过外治敷贴，可以化散其毒。不令壅滞、消瘤溃坚。如用信枣散、鸦胆子外用治疗子宫颈癌，用皮癌净、望江南外敷治疗皮肤癌、淋巴转移癌等；用药烟吸入法治疗肺癌、鼻咽癌；用清热解毒药或泻下逐水药外敷治疗肝癌或肝癌腹水等，每每取得效果。现在，人们利用外治法的熏、洗、敷、贴、滴、吹等方法，治疗皮肤，五官九窍等浅表部位的癌肿，有良好的止痛、消块、逐水的作用。近十多年针灸治疗肿瘤引起了国内外的重视，现已观察到肿瘤患者经穴感应呈偏亢状态；对小鼠艾氏腹水癌和睾丸瘤施灸可以抑制其移植成活率，施灸皮肤的提取物对瘤细胞的生长有明显的抑制作用。目前已有用针灸治疗癌瘤使症状缓解和病变消失的个案报告。

9.抗癌中草药研究现状与评述

《神农本草经》记载一类具有抗肿瘤作用的药物，如斑蝥能"蚀死肌"，苦参"主……癥瘕积聚"，夏枯草能"破癥，散瘿结气"，是我国古代较为全面的总结抗肿瘤中药的专著。追至《伤寒杂病论》《千金要方》《普济方》《和剂局方》《本草纲目》《外科正宗》《医宗金鉴》《外科证治全生集》等，皆在抗肿瘤中药的研究中积累了丰富的经验。而抗癌中药的系统研究，则是在新中国成立后，从1955年开始，全国各地从发掘流传民间的单验方着手，筛选了近3000余种中草药，对百余种中草药进行了实验研究和临床验证，实验证实有效的中草药近200种，其中近50%已进行了较为系统的实验临床验证，研制开发了长春新碱、喜树碱等近40个抗癌新品种，也为更加合理的临床应用提供了依据。传统中医药与现代医药学相结合，才得以跨进一个新的阶段。

（1）对癌细胞有直接抑杀作用并经临床验证有效的中药：是一类是细胞毒类药物，即对癌细胞具有杀伤作用，因其含有天然抗癌活性成分，通过直接抑制肿瘤细胞的生长，治疗癌症。如砒霜与三氧化二砷、青黛与靛玉红、斑蝥与斑蝥素、马蔺子与马蔺子甲素、农吉利与野百合碱、冬凌草与冬凌草甲素、莪术与莪术醇、藤黄与藤黄酸等。因这类药物多数损伤正常组织或干扰机体的免疫功能，宜适当配伍综合应用。在对高活性抗癌成分化学结构与生物活性关系研究的基础上，寻找和研制高效、低毒的抗癌新药。含三氧化二砷制剂对急、慢性白血病具有很好的疗效，尤其是急性早粒细胞白血病的完全缓解（CR）率可达90%以上。从青黛中提取有效成分靛玉红治慢性粒细胞性白血病总有效率60%以上，且无骨髓抑制的不良反应。从三尖杉属植物提取的三尖杉碱对急性非淋巴性白血病有较好的疗效，且同其他多数抗白血病药之间无交叉抗药性。莪术是活血化瘀中药，提取1%莪术油注射液治疗子宫颈癌有较好的疗效。从斑蝥中提取斑蝥素、衍生甲基斑蝥胺、去甲斑蝥素等，治疗原发性肝癌有确切疗效，且无骨髓抑制等不良反应。从冬凌草中提取冬凌草甲素对肝癌、食管癌均有一定的疗效，可减轻症状，使部分患者的肿瘤缩小并延长生存期。其他如喜树（含喜树碱）治肝癌；鸦胆子（含鸦胆子油）治子宫颈癌及肺癌；山慈菇（含秋水仙碱）治乳癌；藤黄（含藤黄酸）治疗皮肤癌、恶性淋巴瘤；甜瓜蒂（含葫芦素）治疗肝癌等，皆有较好的疗效。这类药是抗癌中药研究的重点，有的已先后鉴定并批准投产，莪术和斑蝥还作为我国研制的抗癌药被收入《中华人民共和国新药典（草案）》。

从中草药中寻找更多有效的抗肿瘤药物是目前肿瘤治疗的研究热点。从原来使用中药复方制剂治疗肿瘤到现在使用从中药中提取的单体治疗肿瘤，是几代人努力的结果。

（2）有一定抗癌作用、能减轻痛苦、延长生存时间的药物：本类药物繁多，为民间习惯及临床医师常用的中药，如清热解毒类的白花蛇舌草、半枝莲、七叶一枝花、石上柏；活血化瘀类的肿节风、三七、泽兰、徐长卿；消瘤破积的虫类药如蟾酥、蜈蚣、壁虎、水蛭、土鳖等。多数抗癌中成药也归属本类，如鹤蟾片治疗支气管肺癌，莲花片治肝癌，大黄蟅虫丸、化癥回生丹、片仔癀、云南白药、平消片等治疗消化系统肿瘤，六神丸、梅花点舌丹治头颈及口咽部肿瘤，西黄丸、小金丹治胸腹肿瘤及恶性淋巴瘤等，皆取得较好的疗效。动物实验还证明西黄丸、六神丸等有较好的抗急性白血病作用。

（3）通过增强机体防御能力而起一定抗肿瘤作用的药物：本类具有免疫增强、生物反应调节剂样作用的药物，即通过调节脏腑气血阴阳的失衡，改善机体的病理生理状态，能提高机体免疫功能，如促进淋巴细胞增殖，活化T淋巴细胞，增强巨噬细胞功能，延长抗体存在时间，全面增加抗病能力。灵芝、香菇、猪苓、茯苓、刺五加、红毛五加、木耳等所含的多糖类成分是一类免疫促进剂，携带特有的信息，易被遭受肿瘤细胞作用的细胞识别，增强机体对肿瘤的特异免疫功能，恢复受损的免疫功能。黄芪、人参、淫羊藿等药物及其复方类似于生物反应调节剂（biological response modifiers，BRMs）样作用，或称为适应原样作用，通过作用于机体成对的调控物质，调控患者的失调状态、达到治病目的。在癌症临床中，多种BRMs已广泛地用于体内或体外调节细胞免疫功能。但是，现使用的左旋咪唑、异丙肌苷、白细胞介素2和各种干扰素，只能取得部分的免疫功能恢复。中国医学科学院肿瘤研究所储大同等专家从黄芪有效成分中筛选出多糖成分-F3，研究显示其对癌症患者淋巴细胞功能有免疫恢复作用，能逆转因环磷酰胺而造成的免疫抑制现象。本类药物能改善癌症患者生存能力和质量、提高药效、降低毒性、防止肿瘤复发，能间接消灭或转化癌细胞，也是肿瘤临床常用的一类药物。

（4）化疗与中药联用增效、减毒：化疗药普遍存在有较大的毒副反应，据统计，大约95%的药物对骨髓、90%对免疫系统、80%～90%对消化系统、中枢神经系统、心肾、皮肤、毛发等具有毒性影响。与中草药联用，增效减毒，是进一步提高肿瘤治愈率的一个重要途径，也取得了明显的成就。冬凌草、山豆根、苦参、丹参、马蔺子、莪术、人参、黄芪、茯苓、冬虫夏草等药物及复方制剂如六味地黄口服液、至灵胶囊（冬虫夏草、薏苡仁、山药、人参等）、生脉饮口服液等均能明显地提高不同化疗药物的抗肿瘤作用，减轻毒副反应。

（5）对放射治疗有明显增敏和防护作用：放疗易伤津耗气致气阴两亏，养阴生津药生地黄、天花粉、枸杞子、生何首乌、黄精等配伍补气养血、健脾和胃、解毒抗癌药物，明显减轻放射反应。配用鸡血藤、女贞子、墨旱莲能防止骨髓抑制。一些抗癌多糖类中药如茯苓、猪苓、银耳、灵芝等能保护受损的造血系统功能，减少合并症、后遗症。一些研究证实，浮萍、白芷具有放射增敏作用。

（6）抑制致癌作用及探索治疗癌前病变的中药：从广义而言，肿瘤分为良性和恶性两大类。从正常组织以至出现异常的反应性增生乃至出现恶性肿瘤，可以经历数月、数年或几十年，因此，常把各个组织器官中有恶变倾向的不典型增生视为癌前病变，如食管上皮重度增生、萎缩性胃炎并肠上皮化生、肝炎后肝硬化、子宫颈鳞状上皮增生或间变、外阴白斑、乳腺纤维腺瘤、交界性黑痣等。治疗癌前病变，即在肿瘤发生的"启动阶段"和"促进阶段"起阻遏作用。据研究，大蒜对致癌物诱发的食管癌、胃癌、结肠癌、肝癌有预防作用。冬凌草、北沙参、苦参、山豆根、刺五加等药物具有抗突变、抗促癌作用，作为食管癌二级预防药，明显改善食管上皮重度增生及萎缩性胃炎肠上皮化生。六味地黄丸、冬凌草治疗食管上皮重度增生，取得满意的疗效。用小建中汤治疗萎缩性胃炎和肠上皮化生，斑蝥酊外搽治疗外阴白斑，小柴胡汤或木鸡冲剂预防肝硬化癌变等，皆有较为肯定的疗效。新的研究还表明，体内有害自由基的生成对机体正常组织的损害加速了衰老和诱发癌变的过程。多项研究证实，补肾类中药女贞子、菟丝子、枸杞子等具有清除有害自由基的作用。这类药物对于抑制致癌作用、防止细胞的逆转具有重要的意义。

第二章

肿瘤的病因

第一节　传统中医对肿瘤病因的认识

中医由于受历史条件的限制，不会像现代科学那样，将肿瘤病因挖掘得较深，但有些观点仍可以作为现代中医临床借鉴。从文献角度看，中医认为，肿瘤与以下因素有关。

一、外感六淫

风、寒、暑、湿、燥、火本是自然界的六种气候变化，与四时相应，称为六气。人类对六气有一定的适应能力，但在气候急剧变化和人体抗病能力下降时，六气就成为致病的条件，侵入人体而引起疾病的发生。这种情况下，六气就称为六淫。因此，六淫在习惯上泛指一切外感病的致病因素。中医很早就认识到肿瘤的发生与外邪侵袭有关。《灵枢·九针论》曰："四时八风之客于经络之中，为瘤病者也。"《灵枢·百病始生》曰："积之所生，得寒乃生，厥乃成积也。"《灵枢·痈疽》记载："热气淳盛，下陷肌肤，筋髓枯，内连五脏，血气竭，当其痈下，筋骨良肉皆无余，故名曰疽。"《灵枢·刺节真邪》记载："虚邪入之于身也深，寒与热相搏，久留而内着……邪气居其间而不反，发为筋瘤……肠瘤……昔瘤。"金·刘完素曰："疮疡者，火之属。"窦汉卿在《疮疡经验全书》中指出："妇人阴浊疮、阴茄、疽疮、翻花疮、匿疮等皆由湿热与心火相击而生。"《医宗金鉴》认为，茧唇是"积火积聚而成"。以上论述说明，六淫与积证、痈疽、瘤、翻花疮、积聚的形成有关。

二、饮食不节

脾胃为后天之本，寒热饥饱无常必伤脾胃，引起疾病。《素问·痹论》曰："饮食自倍，脾胃乃伤。"《医学法律》曰："滚酒从喉而入，日将上脘饱灼，渐有热腐之象，而生气不存，窄隘有加，只能纳水不能纳谷者有之，此所以多成膈症也。"常食滚烫、煎炸和含有很高亚硝酸盐的腌制食品以及含有很高黄曲霉素的霉变食品均有很强的致癌作用，正如《医学统旨》所说："酒、米面、炙焙、黏滑难化之物滞于中宫，损伤脾胃，日久不治，渐成痞满吞酸，甚则为噎膈反胃。得斯疾患者不可轻视，必须早治。"《外科正宗》曰："茧唇……因食煎炒，过餐炙爆，又兼思虑暴急，痰随火行，留注于唇。"以上均说明，饮食无度，过量饮酒，过食炙爆、煎炒、腌制食品和霉变食品均能伤及脾胃，邪毒、痰湿瘀阻体内，气血郁滞，从而有导致各种癌变的可能。

三、情志刺激

情志是指喜、怒、忧、思、悲、恐、惊，亦称为七情。在一般情况下，七情是人体对客观事物的反映，属于正常的精神活动范围。如果长期精神刺激过度，或突发剧烈的精神创伤超过了人体生理活动所能调节的范围，就会引起机体阴阳气血失调，脏腑经络功能紊乱，导致疾病的发生。在日常生活中，影响情志的因素很多，诸如工作环境、居住条件、生活遭遇、大量饮酒及吸烟、喝浓茶等，都可造成精神紧张，情绪异常，影响脏腑气机。《素问》也记有"噎膈乃暴忧之病"。《景岳全书》认为"噎膈一症，必以忧愁思虑，积劳积郁，或酒色过度，损伤而成。"《素问·举病论》曰："百病生于气也，怒则气上，喜则气缓，悲则气消，怒则气下……惊则气乱……思则气结矣。"《三国志》中更是生动地描写了贾逵和别人吵架"发怒生瘿"的故事。这些都认为肿瘤发病与情志因素有关。元代朱震亨在《格致余论》中认为："忧怒抑郁，朝夕积累，脾气消阻，肝气积滞，遂成隐核……又名乳岩。"明代陈实功在《外科正宗》中曰："忧郁伤肝，思虑伤脾，积想在心，所愿不得达者，致经络痞涩，聚结成痰核。"又曰："失荣者，或因六欲不遂，损伤中气，郁火相凝，遂痰失道，停结而成。"明代邵达在《订补明医指掌》中曰："（噎膈）多起于忧郁，忧郁则气结于胸，臆而生痰，久则痰结成块，胶于上焦……而病已成矣。"金代窦汉卿在《疮疡经验全书》中曰："茧唇皆由六气七情相感而成，或忧思太过，忧思过深则心火焦炽"。以上论述均说明，七情不舒可致肿瘤。

四、脏腑、气血虚损

脏腑、气血虚损是肿瘤发病的最重要原因之一。脏腑是指五脏（包括心、肝、脾、肺、肾），六腑（包括胆、胃、小肠、大肠、膀胱、三焦）以及奇恒之腑（包括脑、髓、骨、脉、女子胞、胆）。脏腑的功能及其相互关系是以精、气血、津液为物质基础，以经络为交通。先天禀赋不足，或后天失养、外感六淫、内伤七情以及饮食失调等因素可造成脏腑功能紊乱，气、血、津液亏损而引起疾病。《内经》云："正气存内，邪不可干。""邪之所凑，其气必虚。"《诸病源候论》曰："积聚由阴阳不和，脏腑虚弱，受于风邪，搏于脏腑之气所为也。"脏腑虚弱与年龄、性别有一定的关系。《灵枢·水肿》谓："岐伯曰：石瘕生于胞中……皆生于女子。"《仁斋直指方》曰："癌者……男则多发于腹，女则多发于乳。"明代张景岳指出："少年少见此症，而惟中年丧耗伤者多有之。"申斗垣认为："癌发四十岁以上，血亏气衰，厚味过多所生，十全一二。"从以上论述可见，肿瘤发生的内因之一是脏腑、气血亏虚。

脏腑亏虚包括西医所谓的先天缺陷、遗传因素、免疫功能低下及年老体弱等。近年来的研究发现，肿瘤患者的免疫功能一般较低，有一些肿瘤还有遗传倾向，如多发性神经纤维瘤、视网膜母细胞瘤、肾母细胞瘤、多发性脂肪瘤、肝癌、乳腺癌、胃癌、大肠癌和宫颈癌等。同时，有先天缺陷者较正常人更易患肿瘤。流行病学调查也证实，不同的民族、不同的个体确实对某种肿瘤存在遗传易感性。另外，肿瘤的发病与年龄增长有密切关系（幼童除外，因为5岁以内的儿童肿瘤发病率比其后的10年高）。在不同年龄阶段，男性与女性的肿瘤发病率也有明显差异。

第二节　现代医学对肿瘤病因的认识

恶性肿瘤的发生、发展过程是漫长的，作用于机体的因素也是多种多样的，从现代医学看，其主要因素包括内因与外因两个方面，外因主要有物理、化学、生物等因素，内因主要有遗传、精神、免疫等因素。

一、外在因素

WHO估计，人类恶性肿瘤80%～90%与环境因素有关。1999年，国际肿瘤研究所（IANC）公布了对833种化学物、混合物、物理和生物因素对人类致癌危险性评价结果。其中确认人致癌物（carcinogenic to humans，1类）有75种。致癌可能性比较高或可疑致癌物（probably carcinogenic to humans，2-A类）有59种。可能致癌或潜在致癌物（possibly carcinogenic to humans，2-B类）有227种。致癌程度不确定或称为无法归类（3类）为508项。可能不致癌（4类）的有1项。

物理因素包括γ射线，X线，紫外线，热辐射，长期的机械和炎症刺激，创伤，埋入皮下和器官的片状异物，纤维性物质（如石棉、玻璃丝）等，均有较高的致癌作用。化学致癌物可来自烟草、食品、药物、饮用水以及工业、交通和生活污染。

（一）物理因素

1.电离辐射

（1）β、γ线：接触这类射线的人员有：①开采冶炼放射性矿的工人；②制造发光涂料、静电发生器、电子管、煤气灯纱罩的工人；③原子武器制造及使用者；④医用同位素如镭、钴、锶等制造、使用者及受照射的患者。

（2）X线：X线管、电子显微镜、电视机显像管等都可产生X线。

电离辐射致癌机制可能是射线引起细胞内DNA链的损伤，在修复过程中，DNA链发生畸变，使子代细胞的特性发生改变而成为癌细胞。其致癌作用与其剂量、年龄及受照射方式有关。

电离辐射可引起人类多种癌症，如白血病、多发性骨髓瘤、恶性淋巴瘤、骨肉瘤、软组织肉瘤、皮肤癌、肺癌、甲状腺癌、乳腺癌、胃癌、胰腺癌、大肠癌、肝癌、喉癌、脑瘤、神经母细胞瘤、肾脏细胞瘤及鼻窦癌等。

2.紫外线

紫外线是阳光中波长最短的部分，以波长280～320nm者对多种动物诱发肿瘤的效能最强。紫外线对照射的细胞既有突变性，又有致癌性。致癌机制是通过光学作用，使细胞核内DNA发生突变。阳光中含有大量紫外线，长期在阳光下暴晒的部位皮肤癌发生率高，尤其是白色人种。受阳光照射所引发的肿瘤主要有恶性黑色素瘤、基底细胞癌和鳞状上皮癌。其中最引人注意的是恶性黑色素瘤，它可以从一块胎记、一个痣或正常皮肤上发生，且迅速扩大、转移。

3.异物

片状异物（电木、塑料、金属、玻璃、橡皮等）植入皮下引起肿瘤者少见，而纤维异物致癌较常见。纤维如石棉致癌的机制除机体组织吞噬和排除异物能力外，可能是纤维对致癌性多环芳烃有很强的吸附能力，使之在局部持久存在而易于致癌。石棉是一种矿物质，工业用途广，主要用于隔热和绝缘材料，开采过程中，常有大量石棉纤维飞扬，长期吸入引起肺广泛纤维化，易致肺癌或胸膜肿瘤。另有报道，常接触石棉的工人中食管癌、胃癌、结肠癌的发生率也较一般人群为高。

4. 瘢痕

近年有不少报道，食管灼伤瘢痕、甲状腺内纤维瘢痕、肺内瘢痕以及易受摩擦的皮肤瘢痕可以发生癌变。

5. 长期慢性刺激

慢性刺激学说由Virchow提出，长期以来，人们观察到下述情况可能引起癌变：①长期吸烟斗者易患唇癌；②咀嚼槟榔可引起口腔癌；③牙托长期摩擦处易发生舌及颊黏膜癌；④进食粗糙、高热饮食易患食管癌；⑤慢性胃溃疡可发生癌变；⑥胆囊结石症有时合并胆囊癌；⑦宫颈撕裂伴有慢性炎症者易患宫颈癌；⑧乳腺癌根治术后并发同侧上肢重度淋巴水肿的病例有时可并发多灶性淋巴管肉瘤；⑨输尿管-乙状结肠造瘘术后吻合口处并发结肠腺癌。

（二）化学因素

天然或合成的化学物质有数百万种。随着工业化的高速发展，化学制品与人们的生活关系越来越密切，其中有些有致癌作用。

1. 烷化剂

烷化剂是化学工业合成的化合物，能引起细胞癌变、突变和畸变。

2. 多环芳香烃类化合物

此类化合物主要有3,4-苯并芘和乙苯蒽等，广泛存在于烟囱、汽车排出的废气、纸烟燃烧的烟雾、煤焦油、沥青及熏制的鱼肉中。致癌物在机体活化为环氧化物，环氧化物与细胞内大分子中的亲核基因相结合，使基因发生突变，部分发生癌变，可引起肺癌。

3. 芳香胺类化合物

此类化合物广泛地应用于橡胶、制药、染料、塑料等行业，可诱发膀胱癌。

4. 氨基偶氮染料

氨基偶氮染料主要作为纺织染料、食品着色剂，可诱发肝癌。

5. 亚硝胺类

亚硝胺的前身硝酸盐、亚硝酸盐和次级胺，广泛地存在于自然界中，在一些普通的饮食、药物中含有，本身并无致癌性，但在体内可合成亚硝胺而致癌。动物实验证明：①亚硝胺既溶于水，又溶于脂肪，利于体内广泛地存在；②致癌谱很广，致癌性很强；③对许多动物均能致癌，可通过胎盘影响子代，主要引起肝癌、胃癌、食管癌、肾癌、膀胱癌和白血病等。

6. 氯乙烯

氯乙烯来源有：①塑料中存在少量未起聚合反应的氯乙烯；②使用塑料制品加热时释放出少量的氯乙烯。氯乙烯有致癌性，可诱发肝血管瘤、肝癌、肺癌、乳腺癌、皮肤癌等。

7. 微量元素

金属及其化合物除少数可直接诱发肿瘤外，大多数则是在肝内经代谢活化，形成最终致癌剂。带正电荷亲电子物质，与细胞脱氧核糖核酸（DNA）结合，可促进细胞基因突变，而演变为肿瘤。①铬：有报道，生产铬酸盐的工人，电镀铬的工人肺癌发生率高。②镍：镍矿工人和炼镍工人鼻窦癌、肺癌发生率高，还可能与喉癌、胃癌、肉瘤发生有关。③砷：砷化物曾用作农药，井水中含砷高的地区皮肤癌、肺癌发生率高。④镉：制造镉涂料的工人患前列腺癌、肾癌者增多。⑤铅：铅可增加呼吸道、消化道肿瘤的发生率。⑥铜：肺癌、消化道癌、霍奇金病等患者血浆中铜含量较正常为高，铜/锌比值亦高。⑦碘：碘摄入过多可致甲状腺乳头状癌。⑧锌：摄入过多可致乳腺或消化道癌发生，而锌缺乏与癌的发生亦有关联。⑨锰：肝癌高发区土壤中锰含量高。⑩植物毒素：苏铁素、黄樟素、蕨的毒素可引起肝癌、肺癌或其他癌变。

8.药物

①抗癌药物：化疗药物不仅可以杀死癌细胞，还有不少本身就有致癌性。氮芥、环磷酰胺等烷化剂，与DNA分子相结合可使细胞发生突变或癌变。氟尿嘧啶（5-Fu）、多柔比星（ADM）、放线菌素D（ACD）、平阳霉素（PYM）均能诱发体外培养中的细胞向恶性转化。原料和医用药物已知有致癌作用的烷化剂包括氮芥、环磷酰胺、沙可来新等，可引起白血病、肺癌、乳腺癌等。②非那西丁：长期服用可诱发肾盂癌、膀胱癌，平均潜伏期为22年。③氯霉素：可抑制骨髓，引起再生障碍性贫血，有时可诱发白血病。④砷剂：内服可引起皮肤癌。⑤右旋糖酐铁：肌注局部引起软组织肉瘤。另外，有报道利舍平、苯巴比妥、四环素、氯喹、异烟肼可致癌。用雌激素治疗前列腺癌可能引起男性乳腺癌，用雌激素或孕激素治疗女性更年期综合征，子宫内膜癌的发生率明显增高。器官移植术后长期使用免疫抑制剂及类风湿关节炎、牛皮癣、全身性红斑狼疮等自身免疫病等用免疫抑制剂的患者发生恶性肿瘤的危险性较一般人群明显增高。长期使用避孕药显著增加肝腺瘤发生的危险性。

（三）生物因素

1.病毒致癌

早在1908年Ellerman和Bang首先证明白血病鸡的无细胞滤液可于健康鸡中诱发白血病，为病毒致癌的实验性研究奠定了基础。此后，又相继发现了Rous鸡肉瘤病毒（1911年）、兔纤维瘤病毒（1932年）、兔乳头状瘤病毒（1933年）、蛙肾腺癌病毒（1934年）和小鼠乳腺癌病毒（1936年）等。1951年，Gross应用AKR近交系小鼠自发性白血病器官制备的无细胞滤液注射G3H近交系新生乳鼠诱发白血病，并可在小鼠连续进行传代。研究表明，两栖类、禽类、啮齿类、哺乳类和灵长类动物的白血病、肉瘤、乳腺癌、皮肤癌和肾癌等都已证实与病毒有病因学联系。近年来的研究还证明人类Burkitt淋巴瘤、鼻咽癌、子宫颈癌、肝癌和成人T细胞白血病等发生也与病毒有关。

肿瘤病毒是一种生物性致癌因素，可分为DNA病毒及RNA病毒两大类，其作用特点有：①肿瘤病毒是具有生命的微生物，可进行复制和遗传，产生子代病毒，继续发挥致癌作用；②肿瘤病毒对动物和人类具有感染性，产生不同的疾病并诱发肿瘤；③肿瘤病毒的核酸可整合到宿主细胞DNA链上，通过不同的机制，使细胞发生恶变；④有些肿瘤病毒基因组中存在特殊的核苷酸序列，使细胞发生转化恶变。

（1）DNA肿瘤病毒：种类繁多，分属乳-多-空病毒科、疱疹病毒科、腺病毒科和嗜肝DNA病毒科，包括乳头状瘤病毒、多瘤病毒、腺病毒、疱疹病毒、乙型肝炎病毒、土拨鼠肝炎病毒、地松鼠肝炎病毒和鸭乙肝病毒等。

（2）RNA肿瘤病毒：目前，研究表明在14个RNA病毒科分类中，仅知反转录病毒科的肿瘤病毒亚科具有致瘤作用，此亚科内的病毒颗粒均含反转录酶，称为RNA肿瘤病毒。该类病毒的致瘤对象广泛，包括爬行类、禽类、哺乳类和灵长类动物等，主要诱发白血病、淋巴瘤、肉瘤和乳腺癌等肿瘤。常见的RNA肿瘤病毒有：鸡ROUS肉瘤病毒、小鼠白血病病毒和小鼠肉瘤病毒、猫白血病病毒和猫肉瘤病毒、牛白血病病毒、猴肉瘤病毒、长臂猿白血病病毒和小鼠乳腺肿瘤病毒。人类 T 细胞白血病病毒和成人 T 细胞白血病病毒，以及人类免疫缺陷病毒均属于反转录病毒。

2. 真菌致癌

真菌广泛地存在于自然界中，种类繁多，经动物实验发现有致癌性。河南林县食管癌研究发现在早期食管癌癌旁增生的上皮内，真菌阳性率达 50%，而在早期癌组织中亦有 15%。黄曲霉素广泛地存在于霉变的花生、玉米、大米、豆类食品中，可诱发肝癌及肾、肺、胃、皮下组织的肿瘤。

由镰刀菌属念珠菌科产生的烟曲霉毒素，是世界范围内常见的玉米污染物。在已被鉴定的 6 种烟曲霉毒素中，只有烟曲霉毒素 B_1 和烟曲霉毒素 B_2 对人类健康有影响。相关性研究显示，人类食管癌发病率与日常消费的玉米中所含的烟曲霉毒素间存在联系。烟曲霉毒素可以阻断（神经）鞘磷脂类的代谢，通过调节细胞的生长和分化来促进细胞生长的始动，烟曲霉毒素没有基因毒作用。

3. 寄生虫致癌

（1）血吸虫病：邹焕文报告 179 例血吸虫病，有肠道癌肿者 33 例，并发率为 15.5%，认为血吸虫病可引起肠黏膜溃疡、增殖及息肉形成，从而为肿瘤的发生创造了条件。近年国内文献报告了 78 例胃血吸虫病并发胃癌，其发生率远远高于大肠血吸虫病并发大肠癌的发生率。陈志为认为，血吸虫卵沉积对胃癌有一定的诱发作用。膀胱角化癌在血吸虫流行区的埃及和非洲较常见，可达 55%，被称为"血吸虫性膀胱癌。"

（2）华支睾吸虫：华支睾吸虫的活动除可引起机械性损伤外，其分泌、代谢产物和死虫裂解物等的刺激使胆管产生病变或胆管上皮腺瘤性增生，进而发生胆管细胞癌。

4. 细菌致癌

在慢性细菌性炎症的基础上，溃疡性结肠炎，特别是发病时年龄轻、病程长、病变较广泛的病例，局部组织有反复损伤和再生修复作用，易并发癌肿。肠道厌氧菌的增多可能对大肠癌的发生有一定的间接作用。

二、内在因素

（一）遗传因素

肿瘤的遗传因素早被人们所重视。临床上父子、兄弟姐妹同患食管癌、鼻咽癌、直肠癌的病例屡见不鲜。研究表明，乳腺癌患者的一级亲属与一般人群相比，患乳腺癌的危险性增加 2～3 倍。双侧乳腺癌者，一级亲属的危险性增加 5 倍。如果绝经前妇女患双侧乳腺癌，其一级亲属危险性增加 9 倍，而同样情况对绝经后妇女的一级亲属危险性增加为 4 倍。越来越多的证据表明，许多常见的恶性肿瘤有家族性聚集现象，除少数肿瘤表现出单基因显性或隐性遗传外，大多数的遗传方式只能以多基因遗传的理论加以解释，而且绝大多数情况下从上一代遗传下去的并非肿瘤本身，而是肿瘤的易感性。人类的结肠息肉综合征、视网膜母细胞瘤、神经纤维瘤等都有比较明显的遗传倾向。此外，还有一些癌前综合征，如：①错构瘤病综合征（多发性神经纤维瘤病、结节状硬化症、视网膜血管瘤病等），倾向于发生各种肿瘤。②遗传性皮肤病（着色性干皮病、白化病、疣状表皮发育不良等），由于表皮缺陷容易发生皮肤癌。③布卢姆综合征及范科尼贫血，易患白血病等。

（二）免疫因素

临床上有许多事例说明免疫与肿瘤关系密切。如：①自身免疫性疾病患者白血病和淋巴网状系统肿瘤发病率增高；②器官移植术后长期使用免疫抑制剂的患者中肿瘤发病率较高；③从伯基特淋巴瘤、黑色素瘤中已提取出特异性抗原；④甲胎蛋白、癌胚抗原等肿瘤的相关抗原在临床诊断中的广泛应用。上述种种都提示肿瘤与免疫相关。

（三）精神因素

现代研究认为，人体是一个生理和心理密切结合的整体。健康人体常保持整体的平衡，这种平衡是通过神经体液系统来调节的，而情志的变化尤其是长期和过度的刺激，可以影响神经 - 体液 - 免疫 - 内分泌系统的抑制或兴奋，从而破坏人体内环境的稳定，有可能使正常的细胞癌变或使癌细胞增殖。如美国在对精神病患者的调查中发现，妄想型精神病患者的肿瘤发病率高于正常人群。一位英国医生对250例癌症患者进行全面调查，发现癌症发病以前受过强烈刺激的竟达2/3。法国国立卫生与医学研究所和身心研究所对77名妇女进行精神病学研究后认为，2年内的非愈合性精神创伤是发生癌症的危险因素。

第三节　不健康饮食及吸烟、饮酒与肿瘤的发生

除少部分是以人们不自主方式接触外（如环境污染、职业病、病毒的垂直传播），致癌物多数是通过人们不良的生活行为方式而进入机体的。如过多食用熏制或腌制的食物，饮用污染的水，吸烟，饮酒，不良生活方式和习惯等。职业病中确认致癌的生产过程有：铝生产，靴鞋制造和修理，煤气制造，焦炭生产，家具制造，异丙醇制造，品红制造，油漆工，橡胶行业，含硫酸的强无机酸酸雾。下面重点介绍与人们生活密切相关的不健康饮食、吸烟、饮酒与肿瘤的关系。

一、不健康饮食

约20% ～ 60%癌症与不健康饮食有关。有人估计，发达国家男性癌症约30% ～ 40%，女性癌症约60%可能与不健康饮食有关。美国癌症学会提出"美国每年50万癌症死亡者中约1/3是由于饮食不当引起的"。

（一）食物中含有致癌物或被致癌物污染

亚硝胺前体（亚硝酸盐和二级胺）广泛地存在于自然界，特别在植物亚硝酸盐很容易由硝酸盐形成。过多使用硝酸盐肥料与土壤中缺钼易造成植物中硝酸盐的积累。蔬菜、水果储存过久易存在高浓度亚硝酸。黄曲霉菌污染米、麦、高粱、玉米、花生、大豆，产生黄曲霉毒素（aflatoxins，AFT），其中黄曲霉素 B_1 致癌作用最强，在低剂量长时间作用下，几乎可使全部动物致癌。

（二）食物制作中产生的致癌物

食物的制备与保存是产生食物致癌物的主要来源。包括高蛋白食物在油煎、炙烤、碳化过程中可产生有致突变和致癌性的杂环芳香胺类物质，在烤焙、烟熏食物过程中形成PAH类物质和在腌渍、酸泡食物及经硝酸盐/亚硝酸盐处理中形成NOC类物质。杂环芳香胺类、多

环芳香胺类物质和亚硝胺类物质经过代谢激活后形成DNA加合物，具有基因毒性。50g熏肠所含致癌物苯并（a）芘量相当于一包香烟烟雾中所含的量，或等于大工业中心居民在4～5昼夜所吸入污染空气中的数量。油被连续和反复加热及添加到未加热的油中会促进致癌物及辅癌物生成。多次或长时间使用过热油脂都有引起恶性肿瘤的危险。

1.杂环芳香胺（HAA）类物质

HAA类物质是强诱变剂和动物致癌物，在啮齿目动物模型中，能导致肝、结肠、乳腺、皮肤等癌肿。油煎、烤焙等导致食物表面高温的烹调方法都可能产生HAA类物质，而炖、蒸、煮、微波等几乎或不产生HAA类物质。通过避免过度烹制，用低温烹调肉类减少HAA类物质暴露，是合理可行的。

2.多环芳香烃（PAH）类物质

PAH类物质的主要来源是矿物燃料的不完全燃烧（氧化）。在动物和人的食物中都检测到作为污染物的几种PAH类物质，这一物质经动物实验证实有致癌性。在火焰上烤肉和鱼时可形成PAH类物质，落在木炭上的脂肪燃烧后形成PAH类物质，随烟雾上升，沉积在肉上形成主要的PAH类物质。苯并芘是一种致癌性很强的PAH类物质，在烤牛排中含量高达50mg/kg，是用木炭烤的低脂肪的猪肉和鸡肉中含量的5倍。用烘箱烘烤时热源位于肉食的上部，把肉食和烟隔开，微波烹制食物亦可使食物中PAH类物质含量降低。

3. N–硝基化合物（NOC）类物质

烟熏、盐腌、泡制的肉、鱼，以及盐腌、泡制的蔬菜是食物中NOC类物质的来源。例如为防止食物腐败而加入肉、鱼中的硝酸盐能够和胺、酰胺结合形成亚硝酰二甲胺。食物中存在的亚硝酸盐和胺能在多个部位，如口腔、胃形成NOC类物质。动物实验证明NOC类物质的基因毒性可能是人类癌症的一个重要的危险因素。流行病学研究也表明，暴露内源性和外源性亚硝胺与胃、食管、鼻咽、尿道、膀胱、肝脏的癌症发生直接相关。

（三）食物中存在的致癌物

1.黄樟油

来自黄樟树的根与皮，用作饮料的调味香料。研究发现黄樟脑是这种油的重要成分，是一种致癌物。黄樟素可致肝癌、肺癌、食管癌。

2.生姜

经测定生姜中既有致癌物，也有抗癌物。实验发现姜油醇是一种强致癌物。

3.辣椒

辣椒素在肝内转化成一种对组织细胞有害的自由基化合物，是一种诱发癌的因素。

4.食品添加剂

加入食物中的甜味剂如环己基氨基磺酸盐、甘素以及着色剂苋菜红、苏丹红和保鲜剂二乙基己烯雌酚均可引起实验动物致癌。单宁酸可致肝癌、肉瘤。二甲氨基偶氮苯可致肝癌、胆管癌、皮肤癌、膀胱癌；邻氨基偶氮甲苯可致肝癌、肺癌、膀胱癌、肉瘤；碱基菊橙可致肝癌、白血病、网状细胞肉瘤。

5.包装容器被污染

主要包括含有致癌物的化学污染以及微生物超标。

6.食盐

胃癌的发生与大量摄入食盐有关。日本胃癌发生率高的主要原因之一可能是食盐摄入量多。其原因为：①粗制海盐内含有硝酸盐；②咸鱼、咸肉等食品中有丰富的酰胺；③长期摄入高盐可能引起慢性胃炎，胃酸分泌减少，细菌过量生长，使大量硝酸盐还原为亚硝酸盐。

7.高脂肪

肥胖者乳房、子宫内膜、结肠等处较易发生癌肿。天津医科大学张玉安等研究指出，每天脂肪平均摄入量≥100g者，患乳腺癌的危险性是每天摄入量≤60g者的7.07倍。脂肪促癌机制可能为：①许多致癌物溶于脂肪，膳食中脂肪多，机体就必然会摄取和吸收更多的致癌物；②烹调时，不饱和脂肪酸加热产生致癌物；③高脂膳食增加胆汁酸排出，而胆汁酸具有潜在致癌作用。

8.糖

美国在一份报告中指出，大量食用糖进入机体后会引起人体内一系列生物变化，造成铬的缺乏，胆固醇含量升高。另外，大量食糖可增加人们的紧张状态，可以说糖是癌发生的催化剂。

9.维生素缺乏

许多肿瘤患者血中所含维生素A、维生素B、维生素C、维生素E缺乏，因此推断肿瘤的发生可能与维生素缺乏有关。

二、吸烟

卷烟烟雾中包括3800多种已知化学物，如尼古丁等生物碱，胺类，脂类，酚类，烷烃，醇类，多环芳烃，脂肪烃，杂环族化合物，羟基化合物，氮氧化合物，CO，重金属元素镍、铜、铬及有机农药等。

过去近50年里，大量前瞻性研究证实，吸烟是多种疾病的危险因素，其实对癌症与吸烟相关的认识已有两个多世纪。1761年，伦敦的John Hill医师报道鼻肿瘤与鼻烟有关。1964年，美国公共卫生局的第一份吸烟与健康报告总结认为，吸烟是男性肺癌的重要病因，并与男性喉癌、口腔癌发病有因果关系。此后，60 000多份研究和24份美国公共卫生局报告进一步证实，无论在美国还是在其他国家，吸烟对人群的患病率和死亡率都有重要影响。到目前为止，吸烟已被认为是引起肺癌、喉癌、口腔癌、食管癌的主要原因，并与胰腺癌、膀胱癌、肾癌、胃癌及宫颈癌的发病有关。吸烟者恶性肿瘤发生率是不吸烟者的7～11倍，尤其是肺癌与吸烟关系更为密切。据统计，吸烟者肺癌危险性是非吸烟者的13倍。每日吸烟量越多，开始吸烟的年龄越小，吸烟时间越长，烟草内焦油含量越高，则诱发癌的危险性越大。WHO估计，15%的癌症可归因于吸烟；每年全世界因吸烟导致癌症死亡有150万以上。

三、饮酒

大量饮酒使口腔癌、喉癌、肝癌的发病率增高。其发病机制可能为：①乙醇（又称酒精）溶解了某些致癌物（亚硝胺类、真菌毒素、乌拉坦等），使之进入体内被吸收；②乙醇刺激垂体分泌，加快细胞分裂速度，增加癌症发生的易感性；③乙醇引起甲基鸟嘌呤转移酶活性降低，增加肿瘤发生的危险性；④长期饮酒，超过所需总热量的50%，机体就可能出现一系列必需营养物质的缺乏；⑤饮酒致酒精性肝硬化或诱发乙肝病毒感染而增加肝癌发生的危险性；⑥乙醇可促使胃内产生的亚硝胺增多，增加肠道对亚硝胺的吸收；⑦乙醇刺激食管、胃黏膜造成黏膜损伤。另外，乙醇与烟草的毒性具有协同作用，如果一个人既吸烟又饮酒，患癌的机会就会成倍增加。

第三章

肿瘤的病机

一、肿瘤发生的机制及特性

（一）肿瘤发生的机制

肿瘤的发生是内外因素相互作用的结果。其内在因素为正气内虚，脏腑气血虚损，外在因素为各种致癌因素侵袭，内外合邪，导致脏腑功能失调，机体代谢失常，局部气机逆乱，阴阳失序，生化乖逆，组织更新异变，导致癌肿形成。《素问·六微旨大论》中指出"非其位则邪，当其位则正，邪则变甚，正则微。亢则害，承乃制。制则生化，外列盛衰；害则败乱，生化大病。至而至者和；至而不至，来气不及也；未至而至，来气有余也，应则顺，否则逆，逆则变生，变则病。"肿瘤的产生与此处描述的内在机制有相合之处。人体内在基因在复制过程中，只有各碱基对相互对位，才能完整而正确地复制而生成正常组织，由于内外因素的干扰，上述正常的新陈代谢过程受到影响，或缺失，或提前配对，或错后配对，阴阳失序，生化乖逆，组织代谢与生克制化失常，不能生成正常的细胞，却变异逆生出徒有生但无克无化的癌性细胞而产生恶性肿瘤。

（二）肿瘤的特性

肿瘤是内外因素相互作用而形成的新生物，已不属于人体正常结构的一部分。肿瘤具有失控制、无限制、不协调，已形成的肿瘤细胞具有"遗传性"，可传递给它的子细胞，产生肿瘤性后代细胞；能自主性生长、浸润性生长和转移灶形成；能削弱人的正气，侵蚀破坏正常机体，严重干扰正常的脏腑气血功能，引起人体阴阳失衡甚至阴阳离绝以致危及生命。对人体而言，凡毒者，皆谓之对人体内在阴阳平衡产生严重影响，引起阴阳严重失衡或阴阳不能维系，出现严重疾病症状甚至死亡的物质或生物体皆称为毒。肿瘤发展迅速，恶性、致命性，具有毒物的一切性质，称为癌毒。由于其不协调性，因此可以判断其为阴阳相对稚弱的寄生生命体。由于脱胎于人体正常细胞，因此具有与人体的相容性与适应性，也增加了治疗难度。总的来看，肿瘤虽为稚弱的寄生体，但能自我生长，所谓存在就是合理的，阴阳相对平衡才能生长，但由于其失控制、无限制、不协调性，其内在阴阳也有偏性。只有正确发现、判断其寒热偏性，才能正确、针对性地采取应对措施。

肿瘤作为自主恶性生长的生命体，也构建了自身的生长代谢环境与自身防护机制。有发达的血管系统为自身提供氧气与物质。在癌瘤周围有大量纤维蛋白沉积，并形成纤维蛋白网络，使抗癌药物和免疫活性细胞不易深入瘤内。这些可视为肿瘤的"痰"或"瘀"，但这些"痰"或"瘀"与人体自身产生的"痰"或"瘀"处理方式肯定不一样。因此，在治疗肿瘤时，应断其供应系统，破除其自身构筑的防护网络，方能抑制其生长，并为杀灭肿瘤创造条件。

二、肿瘤发生后对人体的影响

从肿瘤发生的机制来看，其内在因素为正气内虚，脏腑气血虚损、功能失调，机体代谢失常，并在外部各种致癌因素的作用下，最终导致局部气机逆乱，阴阳失序，生化乖逆，组织更新异变而成肿瘤。肿瘤的生长开始多是一个局部事件，此时人体即可以有整体脏腑气血亏损、功能失调的情况，也可能整体虚损表现不明显，甚至在患者不知不觉中，肿瘤发生，长成较大肿块并出现不适症状时才被发现。肿瘤形成以后，不仅消耗人体营养，出现气血亏虚，有时还阻滞血液与水液的运行，影响脏腑功能的正常发挥，出现正气内虚、脏腑失和、气血逆乱的情况。如果肿瘤没有得到有效的控制，最终会导致整个人体的脏腑功能失调，机体代谢失常，正气亏虚，气机逆乱，最终导致阴阳失序以至阴阳不能维系而死亡。从人体而言，无论肿瘤发生前还是发生后，机体出现的异常都在统一的人体结构框架下发生的，其发病的因果关系有时难以分割。下面将肿瘤发生后机体的变化，归纳如下。

（一）正气内虚

由于肿瘤对人体的消耗，功能的干扰，肿瘤患者大多有脏腑功能低下、气血两亏、阴阳失调等情况，通过调节脏腑功能、补气养血、调整阴阳等扶正培本的治疗方法，可以达到调节患者免疫功能、提高抗肿瘤能力、改善患者生存质量和延长生存期的效果。

1.气虚

气虚是指由于元气不足引起的一系列病理变化及证候。所谓气，是人体最基本的物质，由肾中的精气、脾胃吸收运化水谷之气和肺吸入的清气共同结合而成。气虚，泛指身体虚弱、面色苍白、呼吸短促、四肢乏力、头晕、动则汗出、语声低微等，包括元气、宗气、卫气的虚损，以及气的推动、温煦、防御、固摄和气化功能的减退，从而导致机体的某些功能活动低下或衰退，抗病能力下降等衰弱的现象。人的生命活动从根本上讲就是元气升降出入的运动。气虚是一种多发证，在临床上，肿瘤引起的气虚，主要包括肺气虚、心气虚、脾气虚、肾气虚诸证。

2.血虚

血虚是指血液亏虚，脏腑、经络、形体失养，以面色淡白或萎黄，唇舌爪甲色淡，头晕目眩，心悸多梦，手足发麻，妇女月经量少、色淡、后期或经闭，脉细等为常见症状。

3.阴虚

阴虚是指由于阴液不足，不能滋润，不能制阳引起的一系列病理变化及证候。临床可见低热、手足心热、午后潮热、盗汗、口燥咽干、心烦失眠、头晕耳鸣、舌红少苔、脉细数等症，治以滋阴为主。若阴虚火旺者，宜养阴清热。阴虚可见于多个脏器系统组织的病变，常见者有肺阴虚证、心阴虚证、胃阴虚证、脾阴虚证、肝阴虚证、肾阴虚证等，以并见各脏器的病状为诊断依据。

4.阳虚

阳虚是指阳气虚衰的病理现象。阳气有温暖肢体、脏腑的作用，如果阳虚则机体功能减退，容易出现虚寒的征象。常见的有胃阳虚、脾阳虚、肾阳虚等。阳虚主证为畏寒肢冷、面色苍白、大便溏薄、小便清长、脉沉微无力等。

（二）脏腑、气血津液失和

肿瘤作为人体非正常组织结构，可以影响脏腑正常功能的发挥，阻碍气血正常运行，出现脏腑、气血、津液失和。

1.脏腑失和

脏腑是指五脏六腑，五脏即心、肝、脾、肺、肾，具有化生和贮藏精气的作用；六腑为胆、胃、小肠、大肠、膀胱、三焦，具有受纳和传化水谷的作用。脏腑失和是指在疾病的发生发展变化过程中，脏腑生理功能失调及其物质代谢失常的病机变化。脏与腑存在着功能上的区别，但脏腑为表里关系，组成协调相互关系。人体的生命活动，以脏腑形质和功能活动为本源。内则消化循环，外则言行视听，无一不是内脏功能活动的表现，因此脏腑功能活动的正常与否，决定着人体健康状况。任何疾病因子都必须作用于脏腑系统，使脏腑系统功能失调或物质代谢失常，才能再现一定的症状。

（1）心的失和

心是脏腑中最重要的器官，主血脉，为人体生命活动中心，心又主神明，为情志思维活动中枢。因此，心的病变主要表现为血脉运行和神志活动两方面的异常，而出现心悸、失眠、神昏、发狂等症状。这些病理现象的出现，都是由于心的阴阳、气血失调所致。心的病变有虚实的不同，虚证多为气血阴阳的不足，实证多为火、热、痰、瘀等病邪的侵扰，如脑肿瘤、血管瘤等具有心脏病变特点。

（2）肺的失和

肺的主要生理功能是主气而司呼吸，为体内外气体交换的通道和场所。肺为水之上源，通调水道。肺主气必须通过宣发和肃降两种运动形式来实现，故宣降失常就成为肺的基本病理变化。肺气肃降，主要表现在气机的升降和水津的输布两个方面。如果肺失肃降，就会产生两种病理变化，一则肺气上逆，不但直接引起肺脏病变，出现喘咳等症，还可影响脏腑间的气机升降运动；二则会使通调水道的功能失常，造成津液代谢的障碍，与痰饮和水肿的形成有关。肺的主要病理特点为气机升降出入和津液敷布的失常。如肺肿瘤、鼻咽癌、皮肤癌等多具有肺脏病变特点。

（3）脾的失和

脾主运化而升清，主统血，为气血生化之源。因此，脾的基本病理变化，主要表现在对食物消化吸收的障碍、生血统血的失常和水液输布的失司等三个方面。脾主升，胃主降，故脾的病理又可表现在脾阳上升的失调，造成脾失健运，水湿中阻，而湿盛又最易困脾，形成恶性循环。因此，脾的病变往往以脾虚湿盛为特点。如食管肿瘤、胃肠肿瘤、胰腺肿瘤、白血病等具有脾脏病变的特点。

（4）肝的失和

肝主疏泄，藏血，为风木之脏，主升主动，体阴而用阳，其性则暴，善调达而恶抑郁。所以，肝脏在病理过程中，主要表现有三个方面：①肝气易于郁结，以致气机阻滞，血行不畅。若郁久不解，又易于形成瘀滞或化火；②肝之阴血易于亏损，而导致肝阳之相对亢盛；③肝阳易亢，而化火生风动血。总之，肝的病理变化复杂多端，但以肝气常有余、肝阴常不足为重要特点。如乳腺肿瘤、肝胆肿瘤、子宫肿瘤等具有肝脏病变的特点。

（5）肾的失和

肾的主要生理功能是贮藏精气，为先天之本，水火之脏，内寓真阴真阳，是人体阴阳之根，生命之源。精气只有固藏，不宜泄露。所以，肾病变中最易耗伤精气，伐其根本，从而导致生长发育、生殖及脑、髓、骨等方面的功能不足。肾主水，司二便，故肾病变就会产生水液代谢障碍和二便的异常。如骨肿瘤、脑肿瘤、前列腺肿瘤、子宫肿瘤等均具有肾脏病理特点。

肾脏病变主要为阴阳水火失调，失调又有虚实盛衰之分。"肾无实证"是对"肾藏精"宜藏不宜泄的功能而言，说明肾病精亏损的本质。肾精亏导致肾阳相对亢盛，就会出现相火妄动；肾阳虚可直接引起阴寒内盛，阳虚水泛。这样，肾的病机变化，就会出现本虚标实或虚实夹杂等复杂情况。肾与五脏关系非常密切，肾一方面"受五脏六腑之精而藏之"；另一方面五脏之阴都由肾阴来滋养濡润，五脏之阳都由肾阳来温煦推动。所以，肾的病理性虚亏常具有整体性的影响。如肾阳虚衰，他脏之阳亦不振，会出现心肾阳虚、肺肾气虚、脾肾阳虚等；肾阴亏虚，必致他脏阴液亦不足，如出现心肾阴虚、肝肾阴虚、肺肾阴虚等。"五脏之伤，穷必及肾"，他脏之虚损到一定程度，也势必进而导致肾之阴阳虚衰，临床上肾与他脏合病最多。肿瘤后期，多见于多脏器损伤和阴阳气血亏损的病变（恶病质）。

另外，腑气不通，膀胱失化失调等各种六腑的失调状况，将在涉及的疾病中提及，此不再细述。

2.气血津液运行逆乱

主要包括气滞、血瘀、水湿、痰浊、火热等方面。

（1）气滞

气滞是指肿瘤阻滞气道，气机运行不畅。随所滞之处而出现不同症状。气滞于脾则胃纳减少，胀满疼痛；气滞于肝则肝气横逆，胁痛易怒；气滞于肺则肺气不清，痰多喘咳；气滞于经络则该经循行路线相关部位疼痛或运动障碍，或出现相应的症状。气滞过甚可致血瘀。

（2）血瘀

对血瘀证的研究已经证实，大多数肿瘤患者的血液处于高凝状态，表现为血流动力学的明显改变，患者的红细胞沉降率、纤维蛋白原、血浆黏度、血小板黏附性等明显增高。血液黏度的增高有利于肿瘤细胞的着床，也正因如此，活血法被认为是治疗肿瘤的大法之一。有学者认为，活血法可促进肿瘤的转移。为探讨该问题，我们专门进行了实验研究，结论是：活血药与健脾益肾的药物同用，不仅不会促进转移，而且可以防止转移。

气为阳，血为阴，气与血有阴阳相随，相互资生、相互依存的关系。《难经·二十二难》所说："气主煦之，血主濡之"，又存在着"气为血之帅""血为气之母"的密切关系。气能生血、行血、摄血和血为气的基本物质的关系。故气虚无以生化，血必困之而虚少；气寒无以温煦，血必因之而凝滞；气衰无以推动，血必因之而瘀阻；气郁不畅，血必因之而瘀结。因此，气血的病变是相互影响。

（3）水湿

水湿是人体津液输布障碍而生，多因肿瘤引起脾虚，阻遏气机而生。因此，脾的运化失职是湿浊内生的关键。故《素问·至真要大论》说："诸湿肿满，皆属于脾"。脾主运化有赖于肾阳的温煦及其推动三焦的气化。因此，内停的湿浊不仅是脾气虚，水液不化而形成的病理产物，且与肾有密切的关系。肾主水液，肾阳为诸阳之本，故在肾阳虚衰时，亦必然影响脾的运化功能，导致湿浊内生。

① 湿阻清窍：湿为重浊阴邪，不但阻滞气机升降出入，且可上蒙清窍，表现为头重如裹，《素问·生气通天论》指出："因于湿，首如裹。"头痛眩晕，鼻塞耳鸣。临床上，鼻咽癌、脑肿瘤等可见这类型的病变。

② 湿邪阻肺：癌毒阻肺，肺失宣肃，湿阻于胸肺，则成胸水。

③ 湿浊中阻：脾胃气虚，运化失职，气血化生乏源，津液输布失常，水湿停留淤滞于中，阻碍气机升降而出现脘腹胀满、恶心、呕吐，伴神疲乏力，面色晦滞，食欲不振，四肢困重等症。临床上，食管癌、胃癌、胰腺癌等可见这病变特点。

④ 湿浊下注：湿性重浊，易趋于下，其为病可致大便溏而不爽，小便不利，妇女带下异常等症。临床上，直肠肿瘤、前列腺肿瘤、膀胱癌、子宫癌等可见这类型的病理变化。若水湿外溢于肌肤，则发为水肿，尤以腰以下为甚。

⑤ 湿与毒结：脾虚湿阻，湿与毒结，而成湿毒，其为病则随湿毒内壅之部位而异。若湿毒蕴结大肠，形成肠癌，当损伤阴络，可见大便下血，血色紫暗；若湿毒侵入胞络，形成子宫癌，损伤任、带二脉，可见带下黄绿如脓，或夹血液，或浑浊如米泔，臭秽异常，阴中瘙痒；湿毒蕴于肌肤，形成皮肤癌，则可见皮肤潮红、瘙痒，甚至糜烂，渗液等；如果湿毒走散，流注全身各处，指各种癌症的扩散（晚期），则表现为多处溃烂，流出血脓黏水，疮口难愈等。

（4）痰浊

肿瘤影响脏腑功能，造成肺、脾、肾的功能失常，三焦气化失司，从而导致津液吸收、排泄障碍而变生痰浊。故《医学从众录》说："痰之本，水也，原于肾；痰之动，湿也，主于脾；痰之成，气也，贮于肺。"《医学实在易》也说："三焦者，决渎之官，水道出焉，设三焦失司，因之聚成痰饮，变证多端。"许多人认为，癌毒容易与痰互结。毒邪阻气化，津凝成痰，或脾、肾之虚而生痰，上壅于肺。如肺部肿瘤，痰浊壅肺，则肺失宣降，出现咳嗽痰多，色暗带血，胸痛气促。毒邪阻滞，痰与气结，气滞痰凝，结于咽喉渐成肿物。如咽喉肿瘤，自觉咽中有物梗阻，咽之不下，咯之不出，痰中带血。毒邪阻滞，毒邪与水液互结，停滞肌肉筋骨肌腠，则身体各处可形成各种痰块，如痰核、瘰疬、肉瘿、乳中结块、舌下痰包等。痰毒结在筋骨，则可烂筋朽骨，形成剩骨、绵管、窦道，常见于骨癌的流痰证。

湿聚痰结的原因是津液的输布和排泄功能障碍。津液输布和排泄的正常进行有赖于多个脏腑的多种生理功能相互协调。津液输布障碍可致津液在体内环流迟缓，或在体内某一局部发生滞留，因而津液不化，水湿内生，酿痰成饮。痰、湿、饮三者同出一源，清稀者为饮，稠浊者为痰，黏滞者为湿。津液的排泄障碍主要是指津液转化为汗液和尿液的功能减退，其成因涉及肺、脾、肾三脏。肺主行水，通调水道。邪毒犯肺，肺失宣降，水道不通，津液不降，痰湿停肺，故"肺为贮痰之器"。脾主运化水湿和输布精微，脾失健运，津液环流迟缓则水聚于内，久成湿毒。湿毒泛滥，浸淫生疮，经久不愈而成疮疡之类，故"脾为生痰之源"；肾阳为人身阳气之根，能温煦蒸腾全身脏腑组织，而且水湿的排泄与肾的功能直接相关。"肾者，胃之关也，关门不利，故聚水而从其类也。"肾阳亏虚，气化不利，水湿上泛成痰。肾阴不足，阴虚生内热，热灼津液而成痰。古人云："痰为有形之火，火即无形之痰。"以上所述之痰，既包括因外感六淫所咳出的痰涎，又包括内生之痰湿。咳吐之痰涎主要因肺失宣肃所致，而内生之痰涎主要由脾或肾亏虚所致。痰无处不到，流注在体内脏腑和体表而形成各种各样的痰症，如痰凝毒聚，坚硬如石，走窜项间、腋下、鼠蹊等处，而成"痰核""失荣""瘰疬"等。湿毒与浊气互结而成恶疮，流注周身，留于胸腹，成为腹水、胸水；泛于体表而成浮肿；流注关节而成阴疽；流注肌肤而成痈疽溃烂、疮口难收等。古代医家认为，"百病多因痰作祟""怪病当属于痰"。元代朱丹溪首先提出："凡人身上、中、下有块者多是痰。"《医学入门》曰："盖瘿瘤本为一种，皆痰气而成。"《医贯》认为，噎膈是"多升少降，津液不布，积而为痰为饮"。临床上，对于皮下脂肪囊肿采用化痰通络、软坚散结之法，常常可获得一定的疗效。药理研究表明，一些祛湿化痰散结药具有抗肿瘤活性。如土茯苓可使黄曲霉素B1致大鼠肝癌前病变γ-GT染色阳性肝细胞减少，说明土茯苓对肝癌有一定的预防作用。薏苡仁的丙酮提取物对子宫颈癌14（U14）及腹水型肝癌（HCA）实体瘤有明显的抑制作用。天南星的水提取液经醇处理后，对体外人胚胎心脏组织来源细胞（HEH）细胞有抑制作用，对小鼠实验性肿瘤如肉瘤S180、HCA实体型及U14等均有一定抑制作用，其有效成分可能是D-甘露醇。临床观察发现，有薏苡仁配伍的煎剂可延长肿瘤患者的生命，薏苡仁50%乙醇提取物可促进培养的扁平上皮癌细胞角化。此外，山慈菇的提取物秋水仙碱是较强的植物类抗肿瘤药。

（5）火热

火热为阳盛所生，热多为外淫，火常自内生。化热和化火，是由于肿瘤影响机体脏腑阴阳气血失调，导致阳气亢盛或阴液虚衰所出现的病理性功能亢奋状态。火热有虚实之分，凡阳气过盛而成火热者，多属实；实火有明显的火盛症状，阴伤症状不明显，如高热，渴喜冷饮，面目红赤，便秘溲赤等；阴气亏虚无以制阳而成火热者，多属虚。虚火则以阳伤为主，有虚热证，如午后潮热，五心烦热，盗汗，咽干，舌尖边红，苔少等。

毒邪侵袭，诱发患者情绪失常，气机抑郁，阳气不宣，郁甚而化火。如心火、肝火、胆火、阳明胃火等都可由此而发。临床研究表明，乳腺肿瘤、甲状腺肿瘤、子宫肿瘤疾病等，往往以上述的病理改变为基础。

内伤饮食，或痰饮、瘀血等病理产物，若不能及时排解分消，在一定条件下，就会导致阳气郁结而化热生火。日久可生内热，使胃火炽盛，耗损胃阴，说明饮食积滞易化生胃火。肿瘤患者正气内虚，易感外邪，外感六淫风、寒、湿等病邪，一般引起相应的伤风、伤寒、秋燥、伤湿等病症，但若表邪不解，病邪在体内的发展以及病势和病位的深入，就会引起机体全身激烈的反应，此时往往出现化热、化火的现象。

饮食积滞，饮食不节，积滞于胃肠，使胃气失于和降，不能腐熟水谷，脾不能运化津液，肝气不能疏泄，小肠不能泌别清浊，由此而生湿化热。湿与热相合，黏腻难除，郁积于肠胃、胆管、膀胱等，致使腑气壅塞不通，这亦是积滞化热、火热内蕴的机制。这类积滞化热，大多病起急暴，腹胀疼痛，小便黄赤，呕吐物酸臭，大便闭或秽浊不爽，且有里急后重之窘迫感，如《素问·至真要大论》说："诸胀腹大，皆属于热。诸病有声，鼓之如鼓，皆属于热。诸转反戾，水液浑浊，皆属于热。诸呕吐酸，暴注下迫，皆属于热。"这些病证，多与六腑积滞化热有关。

痰饮和瘀血都是病变的产物，它们积存于体内，往往使气机受阻，局部血液障碍，津液不能灌注，导致全身或局部的抵抗力低下，容易合并感染而化热，形成瘀热互结或痰热互结。随痰饮或瘀血所在的部位不同，而表现出相应的火热病证。如痰热结胸、痰热扰膈、痰热动风等病证。

第四章

肿瘤的辨病－辨证论治

肿瘤病因复杂，病机转化千变万化，临床表现变化多端。因此，在肿瘤的辨病-辨证论治中，应详细进行望、闻、问、切，并根据四诊所提供的详细材料，仔细推敲疾病的病因病位，阐明病变的本质。肿瘤患者辨病-辨证论治主要分为两个方面：①辨肿瘤；②辨人体。

一、辨肿瘤

（一）识病位

由于现代解剖学对人体结构的清晰认识，识病位问题较古代相对容易些。肺癌则属于肺，肠癌属于肠，脑瘤病位在脑，这种认识应该没有疑义。所以，现代中医临床识病位，可以按照解剖部位而定。但中医定位与西医又有不同之处，有中医专有的五脏六腑称谓，有经络循行及脏腑相关等特定内容。因此，除延续现代医学的解剖定位外，也可以根据患者临床表现的部位的经络循行及其所属脏腑的功能体征等特点确定病位。

在中医辨证中，十分强调整体观。如《内经》中说："五脏相通，移皆有次，则各有传其所胜。"认为人体虽然是由经络、脏腑、皮肉筋骨、四肢百骸等不同的器官、组织所组成，但又都是整体中的一个部分，从而决定了人体各脏器、组织、器官在生理上是相互联系的，在病理上则是相互影响的。因此，其中任何一个局部的病变，实际上都是全身性病变的局部表现，肿瘤病灶生长的部位与脏腑经络有关，除本脏本腑本经络外，常常还可能波及其他脏腑经络。根据中医理论，这些相关脏腑也属于识病位的内容。如乳癌归属肝胃二经，子宫癌属冲任二脉，口腔癌属心脾二经病变，眼部肿瘤属肝，阴茎癌属肾，脑瘤也归属于肾等。从我们对肝癌的研究来看，肝癌病位在肝，主要涉及脾、胆、胃、肾，治疗也主要围绕这几个脏腑为主。

（二）辨毒邪性质、强弱

首先根据病理及影像学及其他检查辨别其性质良恶。在此基础上，应了解其大小、恶性程度、有无转移等情况。一般肿瘤较大、分级较高、分化程度较低、有转移者，其恶性强，反之则弱。在治疗上，恶性强者，抗肿瘤用药力度要适当加大。如果已进行过其他治疗，应了解其治疗的经过及恢复情况，目前有无复发转移等。辨毒邪性质较困难，现在临床还没有统一的说法。我们认为，肿瘤非人体固有的组织，是新生的寄生之物，是一群偏离了正常人体细胞生长规范的特殊组织。由于其生长的不协调性，因此可以判断其为阴阳相对稚弱的寄生生命体。我们可以从其生长特点上，大致判断其偏性。

二、辨人体

（一）辨正气之盛衰

由于恶性肿瘤是在正气先亏虚的基础上，然后邪气居之，其形成之后，又耗损人体正气，故多表现为正虚邪实，即便是在早期，也多有正虚的症状。正虚者，是脏腑气血阴阳的虚衰，有阴虚、阳虚、气虚、血虚、脏腑之虚等不同，而分别采用补阴、补阳、补气、补血和调补脏腑等。如气虚则表现身体虚弱、面色苍白、呼吸短促、四肢乏力、头晕、动则汗出、语声低微等症状；阳虚则表现畏寒肢冷、面色苍白、大便溏薄、小便清长、脉沉微无力等症状；阴虚则表现汗热而黏、呼吸短促、身畏热、手足温、躁妄不安、渴喜冷饮，或面色潮红、舌红而干、脉细数无力等症状；血虚常表现面色淡白或萎黄，唇舌爪甲色淡，头晕目眩，心悸多梦，手足发麻，妇女月经量少、色淡、后期或经闭，脉细等症状。所言脏腑虚者，亦即脏腑功能低下，表现为不同脏腑出现的气血阴阳之虚。如肺气虚症见咳喘无力，气短，动则益甚，痰液清稀，声音低怯，神疲体倦，面色㿠白，畏风自汗，舌淡苔白，脉虚；肺阴虚则见干咳无痰，或痰少而黏，口燥咽干，形体消瘦，午后潮热，五心烦热，盗汗，颧红，痰中带血，声音嘶哑等症状；脾气虚者，则见食少、腹胀、便溏，水肿，疲乏；胃阴虚症状，并见饥不欲食，肌肉消瘦，体倦乏力等表现。

（二）辨脏腑失和与气血失调状况

肿瘤易阻滞脏腑气血运行，出现脏腑失和与气血失调情况。如阻滞于肺，则易出现肺气机不畅，肺气不降或肺气上逆等情况，如肝癌则易出现气滞、血瘀、实热、水湿等证候；胃癌则易出现气滞、气逆、血瘀、实热、水湿等证候。影响气血津液运行，则易出现气滞、火热、血瘀、痰湿、水液停留等情况。这些标实之证如处理不当，也会影响整体的治疗效果。因此，治疗之时，除扶正祛邪（癌毒）之外，也应当正确调理脏腑失和与气血失调的情况，以提高整体治疗效果。

（三）辨伴发病症

肿瘤患者多为老年人，在发生肿瘤之时，许多已身患数病。有的伴有高血压、冠心病，有的伴有糖尿病，有的多年慢性胃病，症状复杂多样。针对这种情况，我们不能只顾治疗肿瘤，而将这些病症视而不见，应当分清主次，相互照应，正确地进行辨证施治，才能有利于患者整体恢复。

（四）辨现代治疗导致的毒副反应

现代医学许多治疗方法对患者有不良反应，应用中药之时，要考虑到这些不良反应，并尝试纠正这些不良反应。骨髓抑制者，要想到益气养血，补肾益髓；恶心、呕吐者，要想到和胃护胃，降逆止呕；有心脏毒性者，要应用益气养心；有肝毒者，要护肝养肝。只有这样，才能发挥中西医结合的优势，使患者在得到现代医学治疗的同时，不至于出现严重的不良反应。

第五章

肿瘤的治则治法

一、治疗原则

　　当我们面对肿瘤疾病时，正确的应对原则是中西医结合综合治疗原则。总体而言，西医重视针对局部肿瘤的治疗，中医重视肿瘤与人体两个方面整体治疗，各有所长。在掌握病情后，恰当地把中西医各种治疗方法按具体需要有计划地使用。简而言之，患者需要选用与之相适应的方法，医生应根据所掌握的现代中西医结合理论知识与临床经验，将西医与中医的优势各取其所长，相互配合。现代西医的治疗手段主要有6种：外科手术；放射治疗；化学药物治疗；物理学治疗（如冷冻治疗、热疗、微波治疗、激光治疗、超声波治疗等）以及电化学治疗；免疫及生物治疗（包括细胞因子、过继转移免疫活性细胞、单克隆抗体及其偶联物、肿瘤分子疫苗等，其主要作用：调节生长和分化，提高敏感性，抗血管生成，刺激免疫应答，刺激造血）；基因治疗（如herceptin抑制her-2基因用于晚期乳腺癌，表皮生长因子酪氨酸激酶抑制剂易瑞沙、特罗凯治疗非小细胞肺癌等）。中医治疗包括对肿瘤与对人体两个方面，对肿瘤的治疗原则为：断其粮道，去其藩篱，攻之以水火杀伐之剂；对人体的治疗原则为扶正培本，纠正脏腑气血失调。

　　由于肿瘤发生在人体之内，但对肿瘤及对人体的治疗原则、方法却是矛盾的。对肿瘤的治疗，攻邪是促其阴阳平衡失调；而对人体的治疗，扶正调理是保持人体阴阳平衡。这就需要在治疗肿瘤患者时，要考虑两方面的因素，相互兼顾。一般而言，在调理人体时，扶正培本尽量选择扶正兼抗癌中药，调理脏腑气血尽量选择调理又能兼顾抗癌之中药，以避免调理人体的同时反而促进肿瘤生长。这是一项细致入微的工作。

　　一般而言，肿瘤早期尚小，机体正气尚盛，多属正盛邪轻之候，治当以攻为主，或兼以扶正，或先攻后补，即祛邪以扶正之法；肿瘤中期正气多已受损，但正气尚能与邪气抗争时，治当攻补兼施；肿瘤晚期多正气衰弱，正虚邪盛，气阴亏损，治当以扶正为主，或兼以祛邪，或先补后攻，即扶正以祛邪之法。

二、中医治疗肿瘤的方法

　　中医治疗肿瘤的方法包括对肿瘤与对人体两个方面。对肿瘤的治疗方法为：断其粮道，去其藩篱，攻之以水火杀伐之剂。对人体的治疗原则为扶正培本，纠正脏腑气血失调。

（一）针对肿瘤的方法

1.断其粮道

由于肿瘤具有自身发达的血管系统为自身提供氧气和物质，因此切断肿瘤氧气和物质供应是抑制肿瘤生长的重要手段之一。现在临床上的介入栓塞疗法及抗血管生成的药物即为此疗法的具体体现。现代药理证实，许多中药及提取物具有抗血管生成作用。如五倍子提取的五倍子酸、姜黄根茎提取物姜黄素、橘皮中提取的有效成分右旋柠檬烯、女贞子提取物中熊果酸、绿茶提取物表没食子儿茶素没食子酸酯、丹参提取物丹参酮ⅡA、红花的提取物羟基红花黄色素A、温郁金等皆有不同程度的抗肝癌血管生成作用。在介入治疗方面，也有人尝试用白及粉、莪术油、鸦胆子油等肝动脉血管栓塞治疗肝癌。但总体而言，中药临床在这方面研究较少，现在尚不能系统指导临床用药。今后应该加大中药在这个领域的药理研究及药物遴选力度，以更好地指导临床。在饮食方面，在保证身体正常营养的同时，尽量多食一些不利于肿瘤生长的保健食品。现将有关中药单体抗血管生成的具体研究结果总结如下。

（1）食管癌：Subramaniam等[1]研究证实，姜黄素可以下调Jagged-1和其下游靶HES-1表达，从而显著抑制食管癌细胞系增殖，对抗血管生成有利。

（2）胃癌：蔡利军[2]等建立人胃癌裸鼠原位移植瘤模型，结果显示郁金可降低肿瘤在腹膜和肝脏的转移率，并降低COX-2与血管内皮生长因子（vascular endothelial growth factor，VEGF）表达。王兵[3]研究发现，人参皂苷Rg3能抑制胃癌细胞条件培养液诱导的血管内皮细胞（VEC）增殖，推测Rg3可能是通过下调增殖期VEC相关生长因子受体的表达使VEC对肿瘤细胞分泌生长因子的敏感性降低，而影响VEC的增殖。杨勤等[4]研究发现，复方苦参注射液可以抑制SGC-7901细胞增殖，并呈剂量和时间依赖性，不同浓度复方苦参注射液作用于SGC-7901细胞24小时后，随着药物浓度的增高，细胞中VEGF、CXCR4在mRNA及蛋白表达水平逐渐降低（$P < 0.05$），提示复方苦参注射液具有抑制VEGF、CXCR4相关肿瘤血管生成因子的作用。进一步研究复方苦参注射液联合氟尿嘧啶（5-Fu）节律化疗抑制人胃癌裸鼠移植瘤生长，降低肿瘤组织微血管密度（MVD）的具体机制，发现5-Fu节律化疗组、复方苦参注射液组和联合治疗组裸鼠移植瘤组织VEGF、CXCR4 mRNA和蛋白表达均较对照组显著下降，移植瘤、肝和肺组织SDF-1蛋白表达较对照组显著下降，提示复方苦参注射液联合5-Fu节律化疗可能通过协同抑制移植瘤组织的VEGF、CXCR4和SDF-l表达，以抑制肿瘤血管生成[5]。

（3）胰腺癌：人参皂苷Rg3能抑制肿瘤细胞生长，选择性地抑制肿瘤转移和浸润，减少肿瘤新生血管形成，并对化疗有增敏效果[6]。姜黄素可通过抑制金属蛋白酶（MMP）、碱性成纤维细胞生长因子（bFGF）、血管内皮生长因子（VEGF）等细胞因子而抑制肿瘤的侵袭与转移[7]。姜黄素也可以通过Caspase-3这一经典途径诱导细胞凋亡，并下调Cyclin D1的表达；进一步研究发现姜黄素可以抑制Notch-1活化，从而导致secretase蛋白复合物如Presenilin 1和Nicastrin下调。

（4）肝癌：符寒等[8]发现丹参酮ⅡA可明显抑制肝癌细胞的生长，其机制与下调肝癌细胞VEGF的表达及分泌密切相关。李德俊等[9]通过实验研究发现姜黄根茎提取物姜黄素联合碘化油能够抑制兔VX-2肝癌模型介入治疗后的VEGF蛋白表达，进而影响血管生成。张飞春等[10]研究表明，应用新鲜壁虎冻干粉能够使小鼠H22肝细胞肿瘤内部bFGF和VEGF两种基因的表达得以弱化，降低瘤体微血管的分布密度。Liu等[11]研究发现，干壁虎体外可抑制EC9706和食管癌EC1细胞系的生长，体内可抑制小鼠肉瘤S180生长，对免疫系统无影响；可降低肿瘤组织VEGF、bFGF蛋白的表达，抑制肿瘤血管生成。李沐涵等[12]研究发现，五倍子酸有抗血管生成的能力，达到0.075%浓度的五倍子酸即能完全限制血管的生成和生长。赵永福等[13]则认为中药橘皮中提取的有效成分右旋柠烯可以抑制肿瘤微血管和微淋巴管形成，降低MVD和LMVD，抑制肿瘤转移的发生。高福君[14]研究发现女贞子提取物中熊果酸对人肝癌细胞PLC/PRF/5的生长有抑制作用，并对VEGF的表达有明显的抑制作用。秦姣等[15]通过实验观察绿茶提取物表没食子儿茶素没食子酸酯干预对人肝癌细胞株Hep G2裸鼠皮下移植瘤新生血管生成的影响，组织病理学观察实验发现移植瘤见大量坏死区，瘤体内血管数量明显少，其HIF-1α、VEGF mRNA及蛋白表达水平比对照组均明显下调。王济等[16]发现中药红花的主要有效成分提取物羟基红花黄色素A能显著抑制人肝癌细胞株Hep G2上清液刺激下异常增殖的血管内皮细胞。王兆朋等[17]研究发现，蝎毒多肽提取物能够下调化疗期间再增殖中肿瘤组织中VGEF、CXCR4蛋白表达。

（5）肠癌：大黄素能够明显抑制人肠癌HCT-116细胞VEGF受体的酪氨酸激酶活性，对VEGFR-1受体活性抑制最强，对VEGFR-3次之，对VEGFR-2活性抑制最弱[18]。参一胶囊（人参皂苷Rg3）能够下调结肠癌术后患者血清中VEGF表达水平，并且与化疗药奥沙利铂和氟尿嘧啶联用下调更加明显[19,20]。丹参酮ⅡA是中药丹参的有效活性成分，通过尾静脉注射的方法作用于腋下接种C26肠癌细胞的小鼠，与模型组对比，丹参酮ⅡA注射组小鼠血管内皮生长因子浓度及微血管密度明显受到抑制，肿瘤质量及体积降低，肿瘤坏死程度升高，丹参酮ⅡA能够明显抑制小鼠C26结肠癌移植瘤生长，并且以剂量依赖性方式抑制瘤体微血管形成和下调血清中VEGF表达[21]，丹参酮ⅡA可通过抑制肿瘤新生血管形成达到抑制肿瘤生长的目的；体外实验研究发现，丹参酮ⅡA能明显抑制人结直肠癌HCT-116细胞增殖，并通过调控COX-2表达抑制结直肠癌细胞VEGF的表达[22]。

（6）膀胱癌：纪维山等[23]则运用复方莪术液膀胱灌注，观察肿瘤组织的病理变化。结果肿瘤间质血管扩张充血、破坏血管壁而使肿瘤变性坏死，并能增强局部免疫功能。

（7）卵巢癌：雄黄[24]通过下调卵巢癌细胞的VEGF表达，抑制新生血管的生成而发挥抗瘤作用。人参皂苷Rg3[25]能下降移植瘤的MVD、VEGF mRNA及血中VEGF蛋白的表达量。

（8）乳腺癌：张文涛等[26]通过人乳腺癌裸鼠移植瘤模型体内研究发现，人参皂苷Rg3与三氧化二砷联合治疗具有明显的协同作用，能增强抑制肿瘤组织新生血管的形成，提高抗瘤效果，同时降低三氧化二砷的毒副反应，提高生存质量。郭少贤等[27]应用乳腺癌MDA231细胞株，种植给血瘀证造模成功的裸鼠，并采用麝香酮灌胃干预。结果发现，麝香酮可明显抑制新生血管生成相关因子表达，进一步证实了血瘀证与肿瘤微环境及肿瘤的增殖、转移的关系。

（9）子宫内膜癌：夏宝妹等[28]观察不同浓度氧化苦参碱对细胞中血管内皮生长因子表达的抑制作用，发现实验组随着氧化苦参碱浓度的增加子宫内膜癌细胞中蛋白的表达逐渐减弱，经氧化苦参碱处理后细胞的侵袭能力显著下降。同时，在对干扰素联合氧化苦参碱抑制治疗子宫内膜癌的实验研究中，发现干扰素联合氧化苦参碱可降低肿瘤细胞的侵袭能力，其作用机制可能与成功下调基因的表达有关。李伟宏等[29]研究证明，姜黄素通过抑制VEGF、bFGF诱导的血管生成，抑制MMPs活性和B1整合素的表达，进而抑制肺瘤的侵袭和转移。何荣荣等[30]探讨青蒿琥酯对人子宫内膜癌细胞血管生成素，基因表达的影响，发现青蒿琥酯使人子宫内膜癌细胞中基因及其蛋白质表达水平均显著下降，侵袭力减弱。

（10）黑色素瘤：辛颖等[31]研究表明，人参皂苷Rg3可明显抑制B16黑色素瘤的血管生成，且可能通过降低肿瘤细胞分泌VEGF来抑制肿瘤细胞对血管内皮细胞增殖和迁移的促进作用，从而达到抑制肿瘤新生血管形成的作用。王远航等[32]通过小鼠爪垫皮下注射B16细胞，建立B16-B16黑色素瘤自发性转移模型，结果显示，三七总皂苷与低剂量CTX联合应用显示出有效地抗血管生成协同作用，减少转移，抑瘤效果持久，毒副反应小，能够提高小鼠整体机能状态与免疫水平，这一作用可能是通过对CXCL12/CXCR4生物轴的调控作用实现的。

（11）淋巴瘤细胞：刘芳等[33]研究证实，雷公藤内酯醇可降低Raji细胞VEGF表达，从而抑制肿瘤的生长。崔国惠等[34]研究证实，雷公藤内酯醇以时间和剂量依赖性方式抑制淋巴瘤细胞增殖、VEGF分泌及血管生成。朱太岗等[35]研究表明，三氧化二砷对Raji细胞有较强的杀伤活性，可下调Bcl-2及VEGF表达。仲剑等[36]用雷公藤甲素作用于子宫内膜癌裸鼠皮下移植瘤模型，证明雷公藤甲素可通过诱导肿瘤细胞凋亡及抑制肿瘤血管形成，抑制皮下移植瘤生长。

2.去其藩篱

某些肿瘤属于中医"癥瘕"的范畴，其一旦形成后，聚结成块，坚硬如石。《内经》中早已提出了"坚者削之……结者散之"的治疗原则，后世对肿瘤的治疗，常用软坚散结法或祛瘀散结法。

从现代医学研究来看，在癌瘤周围有大量纤维蛋白沉积，并形成纤维蛋白网络，使抗癌药物和免疫活性细胞不易深入瘤内。肿瘤细胞生成的某些黏附分子（如E-钙黏素）增加肿瘤对人体的侵袭、黏附能力。在治疗肿瘤过程中，肿瘤会对化疗药物形成多药耐药（MDR）保护机制。肿瘤母体脱落的癌细胞和肿瘤分泌的复合物及人体的功能失调引起的高血黏度会促进肿瘤转移灶的形成。这些因素增加了肿瘤治疗的难度。消除这些因素也成为治疗肿瘤的重要手段之一。药理研究证实，中药提取物淫羊藿苷（ICA）、浙贝母碱、三氧化二砷可逆转肺癌多药耐药作用。丹参、苦参碱、川芎嗪可以有效地抑制肝癌肿瘤细胞与内皮细胞的黏附而抑制肿瘤转移。复方苦参注射液、蚯蚓纤溶酶可降低胃癌细胞与血管内皮细胞黏附性介导抗胃癌转移过程。甘草、白花蛇舌草、大黄提取物能够逆转胃癌SGC7901/VCR细胞的多药耐药性。

（1）消痰软坚法

消痰软坚法是中医肿瘤治疗中的大法之一，临床应用极广。如芋芳丸治疗各种肿块，黄药子治疗甲状腺肿瘤，人参鳖甲煎丸治疗肝癌和其他腹腔癌肿等。此外，消痰软坚法还常和其他治法如理气化滞、祛瘀散结以及扶正培本结合应用。

在抗肿瘤药物筛选中发现，消痰软坚药中的僵蚕、牡蛎、海藻、夏枯草、土鳖虫、莪术等具有抗肿瘤作用。牡蛎及海藻提取物对肿瘤细胞有抑制作用；土鳖虫对抑制人肝癌、胃癌、急性淋巴细胞性白血病细胞有效；僵蚕对S180有抑制作用，并可在体外抑制人体肝癌细胞。

病理学及超微结构观察表明，消痰软坚药对肝癌细胞具有较强的杀伤和破坏作用，直接作用于肝癌细胞膜系结构，使细胞膜溶解破碎，粗面内质网扩张，线粒体肿胀，空泡化，使肝癌细胞整体崩解碎裂。

临床上常用的消痰软坚中药：昆布、鳖甲、龟甲、牡蛎、穿山甲、僵蚕、海藻、莪术、夏枯草等。

消痰软坚法治疗肿瘤的选药原则为：尽量选用消痰软坚散结兼有抗癌作用的中药，或有消痰软坚作用但并不促进肿瘤发展的中药。一般而言，消痰软坚法较少促进肿瘤进展。

（2）祛瘀散结法

许多肿瘤通常表现为血浆黏度升高、脏器增大及周围组织的压迫征象。在转移过程中，含有瘤细胞的微血栓的形成，瘤细胞与毛细血管内皮的粘连等转移环节都存在血液的高凝状态，高血黏度会促进肿瘤的转移。祛瘀散结药能降低血黏度，防止癌栓的形成，改善血液的高凝状态，如莪术、虎杖、穿山甲、凌霄花等。这些药物可能通过抑制瘤细胞与血小板黏合及血管壁黏附而不利于癌栓的转移。

有些肿瘤的生长与激素有关，如前列腺癌、乳腺癌等。在治疗这类疾病过程中，消减激素分泌对抑制肿瘤生长非常重要。这时应用丹参、土鳖虫等疏肝活血，加速激素代谢分解对抑制肿瘤生长非常有利，这也属于祛瘀散结法的治疗范畴。

祛瘀散结法治疗肿瘤的选药原则：尽量选用祛瘀散结兼有抗癌作用的中药，或有祛瘀散结作用但并不促进肿瘤发展的中药。一般而言，祛瘀散结用法不当可能增加肿瘤血管扩张，血供增加，促进肿瘤发展。

3.攻之以水火杀伐之剂

中医治则有"寒则热之，热者寒之"之说，此对人体而言是正确的，可使人体阴阳平衡，阴平阳秘，保持人体功能正常和谐运转。但此原则对肿瘤却未必适用。我们认为，肿瘤为人体寄生物，抵制或杀灭肿瘤与修复人体不同，应顺其道而治之，可使其热上更热，寒上更寒。如果肿瘤寒热不明显，则用温热之剂促成其形成寒热之偏，以辛温大热之剂以竭其阴，以大苦大寒之药直折其阳，从而导致其阴阳失衡，只有动其阴阳之根本，使其阴阳离绝，方能起到杀灭肿瘤的目的。现代医学中的冷冻技术，是寒凉抗癌的极端例子；而放疗、热疗、微波等技术，是温热杀癌的重要手段；而手术切除，则是最直接的杀伐之术。临床上也有一些中药，寒热不显，却有确切的抗癌效能，这些中药虽非大热大寒，但多味中药齐施且大量使用，也能起到蜂群战术，达到控制肿瘤的目的。因此，治疗肿瘤与调补人体应分别施治，如果施治不当，则会产生相反效果。

（1）温热抗癌中药

许多中药辛温大热，有很强的抗肿瘤活性。这类中药由于太过偏性，多对人有较大毒性，如斑蝥辛热，蟾酥辛温，砒石大热等，但如果应用得当，却能起到较好的效果。这些属于温热解毒抗癌中药。

肿瘤为实邪，以人作为参照物，肿瘤无虚之说，言虚皆对人体而言。因此对肿瘤，攻邪抗癌是首选。金元四大家之一的张子和善用攻法，他说："夫病之一物，非人身素有之也；或自外而入，或由内而生，皆邪气也，邪气加诸身，速攻之可也，速去之可也。"攻毒祛邪用辛温大热有毒之品，乃取中药火热张扬之偏性，以竭肿瘤内在之阴，达到顿挫肿瘤内在之阴阳，使肿瘤阴阳失衡或阴阳离绝，以开结辛温拔毒之效。

温热解毒抗癌中药，如动物类药斑蝥、蟾蜍、蜈蚣等；金石矿物类药雄黄、砒石、硇砂、轻粉等；本草植物类药生半夏、生南星、生附子、急性子、莪术、雪上一枝蒿、乌头、钩吻等。

（2）寒凉抗癌中药

寒凉解毒抗癌中药，如壁虎、百合、长春花、藤黄、穿心莲、白花蛇舌草、苦参、龙葵、青黛、七叶一枝花、马钱子、雷公藤、三尖杉、八角莲、喜树、骆驼蓬子、贯众、天花粉、藤梨根、鸦胆子、半枝莲、蜣螂、土鳖虫等。

冬凌草：本品为唇形科香茶菜属植物碎米桠，河南民间治疗食管癌有效，提取的活性成分为冬凌草乙素和甲素，体内外实验均有细胞毒作用，河南报道对43例食管癌和25例贲门癌分别取得34.8%和40%的疗效。

青黛：中国医学科学院从当归龙荟丸对慢性粒细胞白血病取得肯定的疗效基础上，又从组成当归龙荟丸各味药分别进行抗瘤筛选，发现该成药的主要作用成分是青黛，单独青黛治疗15例慢性粒细胞白血病，其中完全缓解1例，部分缓解4例，进步10例。从青黛中提取有效成分靛玉红，治疗慢性粒细胞白血病与马利兰相当；本品水溶性差，对胃肠道有刺激性。

天花粉蛋白：采自葫芦科植物栝蒌新鲜块根中提取的植物蛋白质，为我国首创的中期引产药物，本药能直接作用于胎盘滋养叶细胞，使绒毛合体滋养层细胞发生变性、坏死和循环障碍，抑制绒毛膜促性腺激素（HGG），对宫颈癌U4、肉瘤要S180、绒毛膜癌有抑制作用。对恶性葡萄胎有较好的疗效，对绒毛膜上皮癌有效。此外，对少数喉癌及食管癌也有效，本品有较强的抗原作用，应用前应先做皮试。

鸦胆子油乳剂：从苦木科植物鸦胆的成熟干燥果实提取，味苦有毒，毒性主要存在于水溶性的苦味质部分，油脂部分无明显毒性。1976年，沈阳药学院以石油醚提取制成水型的鸦胆子油静脉乳剂，是我国首创的可供静脉滴注的中药新剂型，其油乳粒子直径在$5\mu m$以下，可通过毛细血管而无栓塞之虑，在脾、肝、肺、肾、脑内有较高的分布浓度，且能迅速通过血-脑屏障，具有抗癌作用而无化疗常见的不良反应，为治疗肺癌、肝、脑转移有效药物之一。

（3）平性抗癌中药

现代药理研究证实，许多中药有抗肿瘤活性，但是寒热之性不显。如：治疗肺癌的薏苡仁、治疗食管癌的冬凌草、治疗肠癌的菝葜等。但这些药有些是有毒的，用药应谨慎，有些是无毒的，可以在临床上大剂量使用。常用平性抗癌中药，如冬凌草、山慈菇、石见穿、石上柏、水蛭、仙鹤草、肿节风、生薏苡仁、黄药子、全蝎、红娘子、菝葜、狼毒、蓖麻等。

（4）临床抗癌中药用药注意事项

① 平和无毒之药，尽量用大量。

② 大热大寒或有毒中药应控制好用量，先从小量开始，根据患者反应判断其承受能力，并随时减量或停药。

③ 大热大寒或有毒中药应掌握好炮制方法，尽量通过炮制将有毒变为无毒，如生半夏、生南星久煎后即变为无毒。

④ 抗癌毒药久服容易损伤脾胃，应适当配伍调理脾胃药物，如四君子汤（参、术、苓、草）之类，既可防止不良反应，又能提高疗效。

⑤ 有毒中药尽量做成丸、散等剂型，或用市售中成药代替，易于控制用量。

（二）针对人体的治疗方法

1.扶正培本

无论从肿瘤发生，还在从肿瘤发生后对人体的影响而言，正虚都占据重要的地位。在肿瘤的治疗中，对人体而言，扶正培本是第一要务。扶正培本能增强机体免疫功能，提高淋巴细胞增殖和网状内皮系统活力，从而增强人体自身抗肿瘤能力。手术是治疗恶性肿瘤的重要手段，但易造成机体创伤，引起脏腑、阴阳、气血的失调，从而导致一些后遗症或并发症。中医扶正培本治疗能提高肿瘤患者的免疫功能，改善术前或术后症状，减轻手术的后遗症。恶性肿瘤患者接受放疗或化疗，常使机体发生耗气伤阴，脾胃受损，影响气血生化之流通和肾主骨生髓的功能。中医扶正治疗对放疗有益气养阴、滋补气血、滋补肝肾、健脾和胃的作用；对化疗有健脾益肾、舒肝和胃、补益心脾的作用。实验证实能保护和改善骨髓造血功能，提高血液细胞成分。在放疗和化疗后用中医扶正培本治疗，不但可大大地减轻放、化疗的毒性反应，使患者顺利完成疗程，并且对稳定机体内环境平衡具有良好的作用。总体而言，扶正培本能提高治疗生存率，这些为许多临床实验所证实。

扶正培本治法常用中草药举例。益气药：黄芪、党参、人参、黄精、白术、山药、甘草等；补血药：鸡血藤、当归、熟地黄、白芍、紫河车、龙眼肉、阿胶等；温阳药：附子、肉桂、鹿茸、淫羊藿、补骨脂、菟丝子、锁阳、肉苁蓉、巴戟天等；养阴药：天门冬、麦门冬、沙参、生地黄、龟甲、鳖甲、天花粉、知母、墨旱莲、女贞子等。

治疗肿瘤的扶正培本法选药原则为：尽量选用扶正培本兼有抗癌作用的中药，或有扶正培本作用但并不促进肿瘤发展的中药。如乳腺癌患者雌激素受体阳性者，应尽量避免应用增加雌激素的中药。

2.纠正脏腑气血津液失调状况

由于肿瘤使人体结构发生改变，脏腑机能失调，易出现气滞、血瘀、痰浊、水湿、火热等病理变化，中医在扶正抗癌的同时，也需要应对这些病理变化，以理气解郁、活血化瘀、化痰软坚、利水祛湿、清热降火等方法对抗之，以调理机体失调状况，提高抗癌效果，改善患者的生存质量。

（1）理气解郁

肿瘤在体内生长，易阻滞人体气的运行，出现气机郁滞不畅，临床需要理气解郁法以调理之。如肺癌，易致胸闷憋气；胃癌、肝癌易出现腹胀、呃逆，甚至出现肝气横逆犯胃而恶心、呕吐；精神紧张，情志受激，出现胁肋胀痛、头痛等症状，皆需理气消胀，降逆除满以治之。按五行而论，肝属木而性喜条达，主疏泄，理气需疏肝，而有疏肝理气的说法。凡肺气郁滞者，可用枳壳、厚朴、瓜蒌等药治之；凡肝气郁结者，可用柴胡疏肝散调治之；凡胃气上逆者，可用旋覆代赭汤调治之。其他情况，皆可根据出现的不同病机辨证施治调理。治疗肿瘤的理气解郁法选药原则：尽量选用理气兼有抗癌作用的中药，或有理气作用但并不促进肿瘤发展的中药。

（2）活血化瘀

由于肿瘤易阻滞气血运行，机体易出现血瘀状态。血瘀证是癌症重要的病理基础之一。如果血瘀状态不纠正，脏腑功能得不到充分发挥，人体正气的正常生成会受到影响，对整个机体的抗癌能力有负面影响。现代临床以活血化瘀法来治疗肿瘤较为普遍，特别国外有关肿瘤高凝学说，与中医血瘀理论有相似之处，活血化瘀法更引起人们重视。因此，深入研究活血化瘀法治疗肿瘤，以现代医学手段进行验证与提高，对中西医结合防治肿瘤无疑有极大的促进作用。

活血化瘀法治疗肿瘤的研究范围较广，有药物筛选、单味药、复方，以及配合化疗、放疗等合并治疗，研究颇为深入，这无疑对正确评价活血化瘀法有益。

活血化瘀药物抗肿瘤的作用可概括为：①活血化瘀能增强手术、放疗、化疗和免疫治疗的疗效。活血化瘀药物主要是改善微循环，促进炎症吸收，从而减轻病理损害，促进增生或变性的结缔组织复原。肿瘤术后在扶正基础上配合活血化瘀治疗，可促进创口提前愈合，减少手术后遗症，降低手术过程中瘤细胞转移和种植的机会。放疗同时配合活血化瘀可改善癌瘤周围组织及瘤体的微循环，增加瘤体的血液灌注量，改善癌细胞的缺氧状况，从而提高放疗的效果。化疗和免疫治疗同时配合活血化瘀，有利于抗癌药物、免疫制剂及机体淋巴细胞充分作用于瘤细胞，从而提高疗效。②调整机体的免疫功能。活血化瘀药物对机体免疫功能有双向调节作用，既有免疫抑制作用，又有免疫增强作用，活血化瘀药为主的方剂能显著增强实验动物巨噬细胞百分率，如当归补血汤等可增强网状内皮系统的吞噬作用和非特异免疫功能。③调节神经和内分泌功能。活血化瘀药对中枢神经系统有调节作用，可恢复内环境平衡，有助于对肿瘤的抑制，又能调整体内内分泌的功能，可使尿17-酮及游离皮质素明显提高。④预防放射性纤维化，减少不良反应。通过活血化瘀药对前列腺素（PG）影响的观察，表明活血化瘀药通过对PG的拮抗作用而发挥其抗炎效应，从而抑制结缔组织增生，包括胶原纤维的生成。活血化瘀药用于大鼠肺纤维模型，有改善血循环、抗血管痉挛、保持微循环通畅、抑制结缔组织细胞增殖，因而抑制胶原纤维的形成。活血化瘀药能预防放射性的纤维化，因而在放疗的同时辅以活血化瘀治疗可以减少不良反应。⑤杀灭肿瘤细胞。据动物实验筛选及临床实践，活血化瘀药物中具有灭癌和抑癌作用的药物：三棱、莪术、三七、川芎、当归、丹参、赤芍、红花、延胡索、乳香、没药、穿山甲、大黄、全蝎、五灵脂、归尾、喜树、降香等。⑥对抗肿瘤细胞引起的血小板聚集及瘤栓的形成。如桂枝、牡丹皮、赤芍、桃仁、红花等体外均有较强的抑制血小板聚集作用，减少血栓对瘤细胞的保护，有利于免疫系统对瘤细胞的清除。⑦其他。降低血小板黏附聚集，降低纤维蛋白含量，加进纤维蛋白的溶解，增加血流量，改善血液循环及机体的高凝状态，使肿瘤细胞处于抗癌药及机体免疫功能控制之下。

临床上常用的活血化瘀药：川芎、丹参、桃仁、红花、王不留行、当归、生蒲黄、赤芍、泽兰、三棱、莪术、肿节风、喜树、蒲黄、乳香、没药、血竭、地龙、五灵脂、土鳖虫、斑蝥、水蛭、䗪虫、全蝎、蟑螂等。

然而，亦有人通过体外动物实验发现，活血化瘀药丹参及赤芍有促进癌细胞扩散及转移作用，并能抑制细胞免疫及体液免疫功能。尽管不会单用丹参、赤芍等抗肿瘤治疗，但仍需对除丹参、赤芍外的其他常用活血化瘀药的促进肿瘤扩散、转移的作用进行系统排查，在活血化瘀法合并放疗、化疗时，要选择合理的药物、剂量、给药途径，特别要研究其合并使用时机制，使活血化瘀法在肿瘤防治中正确有效地使用，让其发挥更大、更好的作用。治疗肿瘤的活血化瘀法选药尽量选用活血化瘀兼有抗癌活性的中药，或有活血化瘀作用，但用之并不促进肿瘤发展的中药，必要时配以益气药，如灵芝、香菇、黄芪、茯苓等，以减轻其不良反应。

（3）利水渗湿

肿瘤阻滞津液代谢，易致津液运行不畅或停聚，出现湿浊阻滞或水液停留。水液泛滥肌肤，则引起眼睑、头面、四肢、腹背甚至全身泛肿；水饮停滞胸胁，则出现胸水，症见胸胁胀痛、咳嗽引痛；饮停胸膈，出现心包积液，症见咳喘倚息、不能平卧；水饮在肠间，每致肠鸣沥沥有声、腹满食少；水停脑部则出现头晕、恶心、呕吐等症状。湿邪弥漫三焦，则出现面垢眵多，头重如裹，倦怠乏力，胸脘痞闷，泛恶，口腻，腹泻，尿少，水肿，腹水，小便浑浊，大便溏泻，下痢黏液脓血，妇女白带多等，舌苔厚腻，苔滑或少苔，脉象缓、濡等症状。治疗当以健脾利水祛湿为主。胸水或心包积液者，可加葶苈子、大枣、茯苓、白术、车前子、泽泻、猪苓等药；全身水肿者，可用五苓散加减调治；脑水肿者，可加泽泻、石菖蒲、车前子、白英、茯苓、白术、益母草等治之；湿邪在三焦者，可加藿香、佩兰、苍术、陈皮、厚朴、白豆蔻、车前子、通草、竹叶等药治之。

（4）清热泻火

由于肿瘤的机械压迫，致使脏器的管腔、血脉受压迫或梗阻，造成全身脏器功能失调及气血循行障碍，容易发生感染。此外，肿瘤本身血供不足，引起坏死、液化、溃烂，也可产生炎症。肿瘤细胞新陈代谢的产物，也会刺激体温调节中枢，致使平衡失调，引起癌性发热。事实证明，凡有肿瘤的地方，就可能有炎症存在，而炎症会降低机体的抗癌能力。肿瘤组织及其周围发生炎症会加速肿瘤的生长及恶化，所以消除炎症，清除和降解体内毒素是治疗恶性肿瘤重要的手段。清热泻火药，如黄连、黄芩、龙胆草、大黄、金银花、败酱草、野菊花、蒲公英、穿心莲、垂盆草、鱼腥草、大青叶之类有抗菌抗病毒作用，有排毒消炎之功，可用于治疗癌毒火热之症，随着火热降解，炎症消除，阴阳失调纠正，体内抗癌积极因素随之调动，间接地起到抗瘤效果。

化疗同时配合内服清热解毒药佐以扶正培本，能提高化疗疗效，减轻不良反应。从中医观点，电离辐射是一种"热性"杀伤物质，热可化火，火能灼津而渐成阴虚证候；电离之"火"，与癌毒互搏，伤败之物与热互蕴，痰积成毒，所以"阴虚"与"热毒"是放射（特别是头颈部）最常见的不良反应。在放射治疗同时配合扶正养阴，清热降火之品，诸如麦冬、天冬、沙参、白茅根、知母、石斛、太子参、茯苓、金银花、黄芩、白花蛇舌草、白毛藤等，进行辨证施治，可减轻副反应，有助于放疗任务的完成，并能明显提高疗效。放疗之后，继续给予扶正生津，清热降火治疗一段时间，对巩固疗效，预防再发，确有独到之功。

清热降火药可以通过调动机体免疫功能，增强淋巴细胞和吞噬细胞对肿瘤细胞的杀伤能力，如白花蛇舌草、白毛藤、半枝莲、紫草根、虎杖、山豆根、臭牡丹等，不但具有抗瘤活性，又能扶正培本，所以临床上应用较广。

第六章

肿瘤的预防

肿瘤的发生是复杂和漫长的过程，可能需要10年或更长的时间，其发生常常是各种环境因素综合作用的结果。所以，对于能够引发肿瘤的环境因素，如果能够做到早认识、早发现、早预防，完全可以预防部分肿瘤，尤其是与职业有关的肿瘤。中医学非常重视预防，如《内经》曰："上工不治已病治未病。"《金匮要略》诣："见肝之病，知肝传脾，当先实脾。"这充分体现了中医学"未病先防，既病防变"的思想，对于指导肿瘤的防治同样具有重要意义。世界卫生组织肿瘤顾问委员会指出："如果能够采取正确的措施，利用足够的资源，并持续开展有目的性的研究工作，在现有的各种肿瘤中，1/3是可以预防的。"

第一节　未病先防

一、明确肿瘤的高危人群

肿瘤的高危人群是指在流行病学范畴内极易发生肿瘤的人群。不同的肿瘤，其高危人群可能完全不同。例如，多年吸烟的老年男性是肺癌的高危人群，而乳腺癌的高危人群则是从未生育或首次妊娠时超过35岁的女性，或寡居妇女，或家族中有人（母亲或姐妹）患乳腺癌的妇女等。只有明确了肿瘤的高危人群，才有可能进行有效的预防。肿瘤的高危人群一般包括以下几种。

1.老年人

肿瘤可发生在任何年龄，但肿瘤的发病风险随年龄增大而增高，尤其是50岁以后，是肿瘤发病的高峰。定期体检是早期发现该人群肿瘤的较好方法。

2.接触致癌物质的人群

有些人在工作过程中可接触到致癌物质，如放射线、石棉等。对于这些人，要定期检查身体，加强劳动防护，必要时需调换工种或工作。

3.有遗传因素的人群

肿瘤是内因和外因共同作用的结果。内因就是个体遗传因素，某些肿瘤具有家族聚集性和遗传易感性，即有肿瘤家族史的人群更易患该肿瘤。这一人群如果接触到致癌物质，即外因，则罹患肿瘤的几率大大地增加。对该人群要积极进行肿瘤预防知识的指导，落实预防措施并定期检查，如果发现与肿瘤相关的疾病要尽早治疗。

4.癌前病变患者

这一人群可能罹患某种良性疾病，如果不及时纠正，在致癌因素的作用下可发展为肿瘤。及时掌握和防治该人群的疾病，可在一定程度上防止其转变为肿瘤。

5.治疗后的肿瘤患者

经过治疗的肿瘤患者，如果没有根治，有复发和转移的可能，而且其身体内还可能存在新发的病灶。所以，肿瘤的治疗要力求根治，消灭亚临床病灶，防止复发和转移。这就要求肿瘤患者在治疗后要注意复查随诊。

二、肿瘤预防的途径和方法

坚持肿瘤的三级预防，在本环节，重要处理好一级预防与二级预防。

（一）一级预防

肿瘤一级预防的方法包括：加强防癌健康教育，改变不良的生活行为方式，合理营养膳食，确定并消除环境中的致癌物质及危险因素，适当、合理地应用预防药物等。

大多数肿瘤的发生与个人的行为、卫生习惯、饮食类型及职业和环境污染有关，所以避免不良的生活习惯或生活方式，从环境中消除已知的致癌因素，或将其减小到最低程度，就可能减少和防止除少数与遗传因素有关的肿瘤。

戒烟、限酒。吸烟为日常生活中常见的致癌因素。烟焦油中含有多种致癌物质和促癌物质，如多环芳香烃、酚类、亚硝胺等，当烟草燃烧的烟雾被吸入时，焦油颗粒便附着在支气管黏膜上，长期慢性刺激可诱发局部组织癌变。吸烟主要引起肺、咽、喉及食管部肿瘤。研究表明，被动吸烟的危害甚至超过主动吸烟，所以避免吸烟也包括避免被动吸烟。饮酒过量、过久易导致食管癌、胃癌等，平素应限制饮酒。

加强职业和环境防护，防止职业、环境、感染、药物等其他致癌因素。职业和环境的原因而接触某些化学物质可导致不同部位的肿瘤，应消除职业致癌因素，尤其对已经明确可以引起肿瘤物质的检测、控制与消除是预防职业性肿瘤的重要措施。加强劳动保护、环境保护和食品卫生等立法，鉴定环境中的致、促癌剂。如加强各项卫生管理和卫生监督保护工作及生活环境，减少或消除环境中的致癌因素。例如，肺癌与石棉有关，膀胱癌与苯胺染料有关，白血病与苯有关。有些感染性疾病与某些肿瘤也存在密切联系，如乙肝病毒与肝癌，人乳头状瘤病毒与宫颈癌等。暴露于一些离子射线和大量的紫外线，尤其是来自太阳的紫外线时，容易导致皮肤癌。合理地使用医药用品，切忌滥用药物及接触放射线，尤其是妊娠期妇女尽量不作诊断性照射，以防白血病、骨肉瘤、皮肤癌等癌症发生。常用的有致癌作用的药物包括性激素、抗雌激素药三苯氧胺及某些化疗药物等。绝经后妇女广泛地应用的雌激素与子宫内膜癌和乳腺癌有关。推广疫苗接种，对一些由生物因素如乙肝病毒引起的感染，可通过疫苗（如乙肝疫苗）接种的方式预防，从而预防肿瘤的发生。

其他，如应注意性生活卫生，节制性生活，避免过度劳累；锻炼身体；保持居室空气流通，注意身体清洁；保持乐观向上的情绪。

此外，良好的生活习惯包括良好的睡眠习惯。睡眠是自身修复和调整的过程，充足的睡眠可有助于体力和脑力的恢复，有助于消除疲劳，增强免疫力，有助于人体抵御疾病的侵扰。

改变原有的不良饮食习惯，合理膳食，改善营养。合理的膳食对大部分肿瘤都有预防作用，通过合理膳食和体力活动来预防癌症是最为有效的措施。例如，结肠癌、乳腺癌、食管癌、胃癌及肺癌等，是最有可能通过改变饮食习惯而加以预防的。保持体重稳定，人群体质指数（BMI）在成年期维持在 $21 \sim 23kg/m^2$，个体的BMI维持在 $18.5 \sim 25kg/m^2$；避免体重过低和超重，并尽量限制成年期的体重增长在5kg以内。坚持体力活动，如果职业性活动量较低或中等，每天快步走路或类似的运动1小时，并且每周至少参加1小时相对剧烈的活动。植物类型的食品中存在各种各样的防癌成分，这些成分几乎对所有肿瘤的预防均有效。鼓励全年吃多种蔬菜和水果，使之提供的量占总热能7%以上。一年内每天吃不同品种的蔬菜和水果达 $400 \sim 800g$（豆类和富含淀粉的蔬菜和水果，以及富含淀粉的块根茎类均不包含在内）。其他植物性食物如食用不同品种富含淀粉和蛋白质植物来源的食物，最好只进行粗加工，使之提供总能量的45%～60%。每天吃多种谷物。豆、根茎和块茎类达 $600 \sim 800g$；限制摄入精制糖。在食品储藏方面，易腐败变质的食品，在储藏时应尽量减少霉菌污染。不要食用容易被毒菌、毒素污染而长期在室温储藏的食物。易腐败食物应该用冷藏和其他适当方法保藏。对食品中的食品添加剂、农药和其他残留物水平监督管理，制定其安全限量并进行监测。吃肉和鱼时，鼓励用较低温烹调。不吃烧焦食物。烹调肉和鱼时应避免肉汁烧焦。最好不食用在火焰上直接炙烤的肉和鱼、熏制和烟熏的肉。

以下食品对抗癌防癌有利。

（1）伞状花科：胡萝卜、芹菜、小茴香等。胡萝卜素能控制上皮细胞分化，阻止鳞状上皮的发展，对控制肺癌有利。

（2）香菇类：为辅助性T细胞恢复剂和刺激剂，能提高免疫功能。

（3）茄科：番茄、茄子、马铃薯、番薯、甜菜等。番薯等含胡萝卜素，能产生对癌症有遏制作用的脂肪酸，又为体内消毒剂，对预防消化道肿瘤有利。番茄含番茄红素，对控制前列腺癌、结肠癌、肺癌、胰腺癌有利。

（4）十字花科类：花椰菜、甘蓝菜、芥菜、萝卜等。产生吲哚转换雌激素，对控制乳癌有利。白萝卜为干扰素诱发剂，防治肿瘤产生。

（5）百合科类：大蒜、洋葱、韭菜、芦笋、青葱、百合等。

（6）荚豆类：黄豆、青豆、豌豆等。含抑癌微量元素硒。

（7）坚果和种子类：核桃、松子、开心果、芝麻、杏仁、胡桃等。

（8）水果类：橙子、橘子、苹果、哈密瓜、奇异果、西瓜、柠檬、葡萄、草莓、菠萝等。

（9）蔬菜：黄瓜、苦瓜、青椒、红椒、菠菜、姜等。其中苦瓜能增强人体免疫等。

（10）谷类：玉米、燕麦、米、小麦、薏苡仁等。其中薏苡仁对多种肿瘤有控制作用，抗肿瘤中药"康莱特"为其提取物。

（11）其他：如蜂王浆含蜂毒素对肝癌细胞有抑制作用，绿茶所含成分能抑制乳腺癌的发展。

（二）二级预防

二级预防是指预防肿瘤进展，防患于开端，主要措施是筛查癌前病变和早期肿瘤，以求早发现、早诊断、早治疗。此外，健康人群要学会自我检查，了解肿瘤发生的早期征象，如发现异常，应及早诊治。高危人群更要充分认识"三早"的重要性。例如，对口腔、食管、子宫颈及外阴黏膜的白斑，子宫颈糜烂，乳腺纤维囊性变，结直肠息肉，萎缩性胃炎，胃溃疡，皮肤慢性溃疡，食管上皮增生，老年日光性角化病，乙型病毒性肝炎，肝硬化等要尽早治疗。

肿瘤二级预防的方法包括：监测肿瘤高危人群，广泛进行筛查；提高早期诊断能力；根治癌前病变等。肿瘤防治知识的宣传和教育也非常重要。

1.肿瘤自检

对于体表可触及和看到的部位，可进行定期自检，如妇女的自我乳腺检查。进行自我检查时需要注意检查的手法，如果发现异常，应及时到医院进行专科检查和诊断。

重视肿瘤十大危险信号。人体所患的恶性肿瘤约有75%以上发生在身体易于查出和易于发现的部位，为便于及早发现肿瘤，应注意常见肿瘤的十大症状。警惕癌症的早期"危险信号"。

（1）**异常肿块**：乳腺、颈部、皮肤和舌等身体表浅部位出现经久不消或逐渐增大的肿块。

（2）**疣痣增大**：体表黑痣和疣等在短期内色泽加深或变浅、迅速增大、脱毛、瘙痒、渗液和溃烂等，特别是在足底、足趾等经常摩擦的部位。

（3）**异常感觉**：吞咽食物时的哽噎感，胸骨后闷胀不适、疼痛和食管内异物感，当这些症状进行性加重时更应警惕。

（4）**溃疡不愈**：皮肤和黏膜经久不愈的溃疡，有鳞屑、脓苔覆盖。

（5）**持续性消化不良和食欲减退**：食后上腹闷胀，并逐渐消瘦，贫血等。

（6）**大小便习惯改变**：便秘、腹泻交替出现，大便变形、带血或黏液；或血尿，排尿不畅。

（7）持续性声音嘶哑、干咳、痰中带血。

（8）耳鸣、听力减退，鼻衄、鼻咽分泌物带血和头痛。

（9）月经期外或绝经后阴道不规则出血，特别是接触性出血。

（10）不明原因的进行性体重减轻。

告诉患者若发现这些问题，应及早到医院进行检查和处理。

2.对高危人群进行普遍检查

要加强对易感人群的监测，有遗传易感性和肿瘤家族史的人群是易感人群，必须对其进行定期监测。

（1）**无症状人群的早期筛检**：①乳腺癌的筛检。30岁以上妇女应推行乳房自我检查，40岁以上妇女应每年做一次临床检查。应注意35岁以后初孕、12岁前月经初潮、50岁后绝经、肥胖症、高脂膳食者、有卵巢患病史及患子宫内膜炎等高危人群。②宫颈癌的筛检。一切有性生活妇女均有发生宫颈癌的危险，妇女从有性生活开始起应1～3年进行一次宫颈脱落细胞涂片检查。③结肠、直肠癌的筛检。40岁以上人群应每年进行一次肛门指检，50岁以上人群，特别是有家族肿瘤史、家族息肉史、息肉溃疡史及结肠直肠癌病史者，应每年进行一次大便隐血试验；每隔3～5年做一次乙状结肠镜检查。

（2）**有症状人群的监测**：可通过防癌健康教育、高危人群癌症防治、社区早诊早治等方法来促进癌症的二级预防。

3.治疗癌前病变

常见的癌前病变包括口腔白斑、红斑，支气管上皮的增生和化生，食管重度增生、Barrett食管，胃黏膜的不典型增生、肠化生、萎缩性胃炎、胃息肉、胃溃疡，慢性肝炎和肝硬化，良性乳腺病、乳腺管内乳头瘤，宫颈上皮非典型增生，外阴白斑，结肠腺瘤样息肉，日光性（光化性）角化病等。

第二节　既病防变

　　既病防变相当于现代医学的肿瘤三级预防。

　　肿瘤三级预防是临床（期）预防或康复性预防，其目标是防止病情恶化，防止残疾。肿瘤三级预防的具体任务：采取多学科综合诊断和治疗手段，正确选择合理或最佳的诊疗方案，尽早消灭肿瘤，尽力恢复功能，促进康复，延年益寿，提高生活质量，甚至重返社会。三级预防的主要方法：研究并制订合理的治疗方案，进行全面的康复和护理指导，加强功能和体力锻炼，合理安排生活起居和饮食，三阶梯镇痛等。患者的心理指导及防止肿瘤复发和转移的知识宣传也很重要，需充分重视。

第七章
肿瘤患者的康复与调养

第一节 肿瘤康复理论与常用医学手段

一、康复治疗的重要性

康复是指健康的恢复。按照世界卫生组织的定义，所谓健康不仅是疾病或虚弱的消除，而且是身体、精神和社会生活的和谐完美状态。康复是达到健康目标的过程，是指通过综合、协调地应用各种措施，消除或减轻病、伤、残者的身心和社会功能障碍，使其达到和保持生理、感官、智力精神和（或）社会功能上的最佳水平，或借助某种手段改变其生活，增强自立能力，使病、伤、残者能重返社会，提高生活质量。肿瘤患者的康复，严格来讲应是肿瘤的完全根治，心理、生理和体能完全恢复，并能胜任各项工作。这是肿瘤康复的最终目标，然而由于肿瘤的特殊性，完全达到具有一定的难度。因此，从实际出发，肿瘤的康复主要是针对肿瘤所导致的原发性或继发性残疾，通过医学、社会、心理、体能、教育、职业等综合性手段，使患者尽可能地改善或恢复，以提高生活和生存质量。

肿瘤导致的患者功能障碍包括：

1.肿瘤本身所导致的功能障碍

肿瘤本身可导致器官功能发生改变，甚至出现功能障碍。如肺癌可引起呼吸障碍；食管癌可导致吞咽障碍；肿瘤侵袭可引起严重疼痛和脏器功能障碍，还可导致躯体活动减少，进一步引起骨关节活动限制、肌肉萎缩和心肺功能减退等；肿瘤还可导致食欲减退，肿瘤快速生长对营养的消耗可导致全身营养障碍以及皮肤损害等。

2.治疗所导致的功能障碍

治疗也可能造成患者的功能障碍。肿瘤患者的治疗首选手术，手术是有创治疗，接受根治术的肿瘤患者可致脏器或肢体缺损，甚至影响生理功能和生活。如乳腺癌行乳房切除术后体形不对称，直肠癌术后的人工肛门引起生活不便，胃癌手术后可见消化功能障碍，喉癌手术后可见失语等。放疗和化疗也是治疗肿瘤的常用方法。患者经放疗后，可发生局部组织损害和全身放射性损害。化疗可影响造血系统和消化系统功能，引起食欲下降，导致营养不良，抵抗力下降。放疗和化疗还可引起脱发，影响形体美观。

3.心理压力所导致的功能障碍

肿瘤的种类很多，可发生于多个系统和各个年龄段。随着社会的发展，环境的改变，人们所面临的社会、心理压力逐渐增大，肿瘤的发病率逐渐增加，而大多数人并没有意识到这一点，仍然沿袭着原有的不良习惯，这就造成肿瘤的发病年龄有所降低。在中青年时罹患肿瘤，患者多承受着巨大的心理压力。许多肿瘤患者在患病时，由于缺乏医学常识，且根本没有心理准备，常存在不同程度的心理障碍。肿瘤患者一方面是恐惧、忧虑，一方面是希冀，如果无法有效调节，可造成食欲减退甚至是脏器功能障碍，还会引起日常生活能力和工作能力的降低或丧失。这又给患者的精神和肉体带来不同程度的痛苦，形成更大的压力。肿瘤患者在忍受病痛折磨的同时，还要直接面对死亡，因而容易造成全身性的功能障碍。

肿瘤不仅可引起患者的功能障碍，而且可以导致心理变化，甚至终生承受经济、心理压力和病痛的打击。因此，对国家、社会和家庭来说，肿瘤患者的康复非常重要。肿瘤患者的康复不是等待其临床治疗结束之后才进行，而是越早越好，特别是肿瘤患者的心理恢复。

二、肿瘤患者康复的一般措施

肿瘤经治疗后进入恢复期，所需要的康复措施包括：

1.严格遵照医嘱，定期复查，坚持治疗，巩固疗效。

2.治疗后有功能障碍的患者需进行功能评定和康复治疗，使功能障碍与残疾降至最低，甚至完全恢复。

3.进行短时间、小强度、多次重复的耐力运动和健身操、太极拳等锻炼，注意活动强度和时间要循序渐进。康复治疗期间应注意营养均衡，改善全身情况和增强体质。

4.肿瘤患者经治疗痊愈，全身情况良好，处于就业年龄的，应鼓励其回归社会，恢复原来工作或酌情更换，这也是患者康复治疗的一部分。

5.肿瘤患者的康复锻炼方法包括多种形式，如散步，慢跑，爬楼梯，做体操，打太极拳、太极剑等，均有助于放松精神，增强体质，保持肌肉张力，这是体质康复的重要手段。要根据自己的病情选择适当的锻炼项目，循序渐进，持之以恒，由被动变主动，由无趣变有趣，进而使锻炼成为最大的乐趣。散步有益强身，可经常散步，也可用一些医疗用保健操，如五禽戏、八段锦等。

三、肿瘤患者的精神康复

肿瘤患者康复过程中，营造良好的精神心理环境非常重要，这需要患者本人及其家属、同事和医护人员的共同努力。良好的心理状态使患者从思想上正确对待肿瘤，相信肿瘤是可以战胜的。这样，患者的情志条达，情绪稳定，对生活充满希望，生活安排得合理有序，像正常人那样生活和工作，为国家和社会做出贡献，不仅提高了自身的生存质量，而且增加了肿瘤长期控制，甚至临床治愈的可能性。肿瘤患者的良好心理状态使其情绪振奋，具有与肿瘤拼搏斗争的奋发精神。这样患者往往能主动采取气功、太极拳等有效的康复治疗措施，并长期坚持。具有奋发拼搏精神的患者，即使遇到病情的波动也多能泰然处之，在与肿瘤的斗争中感受人生和生活的乐趣，体现人生的价值。这些患者往往取得良好的治疗效果。

心理因素可通过下丘脑对肿瘤发挥作用。肿瘤患者的积极情绪可以有效地调节机体神经内分泌系统的功能，抑制或延缓肿瘤的发展，有利于各种综合性的康复治疗措施更好地发挥作用。有关的研究证实，情绪可以影响免疫功能。肿瘤患者的良好心理状态还可以通过中枢神经的调节而增强机体的免疫功能，纠正机体的免疫缺陷，减轻或阻止放疗、化疗所引起的免疫抑制，提高机体的抗肿瘤免疫能力，促进肿瘤患者的康复。

1.在确诊后，医护人员要充分了解患者的思想、情绪状况，针对心理障碍的类型，介绍肿瘤防治和康复知识，纠正错误认识，引导患者正确对待，坚定治疗的决心，同时，动员患者家属、亲友和单位了解患者心理障碍的关键所在，采取积极措施，如解决其在经济、工作等方面的实际困难等。

从中医学角度讲，对于确诊的患者，通过心理调适，应做到以下几点：①忌忧思郁怒，戒紧张情绪。肿瘤不仅是一种身体的疾病，而且是一种身心疾病。心理因素与肿瘤的发生有一定的关系。《内经》就指出了心理因素与身体疾病的相关性，如"喜怒不节则伤脏，脏伤则病起于阴也。"一些医家在此基础上加以发展，提出了七情致病学说，指出过度的喜、怒、忧、思、悲、恐、惊等心理反应可引起各种疾病，肿瘤也不例外。长期的紧张、焦虑、愤怒、怨恨、灰心失望等可引起机体内分泌失调和免疫系统功能降低，从而助长肿瘤细胞的滋长蔓延。因此，掌握一些解除心理不良反应的方法，帮人们保持健康的心理，对预防肿瘤的发生很有益处。要保证心情舒畅，这是康复的前提，也是战胜癌症的精神支柱。我国古代医学早就指出"心动则五脏六腑皆摇"。被誉为西方医学之父的医学家希波克拉底也曾说"人的情绪便是自己疾病的良医"。一定要正确认识癌症，正确对待癌症，树立战胜疾病的信心，尽快消除恐惧、抑郁等不健康的情绪。精神振作，意志坚定，药物才能更好地发挥作用，自身的免疫系统就能更好地运转。事实亦如此，许多治愈或好转的癌症患者无不谈到精神因素的重大作用。②有求生意志，持乐观精神。肿瘤患者的心理状态对肿瘤的康复治疗可产生重要的影响。良好的心境是肿瘤康复的重要条件。了解肿瘤康复治疗的医学知识，有助于增强求生意志，有助于保持良好的心理状态和乐观地对待生活，有助于改正不良生活习惯和行为，进而树立战胜肿瘤的信心，积极地配合康复治疗，因此往往可取得良好的治疗效果，达到促进肿瘤患者康复，改善临床症状，提高生存质量，延长患者生存期的目的。

2.治疗前后，应使患者充分了解和认识治疗的目的、方法、治疗后可能出现的各种情况（如功能障碍、残疾、不良反应等）及处理措施，使患者有信心，并主动克服困难，积极配合治疗。对于治疗后可能出现严重功能障碍、残疾、毁形或毁容的患者，治疗前应促使其对治疗有足够的理解和思想准备，一旦治疗后出现心理障碍（如震惊、悲观、暴躁、回避交往、精神崩溃、轻生等）时，应尽快给予支持和指导，使患者尽快稳定情绪，逐步适应，避免发生意外。此外，在治疗和疾病发展过程中，一旦患者的病情发生变化，其心理状态也会随之改变，需随时注意。

3.在肿瘤的终末期，营造良好的心境更加重要。有些晚期肿瘤患者要为自己未完成的事业做最后的努力，应该给予鼓励，在可能的情况下帮助其完成最后的心愿。有的患者可能出现悲观、绝望等情绪，应进行心理支持，安慰疏导，稳定患者的情绪。此外，晚期肿瘤患者可能对剧烈疼痛无法耐受，极其痛苦，甚至产生轻生的念头，应在谨慎使用镇痛药的同时给予精神安慰和支持，多关怀，多体贴，尽量减轻患者的痛苦。

第二节　肿瘤患者的生活调养

一、建立规律生活

规律的生活对于防病和治病都非常重要。肿瘤患者患病后无论生理、心理上都发生很大变化，要重新建立生活规律，养成良好习惯。要适当加强营养，这是康复的物质基础。

二、琴棋书画

琴棋书画陶冶自己的性情，调整自身并保持最佳的生活精神状态。

三、回归于自然，餐天地秀色

不要憋在家里，有条件到自然界走一走，调节一下性情，能提高生命质量。

四、肿瘤患者的季节养生

人体会随着季节发生一些变化。肿瘤患者在不同的季节调理方法也有所不同。

（一）春季

春季万物升发，为肿瘤高发季节。体内残存的癌细胞也会乘机复苏，导致肿瘤的复发、转移。各种细菌、病毒生长活跃，侵入体内，导致免疫功能下降。肿瘤春季的转移复发率比其他季节要高出15%～30%。春季饮食宜甘而温，健脾扶阳。多吃含蛋白质、矿物质、维生素丰富的食品，多吃新鲜的时令蔬菜、水果，如菠菜、蒜苗、樱桃、猕猴桃、菠萝等。肿瘤患者代谢功能弱，对体温调节反应迟缓，故不宜随意减少衣物。临床上中药控制肿瘤的力度要加大。

（二）夏季

夏季基础代谢增高，丢失水分、氯化钠、钾和镁，营养物质的消耗增加；各项治疗易引起食欲不振，摄入量减少，引起蛋白质和微量营养素的缺乏，影响正气的生成。因此，饮食中应注意补充营养、水、电解质。要注意改善环境。天气炎热难耐，情绪烦躁，肿瘤患者由于自己的病情和治疗中的不良反应，情绪波动会更加强烈，需要创造一个舒适、整洁的环境和保持良好的心态尤为重要。

（三）秋季

秋季被称之为多事之秋。秋季为肿瘤又一个高发期。据统计，一年四季中，秋季的转移、复发率在37%～48%。秋季情绪压抑。肌肉代谢率降低，血凝时间延长，免疫力开始下降，慢性病如心脑血管疾病开始加重，死亡率也会随着温度的降低而增加。秋季多燥，老年人阴液渐少，阴伤更重。因此，秋季膳食要滋阴，多饮汤水。多食白菜、萝卜、山药、藕、无花果、蜂蜜、大枣、梨、荸荠、百合、莲子、银耳、冰糖、糯米、黑芝麻等食物。要调节情志，保持心理平静，神态安宁；收敛神气，适应容平之气。可以重阳登高赏景。秋季中药治疗用药力度要加大。

（四）冬季

冬季天寒地冻，生理机能低下，免疫力下降，病情易加重或反复，因此冬季最好少出门，常晒太阳多睡觉。冬季可以膏方进补。

第三节　肿瘤患者的饮食

一、肿瘤患者营养状况与饮食治疗

肿瘤本身及其治疗手段都会影响患者的营养状况，因此营养不良在肿瘤患者中普遍存在。肿瘤患者主要出现的营养问题如下。

（一）厌食和体重下降

厌食和体重下降可见于各种肿瘤手术、放化疗和其他药物治疗的过程中。厌食以消化道肿瘤最为常见，尤其是食管癌、胃癌和大肠癌。

（二）代谢异常

一般认为，肿瘤患者的能量代谢比正常情况下高10%，体重下降是肿瘤患者的常见表现。究其原因，一方面食欲下降导致患者摄入减少，另一方面，肿瘤代谢异常致消耗增加。碳水化合物代谢异常主要是许多肿瘤患者出现葡萄糖不耐症；蛋白质代谢异常表现在蛋白质转换增加，肝脏合成蛋白增加，肌肉合成蛋白减少，血浆支链氨基酸水平下降；脂肪代谢异常表现为脂肪分解作用增强，血清脂蛋白酶活性降低，可出现高脂血症；维生素代谢异常主要表现在维生素C、维生素E等抗氧化维生素水平下降；微量元素代谢异常表现为肿瘤患者血硒和血锌含量降低。

肿瘤的发生发展可分为三个时期：启动期、促癌期和恶变进展期。前两个时期为肿瘤生长的良性阶段，处在这个时期的病变是可以逆转的，如果尽早进行饮食调养，有可能在一定程度上避免向第三阶段发展。良好的膳食营养不仅具有潜在的预防肿瘤作用，某些营养素还有抗氧化、抑制肿瘤细胞增生、刺激人体产生干扰素等功能，因此在一定程度上起到了积极的治疗作用。对于已经恶变的肿瘤，经过手术、放疗、化疗等治疗后，合理的饮食调养对于患者的康复非常重要，因此，肿瘤患者的饮食治疗贯穿于肿瘤发生、发展的各个阶段。

事实上，饮食治疗与抗肿瘤治疗具有同等重要的作用。人的一生都是围绕着"衣、食、住、行"来进行的，其中"食"是衡量生活质量和生存质量的重要方面。目前，对于肿瘤的治疗主要是外科手术、化疗和放疗。有研究认为，肿瘤患者增加营养会助长肿瘤细胞的生长、扩散，增加转移的机会，但营养支持是肿瘤治疗的一个重要方面，是其他治疗的基础。目前，在我国普遍重视其他治疗方法、轻视营养治疗的现实情况下，应该将肿瘤患者的营养治疗与抗肿瘤治疗放在同样重要的地位。所谓的营养治疗实质上就是指饮食调养。中医学认为，"有胃气则生，无胃气则死"，说的就是患者的食欲。患者能够正常进食，得到合理的营养补充，对肿瘤的康复是非常重要的。肿瘤细胞是一种生长迅速的细胞，需要大量的营养物质，必然与正常组织争夺营养，而且在这场争夺战中，正常细胞一般都是失败者，所以患者常常出现消瘦乏力，表现为恶病质。如果不进行营养补充，首先受损的往往是正常的细胞、组织和器官，甚至最终导致患者死亡。因此，肿瘤患者在治疗期间，配合营养调护是有益的。营养的增加使机体受益大于肿瘤受益。适当的饮食治疗既可改善患者的营养状况，使患者的免疫力、抗肿瘤能力增强，提高生活质量，又能提高肿瘤患者对手术治疗的耐受性，减少或避免手术后的感染，促进术后伤口愈合，提高肿瘤患者对放疗或化疗的耐受能力，减轻毒副反应等。虽然没有确切的证据证明营养物质对肿瘤细胞有直接杀伤作用，但其增强体质和免疫力的作用是肯定的，可间接达到抑制肿瘤生长的效果。

在肿瘤患者的饮食调护方面，饮食卫生也非常重要。由于市场经济的发展和社会的进步，饮食行业日益繁荣，病毒和细菌很容易通过餐具进行传播。肿瘤患者在化疗、放疗、介入治疗等过程中，往往体质和免疫功能下降，如果不注意饮食卫生，就更容易感染疾病，影响治疗的顺利进行。因此，肿瘤患者必须树立自我保护意识，克服饮食上的暂时困难，养成良好的饮食卫生习惯，不吃腐败变质的食物，以利于早日康复。合理的饮食和调养对肿瘤的治疗也能起到一定的作用。

二、中医与食疗

在疾病的治疗方面，中医并未把饮食与药物割裂开来，自古就有"药食同源"之说，提倡"以食为先"，食养等同于药攻。《素问·脏气法时论》说："毒药攻邪，五谷为养，五果为助，五畜为益，五菜为充，气味合而服之，以补益精气。"强调了饮食营养的治疗功效和恢复健康的作用。《神农本草经》中就记载了山药、薏苡仁、芡实、百合、赤小豆、大枣、龙眼、蜂蜜等食用药物的治病功效。《千金要方》录战国名医扁鹊语："为医者当洞察病源，知其所犯，以食治之，食疗不愈，然后命药。"民国名医张锡纯推崇山药、薏苡仁煮粥，纳入适量柿霜，谓之"珠玉二宝粥"，有健脾醒胃之功效，尤宜于虚人。

在食疗专书方面，唐代以后出现了一系列如孙思邈著《千金食治》、孟冼著《食疗本草》、咎殷著《食医心鉴》、陈士良著《食物本草》、元朝忽思慧著《饮膳正要》，这些论著以传统的中医理论为指导原则，从中医营养学和摄生学的观点，总结食用本草和日常饮食的疗病作用及各种疾病的饮食宜忌。《太平圣惠方.食治论》谓："夫食能排邪，而安脏腑，清神爽志，以资气血，若能用食平病，适情遣病者，可谓上工矣！"如外感风寒可饮生姜红糖水，取生姜辛散，红糖甘温以温中宣散、祛除表寒。外感暑湿，口渴溺短者，可用鲜西瓜、绿豆汤、荷叶粥等治。清代温病学家王孟英认为有治病作用的食物，"处处皆有，人人可服，物异功优，久任无弊。"王氏称梨汁为"天生甘露饮"，用治温热病；蔗汁为"天生复脉汤"，用以救阴液；西瓜汁为"天生白虎汤"，用以解暑热。实践证明这些日常饮食平淡之品，如能对症使用，其疗效确切可靠。

三、肿瘤食疗的基本原则和方法

（一）肿瘤食疗的基本原则

1.注意饮食均衡

饮食营养是正常人养生保健的基础，同时也是肿瘤患者康复的基础。"平衡膳食"是大家相当熟悉也经常提到的饮食调养的基本原则之一。人体是一个整体，需要多种的营养素，不能只偏爱一个方面。饮食的偏嗜不仅可导致肿瘤的发生，而且会影响肿瘤患者的康复，尤其在肿瘤康复期间，营养全面均衡才能在补充人体正常消耗的同时，满足身体康复的营养需求。

2.肿瘤患者的营养标准

肿瘤患者的营养要达到均衡，就必须注意补充营养的标准，过量和不足都是不可取的。肿瘤患者的营养标准：蛋白质每人每天每千克体重1.2～1.5g，共70～80g；脂肪每人每天每千克体重1g，共约60g；糖类每人每天每千克体重6g，共约300g；同时，还要保证蔬菜的合理摄入。在遵守以上膳食原则的同时，还要注意有无其他疾病。如肾病患者要少吃蛋白质含量高的食物，以免增加肌酐和尿素氮的含量；糖尿病患者要少吃糖类含量较高的食物等。这些标准均是基于患者病情稳定前提下的，如果患者有病情变化，如手术、放疗、化疗等导致能量消耗增加，或其他原因导致能量的消耗减少等，则需要根据医师和营养师的意见进行适当调整。

3.营养的选择和摄取

肿瘤患者要尽可能食用优质蛋白含量丰富的食物。优质蛋白是容易被人消化、吸收和利用的蛋白质，其含有丰富的人体必需氨基酸。常见的富含优质蛋白的食物如瘦肉、鱼、蛋、奶等，其中鱼类的蛋白质更易消化吸收，而且不饱和脂肪酸的含量高。但是，肿瘤患者要注意不能吃带鱼和羊肉。古人认为，羊肉味甘，大热且腥膻，易使疾病复发。食用带鱼也容易犯病。这一点肿瘤患者需要谨记。食物中的糖类主要来源于米和面，肿瘤患者每天都应进食一定量的米或面，一般以300g即6两左右为宜。有些人认为，人体的主要营养来源是蛋白质和脂肪，这种观点是不全面的。人体的主要能量来源是糖类。糖类在体内分解后除了产生能量外，主要的生成物是二氧化碳和水。二氧化碳可随呼吸排出体外，水则对人体进行补充，多余部分可通过汗液、呼吸、大小便等排出体外。蛋白质除了产生能量外，还合成肌酐、尿素氮等。如果这些物质生成过多则会加重肝、肾的负担，引起或加重相应疾病。脂肪虽然产生的能量较多，但是其代谢后生成的酮体是酸性物质，如果无法有效排出，可引起酮中毒。因此，肿瘤康复期糖类、蛋白质、脂肪这三大营养素之间的比例要适当。

另外，还要保证进食一定量的蔬菜。蔬菜可提供各种维生素、微量元素和膳食纤维，这三类物质对人体非常重要，不能缺少。有些患者手术后尽管吃了不少蔬菜，但仍大便干结，原来是把蔬菜榨成汁吃，实际上进食的是蔬菜汁液，而没有摄入膳食纤维，因而大便干燥。仅饮食搭配均衡还是不够的，还要注意饮食的烹饪方法。例如，进食的糖类、蛋白质、脂肪最好不是煎炸过的，蔬菜要保证新鲜且营养素没有被破坏等。这些都是需要肿瘤患者在日常生活中时刻注意的事项。

在计算一个人每天的饮食量和比例时，可以采用以下的简单计算方法：即每天1袋牛奶+1个鸡蛋+50g鱼+50g豆制品+300g米饭（或面食）+适量的蔬菜。当然，每个患者的病情不同，具体要根据医师的意见，对饮食进行适当地调整。

4.因时、因地、因人制宜

（1）因时制宜：包括两个层次的含义：①季节和天气；②疾病的不同阶段。

中医讲究天人相应，认为气候条件、大自然的变化对人体的生理病理活动都有影响，尤其是秋冬时分，季节交替对人体影响明显。不少肿瘤患者在这个季节出现病情变化，不仅肿瘤本身可能出现变化，有时会出现并发症，尤其是炎症性并发症。因此，在气候转变过程中，提高肿瘤患者的饮食调养质量是很重要的，如秋冬之交的气候首先是"燥"，秋天多以燥邪为病。燥胜则干，易伤阴伤津。燥邪又可化火，伤及肺阴，久之可伤及胃津或肝肾。其次是早寒，中医认为寒属于阴邪，容易伤及人体阳气，这里的阳气涵盖了机体免疫功能。基于这一阶段的气候变化特点，秋冬之交的饮食调养原则是以平补养肺、润燥生津为根本，应忌食辛辣及厚腻之味。患者可以选择养肺润燥的平补食物，如杏仁、鸭肉、鲥鱼、山药、芋艿、白木耳、银杏、葡萄、百合、牛乳、冰糖、蜂乳、胡萝卜、萝卜、黑木耳、无花果、乌梅等；清肺润燥的食物如萝卜、菠菜、马兰头、罗汉果、甘蔗、荸荠、冬瓜子、丝瓜、梨、鸭蛋、白菜、蘑菇、柚子等。

处于不同病理阶段的肿瘤患者需要由医生或营养师进行专业饮食指导或处方。一般肿瘤初期邪气较盛，体质亦强壮，可以清热泻火的食物为主，不能过于滋腻；肿瘤手术治疗后病灶得到清除，体质虚弱，则应以补虚、富有营养的食物为主，以助身体尽快恢复抗病能力；肿瘤晚期患者体质异常虚弱，邪气强盛，此时应扶正与祛邪并重，可根据实际情况，或以补虚扶正为主，或以祛邪为主。

（2）因地制宜：就是根据地域的饮食习惯进行适当的饮食调护。如西北地区的人喜食牛羊肉，而羊肉是肿瘤患者不宜食用的，所以要尽量纠正饮食习惯。实在无法改变的，仅可进食少量绵羊肉，切忌食用山羊肉。再如，北方地区的人们热情好客，嗜好烟酒，这不仅可诱发肿瘤，而且能使病情进一步加重，患者要适当戒除或减少。

（3）因人制宜：就是根据每个人的具体情况采取最适合的饮食调护。其实，医师一般提供的都是主要的原则，具体到每个人身上，还需要自己去体会和寻找最佳方案。如过敏体质的人，要根据自身的情况，结合医师的指导方针来选择食物。偏寒和偏热体质的饮食治疗方案也有所不同。阳虚怕冷者应进食温热之品，如龙眼肉、荔枝、牛肉、狗肉等；阴虚内热者应进食滋阴清热之品，如百合、银耳、海参、鸭肉等。

（二）肿瘤食疗的常用方法

在肿瘤食疗过程中，除干鲜果品和较少的蔬菜可以直接食用外，一般都必须根据患者口味和食疗的需要制成不同的食物类型。临床食疗用品的类型繁多，常用的有米饭、粥、汤羹、菜肴、汤剂、饮料（鲜汁）、散剂、蜜膏（蜜饯）、糖果等。

1.米饭

以粳米、糯米为主，可加入其他食物或药物，如大枣、龙眼肉、山药、党参等，经蒸煮而成。主要具有补脾益气或养血的作用，如八宝饭、参枣米饭等。

2.粥

《随息居饮食谱》说："糯米味甘，宜煮粥食，粥为世间第一补人之物。"粥以粳米、糯米、粟米等粮食为主，可酌加其他食物或药物，加水煮成半流质状（稀粥）。若加入的食物或药物不宜同煮，可先煎取汁或绞取汁液，再与粮食同煮。粥可加入糖或盐、油脂、味精等调味品，如菊花粥等。

3.汤羹

汤羹是菜肴的一种形式，以肉、蛋、奶、鱼、银耳等食物为主，或适当配入其他药物，经煎煮或熬炖而成。在制作汤羹时可根据食物的滋味、性能加入适量的糖或盐、酱油、姜、椒等佐料。在食疗中汤羹主要起补益滋养作用，如银耳羹、龙眼莲子羹可养阴润肺，佛手阿胶羹可疏肝养血柔肝。

4.菜肴

菜肴涉及的食物十分广泛，如蔬菜、肉类、禽蛋、鱼、虾等。菜肴品种繁多，制作方法多样，如凉拌、蒸、炒、卤、炖、烧等。制作菜肴时一般都要加入适量的调味品，如姜、葱、蒜、辣椒、花椒、胡椒、芥末、盐、酱、醋、酒、糖等。作为食疗菜肴，除一般作正餐外，还应针对不同的食疗目的合理选择与搭配食物（包括调味品）。一般肉类、鱼类、禽蛋类皆为血肉有情之品，以其为原料制作的菜肴偏于补益，蔬菜类菜肴多能清热泻火、通利二便，临床应用时可酌情增减。

5.汤剂

将食物或药物加水一同煎煮，滤取煎液即成汤剂。煎煮时，加水要适量，除气味薄、不宜长时间煎煮的食物外，一般要煎煮2～3次，将分别滤取的煎液混匀，分2～3次饮用，如赤小豆鲤鱼汤、当归生姜羊肉汤等。

6.饮料（鲜汁）

酸甜或清香、微苦之类的食物、茶料或药物用清水煮沸或沸水浸泡后可制成饮料，供饮用或代茶饮。新鲜、多汁、可口的植物果实、茎叶或块根亦可绞汁，新鲜饮用。有时可适量加蜜、糖。鲜汁、饮料类除冷饮外，也可温服，主要有清热除烦、生津止渴、利尿等功效。如果汁、胖大海茶等。

7.散剂

将食物晒干或烘干、炒脆后，研磨成细粉末，即散剂。制作散剂常用谷物、干果等，也可加入适宜的药物，用沸水冲调成糊状，或加糖、盐等调味食用。不适口者，以温开水或米饮（米汤）送服。散剂食用方便，如瓜蒌薤白散、橘皮内金散等。

8.蜜膏（蜜饯）

蜜膏也称为膏滋，一般选取滋养性食物，或加用具有治疗作用的药物，加水煎煮，取汁液浓缩至一定稠度，然后加入炼制过的蜂蜜、白糖或冰糖，再浓缩成半固体状，食用时用沸水化服。蜜膏主要具有滋养润燥作用，如桑椹地黄膏、羊髓蜜膏等，均可滋补肝肾。蜜饯一般选用水果或瓜菜等，加水或药液适量煎煮，待水或药液将煮干时，加入蜂蜜或砂糖，以小火煮透，收汁即成。蜜饯味道甜美，可直接食用，也可切片作浸泡剂饮用。蜜饯因配伍的不同，作用各异，但一般具有滋阴和胃、润燥生津的功效，如柿干龙眼蜜饯、糖渍龙眼等。

9.糖果

以白糖、红糖、饴糖等为主要原料，加水熬炼至较稠厚时，再掺入其他食物的汁液、浸膏或粗粉，搅拌均匀，再继续熬至挑起细丝状而不黏手为止，待冷后，将糖分割成块状，也可用制熟的食物与熬炼好的糖混合加工而成。糖果可嚼食或含化，其作用较广泛，如薄荷糖可清热润燥利咽，杏仁芝麻糖能润肠通便。

常用的食疗方法还有其他多种形式，在具体运用时，应根据病情的需要，结合患者的饮食习惯，灵活掌握。

参考文献

[1] Subramaniam D，Ponnurangam S，Ramamoorthy P，et al. Curcumin induces cell death in esophageal cancer cells through modulating Notch signaling[J]. Plos One，2012，7：e30590.

[2] 蔡利军，吕宾，倪桂宝，等.温郁金对人胃癌裸鼠原位移植瘤生长转移的抑制作用及对COX-2和VEGF表达的影响[J].中医药学刊，2006，24（10）：1843-1845.

[3] 王兵，王杰军.人参皂苷Rg3对胃癌诱导血管内皮细胞增殖的抑制作用[J].肿瘤防治杂志，2001，8（3）：234.

[4] 杨勤，张亚声.复方苦参注射液对胃癌SGC-7901细胞VEGF，CXCR4表达的影响[J].现代肿瘤医学，2010，18（8）：1481-1484.

[5] 杨勤，张亚声.复方苦参注射液联合氟尿嘧啶节律化疗对人胃癌裸鼠移植瘤VEGF，CXCR4和SDF-1表达的影响[J].胃肠病学，2011，16（2）：72-76.

[6] 徐燕立，刘鲁明，朱飞叶.抗胰腺癌中药研究现状[A].中国中西医结合学会肿瘤专业委员会.第三届国际中医、中西医结合肿瘤学术交流大会暨第十二届全国中西医结合肿瘤学术大会论文[C].北京：中国中西医结合学会肿瘤专业委员会，2010：229-234.

[7] 宫爱霞.姜黄素及非甾体类抗炎药抗胰腺癌的实验研究[D].大连：大连医科大学，2004.

[8] 符寒，和水祥，徐俊丽，等.丹参酮ⅡA对肝癌细胞血管内皮生长因子表达的影响[J].西安交通大学学报（医学版），2009，30（1）：115-118.

[9] 李德俊，王顺金.经肝动脉化疗栓塞术联合姜黄素对兔VX-2肝癌VEGF表达的影响[[J].南昌大学学报（医学版），2011，51（4）：9-12.

[10] 张飞春，张科源，贾振宇，等.壁虎冻干粉抑制肿瘤新生淋巴管实验研究[J].河北中医，2011，33（9）：

1383-1384.

[11] Liu F, Wang JG, Wang SY, et al. Antitumor effect and mechanism of Gecko on human esophageal carcinoma cell lines in vitro and xenografted sarcoma 180 in Kunming mice[J]. World J Gastroenterol, 2008, 14: 3990-3996.

[12] 李沐涵, 殷美琦, 冯靖涵, 等. 没食酸抗肿瘤作用研究进展 [J]. 中医药信息, 2011, 28 (1): 109-111.

[13] 赵永福. 右旋柠檬烯对COL8A1调控肿瘤转移的机制研究 [D]. 大连: 大连医科大学, 2009.

[14] 高福君. 女贞子提取物抑制人肝癌细胞血管生长因子表达作用研究 [J]. 中国实验方剂学杂志, 2011, 17 (2): 139-142.

[15] 秦姣. 绿茶提取物EGCG对人肝癌细胞株HepG2裸鼠移植瘤作用及其机制探讨 [D]. 泸州: 泸州医学院, 2010.

[16] 王济, 张前, 解华, 等. 羟基红花黄色素A对肿瘤上清诱导的人脐静脉内皮细胞增殖的影响 [J]. 中华中医药杂志, 2009, 24 (5): 572-575.

[17] 王兆朋, 张维东, 武利存, 等. 蝎毒多肽提取物对化疗期间再增殖H22肿瘤组织HIF-1a和SDF-1/CXCR4表达的影响 [J]. 中国中药杂志, 2011, 36 (13): 1803-1807.

[18] 吕盈盈, 钱家鸣, 邱辉忠. 大黄素对结肠癌血管内皮生长因子受体的影响及对结肠癌抑制作用的研究 [J]. 中国中西医结合消化杂志, 2005, 13 (5): 310-313.

[19] 杨丕, 汤海轮, 陈笑雷. 参一胶囊对结肠癌患者血清血管内皮生长因子的影响 [J]. 临床急诊杂志, 2008, 9 (1): 44-45.

[20] 曾冬香, 凌扬, 杨全良, 等. 中药血管抑制剂人参皂苷RG3联合FOLFO X4方案治疗晚期大肠癌的临床研究 [J]. 实用临床医药杂志, 2009, 13 (5): 57-58.

[21] 周利红, 刘宣, 王炎, 等. 丹参酮ⅡA对小鼠肠癌皮下移植瘤血管新生的抑制作用 [J]. 世界华人消化杂志, 2009, 31 (17): 3203-3209.

[22] 周利红, 王炎, 范忠泽, 等. 丹参酮ⅡA调节COX-2对人结肠癌HCT-116细胞VEGF表达的影响 [J]. 世界华人消化杂志, 2011, 19 (15): 1561-1567.

[23] 纪维山, 裴继云, 陈建中, 等. 复方莪术液膀胱灌注治疗及预防膀胱肿瘤复发的初步观察 [J] 中华泌尿外科杂志, 1991, 12 (2): 110.

[24] 陈文雪, 张峰, 杨会钗, 等. 雄黄对荷人卵巢癌裸鼠移植瘤细胞凋亡的基础研究 [J]. 肿瘤, 2007, 27 (10): 787-790.

[25] 潘子民, 叶大风, 谢幸, 等. 人参皂苷Rg3对荷卵巢癌的严重联合免疫缺陷鼠的抗肿瘤血管生成作用的研究 [J]. 中华妇产科杂志, 2002, 37 (4): 227-230.

[26] 张文涛, 陆云飞, 邓黎黎. 人参皂苷Rg3户联合三氧化二砷抑制乳腺癌移植瘤生长及其新生血管形成的研究 [J]. 中国癌症防治杂志. 2011, 3 (2): 99-102.

[27] 郭少贤, 刘永惠, 常靖, 等. 麝香酮干预血瘀证乳腺癌组织血管生成相关因子表达研究 [J]. 河北中医药学报, 2011, 26 (2): 40-45.

[28] 夏宝妹, 周怀君, 胡娅莉, 等. 氧化苦参碱对子宫内膜癌细胞中血管内皮生长因子表达的抑制作用及其机制 [J]. 中华妇产科杂志, 2009, 44 (5): 388-391.

[29] 李伟宏, 焦金菊, 王青青, 等. 姜黄素对人子宫内膜癌细胞增殖和凋亡的影响 [J]. 数理医药学杂志, 2009, 22 (2): 141-143.

[30] 何荣荣, 周怀君, 胡娅莉, 等. 青蒿琥酯对人子宫内膜癌细胞血管生成素-2基因表达及细胞增殖的影响 [J]. 中国实用妇科与产科杂志, 2010, 26 (4): 260-262.

[31] 辛颖, 姜新, 崔俊生, 等. 人参皂苷Rg3抑制B16黑色素瘤新生血管生成及其机制的探讨 [J]. 中华肿瘤防治杂志. 2010, 17 (8): 590-593.

[32] 王远航, 祝延, 张翠玲, 等. 三七总皂苷联合环磷酰胺节律化疗抗肿瘤效应观察 [J]. 北京中医药大学学报, 2010, 33 (1): 36-40.

[33] 刘芳, 崔国惠, 张纯, 等. 雷公藤内酯醇对Raji细胞血管内皮生长因子表达的影响 [J]. 中国医院药学杂志, 2004, 24 (7): 413-415.

[34] 崔国惠, 陈卫华, 张纯, 等. 淋巴瘤细胞系Raji细胞血管内皮细胞生长因子表达及基质胶中ECV 304细胞血管形成与雷公藤内酯醇的干预 [J]. 中国组织工程研究与临床康复, 2008, 12 (11): 2039-2042.

[35] 朱太岗, 董毅, 夏瑞祥. 三氧化二砷对淋巴瘤细胞的杀伤效应及机制的研究 [J]. 中华全科医学, 2011, 9 (6): 836.

[36] 仲剑, 孙志华, 吴强, 等. 雷公藤甲素对人子宫内膜癌细胞抑制的裸鼠体内研究 [J]. 南京医科大学学报 (自然科学版), 2009, 15 (6): 713-716.

第二篇

各论

第八章
头颈部肿瘤

第一节　脑瘤

一、概述及流行病学

颅内肿瘤可分为原发性和继发性两大类，其中原发性占所有恶性肿瘤的2%，可发生于脑组织、脑膜、颅神经、垂体、血管和残余胚胎组织等。颅内肿瘤可发生于任何年龄。我国颅内肿瘤的平均年发病率约为21/10万[1]，具有高发病率、高复发率、高病死率、低治愈率的特点[2]。近年来，脑实质肿瘤发病率呈上升趋势。成人大多为脑胶质瘤、脑膜瘤、垂体瘤及听神经瘤等。儿童则多为小脑的星形细胞瘤、第四脑室的室管膜瘤、小脑中线的髓母细胞瘤、蝶鞍部的颅咽管瘤等。由于组织发生及病理特征不同，颅内肿瘤的良恶性和生物学行为也不一样。如星形细胞瘤成长较慢，囊性者预后较佳；多形性胶质瘤生长较快，恶性程度高，预后极差，病程仅有数月；继发性脑瘤多见于肿瘤晚期，可经血行转移而来，其原发癌多为肺癌、乳腺癌及肾癌。本章只阐述脑胶质瘤和脑膜瘤。

中医古籍中的一些叙述与颅内肿瘤疾病症状相似。如在《灵枢·厥病篇》记载："真头痛，头痛甚，脑尽痛，手足寒至节，死不治"。《中藏经》也记载："头目久痛，卒视不明者，死。"此处记录了颅内肿瘤压迫视神经的症状及疾病的预后。由于颅内肿瘤多呈膨胀性生长，在颅内占据一定空间时，不论性质是良性还是恶性，都会引起颅内压升高，临床出现相应的症状。肿瘤压迫脑组织可导致中枢神经损害，或引起局部的相应症状，甚至危及患者生命。

二、病因及发病机制

（一）祖国医学对脑瘤病因及发病机制的认识

脑瘤的发生与以下因素有关。

1.肾精不足

脑为髓之海，肾主骨生髓，髓者以脑为主。先天禀赋不足，肾气不足，或久病劳伤，损及于肾，或七情内伤，肝郁脾虚，运化失常，后天损及先天，皆可致肾精亏虚，肾虚不充，髓海失养，日久则阴阳失调，代谢失常，如有外因所扰，则更易致阴阳紊乱，生化失常，癌毒内生而成脑瘤。

2.感受外邪

射线、细菌、病毒，各种化学致癌物，皆归属六淫外邪范畴。外来邪毒侵袭脑髓，如肾气足，则外邪不能内侵或被消减。如正虚不能抗邪，则毒邪内踞，客于脑髓，与正气相搏，日久则肾气益虚，气血失和，阴阳失序，生化异常，致癌毒内生。《医宗必读》曰："积之成者，正气不足，而后邪气踞之。"《外台秘要》中云："病源积聚者，由阴阳不和，脏腑虚弱，受于风邪，搏于脏腑之气所为也。"

脑瘤既成，日久结而成块，阻隔气机，清阳不升，浊气不降，风动痰扰，痰浊内结，气血运行受阻，痰浊蒙闭，瘀阻脑络。如《灵枢·刺节真邪》所述，瘤的病机主要是由于"已有所结，气归之，津液留之，邪气中之，凝结日以易甚，连以聚居。"

（二）现代医学对脑瘤病因及发病机制的认识

1.环境因素

环境因素包括物理、化学和生物因素，如离子射线（如X线）与非离子射线（如射频波和低频电磁场）、杀虫剂、苯及其他有机溶剂、亚硝胺化合物、致肿瘤病毒和其他感染因素等，其中部分因素尚无定论。已基本明确的致瘤病毒主要有人类乳头多瘤空泡病毒JC型（高级别星形细胞瘤、小脑髓母细胞瘤），EB病毒（中枢神经系统淋巴瘤），人类腺病毒（胚胎性肿瘤，如神经母细胞瘤、髓母细胞瘤、髓上皮瘤或视神经母细胞瘤）和SV40病毒（颅内肉瘤性肿瘤）。

2.宿主因素

宿主因素包括宿主的患病史、个人史、家族史等。如头外伤者脑膜瘤危险性增加，结核病可与胶质瘤共患病，鼠弓形虫感染同星形细胞瘤和脑膜瘤的发病有关，中枢神经系统恶性淋巴瘤患者中有60%～85%是艾滋病或器官移植的患者，女性激素可能与某些肿瘤（如脑膜瘤）的发生和发展有关。某些脑肿瘤的发生具有家族背景或遗传因素（如神经纤维瘤病Ⅰ和Ⅱ型、结节性硬化、Li-Fraumeni综合征、Cowden综合征、vonHippel-Lindau病、TurCot综合征和Gorlin综合征）。

三、临床诊断

（一）症状与体征

胶质瘤的临床表现与其发生部位、病理类型、良性与恶性、原发和继发、年龄和个体差异等有关，基本可归纳为颅内压增高症状和局部症状。

1.颅内压增高症状

（1）头痛：为颅内压增高或肿瘤直接压迫脑膜、血管及神经受到刺激牵拉所致，见于大多数患者，为早期症状，可随肿瘤的发展而加重。

（2）呕吐：多由颅内压增高刺激延髓呕吐中枢或迷走神经受到牵拉引起。头痛严重时可并发呕吐，并呈喷射状。小儿后颅窝肿瘤出现呕吐较早，且频繁，易误诊为肠胃疾患。

（3）视觉障碍：包括视力、视野和眼底的改变。由于视神经盘水肿，或肿瘤直接压迫视神经，日久皆可致视神经萎缩，造成视力减退甚至失明。视神经盘水肿系颅内压增高、视神经周围淋巴鞘内淋巴回流受限以及眼静脉压增高，静脉瘀血所致。此外，还可有头晕、复视、精神症状、癫痫发作、颈项强直、角膜反射减退及呼吸和血压等生命体征的改变。

2.病变定位症状

定位症状亦称局部症状。由于肿瘤的部位不同，其产生的局部症状亦异。临床可根据症状表现，结合其他检查判断肿瘤的位置。其中最重要的病灶症状是肿瘤直接压迫、刺激或破坏脑组织或颅神经引起的，具有定位价值，尤其以发病初期出现的症状最有诊断意义，包括中枢性面瘫、偏瘫、精神症状、感觉障碍、运动障碍、平衡失调、癫痫等。

（二）实验室检查

垂体瘤可引起内分泌异常，包括促绒毛膜性腺激素（HCG）、血清泌乳素（PRL）、生长激素（GH）及促肾上腺皮质激素（ACTH）的异常。

（三）脑瘤的影像学诊断

1.X线头颅平片

根据病史和典型的定位症状，90%以上颅内肿瘤可做出临床诊断。颅内压增高的患者可出现颅骨骨缝增宽。

2.头部CT

CT可显示颅内单个或多个占位性病变，病变处密度增高，病变周围可见水肿带，并可了解肿瘤有无坏死及囊性变。

3.头部磁共振成像（MRI）

MRI对后颅窝病变和小肿瘤的检出率比CT高，并可从矢状面显示肿瘤与血管及周围重要结构的关系，对立体放疗有重要的参考价值。

（四）脑瘤组织学分类

胶质细胞瘤中最常见的为星形细胞瘤，约占40%。其他如少突胶质瘤、室管膜瘤等。见表8-1[3]。

表8-1　WHO原发中枢神经系统肿瘤分类[3]

神经上皮肿瘤	非神经上皮肿瘤
1.星形细胞肿瘤，包括胶质母细胞瘤、胶质肉瘤	1.神经元和混合性神经元神经胶质瘤，主要是神经节瘤
2.少突胶质细胞瘤	2.松果体肿瘤
3.少突星形细胞瘤	3.胚胎类肿瘤
4.室管膜肿瘤	4.颅脑和脊神经肿瘤
5.脉络丛肿瘤	5.脑（脊）膜肿瘤，包括恶性黑色素瘤
6.其他神经上皮类肿瘤	6.淋巴瘤和造血系统肿瘤
	7.生殖细胞肿瘤

（五）脑瘤病理分级与分期

1.脑瘤病理分级

脑肿瘤组织病理分级（G）主要用于星形细胞肿瘤（通常简称为"星形细胞瘤"），对其他脑肿瘤分级的可靠性尚在观察和总结中。

Ⅰ级：生长缓慢，手术切除后预后较好或可治愈。毛细胞星形细胞瘤（pilocytic astrocytoma，PA）、室管膜下巨细胞星形细胞瘤是其代表。

Ⅱ级：增殖活性低，生长缓慢但常会复发，主要有弥漫性星形细胞瘤（diffuse astrocytoma，DA），包括纤维型、原浆型、肥胖细胞型，少见的还有少突胶质细胞瘤、混合性少突星形细胞瘤、多形性黄色瘤星形细胞瘤。

Ⅲ级：核异型及有丝分裂活跃等组织细胞学的恶性表现明显，中位生存期为2～5年。间变性星形细胞瘤（anaplastic astrocytoma，AA）和间变性少突胶质细胞瘤是其代表。

Ⅳ级：有丝分裂活跃，进展迅速，肿瘤浸润性生长并易于坏死，可发生脑脊髓播散，中位生存期为12～15个月。属于这一级别的常见的有胶质母细胞瘤或称为多形性胶质母细胞瘤（glioblastoma multiform，GBM），少见的有巨细胞型胶质母细胞肿瘤、大多数胚胎类肿瘤和肉瘤。

Ⅰ级、Ⅱ级定义为低级别脑肿瘤，Ⅲ级、Ⅳ级为高级别脑肿瘤，NCCN（National Comprehensive Cancer Network，美国综合癌症网）也据此推荐治疗方案。需要特别指出，以往的文献常称Ⅲ级、Ⅳ级肿瘤为恶性胶质瘤，这很容易引起概念上的混乱。根据最新的WHO分类，星形细胞肿瘤包括胶质瘤和胶质肉瘤，而胶质瘤却可源于少突胶质细胞和星形细胞，星形细胞肿瘤、少突胶质细胞肿瘤和少突星形细胞瘤三者是互相独立的肿瘤。更重要的是，低级别的Ⅰ级、Ⅱ级星形细胞瘤均有恶性潜能，复发后均可转化为高级别的Ⅲ级和Ⅳ级肿瘤，不能简单地认为是良性脑肿瘤，只是Ⅱ级的恶性潜能远大于Ⅰ级。

2.脑瘤病理分期

与许多肿瘤不同，脑肿瘤T（原发肿瘤）分期与部位有关，T_1、T_2在幕上肿瘤以5cm作为分界，幕下则以3cm为界，因为幕下肿瘤手术更为困难；G对分期的影响大于T。N（淋巴结）则没有其位置。具体见表8-2。

表8-2　脑肿瘤分期

分期	G	T	M		T、M的定义
ⅠA	G_1	T_1	M_0	幕上肿瘤	T_1 肿瘤＜5cm，限于一侧
ⅠB	G_1	$T_{2\sim3}$	M_0		T_2 肿瘤≥5cm，限于一侧
ⅡA	G_2	T_1	M_0	幕下肿瘤	T_1 肿瘤＜3cm，限于一侧
ⅡB	G_2	$T_{2\sim3}$	M_0		T_2 肿瘤＞3cm，限于一侧
ⅢA	G_3	T_1	M_0	幕上及幕下肿瘤	T_3 侵及脑室系统
ⅢB	G_3	$T_{2\sim3}$	M_0		T_4 超越中线至对侧半球或侵至幕下
Ⅳ	$G_{1\sim3}$	T	M_0		
Ⅳ	任何G	任何T	M_1		

四、治疗

（一）中医治疗

1.脑瘤的病证特点

脑瘤的病证特点应从两个方面分析：

肿瘤方面，肿瘤肆意滋长，扎寨营垒，与痰瘀胶结成块，或毒盛浸延，转移他处。

对人体而言，有虚实两个方面。虚者，气虚、阳虚、阴虚、血虚；实者乃肿瘤阻滞脏腑气血运行，致人体气滞、血瘀、水阻、痰结、毒邪犯于上，扰乱神窍，风动痰扰。

其病位在脑，其脏在肾，主要涉及肝、脾。脑为诸阳之会，有余不足，皆能影响全身。毒结日久可致五脏失调，气血衰败，阴阳失衡，化火生寒皆可有之。本病属本虚标实，证候多为寒热错杂、虚实并见。

2.脑瘤治则治法

总体而言，脑瘤治疗当遵从综合治疗的原则，中西医并重。中医对脑瘤的治疗原则：对肿瘤为祛毒抗邪；对人体为扶正培本，纠正脏腑气血失调。具体治法：治肿瘤当以寒热之剂扫荡之，以平性之剂抑杀之，辅之以消痰软坚、祛瘀散结之药；调人体则虚则补之，实者调之。气虚者益气，血不足者补血，阴虚者滋其阴，阳亏虚者温其阳，气滞者理气，血瘀者活血，水阻者利水祛湿，痰浊上蒙动风者化痰息风。并配合清利透达之剂，使药物归经入脑，顺利通过血脑屏障，沿经络直达病灶，药入有门，病有出路。

3.脑瘤辨肿瘤临床常用药物选择

综合目前研究成果，单味药或复方治疗脑瘤的作用机制主要有：影响肿瘤细胞周期；抑制癌发生相关基因的表达；抑制肿瘤血管生长；诱导肿瘤细胞分化；调节肿瘤细胞信号转导；抑制端粒酶活性和细胞毒；调节机体免疫功能等作用[4]，以达到抑制细胞增殖，或诱导细胞凋亡作用。脑瘤辨肿瘤论治可根据临床经验及现代药理，合理选择以下药物：

（1）温热药：金剪刀草，乌梢蛇，苍耳（有小毒）砒霜（有毒），蟾酥（有毒），威灵仙，天仙子，美登木。

（2）寒凉药：鸦胆子，苦参，白花蛇舌草，半枝莲，蚤休（有小毒），白头翁，鬼箭羽，贯众，长春花，龙葵（有小毒），喜树（有毒），雷公藤（大毒），马钱子（大毒）。

（3）平性药：半边莲，仙鹤草，肿节风，狼毒（有大毒），三尖杉，紫杉，罂粟（有毒）。

（4）消痰软坚药：半夏（有毒），石菖蒲，蛇六谷（有毒），僵蚕，全蝎（有毒），蜈蚣（有毒），天南星（有毒），山慈菇（有小毒），黄药子（有小毒），徐长卿，白芷，土贝母。

（5）祛瘀散结药：莪术，石见穿，地龙，姜黄，乳香，水红花子，麝香，茜草，番红花。

4.脑瘤辨人体临床常用药物选择

（1）补气药　人参，黄芪，太子参，红景天，茯苓，黄精。

（2）补阳药　附子（有毒），淫羊藿，巴戟天，杜仲。

（3）补阴药　地黄，石斛，山茱萸。

（4）补血药　何首乌。

（5）理气药　合欢皮，柴胡，大腹皮。

（6）化痰息风药　天麻，钩藤，陈皮，远志，白附子（有毒），龙骨，海螵蛸，九香虫，辛夷。

（7）活血止痛药　川芎，赤芍，狗脊，丹参，桃仁，土鳖虫。

（8）利水祛湿药　猪苓，泽泻，商陆（有毒），花椒，土茯苓。

（9）清利透达、镇静药　薄荷，冰片，牛黄，葛根，荆芥，防风，黄芩，珍珠母，蝉蜕，青蒿，夏枯草，野菊花，知母。

5.脑瘤辨证型论治

（1）冯英楠等[4]综合近年的相关文献和临床报道，归纳胶质瘤的中医治疗主要分痰、湿、气、血、肝、肾等方面，其主要的辨证分型及治疗复方如下所述。①痰湿内阻型：郭文灿以头痛如裹、胸脘满闷为主要表现，治以化痰清脑汤[5]；钱伯文以头晕头痛、肢体麻木为主要表现，治以温胆汤、导痰汤、指迷茯苓丸等加减[6]；杨炳奎以头痛昏蒙，恶心、呕吐痰涎，或伴有喉中痰鸣、身重肢倦、纳呆食少、舌淡胖、苔白腻为辨证要点，治以夏枯草膏（《丸散丹膏集成》）合涤痰汤[7]；孙桂芝治以半夏白术天麻汤合涤痰汤加减[8]。②肝风内动型：郭文灿以眩晕耳鸣、抽搐震颤为主症，治以平肝清脑汤[5]；钱伯文以抽搐震颤、半身不遂为主症，治以镇肝息风汤、羚羊钩藤汤、天麻钩藤饮等加减[6]；孙桂芝治以镇肝息风汤合羚羊钩藤汤加减[8]。③气滞血瘀型：郭文灿以头痛如刺、固定不移为主要症状，治以活血清脑汤[5]；钱伯文以头痛头胀、面色晦暗为主要症状，治以血府逐瘀汤、补阳还五汤等加减[6]；杨炳奎以头痛剧烈呈持续性或阵发性加剧、痛有定处、固定不移、面色晦暗、肢体偏瘫、大便干、舌质紫暗或有瘀点瘀斑、舌底脉络色紫增粗或迂曲为主症，治以自拟脑瘤饮加减[7]。④肝肾阴虚型：郭文灿以头痛绵绵、眩晕虚烦为主症，治以杞菊地黄汤加减治疗[5]；钱伯文以头痛头昏、两目干涩为主症，治以杞菊地黄丸、一贯煎加减[6]；杨炳奎以头痛隐隐、时作时止、耳鸣眩晕、视物不清、肢体麻木、大便偏干、小便短赤、舌质红、少苔、脉细为辨证要点，治以杞菊地黄丸加减[7]。

（2）李佩文在临床上将脑瘤分为5种基本类型。①肝阳上亢型：临床症状见面赤头晕，头痛剧烈，烦闷躁扰，恶心、呕吐，口干、口苦，肢体抽搐，行走不稳，尿赤、便秘等，舌红、苔黄或黄腻，脉弦或滑。治以平肝潜阳息风，处方主要用天麻钩藤饮合镇肝息风汤加减，重用天麻、石决明、钩藤、沙苑子、龙骨、牡蛎、菊花等平肝潜阳药物。其中天麻尤为有效，但目前野生者极少，多为人工栽培，效力有限。所以李佩文主张天麻临床用量宜大，通常的3～10g已经不起作用，建议用15～20g。②痰热上扰型：临床症状见神志昏蒙，头晕头重，喉中痰鸣，痰多色黄，恶心、呕吐，舌强失语等，舌红、苔黄厚腻，脉滑。治以清热化痰开窍，处方以温胆汤合涤痰汤加减，药用胆南星、海浮石、青礞石、白附子、半夏、海藻、牡蛎、石菖蒲等化痰软坚散结药物。③瘀血内阻型：临床症状见头痛如裂，口角歪斜，舌强不能语，四肢运动不利或肢体不遂，舌淡紫有瘀斑，苔白，脉涩。治以活血化瘀通窍，处方以通窍活血汤合补阳还五汤加减，重用桃仁、莪术、赤芍、川芎、泽兰、延胡索、全蝎、蜈蚣等活血化瘀之品。④气血双亏型：临床症状见神疲乏力，面色㿠白，头晕头重，眩晕耳鸣，四肢无力，恶心、呕吐等，舌质淡，苔白，脉细弱。治以益气补血，处方以八珍汤加减，药用生黄芪、太子参、茯苓、白术、当归、生地黄、川芎、白芍等益气养血之药外，还应加用黄精、桑椹、益智仁、龟甲、鹿角胶等益肾填精、血肉有情之品。⑤肝肾阴亏型：临床症状见头晕目眩，健忘，耳鸣，心悸失眠，盗汗，腰膝酸软，舌红，少苔，脉细。治以补肾填精，清肝养阴，处方以左归丸合一贯煎加减，药用熟地黄、山茱萸、川牛膝、知母、沙参、枸杞子、墨旱莲、女贞子等滋补肝肾药。虽然证型分为5种，但临证上李佩文并不单独拘泥于某一种。由于癌瘤是多种致病因素、多种病理产物相互胶结、共同作用的结果，在一个脑瘤患者身上可能几种致病因素共存，合而为病，只是轻重不同。如肝肾虚于下，痰热扰于上；既有风痰，又挟瘀毒；久病气血双亏，同时痰湿内扰等。用药则祛风、化痰、行瘀、解毒、补虚并用，既根据主证有主方主药，又辅以次药、佐药，集数法于一方，综合调治。而辨证中尤其重视肝风的作用，故遣方用药时重用祛风通络药物，如天麻、白蒺藜、钩藤等几乎每方必用[9]。

（3）王晞星[10]临床辨治脑肿瘤常分四个证型。①痰蒙清窍型。症状：头晕、昏蒙、痰多、泛恶、口苦、耳聋、心烦、寐差、大便干结，舌红苔黄厚，脉弦滑。治法：清热化痰开窍。方药：温胆汤加减。竹茹10g，枳实10g，陈皮10g，茯苓15g，半夏10g，石菖蒲30g，远志15g，胆南星30g，天竺黄10g，山慈菇20g，蛇六谷（先煎）15g，甘草6g。②瘀阻脑络型。症状：头痛如锥刺，痛有定处，肢体瘫痪，舌紫暗，苔白或黄，脉细涩。治法：活血通络，化瘀开窍。方药：通窍活血汤加减。川芎30g，桃仁10g，红花10g，赤芍15g，白芷30g，蜈蚣6g，地龙30g，僵蚕30g，水蛭6g，甘草6g。原方中麝香可用白芷代替，加冰片，活血芳香开窍。③气虚下陷型。症状：头晕、头闷不清、肢倦乏力、目昏耳鸣、记忆力差或意识障碍，舌淡红，苔薄黄，脉沉或沉细。治法：益气升阳，化痰开窍。方药：益气聪明汤加减。生黄芪30g，太子参30g，蔓荆子30g，川芎30g，白芍30g，黄柏10g，石菖蒲30g，远志15g，蜈蚣6g，僵蚕15g，山慈菇30g，甘草6g。该方可以升清阳，泻相火，使髓海得以濡养。④肝肾亏虚型。症状：头晕，言语不清，活动障碍，排便不利，口干、眠差、盗汗、目昏，舌红或淡红，苔薄白或苔少，脉沉细。治法：滋补肝肾，化痰开窍。方药：地黄饮子加减。熟地黄10g，山茱萸30g，石斛10g，麦冬15g，五味子10g，石菖蒲15g，远志15g，茯苓10g，肉苁蓉30g，蜈蚣6g，地龙15g，山慈菇30g，甘草6g。脑水肿加泽泻30g，猪苓30g，车前子30g，龙葵30g，祛痰化瘀、通络逐饮；呕吐明显者，加竹茹15g，姜半夏10g，代赭石（先煎）30g等；头痛剧烈者，必用川芎，给予各部位引经药，可加白芷、蔓荆子等，活血通络、祛风止痛。肢体抽搐，语言不利，由痰瘀阻络所致，加天麻10g，钩藤30g，祛风宣窍、除痰通络；石菖蒲30g，郁金30g，天竺黄10g，开心窍、开脑窍；严重者加全蝎3g，蜈蚣2条，僵蚕30g等虫类药物，以豁痰开窍、化瘀通络、息风止痉。肢体偏瘫，属风痰阻络者，用半夏白术天麻汤；属气虚血瘀者，用补阳还五汤，酌加活血通络之品，如地龙30g，鸡血藤30g，桑枝30g等。

6.验方汇编

（1）常用药对

- 全蝎5g，蜈蚣1条：解毒软坚散结，息风解痉，镇静通络。
- 生龙骨15g，生牡蛎15g：软坚散结。
- 川贝母10g，浙贝母10g：化痰软坚，清上焦痰浊。
- 远志6g，石菖蒲10g：开窍醒脑。

以上对药与升麻3g，柴胡6g同用，意在引清阳上行，使诸药直达病所[11]。

（2）单验方

- 益肾豁痰汤：熟地黄、肉苁蓉、炙龟板（先煎）各24g，山茱萸、黄精、郁金各15g，白蒺藜、僵蚕、天麻各12g；黄芪、石菖蒲、制胆南星、红花各10g。每日1剂，水煎服。肾阳虚加淫羊藿10～15g，菟丝子12g；阴虚有热，去制南胆星，加黄柏、黄连各5～10g，知母12g；痰湿明显，去肉苁蓉，加半夏、陈皮各10g，佩兰5～10g。
- 健脑散：红参15g，土鳖虫、当归、三七、枸杞子各21g，制马钱子、川芎各15g，地龙、制乳没、全蝎各12g，紫河车、鸡内金各10g，血竭、甘草各9g。研极细末，装入胶囊，每服4～5g，早晚白开水冲服。
- 核桃枝煮鸡蛋：核桃枝250g，鸡蛋10个。将核桃枝与鸡蛋一同煎煮，蛋熟后将蛋壳捣破，使汤汁进入蛋白，如同煮茶叶蛋一样，服食鸡蛋与汤汁，每日吃鸡蛋2～3个，汤汁可续煮鸡蛋，至无药汁时弃之，需长期服用。
- 消瘀化痰汤：丹参、葛根、昆布、海藻、夏枯草、白芷各15g，川芎、桃仁各12g，生牡蛎、天葵子各30g。许秀菊[12]自拟上方治疗脑垂体瘤4例，生存5～10年，疗效满意。
- 化瘤汤：当归尾、赤芍、红花、桃仁、水蛭各10g，丹参20g，半边莲、白花蛇舌草各30g。周容华[13]以息风化痰为主，自拟上方临床加减全蝎、僵蚕、蜈蚣、天麻、钩藤、川贝母、鸡血藤等共治5例脑血管瘤，有一定的效果。
- 解毒化瘀汤：僵蚕、莪术、三七（研末冲服）、鸡血藤各10g，全蝎3g，石决明、半枝莲、白花蛇舌草各30g，谷精草25g，夏枯草、半夏、天麻、蚤休、枸杞子各15g。李兴让[14]以解毒化瘀法为主，自拟上方治疗一名脑瘤患者，服30剂后原方稍加减，连服120剂，2年后CT复查，肿瘤消失，恢复正常工作。
- 益脑化瘤汤：全蝎5g，龙胆草6g，半夏、菊花、白术、赭石、龟甲胶、何首乌各10g，龙骨、牡蛎、女贞子各15g，生地黄、麦冬、枸杞子、山茱萸、当归、黄芪各20g。徐伯平[15]以滋阴补肾养肝为主，自拟上方加减治疗脑胶质瘤术后复发、转移，效可。

● 脑瘤汤：组成为白附子、牵牛子、白芷、白术、石菖蒲、赤芍、牡丹皮各10g，川芎、莪术、郁金、僵蚕、壁虎各15g，蜈蚣3条，全蝎5g，黄芪50g，谷芽、鳖甲、麦芽各20g，薏苡仁30g，大黄、桂枝、炮姜各6g。胡淑霞等[16]使用上方治疗脑胶质瘤患者103例，研究结果提示治疗组复发时间延长，复发率明显减少，生存率明显提高。

● 涤痰化瘀通窍汤：石菖蒲10g，郁金10g，半夏12g，胆南星9g，川芎12g，桃仁泥10g，红花6g，全蝎6g，泽泻15g，川牛膝12g，瓜蒌30g，山慈菇12g，白花蛇舌草30g，大黄6g。王黎军等[17]自拟上方治疗脑部肿瘤34例，临床治愈7例，占20.5%；显效13例，占38.2%；稳定10例，占29.4%；无效4例，占11.9%。

● 胶质瘤方：当归20g，川芎15g，红花12g，石菖蒲10g，石决明15g，穿山甲20g，郁金15g，分心木12g，猪苓15g，莪术15g，白芷6g，威灵仙12g，三棱15g，蜂房15g，甘草6g。祛痰通络、活血化瘀、醒脑开窍、利水消肿。颅内压高、头痛剧者可加薏苡仁、泽泻、车前子以利水消肿、渗利水湿；伴颈强症状者，可加葛根；伴双下肢无力或轻偏瘫等症状者，可加黄芪、杜仲；伴恶心、呕吐等症状者，可加黄连、吴茱萸。孟捷[18]以上述自制方为主加减治疗10例本病患者，2例晚期患者存活期超过5年。

● 慈桃丸：慈桃丸是张代钊和孙桂芝用于治疗脑瘤的经验方。以山慈菇为君，抗癌祛毒；以核桃仁为臣，益肾生髓。再按他们多年的临证经验，在此方根上进行加味，即加味慈桃丸。张代钊[19]加味慈桃丸基础配伍：山慈菇250g，核桃仁250g，鳖甲60g，海马30g，莪术30g，薏苡仁100g，鸡内金100g，鸦胆子3g。上药共为细末，水泛为丸，早晚各服9g。孙桂芝[19]加味慈桃丸基础配伍：山慈菇9g，生熟地黄各10g，山茱萸10g，山药30g，牡丹皮10g，土茯苓30g，泽泻10g，天麻10g，菊花10g，全蝎5g，蜈蚣2条，小白花蛇1条等，与六味地黄丸同煎。水煎服，两日一剂，每次服药时，另自备连壳核桃仁一枚，将其烘焙至微黄色，待油脂溢出时，去皮壳与汤药同服。

（3）李东涛脑瘤验方举例 - 加味慈桃散

山慈菇100g，生黄芪200g，天麻100g，三七粉100g，何首乌100g，蜈蚣30g，地龙100g，炮穿山甲50g，九香虫50g，白芥子60g，胆南星60g，莪术60g，女贞子60g，桑椹100g，鸡内金100g，水红花子45g，核桃仁200g，生薏苡仁60g，灵芝孢子粉100g，全蝎60g，麝香3g，冰片10g，珍珠粉60g，罂粟壳40g。上药一剂，打成细粉，水泛为丸，每次3g，一日3次。

7. 脑瘤常用中成药

● 牛黄醒消丸：由牛黄、麝香、制乳香、制没药、雄黄组成，具有清热解毒、散结消肿止痛的作用。用于痈疽发背、瘰疬流注，乳痈乳岩，无名肿毒。每瓶装3g。用温黄酒或温开水送服，一次3g，一日1～2次；患在上部，临睡前服；患在下部，空腹时服。

● 榄香烯乳注射液：β-榄香烯，并有少量的γ、δ-榄香烯。适应证：本品合并放疗、化疗对肺癌、肝癌、鼻咽癌、骨转移癌、脑瘤等恶性肿瘤能增强疗效，降低毒副作用；同时可以用于介入、腔内以及癌性胸腹水的治疗。用法用量：静脉注射，一次400～600mg（4～6支），溶入5%葡萄糖注射液400～500ml或10%脂肪乳注射液中静脉滴注，每日一次。连用2～3周为一个周期。规格：20ml ： 100mg。

● 鸦胆子油口服乳液[20]：鸦胆子油乳是从中药鸦胆子中提取，以精制大豆磷脂为乳化剂制成。一支10ml，口服，一次20ml，一日2～3次，一个月为1个疗程。鸦胆子油乳注射液：一支10ml，静脉注射，一日1次，一次10～30ml，一个月为1个疗程，使用时加生理盐水250ml，稀释后立即使用。

8.其他疗法

（1）外治法

① 外敷方：生天南星20g，白芷、防风各50g，蜂房30g。共为细末，分2次，猪胆汁调和，敷于囟门及头顶部，以纱布包扎，干者可洒醋少许，3～4天换一次。4～8个月为1个疗程。

② 外敷药、吸剂、药枕合用法[19]：用金剪刀、鲜仙人掌，不拘量，洗净，捣烂，敷于肿瘤部位，药厚2cm，每天取下换鲜，敷处起泡灼痛。吸剂：用炒苍耳子、远志、石菖蒲、白蚤休各60g，白花蛇舌草、蛇六谷、夏枯草各100g，冰片20g，加水适量，小火煮沸约10分钟，将药液装入两个杯子中，放在患者头部两侧，使其自然吸入药气。药枕：用白蚤休、浙贝母、黄药子、蒲公英、莪术各100g，研末，用布袋装作枕头，另用冰片100g，麝香1g，研均制成小药袋，一并放入药枕中，令患者枕头部；蜈蚣散（蜈蚣、冰片）制成细面和匀备用，头痛剧烈由鼻孔吸入少许药面。

（2）针灸疗法

针刺治疗多选百会、头维、内关、合谷、风府、足三里、三阴交、太冲、阳陵泉等，每次选主穴2～3个，配穴3～4个，多采用平补平泻手法。三棱针：用三棱针点刺十二井穴，可通调十二经脉，对防止病情恶化、加重有一定的治疗作用[21]。

9.并发症处理

（1）颅内压增高

肿瘤引起的颅内高压往往为慢性，即随肿瘤的性质、大小、生长速度和部位，逐渐出现典型的高颅压"三症"：头痛、呕吐、视神经盘水肿。西医通常采用地塞米松、甘露醇、手术、放疗、化疗等，若同时配合中医中药治疗可望提高疗效。中医认为，久病多虚多痰多瘀，痰蒙清窍，瘀阻经络而致清阳不升。治疗多从痰瘀着手，常选用菖蒲郁金汤、通窍活血汤等。上海市龙华医院徐振晔喜用生天南星、蜈蚣、壁虎、天葵子等，常收到意想不到的效果。周红等[22]报道，采用醒脑开窍中成药配合西医治疗颅内高压症：醒脑静脉注射液、清开灵注射液静脉滴注，安宫牛黄丸、安脑丸、通腑醒神胶囊口服或鼻饲，有一定的效果。

（2）癫痫

杜秋燕[23]采用综合疗法治疗癫痫，有一定的效果。药物组成：竹沥30g，胆南星6g，石菖蒲10g，半夏10g，天麻10g，全蝎5g，僵蚕10g，琥珀3g，辰砂1g，茯苓15g，远志15g。发作时作为汤剂，每日1剂连服1周。后将上药研细末蜜丸9g重，一日2次，每次1丸，服用1个月。对于日间发作，体质较强，面色红润，颧赤，口唇干燥，舌质红，苔黄腻，脉弦滑而数者，治以息肝风，清肝热。药物组成：龙胆草15g，黄芪15g，栀子20g，半夏20g，陈皮20g，胆南星20g，石菖蒲15g，汤剂，一日1剂，连服10日，并配癫痫丸内服。癫痫丸方药：皂矾500g（炒红色），鱼鳔500g，朱砂20g，上药共为极细末，蜂蜜为丸，每丸5g。成人每次1丸，每日2次，小儿减半（注：服癫痫丸后大便色黑）。治疗结果：本组69例，总有效率为97.1%。

10.脑癌中医名家经验

（1）周岱翰治疗脑瘤经验

周岱翰治疗脑瘤，每用非常之法，选非常之药，并认为脑瘤中的痰为"老痰、顽痰"，非搜风通络之虫类药难以引药入脑，以自拟清空涤痰饮（由龟甲胶、紫河车、蜈蚣、全蝎、地龙、生半夏、生天南星、浙贝母、薏苡仁、钩藤、蒺藜、甘草等组成）加减，取得较好的疗效。

案例：邓某，男，45岁，2007年5月初诊。病史：脑部胶质瘤术后复发5个月。CT检查示：左颞枕部巨大胶质瘤7cm×8cm、6cm×5cm，瘤内液化、脑实质水肿，伴频发头痛、抽搐、呕吐，记忆力减退，舌质瘀暗，苔白，脉弦滑。证属肝肾阴虚，痰瘀互结，治宜搜风痰，散瘀结，补脾肾。处方：龟板胶（烊）、钩藤、蒺藜、石菖蒲各15g，蜈蚣3条，地龙10g，生半夏、紫河车、生天南星各12g，浙贝母、薏苡仁各30g，全蝎、甘草各6g。每天1剂，水煎服。加减服药3周后，自觉症状明显好转，坚持治疗半年症状消失，恢复工作，至今已存活近3年[24]。

（2）钱伯文治疗脑瘤经验

钱伯文认为，颅内肿瘤与痰湿内阻、肝风内动、气血郁结、肝肾不足有关，治疗首选化痰开郁、消肿软坚之品，如半夏、天南星、昆布、海藻、牡蛎、浙贝母、冰球子、黄药子、白芥子、僵蚕、石菖蒲、远志等，可配合行气活血的三棱、莪术、丹参、当归、川芎、赤芍、水红花子。至于使用补益肝肾药，要考虑到本病痰浊较重的特点，可选平补肝肾、补而不腻之品，如鲜生地黄、白芍、山茱萸、绿豆衣、女贞子、杜仲、桑寄生等。从分型治疗来看，他将脑瘤分5型：痰湿内阻型、肝胆实热型、肝肾阴虚型、气血郁结型、肝风内动型，并分别予以温胆汤、导痰汤、指迷茯苓汤、龙胆泻肝汤、杞菊地黄丸/一贯煎、血腑逐瘀汤/补阳还五汤、镇肝息风汤/羚角钩藤汤/天麻钩藤饮等加减而治之。曾治疗213例脑瘤患者，3年生存率为34.9%，生存4年以上者22例，生存5年以上者19例，取得了较好的疗效[6]。

（3）李佩文治疗脑瘤经验

总结李佩文治疗脑瘤经验如下：①病机重视"风"与"痰"，认为脑瘤病位不仅在脑，更要关注于肝，而"痰"亦需重视；②临证辨证分为5型，肝阳上亢型、痰热上扰型、瘀血内阻型、肝肾阴亏型、气血亏虚型；③以辨病作为有力的补充。在辨证基础上加用一些具有抗肿瘤作用的中药。以毒攻毒药，如蟾酥、斑蝥、蜈蚣、全蝎等；清热解毒药，如半枝莲、半边莲、白花蛇舌草、土茯苓等；活血化瘀药，如莪术、乳香、没药、延胡索、穿山甲、丹参等；化痰散结药，如半夏、天南星、浙贝母、海藻、牡蛎、鳖甲等；引经入脑药物，如川芎、藁本、桔梗、柴胡等；虫类擅动，走窜入窍，可以增强疗效，如地龙、全蝎、蜈蚣、僵蚕、水蛭等；清利头目药，如蔓荆子、菊花、郁金、菖蒲等；还包括一些重镇安神药，如石决明、青礞石、珍珠母等。随症加减用药：头痛明显者加用蜈蚣、全蝎、蔓荆子、菊花、川芎、藁本、羌活等；若头痛因脑水肿引起者，或头痛虽不明显，但脑水肿严重者，加用茯苓、猪苓、生薏苡仁、车前子、泽泻等淡渗利水药；恶心、呕吐剧烈者加用姜半夏、竹茹、代赭石、陈皮等；高热神昏者加用水牛角、黄芩、石膏、知母、郁金、石菖蒲，或灌服安宫牛黄丸等药物；下肢无力者加用牛膝、木瓜、独活、杜仲、鸡血藤等；失眠烦躁者加用酸枣仁、柏子仁、珍珠母、合欢皮、龙骨、牡蛎等；半身不遂者加黄芪、川芎、桃仁、红花、姜黄、络石藤等；便秘加用大黄、肉苁蓉、草决明、番泻叶、麻仁等。

病案举例：患者，男，64岁。于2009年6月发现颅内占位，外院行手术治疗，术后病理为："脑胶质细胞瘤Ⅱ～Ⅲ级"。2009年11月复查脑MRI见颅内2个病灶，考虑为脑胶质瘤术后复发。当地医院行γ-刀放疗后，于2009年12月11日至李佩文处求治。症见乏力明显，头晕头痛，右侧上、下肢活动不利，记忆力差，语言不完整，便秘。脑MRI见大片水肿。舌淡红，苔黄腻，脉细滑。诊为脑疽，证属痰湿内阻，上蒙清窍；治宜祛风健脾利湿，通络清窍散结。处方：蔓荆子10g，钩藤15g，天麻15g，川芎10g，藁本10g，党参10g，茯苓

10g，莱菔子10g，石菖蒲10g，苏子10g，木瓜15g，牛膝15g，苏木10g，络石藤10g，柏子仁10g，野菊花10g，白花蛇舌草20g。14剂。每日1剂，水煎至150～200mL，早晚分服。2009年12月31日二诊：患者诉乏力明显好转，言语流利，右侧肢体肌力较前恢复，但呕吐明显。上方去络石藤、木瓜；加入清半夏10g，玫瑰花10g，增强燥湿行气之功。药后患者呕吐好转，病情稳定。至2010年2月再来复诊时，查脑MRI见颅内肿物缩小，水肿消失，但患者反应稍迟钝，考虑与射线损伤有关。嘱继续服用化痰散结开窍中药巩固疗效，基本方：党参20g，黄芪15g，蔓荆子10g，川芎10g，全瓜蒌20g，半夏10g，茯苓15g，玫瑰花10g，紫苏子10g，郁金10g，石菖蒲10g，柏子仁10g，全蝎粉3g，石见穿10g，半枝莲10g，白花蛇舌草15g。每日1剂，水煎至150～200ml，早晚分服。患者目前仍健在，颅内病灶未增大，生活能够自理，在门诊继续中药治疗[9]。

（4）刘伟胜治疗脑瘤经验

刘伟胜在治疗脑瘤采用"病在上取之下"原则，以补肾填精益髓，扶正祛邪，常用药物有桑椹、菟丝子、益智仁、女贞子、补骨脂、淫羊藿、续断、龟甲、枸杞子、山茱萸等。同时，根据病情特征，注意通下泻上以祛邪毒，使上焦之癌毒邪热有出路，因此常在中药汤剂中配用大承气汤。如患者出现恶心、呕吐、头痛等脑水肿、颅内高压症状，常选用泽泻、白术、牛膝、益母草、猪苓、冬瓜皮等活血利水药物以减轻脑水肿；对肿瘤压迫导致的颅内高压急症，主张以大承气汤联合西药脱水剂，在第一时间减轻脑水肿，以改善患者的生活质量，增强患者的信心。此外，他还提出根据肿瘤类型而用药。原发性颅内恶性肿瘤常选用七叶一枝花、生半夏、生天南星、石上柏、海藻、蛇六谷、生牡蛎、苍耳子等；脑动脉瘤加川芎、白芍等；脑静脉瘤加升麻、金银花等；脑垂体瘤加花椒；脑胶质瘤加薏苡仁、制附片等；脑膜瘤加玳瑁粉、煅石决明等。颅内肿瘤属于肺转移者加浙贝母、蜈蚣、全蝎、夏枯草、半枝莲、麦冬、天冬、天南星等；属肝转移者加半枝莲、郁金、八月札、白花蛇舌草、莪术、水蛭、穿山甲、龟甲、鳖甲等。善用虫类药是刘伟胜的另一用药特点。针对颅内肿瘤所导致的风痰上扰症，常使用天麻、钩藤、代赭石等平肝息风药物，配伍全蝎、蜈蚣、僵蚕、蝉蜕、壁虎等。

（5）周仲瑛治疗脑瘤经验

周仲瑛治疗颅内肿瘤立足于辨证，证同治亦同，证变治亦变。他常用的药物如下：化痰软坚散结用制天南星、白附子、夏枯草、法半夏、海藻、牡蛎等，或配以远志、石菖蒲化痰开窍；瘀阻脑络用泽兰、土鳖虫、川芎、制大黄、炮穿山甲、失笑散、桃仁等活血消瘀；热毒内盛用龙胆草、山慈菇、漏芦、白毛夏枯草、白花蛇舌草、猫爪草等清热解毒；风邪较盛，或以石决明、野菊花、天麻、钩藤、沙苑子等育阴潜阳息风，或以蜈蚣、全蝎、僵蚕等虫类药搜风走窜，通行经络；气阴不足加太子参、黄芪、羊乳、党参、麦冬、天花粉、天冬、玄参、南沙参、北沙参等益气养阴；偏于肝肾虚损以枸杞子、石斛、鳖甲、生地黄、熟地黄、知母、女贞子、墨旱莲等滋补肝肾，固充下元。

案例：脑胶质瘤案

王某，女，66岁。2006年10月6日初诊。患者今年6月突发头痛，于某医院查MRI提示："脑中有积液，占位"，进一步检查结果为"脑胶质瘤，多发性占位"。肢体常有抽搐发作，半身活动不遂，曾先后住院2次，因不适合手术，只能采用抗癫痫及脱水等对症治疗，曾服用过泼尼松，疗效不著，遂来求治。刻诊：患者形体肥胖，头昏头痛，视物模糊，左侧手足无力，行走不便，手臂肿胀，有时抖动抽搐，或流涎，尿量多，大便难但质不干，舌质红，舌苔黄薄腻，脉细。辨证属风痰瘀阻，清阳失用。治当息风化痰，祛瘀通络，益气升阳。处方：制白附子10g，制僵蚕10g，炙蜈蚣3条，制天南星10g，炮穿山甲10g（先煎），炒牛蒡子30g，泽漆15g，泽兰、泽泻（各）15g，海藻10g，蜂房10g，路路通10g，生黄芪20g，生薏苡仁15g，汉防己15g，鸡血藤15g，山慈菇12g，车前子10g（包），威灵仙15g。7剂。水煎，每日1剂，分2次服。2006年10月13日二诊：左下肢行走较前有力，大便开始通畅，但近来口腔溃疡又作，右下肢浮肿，汗多，舌苔黄、质偏红，脉细滑。原方去制白附子、威灵仙，加白薇15g，天仙藤15g，川石斛10g，改牛蒡子25g。上方加减，服用2个月余，口腔溃疡已愈，手指活动灵活，头昏头疼未作，视物不模糊，时有癫痫样发作，但持续时间逐渐缩短，浮肿减轻，行路稍利，但仍感四肢无力，尤以左侧手足懒动明显，食纳知味，二便正常，舌苔黄薄腻、质暗红，脉细滑。辨证属风痰瘀阻，清阳失用，肝肾亏虚。治当息风化痰，益气升阳，祛瘀通络，补益肝肾。处方：制白附子10g，制天南星12g，炙僵蚕10g，炙全蝎5g，炙蜈蚣3条，炒牛蒡子25g，泽漆15g，蜂房10g，路路通10g，法半夏10g，炒白芥子10g，泽兰、泽泻（各）12g，续断20g，肿节风20g，生黄芪25g，片姜黄10g，炮山甲10g（先煎），石菖蒲10g，煅瓦楞子20g，陈皮6g，葛根20g。上法煎服。此期间又前往医院复查，瘤体约2cm，稍有增大，仍有脑积液，在该院住院期间又出现左侧肢体活动障碍，手臂肿胀明显，双下肢不能行走。再次来周仲瑛处求治，辨证仍以痰瘀上蒙，内风暗动，清阳失用，肝肾下虚为主。以原方加减，另加用复方马钱子胶囊，间断配合西医脱水治疗。服药半年余，意识尚能自主，语言表达清楚，左足可以抬举，左手五指可张开，能搀扶行走，二便正常，复查颅脑CT病灶无扩大，再以针灸治疗善后[25]。

（6）杨炳奎治疗脑瘤经验

案例：患者，某男，44岁。患者于2008年10月因间歇性头痛，反复癫痫发作，经上海长征医院MRI示：右额顶部占位，于11月在长征医院行右额顶部肿瘤切除术。术后病理示：右额少突胶质瘤1～2级。患者术后四肢肌力正常、无头痛等症状。2010年3月患者再次出现头痛，每月癫痫发作2～3次。当月复查头颅CT示：右额顶胶质瘤术后复发。2010年4月再行手术，摘除部分瘤体，术后病理示：右额星形胶质细胞瘤，部分为少突细胞瘤。2010年6月长征医院头颅CT示：右额叶胶质瘤术后复发并有脑膜积液。同年9月头颅CT示：右额叶胶质瘤术后复发灶伴大片水肿。患者2010年12月7日初诊，主诉：癫痫反复发作，头痛，伴恶心、呕吐，纳差，寐差，二便调。舌暗红，质干，中有裂纹，苔白腻，边有齿印，舌底脉络增粗，脉小滑，尺弱。体检：形体适中，皮肤巩膜无黄染，两肺呼吸音清，心率80次/分，四肢肌力Ⅴ级。中医证属肝肾亏虚，痰瘀阻络，毒邪内蕴，治拟活血祛瘀，化痰消积。处方脑瘤饮加减：党参15g，黄芪15g，三棱30g，莪术30g，川芎15g，赤芍30g，水红花子30g，白花蛇舌草30g，生南星12g（先煎2h），夏枯草15g，茯苓30g，浙贝母12g，生薏苡仁30g，熟薏苡仁30g，壁虎4条，全蝎（后下）5g，蜈蚣4条，六味地黄丸（包）12g，旋覆花（包）10g，代赭石（先煎）30g。7剂，每日1剂水煎服，每日2次口服。2010年12月14日二诊：仍由家属搀扶来就诊，头痛稍有减轻，恶心欲呕，胃纳稍有改善，癫痫仍有发作，舌暗红，质干，中有裂纹，苔黄腻，边有齿印，舌底脉络增粗，脉小滑，尺弱。痰湿未完全化除，仍综上方加姜半夏10g，陈皮10g，水蛭6g，夜交藤30g，酸枣仁15g，茯神15g，又服7剂。三诊：患者自行来院就诊，头痛明显减轻，无恶心呕吐，胃纳一般，癫痫发作次数较前减少，持续时间缩短，夜寐改善，舌暗红，中有裂纹，苔白腻，舌底脉络增粗，脉小滑，尺弱。仍宗上方，天南星加至15g，生南星加至15g，水蛭加至10g，继服7剂。四诊，患者头痛偶作，胃纳可，夜寐安，服中药3个月后患者癫痫次数减少，约20日发作1次，且发作症状减轻，中药治疗半年后癫痫症状消失。2011年9月7日长征医院MRI复查示：右额叶胶质瘤术后改变；增强后扫描：脑内未见异常强化灶。随访至今，患者健在，能做家务[26]。

（7）章永红治疗脑瘤经验

总结章永红治疗脑瘤经验如下。①以补为本，顾胃为先：临证每以调补脾胃药物为主，常选用清代汪昂《医方集解》六君子汤（党参、白术、黄芪、山药、茯苓、甘草）加灵芝、黄精，补益脾胃；常选用《金匮要略》橘皮枳实生姜汤（橘皮、枳实、生姜），加砂仁、木香，调理脾胃。②攻补兼施，气阴为要：由于肿瘤患者往往经历手术或放疗、化疗，气阴两伤证多见，临床需顾护气阴。③癌为沉疴，重剂为起：临证黄芪用至100g。④软坚散结，虫类攻坚：多用全蝎、白僵蚕、蜈蚣、土鳖虫、蟾皮、蜂房、九香虫、鳖甲、龟甲、穿山甲、蜣螂、蛇蜕、地龙。⑤常用药对：灵芝+黄精，壁虎+全蝎[27]。

案例：男，76岁，2010年1月13日初诊。患者2009年12月因进行性语言不利伴口角流涎，查头颅增强CT示：脑胶质瘤。后在上海华山医院行手术治疗，证实为胶质瘤Ⅳ级，预计生存期为3个月。术后患者出现头痛、反应迟钝等，复查MR示局部水肿。就诊时：头痛昏重，左侧肢体活动不利，口角流涎，吐字不清，时有恶心，乏力，盗汗，精神差，舌质淡，苔薄腻，脉细滑。西医诊断：脑胶质瘤。辨证属肝肾亏虚，风痰瘀毒痹阻脑窍。治宜滋补肝肾，化痰息风，祛瘀解毒。处方：党参20g，茯苓20g，枸杞子20g，墨旱莲15g，女贞子10g，黄精20g，百合10g，灵芝30g，绞股蓝15g，薏苡仁30g，阿胶珠10g，石菖蒲10g，全蝎10g，白僵蚕10g，九香虫10g，冬虫夏草3g（另炖）。水煎服，日1剂。服药30剂后口涎减少，头痛减轻，体力增加，但期间曾有癫痫发作1次，仍吐词不清，言语乏力，左侧脸颊萎软，食欲欠佳。上方加黄芪20g，白芷10g，陈皮10g，天麻10g，钩藤10g（后下），炒麦芽30g，蜈蚣1条。此后患者一直坚持治疗，以上方加减服药，随访至今，病情稳定，精神、体力、胃纳、睡眠等均较前好转，生活质量明显提高，定期复查头颅CT均未见胶质瘤复发[28]。

（8）王晞星治疗脑瘤经验

案例：患者某，女，60岁。2013年1月初诊。

一诊：2012年12月5日某医院CT检查示：第3脑室后中线区可见囊实性肿块，约3cm×4cm大小，室管膜瘤可能，未经任何治疗。就诊时头闷不适，偶意识不清，手抖，舌淡红，苔黄，脉沉。治宜益气升阳，化痰开窍。处方：益气聪明汤加减。生黄芪30g，太子参30g，蔓荆子30g，川芎30g，白芍30g，黄柏10g，石菖蒲15g，远志15g，胆南星30g，蜈蚣6g，地龙20g，鹿角霜10g，山茱萸15g，五味子10g，白花蛇舌草30g，甘草6g。30剂。

二诊：头闷不清好转，口苦，大便数日一行，寐差，舌红有瘀斑，苔黄厚，脉弦滑。治以清热化痰、软坚散结为主，黄连温胆汤加减：黄连6g，竹茹10g，枳实10g，半夏10g，陈皮10g，茯苓15g，僵蚕10g，天麻10g，石菖蒲30g，远志15g，蜈蚣6g，地龙20g，山慈菇15g，莪术30g，三棱10g，夏枯草30g，胆南星30g，甘草6g。30剂。

五诊：6月23日复查CT，示脑室囊实性肿物，大小约2.5cm×1.8cm，与之前相比，肿物内囊性区变小，肿物体积减小。刻下症：寐差、头晕、心烦、耳聋、舌红苔黄。一派痰热之象，故治宜清降痰火，小柴胡汤合温胆汤为主：柴胡10g，半夏10g，黄芩10g，竹茹10g，枳实10g，陈皮10g，茯苓15g，石菖蒲30g，远志15g，胆南星30g，天竺黄10g，水蛭6g，地龙30g，僵蚕10g，山慈菇20g，龙骨、牡蛎各30g，甘草6g。30剂。

六诊：2013年8月4日来诊，仅诉偶有头晕，余无明显不适，舌淡红，苔薄黄。以益气化痰为主：生黄芪30g，党参15g，蔓荆子30g，川芎30g，白芍30g，石菖蒲30g，黄柏10g，远志10g，半夏10g，陈皮10g，茯苓15g，山慈菇30g，莪术30g，三棱10g。30剂，继续巩固治疗。

本病先后选用益气聪明汤、温胆汤、小柴胡汤等方剂，酌取地黄饮子、通窍活血汤之意，并始终加入化痰、活血之品，如天竺黄、胆南星、蜈蚣、地龙、山慈菇、郁金、石菖蒲、远志、僵蚕等，取得了满意效果，瘤体明显缩小，已带瘤生存8个月余，生活质量良好，体现了中医治疗肿瘤的优势[10]。

（9）王禹堂治疗脑瘤经验

① 以肝肾为主线。治疗上，肾精虚损首选六味地黄丸，肝郁脾虚、生痰动风化热者以逍遥散加减。平肝药常用牡蛎、珍珠母、石决明、天麻、钩藤，柔肝药用何首乌、枸杞子、白芍、女贞子、墨旱莲，清肝经热常用菊花、夏枯草。②重视养心安神。治疗上，养心安神常用石菖蒲、郁金等，加小剂量炒酸枣仁、夜交藤、珍珠母等改善睡眠状态，可起到画龙点睛之效。③擅用化痰、祛风、化瘀药。常用白附子、瓜蒌、制胆南星、石菖蒲等化痰散结。其中白附子与僵蚕、全蝎等同用可散风止痉，合天南星、法半夏、瓜蒌可加强祛痰通络之功，配川芎可通枯血之经脉。瘀血常在脑瘤后期有所兼加，如头晕、头痛、头胀、脉弦、舌暗红、有瘀斑，常用鸡血藤、莪术、水蛭。④虫类药味辛通络，善剔络邪，常用蜈蚣、僵蚕、全蝎。⑤对药常用蝉蜕-石菖蒲、石菖蒲-郁金、天麻-钩藤。

案例：患者，女，36岁，2011年5月17日就诊。患者2011年2月因突发癫痫，MRI检查考虑脑胶质瘤，但拒绝手术。刻下：每月癫痫样发作3次左右，头晕，无头痛，目干涩，多梦，易急躁，便秘，纳差，舌质暗、边红，苔黄腻，脉弦细。辨证：肝阳上亢，痰蒙清窍。治法：平肝息风，化痰通络。方药：天麻10g，钩藤15g，炒栀子10g，杜仲15g，桑寄生15g，牛膝30g，黄芩10g，菊花10g，天南星9g，瓜蒌30g，蝉蜕10g，葛根15g，莪术10g，全蝎5g，水蛭3g，鸡血藤15g。30剂，水煎服，每日1剂。2011年6月17日复诊：头晕改善，癫痫曾发作1次，仍易急躁，二便调，舌质暗、边尖红，苔黄腻，脉弦细。上方加灯心草2g，淡竹叶9g，夏枯草15g。继服60剂。2011年9月20日三诊：头晕改善，癫痫偶发作，急躁改善，夜寐安。守方治疗，2011年10月复查MRI示：病灶稳定[29]。

（10）李东涛治疗脑瘤中医验案举例

案例1：曲某，女，53岁，2009年10月18日初诊。

患者于2004年枕叶脑膜瘤在青岛大学附属医院行开颅手术，病理证实为良性。于2007年4月9日复查示顶叶窦旁约10mm肿物，给予γ-刀治疗。2008年6月18日MRI示顶部大脑镰左后见有一约11mm×10mm×6mm肿物，考虑复发，今年9月16日复查MRI该处肿物增大，约15mm×11mm×13mm。患者不愿再做手术或γ-刀治疗。要求用中药控制。现觉局部胀，头晕，看电脑久则甚。舌质淡，苔白，有小齿痕，脉缓。诊断：脑膜瘤切除术后，γ-刀治疗后，局部复发。处方：天麻12g，葛根30g，黄芪45g，川芎15g，全蝎12g，蜈蚣2条，生南星30g（先煎1小时），僵蚕10g，地龙12g，贯众30g，山慈菇15g，生薏苡仁45g，土茯苓30g，蛇六谷30g，石菖蒲20g，生半夏30g（先煎1小时），龙葵30g，郁金30g，炒蜂房10g，水红花子20g，莪术20g，白芷15g，米壳15g，夏枯草30g，炒白术30g，核桃仁30g，党参30g。7剂，水煎服，每剂煎5袋，每袋150ml，每日3～4袋。

2009年11月30日三诊。服上药现在基本症状恢复正常，曾停药半月，近日休息不佳，手术处头痛，较轻，舌质淡，苔白，脉缓。处方：天麻10g，葛根30g，黄芪45g，川芎30g，生天南星30g（先煎1小时），贯众30g，夏枯草30g，茯苓15g，生薏苡仁45g，土茯苓30g，蛇六谷30g，石菖蒲20g，生半夏30g（先煎1小时），莪术15g，白芷15g，罂粟壳12g，炒白术30g，党参30g，龙葵30g，郁金30g，炒蜂房10g，水红花子15g。7剂，水煎服，每剂煎5袋，每袋150ml，每日3～4袋。

2012年6月21日十八诊。患者间断服药，病情稳定。2012年5月3日青岛大学附属医院CT示：左侧额顶骨骨质不连续，左侧顶部大脑镰见一小片状短T_1信号，边界清楚，较前检查变化不大，脑实质未见明显异常信号影。患者头不痛，睡眠时上肢麻木，舌质淡，苔白，有齿痕，脉缓。另查血脂偏高。处方：天麻20g，葛根60g，当归30g，生山楂60g，黄芪45g，川芎30g，全蝎12g，蜈蚣2条，生天南星30g（先煎1小时），僵蚕12g，地龙12g，贯众45g，山慈菇20g，生薏苡仁45g，土茯苓45g，蛇六谷30g，石菖蒲30g，生半夏30g（先煎1小时），龙葵45g，郁金30g，水红花子30g，莪术30g，白芷20g，米壳15g，夏枯草45g，炒白术30g，核桃仁30g，茯苓30g，丹参80g，巴戟天30g，当归20g。7剂，水煎服，每剂煎8袋，每袋150ml，每日3～4袋。

2014年4月18日二十二诊。2014年3月26日青岛大学附属医院查MRI示脑部各检查与2013年3月13日检查无变化。患者现无不适。处方：天麻20g，当归20g，葛根60g，生山楂30g，黄芪60g，川芎45g，全蝎12g，蜈蚣3条，胆南星30g，僵蚕20g，地龙12g，贯众45g，山慈菇30g，生薏苡仁60g，土茯苓45g，蛇六谷45g，石菖蒲30g，生半夏30g（先煎1小时），龙葵45g，郁金30g，炒蜂房10g，水红花子30g，莪术30g，白芷20g，罂粟壳15g，夏枯草30g，炒白术30g，核桃仁45g，茯苓30g，丹参80g，巴戟天30g，升麻8g。7剂水煎服，每剂煎8袋，每袋150ml，每日3～4袋。

患者末次就诊时间2015年5月4日，其后未再服药，病情稳定。

案例2：彭某，男，58岁。2007年12月7日初诊。

患者因右侧肢体活动不灵、视物模糊1年，于2007年8月11日在中国医学科学院肿瘤医院行左脑肿瘤减灭术，术后病理示少突胶质细胞肿瘤，3cm×5cm大小，病理分级Ⅱ级。据患者家属表述，肿瘤未切净。术后给予放疗，并口服替莫唑胺。现视力仍模糊，右侧肢体活动无力，咽部不适，说话费力，胃脘不适，隐痛，腹胀，大便不畅，脚面湿疹，形体肥胖，95kg，舌苔黄厚腻，脉沉弦。处方：白芷10g，炒蜂房10g，血余炭10g，生蒲黄10g，生白术30g，土茯苓20g，黄连12g，吴茱萸6g，天麻10g，葛根15g，川芎15g，厚朴15g，炒枳壳15g，黄芪60g，全蝎6g，蜈蚣2条，地龙15g，制南星12g，贯众12g，僵蚕10g，石菖蒲15g，杜仲30g，牛膝30g，生薏苡仁60g，白豆蔻10g，山慈菇15g，干荷叶15g，制半夏12g，龙葵30g，女贞子15g，枸杞子15g，鸡内金30g，生麦芽30g，珍珠母30g，夏枯草15g，决明子15g，煨诃子15g，泽泻15g，郁金15g。每剂煎6袋，每袋150ml，每日3～4袋。

2008年11月23日九诊。上月13日复查一次，比上次好。无复发迹象。放射性瘢痕缩小。有以下情况：上下楼膝、踝无力，酸软，走路不同步，心有余力不足，反应缓慢，不灵活，转弯需调整步幅。睡醒后不适，头不清醒。下午颈部后脑疼痛。眼睛走路看人不清，右眼复视。看电脑、文件可。讲话觉底气不足，声音嘶哑。血糖、血脂正常。近半年，痰多，不咳，白黏痰，舌苔白腻，脉沉缓，体重95kg，20天前90kg。处方：党参30g，生白术30g，土茯苓30g，蛇六谷30g，天麻15g，葛根60g，川芎30g，甘草10g，厚朴12g，黄芪90g，全蝎12g，赤芍15g，蜈蚣4条，地龙15g，生天南星30g（先煎1小时），贯众20g，僵蚕15g，石菖蒲30g，杜仲30g，牛膝30g，生薏苡仁60g，白豆蔻12g（后下），山慈菇20g，干荷叶15g，生半夏30g（先煎1小时），龙葵30g，女贞子30g，枸杞子15g，鸡内金15g，珍珠母30g，夏枯草15g，炒槐米12g，决明子30g，泽泻30g，郁金30g，炒蜂房12g，莪术15g，水红花子15g，桃仁15g，炒枳壳15g，柴胡15g，白芷20g，五味子20g，远志15g。每剂煎10袋，每日3～4袋。

2011年8月27日二十八诊。7月到北京复查，效果好，检查无异常，血糖6.8mmol/L，PET-CT、磁共振皆未见异常。汗出多。舌胖大，苔白腻，脉沉缓。处方：生白术20g，土茯苓30g，蛇六谷45g，远志10g，天麻15g，川芎15g，甘草6g，桃仁12g，黄芪60g，全蝎

12g，赤芍15g，蜈蚣4条，地龙12g，胆南星30g，贯众30g，僵蚕20g，石菖蒲30g，杜仲15g，牛膝15g，生薏苡仁30g，白豆蔻15g（后下），制半夏30g，橘红15g，罂粟壳12g，珍珠母30g（先煎），夏枯草30g，猪苓30g，枸杞子20g，水红花子30g，郁金30g，白芷15g，菊花15g，桑寄生45g，丹参60g，生山楂45g，决明子30g，玉米须45g，马齿苋45g。每剂煎6袋，每日3袋，日3次服。

患者间断服药至2013年3月。病愈。

（二）西医治疗

1.治疗原则

脑肿瘤经影像学初步诊断，年龄及病情允许手术者应首选手术治疗。术后或活检后，需依据病理类型、年龄和患者的健康状况安排治疗方案：估计手术即有治愈可能的低度恶性脑肿瘤，术后进行定期随访；胶质瘤等需依据病理级别首选三维适形放疗，按手术前后MRI的FLAIR（fluid attenuated inversion recovery，磁共振成像液体衰减反转恢复序列）及T_2相异常区域，低级别（Ⅰ/Ⅱ级）放疗范围为肿瘤靶区（gross target volume，GTV）和临床靶区（clinical tumor volume，CTV，GTV并加其边界以外1～2cm），高级别（Ⅲ/Ⅳ级）为GTV并加其边界以外3cm。单次大剂量立体定向放疗的局部复发率高，所以γ刀和X刀不作为首选辅助治疗方式。联合放化疗有可能提高治疗效果：①星形细胞瘤、多形性胶质母细胞瘤，放疗过程中同时用替莫唑胺75mg/（$m^2 \cdot d$）放疗结束后4周，接6个周期的替莫唑胺[150mg/m^2，5/28方案（共5日，每28日重复）]辅助化疗；②间变性胶质瘤，放疗联合替莫唑胺或亚硝脲类药物或PCV（洛莫司汀＋甲基苄肼＋长春新碱）方案化疗。

肿瘤的遗传学类型对指导治疗及预后有重要意义，有条件时应尽可能获得相关资料：①1p和19q染色体联合缺失首选PCV化疗，次选放疗；②1p缺失、没有19q缺失，但有其他遗传学变异诸如TP53突变、PTEN突变、表皮生长因子（epidermal growth factor receptor，EGFR）扩增或CDKN2A缺失，或1p不缺失但有TP53突变，治疗方案是PCV化疗联合放疗；③1p不缺失且TP53未突变，但有PTEN突变、10q缺失、EGFR扩增、CDKN2A缺失，以放疗为主。

2.治疗方法

（1）手术

手术是脑肿瘤最常用也是最有效的治疗方法，切除原则是既要尽可能地彻底切除肿瘤，又要尽可能地保护脑重要的功能区。对不能实施最大范围安全切除肿瘤者，可酌情采用肿瘤部分切除术，它比单纯活检有更高的生存优势。

（2）放疗

有放疗指征者，术后不论有无肿瘤残留，均应术后2～4周开始放疗。不能手术或患者拒绝手术也可单纯放疗，放疗也可作为复发的挽救性治疗措施。

推荐6～10MV，X线三维适形放疗，1.8～2.0Gy/30～33次，5次/周，总剂量为54～60Gy。

（3）放化疗或化疗

在脑肿瘤中，研究最多的是替莫唑胺联合放疗，其他药物及方案也有报道。

【替莫唑胺单药】替莫唑胺单药有3种方案可选：①5/28方案：150～200mg/m^2，d1～5，28日为1个周期，共6个周期，与放疗同步进行；②7/14方案：75mg，d1～7，停7日，共6～7周；③28/28方案，28日不间断用药。5/28方案被认为是标准方案，但28/28剂量密度方案有很多人推荐，其依据是，O^6-甲基鸟嘌呤-甲基转移酶高水平表达是烷化剂耐药的主要机制，持续地用药可减少该酶的合成而克服耐药性。

放疗联合替莫唑胺可提高疗效，通常两者联合使用并为各种指南所推荐。放疗结束后可维持治疗150～200mg/m²，d1～5，28日为1个周期，每4周重复，共6个周期。

- 威猛-26（VM-26）单药：60mg/m²，d1～3，每4～6周重复，共4～6个周期。
- 卡莫司汀单药：200mg/m²，静脉注射，d1。每8周重复，共6个周期同步放疗[30]。
- 尼莫司丁单药：80～100mg/m²，静脉注射，d1，每5～8周重复[31]。
- ICE：异环磷酰胺，2000mg/m²，静脉注射；美司钠，d1～3；卡铂，400mg/m²，静脉注射，d1；依托泊苷，100mg/m²，静脉注射，d1～3。每3周重复，共4个周期。
- PCV（洛莫司汀+丙卡西肼+长春新碱）：洛莫司汀，100～130mg/m²，口服，d1；丙卡西肼，60～100mg/m²，口服d8～21。长春新碱，1.4mg/m²（最大剂量2mg），静脉注射，d1。
- 尼莫司丁+替尼泊苷：尼莫司丁，90mg/m²，d1；替尼泊苷，60mg/m²，静脉注射，d1～3。每6周重复，共4～5个周期。
- 顺铂+依托泊苷：顺铂，30mg/m²，静脉滴注2h，d1～3；依托泊苷，150mg/m²，静脉滴注30min，d1～3。前4个周期每4周重复，后3个周期每5周重复，最后3个周期每6周重复，共10个周期。
- 长春新碱，1.4mg/m²（最大剂量2mg），静脉注射，d1。每6～8周重复，最多12个周期。

（4）新靶点药物及生物治疗

胶质瘤干细胞可产生血管内皮生长因子并促进肿瘤微环境中的血管生成，是含血管最多的人类肿瘤之一，对血管生成抑制剂敏感。有关的药物有：①尼妥珠单抗（nimotuzumab），是表皮生长因子受体人源化单克隆抗体。用法：200mg（＜14周岁为100mg）稀释于250ml 0.9%的氯化钠溶液，静脉滴注，时间不少于60分钟。②西地尼布（cediranib）血管内皮生成抑制剂，治疗复发性胶质母细胞瘤，45mg/d治疗直至患者疾病不再进展。③贝伐珠单抗，可作为一线化疗和（或）二线化疗失败后的挽救性治疗药物。贝伐珠单抗也可与替莫唑胺联用。

（5）复发的治疗

复发是指治疗后残留病灶增大或出现新的病灶，临床上症状加重和（或）出现新的症状和体征。复发脑肿瘤的治疗模式一般不分类型和分级，肿瘤是弥散性还是局限性，有无症状及能否可切除是最重要的选项。局部复发尚可切除者推荐再手术，即使病灶不能做到完全切除，手术也可能缓解症状。但当复发与治疗后反应（如放射性坏死，假性进展）不能鉴别时，再手术要慎重考虑；不适合再手术的患者，可推荐放疗和（或）化疗，如复发病灶在原来放射野以外，可推荐给予常规分割的再放疗，最好选用三维适形和（或）调强放疗；不适合再放疗者推荐化疗；化疗失败者，推荐改变化疗方案，如顺铂+威猛-26、顺铂+替莫唑胺和（或）新靶点药物±伊立替康。晚期患者则推荐对症支持治疗。

（三）中西医结合治疗

1.术后中西医结合治疗

对于脑肿瘤术后，薛道金等[32]均按常规使用相同的抗感染、止血等治疗。治疗组在对照组治疗的基础上于术后第1天开始予益气活血法治疗。处方：黄芪30g，党参、白术各15g，丹参、当归、川芎、熟地黄各20g，益母草、毛冬青各10g，黑枣、炙甘草各5g，每天1剂，中药煎药机煎煮，每剂翻煎后分为2杯（每杯150ml），分上、下午温服。如患者不能口服，均给予鼻胃管内给药，疗程为2周，疗效较好。

2.放疗、化疗与中医结合治疗

（1）刘宏伟等[33]采用随机、对照的临床研究方案，观察升白汤（鸡血藤、太子参、大枣各30g，黄芩、枸杞子各15g，淫羊藿、巴戟天各10g，红花5g）对脑瘤放、化疗血细胞减少的影响，发现升白汤可有效地减轻放、化疗对骨髓造血功能的抑制作用，具有升高白细胞的作用。

（2）任年军等[34]采用完全随机配对的临床设计，观察自拟脑瘤方（制附片、壁虎、川芎、天麻、土鳖虫、牛膝各10g，蜈蚣2条，泽泻、地龙各12g，大黄、全蝎各6g，蚤休、黄芪、半枝莲各20g，僵蚕8g，甘草5g）联合替莫唑胺治疗脑胶质瘤临床疗效，结果表明脑瘤方+替莫唑胺组肿瘤缓解率及生活质量评价明显高于对照组。

（3）涂云等[35]将80例脑胶质细胞瘤患者随机分治疗组和对照组各40例。两组患者均采用榄香烯化疗、体外光子刀照射、脱水及抗癫痫等治疗，治疗组在此基础上加用中药（处方：苦参、钩藤、僵蚕、天麻、当归、夏枯草、川芎、刘寄奴、丹参、地龙、防风、郁金、天花粉、浙贝母、黄芪、枸杞子、茯苓）治疗。结果治疗组的有效率（77.5%）明显高于对照组（50.0%），差异具有统计学意义（$p < 0.05$）。

五、预后及随访

（一）预后

病理分型是最重要的预后因素，对应于Ⅰ、Ⅱ、Ⅲ、Ⅳ级的星形细胞瘤及毛细胞型星形细胞瘤、弥漫性星形细胞瘤、间变性星形细胞瘤、胶质母细胞瘤的10年生存率分别为90%、40%、20%、2%。Ⅱ级的少突胶质细胞瘤、间变性少突胶质细胞瘤的10年生存率分别为50%、30%，原发性中枢神经系统淋巴瘤的10年生存率为10%。马晓东等[36]报道，幕上低级别星形细胞瘤中：年龄＞40岁，术前无癫痫，肿瘤＞5cm，肿瘤位于丘脑或脑室，手术部分切除或活检以及病理分级为6个影响生存的最危险因素。肿瘤切除程度对胶质瘤的预后影响目前尚有争议，但全切生存率明显优于部分切除。

分子病理学结果也影响预后。1p和19q染色体联合缺失的胶质瘤患者，治疗反应率达100%，反应维持时间＞31个月，生存期＞123个月；1p缺失、没有19q缺失，但有其他遗传学变异诸如TP53突变、PTEN突变、EGFR扩增或CDKN2A缺失，治疗反应率也可达100%，但反应维持时间为11个月，生存期为71个月；1p不缺失但有TP53突变，治疗反应率为33%，反应维持时间为7个月，生存期为71个月；1p不缺失且T53未突变，但常有PTEN突变、10q缺失、EGFR扩增、CDKN2A缺失，治疗反应率最低，仅为18%，反应维持时间为5个月，生存期16个月。Ki-67是目前较为肯定的核增殖标志基因，低表达预后较好。

低级别星形细胞瘤可以转化为间变性星形细胞瘤和胶质母细胞瘤，类似的转化也存在于少突胶质细胞瘤和少突星形细胞瘤。

（二）随访

随访包括体检、必要的辅助检查以及影像学复查。

MRI为基本的工具，低级别胶质瘤放疗后2～6周行首次检查，以后每3～6个月1次，持续5年，之后每年至少随访1次。高级别脑肿瘤预后差，目前无循证医学高级别证据来确定随访的时间及间隔，一般也是在放疗结束后2～6周随访1次，以后每1～3个月1次，持续2～3年，再以后随访间隔可适当延长。

NCCN对一些脑肿瘤随访给出了建议：①成人低级别浸润性幕上星形细胞瘤/少突神经胶质瘤MRI检查每3～6个月1次，连续5年，以后每年至少1次。②间变神经胶质瘤/胶质母细胞瘤放疗后2～6周复查MRI，2～4个月1次，连续2～3年，以后每年1～3次。③成人室管膜瘤，脑+脊髓MRI第1年每3～4个月1次，第2年每4～6个月1次，以后每6～12个月检查1次。④髓母细胞瘤/幕上原始神经外胚层肿瘤，脑MRI检查每3个月1次，连续2年，第3年每6个月检查1次；以后每年检查1次，如有临床症状可加做脊髓MRI。⑤脑膜瘤WHO 1～2级MRI第3、第6和第12个月检查1次，以后每6～12个月1次，连续5年，以后1～3年检查1次。⑥对于脑转移癌MRI检查第一年每3个月1次，以后如有临床症状则复查MRI。

六、预防与调护

（一）预防

1.注意个人卫生，防止病毒感染。
2.加强体育锻炼，增强体质。
3.注意保持健康乐观的情绪。
4.戒烟、不酗酒。

（二）调护

（1）做好患者的思想工作：稳定患者情绪，设法减轻或消除患者的恐惧感。

（2）饮食：除了常规的低盐饮食，加强营养，摄入足够的蛋白质、维生素、纤维素，营养均衡以外，因为有部分脑瘤患者合并神志异常或吞咽困难，需要叮嘱家属及护理人员，注意给患者的食物要易于咀嚼和吞咽，否则食物不小心呛入气管会导致患者窒息[9]。建议经常食用有防癌、抗癌作用的健康保健食品，如无花果，荸荠、核桃仁、薏苡仁、生姜、绞股蓝、香菇、胡萝卜、大枣、芦笋、小米、马铃薯、柠檬、木瓜、菠萝、蘑菇、南瓜、豌豆、豆芽菜、葡萄[37]等。有脑水肿者，可食西瓜、冬瓜等利尿食品[38]。

（3）手术护理：术后应给予专人守护，直至病情稳定，患者清醒。密切观察生命指征，注意呼吸道和引流管通畅；术后48小时内酌情给予镇痛剂。脑手术后患者气血均伤，饮食以补气养血为主，可选用山药粉、藕粉、枸杞子、当归、龙眼肉等健脾益气养血[38]。

（4）放疗护理：放疗前应向患者介绍放疗的一般知识，让患者了解放疗的作用和可能出现的反应，消除患者的恐惧心理，争取患者的合作。在放疗引起的皮肤反应中，干性皮炎一般可不予处理，湿性皮炎应保持干燥，防止感染，可涂擦甲紫、蛋清冰片等保护创面。如有水疱，可涂硼酸软膏，包扎1～2日，待渗液吸收后再行暴露疗法。放疗后热毒伤阴，饮食宜滋阴清热，多选用新鲜蔬菜水果。忌食辛辣刺激之品，以免化热生火，更伤津液[38]。

（5）化疗护理：化疗后出现恶心、呕吐、腹泻等消化道症状时，应予以和胃降逆，轻者可以生姜汁稀释后代茶饮，重者需使用止吐剂，同时注意多吃煮、炖、蒸等易消化的食物，少吃油煎食物，并采取少食多餐的方法。化疗后，骨髓受抑，消化障碍，宜健脾和胃补肾，宜食用山药、薏苡仁、枸杞子、龙眼肉、生姜、核桃仁等[38]。

（6）便秘的防治：临床工作中，脑瘤患者若大便困难，如厕时用力，会导致头痛的加重，甚至导致脑疝。解决了便秘的问题后，口气臭秽、头痛、神志异常等症状也会随之有所好转。所以脑瘤患者除服用通便药物外，在日常饮食中还需摄入足够的粗粮及纤维素含量高的食品，如玉米、大豆、白薯、芹菜、大白菜、小油菜等，也可多吃水果，如香蕉、苹果、梨、芦柑等，或晨起喝杯蜂蜜水，均有助于大便通畅[39]。

参考文献

[1] 司富春，刘亚丽.脑瘤的中医用药分析[J].河南中医，2010，30（7）：709-710.

[2] 张贺，梁新安，张兴博，等.中医药治疗脑瘤的研究进展[J].湖南中医杂志，2014，30（5）：170-171.

[3] Louis DN，Ohgaki H，Wiestler OD，et al. The 2007 WHO classification of tumours of the central nervous system[J]. Acta Neuropathol，2007，114（2）：97-109.

[4] 冯英楠，陈菲，庄伟，等.中医药治疗胶质瘤的研究进展[J].北京中医药，2014，33（2）：154-157.

[5] 全选甫，吴丹丹.郭文灿老中医治疗脑瘤临床经验介绍[J].新中医，1995，27（10）：3-4.

[6] 钱心兰.钱伯文诊治脑瘤的临证思路与经验[M].医学薪传，西安：西北大学出版社，2002：13-14.

[7] 霍介格，曹振健，杨炳奎.杨炳奎治疗脑瘤临床经验[J].辽宁中医药大学学报，2007，9（1）：87.

[8] 王辉.孙桂芝治疗成人原发性脑瘤经验[J].新中医，2011，30（9）：664-665.

[9] 李园.李佩文中医药治疗脑瘤临证经验[J].北京中医药，2011，30（3）：183-185.

[10] 郝淑兰，李宜放，么新英.王晞星辨治脑肿瘤临证经验[J].中国民间疗法，2015，23（9）：8-9.

[11] 孙桂芝.孙桂芝实用中医肿瘤学[M].北京：中国中医药出版社，2009：112-113.

[12] 许秀菊.消瘀化痰法治疗脑垂体瘤4例[J].中医杂志，1984（12）：30.

[13] 周容华.自拟"化瘤汤"对肿瘤的治疗[J].中医杂志，1993（4）：19.

[14] 李兴让.解毒化瘀法治疗颅内肿瘤[J].四川中医，1989（2）：30.

[15] 徐伯平.中药治疗多发性脑膜瘤1例[J].中医杂志，1993（5）：26.

[16] 胡淑霞，朱德茂，刘志奇，等.脑瘤汤防治神经胶质瘤综合治疗后复发的疗效观察[J].新中医，2010，6（2）：74-75.

[17] 王黎军，范宏宁.涤痰化瘀通窍汤治疗脑部肿瘤34例[J].中医杂志，2005，46（8）：611.

[18] 孟捷.中医药治疗脑部胶质瘤的体会[J].内蒙古中医药，2003（1）：44.

[19] 容志航.北京市名老中医治疗肺癌的经验总结与临床研究[D].北京：北京中医药大学，2013.

[20] 焉兆利，王萍，王飞.鸦胆子油注射液治疗脑胶质瘤的临床观察[J].社区医学杂志，2009，7（8）：57-58.

[21] 郭岳峰.肿瘤病诊疗全书[M].北京：中国医药科技出版社，2001：93-101.

[22] 周红，罗翌，刘涛.237例恶性肿瘤的急诊症状特点及中西医治疗对策[J].新中医，2001，33（3）：34.

[23] 杜秋燕.中医药治疗癫痫69例[J].长春中医药大学学报，2008，24（3）：307.

[24] 林丽珠.朱丹溪"从痰辨治"理论思辨及在脑瘤中的应用[J].新中医，2010，42（9）：127-128.

[25] 苏克雷，郭立中.周仲瑛教授治疗脑胶质瘤伴癫痫验案1则[J].江苏中医药，2009，41（7）：50-51.

[26] 张珩.杨炳奎治疗脑胶质瘤验案1例[J].世界中医药，2013，8（7）：775-776.

[27] 滕钰浩，陶肖馨，张进.章永红治疗颅脑肿瘤用药分析[J].山东中医杂志，2013，32（5）：358-359.

[28] 戴玥.章永红运用虫类药治疗恶性肿瘤验案举隅[J].山东中医杂志，2012.31（3）：211-213.

[29] 杨中，赵文硕.王禹堂运用中医药治疗脑瘤临床经验[J].中国中医药信息杂志，2014，21（5）：106-107.

[30] Buckner JC，Ballman KV，Michalak JC，et al. Phase Ⅲ trial of carmustine and cisplatin compared with carmustine alone and standard radiation therapy or accelerated radiation therapy in patients with glioblastoma multiforme：North Central Cancer Treatment Group 93-72-52 and Southwest Oncology Group 9503 Trials[J]. J Clin Oncol，2006，24（24）：3871-3879.

[31] Imbesi F，Marchioni E，Benericetti E，et al. A randomized phase Ⅲ study：comparison between intravenous and intraarterial ACNU administration in newly diagnosed primary glioblastomas[J]. Anticancer Res，2006，26（1B）：553-558.

[32] 薛道金.益气活血法治疗脑肿瘤术后胃肠功能恢复的临床研究[D].广州：广州中医药大学，2012.

[33] 刘宏伟，卞志远，刘宝琴.升自汤治疗脑肿瘤放化疗后血细胞减少症的临床研究[J].中国实用医药，2013，8（5）：195-196.

[34] 任年军，梁松岳，何正文，等.脑瘤方辅助化疗治疗脑胶质瘤的临床效果观察[J].肿瘤药学，2014，4（3）：201-205.

[35] 涂云，韩培海，李春安，等.中西医结合治疗脑胶质细胞瘤的疗效观察[J].江西医学院学报，2007，47（2）：74-77.

[36] 马晓东，周定标，童新元，等.幕上低级别星形细胞瘤生存分析[J].中华神经科杂志，1997，13（2）：82-84.

[37] 刘宏胜，戚爱棣.白藜芦醇抑制A172脑胶质瘤细胞生长的研究[J].药物评价研究，2009，32（2）：121.

[38] 周燕，顾静，金国架.脑部肿瘤中医药研究进展现状[J].浙江中医学院学报，2005，29（2），86-88，122.

[39] 梁松岳，黄政德.中医药治疗脑胶质瘤概况[J].湖南中医杂志，2013，29（5）：131-133.

第二节　鼻咽癌

一、概述及流行病学

鼻咽癌为原发于鼻咽上皮细胞恶性程度较高的肿瘤，是常见的恶性肿瘤之一，男性居多，约为女性的两倍，可发生于各年龄段，大多发生在30～50岁。鼻咽癌具有明显的地域性、种族易感性及家庭聚集性。全世界80%左右的鼻咽癌发生在中国，尤其集中在我国南方省市，发病率和死亡率居我国恶性肿瘤第8位，男性的病死率位于全部恶性肿瘤的第7位，女性则排在第9位。鼻咽癌虽然曾被称为广东瘤，但并非广东人所独有。广东、广西、湖南等省，特别是广东的中部和西部的肇庆、佛山及广州地区发病率均较高。据报道，居住在广东省中部以及操广东地方语的男性，其发病率为（3～5）/10万。就全国而言，鼻咽癌的发病率由南到北逐渐降低，最北方的发病率不到（2～3）/10万。鼻咽癌的发病年龄由20多岁开始逐渐上升，45～60岁为高峰。鼻咽部位置隐蔽，早期症状复杂，不易发现，故容易误诊和漏诊。同时鼻咽癌具有原发癌灶很小或不明显时，却已发生颈部淋巴结和颅神经转移的特点。鼻咽部恶性程度颇高，自然生存时间平均为18.7个月。

鼻咽癌属于中医学颃桑岩、上石疽、控脑砂等范畴。

二、病因及发病机制

（一）祖国医学对鼻咽癌病因及发病机制的认识

鼻咽癌的发生是内、外因素相互作用的结果。主要与以下因素有关。

1.正气不足

先天禀赋不足；或久病劳倦，正气不足；或因饮食不洁，损脾伤胃，运化无力，气血不充；或因情志失调，损肝伤脾，气机不畅，运化失调。以上因素皆可致脏腑经络功能失调，正气亏虚，营卫不足，卫外不固。如感受外邪，则正气无力抗邪致邪毒内踞而诱发本病。

2.感受外邪

外感六淫之邪，侵入口鼻，如正气不足，则毒邪客于鼻咽，正邪交争，日久正不能胜邪，则邪气内侵，致内在机体气机逆乱，代谢失调，阴阳失衡，生化失常，变生癌毒。明《外科金鉴》曰："鼻痔者，由肺脑不清，风湿郁滞或六气七情所感而成。"

癌毒日久结聚，气机不利，血行瘀滞，津液不布，脏腑失和，百症丛生。

（二）现代医学对鼻咽癌病因及发病机制的认识

鼻咽癌的发病因素是多方面的。多年来临床观察及实验研究表明，以下因素与鼻咽癌的发生有密切关系。

1.遗传因素

（1）家族聚集现象：许多鼻咽癌患者有家族患癌病史。鼻咽癌具有垂直和水平的家族发生倾向。

（2）种族易感性：鼻咽癌主要见于黄种人，少见于白种人；发病率高的民族，移居他处（或侨居国外），其后裔仍有较高的发病率。

（3）**地域集中性**：鼻咽癌主要发生于我国南方五省，即广东、广西、湖南、福建和江西，居当地头颈部恶性肿瘤的首位。东南亚国家也是高发区。

（4）**易感基因**：近年来，分子遗传学研究发现，鼻咽癌肿瘤细胞发生染色体变化的主要是1、3、11、12和17号染色体，在鼻咽癌肿瘤细胞中发现多染色体杂合性缺失区（1p、9p、9q、11q、13q、14q和16q）可能提示鼻咽癌发生发展过程中存在多个肿瘤抑癌基因的变异。

2.病毒感染

免疫学和生物化学研究证实EB病毒与鼻咽癌关系密切。EB病毒抗体滴度的动态变化和监测，可以作为临床诊断、估计预后和随访监控的指标。

除EB病毒外，其他病毒如冠状病毒等，也被认为参与了鼻咽癌的发生发展过程。

3.环境因素

有报告显示移居国外的中国人，其鼻咽癌死亡率随遗传代数逐渐下降。反之，生于东南亚的白种人，其患鼻咽癌的危险性却有所提高。提示环境因素可能在鼻咽癌的发病过程中起重要作用。

流行病学调查发现，广东省鼻咽癌高发区内的婴儿，在断奶后首先接触的食物中便有咸鱼。另外，鱼干、广东腊味也与鼻咽癌发病率有关。这些食品在腌制过程中均有亚硝胺前体物亚硝酸盐。人的胃液pH值在1～3时，亚硝酸或硝酸盐（需经细胞还原成亚硝酸盐）可与细胞中的仲胺合成亚硝胺类化合物。这些物质有较强的致癌作用。

某些微量元素，如镍等在环境中含量超标，也有可能诱发鼻咽癌。

三、临床诊断

（一）症状与体征

1.临床症状

鼻咽癌早期常无明显症状，或仅见鼻塞、涕血或回缩性血涕、耳鸣及头痛等；晚期常有颈部淋巴结肿大及脏器转移。

（1）**涕血和鼻出血**：病灶位于鼻咽顶后壁者，用力向后吸鼻腔或鼻咽部分泌物时，轻者可引起涕血（即后吸鼻时"痰"中带血），重者可致鼻出血。肿瘤表面呈溃疡或菜花型者此症状常见，而黏膜下型者则涕血少见。

（2）**耳部症状**：肿瘤在咽隐窝或咽鼓管圆枕区，由于肿瘤浸润，压迫咽鼓管咽口，出现分泌性中耳炎的症状和体征：单侧性耳鸣、听力下降等。临床上不少鼻咽癌患者即是因耳部症状就诊而被发现的。

（3）**头痛**：为常见症状，占68.6%，可为首发症状或唯一症状。早期头痛部位不固定，部位多在颞、顶部，且呈间歇性。晚期常为持续性偏头痛，部位固定。

（4）**眼部症状**：表现为视力障碍（可失明），视野缺损，向外视物呈双影，复视，眼球突出及活动受限，神经麻痹性角膜炎。眼底检查视神经萎缩与水肿均可见到。滑车神经受侵时常引起向内斜视和复视，可与三叉神经同时受损。另外可出现眼睑下垂和眼球固定，与动眼神经和视神经损害或眶锥侵犯有关。鼻咽癌侵犯眼眶或与眼球相关的神经时虽然已属晚期，但仍有部分患者以此症状就诊。

（5）**面麻**：指面部皮肤麻木感，临床检查见痛觉和触觉减退或消失。肿瘤侵入海绵窦时可引起三叉神经第1支或第2支受损，肿瘤侵入卵圆孔、茎突前区、三叉神经第3支常引起耳郭前部、颞部、面颊部、下唇和颏部皮肤麻木或感觉异常。

（6）鼻部症状：原发癌浸润至后鼻孔区可致机械性堵塞，位于鼻咽顶前壁的肿瘤更易引发鼻塞。初发症状中鼻塞占15.9%，确诊时则为48.0%。

（7）舌肌萎缩和伸舌偏斜：为鼻咽癌直接侵犯或淋巴结转移至茎突后区或舌下神经管。

（8）皮肌炎：可与鼻咽癌伴发。

（9）停经：罕见，与鼻咽癌侵入蝶窦和脑垂体有关。

（10）恶病质：可因全身器官功能衰竭死亡，也有因突然大出血而死亡者。

（11）隐性鼻咽癌：颈部肿大淋巴结经病理切片证实为转移癌，但对各可疑部位多次检查或活检仍未能发现原发癌病灶，称为头颈部的隐性癌（原发灶位于胸、腹或盆腔者不属于此类）。有学者认为下述情况者，可按鼻咽癌进行治疗：①颈深上组的转移癌，位置在乳突尖前下方与下颌角后方之间，且质地硬实者；②病理类型属低分化或未分化癌者；③来自广东或其他高发省籍，年龄在中年以上者。治疗后必须按月进行紧密随诊，以便发现异常及时确诊再修正治疗方案。

2.体征

（1）颈淋巴结转移：颈淋巴结转移率高达79.37%（单侧转移44.20%，双侧35.17%）。11.05%是以颈部包块为初诊症状。转移淋巴结的分布：颈深上前组占53.45%，颈深上后组31.36%，颈深下组15.76%，颈后三角组18.48%，锁骨上组14.71%，其他组仅占0.18%。颈部肿大之淋巴结无痛、质硬，早期可活动，晚期与皮肤或深层组织粘连而固定。

（2）远处转移：鼻咽癌确诊时远处转移率，在20世纪60年代有2.80%确诊为远处转移，到了80年代后期，随着CT和骨扫描设备的应用，可以发现4.2%有远处转移。个别病例以远处转移为主诉而就诊。远处转移是鼻咽癌治疗失败的主要原因之一。常见的转移部位是骨、肺、肝等，常见多器官同时转移。

（二）实验室检查

EB病毒血清学检测：目前普遍应用的是以免疫酶联法检测EB病毒的IgA/VCA和IgA/EA抗体滴度。前者敏感度较高，准确性较低，后者与之相反，故对疑似鼻咽癌者需同时进行上述两种抗体的检测。对IgA/VCA滴度≥1：40和/或IgA/EA滴度≥1：5的病例，即使鼻咽部未见异常，亦应在鼻咽癌好发部位取脱落细胞或活体组织进行病理检查；如暂时未确诊，应定期随诊，必要时可多次做病理切片检查。

（三）鼻咽癌的影像学诊断

1.鼻咽侧位片、颅底片及CT检查

每位疑似患者均应常规拍鼻咽侧位片和颅底片。怀疑鼻旁窦、中耳或其他部位有侵犯者，应同时做相应的摄片检查。有条件的患者应做CT扫描，CT扫描有较高的分辨率，不仅能显示鼻咽部表层结构的改变，还能显示鼻咽癌向周围结构及咽旁间隙浸润的情况，对颅底骨质及向颅内侵犯情况亦显示较清晰、准确。这对于确定临床分期及制订治疗方案都极为重要。

2.B型超声

B型超声检查已在鼻咽癌诊断和治疗中广泛应用，方法简便，无损伤，患者乐于接受。B型超声还可用于肝脏、颈、腹膜后和盆腔淋巴结的检查，了解有无转移及淋巴结的密度、有无囊性等。

3.磁共振成像

磁共振成像（MRI）检查：MRI对软组织的分辨率比CT高。MRI检查可以确定肿瘤的部位、范围及对邻近结构的侵犯情况。对放疗后复发的鼻咽癌，MRI有独到的作用。它可以鉴别放疗后组织纤维化和复发的肿瘤。复发肿瘤呈不规则的块状，可同时伴有邻近骨或（和）软组织结构的侵犯以及淋巴结肿大。放疗后的纤维化呈局限性增厚的块状或局限性的不规则的斑片状结构，与邻近组织的分界不清。在T1加权像上，复发的肿瘤和纤维化组织多呈低信号；在T2加权像上，复发肿瘤为高信号，而纤维组织呈低信号。

（四）其他检查

1.前鼻孔镜检查

鼻黏膜收敛后，经前鼻孔镜可窥到后鼻孔和鼻咽部，能发现侵入或邻近鼻孔的癌肿。

2.鼻咽纤维镜或电子鼻咽纤维镜检查

一种可弯曲的软性光导纤维镜。从鼻腔导入（表面麻醉后），能全面仔细地观察鼻咽部，可行照相、录像及活检，是检查鼻咽部最有效的现代工具。

进行纤维鼻咽镜检查可先用1%麻黄素溶液收敛鼻腔黏膜，扩张鼻道，再用1%丁卡因溶液表面麻醉鼻道，然后将纤维镜从鼻腔插入，一面观察，一面向前推进，直到鼻咽腔。本法简便、镜子固定好，但后鼻孔和顶前壁观察效果不满意。

3.间接鼻咽镜检查

本方法简便、实用。临床应依次检查鼻咽的各壁，特别要注意鼻咽顶后壁及两侧咽隐窝，同时要两侧相应部位对照观察，凡两侧不对称的黏膜下隆起或孤立性结节均应引起注意。须反复仔细寻找可疑之处，咽部反射敏感检查不能合作者，可表面麻醉后再检查；如仍不成功，可用软腭拉钩拉开软腭，或用细导尿管插入前鼻孔，其前端由口拉出，后端留于前鼻孔之外，将两端系紧、固定，软腭被拉向前，可充分显露鼻咽部，并可进行活检。

4.病理检查

（1）活检：可采取经鼻腔径路或经口腔径路。活检如为阴性，对仍觉可疑者需反复行之，并密切随诊。

（2）颈淋巴结摘除活检或颈淋巴结细胞学穿刺涂片检查：若颈侧淋巴结肿大，且质硬者，应作颈淋巴结穿刺涂片检查。若鼻咽部无明显可疑病变，须考虑淋巴结摘除活检。一般在局麻下进行，术时应选择最早出现的坚硬淋巴结，争取连包膜整个摘出。如切除确有困难，可在肿块处作楔形活检，切取组织须有一定深度，并切忌挤压。术毕时术野不宜过紧过密地缝合。

（3）鼻咽脱落细胞学诊断：取材恰当，即时固定，染色和检查，可补充活检之不足。以下情况较适合本检查：①治疗过程中定期检查以动态观察疗效。②对于隐性癌者，可在多个部位分别取材送检；可用于群体性普查。

（4）细针抽吸细胞学（fine needle aspiration，FNA）检查：这是一种简便易行，安全高效的肿瘤诊断方法，近年来较为推崇。对疑有颈部淋巴结转移者可首先使用细针穿刺取得细胞。

（五）鼻咽癌大体分型及病理类型

1.大体分型

鼻咽癌常发生于鼻咽顶后壁的顶部，其次为侧壁，发生于前壁及底壁者极为少见。鼻咽癌的大体形态分为四种，即结节型、菜花型、黏膜下浸润型和溃疡型。

（1）结节型：肿瘤呈结节或块状，临床多见。

（2）菜花型：肿瘤呈菜花型，血管丰富，易出血。

（3）溃疡型：肿瘤边缘隆起，中央凹陷，临床少见。

（4）黏膜下浸润型：肿瘤向腔内突起，肿瘤表面有正常组织。

2.病理类型

2005年，WHO分类将鼻咽癌分为非角化性癌（Non-keratinizing carcinoma）、角化性鳞状细胞癌（keratinizing squamous cell carcinoma）和基底样鳞状细胞癌（basaloid squamous cell carcinoma）三型[1]。

（1）**非角化性癌**　占鼻咽癌的95%以上，根据细胞的分化程度可再分为分化型和未分化型，两型在临床表现、预后上均无明显差异[2]。一般而言，未分化型更多见，约占70%，分化型约占10%，混合型约占20%。当同一张切片出现两种形态时，以占优势的一型为主，或注明两种成分的比例。

（2）**角化性鳞状细胞癌**　占鼻咽癌的3%～5%，细胞分化程度较非角化性癌高，但与非角化性癌相比，角化性鳞癌局部浸润性生长更占优势（76%：55%），颈部淋巴结的转移率则较非角化性癌明显低（29%：70%）。有研究显示，角化性鳞癌对放疗的敏感性较低，预后也较非角化性癌更差[2]。

（3）**基底样鳞状细胞癌**是新加入的一型，即同时具有鳞状细胞和基底细胞样分化两种成分癌的结构。与头颈部其他部位的基底细胞样鳞癌比较，表现出较低的侵袭性生长的特性。

WHO所指的鼻咽癌不包括发生在该部位的其他恶性肿瘤，如腺癌[3]，而国内病理组织学分类则包括所有发生于鼻咽黏膜上皮和小涎腺的恶性肿瘤，应予注意[4]。

（六）临床分期

鼻咽癌常用分期方法有中国鼻咽癌08分期（表8-3）和国际抗癌联盟（Union for International Cancer Control，UICC）/美国癌症联合会（American Joint Committeeon Cancer，AJCC）2010年第7版分期（表8-4）。我国为鼻咽癌高发地区，且绝大部分为非角化癌，与国外大多为角化癌不同，中国鼻咽癌08分期能更准确地体现我国鼻咽癌的预后因素。但为了方便国内外的学术交流，目前建议同时使用两种分期。

表8-3　中国鼻咽癌08分期[5]

分期	T	N	M		T、N、M简明定义
I	T_1	N_0	M_0	T_1	局限于鼻咽
II	T_1	N_1	M_0	T_2	侵犯鼻腔*、口咽、咽旁间隙#
	T_2	N_0	M_0	T_3	侵犯颅底、翼内肌
	T_2	N_1	M_0	T_4	侵犯脑神经、鼻窦、翼外肌及以外的咀嚼肌间隙、颅内（海绵窦、脑膜等）
III	T_1	N_2	M_0		
	T_2	N_2	M_0		
	T_3	N_0	M_0	N_{1a}	咽后淋巴结转移
	T_3	N_1	M_0	N_{1b}	单侧 I b、II、III、V a区淋巴结，且直径≤3cm
	T_3	N_2	M_0	N_2	双侧 I b、II、III、IV a区淋巴结，或直径＞3cm或淋巴结包膜外侵犯
IV a	T_1	N_3	M_0		
	T_2	N_3	M_0	N_3	IV、V b区淋巴结转移
	T_3	N_3	M_0		
	T_4	任何N	M_0	M_1	有远处转移（包括颈部以下的淋巴结转移）
IV b	任何T	任何N	M_1		

注：*双侧上颌窦后壁连线为鼻腔和鼻咽的分界线，如果原发病超出此连线即视为鼻腔受侵；#咽颅底筋膜以翼内板后缘与颈内动脉前缘连线，是鼻咽和咽旁间隙的分界，如果原发病侵犯突破了咽颅底筋膜则视为咽旁间隙受侵、病变超腔。

表8-4　AJCC第7版鼻咽癌分期[6]

分期	T	N	M		T、N、M简明定义
I	T_1	N_0	M_0	T_1	局限于鼻咽，或肿瘤侵犯口咽和（或）鼻腔，但没有咽旁间隙受侵
	T_1	N_1	M_0	T_2	
II	T_2	N_0	M_0	T_3	侵犯咽旁间隙
	T_2	N_1	M_0		侵犯颅底骨质和（或）鼻窦
	T_1	N_2	M_0	T_4	侵犯颅内、脑神经、喉、眼眶、颞下窝、咀嚼肌间隙
	T_2	N_2	M_0		
III	T_3	N_0	M_0	N_1	单侧颈淋巴结转移，最大直径≤6cm，淋巴结位于锁骨上窝以上部位；
	T_3	N_1	M_0		和/或单侧或双侧咽后淋巴结转移，最大直径≤6cm
	T_3	N_2	M_0		
	T_4	N_0	M_0	N_2	双侧颈淋巴结转移，最大直径≤6cm，淋巴结位于锁骨上位；和（或）
IVa	T_4	N_1	M_0		单侧窝以上部位
	T_4	N_2	M_0	N_3	淋巴结最大直径＞6cm，和（或）位于锁骨上窝转移
IVb	任何T	N_3	M_0		
IVc	任何T	任何N	M_1	M_1	有远处转移

注：锁骨上窝由锁骨胸骨端上缘、锁骨肩峰端上缘及颈肩汇合点所围成的区域，中线淋巴结认为是同侧淋巴结。

四、治疗

（一）中医治疗

1.鼻咽癌的病证特点

鼻咽癌的病证特点应从以下两个方面分析。

（1）肿瘤方面，肿瘤肆意滋长，扎寨营垒，癌毒之邪与痰瘀胶结成块，或毒盛浸延局部组织，或转移他处。

（2）对人体而言，有虚实两个方面。虚者气虚、阴虚、血虚、阳虚，而以气虚、阴虚多见；实者乃肿瘤阻滞脏腑气血运行，致气滞、血瘀、痰积、毒邪阻格气道，易塞痹清窍，上蔁头目。

其病位在鼻咽，其脏在肺，主要涉及肾、脾、胃、肝等脏腑。毒结日久可致五脏失调，气血衰败，阴阳失衡，化火生寒皆可有之。本病属本虚标实，证候多为寒热错杂、虚实并见。

2.鼻咽癌治则治法

总体而言，鼻咽瘤治疗当遵从综合治疗的原则，中西医并重。中医治疗鼻咽瘤的治疗原则：对肿瘤为祛毒抗邪；对人体为扶正培本，纠正脏腑气血失调。具体治法：治肿瘤当以寒热之剂扫荡之，以平性之剂抑杀之，辅之以消痰软坚、祛瘀散结之药；调人体当虚则补之，实者调之。气虚者益气，血不足者补血，阴虚者滋其阴，阳亏虚者温肾助阳，气滞者理气，血瘀者活血，痰积者化痰利咽，清窍被蒙则给予通鼻窍，清头目。临床注重中西医配合，根据病情，合理安排中西医治疗方法与时机。放疗为火毒，易伤气阴，易致瘀滞，中药应兼顾益气养阴，兼以活血散瘀。

3.鼻咽癌辨肿瘤临床常用药物选择

现代研究显示，部分中药对于鼻咽癌细胞有诱导癌细胞凋亡、抑制细胞增殖、诱导癌细胞分化和调节细胞内信号转导等作用。体外实验证明，参杞合剂可诱导人NPC细胞凋亡，可能与Fas/FasL介导的死亡受体途径有关[7]。景艳等[8]研究了中药石上柏提取物对NPC TW03

细胞增殖的作用，发现石上柏提取物能使TW03细胞阻滞于S期；周同冲等[9]研究了中药石上柏联合放疗治疗晚期鼻咽癌的长期疗效，发现石上柏配合放疗可提高晚期鼻咽癌的局部控制率，并转化为总生存率的受益。刘瑛等[10]研究指出，何首乌提取物大黄素治疗鼻咽癌具有放射增敏作用。刘姬艳等[11]用放射自显影、液闪和蛋白质免疫印迹法检测发现土贝母苷甲能快速激活CNE-2Z细胞丝裂原活化蛋白激酶，认为这可能是其诱导鼻咽癌细胞凋亡的途径之一。中医辨肿瘤用药可根据临床经验及现代药理，合理选择以下药物。

（1）温热药：蟾酥（有毒）、砒霜（有毒）、千金子（有毒）、徐长卿、满山香、皂角刺、硇砂（有毒）、木鳖子（有毒）、附子（有毒）。

（2）寒凉药：薏苡仁、汉防己、苦参、千金藤、白花蛇舌草、蚤休（有小毒）、天胡荽、五爪龙、葎草、朝天罐、木槿花、酸浆（灯笼草）、白毛夏枯草、金丝桃、九里光、蟛蜞菊、天葵子、板蓝根、穿心莲、马鞭草、毛冬瓜、硼砂、卫茅、蒲公英、白屈菜（有毒）、紫草、灯心草、雷公藤（大毒）、龙葵（有小毒）、山豆根、巴豆（有毒）、海竽（有大毒）、虎掌草（有小毒）、王瓜根（有小毒）、锡生藤、贯众、鸦胆子、蛴螬（有毒）、蛇莓（有毒）、山慈菇（有小毒）、白毛藤（白英、蜀羊泉、苦茄、千年不烂心（有小毒）、胆矾（有毒）、斑蝥（有毒）。

（3）平性药：菝葜（金刚藤）、菜豆、一枝黄花、壶卢（葫芦子）、石上柏、柽柳、老鹳草、马蔺子、山桃叶、铁包金、肿节风（接骨木）、椿皮、紫杉（红豆杉）。

（4）消痰软坚药：土贝母、猫爪草、生半夏（有毒）、生天南星（有毒）、甜瓜蒂（有小毒）、蛇六谷（魔芋）、草贝母（有毒）、黄药子（有小毒）、白僵蚕、浙贝母、前胡、鸡内金、桔梗、萆薢、儿茶。

（5）祛瘀散结药：石见穿、水红花子、小天蒜（小藜芦，有大毒）、没药、急性子（有毒）、牡丹皮、地龙、番红花、卷柏、铁树叶（有毒）、蜣螂虫（有毒）、土牛膝。

4.鼻咽癌辨人体临床常用药物选择

（1）补气：黄芪、茯苓、刺五加、灵芝、白术、人参、西洋参、红景天、鹅血。

（2）滋阴：山海螺、十大功劳、麦冬、北沙参、天冬、龟甲、冬虫夏草、山茱萸。

（3）补血：当归、何首乌。

（4）温肾：仙茅、菟丝子。

（5）理气：银柴胡、川楝子、两面针（有小毒）。

（6）清热泻火：寒水石、滑石、羚羊角、升麻、黄芩、金银花、胡黄连、黄连、马尾连、连翘、板蓝根、青蒿、知母、牛黄、垂盆草、地骨皮。

（7）化痰、利咽、止咳：马勃、射干、牛蒡子、陈皮、玉竹、玄参、诃子、乌梅、紫苏叶、蝉蜕、甘草。

（8）通鼻窍：白芷、鹅不食草、苍耳（有小毒）、辛夷、薄荷。

（9）活血：桃仁、丹参、琥珀。

（10）止血：紫草、白茅根、大蓟、白及。

（11）清利头目：蔓荆子。

（12）其他：蚕沙。

5.鼻咽癌辨证型论治

（1）孙桂芝[12]辨鼻咽癌证型论治如下：①热毒内盛证：鼻塞涕血，口苦咽干，心烦失眠，发热，尿黄，大便秘结，舌质红，苔黄，脉数。清热解毒，软坚散结。银翘散（《温病条辨》）加减。金银花15g，连翘15g，牛蒡子10g，生甘草6g，苍耳子10g，辛夷10g，白芷

10g，石上柏15g，蛇蜕10g，蜈蚣2条，僵蚕10g，土茯苓15g，半枝莲15g，草河车15g。加减：五心烦热加地骨皮30g，牡丹皮15g；口干欲饮加葛根10g，黄精10g，玄参15g；涕血加仙鹤草15g，侧柏炭10g；大便干结加玄参15g，生地黄30g，生白术50g。②痰浊壅盛证：恶心，胸脘痞闷，头晕目眩，头重倦怠，或咳痰不爽，舌体胖大，边有齿痕，苔白厚腻，脉滑。化痰软坚，清热散结。海藻玉壶汤（《医宗金鉴》）加减。夏枯草15g，海藻10g，昆布10g，半夏10g，白术15g，陈皮10g，生牡蛎（先煎）15g，川贝母10g，山慈菇15g，白芥子10g，炮穿山甲（先煎）10g，浙贝母10g，金银花15g，石上柏30g，白花蛇舌草15g，生麦芽30g。加减：脘闷、纳呆加陈皮10g，焦山楂、焦神曲各10g，炒薏苡仁30g，鸡内金30g；恶心、呕吐加旋覆花（包煎）10g，代赭石（先煎）30g。③肝肾阴虚证：形体消瘦，口干咽燥，大便燥结，五心烦热，舌质干红或有裂纹，苔少或无苔，少津，脉细无力。滋补肝肾，软坚散结。六味地黄丸（《小儿药证直诀》）加减。熟地黄10g，山药20g，山茱萸12g，泽泻15g，茯苓12g，石斛10g，天花粉10g，玉竹10g，炮山甲（先煎）10g，龟甲（先煎）10g，山慈菇9g，石见穿15g，金银花15g，石上柏30g，半枝莲15g，生麦芽30g。加减：大便燥结加生地黄30g，玄参30g，生白术50g；潮热加地骨皮30g，柴胡10g，秦艽15g，鳖甲（先煎）15g；盗汗加牡蛎（先煎）30g，浮小麦30g。④气血不足证：鼻腔干燥，鼻衄，口干欲饮，虚烦不眠，大便干燥，喜凉怕热，舌尖红少苔或苔薄黄，脉细数或弦数。补气养血，解毒散结。归脾汤（《济生方》）加减。生黄芪15g，党参10g，炒白术15g，茯苓15g，何首乌15g，枸杞子15g，鸡血藤30g，生地黄15g，当归10g，白芍15g，龙眼肉6g，阿胶珠15g，炒酸枣仁30g，远志6g，炮穿山甲（先煎）10g，鳖甲（先煎）10g，龟板（先煎）10g，石见穿10g，半枝莲15g。加减：口干欲饮加葛根10g，黄精15g，玄参30g；自汗盗汗加生黄芪30g，浮小麦30g，麻黄根10g，牡蛎（先煎）30g。

（2）林丽珠[13]辨鼻咽癌证型论治如下：①热邪犯肺：鼻塞涕血，微咳痰黄，口苦咽干，时有头痛，胃纳如常，尿黄便结，舌质淡红或红，舌苔薄白或薄黄，脉滑或数。清热解毒，化痰止咳。清气化痰丸（《医方考》）加减。胆南星15g，瓜蒌仁15g，黄芩15g，枳实15g，辛夷花（包煎）15g，茯苓25g，陈皮10g，法半夏10g，杏仁12g，石上柏20g。加减：鼻塞加苍耳子10g；涕血加仙鹤草15g，墨旱莲15g，侧柏叶15g；头痛加白芷10g，羌活10g。②肝郁痰凝：胁肋胀满，口苦咽干，烦躁易怒，头晕目眩，颈核肿大，时有涕血。舌质淡红或舌边红，舌苔薄白、白腻或黄腻，脉弦或滑。疏肝解郁，化痰散结。消瘰丸（《医学衷中参西录》）加减。煅牡蛎30g，生黄芪30g，海带15g，三棱15g，莪术15g，浙贝母15g，玄参15g，龙胆草15g，血竭6g，乳香6g，没药6g。加减：颈淋巴结肿大者加生南星（先煎）30g，生牡蛎（先煎）30g，夏枯草20g，海藻15g，昆布15g，浙贝母15g；咽喉肿痛加射干10g，牛蒡子10g，山豆根10g，胖大海5枚。③瘀血阻络：头晕头痛，痛有定处，视物模糊或复视，面麻舌歪，心烦不寐，舌质暗红、青紫或见瘀点瘀斑，舌苔薄白、薄黄或棕黑，脉细涩或细缓。活血祛瘀，祛风通络。通窍活血汤（《医林改错》）加减。赤芍15g，桃仁15g，红花15g，预知子15g，苍耳子15g，川芎10g，当归12g，郁金12g，蜂房20g，地龙20g。加减：面麻、舌歪、复视加蜈蚣3条，僵蚕6g，钩藤15g；舌质红绛或青紫、舌边尖瘀点或瘀斑加丹参、赤芍各10g，红花6g。④气阴两虚：口干咽燥，咽喉不适，间有涕血，耳鸣耳聋，气短乏力，口渴喜饮。舌质红或绛红，苔少或无苔，或有裂纹，脉细或细数。益气养阴，清热生津。生脉散（《医学启源》）合增液汤（《温病条辨》）加减。太子参30g（或西洋参15g），玄参15g，麦冬15g，生地黄15g，女贞子15g，石斛20g，天花粉20g，白花蛇舌草30g，半枝莲30g，甘草6g。加减：咳嗽无痰加北沙参30g，百合20g，川贝母10g（另研末，冲服），桔梗10g；气血亏虚（或白细胞减少至3×10^9/L以下者）加何首乌20g，黄精20g，补骨脂15g，鸡血藤30g，黄芪（或党参）30g。

6.验方汇编

（1）常用药对

● 石上柏30g，山豆根5g：二药伍用，清热解毒，利咽化痰。

● 山慈菇6g，炮山甲6g：二药合用，清热解毒，通络消肿，散结消脓。

● 石斛20g，天花粉15g：滋阴生津，清热消肿排脓。

● 三棱5g，莪术5g：破血行气，消积止痛。三棱具有从血药则治血，从气药则治气的作用，与莪术合用，消积聚癥瘕结块，可用于多种肿瘤。

● 山豆根3g，青黛2g：山豆根大苦大寒，用量宜小（3～5g），青黛咸寒，二味合用，清热凉血解毒，消肿止痛，可用于头面部肿瘤放疗后阴虚热甚者。

● 莪术15g，郁金15g：二药寒热为伍，相须为用，具有化瘀散结止痛作用。

● 牛膝10g，桔梗6g：《本草求真》曰："桔梗系提肺气之药，可为诸药舟楫，载之上浮，能引苦泄峻下之剂至于至高之分，俾清气既得上升，则浊气自可下降。"牛膝通利血脉，引血下行。二药一升一降，升少降多，用于喉癌放疗后处方中，作为引经药。如阴虚火旺者，需加用养阴清热之品。

（2）单验方

● 石见穿20g。水煎2小时，每日3次，分服，能使癌灶缩小，症状消失。

● 核桃树枝煮鸡蛋。将鲜核桃树枝半斤切碎，与鸡蛋10个共煮，每天吃煮鸡蛋3个。吃4天，停1天。

● 益气解毒方[14]：党参10g，黄芪20g，天花粉10g，黄连10g，茯苓10g，白花蛇舌草20g，甘草6g。

● 鼻咽癌方[15]：穿山甲8g，白术、半枝莲各15g，茯苓、玄参、鳖甲各20g，白花蛇舌草、牡蛎、昆布各30g。其中火毒困结型加青黛12g，山豆根、柴胡各15g以清热解毒；气血凝结型加竹茹12g，清半夏、陈皮各15g，作疏肝理气用；气阴两虚型加阿胶15g，熟地黄、当归各20g，鸡血藤、党参各30g，作固本扶正、补中益气用。所有中药配方均加水500ml，用文火煎煮至200ml后去渣口服，1剂/日，1个疗程为7日，共治疗4个疗程。

● 咽喉饮[16]：玄参、金银花、桔梗、玉竹各15g，胖大海10g，甘草20g。能够养阴清肺，利咽止痛，化痰散结。可以先含后服，具有内外兼治的优点，既可使药物直接接触局部病灶达到外治的效果，又可起到内治的作用。

（3）李东涛鼻咽癌验方举例

升麻30g，冬凌草120g，菝葜60g，黄连15g，生半夏60g（先煎2小时），龙葵60g，山慈菇20g，血余炭10g，女贞子30g，生薏苡仁120g，黄芪60g，白花蛇舌草120g，山药45g，炒扁豆30g，莲子肉20g，芡实30g，炒白术30g，陈皮12g，竹茹12g，乌梅15g，吴茱萸6g，茯苓30g，白芷12g，生蒲黄10g（包煎），炒槐米12g，山豆根30g，水红花子30g，鸡内金15g，生麦芽15g，白豆蔻12g（后下），黄芩15g。7剂，水煎服，每剂煎8袋，每袋150ml，每次1袋，分4次服。

7.鼻咽癌常用中成药

● 六神丸（《雷允上诵芬堂方》）：含麝香、牛黄、雄黄、冰片、珍珠、蟾酥等制成小丸，百草霜为衣。有清热解毒，消肿止痛的作用。是治疗咽喉肿痛的要药，方中麝香、牛黄、雄黄等具有较强的解毒活血散结的作用，能抗菌消炎以及抑制癌细胞的过分增殖，从而起到抗癌的作用。对喉癌肿痛、喉痹失音等有效。每次10粒，每日3次，可含服，也可开水送服。

● 玉枢丹：由麝香、冰片、山慈菇、雄黄、千金子霜、红大戟、朱砂、五倍子组成，具有化痰开窍、避秽解毒、消肿止痛的作用，适用于感受秽恶痰浊之邪，肠胃气机闭塞，升降失常，以致脘腹胀闷、疼痛、吐泻兼作。另可用于中暑时疫。脘腹胀闷、疼痛、恶心、呕吐、泄泻，及小儿痰厥。外敷疗疮疖肿，虫咬损伤，无名肿毒，以及痄腮、丹毒、喉风等。每次0.6～1.5g，每日2次；外用醋磨，调敷患处。

● 鼻咽灵片：鼻咽癌放、化疗辅助治疗。口服，一次5片，一日3次。

● 鼻咽清毒颗粒：热毒蕴结鼻咽，鼻咽肿痛，以及鼻咽部慢性炎症，鼻咽癌放射治疗后分泌物增多。口服，一次20g，一日2次，30天为1个疗程。

8.其他方法

（1）外治法

中药外敷：二甲基亚砜3g，冰片8g，大黄、制马前子各10g，没药、乳香各15g。3日为1个周期，1个周期换药1次[15]。

（2）针灸疗法

中医药疗法配合针灸[17]：1号方：石上柏60g，华车蒟蒻30g，全蝎（留尾）10g，蜈蚣（大条、留头足）4条，干蟾皮10g，蜂房20g，仙人掌（新鲜）20g，半枝莲20g，七叶一枝花20g，鸭跖草30g；2号方：西洋参20g，雪梨干30g，生地黄15g，天花粉15g，炙龟板30g，炙鳖甲30g，黄芪60g，玄参15g，草河车15g，山慈菇15g，白术15g，胎盘50g。针灸取穴：天突、哑门、膻中为主穴，中脘、脾俞、胃俞、三阴交等穴配合。用法：1号方服药10日为1个疗程，改服2号方服药5日，再服1号方至癌瘤消失，后继服2号方15日。两方水煎服，每日1剂，分3次早、中、晚饭前2小时服用。针灸每日1次，每次留针20分钟。晚期癌症针刺要慎重。治疗结果：3例基本痊愈，1年后随访无恶变，2例好转，1例无效。

9.鼻咽癌中医名家经验

（1）林丽珠治疗鼻咽癌经验[18]

林丽珠认为，本病以肺、胃、肾阴津亏虚为本，热毒、瘀血、痰湿互结为标，治疗上应补益肺肾、养阴生津、解毒祛瘀、化痰软坚，并酌加通窍与利咽之药，常获奇效。治疗上：①补益肺肾，养阴生津。应清热、养阴生津，清热多选用蒲公英、鱼腥草、金银花、连翘、野菊花、黄芩等清上焦之品，养阴生津则需根据肺、胃、肾之亏耗辨证使用。若为鼻腔干燥、干咳或微咳，甚则咳血，辨证属肺之阴津亏虚者，则选用沙参、麦冬、天冬、天花粉、白茅根等药物；若口干饮水不能缓解，胃脘灼热，饥而不欲食，辨证属胃阴亏虚者，则用石斛、葛根、白芍等益胃生津；至肿瘤晚期，脏腑羸弱，面色枯槁，如清·叶天士《外感温热篇》所云："若如枯骨色者，肾液枯也。"则选用生地黄、桑椹、女贞子、墨旱莲、龟甲、鳖甲等滋补肾阴。②解毒祛瘀，化痰软坚。热毒明显者，多选用山慈菇、半枝莲、石上柏、龙葵、肿节风等清热解毒，有一定的抗肿瘤之功；瘀血内停者，常选用土鳖虫、莪术、桃仁、丹参等祛瘀软坚；痰湿凝聚者，选用猫爪草、夏枯草、浙贝等化痰散结，法夏、茯苓、薏苡仁、陈皮等健脾化痰；并常用壁虎、地龙、僵蚕等虫类药通络散结、攻坚破击[19]。林丽珠在治疗鼻咽癌时还善用通窍与利咽之药。若鼻塞不闻香臭，或鼻流浊涕，肺气失宣，常用苍耳子、辛夷花等宣通鼻窍，并用浙贝母、杏仁、桔梗等宣降肺气；若咽痛或咽喉不利，常用岗梅根、牛蒡子、桔梗、玄参等解毒利咽，并可适当配伍清肺胃热之栀子、黄连之属。

案例：卢某，男，52岁，2008年9月23日初诊。患者于2008年2月出现左侧耳鸣，左颈部发现鸽子蛋大小包块，当时无疼痛。1个月后包块增大，偶有涕血。2008年4月16日于南方医院行纤维鼻咽镜活组织病理检查示："非角化性未分化型癌。"2008年4月18日入住南方医院，行CT示："左侧咽隐窝消失，左咽旁间隙变窄，蝶窦受侵犯，左侧颅底骨破坏"。于4月22日开始行同步放化疗，末次化疗于8月25日结束。初诊症见：意识清楚，精神可，口干，大便干，2～3日一行，余无明显不适，纳眠可，小便调，舌红少苔，脉弦。中医诊断：失荣，肺肾阴虚，痰瘀互结；西医诊断：鼻咽非角化性未分化型癌放化疗后（$T_4N_1M_0$，ⅣA期）。治以养阴生津、化痰祛瘀。处方：麦冬、浙贝母、连翘、山慈菇、预知子、补骨脂各15g，葛根、桑椹、桑寄生各20g，桔梗10g，土鳖虫、甘草各6g。水煎服，一日1剂。10月27日复诊：服用上方1个月余，诉口干明显缓解。近日感轻微鼻塞，鼻腔见少量黏性分泌物，黄白相间，偶有头晕，无其他明显不适，纳眠可，二便调，舌红少苔，脉弦滑。治以补益肺肾、养阴生津、解毒散结为法。处方：太子参30g，麦冬、山茱萸、钩藤、山慈菇、半枝莲、苍耳子（包煎）、辛夷（包煎）各15g，葛根、桑寄生、制何首乌各20g，五味子、白芷各10g，壁虎、甘草各6g。水煎服，一日1剂。此后患者坚持每2周或1个月复诊1次，鼻塞及流涕明显改善，稍有口干，继续以补益肺肾、养阴生津、解毒散结为法处方，并随症加减。2011年9月患者复查鼻咽部CT示"鼻咽癌放化疗后改变，未见明显复发"。随访至2012年1月，患者除偶有鼻塞外，无其他不适。患者发病后坚持中医药治疗3年余，病情稳定，KPS评分90分，生活如常人。

（2）王瑞平治疗鼻咽癌经验[20]

在辨治经验上：①治及五脏，首重肺脾：如平素性格内向，发病以来抑郁寡欢或烦躁易怒，病位在肝，应加用疏肝解郁类药物，常用梅花、合欢皮、香橼、佛手等；出现胃脘不适，纳差，口淡，便溏等，应加用健脾和胃之品，常用太子参、山药、生薏苡仁、焦三仙（焦山楂、焦神曲、焦麦芽）、炒扁豆等；若伴有心烦、夜寐欠安等，病位在心，应予养心、清心、安神类药物，常用酸枣仁、百合、茯神、首乌藤等；如表现有咽喉疼痛、咳嗽、咳痰等症状，病位在肺，应予清肺化痰之品，常用黄芩、苦杏仁、浙贝母、金荞麦、鱼腥草等；若有头晕、颈部活动不利，甚则张口、吞咽困难，伴腰膝酸痛等，如放射性脑脊髓病，病位在肾，应予益肾填精类药物，常用枸杞子、山茱萸、黄精、女贞子、熟地黄等。具体治法应以局部辨证为主：鼻塞明显宜宣肺通窍，常用桔梗、辛夷、牛蒡子、苍耳子等；鼻咽干燥难忍应重视养阴润肺，常用南沙参、北沙参、麦冬、玉竹、五味子等；脾胃旺则气血充，鼻咽得以滋养，常用太子参、山药、焦三仙等；痰涕量多时，应结合痰涕的颜色（黄、白或夹有血丝）、质地（稠厚或清稀），分别采用清肺化痰、温肺化痰或润肺化痰等，常用瓜蒌皮、浙贝母、苦杏仁、牛蒡子、金荞麦、鱼腥草、干姜、细辛、川贝母、紫菀等，配合健脾化湿之品以绝痰源，常用炒白术、炒扁豆、生薏苡仁、茯苓、陈皮等。②润燥相济，以润为主：单用滋阴养液之药会加重便溏甚至引起腹泻。常配合渗湿及升清止泻等偏香燥类药物，如炒白术、炒扁豆、炒薏苡仁、葛根、砂仁、芡实等。润法与燥法配合使用，相反相成，但临床治疗中仍应以滋养濡润为主。③量正攻邪，轻盈上行：治痰邪时区分有形之痰与无形之痰，前者是指从鼻咽部产生的痰液，常用半夏、陈皮、茯苓、浙贝母等化痰；后者多见于局部肿块，如颈部淋巴结肿大，常用猫爪草、山慈菇、马勃等消痰软坚散结。针对瘀毒的治疗，结合现代药理研究成果，常用重楼、石上柏、莪术等化瘀解毒。强调在使用抗癌解毒类药物治疗鼻咽癌时用量宜轻，常用3～5g，若攻邪效果不佳，应调整或增加药物种类而非加大单味药物剂量。同时王瑞平善于配合使用具有升清、上浮特性的药物载攻邪之品上行直捣癌巢，常用黄芪、桔梗、葛根、升麻等。

案例：俞某，男，49岁，2011年9月8日初诊。主诉：鼻咽癌放化疗后1个月余，鼻咽干涩感20余天。患者于2010年10月13日因右颈部淋巴结肿大在江苏省某医院行淋巴结摘除术，术后病理检查示：转移性恶性肿瘤。后行核磁共振示：鼻咽顶后壁软组织增厚。2010

年11月20日患者在江苏省某医院行鼻咽部活检病理示：低分化鳞癌。遂于2010年11月28日～2011年7月26日在该院行TFP方案化疗6周期，期间行放疗38次（具体剂量不详）。近20天来，患者感鼻咽干涩明显。现诊见：患者鼻咽干涩，痰黏难咯，色微黄，口干不甚欲饮，乏力，纳可，平素便溏，夜寐欠安。体格检查：精神欠佳，形体消瘦，寡言，鼻腔黏膜轻度充血，干燥。舌质偏红有裂纹、苔微黄而干，脉沉细。辨证为：气阴两伤，肝郁不舒。治法：益气养阴，解郁安神。处方：太子参、南沙参、北沙参、麦冬、石斛、炙鸡内金、炒扁豆、茯神、首乌藤各15g，山药30g，川贝母、瓜蒌皮、炒白术、茯苓、合欢皮、百合各10g，梅花6g，炙甘草5g。7剂，每天1剂，水煎服。2011年9月15日二诊：患者诉服药后乏力感明显缓解，鼻咽干涩及口干略有减轻，痰少，大便接近正常，夜寐较前改善，舌脉同前。王瑞平分析：症状改善提示治疗有效，但因长期放化疗，气阴耗伤严重，须长期服药，治法不变，夜寐较前改善，故原方去茯苓、茯神，加葛根15g以升清生津，续服14剂。2011年9月29日三诊：体力大增，精神佳，鼻咽干燥感明显改善，无痰，夜寐安，二便调。舌质稍红，略有裂纹、苔薄白微干，脉细。王瑞平认为患者正气大复，余邪犹存，治疗当以益气养阴为基础，配合化瘀解毒。原方去首乌藤、百合，减太子参为10g，加重楼、半枝莲各5g，生黄芪15g，续服14剂。此后患者坚持至门诊以该方加减口服治疗，病情稳定。2012年3月15日至江苏省某医院复查头颅磁共振成像检查示：颅脑及鼻咽部软组织未见异常。胸腹部CT未见明显转移征象，血液肿瘤标志物在正常范围。目前，患者症情平稳，坚持中药治疗。

（3）周维顺治疗鼻咽癌经验[21]

周维顺认为，对鼻咽癌患者进行治疗，必须遵循祖国医学辨证论治的原则，也就是根据不同的分型采用不同的治则。基础方：鹅不食草、猫爪草、夏枯草、苍耳草、石上柏、生薏苡仁、炒薏苡仁各30g，辛夷15g，山豆根10g。肺热型加用宣肺清热、消肿散结药半枝莲、白花蛇舌草、瓜蒌各30g，炒黄芩12g，射干、白芷、浙贝母各10g；气郁型加清肝泻火、消肿散结药野菊花、蛇莓各30g，青皮、陈皮、炙乳香、没药、制香附各10g，延胡索15g；毒热型加清热解毒、息风通络药半枝莲、白花蛇舌草、钩藤、鸡血藤各30g，牡丹皮、丝瓜络、焦栀子各10g，全蝎3g；痰浊内蕴型加健脾燥湿、化痰软坚药半夏、苍术、杏仁、浙贝母各10g，胆南星9g，猪苓、茯苓各15g；气血双亏型加补气益血、祛瘀散结药生黄芪、丹参、鸡血藤各30g，白术、党参各10g，当归15g，炙甘草5g。经动物实验和多年临床验证，目前常用有肯定疗效的中草药：半枝莲、白花蛇舌草、猫爪草、石上柏、苍耳草、山豆根、夏枯草、野菊花、鹅不食草、蒲公英、菝葜、马勃、射干、黄芩、天冬、延胡索、山慈菇、露蜂房、白英、蛇六谷、龙葵、蛇莓等；中成药：西黄胶囊、华蟾素片等。

案例：戴某，男，67岁，2011年1月17日初诊。患鼻咽癌6个月余，放疗后3个月，左颈淋巴结肿大2个月。刻诊：胃纳差，鼻塞流涕，咳嗽痰稀，胸闷气短，头痛，舌暗、苔厚腻，脉弦滑。辨证属痰浊内蕴型，治宜健脾燥湿，化痰软坚，扶正抗癌。药用：猫爪草、夏枯草、山楂炭、生薏苡仁、炒薏苡仁各30g，半枝莲、白花蛇舌草、猪苓、茯苓、鸡内金、辛夷各15g，制半夏、陈皮、橘络、苍术、白术、浙贝母各10g。每日1剂，水煎早晚分服。服药7剂后，咳嗽、胸闷诸症均缓解。守上方加减服药1个月余，咳嗽、头痛、胸闷气短明显改善，食欲好转。继续治疗2个月，临床症状基本消失，鼻咽癌病情稳定，左颈肿大淋巴结略有回缩，饮食正常。

（4）朱世杰治疗鼻咽癌经验[22]

鼻咽部肿块明显者，用钩藤12g（后下），蜈蚣3条，露蜂房9g，莪术15g，葵树子30g，白花蛇舌草30g，山慈菇12g，桑寄生15g，半枝莲30g。水煎服，每日2次分服。颈淋巴结肿大明显者：用川楝子9g，石菖蒲9g，白芍12g，玄参12g，瓜蒌15g，生牡蛎30g（先煎），夏枯草30g，皂角刺15g，天花粉30g，黄芩9g，白花蛇舌草30g，党参15g，生黄芪30g。水煎服，每日一剂分2次服。鼻衄不止：白茅根30g，仙鹤草30g，白及15g，三七粉6g（冲服），生地黄炭15g，侧柏炭9g等。头痛：钩藤20g（后下），菊花6g，川芎9g，石决明15g，白芷9g，天麻15g，全蝎3g等。咽灼痛：射干9g，马勃6g，板蓝根20g，山豆根9g，龙胆草6g，黄连6g，芦根20g，桔梗9g，生甘草6g，草决明9g，麦冬15g，石斛15g等。低热：地骨皮15g，银柴胡12g，牡丹皮15g，青蒿15g，鳖甲15g（先煎），知母15g，龟甲15g（先煎）。高热者，加金银花20g，生石膏15g，知母15g，醋柴胡9g，大青叶9g，羚羊角粉2g（冲服），黄芩9g，龙胆草6g等。口眼㖞斜：蜈蚣3条，全蝎6g，僵蚕9g，钩藤20g（后下），天麻9g，丝瓜络20g，地龙9g，防风9g，徐长卿9g，海风藤30g，赤芍15g等。恶心、纳差：竹茹15g，旋覆花9g（包煎），赭石20g（先煎），鸡内金15g，焦三仙各15g，藿香9g，砂仁6g（后下），山药20g，白术9g，炒陈皮9g等。

（5）李东涛治疗鼻咽癌中医验案举例

案例1：宋某，男，54岁。2008年8月12日初诊。

鼻咽癌放疗后两年。

患者因鼻咯血，两年前在解放军第四〇一医院就诊，诊断为鼻咽癌，并给予放疗30余次，效果好。近日头痛，鼻部不适，肩背疼痛。查左锁骨上肿物约2.5cm，质硬，有触痛。舌质淡紫，舌苔黄腻，脉沉。处方：黄芪45g，白术30g，鹅不食草60g，菝葜60g，土茯苓30g，夏枯草30g，蛇六谷30g，天葵子30g，诃子15g，龙葵30g，山豆根15g，山慈菇30g，贯众30g，蛇莓30g，木鳖子30g，生半夏30g（先煎1小时），生天南星30g（先煎1小时），甘草6g，川芎30g，葛根60g，白芷12g，石见穿15g，石打穿15g，石上柏15g。7剂，水煎服，每剂煎5袋，每袋150ml，一日3～4袋，分3次服。

2009年11月2日十九诊。今日查CT：左侧咽隐窝消失，翼内肌脂肪间隙模糊。左侧咽隐窝密度不均；双肺气肿，右肺散在小片状影，边缘不清，密度变淡。结论：左侧咽隐窝占位，双肺气肿，右肺炎变。近日胸闷憋气，咽喉干燥，喉中痰鸣，耳聋耳鸣，腹胀纳呆，咳嗽。舌质淡，舌尖红，脉细缓。处方：黄芪45g，炒白术30g，鹅不食草45g，菝葜45g，土茯苓30g，夏枯草30g，蛇六谷30g，天葵子30g，诃子15g，龙葵30g，山豆根30g，贯众20g，蛇莓30g，木鳖子30g，生半夏30g（先煎1小时），生天南星30g（先煎1小时），甘草10g，石见穿15g，白芷12g，黄药子15g，芦根60g，杏仁15g，桃仁15g，苏子15g，鱼腥草60g，炙麻黄12g，全瓜蒌20g，浙贝母20g，厚朴20g，砂仁10g（后下），鸡内金30g，生麦芽30g，炒山楂15g，炒神曲15g，五味子15g，太子参30g，金荞麦60g，桑叶30g，麦冬20g。14剂，每剂煎9袋，一日4～5袋，分3次服。

2010年5月25日二十五诊。5月11日在城阳人民医院查CT：左侧鼻咽壁明显饱满，隐窝切迹明显变平。咽管咽口欠对称，右侧梨状窝变小，双肺纤维化，肺气肿。印象：鼻炎癌术后复查右侧梨状窝变小。检查右侧锁骨上可触及肿物，双耳鸣加重，乏力，咽干，舌质红，苔黄腻，脉沉缓。处方：鹅不食草45g，菝葜45g，土茯苓30g，夏枯草30g，蛇六谷30g，天葵子30g，山豆根30g，贯众20g，蛇莓30g，木鳖子30g，生半夏30g（先煎1小时），龙葵30g，石见穿20g，山慈菇20g，黄药子20g，浙贝母20g，玄参20g，金荞麦60g，天花粉20g，甘草15g，白花蛇舌草60g，桃仁20g，半枝莲30g，黄芪60g，薏苡仁60g，鸡内金15g，石菖蒲20g，郁金20g，天麻12g，磁石30g（先煎），菊花15g，五味子15g，茯苓15g，炒白术20g，水红花子20g，党参30g。14剂，每剂煎9袋，一日4～5袋，分3次服。

患者大致按上方服中药至2014年1月，病愈。

案例2：辛某，男，13岁，2012年5月21日。

鼻咽部肿物9月。

因头痛，在解放军第四〇一医院检查，确诊为鼻咽癌，病理检查示：低分化磷癌。在301医院化疗5次，放疗30次，颈部预防性放射，口难张，口腔溃疡，舌面无味觉，面色萎黄，苦参注射液用后好转，大便多日一次、干，尿少。舌质红苔少，脉细数。诊断：鼻咽癌放疗后。白芷15g，辛夷10g，苍耳子15g，薄荷10g（后下），山豆根15g，升麻30g，冬凌草120g，菝葜90g，生半夏30g（先煎1小时），龙葵45g，山慈菇15g，血余炭12g，鹅不食草30g，女贞子20g，生蒲黄10g（包煎），生薏仁60g，黄芪60g，白花蛇舌草60g，炒山药30g，莲子肉15g，芡实30g，炒扁豆30g，乌梅15g，太子参30g，吴茱萸5g，水红花子20g，鸡内金30g，白豆蔻12g（后下），生麦芽30g，麦冬20g，沙参30g，炒白术30g，茯苓15g，连翘20g，生、炒山药各20g。7剂，每剂煎8袋，每袋150ml，一日4袋，分3次服。

2014年1月23日三诊。晨起恶心，无腹痛及胸闷，每天左耳流黄色分泌物，量不多，不痛，查局部无特殊，用滴耳液不适，后未滴。舌淡苔白，面色淡黄。中药治疗：蒲公英60g，金银花30g，连翘30g，老鹳草30g，蛇六谷30g，穿心莲30g，白芷15g，辛夷12g，苍耳子20g，黄芩20g，石菖蒲20g，车前子15g，炒白术45g，薄荷8g（后下），紫草30g，生麦芽30g，冬凌草120g，菝葜90g，生半夏30g（先煎1小时），龙葵60g，山慈菇20g，鹅不食草30g，茯苓30g，皂角刺12g，生薏仁90g，黄芪90g，白花蛇舌草60g，生、炒山药各30g，半枝莲30g，炒扁豆30g，乌梅15g，水红花子20g，鸡内金30g，白豆蔻12g（后下），石见穿30g，木鳖子30g，海藻60g，甘草30g，浙贝母20g，生牡蛎30g（先煎），昆布30g，山豆根40g，女贞子30g，陈皮30g，吴茱萸6g，茵陈45g，竹茹30g。7剂，每剂煎12袋，一日4袋，分3次服。

患者大致按上方调理至2015年6月，未再服药。随诊至2017年5月未复发。

（二）西医治疗

1.治疗原则

鼻咽癌具有沿黏膜下浸润并向周围深层重要结构如咽旁间隙（包括咽后间隙和茎突前、后间隙）、颅底、蝶窦、翼腭窝、鼻腔、口咽等侵犯的特点，手术无法保证切缘的安全性，且手术难度大，功能损伤较为明显，故极少用于初始治疗。放疗是鼻咽癌的主要治疗手段，细胞毒药物和新靶点药物可作为重要的补充。

Ⅰ期：（$T_1N_0M_0$）单纯放疗即可很好地控制病情。

Ⅱ～Ⅳ：（T_1，$N_{1～3}$；$T_{2～4}$，$N_{1～3}$）以同步放化疗为标准治疗，同时加用诱导或辅助化疗。

Ⅳc：对于有单发远地转移，尤其是骨和肺单发转移患者，根据其一般情况，可以考虑给予鼻咽及转移灶的高姑息放疗和化疗。对于合并广泛远地转移患者，以化疗为主，必要时给予姑息放疗。化疗应该考虑患者的健康状况，体力活动状态（performance status，PS）0～1分者可联合或单药化疗，PS 2分仅单药化疗或最佳支持治疗；PS 3分者行最佳支持治疗。

常规根治量放疗后鼻咽局部残留/复发病灶，有条件的可选择手术切除，无手术指征者可考虑再程放疗。调强适形放疗可最大限度地降低周围正常组织的剂量。若鼻咽部病变局限，可在体外放疗50～60Gy后补充高剂量率腔内近距离照射2～3次，也可补充立体定向放疗[23]。如果没有颈部淋巴结转移，再程放疗时一般不常规做颈部淋巴结的预防照射。

原发灶控制良好的颈部淋巴结复发者，首选手术治疗。单个活动的，<3cm的可局部切除，否则应行区域性颈清扫。转移淋巴结>6cm，固定或手术中或术后病理见淋巴结包膜外侵，软组织粘连受侵，癌生长活跃或颈清扫淋巴结转移率>30%，应补充术后放疗，剂量：

$50 \sim 60Gy^{[24]}$。

2.治疗方法

（1）放疗

鼻咽癌放射技术包括常规放疗、三维适形放疗（three dimensional conformal radiotherapy，3D-CRT）、调强放疗（intensity modulated radiation therapy，IMRT）、立体定向放疗（stereotactic radiotherapy，SRT）、后装治疗等。

（2）化疗

适应证早期鼻咽癌（$T_1N_0M_0$）单纯放疗即可取得较好的疗效，无须化疗。局部晚期（T_1，$N_{1\sim3}$ 和 $T_{2\sim4}$ 任何 N）鼻咽癌的标准疗法为同步放化疗＋辅助化疗[25]。

鼻咽部肿瘤较大，颈部淋巴结＞4cm，或颈部淋巴结位置较低等远处转移风险大的患者，可予诱导化疗即新辅助化疗，尤其是对于肿瘤较大浸润脑干，出于对重要脏器的保护，放疗往往无法达到有效根治剂量，诱导化疗可使肿瘤缩小从而CTV减少放疗反应。其疗程一般不超过2～3个周期，在患者身体情况可以耐受的前提下，建议在化疗反应消退后立即开始放疗，以免化疗造成肿瘤细胞加速再增殖。

远处转移患者仍有可能从姑息化疗中获益，化疗方案取决于上次化疗距离转移的时间及PS评分，若时间＞6个月，仍推荐二线含铂方案的化疗；时间＜6个月或PS≤2分则考虑单药吉西他滨或多西他赛化疗。合并骨转移时，可在姑息化疗的基础上加用放疗减轻疼痛，但化疗和（或）放疗转化为生存获益仅见于单纯骨转移，且转移部位不超过4个的患者。至于肺转移、双侧肺转移、肺多发转移，末次治疗到进展的时间≤24个月，均提示预后不良。

化疗方案铂类＋氟尿嘧啶是传统的联合治疗方案，但有报道，以铂类为基础再联合一种新药如吉西他滨和紫杉醇的两药联合方案，较传统及多药联合方案具有更好的耐受性及有效率。异环磷酰胺、阿霉素、卡培他滨、长春瑞滨及伊立替康也已被证明单药或联合治疗具有一定的抗瘤活性，客观有效率在15%～50%，反应持续时间为6～9个月。西妥昔单抗联合化疗可能提高疗效。常用的化疗方案如下。

同步放化疗方案

顺铂＋放疗：顺铂100mg/m²，静脉滴注，d1、d22、d43；或40mg/m²，持续静脉滴注，每周1次，至少8周。和单纯放疗相比，加入顺铂同步放化疗能显著提高局部晚期（尤其是T_3）鼻咽癌的2年无进展生存率（46% vs 68%）。而对早期患者（$T_{1\sim2}$）未见生存获益。Ⅲ～Ⅳ级黏膜炎的发生率与单纯放疗相仿，但恶心、呕吐、骨髓抑制及体重减轻的发生率则显著增高。

诱导/辅助化疗＋同步放疗

● CP（紫杉醇＋顺铂）：紫杉醇175mg/m²，静脉滴注3小时，d1；顺铂75mg/m²，静脉滴注，d1，每3周重复。

● NF（奈达铂＋氟尿嘧啶）：奈达铂100mg/m²，静脉滴注2小时，d1；氟尿嘧啶700mg/m²，持续静脉滴注，d1～4，每3周重复。

● DF（顺铂＋氟尿嘧啶）：顺铂100mg/m²，静脉滴注，d1；氟尿嘧啶1000mg/m²，持续静脉滴注d1～4，每3周重复。

上述两种方案有效率相似，约84%，白细胞减少及血小板减少等不良反应的发生率基本相同，但奈达铂较顺铂在恶心及呕吐方面的反应有明显优势。

● TP（多西他赛＋顺铂）：多西他赛75mg，静脉滴注，d1；顺铂75mg/m²，静脉滴注，d1，每3周重复。该方案有效率为87%，3年无进展生存（progression-free survival，PFS）和总生存（overall survival，OS）分别为94.9%和84.7%，耐受性较好，仅2%的患者发生Ⅲ度的恶心、呕吐反应。

● TPF（多西他赛＋顺铂＋氟尿嘧啶）：多西他赛75mg/m²，静脉滴注，d1；顺铂75mg/m²，静脉滴注，d1；氟尿嘧啶500mg/m²，静脉滴注，d1～5，每3周重复。

● 紫杉醇＋卡铂：紫杉醇175mg/m²，静脉滴注3小时，d1；卡铂AUC（area under the curve，曲线下面积）=6，静脉滴注30～60分钟，d1，每3周重复。此方案尤其适用于因肾功能差不能耐受含顺铂方案化疗者，客观有效率达100%，3年及5年PFS分别为80%和75%，3年及5年OS分别为85%和80%。

（3）姑息化疗

● 多西他赛：多西他赛30mg/m²，静脉滴注，d1、d8、d15，每4周重复。用于复发或转移鼻咽癌的二线治疗，客观有效率为37%，中位PFS为5.3个月，中位OS为12.8个月。Ⅲ～Ⅳ度不良反应的发生率分别为疲劳（13%）、贫血（10%）和腹泻（3%）。

● 吉西他滨：吉西他滨1.0g/m²，静脉滴注＞30分钟，d1、d8、d15，每3周重复。主要用于复发或转移性鼻咽癌经铂类药物治疗失败后的二线化疗方案，单药总有效率为43.8%，中位PFS为5.1个月，中位OS为16个月。主要不良反应为血液学毒性。

● 卡培他滨：卡培他滨1000～1250mg/（m²·d），口服，每日2次，d1～14，每3周重复。用于铂类治疗后复发或转移的鼻咽癌患者，总有效率为37%，中位PFS为5个月，中位OS为14个月。该方案手足综合征反应发生率高达86%，其次为3级血液学毒性，发生率为6%。

● 替吉奥：替吉奥40mg/m²，口服，每日2次，d1～28，休息2周重复。单药替吉奥治疗复发和转移的头颈部肿瘤中位PFS为3个月，不良反应轻微，适合体质较弱的老年人使用。它可以与铂类、紫杉醇等联合使用。

● 伊立替康：伊立替康100mg/m²，d1、d8、d15，每4周重复。用于以铂类和（或）紫杉类为基础化疗失败的鼻咽癌患者，有效率为14%，中位PFS为3.9个月，中位OS为11.4个月。＞3级的不良反应包括中性粒细胞减少（17%）、贫血（17%）和腹泻（14%）。

（4）手术

手术一般作为鼻咽癌放疗后未控或复发的补救手段。

（5）新靶点药物治疗

新靶点药物首先应用于复发或转移的晚期肿瘤治疗。具体治疗方案如下。

同步放疗

西妥昔单抗＋放疗：西妥昔单抗400mg/m²，静脉滴注（2小时），第1周；250mg/m²，静脉滴注（1小时），第2～8周。西妥昔单抗用药1周后开始放疗。中位PFS及中位OS均显著优于单纯放疗（24.4个月 vs 14.9个月，49个月 vs 29.3个月）。

西妥昔单抗＋顺铂＋放疗：西妥昔单抗400mg/m²，静脉滴注（2小时），第1周；250mg/m²，静脉滴注（1小时），第2～8周。西妥昔单抗用药1周后开始放疗；顺铂30mg/m²，每周1次，至少8周。总有效率为96%，2年PFS及OS分别为86.5%和89.9%。

尼妥珠单抗＋放疗：尼妥珠单抗100mg，静脉滴注，每周1次。

姑息治疗

卡铂＋西妥昔单抗：西妥昔单抗400mg/m²，静脉滴注（2小时），第1周，以后每周250mg/m²，静脉滴注（1小时）；卡铂AUC=5dl，每3周重复，最大可达8个周期。主要用于对铂类耐药的转移性鼻咽癌，客观有效率为11.7%。

（三）鼻咽癌中西医结合治疗

（1）中医结合放化疗辨证用药[26]：根据王德鉴主编的《中医耳鼻咽喉口腔科学》[27]鼻

咽癌放、化疗的辨证分型，并结合近十年来的文献所用的辨证标准，共分为4型。①津液耗伤型：口咽干燥，喜饮，干咳，大便干结；咽痛，声嘶，痰黏，消瘦，夜寐盗汗，午后潮热，颧红，小便短赤，鼻咽黏膜光亮或见干痂；舌质红或嫩红，苔少或无苔少津，脉细或细数。清热养阴生津。泻白散合沙参麦冬汤加减。方药：桑白皮15g，地骨皮15g，沙参15g，麦冬15g，白花蛇舌草20～30g，葛根20～30g，天花粉15g，玄参15g，菊花15g。②热毒瘀结型：口咽黏膜溃烂疼痛，口干喜饮；难以进食，牙龈肿痛，脓涕，头痛，鼻衄，鼻咽黏膜红肿、有分泌物；舌红或紫暗，薄黄苔或黄腻苔，脉弦滑数或数。清热散瘀。柴胡清肝汤加减。方药：柴胡12g，赤芍15g，牡丹皮15g，丹参15g，毛冬青15g，连翘15g，黄芩12g，桃仁10g，生地黄15g，蚤休20～30g。③脾胃失调型：恶心、呕吐，纳呆，倦怠乏力；口干，痞满，腹胀腹泻，面色少华，头目眩晕，鼻咽部分泌物多；舌质淡或淡暗，苔厚腻，脉滑。健脾化湿。陈夏六君子汤加减。方药：法半夏12g，陈皮3～6g，茯苓15g，竹茹12g，砂仁6g（后下），麦冬15g，谷芽30g，生薏苡仁30g，猫爪草15g。④气阴两虚型：头晕目眩，神疲乏力，失眠多梦，纳差；口干，心悸气短，少气懒言，耳鸣，自汗，面色无华，鼻咽黏膜淡红，有分泌物或痂块，或伴白细胞降低者；舌质淡或嫩红，苔少，脉细或细数。益气养阴。生脉散合四君子汤加减。太子参15～30g，麦冬15g，五味子10g，茯苓15g，白术10g，甘草6g，白芍15g，生地黄15g。

（2）养阴清肺汤[28]：麦冬20g，牡丹皮15g，白芍15g，生地黄30g，玄参20g，薄荷6g，金银花15g，连翘15g，黄芩15g。并随症加减，咽痛、红肿明显者加赤芍、蒲公英；口干渴者加石斛、芦根、天花粉。每日1剂水煎服，连续服用至放疗结束。

（3）百合固金汤[29]：百合30g，生地黄20g，熟地黄20g，麦冬10g，川贝母10g，当归10g，白芍15g，甘草6g，玄参15g，桔梗10g，山慈菇10g，半枝莲10g。每日1剂，煎服2次。

● 竹叶石膏汤：杨泽江等[30]应用竹叶石膏汤加味（竹叶9g，石膏20～30g，半夏、麦冬、生地黄各12g，太子参15～30g，甘草6g，金银花10g）治疗放射性口咽炎30例，并与单纯西药治疗的25例作对照观察。结果：治疗组总有效率为90%，对照组总有效率为64%，2组间比较有显著性差异。

（4）加味导赤散：陶炼等[31]用中药加味导赤散（金银花、连翘、桔梗、牛蒡子、玄参、生地黄、竹叶各10g，木通12g，薄荷、甘草各5g，黄连3g）治疗放射性口腔溃疡82例，结果疗效满意。

（5）银连含漱液[32]：组成：忍冬藤20g，连翘、夏枯草、白茅根各15g，生甘草10g。具有清热解毒，清洁口腔，局部消炎，止血止痛的作用，直接对抗放射热邪，因只含不咽，亦无伤脾胃，用于放疗所致的口腔炎、咽喉炎等症疗效颇佳。

（6）芦荟膏：洪金花等[33]用芦荟防治放射性皮炎，研究表明涂敷芦荟汁可有效地减轻放射皮肤损伤降低色素沉着程度。

五、预后及随访

（一）预后

鼻咽癌的自然病程差异很大，从初发到死亡的自然病程为3～113个月不等，自然病程因人而异，平均为18.7个月，Ⅳ期者平均自然生存时间为7～9个月。早期鼻咽癌单纯放疗5年生存率可达95%以上，Ⅲ～Ⅳ期则只有32%～52%。近30年，由于治疗模式的进步，采用放化疗联合可使局部晚期鼻咽癌5年生存率提高到75%。预后相关因素包括肿瘤分期、分型，年龄，贫血，EB病毒拷贝数，治疗方式，放疗剂量等。其中治疗前贫血，年龄＞50岁，

N分期较晚，治疗前肿瘤体积＞50ml，提示放疗效果较差，预后不良。

（二）随防

1.病史和体格检查主要包括鼻咽部及双侧颈部淋巴结检查，脑神经功能的检查等。第1年，每1～3个月1次；第2年，每2～4个月1次；第3～5年，每4～6个月1次；5年后，每6～12个月1次。

2. $T_{3\sim4}$，$N_{2\sim3}$患者治疗后6个月内行鼻咽部和颈部的基线影像学检查，此后若没有症状，可不需常规行头颈部影像学复查。大部分鼻咽癌的复发或转移发生在治疗结束后2年，也有人推荐治疗结束后2～3个月时行鼻咽及双侧颈部的基线MRI检查，随后每3～6个月复查1次至治疗结束后2年，欧洲肿瘤内科学会则认为6～12个月复查1次即可。

3.如颈部接受过放疗，每6～12个月检查1次促甲状腺激素[5]。

4.如有临床指征，给予言语/听力和吞咽功能评估并予康复治疗。

5.可考虑进行EB病毒监测。

六、预防与调护

（一）预防

鼻咽癌的预防执行肿瘤疾病三级预防策略。

一级预防，未病养生，防病于先。鼻咽癌一级预防的主要内容是通过宣传教育提高人群对鼻咽癌防治意识，改善生活环境，远离致癌危险因素，提倡健康生活方式为基础，对高危人群或癌前病变者进行干预。饮食习惯应尽量少食或不食腌制品，如腌鱼、腌肉等。及时治愈鼻部炎症和其他良性病症。戒烟，不酗酒。经常食用有防癌、抗癌作用的食品，如薏苡仁、大蒜、莲子、茶叶、菜豆、绞股蓝、无花果、山楂、鹅血、鸭跖草、银杏、芦笋、胡萝卜、大枣、蘑菇、南瓜、豌豆、豆芽菜等。忌热性的食物和水果，如油炸的食物、榴莲等；多食用凉性水果，如梨、薄荷等。有学者提出多食富含维生素A、维生素C、维生素E的食物可减少该病发生。Wang等用二亚硝基哌嗪（DNP）诱发大鼠鼻咽癌，食物补硒（Se）预防组鼻咽癌发病率比对照组减少54.3%。

二级预防，已病早治，防微杜渐。确立鼻咽癌高发区并在此区域进行人群筛查和定期监测，达到早发现、早治疗的目的成为二级预防的主要手段。鼻咽癌是一种常见恶性肿瘤，特别在我国南方（广东、广西、湖南）最为多见，以青壮年男性发病率最高，应定期做好筛查。鼻咽癌患者血清中以EB病毒壳抗原-IgA抗体（VCA-IgA抗体）升高最为显著，高危人群应做EB病毒壳抗原-IgA抗体检测。吴玉生配制的薄荷滴鼻液：薄荷脑、冰片各5g，液状石蜡20ml，维生素A500U，维生素D150U。具有除臭、消炎、止痛、润滑鼻腔作用，利于鼻腔上皮细胞恢复，能有效地促进伤口愈合。用于治疗萎缩性和干燥性鼻炎及鼻出血等，临床疗效良好，无不良反应[32]。

三级预防，瘥后调摄，既病防变。鼻咽癌中晚期，因正气渐衰，邪气壅盛，治疗应该以扶正为主要治疗原则，治疗目的是部分治愈，预防癌邪继续耗伤正气并延缓疾病向晚期发展。利用中药提高机体的免疫功能，配合西医放疗、化疗，应用于鼻咽癌晚期治疗可以减轻鼻咽癌放疗后的不良反应，减轻放疗、化疗的毒性，用于放疗增敏协同抗癌，对于改善生活质量，减少并发症，促进机体恢复，有积极的治疗效果[34]。

（二）调护

（1）肿瘤患者的一般扩理：放化疗后出现恶心、呕吐、腹泻等消化道症状时，应多吃煮、炖、蒸等易消化的食物，少吃油煎食物。进食可采取少食多餐的方法，同时用中药调养。

（2）放疗引起的急性黏膜反应的护理：在放疗过程中，随着放射剂量的增加，患者会出现急性黏膜反应，如口干、鼻咽干燥，甚至出现黏膜溃烂、溃疡和感染。可用以下方法处理：饭前饭后用1∶5000呋喃西林液漱口；以冰硼散或锡类散涂于创面，既可减轻疼痛，又可促进创面的愈合；及时补充维生素B族的食物，避免食用腌鱼、腌肉及辛辣、刺激性食物。

（3）皮肤反应的护理：照射野的皮肤反应可分为三度：Ⅰ度为干性反应，仅见皮肤充血。Ⅱ度为湿性反应，可见照射野皮肤充血水肿，水泡形成，有渗出和糜烂。此时，可涂甲紫或烧伤膏，并暴露创面。如有水疱形成，可以绿茶水调如意金黄散涂于创面。Ⅲ度反应表现为溃疡形成或坏死，或侵犯真皮，造成放射损伤，难以愈合。这时应保持照射野皮肤的清洁干燥，避免受机械物的刺激，内衣应宽大柔软、无领，头颈部可用柔软光滑的丝巾保护，以柔软的毛巾蘸温水擦洗，照射部位禁用肥皂、乙醇、碘酒、红汞和油膏，不可用胶布，不可用剃须刀，不可撕剥皮肤脱屑，防止日晒。

（4）饮食：鼻咽癌患者宜食的保健食品：山药，无花果，莲子，薏苡仁，大豆，大枣，竹笋，菊花，荸荠，猴头菇等。

（5）康复：吴玉生[32]在治病的同时注重患者功能康复。如放疗可以引起张口困难、颈部强直，给患者的生活带来很多不便。为避免不可逆损害，在放疗早期即可指导患者每天自我按摩颞颌关节，练习鼓腮、叩齿，前后左右缓慢转颈数次等运动，以增加颈部肌肉张力，防止颈部肌肉纤维化、僵直，保证生活质量。

参考文献

[1] Barnes L，Eveson JW，Reichart P，et al. World Health classification of tumours. Pathology andgenetics of head and neck tumour[M]. Lyon：LARC Press，2005.

[2] 宗永生，韩安家，吴秋良.鼻咽癌组织病理学诊断的体会[J].中华病理学杂志，2010，39（8）：566-569.

[3] Fletcher 著；回允译.肿瘤组织病理学诊断[M].3版.北京：北京大学医学出版社，2009.

[4] 魏矿荣，徐莹，张文俊，等.鼻咽癌的病理组织学分类[J].中华病理学杂志，2011，40（5）：355-358.

[5] 潘建基.鼻咽癌92分期修订工作报告[J].中华放射肿瘤学杂志，2009，18（1）：2-6.

[6] Edge SB，Byrd DR，Compton CC，et al. Cancer Staging Handbook-AJCC Cancer Staging Manual [M]. 7th ed. New York：Springer，2010.

[7] 范晓磊，邓国英，周慧敏，等.参杞合剂诱导鼻咽癌细胞凋亡及其作用机制探讨[J].中医杂志，2008，49（5）：356-357.

[8] 景艳，唐安洲，刘津，等.石上柏提取物抑制鼻咽癌TWO3细胞增殖的实验研究[J].中药材，2009（12）：43-46.

[9] 周同冲，林晓丹，宋先璐，等.中药石上柏联合放疗治疗局部晚期鼻咽癌的长期疗效观察[J].中国医院药学杂志，2008（24）：57-59.

[10] 刘瑛，侯华新，黎丹戎，等.大黄素对乏氧鼻咽癌细胞的放射增敏性与DNA修复基因的关系[J].中国药理学通报，2009，25（3）：348-352.

[11] 刘姬艳，马润娣，于立坚.土贝母苷甲对人鼻咽癌上皮细胞丝裂原活化蛋白激酶活性的影响[J].北京中医，2007，26（2）：119-121.

[12] 孙桂芝.孙桂芝实用中医肿瘤学[M].北京：中国中医药出版社，2009：123-124.

[13] 林丽珠.肿瘤中西医治疗学[M].北京：人民军医出版社，2013：96-97.

[14] 江志超.CD4+、CD25+T调节细胞在中晚期鼻咽癌微环境境免疫耐受的病理意义及益气解毒方的逆转效应[D].长沙：湖南中医药大学，2013.

[15] 袁传平.中西医结合治疗鼻咽癌29例[J].中国中医药现代远程教育，2014，185（9）：60.

[16] 代兴斌，罗兰，蔡玉荣，等.吴玉生副教授治疗鼻咽癌经验介绍[J].新中医，2009，41（3）：17-18.

[17] 胡秉德.中医药疗法配合针灸治疗鼻咽癌[J].吉林中医药，2004，24（10）：39.

[18] 李佳殷.林丽珠教授辨治鼻咽癌经验介绍[J].四川中医，2012，30（11）：8-9.

[19]　林丽珠.朱丹溪"从痰辨治"理论思辨及在脑瘤中的应用[J].新中医，2010.42（9）：127-128.

[20]　王歌，王瑞平.王瑞平治疗鼻咽癌经验介绍[J].新中医，2013，45（1）：195-197.

[21]　胡元，李云芳，徐亚萍.周维顺治疗鼻咽癌经验简介[J].山西中医，2011，27（4）：9-10.

[22]　朱世杰.鼻咽癌治疗-中医药助力[J].抗癌之窗，2014，66（7）：20-21.

[23]　肖建平，徐国镇.立体定向放射治疗：提高鼻咽癌局部控制的有效方法[J].癌症，2010，29（2）：129-131.

[24]　高黎.鼻咽癌[A].见：殷蔚伯，余子豪，徐国镇，等.肿瘤放射治疗学[M].4版.北京：中国协和医科大学出版社，2008：443-480.

[25]　李龄，王安宇，朱小东，等.MRI与CT成像差异对鼻咽癌T分期以及原发肿瘤靶区体积影响的研究[J].临床放射学杂志，2008，27（5）：593-596.

[26]　宋培荣，邱宝珊，吴延涛，等.辨证治疗鼻咽癌急性放射反应的临床观察[J].中国中西医结合杂志，2007，27（5）：452-455.

[27]　王德鉴，王士贞.中医耳鼻咽喉口腔科学[M].北京：人民卫生出版社，1994：519.

[28]　蒲志.鼻咽癌放疗中的口腔黏膜反应的中医药疗效观察附64例病例报告[J].成都中医药大学学报，2004，27（3）：16.

[29]　朱欠元，周玉梅，蔡晓著.中医药治疗鼻咽癌放疗中口、咽黏膜反应临床观察[J].四川中医，2008，26（1）：111.

[30]　杨泽江，邓朝明，邱英和.竹叶石膏汤加味治疗放射性口咽炎30例临床观察[J].四川中医，2004，22（11）：85.

[31]　陶炼，张悦红.加味导赤散治疗放射性口腔溃疡82例[J].四川中医，2000，18（3）：52.

[32]　代兴斌，罗兰，蔡玉荣，等.吴玉生副教授治疗鼻咽癌经验介绍[J].新中医，2009，41（3）：17-18.

[33]　洪金花，汪华萍，刘蓉.芦荟防治放射性皮炎50例疗效分析[J].实用中西医结合临床，2009，9（1）：48-49.

[34]　许卉，尚云峰，田道法，等.鼻咽癌预防研究现状及中医药参与途径的探讨[J].中医药导报，2010，16（1）：13-16.

第三节　喉癌

一、概述及流行病学

喉癌（laryngocarcinoma）是头颈部常见的恶性肿瘤之一。就全身而言，其发病率居全部恶性肿瘤的第19位，在头颈部恶性肿瘤中，仅次于鼻咽癌和鼻腔癌而居第3位。

喉癌的发生有种族及地区的差异。资料表明，俄罗斯的发病数约占全身各器官恶性肿瘤的1%，英国、美国为1%～2%，西欧发病率更高。喉癌好发于中年以上的男性，男女之比为4：1，以50～60岁为多见。国内统计资料比较一致和接近的结论是平均年龄56.6岁，51～70岁者居多，占80%以上。男性以声带癌为主，女性则以声门上癌多见。

明代董宿原《奇效良方》卷六十一记载"咽喉间生肉，层层相叠，渐渐肿起，不痛，多日乃有窍了，臭气自出，遂退饮食"所述症状与喉癌相类似，是关于"喉菌"最早的文献资料。清代对此病论述较多。如清代尤存隐《尤氏喉科秘书》载有"喉菌"之名，指出："喉菌，病属忧郁，血热气滞，妇人多患之，形如浮萍，略高而厚，紫色，生于喉旁。"清代张宗良《喉科指掌》描述为"生于喉内，状如浮萍，略高而厚，色紫"。清代许楒《咽喉脉证通论》说："此证因食膏粱炙煿厚味过多，热毒积于心脾二经，上蒸于喉，结成如菌，面厚色紫，软如猪肺，或微痛，或木而不痛，梗塞喉间，饮食有碍"。近代张吴氏《喉科秘旨》曰："生于喉内如菌样，故名喉菌"。《囊秘喉书》称喉百叶是"咽喉中有生肉，层层相叠，渐肿有孔出臭气者"。清代吴谦《医宗金鉴》载有"此症一名阴虚喉疳，初觉咽嗌干燥，如毛草常刺喉中，又如硬物溢于咽下。呕吐酸水，哕出甜涎，淡红微肿微痛。日久其色紫暗不鲜，颇似冻榴子……肿痛日增，破烂腐化，叠若虾皮，声音嘶哑，喘急多痰，臭腐蚀延，其痛倍增，妨碍饮食，胃气由此渐衰，而虚火益盛……其证投方应病或者十全一二，否则难救"。对喉癌的起病、发展、转归描述较为完整，对其晚期癌瘤的预后判断也相当准确。

二、病因及发病机制

（一）祖国医学对喉癌病因及发病机制的认识

1.生活、饮食不节

喜食膏粱炙煿厚味，损脾伤胃；或嗜烟好酒，伤肺伤胃。致肺气受伤，脾气不足，肺气虚则卫外不固，脾气虚则生化乏源。膏粱炙煿及烟酒之物皆易助热生火，伤津耗液，导致局部气血代谢失常。日久易致正气亏虚，阴阳失调，生化失常，而致癌毒内生。如清代许楣《咽喉脉证通论》说："此证因食过多，热毒积于心脾二经，上蒸于喉，结成如菌，面厚色紫，软如猪肺，或微痛，或木而不痛，梗塞喉间，饮食有碍。"

2.内伤七情

情志失调，易损肝伤脾，气血不畅，运化失常。日久则脏腑功能失调，代谢失常，易生本病。明代陈实功《外科正宗》卷四曰："或因六欲不遂，损伤中气，郁火相凝，遂痰失道停结而成。"清代尤存隐《尤氏喉科秘书》曰："喉菌，病属忧郁，血热气滞，妇人多患之，形如浮萍，略高而厚，紫色，生于喉旁……"清代陈光松《喉症要旨》："证因忧思过度，气滞血结而然。"

3.正气不足

先天禀赋不足，正气本虚；或久病劳倦，正气亏耗；或房劳过度，肾气不足。肾为肺之根，肾气虚则易肺气虚，卫外不固，正虚则无力抗邪，易致本病内生。

4.外邪侵袭

六淫外邪侵入咽喉，如正气不足，则毒邪客于喉，正邪交争，日久正不能胜邪，则邪气内侵，致内在机体气机逆乱，代谢失调，阴阳失衡，生化失常，变生癌毒。清代沈金鳌《杂病源流犀烛》曰："邪积胸中，阻塞气道，气不得通，为痰……为血，皆邪正相搏，邪既胜，正不得制之，遂结成形而有块。"

（二）现代医学对喉癌病因及发病机制的认识

随着工业的发展，吸烟人数的增多，空气污染增加，喉癌的发病率处于上升趋势。尚无明确病因，但可能与下列因素有关。

1.吸烟

烟草燃烧可产生烟草焦油，其中苯并（α）芘可致癌。且烟草的烟雾可使纤毛运动停止或迟缓，也引起黏膜水肿和出血，使上皮增生，变厚，鳞状化生，成为致癌基础。

2.饮酒过度

酒精长期刺激黏膜可使其变性而致癌。

3.慢性炎症刺激

如慢性喉炎或呼吸道炎症。

4.空气污染

有害气体，如二氧化硫和生产性工业粉尘如铬、砷的长期吸入易致喉癌。

5.病毒感染

与喉癌的产生关系密切，一般认为病毒可使细胞改变性质，发生异常分裂；病毒可附于基因上，传至下代细胞，发生癌变。

6.癌前期病变

喉部角化症和喉部良性肿瘤，如喉乳头状瘤反复发作可发生癌变。

7.放射线

用放射线治疗颈部肿物时可致癌。

8.性激素

有关实验表明，喉癌患者雌激素受体阳性细胞百分率明显增高。

三、临床诊断

（一）临床表现和体征

1.症状

早期症状：顽固性声音嘶哑是喉癌的早期表现之一。声嘶症状呈进行性加重，且逐渐发展为声音变粗、变哑，直至完全失音。另外一个喉癌的早期症状是咽喉感觉异常、异物感、紧迫感或吞咽不适感，是声门上型喉癌的早期症状。咳嗽痰中带血也可能是喉癌的早期信号。患者常有黏液黏着感，故常"清嗓子"。有时声门上喉癌早期可表现为反射性耳痛和头痛或咽疼痛感，这是由于喉癌合并溃疡、炎症或喉软骨骨膜炎时所致。中期症状：喉癌中期症状介于早期症状与晚期症状之间，呈进行性发展。呼吸困难是较晚期的症状，说明癌已发展到堵塞喉腔。颈淋巴结可转移到同侧颈深中部淋巴结，晚期可能转移到对侧。

2.喉癌的转移途径

（1）**直接播散**：喉部因有甲状软骨保护，相对而言向外扩散较慢，其直接播散的方式，首先是沿黏膜表面向黏膜下浸润。声带癌以向后蔓延为主，向前经前联合向对侧声带发展，向后可波及杓状软骨处。声门上癌发展较快，最容易蔓延到会厌前间隙，或沿会厌皱襞侵犯梨状窝，亦可以沿咽会厌皱襞向咽后壁会厌谷、舌根处发展，声门下癌多向前向下发展，侵犯对侧声门下。喉胚胎学的研究表明，声门上组织和声门下组织分别来自不同的原基，因此，喉癌扩散的方式仅局限于或者首先局限于胚胎划界的范围内，声门上癌很少跨过声门下发展，而声门下癌也很少向声门上扩散。

（2）**淋巴转移**：喉癌可以经淋巴系统转移，最先出现的颈淋巴结。声门型由于声带的淋巴管很少，故发生转移者晚。声门上型由于有丰富的淋巴组织，出现淋巴转移的时间较早。淋巴结转移出现的早晚，除了与病变的原发部位、临床分期有关之外，还与肿瘤的组织学特性有关。喉前庭边缘部或梨状窝的癌发生颈淋巴结转移机会较多，可达50%左右。

（3）**血行转移**：喉癌的血行转移不甚常见，一般发生在较晚期，是全身广泛转移的表现。

（4）**种植性转移**：喉位于呼吸系统的较上端，喉癌的脱落细胞由于重力和呼吸的关系，可随局部分泌物坠于支气管或肺而发生种植性转移。喉癌患者最终发生肺转移者高达73%，低分泌型可达89%。

（二）实验室检查

应用相关的癌胚抗原（CEA）及可溶性膜抗原、α-抗胰蛋白酶（AAT）、胎盘碱性磷酸酶（PAKP）、淀粉酶、芳香烃羟化酶（AHH）、唾液酶、磷酸己糖异构酶（PHT）和乳酸脱氢酶（LDH）的同工酶等检查，均有一定的价值，但是总的来说都缺乏特异性，可以作为观察病情变化的参考指标。

（三）内镜检查

（1）间接喉镜检查：凡有声哑必须进行此检查，查看喉的内部结构，两侧是否对称，有无红肿、溃疡或肿瘤、查看声带、披裂皱襞、会厌等的活动情况，必要时在间接喉镜的明视下，钳取活体组织送病理检查或涂片细胞学检查。

（2）直接喉镜检查：通常只应用于间接喉镜检查不满意或不易采取病理标本时，如前联合、喉室或声门下肿瘤钳取活体组织及息肉、乳头状瘤摘除等。有颈椎活动障碍和呼吸困难者合并喉阻塞必须直接喉镜时，应做气管切开之准备。

（3）纤维导光喉镜及显微喉镜检查：对喉癌的诊断及早期发现提供了新的诊断措施。

（四）影像学检查

（1）X线检查：X线检查可以辅助喉镜及其他检查以明确病变的部位、大小、形状及软骨情况等。常用方法包括：侧位平片（颈部软骨组织）及正位体层摄片、喉造影检查及钡剂造影等。

（2）B型超声检查：超声可探及肿瘤，为边界轮廓不规则之低回声区，内回声不均匀。可初步确定肿瘤之部位及大小。

（3）CT检查：可判断喉部肿瘤病灶，软骨受累，淋巴结转移情况等。

（4）磁共振成像（MRI）：MRI对喉癌病变的性质、位置、形态和大小以及有无纵隔及肺转移的判断有较高的价值。

（五）病理学诊断

痰细胞检查设备简单，送检4～6次可增加阳性检出率。局部细胞学涂片病理活检能帮助诊断，而病理活检对喉癌的确诊和分型具有决定性意义。

喉癌以声带癌最为多见，其次为声门上癌，声门下癌最少。肉眼观肿瘤可呈乳头状、疣状或菜花状隆起，也可在局部形成溃疡。组织学上喉癌以鳞状细胞癌最常见，占95%～98%，腺癌少见，约占2%。喉鳞状细胞癌依其发展程度可分为原位癌、早期浸润癌和浸润癌三种类型。

早期浸润癌一般是由原位癌突破上皮基底膜向下浸润，并在固有层内形成癌巢；喉浸润癌绝大多数为高分化鳞癌，癌细胞可见不同程度的角化现象和细胞间桥，在癌巢中心可见角化珠，低分化鳞癌少见，其分化程度由好到差分别为声门区、声门下区、声门上区。

（六）临床分期

2002年AJCC喉癌TNM分期

T 原发肿瘤

T_x：原发肿瘤无法评估。

T_0：无原发肿瘤证据。

Tis：原位癌。

声门上型

T_1：肿瘤局限于声门上的一个亚区，声带活动正常。

T_2：肿瘤侵犯声门上一个以上邻近的亚区、侵犯声门区或声门上区以外（如舌根、会厌谷、梨状窝内壁黏膜），无喉固定。

T_3：肿瘤限于喉内，声带固定和（或）侵犯下列任何一个部位：环后区、会厌前间隙、声门旁间隙，和（或）甲状软骨轻微破坏（如内面皮质）。

T_{4a}：肿瘤侵犯穿过甲状软骨和（或）侵犯喉外组织（如气管、包括深部舌外肌在内的颈部软组织、带状肌、甲状腺或食管）。

T_{4b}：肿瘤侵犯椎前间隙，包绕颈动脉或侵犯纵隔结构。

声门型

T_1：肿瘤局限于声带（可以侵及前联合或后联合），声带活动正常。

T_{1a}：肿瘤局限于一侧声带。

T_{1b}：肿瘤侵犯两侧声带。

T_2：肿瘤侵犯声门上区和（或）声门下区，和（或）声带活动受限。

T_3：肿瘤局限于喉内，伴有声带固定和（或）侵犯声门旁间隙，或甲状软骨轻微破坏（如内面皮质）。

T_{4a}：肿瘤侵犯穿过甲状软骨和（或）侵犯喉外组织（如气管、包括深部舌外肌在内的颈部软组织、带状肌、甲状腺或食管）。

T_{4b}：肿瘤侵犯椎前间隙，包绕颈动脉或侵犯纵隔结构。

声门下型

T_1：肿瘤局限于声门下区。

T_2：肿瘤侵犯声带，声带活动正常或受限。

T_3：肿瘤限于喉内伴有声带固定。

T_{4a}：肿瘤侵犯环状软骨或甲状软骨和（或）喉外组织（如气管、包括深部舌外肌在内的颈部软组织、带状肌、甲状腺或食管）。

T_{4b}：肿瘤侵犯椎前间隙，包绕颈动脉或侵犯纵隔结构。

N 区域淋巴结

N_x：区域淋巴结无法评估。

N_0：无区域淋巴结转移。

N_1：同侧单个淋巴结转移，最大径≤3cm。

N_2：同侧单个淋巴结转移，最大径＞3cm，但≤6cm；或同侧多个淋巴结转移，最大径均≤6cm；或双侧或对侧淋巴结转移，最大径均≤6cm。

N_{2a}：同侧单个淋巴结转移，最大径＞3cm，但≤6cm。

N_{2b}：同侧多个淋巴结转移，最大径均≤6cm。

N_{2c}：双侧或对侧淋巴结转移，最大径均≤6cm。

N_3：转移淋巴结最大径＞6cm。

M 远处转移

M_x：远处转移无法评估。

M_0：无远处转移。

M_1：有远处转移。

临床分期

0 期：$T_0N_0M_0$

Ⅰ 期：$T_1N_0M_0$

Ⅱ 期：$T_2N_0M_0$

Ⅲ 期：$T_3N_0M_0$；$T_1N_1M_0$；$T_2N_1M_0$；$T_3N_1M_0$

Ⅳ 期：Ⅳ A 期：$T_{4a}N_0M_0$；$T_{4a}N_1M_0$；$T_1N_2M_0$；$T_2N_2M_0$；$T_3N_2M_0$；$T_{4a}N_2M_0$

ⅣB期：T_4b，任何N，M_0；任何T，N_3，M_0。

ⅣC期：任何T，任何N，M_1。

四、治疗

（一）喉癌的中医治疗

1.喉癌的病证特点

喉癌的病证特点应从两个方面分析：

（1）肿瘤方面，肿瘤肆意滋长，扎寨垒营，癌毒之邪与痰瘀胶结成块，或毒盛浸延局部组织，或转移他处。

（2）对人体而言，有虚实两个方面。虚者，气虚、阴虚、血虚、阳虚，而以气虚、阴虚多见；实者乃肿瘤阻滞脏腑气血运行，致气滞、血瘀、痰结，毒邪阻格咽喉，清阳不升，上罩头目，痰郁日久可以化热而为痰热。

其病位在喉，其脏在肺，主要涉及脾、胃、肝、肾等脏腑。毒结日久可致五脏失调，气血衰败，阴阳失衡，化热生寒皆可有之，本病属本虚标实，证候多为寒热错杂、虚实并见。

2.喉癌治则治法

总体而言，喉癌治疗当遵从综合治疗的原则，中西医并重。中医治疗喉癌的治疗原则：对肿瘤为祛毒抗邪；对人体为扶正培本，纠正脏腑气血失调。具体治法：治肿瘤当以寒热之剂扫荡之，以平性之剂抑杀之，辅之以消痰软坚、祛瘀散结之药；调人体则虚则补之，实者调之。气虚者益气，血不足者补血，阴虚者滋其阴，阳亏虚者温肾助阳，气滞者理气，血瘀者活血，痰积者化痰利喉，清窍被蒙则给予通喉窍，清头目。临床注重中西医配合，根据病情，合理安排中西医治疗方法与时机。

3.喉癌辨肿瘤临床常用药物选择

（1）温热药：苍耳子（有小毒），鹅不食草，木鳖子（有毒），满山香，皂角刺，千金子（有毒），硇砂（有毒），蟾酥（有毒），附子（有毒），秋水仙（有毒）。

（2）寒凉药：龙葵（有小毒），蛇莓（有毒），山豆根，白花蛇舌草，白毛藤（白英）（有小毒），斑蝥（有毒），贯众，穿心莲，天葵子，紫草，山慈菇（有小毒），鸦胆子，葎草，朝天罐，木槿花，酸浆（灯笼草），白毛夏枯草，金丝桃，千里光，蝼蛄菊，天胡荽，板蓝根，马鞭草，毛冬瓜，硼砂，鬼箭羽，蒲公英，白屈菜（有毒），灯心草，巴豆（有毒），海芋（有大毒），虎掌草（有小毒），锡生藤，蛴螬（有毒），白屈菜（有毒），长春花，胆矾（有毒），朱砂（有毒），雷公藤（有大毒）。

（3）平性药：菝葜（金刚藤），马蔺子，石上柏，柽柳，肿节风（接骨木），紫杉（红豆杉），葫芦子，老鹳草，山桃叶，铁包金，一枝黄花，椿皮。

（4）消痰软坚药：黄药子（有小毒），草贝母（有毒），魔芋（蛇六谷），甜瓜蒂（有小毒），鸡内金，儿茶，前胡，桔梗，白芷，徐长卿，萆薢。

（5）祛瘀散结药：石见穿，铁树叶（有毒），土牛膝，水红花子，卷柏，急性子（有毒），地龙，牡丹皮，没药，番红花，小天蒜（有大毒），蜣螂虫（有毒）。

4.喉癌辨人体临床常用药物选择

（1）补气：黄芪，人参，西洋参，红景天，白术，茯苓，刺五加，灵芝。

（2）补阴：十大功劳叶，麦冬，北沙参，天门冬，龟甲，冬虫夏草，山茱萸。

（3）温肾：仙茅，菟丝子。

（4）理气：川楝子，两面针，银柴胡。

（5）化痰、利喉：玄参，蝉蜕，乌梅，射干，马勃，玉竹，薄荷，牛蒡子，紫苏，白僵蚕，诃子。

（6）清热泻火：连翘，板蓝根，垂盆草，黄芩，金银花，升麻，黄连，寒水石，滑石，羚羊角，胡黄连，马尾连，地骨皮，青蒿，知母，牛黄。

（7）止咳：桃仁。

（8）清利头目、通窍：蔓荆子，辛夷。

（9）活血：琥珀。

（10）止血：紫草，白茅根，大蓟，白及。

（11）其他：蚕沙。

5.喉癌辨证型论治

（1）孙桂芝[1]辨喉癌证型论治如下。①肺热壅滞证：声音嘶哑，咽喉堵塞，咽痛不适，咳嗽痰多，痰中带血，口干、口苦，便秘尿赤，舌质红，苔薄黄，脉弦数。泻肺清热，解毒抗癌。桔梗汤（《济生方》）加减。桔梗12g，杏仁10g，川贝母10g，全瓜蒌10g，地骨皮15g，生薏苡仁15g，生黄芪30g，百合30g，黄芩12g，桑白皮12g，射干6g，冬瓜仁10g，牛蒡子10g，鳖甲（先煎）10g，鼠妇10g，白花蛇舌草20g，半枝莲15g，生甘草10g。加减：痰多加皂角刺6g，川贝母10g；大便干结加玄参30g，生地黄20g。②肝郁火盛证：咽喉红肿疼痛，声音嘶哑，阵发性咳嗽，气急，吐痰带血，心烦易怒，头晕目眩，胸胁胀满，耳鸣耳聋，颈有恶核，舌质红、苔黄，脉弦。清肝泻火，解毒散结。龙胆泻肝汤（《医宗金鉴》）加减。龙胆草6g，栀子12g，黄芩10g，柴胡6g，白芍12g，牛蒡子10g，青黛3g，郁金12g，炒枳壳12g，香附9g，生白术50g，生甘草6g，炮穿山甲（先煎）10g，鳖甲（先煎）10g，鼠妇10g，僵蚕10g。加减：心烦不眠加知母10g，炒枣仁30g；头晕耳鸣加白薇15g，菊花15g。③痰浊结聚证：声音嘶哑或失音，咳嗽气急，痰多黏白，胸闷身重，纳呆便溏，口腻，吞咽梗阻，舌苔白腻，脉滑。健脾化痰，软坚散结。二陈汤（《太平惠民和剂局方》）加减。法半夏10g，陈皮10g，炒白术12g，白扁豆12g，茯苓12g，胆南星10g，夏枯草10g，山慈菇10g，炮穿山甲（先煎）10g，鳖甲（先煎）10g，鼠妇10g，九香虫10g，威灵仙15g。加减：痰多色白加陈皮10g，橘红10g，姜半夏10g，象贝母10g；痰黄黏稠加黄芩10g，川贝10g，鱼腥草15g，桑白皮10g；痰中带血加仙鹤草30g，白茅根30g，藕节炭10g。④瘀血内阻证：声音嘶哑，甚则失声，咽喉干涩，喉间刺痛，面色暗黑，胸胁痛有定处，舌质暗红或有瘀点，舌下静脉怒张，脉细涩。益气活血，解毒散结。血府逐瘀汤（《医林改错》）加减。生地黄15g，当归9g，桃仁10g，红花6g，生黄芪30g，郁金9g，升麻9g，陈皮10g，莪术10g，赤芍10g，石见穿15g，炮穿山甲10g（先煎），鳖甲10g（先煎），鼠妇10g，九香虫10g，白花蛇舌草30g，生甘草10g。加减：咽喉肿痛加射干10g，石上柏30g；胸胁疼痛加延胡索10g，瓜蒌15g，薤白10g。⑤气阴两虚证：语音低微，嘶哑失声，气短喘促，神疲乏力，形体消瘦，口干，潮热盗汗，咳痰带血，舌红光剥，脉细濡弱。益气养阴，解毒散结。生脉散（《内外伤辨惑论》）加减。太子参15g，炙黄芪30g，沙参15g，麦冬15g，五味子10g，百合10g，石斛10g，黄精15g，天花粉10g，生地黄15g，墨旱莲15g，枸杞子15g，急性子6g，石见穿15g，鳖甲（先煎）10g，龟甲（先煎）10g，白花蛇舌草30g。加减：咽喉部异物感加桔梗6g，藏青果5g，罗汉果3g；咳嗽气急加杏仁10g，百部10g，前胡10g，枇杷叶15g，款冬花10g。

（2）林丽珠[2]辨喉癌证型论治如下。①肺经蕴热：声嘶，咽喉不利，咽干微痛，咳嗽，或见痰中带血丝，舌淡红，苔薄白或薄黄，脉数。局部检查见喉部肿块呈结节状隆起，色淡红，表面见黄白色分泌物。清肺泄热，解毒利咽。银翘散（《温病条辨》）合消瘰丸（《医学心悟》）加减。黄芩10g，金银花15g，连翘15g，荆芥10g，玄参10g，浙贝母15g，牡蛎30g（先煎），桔梗10g，猫爪草30g，山慈菇15g，石上柏15g。加减：若咽痛、音哑明显可加射干10g，赤芍10g增清热利咽之功，咽喉分泌物夹脓血可加马勃10g，白及10g祛腐生肌。②痰火内盛：咽喉疼痛剧烈，连及头部，声嘶，咳嗽，咳吐黏稠痰液，并见臭秽脓血，呼吸困难，口干，尿赤，便秘，发热。舌质红，苔黄腻，脉滑数。局部检查见喉部肿物突起色红，充血明显，或溃烂翻花，表面分泌物较多。泻火解毒，化痰散结。清咽利膈汤（《喉症全科紫珍集》）加减。金银花15g，大黄10g（后下），连翘10g，黄芩10g，栀子15g，玄明粉10g，玄参10g，薄荷6g（后下），牛蒡子10g，防风10g，荆芥10g。若痰多黏稠，可加僵蚕3条，胆南星10g，海浮石10g豁痰消肿；高热可加生石膏30g，龙胆草10g。③肝郁血瘀：咽中如有物，梗塞不利，声音嘶哑，头痛而眩，胸胁胀痛，耳鸣耳聋，心烦口苦，颈部肿块，舌暗红苔薄白，脉弦。局部检查见喉部肿块暗红，或见血丝缠绕。疏肝解郁，行气散结。逍遥散（《太平惠民和剂局方》）合半夏厚朴汤（《金匮要略》）加减。柴胡10g，当归10g，制半夏10g，厚朴15g，白芍15g，茯苓25g，生姜6g，薄荷6g（后下），石上柏15g，蜂房6g。加减：若见发热，心烦易怒，可加牡丹皮10g，栀子10g清热凉血；颈部肿块明显，加山慈菇15g，猫爪草15g以增解毒散结之功；出现舌面瘀点瘀斑，刺痛，痛点固定等血瘀象，可加桃仁6g，红花6g，三棱5g，莪术5g等。④肺肾阴虚：咽喉干涩疼痛，如有芒刺，吞咽困难，声音嘶哑，消瘦，腰酸腿软，口干，舌红苔少，脉细。局部检查见喉部肿物溃烂如菜花状，边缘参差不齐，表面附着灰黄腐物。滋补肺肾，降火养阴。知柏地黄丸（《医宗金鉴》）加味。熟地黄20g，知母15g，山茱萸15g，山药20g，黄柏15g，泽泻20g，茯苓25g，牡丹皮15g，麦冬15g，海蛤壳30g，山海螺30g。加减：咯血者加侧柏叶10g，茜草10g，藕节10g等凉血收敛止血；低热不退加桑白皮10g，地骨皮8g，青蒿15g等；阴损及阳，出现音低气怯，咳喘气逆、形寒肢冷及肿块洼陷，分泌物量多臭秽等可加党参20g，黄芪20g，阿胶15g，何首乌15g，黄精10g等补气养血，除腐生肌。

6.喉癌验方汇编

（1）常用药对

● 山豆根3g，青黛2g：山豆根大苦大寒，用量宜小（3～5g），青黛咸寒，二味合用，清热凉血解毒，消肿止痛，可用于头面部肿瘤放疗后阴虚热甚者。

● 鼠妇10g，僵蚕10g：鼠妇解毒止痛，主寒热瘀积，湿痰喉症，与僵蚕伍用，治喉疾更佳。

● 苏木6g，三七5g：二者少用和血散瘀，消肿止痛。苏木功用似红花，但性微寒，阳中有阴，降多升少，性能破血。本虚者加人参5g，沙参15g。

● 莪术15g，郁金15g：二药寒热为伍，相须为用，具有化瘀散结止痛作用。

● 牛膝10g，桔梗6g：《本草求真》曰："桔梗系提肺气之药，可为诸药舟楫，载之上浮，能引苦泄峻下之剂至于至高之分，俾清气既得上升，则浊气自可下降。"牛膝通利血脉，引血下行。二药一升一降，升少降多，用于喉癌放疗后处方中，作为引经药。如阴虚火旺者，需加用养阴清热之品。

（2）单验方

● 消瘤碧玉散：硼砂、冰片、胆矾共研细末。具有清热利咽、敛疮止痛的作用，每次0.1～0.3g，点搽患处或吹喉。

（3）李东涛喉癌验方举例

鼠妇10g，僵蚕10g，升麻15g，冬凌草30g，菝葜30g，生半夏30g（先煎2小时），龙葵

30g，山慈菇15g，女贞子15g，生薏苡仁30g，黄芪30g，白花蛇舌草30g，炒山药15g，炒白术15g，橘皮8g，乌梅15g，茯苓15g，白芷12g，莪术15g，郁金15g，山豆根15g，水红花子12g，鸡内金15g，生麦芽15g，砂仁8g（后下）。水煎服，一日1剂，分3次服。

7.喉癌常用中成药

● 梅花点舌丹（《外科全生集》）：含醋制乳香、没药、沉香、血竭、白梅花、葶苈子、牛黄、珍珠粉、麝香、熊胆等。有清热解毒、消肿止痛之功效，并能杀灭癌细胞和抑制癌细胞的生长。对于各类喉癌有效。每次2～3粒，每日2次，先饮水一口，将药放舌上，以口麻为度，再用温黄酒或温开水送下。

● 六神丸：用法见鼻咽癌。

● 铁笛丸：含当归、生地黄、天冬、麦冬、黄柏、知母、诃子、阿胶等。有清热解毒消肿、生津止渴的功效。对于阴津亏损，虚火上炎的喉癌颇为适宜。每次6g，每日2次，温开水送服。

● 锡类散（《金匮翼》）：含有西瓜霜、生硼砂、生寒水石、青黛、珍珠、牛黄等。有清热利咽、消肿止痛之功效，适用于各种喉癌。本药为散剂，用时含服。

8.其他疗法

（1）外治法

● 八宝珍珠散（《医宗金鉴》）：儿茶4.5g，黄连粉4.5g，川贝母（去心）4.5g，青黛4.5g，全蝎（烧灰存性）3g，肉桂粉（冲）3g，黄柏末（冲）3g，鱼脑石（微煅）3g，琥珀末3g，人中白6g，硼砂2.4g，冰片1.8g，牛黄1.5g，珍珠（豆腐制）1.5g，麝香1g研细末，每次0.1～0.3g，用管吹入喉内烂肉处，每日1～2次。有清热解毒、止痛之功效。

● 紫雪散（《医宗金鉴》）：犀角（镑）、羚羊角（镑）、石膏、寒水石、升麻各30g，玄参60g，甘草（生）24g，沉香（锉）、木香（锉）各15g。上药用水1L，煎至200ml，用绢滤去滓，将汤再煎滚，投提净朴硝108g，文火慢煎，水尽欲凝之时，倾入碗内，下朱砂、冰片各9g，金箔100张，各药研细和匀，将药碗安于凉水盆中，候冷凝如雪为度。成年人每用3g，小儿0.6g，10岁者1.5g，徐徐咽之。或用淡竹叶、灯心草煎汤化服。咽喉肿痛，吹患处。

● 吹喉散（《咽喉经验秘传》）：僵蚕0.3g，白芷0.3g，牛黄0.15g，牙硝4.5g，蒲黄1.2g，硼砂2.4g，冰片0.4g，研细末吹喉。有清热、敛疮、散结之功效。

（2）针灸疗法

喉癌热证，咽喉肿痛甚，常用合谷、内庭、曲池、外关、涌泉、天突等穴，捻转用泻法以疏散邪热，缓解痛证。耳针常用穴位有咽喉、心、神门、内分泌、肾上腺等。进针后捻转，留针20～30分钟，中间可提插或捻转3～4次加强刺激。

9.喉癌中医名家经验

（1）李斯文治疗喉癌经验[3]

李斯文对虫类药悉心研究数十年，临床上，他将蝉蜕在头颈部肿瘤如喉癌、扁桃体癌、声带肿瘤的治疗中大量运用，剂量超出常用量，多在40～60g。蝉蜕在方药中的作用如下：①辅助君药清热透邪。针对痰热瘀毒诸证，君药经常选用金银花、连翘等清热解毒散结之品。方中以蝉蜕配合君药增强清热之力，且其甘寒清热，质轻上浮长于疏散肺经风热，使清中有散，能透邪外出。②取其宣肺疗哑之功。③其引药上行。方中诸药首先入胃，胃居中焦，故而重用蝉蜕取其升散之力，引诸药上行于上焦，起到清热、透热外出的作用，独取虫类药物入脏通腑通经疏络的功效特点以除顽疾。《素问·痹论》提出"病久入深，荣卫之行涩，经络时疏，故不通"，即所谓久病及络，久病生瘀。至清代叶天士云："初为气结在经，久则血伤入络，辄仗蠕动之物松透病根"。虫类药钻透剔邪，搜风通络，把握这些药物特性，达到散结、化瘀、行气、清热的疗效。

案例：刘某，男，63岁。2011年4月18日初诊。主诉：确诊喉癌1个月余。2010年7月起患者逐渐出现咽痛、咽干、声音嘶哑症状。2011年2月开始时有低热。2011年4月1日行喉镜检查，取材活检，病理检查结果：会厌部鳞状细胞癌。建议患者进行手术治疗，患者考虑自己有糖尿病会影响治疗效果，因此拒绝手术。2011年4月18日至李斯文处就诊。症见：声音嘶哑，咽部烧灼样痛，口干苦喜饮，大便干结，纳眠可。舌暗红，少津，苔薄燥，脉弦滑。中医诊断：喉积（痰热互结）。治法：清热解毒，化痰散结。方药用自拟抗喉清音汤加减，组方：金银花20g、连翘15g、蒲公英30g、玄参15g、炒栀子15g、炒知母15g、陈皮10g、砂仁10g（后下）、石斛15g、蝉蜕40g、山豆根15g、牛蒡子15g、炙香附15g、百合20g、鱼腥草30g、南方红豆杉12g（先煎1小时）、川贝母10g（兑服）、炙鸡内金15g、甘草5g，30剂，水煎服，1剂/2d。戒烟酒及辛辣。2011年7月1日二诊：患者服用上方后咽部烧痛减轻约30%，声音嘶哑改善，音质较前稍清亮，晨起喉间出现少许浓痰，纳眠可，二便调，舌脉同前。此乃因肺热日久，熏蒸于肺之门户，热毒虽有开始消退之征，须追加清肺之力。守前方加鲜芦根100g、白茅根100g，继服60剂，1剂/2日，嘱其服10日休息2日。2012年3月26日三诊：声音较前明显洪亮，咽喉烧灼痛减60%，纳食可，二便调，眠可，舌质暗、红但津液较前有增，舌下脉络稍有瘀滞。前方继服70剂，服法同前。2013年3月11日四诊：服药至2013年1月，咽喉烧灼痛基本消失，声音较前明显洪亮接近患病前，患者自觉病已治愈，所以春节期间多次应酬喝酒。春节后咽痛复作，声音又有沙哑，咽部红肿出现少许化脓，常有少许痰血咯出。此乃肺热未净，烟酒炙煿之物诱使病情复发加重，热伤肺络，须重用清营透热，凉血化瘀。前方去陈皮、炙香附，加水牛角60g（先煎1小时）、败酱草30g，继服90剂，服法同前。2013年9月13日五诊：诉上方服用半月后咽痛缓解，痰血消失，仅有白黏痰少许，从6月开始，声音又恢复清亮。2013年11月哈医大喉镜复查：咽喉部未见异常。守上方60剂巩固疗效。2014年3月10日六诊：近9个月来，未再出现咽喉疼痛，声音清亮恢复如初，为抗复发转移，亦为方便服用，故仍沿用上方化裁，改用免煎配方颗粒服用60剂。该患者的治疗抓住清热解毒化痰开音为主线。先后治疗3年余，由于患者有较好的依从性，先后服中药300余剂，配合外用封包，其间虽然出现一次反复，但经过及时救治，终于获得满意疗效。

（2）李东涛治疗喉癌中医验案举例

案例：姜某，男，58岁。2011年1月24日初诊。

2011年1月20日在山东省肿瘤医院就诊，确诊为喉癌，声门上型，中分化鳞癌，伴左侧颈部淋巴结转移。患者畏惧放化疗不良反应，暂时放弃放疗化疗来我处就诊。症见：声音嘶哑，左侧颈部紧，口干，胸闷，大便时干时稀，舌暗红，苔白略厚，左边有瘀滞，舌下脉络曲张，有小齿痕，脉缓。证属以热为主，热毒上攻，瘀血内阻，并脾胃虚弱。马尾连30g、升麻30g、山豆根10g、玄参20g、生半夏60g（先煎2小时）、龙葵30g、牛蒡子20g、马勃10g、女贞子30g、生薏苡仁60g、黄芪60g、白花蛇舌草180g、炒山药30g、炒扁豆30g、莲子肉20g、芡实30g、炒白术30g、橘皮10g、竹茹10g、乌梅20g、板蓝根30g、马齿苋30g、山慈菇12g、血余炭10g、黄连20g、吴茱萸6g。7剂，水煎服，每剂煎8袋，每袋150ml，每次1袋，日4次服。并嘱其接受放疗。

2011年5月17日。放疗结束，说话仍音哑，乏力，口干，舌苔黄厚腻，脉虚。处方：升麻30g、冬凌草120g、菝葜60g、黄连15g、生半夏60g（先煎2小时）、龙葵45g、山慈菇12g、血余炭10g、女贞子30g、生薏苡仁120g、黄芪60g、白花蛇舌草120g、炒山药30g、炒扁豆30g，莲子肉20g，芡实30g，炒白术30g，橘皮12g，竹茹12g，乌梅15g，吴茱萸6g，茯苓30g，白芷12g，血余炭10g，生蒲黄10g（包煎），炒槐米12g，山豆根15g，水红花子30g，鸡内金15g，生麦芽15g，白豆蔻12g（后下）。7剂，煎服法同前。

2011年9月8日。病情稳定。处方：升麻30g，冬凌草120g，菝葜60g，黄连15g，生半夏60g（先煎2小时），龙葵60g，山慈菇30g，血余炭10g，女贞子30g，生薏苡仁120g，黄芪60g，白花蛇舌草180g，山药45g，炒扁豆30g，莲子肉30g，芡实30g，炒白术30g，橘皮12g，竹茹12g，乌梅15g，吴茱萸15g，茯苓30g，白芷12g，血余炭10g，生蒲黄10g（包煎），炒槐米12g，山豆根30g，水红花子30g，鸡内金20g，生麦芽20g，白豆蔻15g（后下），黄芩15g。7剂，水煎服，每剂煎10袋，每次1袋，一日4次服。

患者大致按上方服药至2012年6月，因经济困难未再服中药。随访至2016年3月，患者未复发，病愈。

（二）西医治疗

1.治疗原则

在喉癌治疗方案的选择上，要求综合考虑两方面的因素：最大可能提高喉癌的局部控制效果；在保证局部控制的基础上，尽可能地保留患者的喉功能。因此，早期喉癌可以首选放射治疗，中晚期病变也可以予根治性放疗，放疗后残留或放射治疗后复发，再采用挽救性手术。晚期喉癌采用术前放疗，剂量至50Gy后评价疗效，如肿瘤完全消失，继续加量至根治剂量。如肿瘤消退不明显，停止放疗，休息2周后外科手术治疗。对晚期患者主张同步放化疗。

（1）声门癌

声门癌在喉癌中最常见，占50%～60%，病理类型多为高分化鳞癌。因症状出现较早，故早期患者较多见。T_1、T_2病变临床淋巴结转移≤2%，T_3、T_4为20%～30%。声门癌的治疗目的不单是治愈肿瘤，而且要保留发声功能。治疗手段包括声带剥离术，激光治疗和放射治疗，三种手段的肿瘤局控率分别为60%～66%、68%～92%和80%～95%。治疗前未能确定原位癌是否有浸润时，建议采用放射治疗。①$T_{1\sim2}$期：首选根治性放疗。若放疗后3个月肿瘤仍残留或复发，则予施行挽救性手术（部分或全喉切除），而挽救性手术的成功率也很高。②$T_{3\sim4}$期：以部分或全喉切除术为主，术后视手术情况予以补充放疗。不能手术者，行放疗和（或）化疗。对于可切除的，病变大部分位于喉的一侧、通气功能良好的T_3期患者，也可采取以下两种治疗方法，以期保留喉的发音功能：A.放疗剂量为44～50Gy，若肿瘤退缩明显，声带活动度有所恢复，则继续给予根治量放疗；若肿瘤退缩不明显（50%），声带仍固定，则停止放疗，休息2周后行挽救性手术。在根治放疗后3个月行纤维喉镜检查，若证实肿瘤仍有残留或复发，也可行挽救性手术。B.先诱导化疗2个疗程，若电子喉镜证实肿瘤退缩理想，则予以根治性放疗；否则行外科手术，术后补充放疗。

（2）声门上区癌

声门上区癌的发病率居第2位，约占40%。与声门癌相比，本病早期症状不明显，颈淋巴结转移多见且易早期出现，30%～50%在明确诊断时已有颈淋巴结转移，多至上颈深淋巴结。即使为临床N_0病例，已有1/3微小淋巴结转移，因此相当病例诊断时已为晚期，疗效不如声门癌。①T_1、T_2及T_3早期病变（无声带固定者），无论放疗或保守性手术都有较好的局控率，可以选择放疗或声门上喉切除术。②范围广泛的T_3、T_4病变，并有声带固定或气道梗阻，需行全喉切除＋颈清扫＋术后放疗。③T_3N_2或T_2合并双颈淋巴结转移可以采用先放疗，后颈清扫，或双颈清扫＋术后放疗。

（3）**声门下区癌**：①早期病变（T_1N_0、T_2N_0）很少见，首选根治性放疗，若放疗失败，则予挽救性手术。②晚期病变（$T_{3\sim4}$、$N_{1\sim3}$）以手术治疗为主，术后补充放疗。不能手术者，行放疗和（或）化疗。

2.手术治疗

手术治疗原则：①伴有严重喉梗阻的喉癌患者可以先手术切除，后根据具体情况决定是否需要术后放疗。②Ⅲ、Ⅳ期病例经手术前放疗后行全喉切除或保喉手术。③有颈淋巴结转移者，一般应该行颈淋巴结清扫术。原发灶处理可以分为：如原发灶较局限（如T_1、T_2期），可以放射治疗处理原发灶，放疗后休息2～4周行颈清扫；如果原发灶范围广泛（如T_3、T_4期），应以放疗为主，行术前放疗＋手术或手术＋术后放疗等综合治疗。④放疗后复发者挽救性手术。

3.放射治疗

（1）**放射治疗适应证**：早期喉癌（Ⅰ、Ⅱ期）可以首选根治性放疗；晚期病例可以做计划性术前放疗；晚期患者的姑息治疗；低分化癌或未分化癌首选放疗。

（2）**术后放疗的指征**：手术切缘不干净、残留或安全边界不够；软骨受累；局部晚期病变如T_3、T_4期病例；周围神经受累；颈部软组织受累；广泛性的淋巴结转移、颈淋巴结包膜受累或转移淋巴结＞3cm。术后放疗如合并下列条件，则气管造瘘口必须包括在照射野内：①病变累及声门下区；②颈部软组织受累（包括颈淋巴结包膜受累）；③术前曾行紧急气管切开术；④手术切缘不干净、残留或安全边界不够；⑤手术切痕通过造瘘口。

4.化疗

目前，常用的化学药物有博来霉素、平阳霉素、甲氨蝶呤、环磷酰胺和铂类化物、紫杉类等。喉癌对化疗中度敏感，新辅助化疗及同步放化疗为研究热点所在。

- PMD方案

顺铂（DDP）40mg/m²，静脉滴注，d1~3；

甲氨蝶呤（MTX）40mg/m²，静脉注射，d1、d8；

长春碱（VLB）5mg/m²，静脉注射，d1、d8。

3周为1个周期，共3次。

- FC方案

顺铂（DDP）100mg/m²，静脉滴注，20～30分钟，d1；

氟尿嘧啶（5-FU）4000mg/m²，持续静脉注射，48～96小时，3周为1个周期，共3次。

紫杉醇或多西紫杉醇＋铂类方案化疗：疗效较好，可以采用3周为1个周期或每周方案。

（三）中西医结合治疗

1.放疗中与放疗后的中医治疗

（1）放疗期间配合中医治疗

身热多汗，心胸烦闷，气逆欲呕，口干喜饮，或虚烦不寐，舌红苔少，脉虚数。清热生津，益气和胃。竹叶石膏汤（《伤寒论》）。竹叶6g，石膏30g，法半夏10g，麦冬20g，党参15g，粳米10g，生甘草6g。口渴加知母15g，壮热加黄连10g。

（2）放疗后配合中医治疗

放疗后阴虚内热者，用百合30g，天冬15g，麦冬15g，北沙参20g，玄参15g，桔梗6g，天花粉15g，炮山甲（先煎）10g，射干10g，山豆根5g，青黛3g。具有滋阴润燥，消肿止痛作用；气阴两虚者，用太子参15g，生黄芪30g，茯苓15g，山药20g，莲子心3g，竹叶15g，北沙参15g，炒白术15g，牛膝10g，升麻5g，三棱5g，莪术5g，能益气养阴，祛瘀止痛[4]。

（3）放疗致甲状腺功能受损的中医治疗

四肢厥逆，恶寒蜷卧，呕吐不渴，腹痛下利，神衰欲寐，舌苔白滑，脉细微。回阳救逆。四逆汤（《伤寒论》）。生附子10g（先煎），干姜15g，炙甘草15g。纳差加白术15g，茯苓25g，气短乏力加党参20g。

2.中医药配合化学治疗

面色萎白，消瘦，气短乏力，呕吐，痞闷，纳差，舌质淡苔白，脉细弱。益气健脾，行气化痰。香砂六君子汤（《古今名医方论》）。党参15g，白术20g，茯苓10g，陈皮5g，法半夏10g，砂仁6g，木香10g，生姜3片，炙甘草6g。口腔溃疡加升麻10g，黄连10g，牡丹皮6g。

五、预后及随访

（一）预后

早期喉癌适当治疗后5年生存率高于90%。复发和转移是影响预后的主要因素。

转移淋巴结数量越多，体积越大，5年生存率越低。肿瘤分化程度越低，转移发生率越高。

（二）随访

有规律的随访有助于及时发现无症状的局部复发、转移，从而尽早给予干预以达到最佳挽救性治疗效果[5]。NCCN推荐具体随访内容包括：

1.完整的病史采集和全面体格检查：第1年，每1～3个月1次；第2年，每2～4个月1次；第3～5年，每4～6个月1次；5年后，每6～12个月1次。

2.治疗后6个月之内，对原发部位和颈部（如接受过治疗）进行基线的影像学检查，如有症状/体征，进行再次影像学检查。

3.如果颈部接受过放疗，每6～12个月检查1次促甲状腺激素。

4.如有临床指征，进行言语/听力和吞咽功能评估和康复治疗。

5.劝告患者戒烟、戒酒。

6.如有临床指征，进行胸部影像学检查。

六、预防与调护

（一）预防

1.禁烟，适当控制饮酒。

2.加强环保意识，控制环境污染。

3.早期发现，早期治疗。对于声嘶超过2周及有异物感者，应及时行喉部检查。

（二）调护

1.生活调护

不吸烟，少饮酒。对喉角化症、喉乳头状瘤、喉白斑病等疾病应积极治疗。合理用嗓，积极治疗各种慢性咽喉病并应保护声带。治疗期间应注意休息，不可过多运动。应注意调理生活起居，改善生活环境，保持室内空气新鲜，居住在楼房底层的更应该注意经常开窗通风，防止感染细菌、病毒等，并应注意避免烟酒和有害粉尘的刺激。每次饭后和睡前要清洁口腔，可用生理盐水或复方硼砂液漱口。术后为保护创面，避免刺激，减少渗出和疼痛，通过胃管予鼻饲饮食供给营养。注意预防管饲营养引起的并发症，如堵管、脱管、误吸、误置、恶心、呕吐、腹泻及水、电解质紊乱等。喉重建术后患者，应在相关人员的指导下进行发声锻炼，促进喉部发声功能的恢复。

2.饮食调护

忌食腊味、熏肉、油炸食品、陈腐发霉品及盐腌食品等。忌辛辣刺激性食物，如葱、蒜、韭菜、姜、花椒、辣椒、桂皮等。忌食"发物"，如公鸡、鲤鱼、虾、猪头肉、狗肉等。平时注意饮食卫生，要吃新鲜食品，多吃新鲜蔬菜与水果，食物要清淡、细软、易消化吸收。

若要进行手术治疗，术前要注意补给充足的营养，选用一些具有补益强壮，扶正强身作用的药膳，以缩短手术后恢复的时间。术后初期，给予如牛奶、豆浆、鱼汤、肉汤、米汁、菜汤、蜂蜜水等，每2～3小时进食一次，每次200～250ml。术后4日除供给上述食物外，可鼻饲面糊、油茶、匀浆饮食等，每次用量可酌情增加，患者同时练习吞咽动作4～5日，待体温正常，伤口愈合良好，吞咽食物或饮水无呛咳、无误吸时即可拔除鼻饲管，经口腔进食。术后10～20日的饮食，以无渣流质或少汁、半流质为宜，可吃大米粥、油茶、青菜末粥、豆腐脑、鸡蛋面条、鸡汤小馄饨、蒸蛋羹、面包、饼干、煮水果等，少量多餐，一日进食5～6次。恢复期，经过消化功能的改善，食欲的增加，可逐步过渡到吃软饭和普通饮食，如软米饭、馒头、花卷、素包子、肉包子、鱼、虾、炖牛肉、豆制品等；所烹调的食物要求软、烂，避免食用坚硬、辛辣刺激性食物及调味品；一日进食4～5次。放疗期间应多食具有抗辐射作用的食物，如银耳、茶（以乌龙茶最佳）等。放疗期间常出现津液耗伤、口干舌燥的现象，宜选饮梨汁、藕汁、橙汁、番茄汁、白茅根汁等补充津液，也可多食枇杷、梨、西瓜、绿豆汤、冬瓜汤等；并注意多饮水，防止喉咽黏膜干燥。

平时宜多食具有增强机体免疫力，防癌抗癌功效的食物，如薏苡仁、甜杏仁、菱角、牡蛎、海蜇、茯苓、山药、大枣、四季豆、香菇、核桃、甲鱼等。癌症患者消耗较大，在患者食欲增加，消化吸收功能良好的情况下，宜食富含热量、优质蛋白质、维生素的食物，如鱼类、瘦肉、乳、豆类、甲鱼、蘑菇、香菇、银耳（白木耳）、海藻、海带、海参、牡蛎等。此外，还应该多食新鲜蔬菜，而且一半以上应为绿色蔬菜。咳嗽多痰宜食银杏、萝卜、芥菜、杏仁、陈皮、枇杷、青果（橄榄）、马蹄、海带、冬瓜、丝瓜、无花果、核桃、罗汉果、桃、橙、柚等。

3.精神调护

全面了解喉癌的知识，积极配合医师的治疗。培养喉癌患者的兴趣爱好（包括集邮、养花、看电视、读书报等），以充实生活。喉癌患者原本大多有吸烟等不良习惯且性子较急，易上火，应帮助患者戒焦虑、戒急躁，放慢生活节奏，减轻喉癌患者的精神压力。医护人员应帮助患者调整心理状态，正确对待所患疾病，鼓励患者树立未来的生活目标，克服精神上和情绪上的紧张，做好为实现生活目标而承受治疗的心理准备。实践表明，有心理准备，有承受能力，性格开朗，有战胜癌症信心的患者，其机体免疫力均能得到提高，其对治疗的承受能力、对治疗的反应均较好，远期疗效较好。

参考文献

[1] 孙桂芝. 孙桂芝实用中医肿瘤学 [M]. 北京：中国中医药出版社，2009：143-145.

[2] 林丽珠. 肿瘤中西医治疗学 [M]. 北京：人民军医出版社，2013：114-115.

[3] 冯妮，刘颖，石颖. 李斯文重用蝉蜕治疗喉癌经验 [J]. 中医药临床杂志，2015，27（4）：475-476.

[4] 孙桂芝. 孙桂芝实用中医肿瘤学 [M]. 北京：中国中医药出版社，2009：145.

[5] Has I, Hatlser U, Ganzer U. The dilemma of follow-up in head and neck cancer patients[J]. Eur Arch Otorhinolaryngol, 2001, 258（4）：177-183.

第四节 口腔癌

一、概述及流行病学

口腔癌包括唇癌、舌癌、牙龈癌、涎腺癌等口腔部位的肿瘤，此处以舌癌为代表探讨口腔的治疗。

舌癌系指原发于舌前游动部位的恶性肿瘤，是常见的口腔癌之一。舌癌约50%以上发生于舌中1/3的边缘部，其次为舌根、舌背、舌底及舌尖部。舌癌恶性程度较高，生长快，浸润性较强，常波及舌肌，致舌运动受限。有时说话、进食及吞咽均发生困难。我国舌癌发病率占口腔癌的39.95%，居第1位，占全身恶性肿瘤的0.94%。本病好发于40～60岁，男女比例为（1.2～1.8）∶1。

舌癌属中医舌菌、舌疳、舌岩、瘰疬风、莲花风的范畴。

二、病因及发病机制

（一）祖国医学对口腔癌病因及发病机制的认识

中医认为，本病与生活、饮食不节、正气亏虚、外感六淫之邪乘虚而入，致脏腑失调，代谢逆乱，久则渐生本病。

1.生活、饮食不节

嗜烟好酒，伤肺伤胃。致肺气受伤，脾气不足，肺气虚则卫外不固，脾气虚则生化乏源。或嗜食辛辣熏烤之品，易助热生火，灼津伤阴，导致局部气血代谢失常。日久易致正气亏虚，阴阳失调，生化失常，而致癌毒内生。

2.正气亏虚

先天禀赋不足，正气本虚；或久病劳倦，正气亏耗；脾胃虚弱，脏腑失养；皆可致正气亏虚。如挟外邪袭扰，正不胜邪，易生本病。

3.外邪侵袭

平素不注重口腔卫生，或外来毒素久踞口腔，或射线直折，或病毒之袭扰，或异物长期刺激，此皆属中医六淫侵扰。正邪交争，如正气不足，正不能胜邪，则毒邪客于口腔，日久则邪气内侵，致内在机体气机逆乱，代谢失调，阴阳失衡，生化失常，变生癌毒。

（二）现代医学对口腔癌病因及发病机制的认识

舌癌与牙的残根或残冠、锐利的牙尖等长期刺激，口腔卫生不良，长期过度嗜烟酒以及营养和代谢障碍等因素有关。此外，舌黏膜长期溃疡、白斑与外伤可致上皮增生，也能变成舌癌。

1.长期嗜好烟酒

美国统计资料显示，有烟酒嗜好者舌癌的发病率为不吸烟不喝酒者的15倍。酒精本身未被证明有致癌作用，但酒精与尼古丁可作为致癌物的溶剂，促使致癌物进入舌黏膜。

2.长期异物刺激

牙齿的残根或残冠、锐利的牙尖、不合适的义齿等长期刺激，可产生慢性炎症乃至癌变。

3.口腔卫生不良

细菌或真菌在口腔内滋生、繁殖，有利于亚硝胺及其前体的形成，也促进了舌癌的发生。

4.黏膜白斑、红斑

舌是白斑的好发部位，白斑癌变约占舌癌的12.3%，增生性红斑癌变更是白斑的4倍。

5.生物致癌因素

人类乳头状瘤病毒与某些类型的舌癌发病有关。

6.其他因素

遗传、放射线、个体易感性、营养代谢障碍等也与舌癌的发生有关。

三、临床诊断

（一）临床症状与体征

舌癌早期多数症状不明显，初起可为小硬结，渐成肿块，继之中央出现溃疡，边缘隆起，疼痛不适，经久不愈。随着病情发展，可出现病灶同侧的放射性耳痛，舌运动受限，继而舌体固定，流涎，进食困难，语言不清，有的可伴发出血、恶臭或颈部肿块等。

1.早期症状

（1）硬结：初起局部微隆，或见黏膜无破溃之小硬结，直径多在1cm以下。

（2）微痛：初起可有微痛，此后经久不愈。

2.中晚期症状

（1）肿块：初起硬结可逐渐演变成明显的肿块，继而在中心区出现边缘隆起的小溃疡，局部可见糜烂、裂隙。

（2）剧痛：合并感染后可表现为剧烈疼痛，向同侧颜面和耳部放射。

（3）舌呆：舌癌晚期，病变累及舌肌时，可引起舌体运动受限，甚至影响说话、进食及吞咽，并有大量流涎。病灶累及口底或全舌时，舌体可完全处于固定状态，甚至出现张口困难。

（4）感染：舌癌病灶除溃疡外，还可见菜花型和浸润型病灶。病灶溃烂后局部易继发感染，出现组织坏死、出血、发热等症状。

3.体征

（1）舌溃疡或肿物：早期仅为舌侧缘黏膜组织增厚、白斑或小硬结，逐渐形成溃疡或肿瘤，并可侵犯中线和口底。

（2）30%～40%的舌癌患者在就诊时已有区域淋巴结转移，常见同侧颈淋巴结肿大。原发于舌背、舌尖或侵犯中线的舌癌可发生双侧淋巴结转移。

（二）舌癌的影像学诊断

（1）X线检查

X线平片及断层摄影在舌癌侵犯上下颌骨及鼻腔、副鼻窦时可提供较有价值的信息。

（2）CT扫描

CT扫描舌纤维中隔显影的移位或消失可提示舌肿瘤的良恶性。若伴有对侧舌肌的变形与消失，常提示舌癌已侵犯对侧。舌骨体到硬腭的轴位CT检查发现舌外肌变形或消失，可证实舌癌侵犯舌外肌的临床诊断。

（三）组织病理检查

常通过对舌局部病灶的钳取或穿刺来获得病理，可借以明确舌癌的类型。反复活检舌原发灶病理阴性的情况下才考虑通过淋巴结活检明确病理结果。

（四）大体分型及组织学类型

1.大体分型

舌癌大体标本可分为菜花型、溃疡型和结节浸润型。

2.组织学分型

早期舌癌多数为局部黏膜增厚，镜下观察舌癌大多数是分化好的鳞状细胞癌，95.5%为鳞癌，小唾液腺来源的腺癌较少见，舌根癌有时也可发生淋巴上皮癌或未分化癌。

（五）临床分期

目前，舌癌采用的分期为2002年版美国抗癌协会（AJCC）和国际抗癌联盟（UICC）建议的口腔癌的分期法，见表8-5。

表8-5　2002年版AJCC/UICC口腔癌分期[1]

分期	T	N	M	T、N、M简明定义	
0期	Tis	N_0	M_0	T	原发肿瘤
				T_x	原发肿瘤无法评估
				T_0	原发灶隐匿
Ⅰ期	T_1	N_0	M_0	T_1	肿瘤直径≤2cm
				T_2	肿瘤直径>2cm，≤4cm
				T_3	肿瘤直径>2cm
Ⅱ期	T_2	N_0	M_0	T_4	肿瘤侵犯邻近区域（穿破骨皮质，侵犯舌深部肌层或舌肌，或上颌，或面部皮肤）
				N	区域淋巴结
Ⅲ期	T_3	N_0	M_0	N_x	无法评估有无区域淋巴结转移
	$T_{1\sim3}$	N_1	M_0	N_0	无区域性淋巴结转移
				N_1	同侧单个淋巴结转移，直径≤3cm
Ⅳ期	T_4	$N_{0\sim3}$	M_0	N_{2a}	同侧单个淋巴结转移，直径>3cm，≤6cm
	$T_{1\sim4}$	N_2	M_0	N_{2b}	多个单侧淋巴结转移，其中最大直径≤6cm
	$T_{1\sim4}$	$N_{0\sim3}$	M_1	N_3	转移淋巴结最大直径>6cm
				M	远处转移
				M_x	无法评估有无远处转移
				M_0	无远处转移
				M_1	有远处转移

四、治疗

（一）中医治疗

1.口腔癌的病证特点

口腔癌的病证特点应从两个方面分析：

（1）肿瘤方面，肿瘤在口腔肆意滋长，扎寨垒营，癌毒之邪与痰瘀胶结成块，或毒盛浸延局部组织，或转移他处。

（2）对人体而言，有虚实两个方面，虚者，气虚、阴虚、血虚、阳虚，而以气虚、阴虚多见；实者乃肿瘤阻滞脏腑气血运行，致血瘀、痰结，毒邪蕴结日久，易化火生热而为热证。

其病位在舌，其脏在心，主要涉及肾、肝、胆、脾等脏腑。毒结日久可致五脏失调，气血衰败，阴阳失衡。本病属本虚标实，虚实并见。

2.口腔癌治则治法

口腔癌治疗当遵从综合治疗的原则，中西医并重。中医治疗口腔癌的治疗原则：对肿瘤为祛毒抗邪；对人体为扶正培本，纠正脏腑气血失调。具体治法：治肿瘤当以寒热之剂扫荡之，以平性之剂抑杀之，辅之以消痰软坚、祛瘀散结之药；调人体则虚则补之，实者调之。气虚者益气，阴虚者滋其阴，血瘀者活血，痰积者化痰散结，热盛者清心泻火。临床注重中西医配合，根据病情，合理安排中西医治疗方法与时机。

3.口腔癌辨肿瘤临床常用药物选择

（1）温热药：喜树（有毒），砒霜（有毒），百草霜。

（2）寒凉药：龙葵（有小毒），苦参，鸦胆子，山豆根，田基黄，瓦松，胆矾（有毒），虎掌草（有小毒），雷公藤（大毒）。

（3）平性药：紫杉（红豆杉），蛇蜕，一枝黄花，蜂房（有毒）。

（4）消痰软坚药：半夏（有毒）。

（5）祛瘀散结药：土牛膝，土鳖虫（有小毒），地龙。

4.口腔癌辨人体临床常用药物选择

（1）扶正药：女贞子，桑寄生。

（2）清心药：木通，竹叶，黄连，马尾连，琥珀，甘草，朱砂（有毒）。

（3）化痰：皂角刺。

（4）活血：蒲黄。

（5）清热泻火：紫花地丁，连翘，牛蒡子，玄参，马勃。

5.口腔癌辨证型论治

林丽珠[2]辨口腔癌证型为3型，论治如下。①心脾积热：口腔肿块坚硬，或如茧唇，或溃烂翻花、燥裂、疼痛明显，或夜不能寝，张口、语言困难，常因情志变化而症状加剧或减轻，口渴、尿黄、面赤心烦、舌质红、苔黄厚腻，脉数或细数。清心泻火，解毒消肿。清凉甘露饮《外科正宗》合黄连散（《圣济总录》）。水牛角60g，银柴胡15g，茵陈20g，石斛15g，枳壳10g，麦冬15g，生地黄15g，黄芩15g，知母15g，枇杷叶15g，生甘草10g，黄连10g，升麻15g，龙胆草10g。加减：邪毒壅盛，疼痛明显者可酌加蜂房6g，山豆根15g，炒栀子10g；大便秘结者可加大黄15g，芒硝10g；血水渗出明显者加仙鹤草15g，紫草10g，牡丹皮10g；颌下、颏下淋巴结明显肿大者加夏枯草30g，蒲公英15g；鼻塞者加苍耳子10g，薄荷5g（后下）。②脾胃湿毒：口腔肿物突然增大，或肿物突出明显，灼热疼痛，渗流血水，口渴便秘，小便短赤，进食、言语困难，纳食欠佳，口臭，舌苔厚腻，脉滑数。清热通腑、泻热解毒。清胃散《兰室秘藏》合凉膈散《和剂局方》。黄连15g，牡丹皮15g，当归15g，生地黄15g，升麻6g，连翘15g，栀子15g，大黄10g，芒硝10g，黄芩15g，竹叶15g，薄荷6g，蜂蜜10g，生甘草6g。加减：黄脓涕者加鱼腥草15g，蒲公英10g，苍耳子10g；热毒壅盛，红肿疼痛明显者加僵蚕3条，山豆根15g；不寐者加酸枣仁20g，首乌藤10g，合欢皮10g；纳差者加鸡内金10g，麦芽10g，谷芽10g。③肝肾阴虚：肿块溃烂如深坑，或赘生突出物如菜花，疮色暗紫不鲜，时流血水，痛如火灼，腰膝酸软，五心烦热，颧红，舌质红绛，少苔或无苔，脉细数。滋补肝肾，泻火解毒。地黄煎《圣济总录》加减。生地黄30g，麦冬20g，天冬20g，玉竹20g，细辛6g，炙甘草10g，川芎10g，白术10g，黄芪15g，升麻15g。加减：口干口渴者加石斛20g，天花粉20g等；便溏者加薏苡仁30g，车前子15g；血热妄行者加赤芍10g，仙鹤草10g，紫草10g等。

6.验方汇编

（1）常用药对

● 竹叶15g，莲子心5g：竹叶清心健脾，生津润燥，利水退虚热；莲子心由心走肾，能使心火下通于肾，肾水上潮于心。

● 青黛3g，白芷10g：清热解毒，抗癌止痛。

（2）单验方

● 龙蛇点舌汤：白花蛇舌草30g，野菊花、蒲公英、海藻、浙贝母、车前子、生大黄各10g，生牡蛎（先煎）12g，龙葵15g。每日1剂，水煎服。

● 白花蛇舌草30g，连翘、夏枯草24g，茯苓、赤芍各15g，苍术、陈皮、半夏、莪术、香附各9g，焦山楂12g。每日1剂，水煎服。

● 昆布、海藻各15g，蝉蜕5～10g，菝葜10～15g，陈皮15g。每日1剂，水煎分2次服。

● 七叶一枝花、鸡内金、威灵仙、猫爪草25g，生牡蛎（先煎）30g。每日1剂，水煎分2次服。

（3）李东涛口腔癌验方举例

女贞子20g，生半夏30g（先煎1小时），龙葵90g，蜂房15g，马尾连30g，山豆根30g，苦参30g，玄参30g，竹叶15g，皂角刺15g，生蒲黄12g（包煎），白芷20g，炒山药30g，冬凌草60g，黄芪60g，鳖甲粉20g，橘皮15g，竹茹15g，桑寄生45g，鸡内金30g，炒白术60g，生薏苡仁60g，茯苓45g。水煎服，每剂煎6袋，每袋150ml，每日4～6袋，分3次服。

7.口腔癌常用中成药

● 梅花点舌丹：用法见喉癌。

● 西黄丸、西黄胶囊、加味西黄丸：西黄丸、西黄胶囊由牛黄或体外培育牛黄、麝香或人工麝香、乳香（醋制）、没药（醋制）组成。清热解毒，消肿散结。加味西黄丸主要药物有麝香、人工牛黄、乳香、没药、三七、山慈菇等，具有清热解毒、活血散结、祛瘀止痛的功效。服法：西黄丸，每20丸重1g，每次3g，一日2～3次；西黄胶囊，每粒0.25g，一日2次，一次4～8粒；加味西黄丸，每粒0.25g，每次2粒，每日2～3次。

● 艾迪注射液：斑蝥、人参、黄芪、刺五加，辅料为甘油（供注射用）。清热解毒，消瘀散结。每支10ml，静脉滴注。成人一次50～100ml，加入0.9%氯化钠注射液或5%～10%葡萄糖注射液400～450ml中，一日1次；与放疗、化疗合用时，疗程与放疗、化疗同步；手术前后使用本品10天为1个疗程；介入治疗10天为1个疗程；单独使用15天为一个周期，间隔3天，2周期为1个疗程；晚期恶病质患者，连用30天为1个疗程，或视病情而定。

● 复方斑蝥胶囊（康赛迪）：斑蝥、人参、黄芪、刺五加、三棱、半枝莲、莪术、山茱萸、女贞子、熊胆粉、甘草。破血消瘀，攻毒蚀疮。每粒装0.25g，口服，一次3粒，一日2次。

● 斑蝥酸钠注射液：斑蝥酸钠注射液主要成分由中药斑蝥提取而来。2ml：0.1mg/支，静脉滴注，一日1次，每次2～10ml，以0.9%氯化钠或5%～10%葡萄糖注射液适量稀释后滴注。

8.其他疗法

外用药

● 青黛3g，细辛1g，黄柏1g，地骨皮1g，研末为散，每取少许抹在患处，消肿止痛，有涎即吐之。

● 云南白药少许涂于局部，用于止血止痛。

9.口腔癌中医名家经验

（1）王玉章治疗口腔癌经验

王玉章认为，舌癌不仅限于心脾两经，肝胆湿热蕴毒及肾之相火亦与舌癌密切相关。本病可分为心脾火毒、气血两虚、阴虚毒炽三型。心脾火毒型以清心解毒散结为法，故用栀子、黄芩、黄柏、黄连、龙胆草清三焦之热，利肝胆，生石膏清泻胃热，银花解毒。气血两虚型用四物汤合当归补血汤化裁。阴虚毒炽型用增液汤滋阴补肾，黄柏清热坚阴，另加白花蛇舌草、土茯苓、草河车、玄参、川连解毒散结化瘀。

（2）李秀荣治疗口腔癌经验[3]

指出口腔癌发病为本虚标实，局部癌肿为标，常有全身脾、肝、肾脏的亏虚，以火毒痰浊之邪蕴结，局部气血瘀滞为主要病机。放疗方法的使用可使患者津亏血燥，阴损及阳，气阴两虚；而化疗则多使患者产生脾胃虚弱、瘀血、痰湿。其认为治疗中晚期口腔癌应以虚为本，扶本以治标，扶正以祛邪，应针对气阴两虚和脾胃虚弱进行处方用药。治疗口腔癌放化疗后患者注重辨证加减，心脾积热者常加生地黄、茵陈、黄芩、枇杷叶、枳壳；脾胃湿毒者常加黄连、连翘、大黄、芒硝、栀子、竹叶、牡丹皮、当归；肝肾阴虚者常加生地黄、山药、山茱萸、泽泻、黄柏、知母、茯苓、半枝莲、白花蛇舌草；红肿疼痛明显者可加蜂房、山豆根、僵蚕、三七；大便秘结者可加大黄、芒硝；颌下淋巴结肿大者可加夏枯草、蒲公英；鼻塞者可加苍耳子、薄荷；不寐者加酸枣仁、首乌藤、合欢皮；纳差者加鸡内金、焦山楂、焦麦芽、焦曲；口干不饮者加石斛、天花粉、白茅根。

案例1：李某，女，68岁，济南人。患者2010年4月前因左下颌疼痛于当地医院就诊，病理检查示：左牙龈中分化鳞状细胞癌；病灶大者切面积2.5cm×0.5cm，位于下颌骨外侧牙龈，小者切面积1.5cm×0.3cm，位于下颌带内侧牙龈；脉管内查见癌栓，四周切缘未查见癌；肿物周围淋巴结3枚未查见转移。遂行手术治疗，术后放疗9次，未行化疗。2013年5月10日初诊：患者口腔溃疡，左面颊疼痛，咽喉痛、干咳、低热，纳差，眠可，二便调，体力可，舌体瘦小，舌红少苔，脉弦细数，近期体质量平稳。治以益气养阴、活血化瘀。处方：太子参30g，麦冬15g，五味子9g，天花粉15g。沙参15g，白芷15g，延胡索30g，川芎15g，薏苡仁20g，白花蛇舌草30g，白芍15g，白茅根30g，夏枯草20g，全蝎9g，三七粉3g（冲服），甘草6g。7剂，水煎服，日1剂。嘱避风寒，畅情志，调饮食。2013年5月17日复诊：患者自述诸症好转，口腔溃疡减轻，左面颊仍疼痛，咽痛减轻，干咳减轻，纳少，眠可，二便调，体力可，舌红少苔，脉弦细。上方减白花蛇舌草为20g，加白英15g，黄药子15g以增强清热利湿、凉血解毒消肿、抗癌之力，14剂。2013年5月31日三诊：口腔溃疡部分已有结痂，食欲较前明显改善，干咳减轻，咽痛不明显，眠可，二便调、舌红少苔，脉弦细。遂按上方继服14剂。现患者仍服用李秀荣中药治疗，基本治法未变，随证加减，效果佳，精神状态良好。

案例2：江某，男，58岁，济南人。患者2011年11月9日因"左颊肿物1年余"就诊省立医院。检查示：左侧颌下、颈部触及肿大淋巴结，约2cm×3cm，左侧磨牙区对应颊黏膜可见4cm×4cm菜花状突起肿块，质地韧，边界欠清，胀痛不明显。取病理活检示：高分化鳞状细胞癌。TNM分期为$T_2N_{2b}M_0$，临床分期ⅣA期。遂行口腔癌根治术治疗。术后行PVP方案（CDDP，VCR，PYM）化疗3周期，放疗12次，2012年9月9日初诊：患述口腔溃疡，口咽干燥，无口苦，偶有干咳，进食饱胀感，偶腹痛，呃逆、纳差，眠可，二便调，近期体质量下降4kg，舌红，苔花剥，脉弦数。治以补脾益气、养阴活血。处方：生黄芪30g，炒白术15g，茯苓20g，清半夏12g，白花蛇舌草30g，砂仁10g（后下），陈皮12g，蜈蚣2

条，太子参20g，炒山药20g，鸡内金15g，乌药12g，干姜10g，麦冬15g。五味子9g，天花粉15g，沙参15g，甘草6g。7剂，水煎服，日1剂。嘱避风寒，畅情志，调饮食。2012年9月16日复诊：患者服药平妥，仍口腔溃疡，口咽干燥减轻，偶干咳，进食饱胀感明显减轻，呃逆减少，纳一般，眠可，二便调，体力可，舌红少苔，脉弦数。上方减蜈蚣，加全蝎9g，三七粉3g（冲服）以加强解毒散结之力，继服7剂。后患者于李秀荣诊治20余次，病情平稳。近期复诊：患者精神佳，偶有口腔溃疡发作，时有口干，纳眠可，二便调，体质量平稳，体力可，舌质红，苔略少，脉弦数。处方：生黄芪30g，炒白术15g，茯苓20g，清半夏12g，白花蛇舌草30g，鸡内金15g，乌药12g，菟丝子30g，枸杞子30g，炒山药20g，厚朴12g，生牡蛎30g（先煎），干姜10g，肉桂6g，人参12g，五味子9g，麦冬20g，甘草6g。14剂，水煎服，每日1剂。

（3）李东涛治疗口腔癌中医验案举例

案例1：李某，女，44岁。2011年11月15日初诊。

主诉：上牙龈增生肿物术后2年，复发恶变并两次手术后，化疗后，放疗中。

现病史：于2007年发现上牙龈增生肿物，2009年11月曾手术一次，检查未见恶性。去年11月入青岛大学附属医院，手术切除后病理示：鳞状细胞癌，高分化。其后又补做1次，化疗2次。9月17日查PET-CT示：右侧颈部二区腮腺深面颈动脉鞘前方肿大淋巴结，其后又手术切除，现正用直线加速器进行放疗，已放疗5次，现觉口干、恶心、纳可、心前区疼痛，大便不成形，舌质红，苔白腻，脉沉缓。诊断：牙龈癌，鳞状细胞癌。处方：升麻30g，冬凌草90g，菝葜60g，黄连15g，生半夏45g（先煎1小时），龙葵45g，山慈菇15g，血余炭10g，女贞子30g，生薏苡仁120g，黄芪60g，白花蛇舌草90g，炒山药45g，炒扁豆30g，莲子肉20g，芡实30g，炒白术30g，乌梅15g，陈皮20g，竹茹20g，吴茱萸6g，茯苓30g，白芷12g，生蒲黄10g（包煎），炒槐米12g，山豆根15g，水红花子30g，鸡内金15g，白豆蔻12g（后下），紫草30g，浮萍12g，生地黄榆15g。7剂，水煎服，每袋150ml，每剂煎8袋，一日4袋，分3次服。

2012年5月3日八诊。查血白细胞计数：$2.09×10^9$/L，有时眩晕，纳食增，面部肿消，现恶心、呕吐减轻，牙龈易发炎肿胀，用淡盐水漱口，眼流泪，睡眠一般，胃反酸好转，后背疼、僵，呃逆，舌质淡，苔白厚有裂纹，舌痛，脉滑。处方：升麻30g，冬凌草120g，菝葜120g，黄连30g，生半夏45g（先煎1小时），龙葵60g，山慈菇20g，砂仁15g（后下），女贞子30g，生薏苡仁120g，黄芪120g，白花蛇舌草120g，生、炒山药各30g，莲子肉20g，山豆根30g，白豆蔻15g（后下），生、炒白术各20g，乌梅15g，陈皮30g，竹茹30g，吴茱萸8g，茯苓30g，白芷10g，蒲黄10g（包煎），血余炭10g，蜂房10g，浙贝母20g，海螵蛸30g，炒槐米12g，水红花子30g，生地黄榆15g，鸡内金30g，生麦芽30g，紫草45g，浮萍12g，沙参30g，麦冬30g，马齿苋60g，玉米须60g，白茅根45g，枸杞子20g，菊花20g。7剂，水煎服，每剂煎13袋，每次2袋，日三次服。

2013年1月17日十八诊。胃脘部反酸，睡眠仍差，视物模糊不清，体重渐重，呃逆，舌淡苔白，脉细滑。最近肩胛骨内疼痛。处方：刺五加45g，酸枣仁60g，柏子仁60g，珍珠母30g（先煎），黄连30g，吴茱萸6g，赭石30g（先煎），旋覆花15g（包煎），白茅根30g，白芷12g，蜂房10g，血余炭10g，蒲黄10g（包煎），莲子肉15g，白果12g，海螵蛸30g，升麻20g，冬凌草120g，菝葜120g，生半夏30g（先煎1小时），龙葵60g，山慈菇20g，砂仁15g（后下），女贞子30g，薏苡仁60g，炒白术45g，乌梅15g，茯苓60g，槐米15g，水红花子20g，地榆12g，鸡内金30g，生麦芽30g，紫草20g，马齿苋50g，玉米须50g，夏枯草45g，石见穿30g，三颗针45g，金荞麦60g，黄芪90g，白蒺藜20g，浮萍20g，五味子15g，透骨草30g，鹿衔草30g，炒山药30g，桑寄生60g。7剂，水煎服，每剂煎14袋，每次2袋，一日3次。

2014年3月20日二十六诊。腰痛，看孩子劳累，上颌不适，面色萎黄，腿疼。舌淡苔白脉缓。处方：上方减赭石、旋覆花。7剂，服法同前。

其后患者间断服蟾宫散，随访2016年10月未复发。

案例2：姬某，男，63岁，2015年5月3日初诊。

于2014年3月16日在山东省肿瘤医院行左侧口底肿瘤切除，术后病理检查示：左侧舌下区高分化鳞状细胞癌，肿物2cm×1.5cm×1cm，淋巴结转移0/6。术后放疗30次。未觉特别不适，纳可，大便正常，术后局部麻木不适，舌苔白而干，唾液少，脉弦滑。升麻30g，冬凌草90g，菝葜60g，龙葵60g，生薏苡仁90g，生半夏30g（先煎2小时），黄芪60g，白花蛇舌草60g，炒山药30g，炒扁豆30g，莲子肉30g，芡实30g，炒白术30g，茯苓30g，黄连15g，乌梅15g，山豆根15g，水红花子15g，山慈菇20g，鸡内金20g，生麦芽20g，白豆蔻15g（后下），黄芩15g，吴茱萸15g，女贞子20g，橘皮12g，竹茹12g，白芷12g，血余炭10g，生蒲黄10g（包煎），炒槐米12g。7剂，每剂8袋，每袋150ml，一日4袋，分3次服。

2015年10月4日十二诊。最近山东省肿瘤医院查：血白细胞计数$3.9×10^9$/L；甘油三酯2.38mmol/L；心电图：T波改变；超声：脂肪肝，前列腺增生，甲状腺结节，动脉硬化。舌苔黄而干，脉弱。处方：升麻30g，冬凌草90g，生薏苡仁90g，生半夏30g（先煎2小时），黄芪60g，白花蛇舌草60g，炒扁豆30g，莲子肉30g，芡实60g，炒白术60g，茯苓60g，山豆根45g，水红花子15g，山慈菇20g，鸡内金20g，生麦芽20g，龙葵60g，炒山药30g，黄连15g，乌梅15g，菝葜75g，白豆蔻15g（后下），赤芍30g，川芎30g，王不留30g，五味子15g，龙葵45g，鹅不食草20g，沙参20g，白芷10g，血余炭10g，蒲黄10g（包煎），蜂房10g，女贞子20g，吴茱萸15g，橘皮12g，竹茹12g，炒槐米12g，石斛15g。6剂，每剂10袋，一日4～5袋，日分3次服。

其后患者大致按上方春秋天各服2个月中药，随访至2017年6月，未复发。

（二）西医治疗

1.治疗原则

小而表浅的肿瘤特别是位于舌前1/3、前侧缘＜2cm的病变可行局部切除加预防性功能性同侧颈淋巴结清扫；伴有邻近口底侵犯的病变，行肿瘤加部分下颌骨切除和颈淋巴结清扫术；单纯手术也可用于能耐受部分舌切除，且语言功能的保留不是太重要的老年患者。根治性放疗能保留舌的功能，适应证包括舌前部无口底受侵的T_1N_0、小T_2N_0病变；较大但表浅的或外生性、无明显深部肌肉浸润的病变；或病变虽然较小，但部位靠后，无法经口腔手术的病变。

T_1N_0、T_2N_0经口腔手术切除者，淋巴结转移的潜在危险在30%～40%，随着T分期的增加，特别是浸润深度的增加，淋巴结的转移率也随之增加，因此，N_0患者应行全颈加锁骨上预防照射。伴有淋巴结转移的病例，单纯放疗难以控制，应以放疗和手术综合治疗为主。

T_3和部分T_4病变常伴有淋巴结转移或深部肌肉的侵犯，单纯手术创伤大，单纯放疗难以根治，可行放疗或同步放化疗加手术。

2.治疗方法

（1）手术治疗

舌癌首次手术是治疗成败的关键。Ⅲ～Ⅳ期舌癌应以手术为主。因舌癌早期易发生淋巴结转移，故无论颈淋巴结是否转移，皆可行舌、颌、颈联合根治术。

（2）放疗

病灶小于2cm时，可应用近距离后装^{192}Ir针插植治疗。组织间照射宜用高剂量γ射线，治疗后局部瘢痕少，全身反应轻，能保存全舌功能，一般一次或两次即可。体积较大的肿瘤应以外照射为主，辅以体腔管或组织间插植内照射治疗，双侧放疗也包括颏下、颌下及颈深上区，采用X线、^{60}Co、电子束治疗。对于无法手术的患者，可行单纯姑息性照射。舌癌多数为鳞癌，对化疗敏感性较低，故化疗常与放疗或手术治疗综合应用，也用于舌癌晚期或术后复发的姑息治疗。

（3）化疗

单药化疗

目前，顺铂（DDP）为治疗头颈部恶性肿瘤最有效的药物，其为广谱抗癌药，可与其他药联合使用，能较大幅度提高疗效。其他较为有效的药物如甲氨蝶呤（MTX）、博莱霉素（BLM）、卡铂（CBP）、吡柔比星（THP-ADM）等。

联合化疗

联合化疗方案主要分为含DDP和不含DDP两大类。含DDP的联合化疗方案疗效优于单一用药，亦优于许多不含DDP的联合化疗方案。

● MOP方案：DDP 20mg/m^2，第1～3天静脉滴注；VLB 5mg/m^2，第1和第8天静脉滴注；MTX 20mg/m^2，第1和第8天静脉滴注。每3周重复一次。

● PPM方案：DDP 80mg/m^2，第1天静脉滴注，水化利尿；PYM 5mg/m^2，肌内注射，每周2次；MTX 20mg/m^2，第1和第8天静脉滴注。每3周重复一次。

● PPMF方案：DDP 30mg/m^2，第4天静脉滴注；PYM 5mg/m^2，第3、10、17、24天肌内注射；MTX 40mg/m^2，第1和第15天静脉滴注；5-FU 600mg/m^2，第1和第15天静脉滴注。每4周重复1次，共3次。

五、预后及随访

（一）预后

口腔癌预后与肿瘤的TNM分期、发生部位、组织学类型、分化程度、肿瘤生物学行为以及患者的全身免疫状态有关，但这些因素对预测其预后都有很大的局限性。Urist等[4]的研究显示肿瘤厚度对预后评估更有意义，以性别、年龄、TNM分期、淋巴结转移情况、肿瘤深度和厚度等，作评估预后的多因素分析，结果只有肿瘤厚度和淋巴结转移可作为独立的预后因素。肿瘤厚度大于6mm者预后不良。Spiro[5]报道肿瘤厚度≤2mm时，即使直径＞2cm，预后也很好。单侧颈淋巴结转移者，其5年生存率下降约50%，双侧转移者则下降75%；单个颈淋巴结阳性，其远处转移率增加至6.9%～13.6%，3个淋巴结阳性则增至48.8%。口腔癌转移在防御淋巴结（sentinal node）上预后较好，转移不在防御淋巴结者预后较差。颈部淋巴结转移，或有Ⅳ、Ⅴ期转移者预后更差。淋巴结是否转移在防御淋巴结上，比转移到颈上部或颈下部的区别更具有意义。淋巴结包膜已被穿破，病变巨大且固定者，其5年生存率几乎为零。远处转移多发生在晚期，复发或带癌生存的病例，临床统计其远处转移率为5%～24%，但尸检可达47%，最常见转移部位为肺与骨。

近年来，随着有关肿瘤标志物研究进展，以标志物检测作为预测口腔癌治疗后效果、复发、转移和预后的报道很多，如鳞状细胞抗原（squamous cell carcinoma-antigen，SCC-Ag）血清水平的检测，对预测口腔癌复发有一定的意义。血清催乳素（PRL）值高于15mg/L，比低于15mg/L的舌癌，有更高的复发和转移率，并可在临床尚未出现复发时检测到。PRL的连续检测可作为预测舌癌的治疗效果、预后及复发的一种方法。

肿瘤血管形成与口腔癌预后也有一定的关系，Williams 等[6]对口腔癌的厚度和Ⅷ因子染色区域的研究，显示Ⅷ因子染色区大于10%，其转移率可能达93%，小于10%只有2%转移。厚度小于4mm，Ⅷ因子染色限于10%，只有2%复发；厚度大于4mm，小于10%可有100%复发。Shpnzer[1,7]对46例舌癌手术标本用免疫组化方法研究其新生血管密度，显示肿瘤内微血管数量可作为预测早期舌癌颈部淋巴结转移的指标。

（二）随访

有规律的随访有助于及时发现无症状的局部复发、转移以及第二原发癌，从而尽早给予干预以达到最佳挽救性治疗效果[8]。NCCN推荐具体随访内容包括：

1.整的病史采集和全面体格检查：第1年，每1～3个月1次；第2年，每2～4个月1次；第3～5年，每4～6个月1次；5年后，每6～12个月1次。

2.治疗后6个月之内，对原发部位和颈部（如接受过治疗）进行基线的影像学检查，如有症状/体征，进行再次影像学检查。

3.如果颈部接受过放疗，每6～12个月检查1次促甲状腺激素。

4.如有临床指征，进行言语/听力和吞咽功能评估和康复治疗。

5.劝告患者戒烟、戒酒。

6.如有临床指征，进行胸部影像学检查。

六、预防与调护

（一）预防

1.要养成良好的饮食习惯，不抽烟，不饮烈酒，少食酸辣食品，常吃马齿苋，绞股蓝等防癌抗癌食品；讲究口腔卫生，龋齿要补，斜齿要整，义齿要适，溃疡要治；保证足够睡眠，经常锻炼身体，保持良好心态。

2.舌黏膜长期溃疡、白斑与外伤可致上皮增生，也可变成舌癌，有以上情况应及时纠正和治疗。

对于口腔白斑（oral leukoplakia，OLK），现代药理研究证实，绞股蓝、螺旋藻、灯盏花、芦荟、姜黄素、山豆根、蓬莪术、丹酚酸B、大蒜及复方混合茶增生平、复方半枝莲（含半枝莲、黄芪、川芎）、复方灯盏花、中药复方冬菊、复方苔藓片（含川芎、丹参、赤芍、鸡血藤等）等对控制口腔黏膜白斑恶变有一定的效果[9]。刁文献等[10]自拟"去斑汤"，组方为：白术、党参、茯苓、柴胡、车前子、连翘、木香、陈皮、防风、丹参、红花、牛膝。4周为1个疗程，连服2～3个疗程。治疗组50例：痊愈31例，显效11例，好转5例，无效3例。陈作良等[11]用自制的1023中药合剂（黄芪、绞股蓝、川芎和含硒绿茶）对口腔癌前病变的治疗和阻癌作用进行临床研究。临床观察462例癌前病变，观察时间3～10年，OLK治疗组48例：治愈24例，好转18例，无效6例。认为该合剂中的黄芪可以增强机体对癌变细胞的免疫监视功能，绞股蓝具有促使癌细胞逆转的作用，绿茶有抗突变作用，硒有抑瘤作用。尚君兰等[12]用增生平（主要药物包括山豆根、白鲜皮、拳参、夏枯草、败酱草、黄药子）治疗OLK 63例，经3个月的观察，痊愈26例，显效21例，好转11例，无效5例。周曾同等[13]用复方灯盏花胶囊（含灯盏花、绞股蓝等）对45例OLK、口腔扁平苔藓（OLP）进行了临床研究，结果发现能使54.2%的患者从轻度或轻中度上皮异常增生转变为无上皮异常增生，25%的患者从中轻度上皮异常增生变为轻度上皮异常增生，其实质为使癌变进程发生"逆转"。

（二）调护

1.生活调护

要注意口腔卫生，做到每日早、晚刷牙，饭后漱口。如有龋洞应早期填补，能修补利用的残冠、残根要及时处理，早些恢复牙齿的正常解剖形态。磨改锐利功能牙尖和边缘嵴，使牙冠咬合面的牙尖和边缘嵴变成圆钝形，以防止损伤舌侧边缘组织。发现良性病灶或癌前病变，如舌体部乳头瘤或糜烂性扁平苔藓等，之时切除活检，或积极治疗，定期观察。应注意调理生活起居，戒除吸烟，加强体质锻炼，改善生活环境，保持室内空气新鲜，经常开窗通气，防止被细菌、病毒等感染。适当的性生活对身心健康有益，但在刚接受手术或放化疗治疗期间应避免性生活。

2.饮食调适

戒除嗜酒等不良习惯。饮食通常要细软、清淡、富营养、易消化吸收。多吃富含维生素和有防癌、抗癌作用的新鲜水果，或饮食中加入中草药如茯苓、山药、蘑菇、香菇、大枣、薏苡仁、海参、四季豆、核桃等来治疗疾病，增加营养，增强体质，使机体产生抗御病邪的能力。禁忌辛辣刺激性食物，如葱、蒜、韭菜、姜、花椒、辣椒、桂皮等；忌食不易消化及用力咀嚼的食物；忌食腊味、熏肉、油炸和盐腌的食品及各种生冷水果。手术后宜以补气养血为主，选用黄芪、人参、党参、红枣、当归、阿胶、赤小豆、山药、莲藕等；放疗期间，常出现津液耗伤、口干舌燥的现象，可食用新鲜蔬菜、甘蔗、苹果、香蕉、生藕节、银耳、白木耳、红枣、苦瓜、绿豆、赤豆等，或选饮梨汁、藕汁、西瓜汁、番茄汁等补充津液，也可多食绿豆汤、冬瓜汤等。化疗时宜以大补气血为主，选用香菇、木耳、甲鱼等。消化不良者，予健脾和胃之品，如白术、麦芽、山楂、陈皮、鸡内金等。大便秘结者，予润肠通便之品，如香蕉、蜂蜜之类；小便短少者，予清热利尿之品，如西瓜、绿豆、车前子、土茯苓等。

3.精神调护

口腔癌患者的精神调理非常重要，对疾病的远期疗效有直接影响。医护人员应帮助患者调整心理状态，正确对待所患疾病，鼓励患者树立未来的生活目标，克服精神上和情绪上的紧张，做好为实现生活目标而承受治疗的心理准备。实践表明，有心理准备，有承受能力，性格开朗，有战胜癌症信心的患者，其机体免疫状况均能得到提高，其对治疗的承受能力、对治疗的反应均较好，相应的远期疗效较好。

参考文献

[1] Shpilzer T，Chaimoff M，Gal R，et al. Tumor angiogenesis as a prognostic factor in early oral tongue cancer. Arch Otolaryngol Head Neck Surg，1996，122：865.

[2] 林丽珠. 肿瘤中西医治疗学[M]. 北京：人民军医出版社，2013：108-109.

[3] 秦桂超，李慧杰. 李秀荣治疗口腔癌验案2则[J]. 湖南中医杂志，2014，30（7）：113-114.

[4] Urist MM，O'Briem CJ，Soong ST，et al. Squamous carcinoma of the buccal mucosa：analysis of prognostic Factors[J]. Am J Surg，1987，154：411.

[5] Spiro RH，Strong EW，Shah JP. Classification of neck dissection variations on a new theme. Am J Surg，1994，168：415.

[6] Willaims JK，Carlson GW，Cohen C，et al. Tumor angiogenesis as prognostic factor in oral cavity tumor[J]. Am J Surg，1994，168：373.

[7] 汤钊猷. 现代肿瘤学[M]. 2版. 上海：复旦大学出版社，2003：1010.

[8] Haas I，Hauser U，Ganzer U. The dilemma of follow-up in head and neck cancer patients[J]. Eur Arch Otorhinolaryngo1，2001，258（4）：177-183.

[9] 刘伟. 口腔白斑的中医药治疗现状及研究进展[J]临床口腔医学杂志，2009，25（1）：53-55.

[10] 刁文献，刁娜.去斑汤治疗口腔白斑的临床观察[J].中原医刊，2005，32（1）：10-11.

[11] 陈作良，陈宏柏，官玉芹，等.1023中药合剂对口腔癌前病变的治疗和阻癌作用的临床研究[J].临床口腔医学杂志，2002，18（6）：459.

[12] 尚君兰，韩冰，石爱梅.增生平治疗口腔白斑的临床疗效观察[J].中国中医药信息杂志，2004，11（6）：527-528.

[13] 周曾同，张水龙，唐国瑶，等.复方灯盏花对白斑、扁平苔藓上皮异常增生的影响[J].上海口腔医学，2001，10（3）：196-198.

第五节　甲状腺癌

一、概述及流行病学

甲状腺癌是一组由多种病理类型组成的恶性肿瘤，由于病理类型的差异可表现出截然不同的生物学行为和预后，且对不同治疗方式的反应也千差万别。其中分化好的乳头状癌、滤泡状癌占所有甲状腺癌的90%以上，发展相对缓慢，预后较好，即使发生远处转移仍有长期存活的可能，治疗以手术治疗为主，手术后10年生存率高达88%以上；而分化差的髓样癌、未分化癌却发展迅速，可较快出现远处转移，预后较差。未分化癌的5年生存率仅15%。

甲状腺癌的发病率在全身恶性肿瘤中所占的比例虽然不高，为1%～2%，但在头颈部恶性肿瘤中却高居首位，约占30%。一般而言，发病率女性多于男性，女性：男性约为3：1，30～40岁是发病年龄高峰，50岁以后其发病率则明显下降。近年来，甲状腺肿瘤的检出率不断提高。目前，有研究认为高碘摄入可能是甲状腺肿瘤发病率升高的主要原因之一。

在祖国医学文献中，虽然没有甲状腺癌这一病名，但在很早以前就有类似本病症状和体征的记载。东汉许慎《说文解字》说："瘿，颈瘤也。"东汉刘熙《释名》谓："瘿，婴也，在颈婴喉也。"西汉《养生方》又说："诸山水黑土中，不可久居，常食令人作瘿病，动气增患。"北宋《太平圣惠方·瘿气咽喉肿塞》篇指出瘿病可压迫食道、气道："夫瘿气咽喉肿塞者，由人忧患之气在于胸膈、不能消散，搏于肺脾故也。咽门者，胃气之道路；喉咙者，肺气之往来。今二经俱为邪之所乘，则经络痞塞气不宣通，故令结聚成瘿，致咽喉肿塞也。"南宋陈无择《三因方》则更明确提出："此等皆年数深远，渐大渐长，坚硬不移者，名曰石瘿。"明代陈实功《外科正宗》则云："筋骨呈露曰筋瘿，赤脉交结曰血瘿，皮色不变曰肉瘿，随忧喜消长曰气瘿，坚硬不可移者曰石瘿。"清代吴谦《医宗金鉴·外科心法要诀》则言"五瘿皆不可破，破则脓血崩溃，多致伤生"。

二、病因及发病机制

（一）祖国医学对甲状腺癌病因及发病机制的认识

1.饮食及水土失宜

居海滨地区，饮食失调，或居住在高山地区，水土失宜，皆可致营养失衡，脏腑代谢失调，气血运行失常，生化逆乱，变生本病。隋代巢元方《诸病源候论·瘿候》谓"饮沙水""诸山水黑土中"容易发生瘿病。清代沈金鳌《杂病源流犀烛·颈项病源流》也说："西北方依山聚涧之民，食溪谷之水，受冷毒之气，其间妇女，往往生结囊如瘿。"

2.情志内伤

忿郁恼怒或忧愁思虑日久，使肝气失于条达，脾失健运，日久则脏腑功能受损，肝气郁结易化火伤阴，或气虚阳气无以为继，皆可致阴阳失调，代谢失常，生化逆乱，变生本病。正如隋代巢元方《诸病源候论·瘿候》说"瘿者，由忧恚气结所生""动气增患"。南宋严用和《济生方·瘿瘤论治》说："夫瘿瘤者，多由喜怒不节，忧思过度，而成斯疾焉。大抵人之气血，循环一身，常欲无滞留之患，调摄失宜，气凝血滞，为瘿为瘤。"

3.禀赋不足

禀赋缺陷之人，素体阴阳不和，如有外邪袭扰，阴阳易失平衡，进而生化逆乱，诱生本病。妇女的经、孕、产、乳等生理特点与肝经气血有密切关系，如肝气郁结，肝脾不和，易致气血逆乱，代谢失常，日久发生本病。

4.感受外邪

如感受外部射线侵袭，属火毒内侵，易致局部津亏火结，阴亏阳盛，如正气不足，不能及时修复，则阴阳失衡，生化逆乱，变生本病。

（二）现代医学对甲状腺癌病因及发病机制的认识

关于甲状腺癌的病因目前尚无定论，一般认为甲状腺癌的发病可能与下列因素有关。

1.电离辐射

放射线接触是目前唯一肯定与分化型甲状腺癌的发生密切相关的重要因素，包括医源性的外放射接触、放射线泄露污染、医源性内放射或核污染后碘的多种核素的摄入。

2.饮食因素

饮食中碘的含量过低或过高都可能导致甲状腺癌的发生，如在碘缺乏区，多发生滤泡状癌，而在高碘摄入地区，如我国沿海地区，则乳头状癌高发。

3.遗传因素

主要表现在部分家族性甲状腺髓样癌的发生，可能与位于10号染色体上的RET基因突变相关。

4.内分泌因素

如促甲状腺分泌激素（TSH）、性激素等，其中雌激素主要是通过促使垂体释放TSH而作用于甲状腺。另外，有研究发现恶性甲状腺肿瘤中含有数量不等的激素受体，以乳头状癌组织中的雌激素受体和孕激素受体阳性率最高，提示雌激素也可能直接作用于甲状腺而致癌。

5.甲状腺良性病变

一些甲状腺增生性疾病，如腺瘤样甲状腺肿和功能亢进性甲状腺肿，分别有约5%和2%合并甲状腺癌。多年生长的甲状腺腺瘤，偶可发生癌变，其中胚胎型及胎儿型滤泡性腺瘤较易恶变。

三、临床诊断

（一）症状及体征

1.甲状腺肿大或结节

为最常见的症状，早期即可发现甲状腺内有质硬的结节，随吞咽上下移动，结节可为孤立性或多灶性。如有以下情况的甲状腺肿物应高度考虑为甲状腺癌：①男性与儿童患者；②短期内突然增大的甲状腺腺瘤或结节性甲状腺肿；③合并压迫侵犯症状；④肿物质硬，表面粗糙不平；⑤肿物活动受限或固定；⑥合并颈部淋巴结肿大。

2.压迫侵犯症状

甲状腺肿瘤增大到一定程度时常可压迫气管食管而引起不同程度的呼吸障碍和吞咽困难。进一步发展侵犯气管时可产生呼吸困难甚至咯血，而侵犯喉返神经则可引起声音嘶哑。

3.颈淋巴结肿大

当甲状腺癌发生区域淋巴结转移时，常可在颈深上、中、下等处扪及肿大的淋巴结。有时进行肿大淋巴结穿刺可抽出草绿色液体。

4.类癌综合征

部分甲状腺髓样癌的患者会出现顽固性腹泻、心悸、面部潮红和多汗等症状，称为类癌综合征。

5.远处转移表现

甲状腺癌常可发生远处转移，以肺转移最多见，其次是骨转移，从而引起相应的症状。

（二）实验室检查

1.甲状腺功能检查

在甲状腺癌中绝大多数初诊患者的甲状腺功能是正常的，仅合并甲状腺功能亢进的甲状腺癌患者的血清TSH、T_4、T_3水平会明显升高。甲状腺功能检查更主要是用于甲状腺激素抑制治疗后的疗效监测和指导治疗剂量调整。因此，目前尚无能普遍应用于甲状腺癌诊断的特异性血清学检查，但一些特殊类型的甲状腺癌可有一些特殊的血清学指标辅助诊断。

2.血清降钙素水平

降钙素是甲状腺旁C细胞产生的激素，甲状腺髓样癌常常伴有血清降钙素水平的升高。一般认为，正常人血清降钙素应低于0.1～0.2ng/ml，如超过0.6ng/ml则应考虑为C细胞增生或髓样癌，因此降钙素是甲状腺髓样癌具有一定特异性和敏感性的诊断标志物，可用于甲状腺髓样癌术后患者的复查监测指标，以早期发现术后复发或转移而改善预后。

3.甲状腺球蛋白（Tg）测定

源于滤泡上皮的甲状腺癌，血中Tg的含量可异常增高。一般认为，Tg值在1000ng/ml以上，对诊断甲状腺癌（髓样癌除外）有一定意义但缺乏特异性。然而，血清Tg测定却是监测残余甲状腺癌或复发的重要方法，尤其是患者行甲状腺全切或消融治疗后，具有较高的敏感性和特异性。

（三）影像学检查

1.超声检查

超声包括B型超声和彩色多普勒超声。B型超声可较敏感地反映甲状腺肿物的大小、数目、囊实性和有无钙化等，是甲状腺癌诊断的常规检查；而彩色多普勒超声则可显示甲状腺肿物及肿大淋巴结内的血流情况，对鉴别良恶性病变很有帮助。甲状腺癌的超声检查一般表现为边界不清，内部回声不均匀，多数呈实质性低弱回声，后方回声减弱，瘤体内常见钙化强回声，血流紊乱等声像特点。另外，超声造影和数字化超声实时组织弹性成像，为甲状腺癌的早期检测诊断和良恶性鉴别提供了新的手段。

2.放射性核素检查

放射性核素检查，尤其是 ^{131}I 的扫描在甲状腺癌的诊断中已被广泛地应用，早期一直是甲状腺癌的常规检查，但近年来有逐渐被B型超声和CT检查所取代的趋势。大多数分化型甲状腺癌都有摄碘功能，核素显像表现为温结节，而髓样癌和未分化癌则常为冷结节或凉结节，且由于显像上较难于甲状腺腺瘤囊性变或甲状腺单纯囊肿相鉴别，故目前 ^{131}I 的扫描仪主要用于异位甲状腺的诊断、甲状腺癌远处转移灶的诊断及核素治疗前摄碘率的检测。随着放射性核素诊断技术的更新，一些新的设备及新的方法被应用于甲状腺癌的诊断，特别是当甲状腺肿物为冷结节或凉结节，利用易被肿瘤细胞摄取的亲肿瘤显示剂进行核素常规和延迟扫描可以鉴别甲状腺肿瘤的良恶性，不同类别的亲肿瘤显像剂阳性提示不同类别的甲状腺癌，如 ^{201}TI、^{99m}Tc-MIBI 显像阳性提示分化型甲状腺癌，其特异度为70%～80%，而 ^{99m}Tc-DMSA 显像阳性提示甲状腺髓样癌，其灵敏度大于80%，特异度为100%。

3.X线检查

目前尚缺乏甲状腺癌理想的X线诊断方法，常见的检查包括气管正侧位片、食管吞钡和胸部X线片等。可显示甲状腺肿物内钙化灶，气管、食管有无受压、缺乏，有无胸骨后纵隔扩展，以及纵隔和双肺有无转移等情况。

4.CT检查

目前，CT已逐渐成为甲状腺癌除B型超声外的另一常规检查手段，尤其是对病变较大的甲状腺癌。CT可准确地显示甲状腺肿物的位置、数目，有利于定位诊断；显示边界是否规则、有无钙化和内部结构情况，可提供良恶性诊断依据；以及明确显示病变范围，特别是合并上纵隔扩展和侵犯周围大血管时，为临床分期和制订治疗方案提供可靠依据。甲状腺癌在CT上表现为不规则或分叶状软组织肿物，平扫为低密度灶，大多数密度不均匀，边界不清，可伴有钙化，增强后呈不规则强化。另外，随着近年CT技术的发展，CT图像三维重建可更好地评价肿瘤的大体形态和周围浸润程度，CT灌注成像可定量地了解肿瘤微血管的功能状态和肿瘤间质血管分布情况因而对肿瘤良恶性的鉴别和恶性程度的分级有重要意义，在甲状腺癌的影像诊断上都体现出较好的前景。

5.MRI检查

MRI能行冠状、矢状及横断面多层显像，对甲状腺癌特别是小病变的定位诊断较CT为好，且MRI能在不同的加权显像的条件下将肿瘤与周围脂肪、肌肉、血管等软组织之间的关系清晰的显示出来，对肿瘤的侵犯范围显示较CT更有优势，但MRI不易显示钙化。另外，MR灌注成像（PWI）能够较准确地反映肿瘤内血管变化和血流动力学的改变，可很好地反映甲状腺肿瘤细胞增殖能力以及确定肿瘤细胞的分化程度，为甲状腺癌诊断和治疗方案的选择提供有价值的信息。磁共振频谱（MRS）实现了影像学由单一形态描述向功能型转变，在甲状腺癌组织中能检测到隆起的胆碱（Cho）峰，而在正常甲状腺组织中并未检测到，并且能经常在甲状腺癌组织中检测到肌酸（Cr）峰，这样就使计算Cho/Cr比值成为可能，论证了MRS评价甲状腺恶性肿瘤是切实可行的技术。因此，目前MR是作为CT检查的重要补充检查使用，但已有逐渐替代CT的趋势。

6.骨ECT

甲状腺癌较易发生骨转移，ECT是早期发现骨转移高代谢病灶的敏感手段但特异性不高，仍需要密切结合临床征象和骨骼X线、CT或MRI等检查一起明确诊断。

7.PET检查

^{18}FDGPET对甲状腺良恶性病变的诊断准确率较高，目前主要用于血清Tg水平升高但 ^{131}I 全身扫描阴性的甲状腺癌随访，可以探测局部复发和远处转移癌灶且可早期发现远处转移病变，尤其是对于未分化癌和髓样癌。但PET价格较昂贵，且存在分化好的甲状腺癌 ^{18}FDG摄取程度低，咽淋巴环、胸腺和颈部肌肉等反而易摄取 ^{18}FDG干扰检查结果等不足，目前难以

成为常规检查普遍应用。

（四）病理学诊断获取方法

1.细针穿刺吸取细胞学（FNA）检查

FNA检查是目前术前定性诊断甲状腺结节最常用的方法，具有安全、方便、便宜和准确性较高等优点。由于其能直接获得肿瘤细胞，通过细胞病理学的检查方法根据肿瘤细胞的形态特征能准确地做出诊断，此项技术已在国内外相当多的医疗机构得以广泛应用，加上辅助超声引导穿刺的技术，对甲状腺乳头状癌诊断的准确率可达到90%以上，与术中冷冻切片检查结果相当。当同时伴有颈部淋巴结肿大时，FNA检查还能术前鉴别有无淋巴结转移，对临床治疗有重要的参考价值。

2.手术活检

手术中组织切除检查是甲状腺癌确诊的金标准及临床分期的依据。

（五）甲状腺癌大体分型及组织学类型

1988年，WHO甲状腺肿瘤国际组织病理学分类中，甲状腺上皮性恶性肿瘤主要有4种组织学类型，乳头状癌（包括滤泡型）、滤泡状癌、髓样癌、未分化癌。其中乳头状癌和滤泡状癌合称为分化型甲状腺癌。非上皮性肿瘤则有恶性淋巴瘤、肉瘤、恶性畸胎瘤及其他杂类肿瘤。

（六）临床分期

国际抗癌联盟（UICC）和美国抗癌协会（AICC）2010年第7版甲状腺癌分期。

T　原发肿瘤

所有肿瘤均可分为两种：孤立性肿瘤和多发性肿瘤。

T_x　原发肿瘤无法评价。

T_0　没有原发肿瘤证据。

T_1　原发肿瘤局限于甲状腺腺体内，最大直径≤2cm。

T_{1a}　原发肿瘤最大直径≤1cm。

T_{1b}　原发肿瘤最大直径＞1cm，但≤2cm。

T_2　原发肿瘤局限于甲状腺腺体内，最大直径＞2cm，但≤4cm。

T_3　原发肿瘤局限于甲状腺腺体内，最大直径＞4cm，或伴有微小腺外侵犯的肿瘤（如侵犯胸骨甲状肌或甲状腺周围软组织）。

T_4　任何大小的肿瘤，侵及甲状腺包膜外。

T_{4a}　原发肿瘤突破甲状腺包膜并侵犯以下结构之一：皮下软组织、喉、气管、食管或喉返神经（中度进展）。

T_{4b}　原发肿瘤侵犯椎前筋膜、纵隔血管或包裹颈动脉。

所有的未分化癌均属于T_4。

T_{4a}　原发肿瘤局限于甲状腺腺体内（未分化癌）。

T_{4b}　原发肿瘤侵犯甲状腺包膜外（未分化癌）。

N　淋巴结转移

区域淋巴结包括颈部及上纵隔淋巴结。

N_x　淋巴结转移情况无法判断。

N_0　无区域淋巴结转移。

N_1 区域淋巴结有转移。

N_{1a} Ⅳ区淋巴结转移（气管前、气管旁和喉前淋巴结）。

N_{1b} 转移至同侧、双侧或对侧颈部（Ⅰ、Ⅱ、Ⅲ、Ⅳ或Ⅴ区淋巴结），或咽后淋巴结，或纵隔淋巴结（Ⅶ区淋巴结）。

M 远处转移

M_x 无法评价有无远处转移。

M_0 无远处转移。

M_1 有远处转移。

临床分期

分化型甲状腺癌（乳头状癌及滤泡状癌）的TNM分期见表8-6，髓样癌的分期见表8-7。所有的未分化癌病例均为Ⅳ期，分期见表8-8。

表8-6 分化型甲状腺癌（乳头状癌及滤泡状癌）的临床分期

	患者年龄＜45岁	患者年龄≥45岁
Ⅰ期	任何T，任何N，M_0	T_1，N_0，M_0
Ⅱ期	任何T，任何N，M_1	T_2，N_0，M_0
Ⅲ期		T_3，N_0，M_0
		T_1，N_{1a}，M_0
		T_2，N_{1a}，M_0
		T_3，N_{1a}，M_0
		任何T，N_1，M_0
ⅣA期		T_{4a}，N_0，M_0
		T_{4a}，N_{1a}，M_0
		T_1，N_{1b}，M_0
		T_2，N_{1b}，M_0
		T_3，N_{1b}，M_0
		T_{4a}，N_{1b}，M_0
ⅣB期		T_{4b}，任何N，M_0
ⅣC期		任何T，任何N，M_1

表8-7 髓样癌的临床分期（所有年龄组）

分期	TNM
Ⅰ期	T_1，N_0，M_0
Ⅱ期	T_2，N_0，M_0 T_3，N_0，M_0
Ⅲ期	T_1，N_{1a}，M_0 T_2，N_{1a}，M_0
	T_3，N_{1a}，M_0 任何T，N_1，M_0
ⅣA期	T_{4a}，N_0，M_0 T_{4a}，N_{1a}，M_0
	T_1，N_{1b}，M_0 T_2，N_{1b}，M_0
	T_3，N_{1b}，M_0 T_{4a}，N_{1b}，M_0
ⅣB期	T_{4b}，任何N，M_0
ⅣC期	任何T，任何N，M_1

表8-8 未分化癌的临床分期（所有病例均为Ⅳ期）

分期	TNM
Ⅳ期	T_{4a}，任何N，M_0
ⅣB期	T_{4b}，任何N，M_0
ⅣC期	任何T，任何N，M_1

分化型甲状腺癌也可按以下标准分组。①低危组，符合以下全部条件：无局部或远处转移；所有肉眼可见的肿瘤均被彻底清除，肿瘤没有侵犯周围组织；肿瘤不是侵袭型的组织学类型（如高细胞、岛状细胞、柱状细胞型）或没有血管侵犯；清除甲状腺后全身核素扫描，甲状腺床以外没有核素摄取。②中危组，符合以下任一条件：初次术后病理有镜下肿瘤、周围软组织侵犯；有颈淋巴结转移或清除甲状腺后全身核素扫描有阳性发现；肿瘤为侵袭型的组织学类型或有血管侵犯。③高危组，符合以下任一条件：肉眼可见肿瘤侵犯周围组织或器官；肿瘤未能完整切除，术中有残留；有远处转移；全甲状腺切除后，Tg水平仍较高。

四、治疗

1.甲状腺癌的病证特点

甲状腺癌的病证特点应从两个方面分析：

（1）肿瘤方面，肿瘤在甲状腺内肆意滋长，扎寨垒营，癌毒之邪与痰瘀胶结成块，或毒盛浸延局部组织，或转移他处。

（2）对人体而言，有虚实两个方面。虚者，气虚、阴虚、血虚、阳虚，而以气虚、阴虚多见；实者乃肿瘤阻滞脏腑气血运行，致气郁、血瘀、痰结，毒邪阻格咽喉，清阳不升，上罩头目，痰郁日久可以化热而为痰热。

其病位在颈部甲状腺，其脏在肝，主要涉及心、脾、肾等脏腑。毒结日久可致五脏失调，气血衰败，阴阳失衡。化热生寒皆可有之。本病属本虚标实，证候多为寒热错杂、虚实并见。

2.甲状腺癌治则治法

总体而言，甲状腺癌治疗当遵从综合治疗的原则，中西医并重。中医治疗甲状腺癌的治疗原则：对肿瘤为祛毒抗邪；对人体为扶正培本，纠正脏腑气血失调。具体治法：治肿瘤当以寒热之剂扫荡之，以平性之剂抑杀之，辅之以消痰软坚、祛瘀散结之药；调人体则虚则补之，实者调之。气虚者益气，血不足者补血，阴虚者滋其阴，阳亏虚者温里，气郁者理气，血瘀者活血，痰积者化痰散结。郁久化热者宜清热泻火。临床注重中西医配合，根据病情，合理安排中西医治疗方法与时机。

3.甲状腺癌辨肿瘤临床常用药物选择

（1）温热药：核桃枝，巴豆（有大毒）。

（2）寒凉药：白花蛇舌草，天葵子，冬葵子，玄参，朝天罐，白屈菜（有毒），苦葵鸦葱。

（3）平性药：肿节风，一枝黄花，罂粟壳（有毒），菜豆。

（4）消痰软坚药：生半夏（有毒），猫爪草，蛇六谷（魔芋）（有毒），黄药子（有小毒），穿山龙，珍珠菜，海浮石，海蛤壳，浙贝母，桔梗，漂海藻。

（5）祛瘀散结药：水红花子，泽兰，六方藤，博落回（有毒）。

4.甲状腺癌辨人体临床常用药物选择

（1）补气：西洋参，白术。

（2）补阳、温里：淫羊藿，花椒，白芷。

（3）补阴：山海螺，鳖甲。

（4）补血：何首乌。

（5）理气：木香，枳实。

（6）化痰：海螵蛸，夏枯草，远志，白芥子。

（7）活血：月季花。

（8）清热泻火：蝉蜕，鱼腥草，白头翁，连翘，芦荟，射干。

（9）止血：艾叶。

5.甲状腺癌辨证型论治

林丽珠[1]辨甲状腺癌证型论治如下。①气郁痰凝：颈前喉结两旁结块肿大，质软不痛，颈部觉胀，胸闷，喜太息，或兼胸胁窜痛，病情随情志波动，舌质淡红，苔薄白，脉弦。理气舒郁，化痰散结。四海舒郁丸（《疡医大全》）。昆布15g，海藻15g，浙贝母10g，海螵蛸10g，海蛤壳10g，郁香10g，青木香10g，青皮10g，陈皮6g。加减：肝气不舒明显而见胸闷、胁痛者，加柴胡8g，枳壳10g，香附10g，延胡索6g，川楝子8g；咽部不适，声音嘶哑者，加桔梗6g，牛蒡子8g，木蝴蝶6g，射干8g利咽消肿。②痰结血瘀：颈前喉结两旁结块肿大，按之较硬或有结节，肿块经久未消，胸闷，纳差，舌质暗苔厚腻，脉弦或涩。理气化痰，活血祛瘀。海藻玉壶汤（《外科正宗》）加减。海藻30g，昆布15g，海带20g，青皮10g，陈皮6g，半夏12g（先煎），胆南星10g，浙贝母15g，连翘10g，甘草6g，当归10g，川芎6g，赤芍10g，丹参30g。加减：胸闷不舒加郁金9g，香附9g，枳壳10g理气开郁；郁久化火而见烦热、舌红苔黄，脉数者，加夏枯草15g，牡丹皮6g，玄参10g，栀子10g；纳差、便溏者，加白术15g，茯苓15g，山药15g健脾益气；肿块较硬或有结节者，可酌加黄药子15g，三棱6g，莪术6g，蜂房6g，僵蚕3条等，以增强活血软坚，消瘿散结之功；若结块坚硬不移，可酌加贝母15g，莪术6g，山慈菇15g，半枝莲15g等以散瘀通络，解毒消肿。③肝火旺盛：颈前喉结两旁轻度或中度肿大突出，肢体颤抖，面部烘热，口苦咽干，烦热，容易出汗，性情急躁易怒，眼球突出，消谷善饥，或失眠，或头目晕眩，大便秘结，舌质红，苔薄黄，脉弦数。清肝泻火，消瘿散结。栀子清肝汤（《类证治裁》）合消瘰丸（《医学心语》）加减。栀子10g，柴胡10g，牡丹皮15g，当归10g，白芍15g，牛蒡子10g，煅牡蛎30g，浙贝母10g，玄参10g。加减：毒热炽盛，大便秘结不通者，加桃仁10g，玄参10g，首乌15g润肠通便；火毒伤阴，症见口干多饮，小便短赤者，加墨旱莲15g，石斛10g，沙参10g，麦冬10g。④心肝阴虚：颈前喉结两旁结块或大或小，质软，病起较缓，烦躁头晕，目赤而干，胸胁胀闷，心悸不宁，五心烦热，易出汗，肢体颤动，消瘦，舌质红，苔少或无苔，脉弦细数。滋阴降火，宁心柔肝。天王补心丹（《摄生秘剖》）合一贯煎（《柳州医话》）加减。生地黄20g，沙参15g，玄参10g，麦冬20g，天冬15g，人参20g，茯苓25g，当归10g，枸杞子10g，丹参10g，酸枣仁20g，柏子仁15g，五味子15g，远志15g，川楝子15g。加减：虚风内动，手指及舌体颤抖者，加钩藤6g（后下），白蒺藜6g，鳖甲15g（先煎），白芍10g；脾胃运化失调致大便稀溏，便次增加者，加白术15g，薏苡仁20g，山药10g，麦芽6g；肾阴亏虚而见耳鸣，腰酸膝软者，酌加龟甲20g（先煎），桑寄生15g，牛膝10g，女贞子15g；病久正气伤耗，精血不足，而见消瘦乏力，妇女月经量少或经闭，男子阳痿者，可酌加黄芪20g，太子参10g，山茱萸10g，熟地黄20g，枸杞子10g，制首乌10g等。

6.验方汇编

（1）单验方

● 加减消瘰丸[2]：玄参，贝母，牡蛎，海藻，昆布，猫爪草。血凝气滞、痰结日久，往往容易郁而化热，再加生地黄、夏枯草、白花蛇舌草、半枝莲、天花粉、徐长卿等清热生津之品共同组成基本方。若化疗或放疗后伤津耗气，郁热表现更为明显，如口干、咽干、舌质暗红等，基本方与五味消毒饮方合用以加强清热解毒效果。咽喉疼痛明显者，加山豆根、牛蒡子、竹蜂；鼻咽癌放疗后引起腺体萎缩、口干舌燥者，酌加滋阴生津之品，如沙参、麦冬、天冬、石斛等。

- 益气化瘀方[3]：黄芪10g，山药10g，菟丝子10g，黄精10g，女贞子10g，丹参10g，鸡血藤10g，山慈菇10g，生甘草3g。加减：口眼干燥、大便秘结属气阴两虚者，加太子参10g，生地黄10g；颈肩肿胀刺痛明显，瘢痕增生明显者，加用莪术10g，皂角刺10g；夜寐不安者，加茯神10g，酸枣仁10g；喉中痰阻可加浙贝母10g，厚朴花3g。

（2）李东涛甲状腺癌验方举例

生半夏15g（先煎1小时），黄药子12g，夏枯草30g，玄参12g，海蛤壳30g（先煎），水红花子12g，浙贝母12g，桔梗12g，蛇六谷30g，肿节风30g，海藻（漂洗）60g，白花蛇舌草60g，猫爪草15g，天葵子15g，穿山龙15g（分冲），鳖甲15g（先煎），炒白术15g，昆布45g，甘草30g。水煎服，日一剂，分4次服。

7.甲状腺癌常用中成药

- 五海瘿瘤丸：海带、海藻、海螵蛸、蛤壳、昆布、夏枯草、白芷、川芎、木香、海螺（煅）。软坚消肿。用于痰核瘿瘤，瘰疬，乳核。每15粒重1g。口服，一次4.0g，一日2次。
- 复方斑蝥胶囊：用法见口腔癌。
- 阿魏化痞膏：每张12g，外用，加温软化，贴于脐上或患处。

8.其他疗法

（1）外治法

- 瘿瘤膏（验方《中西医肿瘤诊疗大全·甲状腺癌》）：外敷：蜈蚣3条，全蝎3g，壁虎尾3g，儿茶3g，黄升1.5g，凡士林20g。诸药共为细末，凡士林调和备用。视肿瘤大小取药膏适量涂于纱布上，贴肿块处。贴后若皮肤发红、瘙痒暂停使用，皮肤恢复正常后再用。适用于甲状腺癌肝郁痰湿型。
- 独角莲外敷：鲜独角莲100g，去皮，捣为糊状，敷于肿瘤部位，上盖玻璃纸，包扎固定24小时更换一次。适用于肿块处疼痛灼热者。

（2）针灸疗法[4]

- 局部取穴：以左手拇指、示指固定肿物，在结节周边将针刺入皮下，然后针尖向内斜，一直刺到结节基底部。根据结节大小，共刺6～8针。另在结节皮肤正中，将一枚针直刺到结节的基底部。注意勿刺伤喉返神经。
- 扬刺取穴：足阳明经之人迎、气舍、天突，瘿瘤顶部中心及四周，于人迎、气舍、天突及瘿瘤顶部中心，垂直刺入毫针各一支，再于瘿瘤四周取45°向心刺入毫针一支，深度以达瘿瘤中心为度，不可刺穿对侧囊壁。留针15～20分钟，每3日针1次，10次为1个疗程。

9.鼻咽癌中医名家经验

（1）陈旻治疗甲状腺癌经验[5]

陈旻认为肝郁气滞贯穿整个癌变（早、中、晚期）过程，因此在治法上，疏肝理气是先导，即使是癌症晚期，在扶正祛邪的基础上，也须兼用理气之法。

验案举隅

案例：蔡某，女，82岁。初诊日期：2011年4月15日。患者于2010年年底体检时发现左侧甲状腺肿大，2011年1月在某三甲医院行左甲状腺及峡部切除术。术后病理检查示：

乳头状癌，肿块大小1.2cm×0.4cm。术后2个月发现左侧颈部肿块，外院检查后诊断为甲状腺癌术后，左颈部、锁骨上淋巴结转移；B型超声检查提示：左颈部淋巴结大者约为15mm×6mm。患者经¹³¹I治疗1次，病情未见明显好转，遂寻求中医治疗。就诊时患者神疲乏力，急躁；口干，咽痒不适，时有黄痰；无心悸、汗出，胃纳一般，夜寐安，大便通畅；舌暗红，苔黄腻，脉细弦。患者长期夫妻感情不和，经常因家事争吵。辨证：肝郁气滞，痰湿瘀阻。治法：疏肝理气，化痰散结。处方：柴胡9g，八月札9g，枳壳9g，栀子9g，陈皮6g，半夏9g（先煎），浙贝母9g，鸡内金9g，皂角刺9g，王不留行9g，牡蛎15g，羊乳根15g，莪术9g，猫爪草15g，蝉蜕3g，牛蒡子12g，桔梗6g，石菖蒲9g，金荞麦15g，芦根9g，黄芩9g，竹茹6g，苍术9g，天南星9g。每日1剂，水煎取汁400ml，早晚分两次温服。二诊（4月29日）：神疲乏力明显好转，纳食转佳；仍口干，咽中有异物感；左侧颈部淋巴结隐约能触及；舌苔薄白，脉细滑。上方去鸡内金，另加厚朴6g，紫苏叶9g。三诊（5月13日）：无明显不适，左颈部淋巴结未触及。继续服用上方。随访半年，患者病情稳定。

（2）陈培丰治疗甲状腺癌经验[6]

陈培丰治疗本病以疏肝理气为主，同时补益肝血，方药多在柴胡疏肝散或逍遥散的基础上化裁。常选用柴胡、白芍、当归、郁金、枳壳、香附、青皮、陈皮、橘叶、佛手、白梅花、香橼等疏肝理气。化痰之要在调气，故取制半夏、陈皮与茯苓相配理气化痰。见肝之病，知肝传脾，故调气也必须重视脾胃功能，常在调理肝气的同时佐以党参、茯苓、白术、甘草补气健脾，顾护正气，扶正祛邪。选取夏枯草、天南星、山慈菇、天葵子、皂角刺、黄药子、土贝母、浙贝母、瓜蒌等化痰散结；蛇六谷、白花蛇舌草、蛇莓、龙葵、半枝莲等抗癌解毒。如颈前肿物坚硬如石、固定不移、刺痛、舌质紫暗或有瘀斑、舌苔薄白、脉弦涩，则加穿山甲、莪术、三棱、姜黄、川芎等活血化瘀、行气散结药。如肝郁气滞日久化火，则在疏肝理气解郁的同时，加重清热解毒之品，如重楼、山豆根、三叶青、黄芩、野菊花等泻肝解毒。甲状腺癌术后一般均需口服甲状腺素片替代治疗，但甲状腺素片的剂量较难控制，药物过量可见心悸、多汗、口干、激动、失眠等不良反应；剂量不足则会出现乏力嗜睡，畏寒肢冷，反应迟钝等"甲状腺功能减退"的症状。故陈培丰临证除根据患者血清甲状腺功能的指标调整甲状腺素片剂量外，还同时予中医药替代治疗引起的不良反应。如患者多汗，常加黄芪、防风、瘪桃干、浮小麦、稽豆衣、糯稻根等以固表益气敛汗；症见津伤舌燥口干者加太子参、麦冬、五味子、生地黄、玄参、沙参等以益气养阴生津；症见口干、口苦，烦躁易怒属气郁化火者，多加牡丹皮、栀子、地骨皮、白薇、青蒿等以清热凉血除烦；伴心悸、失眠多梦、情志欠佳，则加酸枣仁、柏子仁养心益肝，灵芝补气养心安神，首乌藤、合欢皮安神解郁，远志安神化痰，龙骨、牡蛎安神定悸。如"甲状腺功能减退"，症见乏力、嗜睡者，多加黄芪、白术、生晒参、甘草补脾益气；如出现畏寒肢冷者，多加淡附子、菟丝子、潼蒺藜等以益气温阳，并适当加用含碘中药，如昆布、海藻等。若手术后导致声音嘶哑者，多加西青果、胖大海、木蝴蝶、诃子、牛蒡子、罗汉果等以利咽开音，其中木蝴蝶具有疏肝和胃之效；对放化疗后呃逆频发者，多加用旋覆花、赭石、柿蒂等以降气化痰止呕；伴咳嗽咳痰者，加紫菀、款冬花、紫苏子、白芥子、白前等以降气化痰；伴脘腹胀满、纳差者，加制半夏、厚朴、枳实等以燥湿消痰、下气除满；伴精神恍惚，常悲伤欲哭不能自主，睡眠不实，言行失常者，则取甘麦大枣汤以养心安神，和中缓急，补脾益气。

案例：患者，李某，女，45岁，教师。2010年3月初体检发现甲状腺结节，2010年3月25日在某医院行右甲状腺及峡部切除术。术后病理检查示：右侧甲状腺乳头状癌，2/4只淋巴结转移。术后不规则服用左甲状腺素钠片，未行放化疗。2013年9月初自觉左颈部肿痛，在外院行甲状腺B型超声提示：甲状腺左叶形态大小正常，回声不均匀，中部可见12.0mm×8.1mm×4.6mm低回声结节，回声欠均匀，CDFI显示结节内可见异常血流信号。行结节穿刺活检，病理示"乳头状癌"，考虑甲状腺癌术后复发，建议手术。因患者为瘢痕体质，担心影响美观而不愿再次手术，故于2013年9月25日来中医就诊。患者病来颈部肿块质硬，活动度差，遇情绪不佳则颈部胀痛不适明显，伴焦虑，失眠多梦，神疲乏力，常胸胁胀闷不舒，善太息，咽喉梗塞感，咳少量白色黏痰，纳欠佳，月经量少，有血块，舌质暗苔薄腻，脉弦滑。中医辨病属"石瘿"，辨证属肝郁气滞兼痰瘀互结。治以疏肝理气，软坚散结化瘀。拟方：柴胡、炒白芍、炒白术各12g，茯苓15g，当归10g，郁金12g，预知子15g，香附、浙贝母各12g，瓜蒌皮9g，天葵子、龙葵各15g，穿山甲3g（研粉吞服），远志12g，首乌藤15g，合欢皮12g，炙甘草9g。共14剂，水煎服，1天1剂。并嘱继服左甲状腺素钠片，定期检测甲状腺功能，及时调整药物剂量。守方加减治疗2个月后患者精神、胃纳、夜寐等均有所改善，颈部胀痛不适明显好转。2013年12月15日复查B型超声示：甲状腺左叶中部低回声结节较前有所缩小，大小约8.1mm×6.3mm×4.2mm。继续守方加减治疗半年，诸症改善，病情稳定。至2014年6月底复查B型超声示该结节大小约6.0mm×4.2mm×2.1mm，颈部淋巴结呈正常状态。

（3）李东涛治疗甲状腺癌中医验案举例

案例：代某，女，41岁。2012年1月4日。

于2011年11月16日在解放军第四〇一医院行甲状腺右叶切除术，术后病理检查示：甲状腺乳头状癌（右）。2011年12月30日青岛市中心医院PET-CT示：①纵隔及双肺门多发3.6cm以内肿大淋巴结并FDG代谢增高，恶性可能性大。②右肺下叶小片影并FDG代谢轻度增高，考虑炎症，双肺上叶小结节，无FDG代谢增高。③甲状腺癌术后。④左上颌窦炎。⑤肝多发小囊肿。⑥左锁骨、左耻骨陈旧性骨折。患者前胸后背心口难受，咳嗽，白痰，舌淡紫，苔白，脉沉细缓。处方：生半夏30g（先煎1小时），黄药子15g，夏枯草30g，玄参15g，海蛤壳30g（先煎），水红花子15g，浙贝母15g，桔梗15g，蛇六谷30g，肿节风45g，漂海藻60g，白花蛇舌草60g，猫爪草15g，天葵子15g，穿山龙15g，鳖甲粉15g，炒白术15g，昆布45g，甘草30g，金荞麦45g，黄连15g，全瓜蒌15g，生薏苡仁60g，冬凌草60g，炒山药30g，鸡内金20g，生麦芽20g，橘皮12g，竹茹12g，白芷10g，血余炭10g，蒲黄10g（包煎）。7剂，每剂煎7袋，每袋150ml，一日3～4袋，分3次。

2012年6月28日七诊。甲状腺癌术后7月，纵隔肺门多发转移，右肺转移放化疗后。上次查阶段性肺不张，纵隔淋巴结肿大，双肺门增大，右上肺小结节，颈部双侧数个小结节，咳嗽减轻，颈部不适、头痛、呕吐，既往亦出现头痛，左下肢仍有浮肿，颈部左侧有一肿物堵塞，食道辣感，胃上酸水，大便早上两次，舌淡苔白，脉稍数。处方：川芎30g，浙贝母30g，海螵蛸30g，山慈菇30g，夏枯草75g，玄参20g，大枣15g，芦根45g，海蛤壳30g（先煎），百部30g，冬瓜仁20g，蛇六谷60g，肿节风60g，海藻60g，白花蛇舌草120g，猫爪草45g，天葵子30g，穿山龙30g，鳖甲粉20g，炒白术30g，炙甘草30g，金荞麦90g，莲子肉30g，黄连30g，吴茱萸6g，全瓜蒌30g，生薏苡仁120g，炒山药45g，鸡内金45g，生麦芽45g，陈皮15g，竹茹10g，白芷10g，血余炭10g，蒲黄10g（包煎），蜂房10g，芡实60g，冬凌草120g，黄芪60g，太子参30g，杏仁、桃仁各15g，枇杷叶30g，麦冬30g，五味子20g，葶苈子45g，鱼腥草45g，红景天30g，茯苓30g，生半夏60g（先煎1小时），砂仁12g（后下），白豆蔻12g（后下），炒扁豆30g，禹余粮30g（先煎），泽泻30g，草河车30g。7剂，每剂煎17袋，日6～8袋，再浓缩1/2量后，日分3次服。

2013年1月18日十一诊。大便仍稀，后背疼痛，右上肢发麻，后背阵发性疼痛，瘦7斤，甲印少，舌淡苔白脉缓。中药治疗：狗脊30g，炒扁豆45g，禹粮石30g（先煎），葛根

60g，全蝎12g，蜈蚣3条，砂仁10g（后下），红景天30g，紫草45g，生半夏45g（先煎1小时），麦冬15g，五味子20g，黄芪60g，冬凌草90g，芡实60g，白芷10g，血余炭10g，蒲黄10g（包煎），蜂房10g，黄连15g，吴茱萸8g，鸡内金30g，生麦芽30g，生、炒山药各30g，生薏苡仁120g，莲子肉30g，金荞麦90g，炙甘草15g，鳖甲粉20g，穿山龙30g，天葵子30g，猫爪草45g，白花蛇舌草90g，海藻60g，蛇六谷45g，肿节风45g，大枣30g，海蛤壳30g（先煎），草河车60g，夏枯草60g，山慈菇20g，海螵蛸30g，浙贝母20g，木鳖子30g，黄药子20g，茯苓60g，炒白术60g，泽泻30g，猪苓30g，白豆蔻15g（后下），补骨脂30g，儿茶20g（先煎），制附片20g，小茴香15g，干姜15g，诃子15g。7剂，每剂煎17袋，日6～8袋，再浓缩1/2量后，日分3次服。

患者大致按上方治疗至2016年12月。各项检查正常，病愈。

（一）西医治疗

1.治疗原则

甲状腺癌的首选治疗方式为手术治疗，不论病理类型如何，只要有手术指征就应该尽可能地手术切除，且所有的甲状腺癌患者术后均要常规接受甲状腺素内分泌治疗。分化型甲状腺癌和髓样癌如术后有残留则首选^{131}I治疗，仅对不摄取^{131}I的患者选择术后放疗，对一些晚期无法手术或有远处转移的患者可有选择性地应用化疗。仅无手术指征的甲状腺未分化癌首选放射治疗，同时可采用恰当的联合化疗。生物靶向治疗在晚期甲状腺髓样癌的治疗中取得了一定的效果。因此，如何选择最优化的治疗方案需要根据肿瘤的病理类型、病灶大小、侵犯范围、有无转移及转移的程度等因素综合决定。

2.治疗方法

（1）手术治疗

甲状腺癌80%以上为分化型癌，以恶性程度低、生长慢、病程长、颈淋巴结转移率高为特征，因此，除未分化癌外，甲状腺癌主要的治疗手段均以手术为主的综合治疗。

（2）放射治疗

放射性核素治疗　放射性核素^{131}I可以产生杀伤深度1～2mm的β射线，利用分化型甲状腺癌的肿瘤细胞和正常甲状腺细胞一样具有吸碘功能的特点，可以达到杀死甲状腺癌细胞的作用。临床上常将^{131}I用于两个方面：①分化型甲状腺癌全甲状腺切除术后残留甲状腺组织的灭活。②在甲状腺癌原发肿瘤手术无法彻底或已出现远处转移而无法手术切除时。一般在治疗前均应常规先行全身^{131}I扫描，确定肿瘤组织有否吸碘功能才能进行，治疗剂量较残留甲状腺灭活所需剂量略高，通常成年人要达到100～150mCi（幼儿为1mCi/kg）。

外放射治疗　外放射治疗仅适用于以下情况：①甲状腺未分化癌，包括不能手术患者的首选治疗和可手术患者的常规术后放疗；②甲状腺分化型癌和髓样癌，原发肿瘤无法彻底切除有小区癌细胞残留者，尤其是不摄取^{131}I的患者；③广泛淋巴结转移，尤其是包膜受侵犯者，可选择行相应的区域淋巴结后放疗；④甲状腺癌骨转移和脑转移等远处转移的姑息治疗。

（3）内分泌治疗

内分泌治疗主要是指TSH抑制治疗，亦被称为甲状腺素替代治疗，是临床上最常用的甲状腺癌辅助治疗手段之一。其治疗的理论基础是甲状腺癌细胞含有TSH受体而且其癌细胞的转移具有TSH依赖性，而TSH抑制治疗通过口服优甲乐（左甲状腺素，levothyroxine，T_4），反馈抑制体内TSH的水平。其治疗的目的是：①替代治疗，在甲状腺切除术后补充甲状腺素，防止出现术后甲状腺功能低下；②抑制和减低TSH水平，建立不利于残留甲状腺癌细胞复发或转移的环境。TSH 抑制治疗应当持续相当长的一段时间，甚至需终身服药。TSH 抑制治疗最佳调整治疗药物剂量的方法是定期随访甲状腺功能检查，希望将 TSH 的水平降低至正常值的低限但同时不希望出现甲状腺功能亢进的临床毒性症状。由 Cooper 等提出的根据患者的术后病理分期制定 TSH 抑制目标的方法值得借鉴。病理分期：① $pT_1N_0M_0$ 患者 TSH 控制在正常值 1/2 以下；② $pT_{2\sim3}N_0M_0$ 患者 TSH 控制在 0.1 ～ 0.5mU/L；③ $pT_{2\sim3}N_1M_0$ 患者 TSH 控制在 0.05 ～ 0.1mU/L；④ pT_4 或 M_1 患者 TSH 控制在 0.05mU/L 以下。TSH 抑制治疗的不良反应主要有骨质疏松及心脏毒性，主要表现为心律失常，出现症状者可加服 β 受体阻滞药改善心脏症状。

（4）化学治疗

分化型甲状腺癌和甲状腺髓样癌对化疗药物均不敏感，尚缺乏有效的化疗药物，因此目前临床上未将化疗作为上述甲状腺癌的常规术后辅助治疗，仅有选择性地应用于一些晚期无法手术或有远处转移的患者。化学治疗被主要运用于甲状腺未分化癌的治疗，和手术与放射治疗配合可取得较好的效果。常用的化疗药物主要有阿霉素、博来霉素、顺铂、依托泊苷和米托蒽醌等，其中以阿霉素最为常用并被认为单药有效，文献报道有效率为 35% 左右。联合用药以阿霉素和顺铂为主的化疗方案，但用药时需注意随访肾功能和心功能。近年来一些新的化疗药物开始被应用于甲状腺未分化癌的治疗中，如卡铂、异环磷酰胺、紫杉醇、喜树碱、伊立替康、托普替康等，但疗效尚未被肯定。

（5）分子靶向药物治疗

目前，唯一获得美国 FDA 批准应用于临床的靶向药物是凡德他尼（vandetanib），用于治疗晚期甲状腺髓样癌。凡德他尼为口服的小分子多靶点酪氨酸激酶抑制药。另外，其他的靶向药物如索拉非尼（sorafenib）通过抑制 BRAF 基因和血管生成，羟胺类口服组蛋白去乙酰化酶抑制药 SAHA（suberoylanilide hydroxamic acid，辛二酰基酰替苯胺异羟肟酸）可抑制肿瘤细胞生长和诱导分化，选择性 COX2 抑制药塞来昔布（celecoxib）可抑制肿瘤新生血管生成。

（二）中西医结合治疗

术后中医药辅助治疗：王彬等[7]对甲状腺癌术后患者用中药一贯煎加减。沙参 30g，麦冬 15g，生地黄 15g，玄参 15g 以滋阴生津；白芍 10g，生牡蛎 30g 以平肝潜阳；当归 10g，首乌藤 30g，酸枣仁 15g，炙远志 6g 以养血安神；太子参 15g，黄芪 30g，制何首乌 15g 以补气益血；茯苓 15g，莲子心 6g 以交通心肾，安神益智。诸药共奏滋阴潜阳、补气益血、养心宁神之功效。患者身体康复较快，复诊均未发现异常。

五、预后及随访

（一）预后

甲状腺癌和其他器官的癌相比，除未分化癌以外，预后相对良好。各种类型甲状腺癌的预后差别较大，影响预后的因素较多，如患者的年龄、性别、病理类型、病变发展的程度以及治疗是否及时适宜等。其预后大部分与上述因素综合作用有关。

复发和远处转移是分化型甲状腺癌预后不良的最主要因素。分化型甲状腺癌大多预后良好，而未分化甲状腺癌多于确诊后 1 年内死亡，甲状腺髓样癌介于两者之间。＜ 15 岁和＞ 45 岁的 DTC 预后较 15 ～ 45 岁的预后差，未分化甲状腺癌、甲状腺髓样癌的预后与年龄关系不大。

未分化甲状腺癌疗效不佳，中位生存期仅 3 ～ 7 个月。1 年和 5 年生存率分别为 17% 和 8%，高龄、男性、治疗前有呼吸困难者预后更差[8]。

（二）随访

分化型甲状腺癌随访内容如下：体检、甲状腺超声、甲状腺功能、血清甲状腺球蛋白（Tg），术后第一年每3个月1次，术后第二年每6个月1次；胸片：每年1次。其他有关检查可酌情进行。许多国家主张在手术和残余甲状腺组织清除1年后，应反复进行放射性碘扫描。但有人认为，低危险性患者复发率只有5%或更低，如复发多出现在颈部淋巴结，可以被颈部超声所发现，故最初治疗后的第一阶段只需颈部超声，甲状腺素治疗期间测定血清Tg配合颈部超声足够，而这两种检查费用低廉、简便易行。

放射性碘治疗引起第二肿瘤的可能性比较小，但对于反复放射性碘治疗的长期生存的年轻甲状腺癌患者，有必要警惕其引发涎腺癌、膀胱癌及结肠癌的长期风险[9]。

六、预防与调护

（一）预防

1.尽量避免儿童期头颈部X线照射。

2.保持精神愉快，防止情志内伤，是预防本病发生的重要方面。

3.针对水土因素，注意饮食调摄，常服茶叶、绞股蓝等保健食品。

4.积极治疗甲状腺良性肿瘤，以防恶变。经中药治疗无效反而逐渐增大者，应行手术治疗，并做病理检查。

（二）调护

1.调情志

陈培丰[6]认为，当下社会诱惑太多，人心浮躁，甲状腺癌患者思虑颇多、患得患失，易引发肝气内动，气机失调。治病求本，应重视舒畅情志，接诊时常耐心疏导以提高患者的信心和勇气，使患者保持精神愉快，避免情志内伤。

2.调饮食

陈培丰认为肝气郁结易横逆于脾胃，脾虚日久亦可致肝郁，因脾胃为后天之本，腐熟食物而转运水谷精微，水谷精微是肝发挥疏泄职能的物质基础。选用药食两用之品时多选用具有理气解郁、调理脾胃功能的食物，如荞麦、萝卜、薏苡仁、芦笋等。甲状腺癌患者放射性碘治疗期间或放疗后，出现津液亏耗，口干舌燥，舌红少苔的症状，可尽量增加滋阴生津的甘凉之品，如藕汁、荸荠、梨汁、枇杷、西瓜等[6]。日常饮食中还需要补充每日必要的营养物质，增加蛋白质、维生素的摄入，多吃新鲜水果和蔬菜等增强脾胃功能。需忌滋腻助湿生痰的荤腥油腻之品，以及伤阴动血的烟、酒、辛辣、香燥等刺激性食物。平素可食用海带、薏苡仁，百合，银耳，木耳，山药，萝卜，紫菜，大蒜，茶叶，芋头，小麦，茄子，绞股蓝。伴有甲亢症状者还需忌海鲜、加碘盐等含碘量较多的食品。

3.调身体

积极锻炼身体，提高抗病能力，坚持打太极拳，或做气功。

参考文献

[1] 林丽珠.肿瘤中西医治疗学[M].北京：人民军医出版社，2013：123-124.

[2] 冯春霞，梁蔚文.陈玉琨运用中医药治疗肿瘤经验析义[J].辽宁中医杂志，2005，32（9）：883-884.

[3] 江树舒.益气化瘀法治疗分化型甲状腺癌术后的临床研究[D].南京：南京中医药大学，2013.

[4] 林丽珠主编.肿瘤中西医治疗学[M].北京：人民军医出版社，2013：125.

[5] 余清清．陈旻从肝论治女性甲状腺癌术后验案 2 则 [J]．上海中医药杂志，2013，47（2）：23-24．

[6] 毛露凤，陈培丰．陈培丰教授从气论治甲状腺癌经验 [J]．浙江中西医结合杂志，2015，（25）：1-3．

[7] 王彬，高雅滨．甲状腺癌术后中医药治疗的优势．国际中医中药杂志，2008，30（3）：234．

[8] Sugitani I，Miyauchi A，sugino K，et a1. Prognostic factors and treatment outcomes for anaplastic thyroid carcinoma：ATC Research Consortium of Japan-cohort study of 677 patients[J]. World J Surg，2012，36（6）：1247-1254．

[9] Chuang SC，Hashibe M，Yu GP，et al。Radiotherapy for primary thyroid cancer as a risk factor for second primary cancers[J]，Cancer letters，2006，238（1）：42-52．

第九章

胸部肿瘤

肺癌

一、概述及流行病学

原发性肺癌是世界上最常见的恶性肿瘤之一，且是发病率持续增高的少数几种肿瘤之一。在美国，肺癌居恶性肿瘤死亡率的第1位，占全美肿瘤死亡患者的29%。在过去的20年中，我国大中城市肺癌的发病率亦逐年上升，尤以近10年为甚。在上海，肺癌分列男女恶性肿瘤发病率的第1和第2位。据2012年《肿瘤登记年报》数据[1]，我国肺癌发病率为53.57/10万，死亡率为45.57/10万，排名恶性肿瘤发病率、死亡率首位。近年来，随着环境污染的加剧，其发病率和死亡率有明显升高的趋势，5年生存率仅为15%，严重威胁人类健康和生命安全[2]。肺癌多发于40岁以上成人，以50～69岁高发，男女发病比例为2.7∶1，尤以45岁以上的吸烟男性发病率最高。

肺癌属于中医的肺积、息贲、肺花疮等病症的范畴[3]。《素问·咳论》曰："肺咳之状，咳而喘息有音，甚则唾血，咳则心痛，喉中介介如梗状，甚则咽肿喉痹；肝咳之状，咳则两胁下痛，甚则不可以转，转则两胁下满。"这些症状在肺癌中均可见到。《素问·玉机真脏论》曰："大骨枯槁，大肉陷下，胸中气满，喘息不便，内痛引肩项，身热脱肉䐃破"，颇似肺癌晚期之表现。《难经》谓："肺之积，名曰息贲，在右胁下，覆大如杯，久不已，令人洒淅寒热，喘咳，发肺痈。"后世《济生方》曰："息贲之状，在右胁下，覆大如杯，喘息奔溢，是为肺积。诊其脉浮而毛，其色白，其病气逆，背痛少气，喜忘目瞑，肤寒，皮中时痛，或如虱缘，或如针刺。"明代张景岳说："劳嗽，声哑，声不能出或喘息气促者，此肺脏败也，必死。"这同晚期肺癌纵隔转移压迫喉返神经的症状颇为一致。《杂病源流犀烛》所言："邪积胸中，阻塞气道，气不宣通，为痰为食为血，皆得与正相搏，邪既胜，正不得而制之，遂结成形而有块。"《外科证治全书》亦云："息贲，肺之积也，气逆背痛，因肺虚痰热壅结所致。"《圣惠方》一书中有许多治疗息贲、咳喘等类似肺癌病症的方药记载。

二、病因及发病机制

（一）祖国医学对肺癌病因及发病机制的认识

中医认为，肺居胸中，其经脉下络大肠，与大肠互为表里。肺主气，司呼吸，主宣发肃降，通调水道，外合皮毛，开窍于鼻。肺为内外气体交换之所。肺之为病，受内外两方面因素影响。其内为正气亏虚，其外为感受外邪。肺癌为内外因素相互作用的结果。如《杂病源流犀烛》谓："邪积胸中，阻塞气道，气不得通，……皆邪正相搏。邪既胜，正不得制之，遂结成形而有块。"

1.感受外邪

烟毒、空气中的尘毒、职业及环境接触的各种毒物侵肺，致肺失宣肃，气机不利，气血运行受阻，津液失于输布，日久则肺部代谢失调，气机逆乱，阴阳失和，生化失常，癌毒内生。

2.正气亏虚

先天禀赋不足，肺气本虚；或久病耗伤，正气不足；或年老体弱，五脏渐衰；或七情所伤，肝郁脾虚，运化失常。《素问·五脏生成》曰："诸气者，皆属于肺"。土生金，脾土为母，肺金为子，肺虚则子盗母气，终致肺脾同病，脾气不足；或脾胃虚弱，致使肺气不足。肺病日久，宗气的生成障碍，不能下行资助元气，导致肾虚。《内经》云："邪之所凑，其气必虚。"三脏相互影响，日久肺气亏虚益甚，肺虚则卫外乏力，易致外邪从而乘虚入肺，正虚无力祛邪，邪滞于肺，正邪交争，正气更伤，日久则气血津液代谢失调，脏腑功能失调，阴阳失衡，生化失常，组织生成不循常道，癌毒由此而生。

以上病因，皆可致人体气血运行及生化失常，内在组织生长代谢失去正常调控。如《内经》云："升降出入无器不有，出入废，则神机化灭；升降息，则气立孤危。"又如孙桂芝等[3]认为肿瘤是"气血"积聚而成，属内生之邪，认为癌基因具有"生发、成长"之性，而具"收藏、敛抑"之性的抑癌基因被弱化或去功能化，肿瘤组织血管丰富，血液供应充分，与正常组织相比，属"气血壅盛"之所。因此，肿瘤组织是一个"气血壅盛"的"生发"之所，属热毒积聚的有形之物；由正常细胞突变为肿瘤细胞，是一个内部"瘀聚热毒"而不断"生发"的质的变化过程。癌毒即成，日久成积，阻碍气血津液运行，生湿、生痰，气血瘀阻，五脏失司，阴阳失和，百症丛生。

（二）现代医学对肺癌病因及发病机制的认识

1.吸烟

目前，人们普遍认为吸烟是肺癌的最重要的高危因素，至少87%的肺癌患者有吸烟史。吸烟不仅对吸烟者有害，对被动吸烟的人群危害也很大。吸烟导致肺癌的风险与开始吸烟的年龄长短、每天吸烟的支数成正相关。香烟中有较高的焦油和尼古丁含量，是否带过滤嘴吸烟、香烟吸入的深度等均与肺癌的发生密切相关。烟草中有超过3000种化学物质，其中多链芳香烃类化合物（如苯并芘）和亚硝胺均有很强的致癌活性。多链芳香烃类化合物和亚硝胺可通过多种机制导致支气管上皮细胞DNA损伤，使得癌基因（如Ras基因）激活和抑癌基因（如p53，FHIT基因等）失活，进而引起细胞的转化，最终癌变。

2.职业和环境接触

肺癌是职业癌中最重要的一种。约10%的肺癌患者有环境和职业接触史。现已证明以下9种职业环境致癌物增加肺癌的发生率：铝制品的副产品、砷、石棉、三氯甲醚、铬化合物、焦炭炉、芥子气、含镍的杂质、氯乙烯。长期接触铍、镉、硅、甲醛等物质也会增加肺癌的发病率，空气污染，特别是工业废气均能引发肺癌。

3.电离辐射

肺脏是对放射线较为敏感的器官。美国曾有报道，开采放射性矿石的矿工70%～80%死于放射引起的职业性肺癌，以鳞癌为主，从开始接触到发病时间为10～45年，平均时间为25年，平均发病年龄为38岁。氡及其子体的受量积累超过120工作水平日（WLM）时发病率开始增高，而超过1800WLM则更显著增加达20～30倍。将小鼠暴露于这些矿山的气体和粉尘中，可诱发肺肿瘤。

4.既往肺部慢性感染

如肺结核、支气管扩张症等患者，支气管上皮在慢性感染过程中可能化生为鳞状上皮致使癌变，但较为少见。有人认为，纤维化（原因不明的纤维化性肺泡炎、全身硬化症等）的患者也较易发生肺癌。

5.遗传等因素

家族聚集、遗传易感性以及免疫功能降低，代谢、内分泌功能失调等也可能在肺癌的发生中起重要作用。许多研究证明，遗传因素可能在对环境致癌物易感的人群和（或）个体中起重要作用。

6.大气污染

发达国家肺癌的发病率高，主要原因是由于工业和交通发达地区，石油，煤和内燃机等燃烧后和沥青公路尘埃产生的含有苯并芘致癌烃等有害物质污染大气有关。大气污染与吸烟对肺癌的发病率可能互相促进，起协同作用。

三、临床诊断

（一）临床表现和体征

1.症状

肺癌的症状没有特异性。如果肺癌的高危人群（吸烟者，有石棉、射线、放射性元素氡接触史者，原因不明的纤维化性肺泡炎和全身硬化症患者）出现咯血、咳嗽、胸痛、呼吸困难、喘息或喘鸣、声音嘶哑，或反复发作的肺炎，或由于支气管阻塞使发作的肺炎吸收缓慢、吞咽困难等，均应考虑肺癌的可能性。50%左右的肺癌患者早期症状为体重减轻，衰弱或食欲缺乏。肺癌发展到晚期，常出现脑、肝、骨或肾上腺转移的症状。肺癌患者还会出现异位内分泌综合征表现，如周围神经疾病、皮肌炎或激素（如抗利尿激素、促肾上腺皮质激素、甲状旁腺激素）分泌失调综合征等。

2.体征

下列体征可增加支气管肺癌的诊断准确性。

（1）杵状指，伴有或无肥大性骨关节病。

（2）可触及的淋巴结，特别是锁骨上区；孤立的腋下淋巴结肿大很少是由癌引起。

（3）肺不张、实变或胸膜腔积液，但属非特异性的。

（4）上腔静脉阻塞。

（5）上臂感觉丧失，小鱼际肌肌力减弱，Horner综合征。

（6）肝脏不规则增大，脑、骨、皮肤或其他部位的转移体征。在高度危险的患者中，多为支气管肺癌所致。

（二）实验室检查

肿瘤标志物是重要的辅助检查方法，目前多作为参考。综合应用常规检查方法后，80%～90%的肺癌患者可以确诊。多巴脱羧酶（DDC）、神经元特异性烯醇化酶（NSE）、胃泌素和铃蟾肽、神经降压素和肌酸激活酶（CKBB）等标志物对小细胞肺癌的诊断有较好的敏感性和特异性。癌胚抗原（CEA）诊断肺癌的阳性率为40%～60%。癌性胸腔积液和气管洗涤液中的CEA常明显增高。肺癌易误诊为：肺结核（有40%～48%的肺癌在早期可误诊为肺结核），肺脓肿，肺炎，皮肌炎，肺良性肿瘤（如错构瘤、血管瘤、纤维瘤、脂肪瘤）等。

（三）影像学检查

1.胸部X线检查

该项检查是重要的检查项目，但应注意以下几点。

大多数周围型肿瘤直径大于1cm时胸部X线片上才能见到，中央型肿瘤可由于生长在大气道内或"隐藏"在纵隔内，以致发现时已长得很大。如果怀疑肿瘤生长在大气道内，断层或气管斜位片可能是有用的，但支气管内镜检查是更为肯定的诊断方法。

2. CT检查

对术前发现胸内淋巴结最有价值，并可了解肿大淋巴结的部位，协助确定外科手术范围，可区分肿块是来自纵隔还是肺或胸膜，能了解肿瘤侵犯的部位和范围，如心包和胸膜积液，胸壁、横膈、肋骨侵犯等。能搜索位于隐蔽部位的病灶，隐蔽部位病灶最多见于脊柱旁槽，其他如肺尖、肺门区、膈面上下部、侧胸壁处等。如搜索较小病灶时可采用＜1cm的薄层分层，以免遗漏。

3.磁共振成像

与CT相比，MRI有其独特的优越性，主要是可区分血管和实质性病变，区分肺门血管和肺门淋巴结。其缺点是费用较高，隆突下或纵隔内因有脂肪组织存在，MRI诊断该处淋巴结肿大时的假阳性率较高。

4. PET-CT

PET-CT能更早期、更准确地反映肿瘤的代谢，利于肿瘤早期诊断、分期和准确的疗效评价。

（四）其他检查

1.痰细胞学检查

痰细胞学检查可确诊70%的病例。痰细胞学检查的标本应在痰咳出后2小时内送至实验室。清晨取标本是不必要的。

2.支气管镜检查

支气管镜检查能够发现70%的肿瘤，而活检可以获得明确的细胞学类型。气管或隆突侵犯或气管被淋巴结压迫时，提示肿瘤不能手术。支气管镜检查对于上腔静脉阻塞的患者不会增加危险性。

3.胸膜腔穿刺和胸膜活检

胸腔积液不总是由肿瘤扩散至胸膜所致，也可为肿瘤远端的肺炎或淋巴管阻塞的反应。胸腔积液的细胞学检查比痰细胞学检查更易于误诊。

4.经皮针吸活检

这对经支气管活检困难的周围型肺癌的诊断是有意义的，准确率达90%。可行CT引导针刺活检。

5.怀疑转移组织的活检

6.纵隔镜检查或纵隔切开术

这是上腔静脉阻塞时安全而有效的诊断方法。

（五）分子标志物

1. EGFR基因突变

最常见的EGFR基因突变为外显子19的缺失突变（del19），约占突变总数的45%；其次是外显子21的替换突变（L858R），约占突变总数的40%；其他有G719S、L861Q等不常见的突变。约10%的白种人和50%的中国及亚洲患者有EGFR基因突变[4]。携带这些突变基因的患者对酪氨酸激酶抑制剂（tyrosine kinase inhibitors，TKIs）的反应明显较佳。不吸烟者、女性、腺癌患者中，EGFR基因及间变性淋巴瘤激酶（anaplastic lymphomas kinase，ALK）基因突变比例很高，有支气管肺泡癌（bronchoalveolar carcinoma，BAC）特征的非黏液性腺癌、有乳头状和（或）微小乳头状的腺癌中更常见，鳞癌却很低。因此，美国国家综合癌症网（NCCN）[5]和欧洲肿瘤内科学会（European Society for Medical Oncology，ESMO）[6]认为，腺癌、大细胞癌患者均需检测EGFR基因突变、ALK融合基因；鳞癌患者则不必常规检测，除非既往从不或轻微吸烟（15包/年），我国的共识对此未置可否[7]。ASCO（American Society of Clinical Oncology，美国临床肿瘤学会）认为无论何种病理类型都应检测。

2.棘皮动物微管相关样蛋白4-间变淋巴瘤激酶融合基因（EML4-ALK）

主要发生于腺癌，在肺癌的检出率为3%～10%，也见于间变性大细胞淋巴瘤、炎性成肌纤维细胞瘤、成神经细胞瘤等。EML4-ALK突变是由于染色体2p的倒位，造成EML4基因的N-端与ALK基因的激酶区融合产生一个融合基因，导致具有催化活性的激酶融合蛋白变异体的表达。EML4-ALK突变者的临床特征和EGFR基因突变相似（即为腺癌、不吸烟或轻度吸烟患者），但EGFR基因突变和EML4-ALK融合基因通常不会同时存在。

3. K-ras基因突变

兼有预后和预测价值。20%～30%的肺癌患者中有该基因突变，非亚洲人群、吸烟者、鳞癌以及黏液性腺癌患者中最常见。K-ras基因突变和EGFR基因突变相互排斥，突变者生存期短于K-ras基因野生型，不能从酪氨酸激酶抑制剂治疗中获益，对化疗的敏感性较野生型患者差。

4.切除修复交叉互补基因1（ERCC1）

兼有预后和预测价值。ERCC1过表达可使停滞在G_2/M期细胞的损伤DNA得到迅速修复，导致其对顺铂耐药；且ERCC1能使顺铂诱导的DNA加合物的清除增加，降低了顺铂的疗效。ERCC1高表达患者的生存期显著长于低表达患者，表达低的患者可以从以顺铂为主的化疗中获益，但和吉西他滨为主的化疗效果成负相关。

5.核糖核苷酸还原酶的调节亚基M1（RRM1）

RRM1是DNA合成通路中的限速酶，可以阻断G_2期细胞增殖，引起细胞凋亡和DNA损伤修复。RRM1属于抑癌基因，高表达预示生存结果更好，但对含吉西他滨方案的疗效不佳[5]。

（六）肺癌病理类型及分期

1.病理类型

肺癌主要有鳞状细胞癌（鳞癌）、腺癌、大细胞癌、腺鳞癌、类癌（表9-1）。

表9-1　肺肿瘤的WHO分类（2004年第4版）

组织来源	性质	肿瘤
上皮性肿瘤	恶性	鳞癌：乳头状，透明细胞性，小细胞性，基底细胞样
		小细胞癌：复合性小细胞癌
		腺癌：腺泡状腺癌[1]，乳头状腺癌，支气管肺泡癌[1]（黏液性，非黏液性，混合型），伴有黏液的实性腺癌[胎儿型腺癌[2]，黏液（"胶样"）腺癌，黏液性囊腺癌，印戒细胞腺癌，透明细胞腺癌]，混合性腺癌
		大细胞癌：大细胞神经内分泌癌，基底细胞样癌，淋巴上皮瘤样癌，透明细胞癌，伴有横纹肌样表型的大细胞癌
		腺鳞癌
		肉瘤样癌：多形性癌，梭形细胞癌，巨细胞癌，癌肉瘤，肺母细胞瘤
		类癌：典型类癌，不典型类癌
		涎腺型癌：黏液表皮样癌，腺样囊腺癌，上皮-肌上皮癌
	浸润前病变	鳞状上皮不典型增生/原位癌，不典型腺瘤样增生，弥漫性特发性肺神经内分泌细胞增生
	良性	乳头状瘤：鳞状细胞乳头状瘤（外生性、内翻性），腺上皮乳头状瘤，鳞状细胞及腺上皮混合性乳头状瘤
		腺瘤：肺泡腺瘤，乳头状腺瘤，涎腺型腺瘤（黏液样腺瘤，多形性腺瘤，其他），黏液样囊腺瘤
间叶性肿瘤	良性	软骨瘤
	恶性	血管肉瘤，胸膜肺母细胞瘤，滑膜肉瘤（单向分化、双向分化），肺静脉肉瘤，肺动脉肉瘤
	交界性	上皮样血管内皮瘤，先天性支气管周围肌纤维母细胞瘤，炎性肌纤维母细胞肿瘤，弥漫型肺淋巴管瘤病，淋巴管平滑肌瘤病
杂类肿瘤	良性	错构瘤，硬化的血管瘤，透明细胞瘤，生殖细胞瘤（成熟畸胎瘤，其他生殖细胞瘤），黑色素瘤
	恶性	不成熟畸胎瘤
	交界性	肺内胸腺瘤，淋巴瘤样肉芽肿
淋巴增生性肿瘤	交界性	朗格汉斯细胞增生症，淋巴瘤样肉芽肿
	恶性	黏膜相关型结外边缘区B细胞淋巴瘤，原发肺弥漫大B细胞淋巴瘤
转移性肿瘤	恶性	

[1] 2011年国际肺癌研究学会、美国胸科学会、欧洲呼吸学会联合在《胸部肿瘤学杂志》（J Thorac Oncol）上公布了关于肺腺癌的国际多学科分类新标准，不再使用细支气管肺泡癌和混合型腺癌的名称，而代之以原位腺癌和微浸润腺癌的命名。

[2] 胎儿型腺癌是一种分化好的肺癌。

2.临床分期

国际肺癌研究会（International Association of the Study of Lung Cancer，IASLC）和国际抗癌联盟（UICC）依据不同临床和病理TNM分期的肺癌患者的生存曲线、中位生存期及5年生存率推出了肺癌分期系统第7版（表9-2），并于2010年1月1日开始施行。

表 9-2　AJCC/UICC 肺癌 TNM 分期（2010 年第 7 版）

分期	T	N	M	T、N、M 简明定义
隐形癌	T_x	N_0	M_0	T_x 原发肿瘤不能评估，或痰、支气管冲洗液找到癌细胞但影像学或支气管镜没有可见的肿瘤
0	Tis	N_0	M_0	T_1 肿瘤最大径≤3cm，周围被肺或脏层胸膜所包绕，支气管镜下肿瘤侵犯没有超出叶支气管近端（即未累及主支气管）
ⅠA	$T_{1a,b}$	N_0	M_0	T_{1a} 肿瘤最大径≤2cm
ⅠB	T_{2a}	N_0	M_0	T_{1b} 肿瘤最大径>2cm 但≤3cm
ⅡA	$T_{1a,b}$	N_1	M_0	T_2 肿瘤最大径>3cm 但≤7cm 或者肿瘤具有以下任一特征：累及主支气管，但距隆突≥2cm；侵犯脏层胸膜；伴有扩展到肺门的肺不张或阻塞性肺炎，但未累及全肺
	T_{2a}	N_1	M_0	T_{2a} 肿瘤最大径>3cm 但≤5cm
	T_{2b}	N_0	M_0	T_{2b} 肿瘤最大径>5cm 但≤7cm
ⅡB	T_{2b}	N_1	M_0	T_3 肿瘤最大径>7cm 或肿瘤已直接侵犯了下述结构之一：胸壁（包括肺上沟瘤）、膈肌、膈神经、纵隔胸膜、心包壁层；或肿瘤位于距隆突 2cm 以内的主支气管，但尚未累及隆突；或伴有累及全肺的肺不张或阻塞性肺炎或原发肿瘤同一叶内出现分散的单个或多个瘤结节
ⅢA	T_3	N_0	M_0	T_4 任何大小的肿瘤已直接侵犯下述结构之一：纵隔、心脏、大血管、气管、喉返神经、食管、椎体、隆突；同侧非原发肿瘤所在叶的其他肺叶出现分散的单个或多个瘤结节
	$T_{1\sim3}$	N_2	M_0	N_1 转移至同侧支气管旁淋巴结和（或）同侧肺门淋巴结，和肺内淋巴结，包括直接侵犯
	T_3	N_1	M_0	N_2 转移至同侧纵隔和（或）隆突下淋巴结
	T_4	$N_{0,1}$	M_0	N_3 转移至对侧纵隔淋巴结、对侧肺门淋巴结、同侧或对侧斜角肌或锁骨上淋巴结
ⅢB	$T_{1\sim4}$	N_3	M_0	M_{1a} 对侧肺叶出现单个或多个分散的瘤结节；胸膜结节或恶性胸腔（或心包）积液①
	T_4	N_2	M_0	M_{1b} 远处转移（肺和胸膜除外）
Ⅳ	任何 T	任何 N	$M_{1a,b}$	

① 大多数肺癌患者的胸腔积液（以及心包积液）由肿瘤引起。但是有极少数患者的胸腔积液（心包积液）多次细胞学病理检查肿瘤细胞均呈阴性，且积液为非血性液，亦非渗出液，结合临床确定积液与肿瘤无关时，积液将不作为分期依据。

四、治疗

（一）中医治疗

1.肺癌的病证特点

肺癌的病证特点应从两个方面分析。

（1）肿瘤方面，肿瘤在肺内肆意滋长，扎寨营垒，癌毒之邪与痰瘀胶结成块，毒盛易致肺内转移或局部浸延，或通过血道、淋巴管转移他处。

（2）对人体而言，有虚实两个方面。虚者气虚、阴虚、血虚、阳虚，而以气虚、阴虚多见；实者乃肿瘤阻滞脏腑气血运行，致气滞、血瘀、痰积、湿阻水停，郁久则可化热化火。毒结日久可致五脏失和，气血衰败，阴阳失衡，甚则阴阳离绝。

其病位在肺，主要涉及脾、肾、心、肝。本病属本虚标实，证候多为寒热错杂、虚实并见。

2.肺癌治则治法

总体而言，肺癌治疗当遵从综合治疗的原则，中西医并重。中医治疗肺癌的治疗原则：

对肿瘤为祛毒抗邪；对人体为扶正培本，纠正脏腑气血失调。具体治法：治肿瘤当以寒热之剂扫荡之，以平性之剂抑杀之，辅之以消痰软坚、祛瘀散结之药破击之；调人体则虚则补之，实者调之。气虚者益气，血不足者补血，阴虚者滋其阴，阳亏虚者温其阳，气滞者理气，血瘀者活血，痰积者化痰止咳，湿阻水停者除湿利水，热盛者清热。临床注重中西医配合，根据病情，合理安排中西医治疗方法与时机，及时纠正西医治疗所带来的毒副反应。

3.肺癌辨肿瘤临床常用药物选择

现代药理研究证实，一些中药具有抑制肺癌细胞增殖、诱导分化和凋亡、抑制血管生成以及抑制肺癌细胞的侵袭黏附能力等功效；一些中药能改善患者症状，提高机体免疫功能，对放疗增敏有作用，能减轻放疗、化疗毒副反应，逆转肿瘤细胞多药耐药，改善肺癌患者的生存期和生存质量[8-17]。肺癌的辨肿瘤论治，建议根据临床经验与现代药理，合理选择以下药物。

（1）温热药：胡桃枝，通光散（乌骨藤），满山香，天仙子，蜈蚣（有毒），毛茛（有毒），雪上一枝蒿（剧毒），鬼臼（有小毒），美登木，砒霜（有毒），芫花（有毒），藤黄（剧毒），天仙子，徐长卿

（2）寒凉药：金荞麦，白花蛇舌草，半枝莲，猪殃殃，防己，草河车（拳参，紫参）（有小毒），蛇莓（有毒），三颗针，冬凌草，龙葵（有小毒），蚤休（重楼，七叶一枝花）（有小毒），鸦胆子，山豆根，白毛藤（白英，蜀羊泉）（有小毒），贯众，紫草，蟾皮（有毒），望江南，四季青，问荆，白屈菜（有毒），长春花，鬼箭羽，秋水仙，野荞麦根，香茶菜，猫人参，野菊花，唐松草，猕猴桃根（有小毒），木槿花，千里光，蟛蜞菊，蛇葡萄根，石竹，东风菜，凤尾草，朝天罐，穿心莲，贯众，青黛，苦参，商陆（有毒），八角莲（八角金盘）（有毒），巴豆（有毒），虎耳草（有小毒），虎掌草（有小毒），斑蝥（有毒），了哥王（有毒），马钱子（大毒），喜树（有毒），雷公藤（大毒），壁虎（有小毒），藤梨根（猕猴桃根），下奶藤，文殊兰（有小毒），蝙蝠葛，点地梅，陌上菜，半边旗，水飞蓟，蛴螬（有毒），天花粉，银莲花（有小毒），肺形草，猪笼草，五爪龙，苦荞，紫背天葵。

（3）平性药：三尖杉，红豆杉，菝葜（金刚藤），石上柏，老鹳草，肿节风（接骨木），马蔺子，全蝎（有毒），半边莲，芙蓉叶，楤木，铁包金，白果（有毒），农吉利（野百合），三叶青，白花蛇，蜂房（有毒），蓖麻子（有毒），大麻子（有毒），狼毒（有大毒），飞天蠄蟧（杪椤，有小毒），白背叶。

（4）消痰软坚药：天南星（有毒），半夏（有毒），僵蚕，魔芋（蛇六谷），浙贝母，土贝母，猫眼草（有毒），猫爪草，海藻，瓜蒌，海浮石，冬瓜子，桔梗，石菖蒲，儿茶，前胡，杏仁（有小毒），鸡内金，雀梅藤，紫金牛（矮地茶，平地木），甜瓜蒂（有小毒），黄药子（有小毒），马兜铃，桑白皮，山慈菇（有小毒），蛤壳，海螵蛸，夏枯草，玄参，皂角刺。

（5）祛瘀散结药：郁金，铁树叶（有毒），铁树皮（有毒），石见穿，穿山甲，六方藤，姜黄，土鳖虫（有小毒），䗪虫，牡丹皮，乳香，没药，三棱，益母草，红花，水蛭（有毒），水红花子，番红花，凌霄花，苏木，延胡索，三七，卷柏，牛膝，鸡血藤，茜草，泽兰，虎杖，地龙，山茶花，柘木，八角枫根（有毒），蛴螬（有毒），小天蒜（小藜芦，有大毒）。

4.肺癌辨人体临床常用药物选择

（1）补气：黄芪，人参，灵芝，茯苓，白术，西洋参，太子参，党参，珠儿参，槐耳，红景天，大枣，甘草，鹅血，土茯苓，棉花根（有毒）。

（2）补阳、补肾、散寒：锁阳，仙茅，淫羊藿，巴戟天，续断，槲寄生，桑寄生，杜

仲，鹿茸，蛤蚧，肉苁蓉，补骨脂，猪脊髓，刺五加，附子（有毒），薤白，高良姜，胡椒，干姜，生姜，桂枝，肉桂，细辛（有毒），闹羊花（有大毒），川乌（有大毒），草乌（有大毒），兔耳草。

（3）补阴：山海螺，十大功劳，响铃草，冬虫夏草，北沙参，南沙参，麦冬，百合，生地黄，玄参，山茱萸，山药，天冬，石斛，玉竹，女贞子，枸杞子，墨旱莲，龟甲，鳖甲，黄精，菟丝子，五味子。

（4）补血：阿胶，何首乌，熟地黄，当归，白芍，桑椹，紫河车。

（5）理气、消胀、利咽：预知子，香附，枳壳，枳实，厚朴，合欢皮，白豆蔻，砂仁，荜茇，银柴胡，紫菀，柴胡，牛蒡子，射干，赭石，木蝴蝶，莱菔，木香，佛手，白梅花，青皮，川楝子，沉香，漏芦，王不留，紫苏梗，大腹皮，两面针（有小毒）。

（6）活血：赤芍，川芎，丹参，桃仁，莪术，鼠妇。

（7）止痛：白屈菜（有毒），徐长卿，寻骨风。

（8）止血：白及，仙鹤草，蒲黄，马勃，紫草，白茅根，艾叶，大黄，藕节，地榆。

（9）化痰：陈皮，竹茹，昆布，白芥子，礞石，旋覆花。

（10）止咳：百部（有小毒），小百部，冬花，远志，枇杷叶。

（11）平喘：苏子，麻黄，白果，天浆壳。

（12）祛湿、利水：薏苡仁，猪苓，防己，桑白皮，葶苈子，泽泻，车前子，椒目，蚕沙，商陆（有毒），藿香，巴豆（有毒），芫花（有毒），大黄，威灵仙，木瓜。

（13）退热、降火消炎：芦根，鱼腥草，青蒿，水牛角，败酱草，栀子，地骨皮，垂盆草，马尾连，青黛，金银花，蒲公英，大青叶，生石膏，板蓝根，野菊花，黄芩，黄连，黄柏，葛根，升麻，牛黄，知母，连翘。

（14）消食、通便、止痢：山楂，神曲，麦芽，九香虫，白头翁，牵牛子（有毒），芦荟，郁李仁，麻仁，益智仁。

（15）止痒：白鲜皮，灯心草。

（16）其他：蜂胶，沙棘（沙枣），五倍子，浮小麦，煅龙骨。

5.肺癌辨证型论治

（1）刘嘉湘[18,19]认为肺癌分5个证型。①阴虚内热证：咳嗽无痰或少痰，或咳泡沫痰，或痰中带血，气急胸痛，低热口干，盗汗，心烦失眠，舌质红或红绛，少苔或光剥无苔，脉细数。治宜养阴清肺，软坚解毒。方用养阴清肺消积汤加减。药用南沙参30g，北沙参30g，天冬15g，麦冬15g，百合9g，杏仁9g，鱼腥草30g，百部12g，全瓜蒌30g，生薏苡仁30g，冬瓜子30g，八月札15g，石见穿30g，石上柏30g，白花蛇舌草30g，苦参12g，干蟾皮9g，夏枯草12g，生牡蛎30g（先煎）。②脾虚痰湿证：咳嗽痰多，胸闷气短，纳少便溏，神疲乏力，面色少华，舌质淡胖有齿印，白腻，脉濡缓或濡滑。治宜益气健脾，肃肺化痰。方用六君子汤合导痰汤加减。药用党参12g，白术9g，茯苓15g，陈皮9g，半夏9g，胆南星15g，杏仁9g，百部12g，山海螺30g，石见穿30g，石上柏30g，龙葵15g，生薏苡仁30g，紫菀12g，款冬花12g，焦山楂9g，焦神曲9g。③气阴两虚证：咳嗽少痰或带血，咳声低弱，神疲乏力，气短，自汗或盗汗，口干不多饮，舌质红或淡红，有齿印，苔薄，脉细弱。治法：益气养阴，清热化痰。治宜益气养阴，清化痰热。方用四君子汤合沙参麦冬汤加减。药用生黄芪15g，生白术9g，北沙参15g，天冬15g，麦冬12g，杏仁9g，百部12g，瓜蒌皮15g，胆南星15g，五味子6g，石上柏30g，石见穿30g，白花蛇舌草30g，夏枯草12g，川贝母9g。④阴阳两虚证：咳嗽气急，动则气促，胸闷乏力，耳鸣，腰膝酸软，畏寒肢冷，夜间尿频，或并见消瘦，口干不欲饮，面时潮红，舌质淡红或淡胖，苔薄或白腻，脉细沉。治宜滋阴温肾，消肿散结。方用沙参麦冬汤合赞育丹加减。药用北沙参15g，天冬9g，生地黄15g，熟地黄12g，仙茅9g，淫羊藿12g，锁阳9g，肉苁蓉9g，川贝母9g，山豆根9g，王不留行9g，石上柏30g，石见穿30g，芙蓉叶30g，蚕蛹12g，薜荔果30g。⑤气滞血瘀证，症见疼痛，痛有定处，舌淡紫苔白，脉涩等症。治宜理气化瘀，软坚散结。方用复元活血汤加减。药用桃仁9g，王不留行15g，丹参12g，三棱9g，莪术9g，蜂房9g，预知子15g，郁金9g，全瓜蒌30g，生鳖甲15g（先煎），夏枯草15g，海藻12g，昆布12g，猫爪草15g，石见穿30g，白花蛇舌草30g，山慈菇15g，生牡蛎30g（先煎）。如咳嗽痰黄为痰热蕴肺，常选用黄芩、桑白皮、鱼腥草、金荞麦、羊乳根、冬瓜子、芦根等；痰中带血选用仙鹤草、侧柏叶、白茅根、生地榆等；胸闷气促选用瓜蒌、苦杏仁、地龙、僵蚕；胸痛选用徐长卿、延胡索、乳香、没药、莪术等；胸水者加猫人参、龙葵、椒目、葶苈子、大枣等。

（2）周岱翰[20]肺癌辨证型论治如下。①肺郁痰瘀型：咳嗽不畅，咳痰不爽，痰中带血，胸肋背痛，胸闷气急，唇紫口干，便秘，舌暗红有瘀斑、苔白或黄，脉弦滑。治以宣肺理气，化痰逐瘀，方用星夏涤痰饮。处方：生天南星、生半夏、夏枯草、全瓜蒌、三七、浙贝母各15g，壁虎6g，薏苡仁、鱼腥草、仙鹤草各30g，桔梗、苦杏仁各12g。②脾虚痰湿型：咳嗽痰多，咳痰稀薄，胸闷气短，疲乏懒言，纳呆，消瘦，腹胀，便溏，舌淡胖边有齿痕，苔白腻，脉濡缓滑。治以健脾燥湿，理气化痰，方用星夏健脾饮。处方：生天南星、生半夏、白术各15g，壁虎6g，薏苡仁、全瓜蒌、浙贝母、党参各30g，桔梗12g，猪苓、茯苓各20g。③阴虚痰热型：咳嗽痰少，干咳无痰，或痰带血丝，咳血，胸闷气急，声音嘶哑，潮热盗汗，头晕耳鸣，心烦口干，尿赤便结，舌红绛，苔花剥或无苔，脉细数无力。治以滋肾清肺，化痰散结，方用清金散结汤。处方：壁虎6g，薏苡仁、仙鹤草、沙参、鳖甲各30g，夏枯草、浙贝母、麦冬各15g，桔梗12g，猪苓、生地黄各20g。④气阴两虚型：干咳少痰，咳声低微，或痰少带血，颜面暗淡萎黄，唇红，神疲乏力，口干，短气，纳呆，肉削，舌质淡红或舌体胖，苔白干或无苔，脉细。治以益气养阴，化痰散结，方用固本磨积汤。处方：壁虎6g，薏苡仁、仙鹤草、沙参、百合、党参各30g，桔梗12g，猪苓20g，浙贝母、麦冬各15g，西洋参、五味子各10g。随症加减：胸胁胀痛者加制乳香、制没药各12g，延胡索15g；咯血者重用仙鹤草、墨旱莲各30g，白茅根20g；痰瘀发热者加金银花、连翘、黄芩各12g；痰多者加陈皮10g，牛蒡子12g；五心烦热者加知母、牡丹皮各15g，黄柏12g；面肢浮肿者加葶苈子15g，郁金12g；神志昏蒙者加全蝎10g，蜈蚣（去头足）4条，石决明30g。

（3）周维顺[21,22]将肺癌分为以下几个证型。①阴虚热毒型：此型尤其多见，常见于肺癌中晚期，临床表现为咳嗽少痰或痰少而黏，痰中带血，胸痛，心烦眠差，低热盗汗，口干咽燥，大便干结，舌质红或暗红，苔薄黄或黄白相兼，脉细数。治以养阴清热解毒，软坚散结。方用南沙参、北沙参、天冬、麦冬、炙鳖甲、山海螺、干蟾皮、浙贝母、川贝母、半枝莲、白花蛇舌草、杏仁、仙鹤草、白英、黛蛤散等加减。②气阴两虚型：此型也较多见，常见于肺癌中晚期或放化疗后，临床表现为咳嗽痰少，或痰稀而黏，气短喘促，神疲乏力，自汗或盗汗，口干，舌质红或淡，脉细弱。治以益气养阴抑瘤散结。方用南沙参、北沙参、山药、红枣、太子参、麦冬、猫人参、生玉竹、鲜石斛、百合等加减。③痰湿蕴肺型：痰湿蕴肺型多因原有呼吸道疾病，脾虚痰湿、痰热犯肺而致，症见咳嗽，痰多而白黏，胸痛而闷，气急，有胸水，纳呆便溏，神疲乏力，舌质暗淡，苔白腻或黄厚腻，脉弦滑或滑数。治以健脾化痰，清肺散结。方用茯苓、陈皮、半夏、生薏苡仁、苍术、白术、生黄芪、浙贝母、猫爪草、半枝莲、白花蛇舌草、山药、红枣等加减。④气滞血瘀型：多因邪毒犯肺，气机不畅，气滞血瘀，痰瘀互结而致，症见咳嗽，气急胸痛痛如锥刺，口干，便秘，时有痰血，舌质红或绛，有瘀斑、瘀点，苔薄黄，脉弦或细涩。以理气化滞、活血解毒。鱼腥草、蜈蚣、葶苈子、枳壳、杏仁、瓜蒌皮、铁树叶、桔梗、远志、炙甘草、茜草根、全蝎等加减。

（4）刘伟胜[23,24]临证抓住痰、热、瘀、毒、虚的特点，将肺癌分为6个临床证型进行辨治。①气滞血瘀型：咳嗽不畅、胸痛如锥刺，痛有定处，或胸闷气急，或痰血暗红，便秘口干，口唇紫暗。舌质暗红或紫暗，有瘀斑、瘀点，苔薄，脉细涩或弦细等。治宜活血化瘀，行气散结。方用：生桃仁15g，枳壳12g，柴胡12g，川芎15g，桔梗12g，牡丹皮15g，延胡索15g，香附15g，姜黄15g。②阴虚毒热型：咳嗽无痰或痰少而黏，或痰中带血，伴胸痛气急、心烦少寐，潮热盗汗、头晕耳鸣，舌红绛、苔花剥或无苔，脉细数无力。治宜滋阴清热，润肺止咳。方用：沙参30g，麦冬15g，生甘草6g，天花粉20g，金银花20g，蒲公英20g，野菊花20g，白花蛇舌草30g。③气阴两虚型：咳嗽痰少或痰稀黏稠，咳声低弱。气短喘促，神疲乏力，微恶风寒，或有胸背部隐痛，自汗或盗汗，口干少饮。舌质淡红，苔薄白，脉细弱。治宜益气养阴，化痰散结。方用：党参20g，麦冬15g，五味子10g，生黄芪20g，太子参30g，白术15g，茯苓20g，桑椹15g，山药20g。④气虚痰湿型：咳嗽，咳痰，痰白黏稠，或黄黏痰，伴气喘，疲倦，纳差，舌质淡红，有齿印，苔薄白，脉濡细。治宜健脾补中，燥湿化痰。方用：半夏15g，陈皮6g，党参20g，茯苓20g，白术15g，炙甘草6g，瓜蒌皮15g。⑤热毒炽盛型：咳嗽，咳痰黄稠，或伴血丝，发热，口干喜饮，舌质红，苔黄腻，脉滑数。治宜清热宣肺，化痰散结。方用：苇茎20g，薏苡仁30g，冬瓜仁30g，桃仁15g，浙贝母12g，黄芩15g，鱼腥草30g。⑥阳虚水泛型：咳嗽气逆，痰涎清稀，头晕心悸，畏寒肢冷，体倦乏力；舌质淡，苔白润，脉沉。治宜温阳化气，宣肺行水。方药：熟附子15g，白术15g，茯苓15g，白芍10g，干姜10g，炙麻黄10g，细辛6g，党参30g，五味子10g，杏仁12g。对症用药：痰中带血，选用藕节、白茅根、仙鹤草、三七粉、云南白药等；高热不退，选用大青叶、生石膏、水牛角、安宫牛黄丸、柴胡针注射液、清开灵注射液等；胸背痛，选用延胡索、没药、川乌头、三七粉等；悬饮胸胁满闷，选用葶苈子、大枣、商陆、车前草，也可选用康莱特、艾迪注射液、榄香烯注射液等胸腔内定期给药。

（5）郑心[25]肺癌辨证型论治如下。①气滞血瘀型：咳嗽不畅，胸闷气憋，胸痛有定处或痰血暗红，唇色紫暗，舌暗红或有瘀斑，脉弦细涩。治法：活血散瘀，行气化滞。方药：肺康方（见验方汇编）加赤芍、当归、桃仁、延胡索、莪术、薤白、郁金、枳壳、鳖甲、瓜蒌仁、鱼腥草等。加减：反复咳血不愈者，加三七、仙鹤草以凉血止血；口燥咽干者，加沙参、玉竹以生津止渴；乏力少食者，增加人参、黄芪的用量以健脾补气。②痰湿蕴结型：咳嗽痰多而黏，胸闷气短，或见纳呆便溏，神疲乏力，舌质淡，舌体胖大有齿痕，苔白腻或黄腻，脉弦滑。治法：化痰散结，补肺健脾。方药：肺康方加陈皮、苍术、厚朴、半夏、杏仁、白花蛇舌草、牡蛎、浙贝母。加减：痰瘀热甚者加鱼腥草、黄芩以清化热痰；伴瘀痛甚者加郁金、延胡索以行气止痛。③热盛阴亏型：咳嗽声频，无痰或痰少质黏或见痰中带血，甚则咯血不止，胸痛气急，潮热盗汗，口燥咽干，大便秘结，小便短赤，舌质红少津，苔少或花剥，脉细数。治法：清热滋阴，解毒散结。方药：肺康方加玄参、生地黄、百合、沙参、石斛、炙鳖甲、鱼腥草、黄芩、浙贝母、杏仁。加减：气短乏力甚者，增加黄芪、党参的用量；胸痛甚者，加桃仁、延胡索；痰中带血者，加生地黄、仙鹤草、三七或云南白药；发热者，加金银花、连翘、羚羊角（1g，冲服，每日3次）；潮热盗汗者，加银柴胡、胡黄连；伴胸腔积液者，加葶苈子、苏子、白芥子。④气阴两虚型：咳嗽气短，动则喘促，咳声低微，痰中带血，午后潮热，自汗、盗汗，神疲乏力，口干少饮，面色淡白，舌质淡红或偏红，苔薄，脉沉细或细数。治法：益气养阴，解毒化瘀。方药：肺康方加北沙参、川贝母、鱼腥草。加减：咳嗽痰黏，咳痰不利者，加杏仁、海蛤壳；胸痛者，加郁金、延胡索；咯血者，加白及、仙鹤草，或加云南白药；低热盗汗者，加地骨皮、鳖甲；大便秘结者，加玄参、麦冬。⑤脾肺气虚型：咳嗽声低，气短乏力，语言低微，纳少，便溏，肢体浮肿，动则气促，形体消瘦，舌胖大，舌边有齿痕，舌质淡，苔白，脉濡弱。治法：补益肺脾，清热散瘀。方药：肺康方加陈皮、法半夏、山药、薏苡仁、蚤休、车前子、甘草。加减：痰多不易咳出者，加前胡、杏仁；伴瘀血疼痛者，加桃仁、乌药、延胡索。⑥阴阳两虚型：咳嗽痰少，胸闷气急，动则喘促，消瘦口干，神疲倦怠，腰膝酸软，耳鸣如蝉，畏寒怕冷，自汗或盗汗，短气懒言，面色苍白，舌淡暗，苔白或少苔，脉沉细。治法：阴阳并补。处方：肺康方加五味子、仙茅、淫羊藿、巴戟天、山茱萸、枸杞子。加减：咳痰不利者，加瓜蒌、杏仁；伴瘀痛甚者，加川芎、延胡索、木香、郁金以行气开郁。

（6）尤建良[26]将肺癌分为以下4个证型。①痰热蕴肺证：咳嗽痰多，痰黄稠黏，喘促气急，喉中痰鸣，鼻扇或痰中带血，发热，面赤唇红，口渴，大便干燥，小便色黄，舌红，苔黄，脉数。治宜清热化痰、散结消肿。自拟经验方清金散结方加减：黄芩20g，胆南星10g，瓜蒌皮15g，浙贝母10g，旋覆花10g，苏子10g，白芥子10g，莱菔子10g，黛蛤散10g，猫爪草30g，鱼腥草30g，蛇六谷20g，红豆杉10g，僵蚕10g，白术10g，茯苓10g，桔梗6g，炙甘草6g。②气滞血瘀证：咳嗽不畅、胸闷气憋，胸痛如锥刺，痛有定处，或痰血暗红，便干，口唇紫暗，舌质紫暗，或有瘀斑瘀点，苔薄，脉弦或涩。治宜理气活血，软坚散结。方拟桃红四物汤合失笑散加减：红花6g，桃仁10g，赤芍20g，枳壳12g，炒当归15g，生地黄10g，川芎15g，丹参10g，制香附15g，蒲黄10g，五灵脂6g，延胡索20g，桔梗10g，鳖甲15g，僵蚕10g，地龙10g，炒莱菔子10g，苏子10g，鱼腥草15g，金荞麦15g，杏仁10g。③气阴两虚证：咳嗽，痰少，或稀而黏，或痰中带血，咳声低弱，乏力，气短喘促，面色白，恶风，自汗或盗汗，口干少饮。舌质红，有齿印，苔薄，脉细弱。治宜益气养阴，化痰消癥。方拟生脉饮合沙参麦冬汤加减：西洋参10g，麦冬15g，五味子6g，炒山药15g，炙黄芪15g，黄精15g，党参10g，炒白术10g，茯苓12g，北沙参30g，白花蛇舌草30g，半枝莲20g，浙贝母10g，天花粉10g，瓜蒌15g，芦根30g。④脾肾亏虚证：咳嗽、咳痰，或痰中带血，气短乏力，面色无华，食欲缺乏，腰膝酸软，耳鸣，便溏，舌质淡，苔白，脉沉细无力。治宜健脾益气、补肺益肾。自拟经验方芪脂固本方加减：黄芪30g，党参10g，白术10g，补骨脂20g，陈皮6g，薏苡仁30g，山药30g，茯苓15g，姜半夏6g，鸡血藤30g，仙鹤草30g，淫羊藿10g，炙甘草6g。气短乏力者，加大剂量黄芪、党参等，配合艾灸神阙、气海、关元穴；痰少黏难咯者，加黄芩、礞石、桔梗、控涎丹等；胸闷气喘者，加旋覆花、生赭石、苏子、蛤蚧、山茱萸等；咳痰带血者，加三七粉、仙鹤草、花蕊石、蒲黄等，配合孔最穴注射血凝酶；气虚自汗者，加瘪桃干、浮小麦、生黄芪等；津亏便秘者，加生白术、火麻仁、肉苁蓉等；低热者，加地骨皮、牡丹皮、清水豆卷、淡豆豉等；恶心、呕吐者，加黄连、吴茱萸、干姜、生姜等。如有胸膜转移疼痛者，治宜理气活血，选用复元活血汤加减，配合局部刺络拔罐；有胸腹水者，治宜泻水逐饮，加龙葵、葶苈子、桑白皮、附子、泽泻、车前子、防己、椒目等；有心包积液者，治宜振奋心阳、温化水饮，加桂枝、甘草、干姜、附片等；有脑转移者，治宜化痰祛浊、开窍通络，加苍术、泽泻、川芎、石菖蒲、羌活、葛根等，配合灸百会、关元穴；有肝转移者，治宜健脾疏肝和胃，加白芍、山茱萸、木香、砂仁、陈皮、姜半夏等；有淋巴结转移者，治宜温阳化湿，加海藻、地龙、壁虎、僵蚕、附片、干姜、水蛭等；有骨转移者，治宜益髓健骨、通络止痛，加熟地黄、土鳖虫、补骨脂、骨碎补、当归、延胡索、白屈菜等；肺癌空洞咯血者，选用合欢皮水煎止血。

（7）郭志雄[27]把肺癌分为四个临床证型，其辨证要点和治则治法如下。①肺郁痰瘀型：临床症见咳嗽不畅，痰中带血，胸胁痛或胸闷气促，唇燥口干，大便秘结，舌质红或暗红、苔白，脉弦或弦细。证属肺气郁结，血瘀痰壅。治宜宣肺理气，化瘀除痰。方用千金苇茎汤加减：苇茎、桃仁、生薏苡仁、茯苓、冬瓜仁、浙贝母、桑叶、仙鹤草、藕节、三七、壁虎、法半夏、陈皮、甘草。若痰郁化热，加黄芩、鱼腥草、银花、连翘；若胸胁胀痛，加全瓜蒌、延胡索、乳香、没药。②气虚痰湿型：临床症见咳嗽痰多，胸闷短气，少气懒言，纳呆消瘦，腹胀便溏，舌质淡胖或淡红、边有齿印、苔白腻，脉濡或滑。证属肺气虚弱，脾失健运，痰湿内阻。治宜补气健脾，化痰散结。方用六君子汤加减：党参、茯苓、白术、陈皮、法半夏、浙贝母、白扁豆、山药、桔梗、生薏苡仁、砂仁（后下）、黄芪、甘草。若气虚喘咳，加西洋参、冬虫夏草；若痰热壅肺，加半枝莲、白花蛇舌草。③阴虚痰热型：症见咳嗽少痰，或干咳，咽干不适，或咳痰带血，胸满、气促、潮热、盗汗、头晕、耳鸣、心烦、口干、小便黄、大便干，舌质红，苔少或舌光无苔，脉细数无力。证属肺肾阴虚，痰热互结。治宜滋肾清肺，除痰清热。方用一贯煎合泻白散加减：桑白皮、生地黄、知母、沙参、麦冬、浙贝母、鳖甲（先煎）、生薏苡仁、鱼腥草、甘草。若咯血不止，加白茅根、白及、三七粉；若自汗气短，加人参、冬虫夏草、黄芪、五味子；若便秘，加麻子仁、大黄。④气阴两虚型：临床症见干咳痰少，咳声低微，或痰少带血，消瘦，神倦乏力，口干不多饮，目瞑失寐，心悸，纳差，舌红干或嫩红，苔薄或无苔，脉沉细。证属肺脾两虚，肾阴枯竭。治宜益气养阴，扶正除积。方用生脉散合六味地黄汤加减：党参、麦冬、五味子、茯苓、熟地黄、山萸肉、百合、浙贝母、山药、桔梗、冬虫夏草、甘草。若痰中带血，加白及、三七粉；若胸背疼痛，加延胡索、枳壳、郁金；若高热不退，加水牛角、白薇、紫雪丹；若大便干燥，加生地黄、大黄；若有胸腔积液，加桑白皮、葶苈子、大枣、龙葵。

（8）武维屏将肺癌辨证型论治分为七型[28]。①痰瘀互结证：常出现咳嗽、咳痰、气短、胸闷等症状，舌胖暗，中有裂，苔腻黄，脉沉。常用皂刺、瓜蒌、清半夏、炒薏仁、夏枯草、白蒺藜、柴胡、炒枳壳、川贝母等药。②气阴两虚证：常出现咳嗽、咳痰、气短、汗出、乏力等症状，舌胖暗，中有裂，苔腻黄，脉细滑。常用麦冬、清半夏、五味子、炒薏仁、前胡、太子参、皂角刺等药。③痰湿蕴肺证：常出现咳嗽、咳痰、气短、胸闷等症状，舌体胖、舌质暗，中有裂纹，苔腻黄，脉弦滑。常用清半夏、瓜蒌、前胡、炒薏仁、黄芩、柴胡等药。④气滞血瘀证：常出现咳嗽、咳痰、气短、胁肋疼痛、胸闷等症状，舌体胖，舌质暗，中有裂纹，苔腻黄，脉弦滑。常用柴胡、炒枳壳、赤芍、前胡、清半夏、皂角刺、炒薏苡仁、黄芩等药物。⑤阴虚内热证：常出现咳嗽、咳痰、口干、气短、低热、咯血、手足心热、汗出、心悸等症状，舌体胖、舌质暗，中有裂纹，苔腻黄，脉细。常用鳖甲、青蒿、皂角刺、柴胡、前胡、清半夏、知母等药物。⑥肺脾气虚证：常出现咳嗽、咳痰、乏力、气短、自汗、胸闷等症状，舌体胖、舌质暗，中有裂纹，边有齿痕，苔腻，脉滑。常用炒白术、生黄芪、柴胡、炒薏仁、炒枳壳、陈皮、党参等药物。⑦饮停胸胁证：常出现气短、咳嗽、胸闷、咳痰等症状，舌体胖、舌质暗，中有裂纹，苔腻黄，脉弦滑等症状，舌体胖、舌质暗，中有裂纹，苔腻黄，脉细滑。常用清半夏、皂角刺、炒薏苡仁、白蒺藜、柴胡、川贝母、丹参、瓜蒌、三七、夏枯草、白芍、炒枳壳、莪术、黄芩、连翘、前胡、太子参、旋覆花等药。

6.验方汇编

（1）常用药对

● 天南星6g，旋覆花10g：消肿散结，用于肺癌顽痰咳嗽。

● 青黛3g，鱼腥草10g，紫菀10g：用于肺癌咳血。此外，还可用于因放疗或化疗所致的口腔溃疡。

● 花蕊石6g，白及15g：用于肺癌阴虚火旺，咯血不止。

● 山豆根5g，石上柏30g：清热解毒抗癌。

- 西洋参5g，蛤蚧粉6g：益气养阴，用于肺癌气阴两虚，动则气喘。
- 牛蒡子10g，葶苈子15g：清热化痰，用于肺热咳嗽气喘。
- 人参3g，苏木5g，三七5g：乃补中寓泻之法，用于肺癌面黑气促，大量咯血。
- 紫菀9g，款冬花9g：用于肺虚久咳，痰中带血，或放射性肺炎久咳不止，可再加川贝母、麦冬、阿胶等。
- 百合30g，款冬花9g：用于肺癌气虚久咳，痰中带血，对放疗引起的肺纤维化，可加桃仁5g，鼠妇6g。
- 麦冬15g，地骨皮30g：用于肺癌放疗后阴虚，口干渴，不能食。
- 麦冬15g，地骨皮20g，浮萍15g：在放疗前应用，以达到对放疗增敏和降低放疗损伤的作用。
- 白芥子10g，葶苈子10g：白芥子利气豁痰，通经散寒止痛；葶苈子苦寒降气，主癥瘕与积聚结气，能破坚逐邪，通利水道。二者合用，利气豁痰，破坚逐邪，散寒止痛。
- 龙葵30g，白芥子10g：龙葵苦寒，清热解毒，活血消肿，与辛温之白芥子同用，寒热相济，不燥不寒，用于胸膜间皮瘤之胸痛、胸腔积液。
- 葶苈子10g，焦大黄10g：《本草十剂》云："泄可去闭，葶苈、大黄之属。此二味皆大苦寒，一泄血闭，一泄气闭……以泄阳分肺中之闭，亦能泄大便。"焦大黄行瘀，破癥瘕积聚，大黄提取物大黄素和大黄酸对小鼠黑色素瘤、乳腺癌及艾氏腹水癌均有直接抑制作用。
- 浙贝母10g，川贝母10g：二者合用，清热化痰、开郁散结之功相得益彰。
- 莪术6g，三棱10g：二者行气消积止痛，常与人参、白术、黄芪同用，起到调血和血，大开胃气之功。
- 蛇莓30g，白英30g：清热解毒消肿，具有较强的抗肿瘤作用。

（2）单验方

【攻邪用方】

- 龙蛇羊泉汤：由龙葵、白英（蜀羊泉）、蛇莓组成。郁仁存[29]治疗肺癌常用方为龙蛇羊泉汤，原为新中国成立初期民间所获治疗膀胱癌的经验方，极受近代医家垂青。
- 蜂鼠蚕方：蜂房6g，鼠妇6g，白僵蚕10g。孙桂芝[29]治疗胸部病变经验基础方。
- 肺清汤[30]：鱼腥草30g，重楼30g，土茯苓30g，蛇莓20g，制天南星10g，蜂房15g，薏苡仁30g，水蛭10g，蜈蚣2条，甘草10g。若咳嗽重加炙麻黄、杏仁；咯血者加紫草、田三七、茜草根；痰多加川贝母、瓜蒌、桔梗；胸痛加土鳖虫、薤白，重用水蛭、蜈蚣；发热加黄芩、金银花、连翘等。
- 保肺消瘤汤[31]：石仙桃、土贝母、白花蛇、鱼腥草、龙葵、铁树叶、白英各30g，蟾酥皮、玄参、臭牡丹皮各15g，杏仁、白芥子、蚤休各20g，急性子20粒，大枣10枚。
- 化浊解毒[32]：茵陈15g，藿香12g，佩兰12g，茯苓20g，砂仁12g，黄芩12g，黄连12g，半枝莲15g，半边莲15g，全蝎9g，白花蛇舌草15g。
- 蝎蚣莲蛇汤：全蝎、蜈蚣、白花蛇舌草、半枝莲。徐凯[33]治疗肺癌基本方。可加蜂房、乌梢蛇、水蛭、土鳖虫、僵蚕、地龙、壁虎、穿山甲、鳖甲、生牡蛎等药。虫、介类药物容易耗散正气及辛温燥烈而易耗损阴血，可配伍黄芪、党参、白术、生地黄、麦冬、玉竹、沙参等品。

【辅助用方】

- 百合固金汤：百合、熟地黄、生地黄、玄参、当归、麦冬、白芍、桔梗、甘草、浙贝母。陈明和等[34]用百合固金汤配合麻杏薏甘汤（麻黄、杏仁、薏苡仁、甘草），加减应用白花蛇舌草、土茯苓、车前子等药，治疗肺癌手术后并发胸膜积水，获得了良好的疗效。

● 麦门冬汤合苇茎汤：麦冬、半夏、人参、甘草、粳米、大枣、薏苡仁、冬瓜仁、桃仁、苇茎，出自《金匮要略·肺痿肺痈咳嗽上气病脉证治》。实验研究[35]证明，麦门冬汤合苇茎汤可以显著延长Lewis肺癌荷瘤小鼠的生存期，提高该鼠生存质量，保护该鼠免疫器官，抑制肿瘤增长。

【攻邪与辅助综合作用方】

〖益气解毒为主〗

● 养正通金散[36]：生晒参12g，生黄芪30g，珠子参30g，乌骨藤30g，金荞麦30g，浙贝母15g，薏苡仁30g，半夏15g，陈皮10g，甘草6g。阴虚者上方去法夏，加沙参20g，麦冬15g，生地黄20g，五味子10g；痰热者上方去生晒参，加桔梗2g，黄芩12g，瓜蒌皮15g，半枝莲30g，夏枯草15g；脾虚痰湿证上方加白术15g，茯苓15g，制天南星12g；脾肾阳虚者，宜温阳益气，上方加巴戟天15g，淫羊藿12g，肉苁蓉15g，或附子10～20g。咳嗽痰多选加前胡12g，百部15g，紫菀15g，款冬花15g等；痰黄稠加桑白皮20g，黄芩12g，白花蛇舌草30g；痰中带血选加白茅根15g，茜草12g，白及15g，地榆15g，三七粉6g；胸痛选加延胡索15g，乳香6g，没药6g，瓜蒌皮15g；合并胸腔积液加葶苈子30g，龙葵15g，椒目12g，红枣15g，喘息加肺心草15g，地龙15g，僵蚕12g；低热加鳖甲30g，青蒿15g，银柴胡15g，地骨皮15g；纳谷不香、饮食减少者加谷麦芽、鸡内金、焦山楂等。

● 孙秉严方[37,38]：白花蛇舌草、白茅根、鱼腥草、蛇莓草、薏苡仁、藤梨根、天葵子、半夏、海藻、牡蛎各15g，干蛤蟆、急性子、陈皮、竹茹、党参各20g，黄芪、赭石各30g，百部20～30g，生姜5片，大枣5枚。

〖益气化痰解毒为主〗

● 益肺方：党参25g，茯苓25g，炙甘草6g，仙鹤草15g，猫爪草30g，浙贝母15g，壁虎5g，枳壳15g，枇杷叶15g。以上药物，水煎成200ml，每日服1剂，3周为一周期，连服2周期。加减：肺热痰郁加鱼腥草30g，三七10g；脾虚痰湿加白术10g；阴虚痰热加天冬15g，知母15g；气阴两虚加黄芪15g，沙参15g。阮氏秋恒[39]总结陈锐深益气化痰法治疗肺癌，有一定的疗效。

〖益气活血解毒为主〗

复方壁虎散：何首乌（制）、三七、生晒参、守宫（壁虎）、梅花、没药6味中药组成[40]。具有改善患者的生存质量、抑瘤及配合放化疗增效减毒等作用[41,42]。

〖益气化痰活血解毒为主〗

● 段凤舞经验方[43,44]：芦根10g，杏仁10g，生薏苡仁30g，冬瓜仁10g，浙贝母10g，桔梗10g，沙参15g，百部10g，生黄芪30g，枸杞子30g，夏枯草15g，六曲30g，熟山楂30g，半枝莲30g，白花蛇舌草30g，郁金10g，延胡索10g，车前草10g。症见胸闷、胸痛、憋胀、咳嗽、吐痰不利。

● 朱寒阳[45]提出肺癌发生机制为"肺虚络痹毒结"，其治疗原则采取全身扶正和局部攻癌相结合的"补肺通络解毒"法。选方黄芪30g，人参10g，全瓜蒌30g，莪术30g，龙葵30g，蜈蚣4g。有一定的疗效。

〖养阴解毒为主〗

● 验方一：南沙参30g，北沙参30g，天冬15g，麦冬15g，百部15g，鱼腥草30g，山海螺15g，薏苡仁15g，金银花30g，干蟾皮5g，葶苈子15g，预知子12g，苦参15g，白花蛇舌草30g，牡蛎15g，白英15g，龙葵15g。

● 验方二：鱼腥草10g，草河车15g，白花蛇舌草30g，生地黄15g，麦冬15g，石斛15g，太子参15g，五味子15g，葶苈子15g，瓜蒌15g，紫河车10g，阿胶（烊化）10g。

● 肺复方：生地黄、熟地黄、玄参、当归、牡丹皮、麦冬、百合、白芍、黄芩、沙参、桑白皮、蚤休、白花蛇舌草。潘敏求[46]自拟经验方。在使用肺复方的基础上临证加减治疗支气管肺鳞癌30例。结果：治疗后患者的临床证候、生活质量明显改善。

〖养阴软坚解毒为主〗

软坚散结汤：太子参、鳖甲、蚤休各20g，半枝莲30g，昆布、海藻各20g，白花蛇舌草30g，三七粉5g，川贝母10g，仙鹤草30g，甘草10g。潘淑云等[47]以软坚散结、化痰祛瘀为法，自拟软坚散结汤治疗晚期非小细胞肺癌，有一定的疗效。

〖益气养阴解毒为主〗

● 益气养阴汤[48]：麦冬15g，沙参15g，五味子15g，猪苓、茯苓（各）15g，炙枇杷叶15g，生黄芪30g，白花蛇舌草30g，鱼腥草30g，女贞子30g，莪术30g，地龙30g，干蟾皮8g。

〖益气养阴化痰解毒为主〗

● 肺康方：党参24g，黄芪18g，炒白术12g，茯苓15g，麦冬20g，白花蛇舌草24g，半枝莲24g，薏苡仁30g，浙贝母15g，贯众15g，夏枯草18g，女贞子21g，山慈菇21g，莪术18g，蜂房15g，甘草6g。郑心[25]认为，肺癌治疗应以益气养阴为主，佐以清热解毒，活血化瘀除痰，并自拟肺康方作为治疗肺癌的基础方。

● 抗肺癌合剂[49]：白花蛇舌草、半枝莲各30g，猫人参、猫爪草各15g，生炒薏苡仁、灵芝各30g，猪苓、茯苓各15g，生黄芪30g，女贞子15g，南沙参、北沙参、浙贝母各12g，杏仁10g，炒谷、麦芽各15g，焦山楂30g，炙鸡内金15g。

● 肺癌Ⅰ号：人参、白术、茯苓、生薏苡仁、砂仁、夏枯草、壁虎、预知子、陈皮、鸡内金、甘草、南沙参、北沙参、浙贝母、虎杖、石见穿。周仲瑛[50]临床用肺癌Ⅰ号观察中晚期肺癌带瘤生存110例，存活6年的4例，5年的7例，4年的11例，3年的14例，2年的27例，1年的45例，临床应用中取得了良好的疗效。

● 益肺消积方：黄芪、白术、茯苓、玄参、麦冬、胆南星、石上柏、石见穿、白花蛇舌草、生牡蛎、瓜蒌、壁虎。邵晨东[51]以中药益肺消积方治疗晚期非细胞肺癌，有一定疗效。

● 肺癌方：生百合、黄芪、白参、生地黄、瓜蒌皮、鱼腥草、山慈菇、白花蛇舌草、浙贝母、重楼。谷铭三[52]方，干咳无痰伴有咽喉干痒、声音嘶哑或属放疗期间，酌加北沙参、麦冬、天冬、石斛、天花粉、制黄精、玄参等；咯血加大方中生百合用量，另加阿胶（烊化）、三七粉（冲）或云南白药（冲）；咳吐黄痰加金银花、半枝莲，亦可加大鱼腥草用量；痰黏不易咯出加川贝母、苇茎、冬瓜仁；出现胸腔积液加葶苈子、半边莲、卷柏、龙葵等；在抗癌药的选择上，常选用山慈菇与白花蛇舌草，其次有半边莲、重楼等。

〖益气养阴化痰活血解毒为主〗

● 消岩汤1[53]：姜黄、郁金、蕲蛇、夏枯草、生牡蛎、白花蛇舌草、黄芪、西洋参。

● 消岩汤2[54]：姜黄15g，郁金10g，蜂房15g，夏枯草10g，生牡蛎30g，白花蛇舌草15g，黄芪30g，太子参15g。饮片置煎煮容器内，加150ml冷水浸泡1小时，煮沸40分钟，过滤。药渣加150ml水继续煎煮，煮沸30分钟，过滤。合并2次滤液[55]。

● 肺癌通用方[56]：白花蛇舌草30g，龙葵30g，蚤休15g，半枝莲30g，大青叶15g，夏枯草15g，土贝母15g，杏仁15g，三棱10g，丹参15g，生黄芪30g，灵芝30g，生薏苡仁30g，百合10g。随症加减，每日1剂。

● 肺积方：生黄芪、北沙参、麦冬、天冬、茯苓、石上柏、石见穿、鱼腥草、七叶一枝花、冰球子。黄云胜等[57]运用肺积方治疗肺癌患者，瘤灶稳定率优于对照组，且可以通过多途径干预肺癌免疫逃逸，恢复机体的免疫监视作用，稳定瘤体，提高临床疗效。

● 调肺汤：人参15g，仙鹤草30g，白术15g，麦冬20g，南沙参20g，薏苡仁30g，杏仁

9g，半夏9g，莪术15g，川芎9g，夏枯草15g，紫草20g，白花蛇舌草30g，甘草6g。束家和等[58]采用调肺汤联合化疗治疗晚期非小细胞肺癌，研究表明，提示调肺汤有明显的抗肿瘤功效，能够改善患者生活质量，提高免疫功能，延长肺癌患者生存期。

● 清解益肺汤[59]：黄芪30g，沙参30g，白花蛇舌草15g，半枝莲15g，龙葵15g，薏苡仁15g，莪术10g。清解益肺汤可稳定瘤体，提高患者生存质量，延长生存期。

● 养肺解毒方：黄芪、党参、白术、茯苓、薏苡仁、陈皮、沙参、玄参、当归、丹参、壁虎、白花蛇舌草、石上柏。何卫国等[60]临床研究认为养肺解毒方通过提高P53蛋白和mRNA基因表达，降低非小细胞肺癌化疗耐药，进而提高患者的疗效。

● 仙鱼汤：仙鹤草、鱼腥草、党参、天冬、浙贝母、猫爪草、壁虎、山海螺。陈锐深等[61]治疗肺癌方。

● 扶正消积方[62]：生黄芪、熟地黄各30g，白术、北沙参、石见穿各15g，茯苓、黄精、白花蛇舌草、半枝莲各20g，莪术12g，西洋参、当归、生甘草各10g，另以全蝎、蜈蚣、生天南星、生半夏、三七等量打细粉，每次冲服10g，每日1剂，常规煎服2次。

〖温阳为主〗

主药[63]：附子15g，干姜30g，生姜30g，桂枝30g，羊藿叶30g，肉桂10g，龙骨30g，牡蛎30g，炙甘草10g，大枣30g，巴戟天20g，酸枣仁40g，半枝莲30g，白花蛇舌草30g。辨证加减，水煎服，每日1剂，早晚分服，15日为1个疗程。

〖其他综合疗法〗

● ①黄金昶[38]治疗非小细胞肺癌基本方：生黄芪50g，干姜10g，升麻3g，山茱萸30g，熟地黄30g，砂仁10g（后下），焦山楂30g，煅海浮石50g（先煎），白英20g，百合30g，知母20g，当归20g，地龙10g，壁虎30g，蜈蚣3条。根据病理加减：鳞癌多发生在肺门、大支气管处，与吸烟相关，常表现为痰热阴虚，可加金荞麦30g，羚羊角粉3g，皂角刺10g，烧干蟾10g。腺癌多发生在周围小支气管，偏寒湿，应多用温阳化湿之品，可加龙葵15g，附片10g，桂枝10g，椒目10g。肺泡癌是沿着肺泡结构鳞片状扩散，没有基质、血管和胸膜的侵犯，因此以气滞血瘀为主，可加理气活血清热之品，如青皮、桔梗、枳壳、莪术、金荞麦等。根据转移部位加减：脑转移多为痰火风夹杂，治当祛风化痰清热，加生赭石30g，川芎40g，苍术15g，泽泻30g。肝转移多为血虚当补肝血，加白芍30g，山茱萸30g。转移淋巴结为有形之物，此乃有形之痰，为痰湿流注，应加强化痰利湿，加海藻30g，蜈蚣6条。溶骨性转移，属明显的血瘀挟热，应祛瘀清热，加土鳖6g，补骨脂30g，菊花15g，独活30g；成骨性转移，加用独活寄生汤。如存在多个脏器转移，应大补元气。出现胸腔积液去半夏加桂枝10g，龙葵20g，葶苈子30g，附子30g，红枣10g。心包积液可加桂枝15g，附子30g，甘草10g温阳化饮。根据症状加减：气短乏力者加党参15g；痰少黏难咳者，需加大化痰力度，加青礞石30g，黄芩15g；喘甚，活动后加重，加生赭石30g，山茱萸30g，苏子15g，鹅不食草30g；胸痛如锥刺，疼有定处，加乳香10g，没药10g；痰中挟有血丝，加白及10g，仙鹤草30g；发热为高热脉实者可予安宫牛黄丸口服，低热者加地骨皮15g，银柴胡10g，青蒿20g，牡丹皮10g；肺内痒者加何首乌30g，防风30g；咽痒咳嗽者加车前子30g，僵蚕10g；便秘者加生白术60g，酒大黄6g；失眠加蝉蜕10g，首乌藤30g；醒后难以入睡者加生牡蛎15～30g；阵发性剧烈咳嗽者加黛蛤粉6～9g；咳血者可加用张锡纯的化血丹，花蕊石15g，三七粉3g，血余炭15g。

● 崔永玲等[64]应用金龙胶囊配合中药治疗肺癌，予金龙胶囊1g口服，3次/日；中药主方为生黄芪、沙参、杏仁、甘草、灵芝孢子粉、薏苡仁、芦根、金荞麦、鼠妇、草河车、鸡内金、蜂房、干蟾皮、白花蛇舌草等，阴虚内热型加知母、鳖甲；痰湿蕴肺型加陈皮、半夏、白术、茯苓；气滞血瘀型加三七、仙鹤草；肺肾两虚型加鹿角片、紫菀；气血亏虚型生黄芪改炙黄芪加当归。

● 吴兰康[65]根据内外合一原理，用抗癌扶正散（三七、川芎、砂仁、黄药子、浙贝母、党参、白术、山药、鸡内金、牛黄、冰片）口服，配合抗癌散结膏（三七、川芎、当归、乳香、没药、龙葵、蚤休、白及、大黄、肉桂、牛黄、冰片）敷贴肺癌患者病灶体表，取得了缓解疼痛、缩小病灶、延长生存期的疗效。

（3）李东涛肺癌验方举例

① 清金散：薏苡仁60g，金荞麦60g，白花蛇舌草60g，防己30g，贯众15g，夏枯草15g，紫草30g，卷柏30g，生半夏30g（先煎1小时），桃仁20g，郁金30g，鱼腥草45g，芦根45g，茯苓30g，白术30g，冬瓜仁15g，甘草10g，黄芪60g，龙葵30g，山豆根10g，山药30g，贝母15g，瓜蒌15g，灵芝30g，鸡内金15g，生麦芽15g，冬凌草60g，铁树叶30g。水煎服，日一剂，分4次服。用于肺癌痰热毒盛者。

② 固金散：生地黄20g，熟地黄15g，麦冬15g，百合10g，炒白芍10g，当归10g，浙贝母10g，生甘草10g，玄参10g，桔梗10g，紫草30g，卷柏30g，桃仁15g，郁金15g，贯众15g，白花蛇舌草60g，夏枯草20g，防己30g，肿节风30g，金荞麦60g，龙葵30g，山豆根10g，生半夏30g（先煎1小时），山药30g，莲子肉30g，铁树叶30g。水煎服，日一剂，分4次服。用于阴虚毒盛者。

7.肺癌常用中成药

（1）抗癌药

● 蟾酥注射液：作为抗肿瘤、抗放射的辅助用药，能改善全身状况、恢复细胞免疫功能、提升白细胞、明显缓解癌性疼痛。规格：一支10ml、规格：一支2ml。静脉滴注，一次10～20ml，用5%葡萄糖注射液500ml稀释后缓慢滴注，一日1次。首次用量应不大于一次10ml，30日为1个疗程，或遵医嘱。实验与临床研究表明[66-70]，蟾酥注射液能改善患者生活质量以及免疫功能方面，辅助化疗能降低常见毒副作用，如胃肠道反应、白细胞减少、血小板减少及肾功能异常等。

● 康莱特软胶囊：其有效成分是薏苡仁酯。口服，每粒装0.45g，一次6粒，一日4次。宜联合放、化疗使用。康莱特注射液：其有效成分是薏苡仁酯乳剂，具有健脾清肺、利水渗湿。主治肺癌等。缓慢静脉滴注200ml，每日1次，21日为1个疗程，间隔3～5日后可进行下1个疗程。联合放、化疗时，可酌减剂量。首次使用，滴注速度应缓慢，开始10分钟滴速应为20滴/分钟，20分钟后可持续增加，30分钟后可控制在40～60滴/分钟。康莱特注射液是我国自行开发研制的二类抗肿瘤中药，它是从薏苡仁中提取天然有效抗癌活性物质原薏苡仁油，以先进制剂工艺研制而成的可供静脉大剂量输注的新型脂肪乳剂。作为广谱抗癌药，已被药理学证实对多种肿瘤细胞具有较强的杀伤和抑制效果[71]。一些研究证实[72-74]，康莱特可抑杀癌细胞，显著提高机体免疫功能，改善疼痛症状，减低放疗、化疗的不良作用，其提取物薏苡仁酯可抑制癌细胞增殖，诱导癌细胞凋亡，对肿瘤细胞的多药耐药性有明显逆转作用。同时通过调节细胞因子水平，可提高肿瘤患者免疫功能和生存质量。古立新等[75]报道，支气管肺癌合并中、大量胸腔积液的患者胸腔积液引流后予康莱特胸腔内灌注同时内服桑葶五苓散有效率为94.1%。

● 鸦胆子油口服乳液：用法见脑瘤。鸦胆子油乳注射液：用法见脑瘤。王权等[76]通过Meta分析结果显示，化疗联合鸦胆子油乳能明显增加非小细胞肺癌患者化疗效果，提高患者的生活质量，增强其机体免疫力，降低骨髓抑制和消化道不良反应。杨学亮等[77]将肺癌肺叶切除术后第48～72小时胸腔积液量＞200ml的患者采用经胸腔闭式引流管注入鸦胆子油乳剂30ml能减轻腔水生成。

● 斑蝥酸钠维生素B_6注射液（艾易舒）：10ml：0.1mg，静脉滴注，一日1次。每次10～50ml，以0.9%氯化钠或5%～10%葡萄糖注射液，适量稀释后滴注。陈锐深等[78]研究提示，艾易舒注射液能够缓解晚期非小细胞肺癌患者临床症状，改善生存质量，与化疗合用能够减轻化疗药物的毒副作用。

● 威麦宁胶囊：一粒0.4g，饭后口服，一次6～8粒，一日3次。娄金丽等[79]报道了不同浓度的威麦宁通过降低肿瘤细胞Cyclin D1的表达，将肿瘤细胞阻止于G_0或G_1期，抑制其生长。

● 参莲胶囊：苦参、山豆根、半枝莲、防己、三棱、莪术、丹参、补骨脂、苦杏仁、乌梅、白扁豆。口服，每粒装0.5g，每次6粒，一日3次。清热解毒，活血抗癌，软坚散结。陈勇杰等[80]研究提示，参莲胶囊具有改善非小细胞肺癌化疗患者红细胞免疫功能的作用。

● 消癌平片：一片0.3g，口服，一次8～10片，一日3次。消癌平糖浆：可配合放疗、化疗的辅助。消癌平注射液：肌内注射：一次2～4ml（1～2支），一日1～2次。具有抗癌、消炎、平喘的功效。消癌平注射液是近年来临床应用较广的中药抗肿瘤药物，它是从中药乌骨藤中提取的有效抗癌成分。中医认为乌骨藤具有清热解毒、软坚散结的功效。云南当地民间用来治疗肿瘤、气管炎，有消炎平喘、利尿、抗癌等作用。临床研究证实[81-83]，消癌平注射液配合化疗，能增强化疗效果，减轻患者症状，提高患者生存质量，且不良反应如骨髓抑制、恶心、呕吐、静脉炎和脱发等的发生率也明显降低。

● 复方苦参注射液：复方苦参注射液是由苦参、白土苓等中药精制而成。5ml/支。静脉滴注：以本品12～20ml加入200ml生理盐水中滴入，每日一次，或以本品8～10ml加入100ml生理盐水中滴入，每日2次。滴入速度以每分钟40～60滴为宜。肌内注射：每次2～4ml，每日2次。瘤体内注入：视瘤体大小而定，一般每次2～4ml，每周2次。疗程：全身用药以总量200ml为1个疗程，可连续使用2～4个疗程。之后、视具体情况而定。复方苦参注射液是由苦参、白土苓等中草药经现代科学方法提取、加工而成的中成新药，属非细胞毒性药物，每毫升注射液含苦参碱18mg以上。苦参和白土苓均有较强的抗癌作用，苦参不但能诱导肿瘤细胞的分化，而且还能诱导肿瘤细胞的凋亡，佐以除湿、解毒的白土苓可以起到预防化疗药物不良反应的作用。本药能显著改善机体的细胞免疫功能，达到增效减毒的功效，能抑制癌症转移，延长生存期[84]，能缓解癌痛[85]，减轻化疗引起的骨髓抑制、消化道反应、肝肾损伤[86]。

● 平消胶囊：郁金、马钱子粉、仙鹤草、五灵脂、白矾、硝石、干漆（制）、枳壳（麸炒）。活血化瘀，散结消肿，解毒止痛。对毒瘀内结所致的肿瘤患者具有缓解症状、缩小瘤体、提高机体免疫力、延长患者生存时间的作用。每粒装0.23g，口服。一次4～8粒，一日3次。万里新等[87]研究证实，平消胶囊对化疗所致中晚期非小细胞肺癌患者骨髓有保护作用，减轻白细胞、血小板下降。

● 抗癌平丸：珍珠菜、藤梨根、香茶菜、肿节风、蛇莓、半枝莲、兰香草、白花蛇舌草、石上柏、蟾酥。具有清热解毒，散瘀止痛的功效。口服，每次0.5～1g（1/2～1袋），每日3次，饭后半小时。部分患者可见荨麻疹或胃部不适等不良反应。

● 金龙胶囊：鲜壁虎、鲜金钱白花蛇、鲜蕲蛇。破瘀散结，解郁通络。每粒装0.25g。口服。一次4粒，一日3次。具有增强免疫[88]、促进新陈代谢、抑制肿瘤、改善体质等作用。经多年临床观察对多种癌症患者均能显著的延长寿命和提高生活质量。

● 榄香烯注射液：主要成分为β-榄香烯，γ-榄香烯，σ-榄香烯混合液。本品合并放、化疗常规方案可以增强疗效，降低放、化疗毒副作用。并可用于介入、腔内化疗及癌性胸腹水的治疗。20ml：0.1g，静脉注射：一次0.4～0.6g，一日1次，2～3周为1个疗程。用于恶性胸腹水治疗：一般200～400mg/m^2，抽胸腹水后，胸腔内或腹腔内注射，每周1～2次。榄香烯注射液是从姜科植物温郁金中提取出的抗癌有效成分，其主要生物学活性表现为降低肿瘤细胞的有丝分裂能力，抑制肿瘤细胞生长，诱发肿瘤细胞凋亡。研究显示，榄香烯注射液除对实体瘤有抑制作用外，对癌性胸、腹腔积液及肺癌脑转移具有一定疗效[10,89]。能减轻化疗引起的白细胞下降、恶心呕吐、脱发、末梢神经损伤等不良反应[90]。

（2）抗癌辅助药

● 痰热清注射液：黄芩、熊胆粉、山羊角、金银花、连翘、辅料为丙二醇。清热、化痰、解毒。每支装10ml。常用量成人一般一次20ml，重症患者一次可用40ml，加入5%葡萄糖注射液或0.9%氯化钠注射液250～500ml，静脉滴注，控制滴数每分钟不超过60滴，一日1次；儿童按体重0.3～0.5ml/kg，最高剂量不超过20ml，加入5%葡萄糖注射液或0.9%氯化钠注射液100～200ml，静脉滴注，控制滴数每分钟30～60滴，一日1次。配合放疗，能减轻急性放射性肺炎和晚期肺纤维化的发生率[91]。

● 苏黄止咳胶囊：由麻黄、紫苏叶、前胡、五味子、地龙等组成。苏黄止咳胶囊治疗肺癌咳嗽安全有效[92]。

● 清肺散结丸：绞股蓝浸膏、苦玄参浸膏、三七、川贝母、白果、法半夏、冬虫夏草、灵芝、珍珠、阿胶、人工牛黄。清肺散结，活血止痛，解毒化痰。用于肺癌气阴两虚、痰热瘀阻证，也可作为肺癌手术、放化疗的辅助用药。3g/瓶，一次3g，一日2次，2个月为1个疗程。

● 养阴清肺口服液：朱世杰[93]研究显示，养阴清肺口服液能使治疗组血清血管内皮生长因子（VEGF）蛋白表达明显减少，说明抑制VEGF可能是其作用机制之一。

● 蟾乌巴布膏：李静[94]报道对晚期肺癌患者120例，根据疼痛部位、性质不同，分别给予蟾乌巴布膏痛处外敷和穴位外敷、专病疼痛外敷。结果用药后疼痛缓解105例，总有效率达87.5%，平均止痛持续时间为11.5小时，生存质量提高和稳定者达85.8%。

● 复方生脉注射液：红参、麦冬、五味子。辅料为聚山梨酯-80。每支装25ml。肌内注射：一次2～4ml，一日1～2次。静脉滴注：一次20～60ml，用5%葡萄糖注射液250～500ml稀释后使用。具有益气强心，扶正祛邪、活血化瘀、抗凝等作用。临床多用于气阴两虚型肿瘤患者。研究显示[95,96]复方生脉注射液配合化疗能明显提高化疗的有效率，在不良反应上，无论是化疗后白细胞数量减少程度还是胃肠道不良反应例数均少于单纯化疗组，证明复方生脉注射液配合化疗的确具有减毒增效的作用。

● 参芪扶正注射液：党参、黄芪、氯化钠，辅料为焦亚硫酸钠、依地酸二钠。参芪扶正注射液具有扶正固本、益气健脾、抗疲劳、提高机体免疫功能的功效[97]，是一种理想的免疫调节剂。每瓶装250ml，静脉滴注：一次250ml，一日1次，疗程21日；与化疗合用，在化疗前3日开始使用，疗程可与化疗同步结束。

● 人参皂苷Rg$_3$（参一胶囊）：每粒含人参皂苷Rg$_3$10mg。培元固本，补益气血。可改善肿瘤患者的气虚症状，提高机体免疫功能，提高生活质量[98]。饭前空腹口服，一次2粒，每日2次。8周为1个疗程。

● 薏人口服液：人参、薏苡仁。健脾益肺。用于肺癌属气虚诸症患者化疗时合并用药。可改善体虚乏力，气短，自汗，食欲缺乏等症。每瓶10ml。口服，一次10ml，一日2～3次。饭前服用。

● 贞芪扶正胶囊：女贞子、黄芪。补气养阴，用于久病虚损，气阴不足。配合手术、放射治疗、化学治疗，促进正常功能的恢复。每粒装0.35g（相当于原药材3.125g）。口服，一次4粒，一日2次。付廷雄等[99]报道非小细胞肺癌在常规放疗基础上加服贞芪扶正胶囊4粒，一日3次，直至放疗结束，能减少急性放射性肺炎的发生。

● 复方阿胶浆：主要由阿胶、红参、熟地黄、党参、山楂等中药组成。刘展华等[100]研究显示，复方阿胶浆对接受化疗的中晚期肺癌患者有骨髓保护作用。

● 香菇多糖：香菇多糖是从优质香菇子实体中提取的有效活性成分，香菇多糖中的活性成分是具有分支的β-(1-3)-D-葡聚糖，主链由β-(1-3)-连接的葡萄糖基组成，沿主链随机分布着由β-(1-6)连接的葡萄糖基，呈梳状结构。功能主治：使用本品能缓解症状，提高患者免疫功能，纠正微量元素失调。注射剂（粉）：每支1mg，片剂每片2.5mg。口服，每次4～5片，每日2次，3个月为1个疗程；肌内注射：每日2～4mg，连用10～20日；静脉注射：每次1～2mg，每周1～2次或遵医嘱。研究显示，香菇多糖联合化疗治疗晚期非小细胞肺癌，提高了机体免疫功能，改善了患者生活质量，并减轻化疗毒性[101-103]。

● 夏枯草注射液：周荣耀等[104]采用通过胸腔闭式引流管向胸腔内注射夏枯草注射液治疗肺癌伴中大量胸腔积液，有一定的疗效。

● 天蟾胶囊：夏天无、制川乌、蟾酥、祖司麻、白屈菜、秦艽、白芷、川芎、白芍、甘草。治疗肺癌等引起的轻、中度癌性疼痛。一粒0.5g。口服，一次3粒，一日3次，5日为1个疗程。

（3）抗癌与辅助综合作用药

● 艾迪注射液：用法见口腔癌。研究显示[105-108]，艾迪注射液研究化疗治疗NSCLC，能增加近期疗效，增加免疫力，减轻化疗引起的血液及胃肠道不良反应，改善患者生存质量。

● 康艾注射液：黄芪、人参、苦参素。益气扶正，增强机体免疫功能。各种原因引起的白细胞低下及减少症。每支装10ml。缓慢静脉注射或滴注；一日1～2次，每日40～60ml，用5%葡萄糖或0.9%生理盐水250～500ml稀释后使用。30天为1个疗程。

● 复方斑蝥胶囊（康赛迪）：用法见口腔癌。复方斑蝥注射液：明君等[109]发现复方斑蝥注射液对于中晚期非小细胞肺癌化疗具有增效减毒作用，治疗组的总有效率为59.4%，对照组的总有效率为33.3%。

● 紫龙金片：黄芪、当归、白英、龙葵、丹参、半枝莲、蛇莓、郁金等10多种中药植物提取而成。一片0.65g，口服，每次4片，每日3次。每4周为1个周期，2个周期为1个疗程。

● 肺瘤平膏：肺瘤平膏由黄芪、西洋参、沙参、麦冬、白花蛇舌草、拳参、败酱草、桃仁、三七等药物组成。扶正培本，解毒抗癌，活血化瘀。

经全国10多所三级甲等医院肿瘤科的协作观察，肺瘤平膏对中晚期肺癌患者具有改善临床症状、提高免疫、增强体质、减轻化疗毒副作用、提高生存质量、稳定瘤灶、延长生存期等作用[110]，并且与化疗配合使用还可增强化疗的效果，减轻化疗对消化道、造血系统、肝肾功能的损伤[111,112]。

● 肺瘤平Ⅱ号：黄芪、西洋参、沙参、麦冬、冬虫夏草、桃仁、红花、黄精、白花蛇舌草、拳参、败酱草等药物组成。益气养阴、活血化瘀、解毒抗癌。用于经过手术或一线标准化疗之后的肺癌患者，防止其复发和转移[113]。

● 博尔宁胶囊：炙黄芪、女贞子（酒制）、山慈菇、马齿苋、重楼、龙葵、紫苏子（炒）、鸡内金（炒）、大黄、冰片、僵蚕（炒）。刘巍等[114]治疗晚期非小细胞肺癌患者，口服博尔宁胶囊4粒，每日3次联合HEP化疗方案，能提高患者生存率。

● 鹤蟾片：仙鹤草、干蟾皮、猫爪草、浙贝母、生半夏、鱼腥草、天冬、人参、葶苈子。每次6片，每日3次，连服90日。

● 莲芪胶囊：半枝莲，败酱草，莪术，三棱，浙贝母，白术，薏苡仁，水蛭，黄芪，人参，当归，女贞子，甘草。每粒装0.25g，口服，一次3粒，一日3次。

● 复方万年青胶囊：虎眼万年青、半枝莲、虎杖、郁金、白花蛇舌草、人参、丹参、黄芪、全蝎、蜈蚣。每粒装0.4g，口服，一次3粒，一日3次。化疗合并用药。

● 金复康口服液：黄芪、北沙参、麦冬、女贞子（酒制）、山茱萸、绞股蓝、淫羊藿、葫芦巴（盐水炒）、石上柏、石见穿、重楼、天冬。原发性非小细胞肺癌气阴两虚证不适合手术、放疗、化疗的患者。一支10ml，口服，每次30ml，每日3次，30天为1个疗程，可连续使用2个疗程，或遵医嘱。刘嘉湘等[115]研究表明，金复康口服液治疗非小细胞肺癌，具有缓解肺癌患者症状、缩小病灶（指瘤灶缩小25%以上）、提高免疫能力和生存质量的作用。

● 仙蟾片：马钱子粉、半夏（制）、人参、黄芪、仙鹤草、补骨脂、郁金、蟾酥、当归。一片0.25g。口服，一次4片，一日3次。朱海洪等[116]通过实验对比发现，仙蟾片对手术后的肺癌患者具有较好疗效，仙蟾片可以提高白细胞介素-2、白细胞介素-6和自然杀伤细胞的活性，调节肿瘤坏死因子-α的表达水平，从而发挥抗肿瘤作用。

8.其他疗法

（1）外治法

热敷处方[117]：黄芪500g，丹参100g，川芎100g，莪术100g，半枝莲1000g，枳实100g，香附500g，白花蛇舌草1000g，樟脑100g，冰片100g，桂枝100g，石菖蒲100g，麻黄100g，甘草300g。上药共研细末，做成药背心，治疗时穿上，再穿上热敷背心，通电治疗40～70分钟，一日做1～3次。口服药方剂：薏苡仁1000g，香附500g，桃仁100g，马鞭草100g，桔梗100g，甘草300g。每日口服3次，一次100g。药茶方剂：三七500g，陈皮100g，百部100g，香附100g，浙贝母100g，木香100g，甘草100g。全日饮此茶，不饮别的水。有一定的疗效。

（2）针灸疗法

改善症状：王志祥等[118]将88例肺癌咳喘患者随机分为对照组（单用磷酸可待因）、治疗组（磷酸可待因基础上，取肺俞、风门、定喘、足三里穴位埋线），结果治疗组咳嗽、气急、咳痰症状均较对照组明显缓解，可见穴位埋线治疗肺癌咳嗽疗效较好。赵小青等[119]使用针灸治疗各种恶性肿瘤患者化疗后所致骨髓抑制，取穴以足三里、合谷、三阴交、大椎、中脘、膈俞为主，配合血海、地机、脾俞、肾俞，从化疗开始时针灸，可使降低的白细胞显著上升。程俊[120]将晚期肺癌予以化疗加用参附注射液穴位注射，取双侧足三里、三阴交，分别注射参附注射液2.5ml，每日1次，2个疗程后评价疗效。结果发现，参附注射液穴位注射能有效地减轻化疗药物对骨髓的抑制，提高患者的生活质量。

9.并发症处理

（1）脑转移

肺癌脑转移是临床十分常见的病情，也是肺癌治疗失败，引起患者死亡的常见原因之一。有资料显示，小细胞肺癌在做出诊断时约有20%的患者已有脑转移，而在小细胞肺癌患者的死亡病例尸检中脑转移发生率高达80%。非小细胞肺癌患者在病程中约有30%发生脑转移，其中以大细胞未分化癌和腺癌较多见，鳞癌次之。肺癌脑转移者，多出现头痛、神昏、精神异常、视力障碍，甚则呕吐、抽搐、偏瘫、跟跄步态、血压升高等症状[121]。

孙桂芝[29]治疗肺癌脑转移基础配方：全虫（全蝎）5g，蜈蚣2条，小白花蛇1条。郁仁存[29]脑水肿配伍白术10g，茯苓10g，猪苓10g，泽泻15g，车前草15g，泽漆10g。李佩文[29]的基础配方：半夏5g，天麻10g，白术10g，泽泻10g。朴炳奎[29]治疗脑转移常配伍石菖蒲10g，郁金10g，全蝎5g，僵蚕10g。黎月恒[122]脑转移加用全虫、僵蚕、蜈蚣、白芷、川芎、地龙。米逸颖[121]在治疗肺癌脑转移，头痛者加川芎、白芷、细辛；血压升高、情绪异常者加钩藤、天麻、菊花、石决明、白蒺藜等；呕吐者常用利水药，如猪苓、车前子、泽泻、王不留行子等，以通过利水之法减轻颅压，缓解临床症状。对于出现偏瘫、跛跄步态，常用全蝎、僵蚕、山慈菇、地龙、蜈蚣、龟甲、鳖甲、牡蛎等。

（2）肝转移

孙桂芝常用药对五味子配山慈菇、虎杖配藤梨根、凌霄花配预知子治疗肝脏或胃肠病变。另常将鳖甲与龟甲、穿山甲配伍使用，名曰"三甲"治疗肝转移。朴炳奎喜用夏枯草、预知子[29]。李佩文治疗肝转移黄疸，证属阳黄者，常选用茵陈蒿汤去大黄加虎杖。郁仁存善用姜黄、郁金、鳖甲治疗肝转移，指出鳖甲善散肝内结节，但用量宜大，方可见效，一般在15g以上。

（3）骨转移

治疗肺癌骨转移时，孙桂芝[29]常在三骨汤（补骨脂、骨碎补、透骨草）的基础上加鹿衔草一味。朴炳奎常用补骨脂配威灵仙，意在补肾通络。黎月恒[122]对骨转移者加鹿角胶、补骨脂、桂枝、牛膝等温阳补肾、强筋健骨之品。

（4）癌性疼痛

孙桂芝[29]治疗顽固性疼痛基本方：细辛3g，荜茇10g。张代钊[29]治疗胸痛基础方：瓜蒌20g，薤白12g；治疗胁痛基础方：郁金10～15g。郁仁存[29]治疗顽固性疼痛基础方：白屈菜15g，延胡索15g，徐长卿15g；治疗胁痛基础方：川楝子10g，延胡索15g；治疗骨痛基础方：乳香、没药各5～10g。朴炳奎[29]认为癌痛宜从肝论治，基础方：柴胡10g，白芍12g，枳壳10g，延胡索10g，徐长卿15g。他认为癌症患者常因疼痛出现恐惧及情绪低落，故适当配伍甘甜之品能缓和情志，减轻痛苦。基础方：炙甘草10g，大枣5枚，麦冬10g。郭志雄[123]缓解肺癌疼痛常用方剂为传统名方金铃子散，使用时延胡索剂量大，每剂量可用至60g。

徐凯[33]认为"久痛入络"，蜈蚣、全蝎等虫类通络药，搜剔穿透，能使毒去凝开，经行络畅，邪去正复。临证时多从小剂量起用，逐渐加量，全蝎最大可用至15g，蜈蚣最大可加至20条，临床发现不仅耐受性好，且久用能强壮身体。然虫类药其性走窜，易耗动阴液，故在大剂量使用时宜配伍女贞子、熟地黄等养阴之品。

段风舞[29]经验方治疗胁痛有较好的疗效，药用雄黄、明矾、青黛、皮硝、乳香、没药各60g，冰片10g，血竭30g。共为细末，每日取60g，用猪胆汁或米醋调糊外敷痛处。花海兵等[124]用中药阿魏、五倍子、木鳖子、大黄、冰片，按3：1：2：4：6比例混合研细末，过400目筛，掺与饴糖、甘油、月桂氮䓬酮等制成消癥外用贴剂。对60例肺癌疼痛患者进行治疗，取得较好的疗效。

左秀玲[125]刺孔最穴治疗肺癌胸痛和上腹痛，肺实配以泻尺泽，肺虚配以补太渊，取得较好的疗效。

（5）坠积性肺炎

肺癌晚期患者长期卧床，咳痰无力，极易发生坠积性肺炎、肺部感染促进死亡，中药可用生姜10g，红枣10枚，煎水代茶饮，多能很快祛除痰涎[38]。

（6）肺癌发热

① 癌性发热

癌性发热一般是指癌症患者出现的直接与恶性肿瘤有关的非感染性发热，广义的癌性发热尚包括针对肿瘤的特殊治疗引起的发热，部分肿瘤产生异位激素引起机体各种炎性反应。单一的西药常选用皮质激素及非甾体类解热镇痛药对症处理，只能暂时缓解症状，且药物本身亦有一定的不良反应。在中医辨证中，肺癌癌性发热属于中医内伤发热的范畴，其病机为人体气血阴阳久亏，脏腑功能失调，或气虚，或阴虚，亦有痰湿热互结为病者。张霆[126]认为肺癌脾胃受损，阴火内生，根源在元气之不足。甘温除热法不仅指甘草与参芪等组成的补中益气汤等方，也指炙甘草与姜附等组成的通脉四逆汤等。甘温除热不是直接除热，而是通过纠正引起气虚发热的一系列病理变化而达退热目的，符合治病求本的原则。临床运用得当，不仅能补脾气、退虚热，还有益气生血、扶正祛邪、增加抗体、抗感染、抗病毒、调整自主神经功能紊乱的作用。阴虚发热是肺癌常见证候，可用青蒿鳖甲汤加减治疗[127,128]。如有寒热交替，或长期低热不退，屡用抗生素无效，舌苔厚腻者，此为湿邪内伏膜原证，可以达原饮加减治疗[121]。如实热证显著，壮热汗出烦渴者，可选白虎汤加减治疗。如杨波[129]以白虎汤为基本组方，随证加减治疗癌性发热患者42例，总有效率达92.8%。近代研究表明，钙离子对中枢神经系统，尤其是产热中枢、出汗中枢有明显的抑制作用。服用白虎汤后，可使血清钙含量明显升高，脑内钠/钙比例降低，从而使高热消退。

②肺癌继发感染发热

谢刚等[130]在临床上将晚期肺癌并发感染常分四型。

痰热蕴肺证：主要表现为咳嗽，痰色黄稠，难以咳出，甚或痰中带血，胸闷，口干、口苦，咽痛，舌苔黄腻，脉滑数；甚或壮热不退，咳嗽气急，咳吐黄稠脓痰，气味腥臭，胸胁疼痛，舌质红，苔黄腻，脉滑数。治以清热解毒、化痰止咳，方选清金化痰汤加减。常用药物：黄芩、栀子、桔梗、麦冬、桑皮、贝母、瓜蒌、茯苓、杏仁、麻黄、石膏、甘草。

肺阴亏虚证：主要表现为干咳无痰，或痰少不爽，口干舌燥，或咳痰带血，口咽干燥，形体消瘦，甚则午后潮热，五心烦热，盗汗，舌红少津，脉细数。治以滋阴润肺、宁嗽止咳，方选二冬二母汤加减，常用药物天冬、麦冬、知母、贝母。临床上咳嗽重者加百部、紫菀、款冬花润肺止咳；咯血者加白及、茜草、藕节、仙鹤草；潮热者加银柴胡、鳖甲；盗汗者加浮小麦、五味子、煅牡蛎、煅龙骨。

肺气不足证：主要表现为咳嗽，声低无力，痰多清稀，动则气短，神疲乏力，畏风怕冷，自汗，易于感冒，舌淡苔白，脉弱。治以补益肺气、化痰宁嗽，方选归芪四君子汤加减，常用药物人参、白术、茯苓、当归、黄芪等。

脾肾阳虚证：主要表现为咳嗽反复发作，痰涎清稀，头晕目眩，心悸，畏寒，肢体酸重，或兼小便不利，舌苔白，脉沉滑。治以温阳散寒、化气行水，方选真武汤加减，常用药物：附子、干姜、茯苓、白术、白芍。咳嗽重者加细辛、五味子；胸胁满闷者加白芥子、旋覆花；气短明显者加人参、黄芪补虚。

临床经验表明中医药治疗肺癌并发感染时，在辨证用药的基础上首先适当加入部分现代药理研究证实具有较强抗菌、抑菌等作用的中草药会明显提高疗效，如黄芩对金黄色葡萄球菌和绿脓杆菌有抑制作用；板蓝根、大青叶可抑制金黄色葡萄球菌、甲型链球菌、肺炎双球菌；黄连能抑制大肠埃希菌、变形杆菌、结核杆菌的生长。保护正气、提高机体免疫能力也是防止感染发生的关键，在治疗肺癌并发感染时适当加入人参、黄芪等扶正、提高机体免疫功能的中草药也是十分必要的。最后，在辨证使用复方汤剂外，近年来常使用中药注射液，如双黄连注射液、鱼腥草注射液、穿琥宁注射液、清开灵注射液等，联合抗生素控制感染。彭东崑等[131]用痰热清注射液联合头孢类抗菌药物治疗肺癌晚期发热患者疗效明显优于对照组（头孢类抗菌药物治疗），且无明显不良反应。华建锋等[132]应用蟾酥注射液联合抗生素治疗肺癌化疗后肺部感染50例，治疗组总有效率为88%，治疗组在发热、气喘、肺部啰音、咳嗽、咳痰等症状消失时间上治疗组明显快于对照组。

（7）咯血

咯血是肺癌常见的临床症状之一，50%～70%肺癌患者以咯血为首发症状。火热内迫者，以凉血止血为法，临床常用方药：仙鹤草、白茅根、栀子、麦冬、赤芍、生地黄、牡丹皮、甘草。注意方中白茅根使用量大，每剂可用至60g，同时可选用具有抗癌活性的止血中草药，如三七、小蓟、蚤休、龙葵等。辨证属阴虚火旺所致，常选用一贯煎、左归丸、六味地黄丸等加用"三才血立止方"（天冬90g，生地黄60g，沙参30g）[133]。注意加服云南白药散或云南白药胶囊疗效更好。白及对肺癌出血有较好效果，用量15～30g。宋恩峰等[134]根据"上病下取""宜补肝不宜伐肝""宜降气不宜降火"的基础上拟定百仙汤，药用百合15g，仙鹤草30g，麦冬、玄参、生地黄、熟地黄、杏仁、茜草、白及、赭石、怀牛膝各10g，罂粟壳6g，三七粉3g（冲），侧柏叶、白茅根各15g，随症加减治疗（每日1剂，水煎300ml，分2次温服。15日为1个疗程），总有效率分别为90.0%。对于肺癌空洞咳血，可见于鳞癌病灶过大中央坏死、贝伐单抗治疗后引起，这种出血应用一般止血药物难以控制，黄金昶[38]经验用合欢皮30g水煎来止血。合欢皮有很好的祛痰和止血作用，《备急千金要方》里应用单味合欢皮煎汤服作为肺痈后期修复的要药，名为黄昏汤，治疗肺结核空洞出血效果明显，同样治疗肺癌空洞出血也有较好的效果。

（8）胸腔积液

① 内服法

临床常用的方剂有葶苈大枣泻肺汤、苓桂术甘汤、五苓散、防己黄芪汤、大黄甘遂汤、甘遂半夏汤、己椒苈黄丸等。周罗瑜等[135]通过检索近几年来国内外的相关文献分析葶苈大枣泻肺汤加味治疗恶性胸腔积液的临床应用，结果显示葶苈大枣泻肺汤加味治疗恶性胸腔积液疗效有效率达73.8%～88.9%。孙桂芝[29]喜用葶苈大枣泻肺汤合瓜蒌椒目汤合防己黄芪汤加减，基础方为葶苈子15g，大枣10枚，瓜蒌15g，椒目6g，防己10g，黄芪30g，龙葵15g，半边莲15g。李佩文[29]治疗恶性胸腔积液常以葶苈大枣泻肺汤去大枣合四苓散加减，基础方为葶苈子15g，大枣10g，猪苓10g，茯苓10g，泽泻10g，半边莲10g。另外，可加车前子、（包）、生薏苡仁、白术、陈皮、桑白皮等药，临床应用时适当加大用量，以提高疗效。

② 外用法

李佩文外用消水法：中药配方颗粒（黄芪、桂枝、莪术、牵牛子、老鹳草、冰片）。用天平分别称取上前五味中药配方颗粒各5g，共计25g，置入药盒中；兑入蒸馏水约5ml及已备冰片溶液约2ml（冰片10g溶入75%医用乙醇内配制而成），充分搅拌至膏状。取上药约10g，均匀纳入大小约9cm×12cm的无纺膏药布内，厚度约为5mm；恶性胸腹积液患者，局部皮肤清洁消毒后将上膏药布贴于恶性积液患侧在体表的投射区域，轻压边缘，使其与患者皮肤充分贴紧，增加皮肤的水合程度，促进药物吸收。根据胸腹腔积液的分度标准，少量胸、腹腔积液贴1帖即可，中量或者大量胸、腹腔积液根据情况帖2～4帖，每日换药1次，2周为1个疗程[136]，有一定的效果。刁哲欣等[137]在胸腔灌注顺铂60mg治疗的基础上，同时外敷悬饮贴膏方（甘遂15g，大戟15g，葶苈子20g，半夏30g，天南星30g，白芷30g，白芥子30g，鸦胆子10g，吴茱萸30g，延胡索25g，肉桂30g，干姜30g，胡椒20粒，五倍子15g，香油500g，铅丹195g）治疗恶性胸腔积液患者，治疗后1个月，总有效率为81.8%（36/44）。

③ 中成药灌注

临床常应用的中成药有榄香烯乳剂、鸦胆子油乳、康莱特注射液、艾迪注射液、复方苦参注射液、斑蝥酸钠注射液、华蟾素注射液等。

榄香烯乳注射液常用量200mg/m²。患者经X线、B型超声及体检定位后，局部用利多卡因麻醉，置入胸腔引流管，2～3日将胸腔积液尽量引流净后，治疗组给予腔内注入榄香烯注射液[138-140]。孙蕾[141]Meta分析结果显示，榄香烯乳注射液胸腔内注射近期临床疗效显著高于顺铂和高糖组；而与博来霉素组和白细胞介素-2组比较差异无统计学意义。提示榄香烯乳注射液胸腔内注射治疗肺癌恶性胸腔积液临床有效率较高。陈晓萍等[142]对肺癌胸水患者采用放置引流管或胸腔穿刺排尽胸腔积液后，胸腔内注入鸦胆子油乳剂，一次50～100ml，5～7日1次，最多4次为1个疗程。结果有效率为90%（36/40）。王恳等[143]将治疗组胸腔内注入鸦胆子油乳剂50ml，地塞米松10mg；对照组2胸腔内注入顺铂40mg/m²，地塞米松10mg；均间隔1周1次，共灌注2次。结果显示，治疗组总有效率为80.9%（17/21），对照组总有效率为71.4%（15/21），差异无统计学意义。治疗组生活质量卡氏评分较对照组有显著提高，差异有统计学意义。李亚娜等[144]应用艾迪注射液50ml胸腔灌注治疗恶性胸腔积液的有效率达70%，与顺铂60mg胸腔灌注疗效差异无显著性，且能减少毒副作用的发生。刘晨旭等[145]胸腔内注射艾迪联合顺铂治疗本病总有效率为67.86%，显著高于单纯化疗组（46.42%）。周颖[146]采用艾迪注射液联合白细胞介素-2胸腔内注射，结果均显示，治疗组生存期延长，生活质量提高。张力苹等[147]运用华蟾素胸腔热灌注治疗25例恶性胸腔积液患者，胸腔积液控制有效率为88%。

（9）上腔静脉综合征

上腔静脉综合征为临床常见急症，肿瘤压迫是引发上腔静脉综合征的主要原因，肺癌约占70%。陈小刚[148]采用加味血府逐瘀汤治疗上腔静脉综合征，结果总有效率为72.7%，其中大多数服到第3剂即可见效。山广志[149]临床常以腔静脉内支架置入术配合中药治疗。以益气养阴、活血化痰为原则，拟百合固金汤合血府逐瘀汤加减，具体方药：百合25g，沙参30g，麦冬25g，清半夏30g，茯苓20g，党参15g，黄芪50g，熟地黄20g，当归10g，红花6g，赤芍15g，枳壳10g，柴胡10g，桔梗15g，牛膝10g，蜈蚣20g。每日1剂，水煎2次，每次煎取汁200ml，早晚饭后30分钟各服1次，连服14日。

10.肺癌中医名家经验

（1）孙桂芝治疗肺癌经验

治疗肺癌时，孙桂芝[29]常用方剂包括清燥救肺汤、百合固金汤、千金苇茎汤等。其中清燥救肺汤、百合固金汤均治干咳无痰，咳痰带血，证属燥邪伤肺，阴虚内热的证候。对于肺内实性包块或炎性阴影，孙桂芝又喜用千金苇茎汤加减。此外，孙桂芝善用虫类通经活络。常用虫类药包括鼠妇、九香虫、蜂房、僵蚕等，其中鼠妇、九香虫轻灵小巧，善行上焦，入肺内搜刮瘤疾，又鼠妇味酸，温，善破瘀，消癥瘕，又具止血之功；九香虫味咸，温，能理气止痛，温中助阳之功。蜂房为蜂之巢穴，味甘，平，有毒，因其型似肺，故能治肺，孙桂芝指出蜂房内载有蜂卵者，药用价值更佳。僵蚕气味轻宣，僵而不腐，得清化之气，故善治风化痰，又其色白入肺，散结行经，善散肺内痰结。临床上孙桂芝又喜用僵蚕配壁虎治疗鳞状上皮细胞癌，疗效确切。尽管虫类药是治癌处方的常用配伍，但孙桂芝指出，虫类药亦有一定的使用禁忌，大部分的虫类药都有一定的纤溶作用，对有出血趋向的巨大包块，或有凝血功能障碍的患者尤须慎用。

案例1：于某，女，68岁。初诊时间：2010年1月11日。主诉：发现右肺中叶癌20日。患者因反复咳嗽2个月余，于20日前行体查，发现右肺中叶占位，行支气管活检术，病理检查提示：低分化腺癌，待完成各项相关检查后，才决定下一步治疗方案。现症：咳嗽，无咳痰，咯血，无胸闷胸痛，纳可，眠差，大便偏干。脉细数，舌胖暗，伴齿痕，苔薄白。证属：肺阴亏虚，痰瘀互结。治以滋阴清肺，化痰散结。处方：芦根30g，百合30g，玄参10g，麦冬10g，生地黄、熟地黄各10g，何首乌15g，生黄芪30g，太子参15g，茯苓5g，生薏苡仁15g，生白术30g，桃仁10g，冬瓜仁10g，炒杏仁9g，川贝母10g，浙贝母10g，僵蚕

10g，龟甲5g，鳖甲15g，紫草6g，白花蛇舌草30g，半枝莲15g，酸枣仁30g，龙眼肉10g，炙甘草9g。14剂。另服百令股囊，每次5粒，每日3次。二诊（2010年2月22日）：上月ECT结果提示：胸7、8椎、右肩胛骨代谢增高，骨转移不除外。现用吉非替尼治疗1个月。现症：纳差，胃胀，睡眠可，二便调。脉沉细，舌质淡，苔薄黄。处方：生熟地黄各15g，百合30g，玄参10g，浙贝母10g，川贝母9g，桔梗9g，浮萍12g，僵蚕9g，木蝴蝶5g，鼠妇10g，穿山甲6g，炒白术15g，茯苓15g，太子参15g，木香9g，补骨脂9g，续断15g，鹿衔草15g，骨碎补15g，赭石15g，内金30g，生麦芽30g，焦山楂10g，焦槟榔10g，白花蛇舌草30g，生甘草5g。14剂。另服硒酵母片，每日3次，每次3片。2012年8月13日来诊，已用吉非替尼治疗2年半，现症：胸闷，汗多，腹胀，纳差，眠差，舌质淡，苔薄白，脉沉细。复查CT示：心包少量积液，余大致如前。ECT：骨转移部位较前无明显变化。处方：瓜蒌皮5g，薤白10g，椒目10g，猪苓30g，泽泻30g，百合30g，生地黄、熟地黄各10g，太子参15g，生黄芪30g，防风10g，炒白术15g，土茯苓30g，白芍5g，莱菔子10g，赭石15g，生麦芽30g，鹿衔草15g，补骨脂10g，透骨草10g，姜黄6g，鸡血藤15g，鼠妇10g，九香虫6g，全蝎5g，草河车15g，生甘草10g。14剂。

　　案例2：赵某，女，45岁，初诊时间：2008年3月2日。主诉：左肺癌术后4个月余。患者于2007年10月体检时发现左肺下叶占位，于2007年11月1日在当地医院行左下肺切除术，术后病理：中分化腺癌，部分肺泡癌，LNM：1/25。术后予顺铂+诺维本+恩度化疗4周期。现化疗结束，求中医治疗。现症：乏力，气短，下肢酸软，纳眠差，脉沉细，舌质红，苔少。证属气血两虚，热毒内结。治以益气养血，清热散结。方用归脾汤加减。药用：生黄芪30g，沙参15g，炒白术10g，茯苓15g，远志10g，酸枣仁30g，龙眼肉10g，百合30g，枇杷叶15g，浙贝母10g，穿山甲10g，僵蚕10g，鼠妇10g，枸杞子15g，何首乌15g，桑寄生15g，牛膝10g，金荞麦15g，白梅花10g，草河车15g，赭石15g，鸡内金30g，生麦芽30g，焦槟榔各10g。15剂。二诊（2008年10月10日）：自服上方半年余，最近复查未见明显异常，月经推迟，自汗，容易疲累，眠不安，脉沉细，舌质红，苔少。处方：生黄芪30g，远志10g，沙参15g，炒白术15g，茯苓15g，百合30g，浙贝10g，金荞麦15g，鼠妇5g，合欢皮30g，杏仁10g，射干6g，白花蛇舌草30g，草河草15g，白梅花15g，生甘草10g。另服西黄解毒胶囊，每次2粒，每日3次。四诊（2010年2月8日）：体力可，纳眠可，偶有肠鸣，脉细数，舌淡红，苔薄白。2010年1月复查肿瘤标志物示：NSE：15.56U/ml，CEA、SCC-Ag均正常。B超检查示双腋窝多发小淋巴结。处方：沙参15g，生黄芪30g，生地黄、熟地黄各10g，玄参10g，麦冬10g，浙贝母10g，川贝母9g，桔梗9g，僵蚕9g，鼠妇10g，穿山甲6g，生蒲黄15g，蜂房5g，地龙6g，穿山龙5g，白芷10g，莪术9g，苏木6g，水红花子10g，山慈菇9g，草河车15g，紫草根10g，何首乌15g，合欢皮10g，佛手15g，生甘草9g。14剂。七诊（2011年8月20日）：容易疲累，余无明显不适。复查肿瘤标志物未见异常。B型超声检查示：两侧腋下多发淋巴结，多发子宫肌瘤。处方：百合30g，生地黄、熟地黄各15g，玄参15g，麦冬15g，浙贝母10g，川贝母10g，夏枯草10g，蜂房5g，穿山甲6g，土鳖虫5g，生蒲黄10g，生黄芪30g，何首乌15g，当归10g，茯苓15g，桂枝8g，赭石15g，鸡内金30g，生麦芽30g，白花蛇舌草30g，半枝莲15g，生甘草10g。14剂。

　　（2）刘嘉湘治疗肺癌经验[17]

　　刘嘉湘根据"五脏之伤，穷必及肾"的理论，处方用药常将补肾法贯穿于肺癌各证型的治疗中。酌用淫羊藿、仙茅、肉苁蓉、葫芦巴、菟丝子、锁阳、补骨脂、巴戟天等温肾助阳；生地黄、熟地黄、玄参、天冬、山茱萸、鳖甲、龟甲等滋阴补肾。祛邪不主张用逐血破气或苦寒之品猛攻，强调分清气滞、血瘀、痰凝、毒聚，分别选用理气活血、化痰软坚、清热解毒等品。理气选用陈皮、预知子、瓜蒌等；活血化瘀选用莪术、丹参、石见穿、蜂房、王不留行等；化痰软坚选用夏枯草、海藻、昆布、生天南星、牡蛎、山慈菇、泽漆、猫爪草等；清热解毒选用石上柏、白花蛇舌草、蚤休、蜀羊泉、半枝莲等。少用破血逐瘀药，此类药近期或能使肿块缩小，但长期大量使用会造成患者出血，甚则引起肿瘤血行转移。

（3）孙秉严治疗肺癌经验

孙秉严认为，肺癌患者癌毒重，正气又虚弱，治疗上标本兼顾极为重要，即驱毒破瘀要重、要狠，以迅速控制病情发展，补脾益肺要及时有力，以供应前方"粮草"之需。肺癌的临床表现不只涉及肺脏，其表现的呼吸系统症状，如咳喘、胸部满闷、咳血、面色青白等属于肺主气、司呼吸功能的失常；口唇发绀、胸痛彻背等又为心血瘀滞的表现；肺癌后期出现面目四肢浮肿、小便不利是肺气不能肃降、水道不能通调的表现。肝的疏泄与肺气肃降是相辅相成的，肺癌后期出现颈与腋下淋巴结转移性疼痛、胸背剧痛说明肝主疏泄功能失常。中医临床辨治肺癌当从肺、心、肝等脏器的病变和功能失常上考虑，治疗肺癌的常用方药包括：①中成药：化毒片、化郁丸、1121液、青龙衣液。②化疗药：氟尿嘧啶、环磷酰胺。③中药处方：白花蛇舌草15g，白茅根15g，百部20～30g，干蛤蟆10g，急性子10g，鱼腥草15g，蛇莓草15g，薏苡仁15g，藤梨根15g，天葵子15g，党参10g，黄芪30g，陈皮10g，半夏15g，竹茹10g，赭石（先煎）30g，海藻15g，牡蛎15g，生姜5片，大枣5个。本方主药为白花蛇舌草、干蛤蟆、急性子，针对致病之主因，驱毒攻积聚。癌毒重，病情急可再加蜈蚣、蝉蜕、僵蚕、蜂房。白茅根、百部、鱼腥草、蛇莓草、藤梨根、天葵子共为辅药，解毒消肿。其中蛇莓草能清热解毒消肿，有抗癌作用。

案例：王某，男，55岁，天津市和平区人。患者1968年1月出现咳嗽，痰中带血，呼吸不畅，胸闷气短，胸背疼痛，下午发热。于沈阳某医院行X线检查，发现右上肺肿物约10cm×10cm，按肺结核治疗2个月无效。来天津某医院检查，颈淋巴结已肿大，诊为肺癌。1968年2月21日来诊，面色苍白，形体消瘦，苔白厚腻，两脉沉弦而紧。双手十指均无甲印，舌、腮印（+），胸腹白点（+）。证属寒瘀气滞毒结，治以辛温化瘀，破气驱毒攻下。成药：化毒片、化坚液。处方：白花蛇舌草15g，白茅根15g，海藻15g，牡蛎（先煎）15g，百部30g，肉桂15g，干姜15g，附子（先煎）15g，干蛤蟆1个，藿香10g，丁香10g，郁金15g，莪术15g，三棱15g，薏苡仁20g，牵牛子30g，槟榔30g，蕲蛇6g，熟地黄20g，党参15g。水煎服。服药至1970年11月10日，来诊时说，一切不适症状全部消失。经天津某医院拍片检查，右肺癌消失。1968年随访至今，仍健在。

（4）李富玉治疗肺癌经验[150]

案例1：患者，女，71岁。2011年8月31日初诊：因"左胸疼10日"于寿光市人民医院检查诊断为：左肺癌；病理检查示：（左肺）小细胞癌，未行手术及放、化疗治疗，经人介绍来诊。症见：左侧前胸部疼痛，胸闷、憋气，咳痰量少，痰中夹带血丝，疲乏无力，纳眠可，小便调，大便干，3～4日/次。舌质暗红，少苔，脉弦。中医诊断：肺岩（痰毒互结）。治则：清热化痰，解毒散结；方药为鱼腥草60g，黄芩30g，连翘30g，橘红20g，龙葵80g，冬凌草60g，厚朴30g，香附30g，生白术30g，黄精30g，白花蛇舌草80g，蒲公英60g，半枝莲30g，地骨皮30g，北山豆根30g，淫羊藿30g，天花粉30g，桑白皮30g，茯苓100g，水煎服，一日4次。患者守上方加减，服药2年余，胸痛、咳嗽、咳痰症状显著改善。2013年11月12日在寿光市人民医院复查胸部CT示：对照2011年8月26日检查，左上肺门肿块消失，周围斑片状密度增高影吸收遗留纤维条索，双肺纹理多，纵隔内未见明显肿大淋巴结；右侧胸膜增厚。

案例2：患者，女，69岁。2009年6月19日初诊：患者因"反复胸闷、气短3个月"于青岛市肿瘤医院就诊，行PET-CT检查，考虑肺癌，之后就诊于青岛大学医学院附属医院，行肺部占位穿刺并诊断为：左肺高分化腺癌。因患者一般状况差，不能耐受手术及放疗、化疗。诊见：时有胸闷、气短、乏力，无咳嗽、咳痰、咯血，无胸部疼痛，饮食及睡眠好，大小便正常。舌质红，苔薄黄，脉沉弦。中医诊断：肺岩（痰毒互结）。治则：清热解毒，化痰散结，方药同例1，酌加蛇莓50g，增强清热解毒之功效。患者守上方治疗，2010年3月24日青岛市胶州中心医院行胸部CT检查示：左肺结节较前片无明显变化，2010年7月28日再次复查胸部CT检查示：左肺占位较前无明显变化。2013年7月18日来笔者所在科复诊，继续上方治疗。

"痰毒互结"是导致肺癌的基本病机，辨证施治应当解毒化痰散结为主，益气养阴顾护正气为辅。方中鱼腥草清热解毒，排脓消痈；黄芩清热燥湿，泻火解毒；连翘清心散热，解毒散结；橘红燥湿化痰；龙葵清热解毒，利水消肿；冬凌草清热解毒，活血止痛；厚朴燥湿行气，消积导滞，下气平喘；香附疏肝解郁，理气止痛；白花蛇舌草清热解毒，利湿；蒲公英清热解毒，清利湿热；半枝莲清热解毒，化瘀止血，利水消肿；北豆根清热解毒，消肿利咽；天花粉清热生津，润肺化痰，消肿排脓；桑白皮泻肺平喘，利水消肿；蛇莓清热解毒，凉血止血，从而共同起到清热解毒，利湿化痰散结之功。同时方中再加白术健脾燥湿，益气生血；黄精益气健脾，润肺养阴；地骨皮清虚热，降肺火，凉血止血；淫羊藿补肾壮阳，祛风除湿，茯苓利水渗湿，健脾安神共同起到益气养阴，扶正祛邪之功。方中在清热解毒，化痰散结之时不忘固本，从而邪去正安，疾病向愈。

（5）张代钊治疗肺癌经验[29]

张代钊指出早期多以肺阴虚为主，进一步可出现肺脾两虚、肺肾两虚，再进一步可出现瘀毒证，晚期多出现气血双亏。张代钊临床治疗中晚期肺癌喜用香砂六君子汤加减或生脉饮加减，前者重在调肺脾，后者重在调心肺。对于方中参类应用，临床上应根据病情寒热变化，随证选用太子参或沙参。每遇气阴两虚，偏阳虚里寒者，症见：面色㿠白，气短懒言，神疲乏力，纳呆，便溏，舌质淡，苔白，脉细弱，恒用太子参；偏阴虚内热者，症见：面色潮红，气短懒言，神疲乏力，纳呆，便干，舌质红苔黄，脉细弦，即用沙参。南沙参善益肺阴，北沙参善益胃阴，故南沙参常用于肺癌患者。解毒抗癌药如干蟾皮虽然有较好的抗癌作用，但临床用量宜少，以服后胃肠未见不适感为度。众多清热解毒药中以青黛、山慈菇、龙葵、苦参等抗癌能力最佳。

案例：安氏，男，47岁。初诊时间：2010年11月23日。主诉：发现右肺癌月余。现病史：患者于2010年8月体检发现右肺占位，经支气管活检，病理：小细胞肺癌。遂于当地医院予IP方案行4个周期化疗，现化疗结束，复查CT检查示：右胸水消失，右肺病灶较前明显缩小；骨扫描、头颅MR、腹CT均未见异常，下周拟放射治疗。现症：咽干，无明显咳嗽、咳痰，恶心，乏力，纳眠可，二便调。舌质红，苔黄腻，脉沉细。西医诊断：小细胞肺癌。中医诊断：肺积。证属气阴两虚、痰毒互结。治以益气生津，清热化痰。处方：生黄芪30g，沙参15g，麦冬15g，五味子15g，金银花30g，浙贝母15g，陈皮10g，旋覆花10g，鸡内金20g，红枣20g，阿胶10g（烊化）。另服益血生胶囊，每日4粒，每日3次；硒酵母片，每次2片，每日2次。二诊（2011年1月11日）：放疗结束，口干、咳嗽未犯，乏力，眠差，舌淡，苔白腻，脉沉细弦。处方：生黄芪30g，沙参15g，麦冬15g，五味子15g，陈皮10g，浙贝15g，鸡内金20g，白花蛇舌草20g，红枣20g，枸杞子30g，阿胶10g（烊化）。14剂。另服益血生胶囊，每日4粒，每日3次；硒酵母片，每次2片，每日2次；复方斑蝥胶囊，每次2粒，每日2次。2013年1月8日复诊：偶有乏力，咽部不适，心烦，纳可，二便调。脉细弦，舌淡红，苔薄黄。近期复查各项指标均未见异常。处方：西洋参3g，生黄芪30g，沙参

30g，麦冬15g，五味子15g，陈皮10g，藿香15g，鸡内金20g，焦神曲，红枣20g，鸡血藤30g，酸枣仁40g，女贞子15g，板蓝根30g，炒栀子15g，半枝莲20g，龙葵15g，苦参10g。14剂。

（6）郁仁存治疗肺癌经验[29]

郁仁存根据局部与整体相结合，扶正与抗癌相结合的原则，依据患者的不同表现，予以不同的方药。①若症见干咳痰少，心烦眠差，咽干声哑，舌质红，苔薄黄，脉细数，多属邪毒蕴结，阴虚内热，以南沙参、北沙参、生地黄、天冬、麦冬、鳖甲、地骨皮等清虚热；半枝莲、白花蛇舌草、石见穿、山海螺等解毒抗癌。②若症见神疲乏力，痰多，胸闷，纳呆，便溏虚肿，舌体胖大，苔白腻，脉滑或滑数，多属脾虚痰湿内蕴，或多有感染，预后较差。治疗除用前述抗癌之品外，多以苍术、白术、茯苓、党参、薏苡仁健脾利湿；陈皮、半夏、胆南星、前胡等化痰散结清肺。寒湿较重者，可予麻黄、白芥子、附子等温化寒痰，但应严防药物中毒。③若症见气急胸痛，如锥如刺，痰血暗红，唇暗舌绛，苔薄黄，脉涩，多为气滞血瘀，痰气互结，治以枳壳、瓜蒌、桔梗、杏仁理气化痰；降香、干蟾活血化瘀解毒；紫草、茜草根凉血活血，祛瘀生新。④若症见咳嗽气短，动则喘促，腰膝酸软，肢凉畏寒，脉细无力，寸尺脉弱，舌淡苔白，多为病久气血亏耗，阴损及阳，肺肾双亏，邪毒流连不去，郁阻气道，治以黄芪、太子参、茯苓补脾肺之气，取培土生金之意，脾旺则肺气充沛，肾气亦强。同时，以五味子、补骨脂、仙茅温肾气；制南星温化寒痰；冬虫夏草益气润肺；蜂房、僵蚕解毒散结。辨证治疗外，郁仁存还根据肺癌的组织病理学特点，制订了不同的方剂。①肺鳞癌：紫草根30g，山豆根15g，拳参15g，重楼15g，前胡10g，夏枯草15g，海藻15g，山海螺30g，土贝母20g，随症加减。②肺腺癌：蜀羊泉30g，龙葵30g，山海螺30g，薏苡仁30g，牡蛎30g，蛇莓15g，山慈菇15g，夏枯草15g，浙贝母10g，随症加减。③肺未分化癌：徐长卿30g，半枝莲30g，白花蛇舌草30g，龙葵30g，土茯苓30g，仙鹤草30g，黄药子30g，蚤休15g，野菊花15g，前胡10g，桔梗10g，随症加减。益气健脾常以生黄芪配太子参；滋补肝肾多以枸杞子配女贞。肿瘤血瘀选用具备免疫力提升之品，如鸡血藤、莪术、姜黄等。长期服药需以焦三仙、鸡内金、砂仁调和脾胃，消食化积。病位在肺，常用前胡配杏仁宣肃肺气。针对癌肿，常于处方内参用软坚散结和抗癌解毒之剂。前者如夏枯草、浙贝母、海藻；后者如龙葵、白英、蛇莓，如腺癌选用白花蛇舌草、金荞麦等；鳞癌选用草河车（拳参）、冬凌草，石上柏、石见穿等；对于分化程度低，恶性度高者选用土茯苓、土贝母等。

（7）李佩文治疗肺癌经验[29]

李佩文治疗肺癌常用按现代药理研究具有抑瘤作用的中药如白花蛇舌草、半枝莲、野菊花、铁树叶、石见穿等，配清肺散结之品如金荞麦、木蝴蝶、浙贝、鳖甲、矮地茶、山海螺等。症见喘咳的患者，喜用枇杷叶配百部降逆平喘；对于喘咳无力的患者，出现双寸浮大，重按无力，是肺气虚弱的表现，治疗当首重益气，常用生脉饮加百合固金汤。若放疗后出现舌红少苔或无苔者，则为热盛津枯，阴虚内热，清热养阴并重为其治疗原则，治以大补阴丸加山茱萸及五味消毒饮化裁。

案例：洛氏，女，68岁，2010年12月10日初诊。主诉：发现右肺癌半月。现病史：患者体检发现右肺结节伴右锁骨内淋巴结肿大，故在当地医院行活检术，病理：高中分化腺癌，拟化疗。现症：咳嗽，咳白痰，手脚凉，体力可，二便调，脉沉迟，舌淡红，苔薄黄。证属：痰热蕴肺，肾虚气逆。治以清肺化痰，理气散结。处方：木蝴蝶15g，鱼腥草10g，枇杷叶20g，浙贝母10g，百部10g，桔梗15g，桑白皮10g，苏子5g，菟丝子10g，桂枝5g，当归15g，党参20g，清半夏5g，茯苓20g，炙鳖甲10g，红豆杉6g，15剂。另服参莲胶囊，每次2粒，每日三次。四诊（2011年6月16日）：化疗刚结束，体力差，精神差，眩晕，干咳，大便干结，脉滑短，舌淡红，苔薄白。查血象：白细胞下降。治以：益气养血，宽胸散结。处方：党参15g，麦冬10g，五味子10g，当归15g，赤芍、白芍各10g，生地黄、熟地黄各10g，肉苁蓉10g，枸杞子20g，川芎10g，蔓荆子10g，鸡内金10g，佛手10g，木蝴蝶15g，鱼腥草10g，枇杷叶10g，红豆杉6g。15剂。另服参莲胶囊，每次2粒，每日3次；康莱特软胶囊，每次4粒，每日3次。五诊（2012年2月17日）：体力可，偶有干咳，咽部不利，腰酸，四肢麻。脉沉细，舌淡紫伴齿痕。复查，病情稳定，血象正常。治以：益气养阴，补肾散结。处方：党参20g，枸杞子15g，肉苁蓉10g，狗脊10g，浙贝母15g，百部10g，前胡10g，桔梗15g，金荞麦10g，鱼腥草10g，枇杷叶10g，木蝴蝶10g，桂枝5g，老鹳草15g，羌活、独活各10g，红豆杉6g。

（8）黄金昶治疗肺癌经验[151]

黄金昶认为非小细胞肺癌为脏腑虚损、邪毒侵肺、痰湿壅盛，肺、脾、肾虚是本，痰蕴、血瘀、络阻、癌毒是标。临床辨证强调脏腑辨证，但对于多脏腑转移时主张阴阳辨证。治疗上以补肺、健脾、益肾、化痰、通络、抗瘤为法。在临床应用时提倡个体化治疗，根据不同情况加减，并充分结合中医外治法，取得了较好的疗效。

案例1：邢某，男，62岁。初诊时间：2005年5月。主诉：左肺肿物术后8个月，咳嗽气短1月。现病史：患者2008年8月行左肺肿物切除术，术后病理为中分化鳞状细胞癌，手术切缘有病灶残留，予局灶处放疗，放疗后行TP方案化疗4周期。2005年4月复查胸部CT提示左肺门可见占位性病变，考虑局部复发。患者拒绝再次化疗，遂前来就诊。刻下症：喘咳，气短，痰咸，多汗，食纳可，二便调，眠差，梦多。职业为工人，吸烟史40年，20支/日，饮酒史40年，平素性格倔强。处方：炙黄芪50g，知母20g，升麻3g，煅海浮石50g（先下），白英20g，百合30g，熟地黄30g，当归20g，山茱萸30g，附子10g（先下），胆南星15g，金荞麦30g，砂仁15g，焦山楂30g，干姜10g，细辛3g，冬凌草30g，地龙15g，壁虎30g。患者服药8个月后复查CEA升高至17.82ng/ml，胸部CT同前没有明显变化，在原方基础上去焦山楂加烧干蟾10g，焦神曲30g。因经济的原因患者未服用其他任何中西药物。后随访至今，患者咳嗽、喘憋气短等症状消失，定期复查肺门肿物无明显变化，CEA稳定在正常范围内。

案例2：徐某，女，51岁。初诊时间：2003年7月。主诉：左肺肿物切除术后1年。

现病史：患者2002年7月因左肺占位行左肺肿物切除术，术后病理为：肺泡癌，纵隔部分淋巴结转移，分期为ⅢA期，术后行NP方案化疗4个周期，化疗结束6个月后复查CEA增高，复查提示右肺门转移，行局部放疗及TP方案化疗4个周期，为求中医药治疗前来就诊。处方：党参30g，麦冬15g，五味子10g，半夏10g，甘草6g，红枣10g，浙贝母10g，瓜蒌皮10g，壁虎30g。患者2003年10月发现右肺转移灶，予氩氦刀治疗后病灶消失，2004年2月发现脑部多发转移，行病灶局部及全脑放疗。放疗后患者再来就诊，诉身体极度乏力，胸痛气短，心慌，头痛，面红。处方：生黄芪50g，知母20g，升麻3g，煅海浮石50g（先下），白英20g，百合30g，熟地黄30g，当归20g，陈皮10g，附子60g（先下），川芎40g，胆南星15g，地龙15g，壁虎30g，焦山楂30g，干姜10g，细辛3g，苍术15g，泽泻20g，砂仁15g。服用上方后，患者脸色转为正常，头痛、气短等症状明显缓解，3个月后全面复查，CEA降至正常，肺部肿瘤较前缩小，脑部肿瘤与前相仿。后患者多次就诊，在上方基础上根据临床症状加减，于2010年清明节前因突发心肌梗死去世，该患者生存期达7年余，发现脑转移后生存6年。

（9）郭勇治疗肺癌经验[152]

把肺癌主要分为四种证型：湿热内侵型、脾虚型、热证型、阴虚内热型。对于病情复杂，两种或三种证型表现并存，临床表现复杂的，则兼并考虑。湿热内侵型：表现为咳嗽，胸闷，痰少或较多，痰白或黄，质黏腻，苔白腻或黄中带白。治疗宜清热利湿，解毒抗癌，药物选用陈皮、半夏、生薏苡仁、青蒿、蒲公英、芦根、荷叶、淡竹叶等为主加减变化。适于肺癌处于发展的湿热证患者。脾虚型：表现为乏力，纳呆，咳声无力，苔白腻或水滑，或舌边有齿印。治疗宜健脾为主，药物选用生晒参、太子参、白术、茯苓、生薏苡仁、甘草、神曲等。适于围术期术后、姑息治疗期、化疗后或年老体弱患者。热证型：以痰多，色黄，咳嗽甚者咳血，苔黄腻，作为辨证要点。治疗宜清热解毒抗癌，药物选用鱼腥草（重用30g）、鸭跖草、金荞麦、炒黄芩、桑白皮、焦栀子、三叶青、白毛藤、岩柏等为主加减变化。适于随访期或体质强壮、肺癌处于发展期的热证患者。阴虚内热型：表现为干咳，口干，偶尔痰中带血，苔少，舌红或绛。治疗宜滋阴润肺清热，药物选用南沙参、北沙参、麦冬、天冬、生地黄、玄参、玉竹、鳖甲、羊乳参等。适于辅助放化疗期肺癌阴虚患者或放疗后（为热毒）患者。如肺腺癌选用龙葵、夏枯草等；肺鳞癌选用金荞麦、白毛藤、三叶青、岩柏草等。淋巴结肿大或转移加猫爪草、僵蚕等；咳嗽明显者加杏仁、浙贝母等；胸痛加郁金、预知子等；痰多加全瓜蒌、陈皮等；痰血加重白及用量到15g，加用藕节炭等；对于长期治疗的情志不遂的肺癌患者，在辨证施治时常常加入郁金、预知子等药物，疏肝理气以解郁。对于长期应用放化疗的患者，在放疗、化疗后会出现骨髓抑制，白细胞减少，脉细或细数等表现，需要加用鸡血藤、当归、生晒参等药物益气补血。在肺癌的治疗中，由于患者需要长期服药，所以不能一味清热解毒抗癌，需时时顾护脾胃，才能使肺气来源得补，及时排除痰湿毒邪；此外，长时间放化疗的肺癌患者多有恶心、纳呆的表现，其消化系统的毒副反应，会影响营养物质的吸收，而保证后天之本功能正常，及时把水谷精微输送到全身，增强人体正气，增加抵抗力显得极为重要。对脾胃功能的调理，常用四君子汤加减，选用益气健脾和滋养胃阴的药物，如党参、白术、茯苓、陈皮、太子参、麦冬、沙参，通常还使用炒谷芽、炒麦芽、神曲、焦山楂、炙鸡内金等药物助消化吸收，使患者脾胃健运，化源充足，饮食得进。

（10）徐振晔治疗肺癌经验[153]

① 创新方药应用。研制了两个肺癌处方：抗瘤增效方主要由生黄芪、黄精、灵芝、姜黄连、制苍术等组成；肺岩宁方主要由生黄芪、白术、七叶一枝花、蜂房、干蟾皮、黄精、山茱萸、淫羊藿等组成。②辨证为主兼辨病：常用参苓白术散、补中益气汤、补阳还五汤、沙参麦冬汤、六味地黄汤、知柏地黄汤、二仙汤等。对一些证候复杂的患者，他更是审慎严密，抓住主要病机，兼顾次要病因。一张处方中含有3～5首经方，往往药到病退，对于一些重症肺癌患者力主中医综合治疗方案，在口服中药汤剂的基础上静脉注射中药注射液，屡起沉疴，疗效明显。③重视舌诊：苔少或有裂纹，舌质偏红或红，肺阴虚者，治以养阴清热，选用北沙参、麦冬、天冬、天花粉、石斛等；舌质红或红绛，无苔或少苔，肺肾阴虚者，治以滋养肺肾之阴精，选用生地黄、玄参等；舌淡红、淡胖或兼有齿印，肺脾气虚，必补益肺脾之气，选用生黄芪、白术、茯苓等；舌质淡暗或淡而不胖者，苔白、腻或白腻，乃阳虚湿停，予健脾温阳，选用党参、白术、茯苓、淫羊藿等；舌质红，苔厚腻而黄，湿热者，治以清胃火之热，佐以健脾燥湿，选用苍术、黄连、木香等药物。另外，徐振晔还根据舌象变化判断肺癌的预后：舌苔由厚变薄，或由无苔变薄苔，病情好转；反之逆，应警惕疾病进展，白腻苔或浊腻苔经治未见改善亦提示疾病进展的可能。④重视脾胃功能的调理。常用砂仁、白豆蔻、藿香、紫苏梗、炒麦芽、谷麦芽、神曲、焦山楂、炙鸡内金等醒脾开胃、健胃消食药物助消化吸收。药物对胃造成刺激，他喜欢加入木香、黄连二味中药，意仿左金丸。"胃土受纳"改善，往往起到事半功倍的作用。⑤重视健补先天。补益精气中药中他善用

黄精、灵芝等。如伴有肾阴虚，往往加入山茱萸、天冬、生地黄等滋养肾阴中药；如伴肾阳不足，常加入淫羊藿、仙茅等温补肾阳中药；如夹有虚火内扰，潮热盗汗，往往在补肾同时又酌加知母、黄柏、地骨皮、牡丹皮等泻肾火中药，他特别推崇二仙汤的组方。

案例：患者，女，50岁，工人。一诊（2008年3月17日）主诉：咳嗽、咳痰10月余。现病史：患者2007年6月无明显诱因出现咳嗽、咳痰，经对症、抗炎治疗未见好转。胸片检查发现：左肺下叶阴影，左肺上叶结节；胸部CT检示：左肺下叶占位，恶性可能，并肺内转移；支气管镜病理检查提示：左肺腺癌。遂于2007年7～8月行2个周期GP方案化疗（择菲＋顺铂），疗效评价疾病进展；又于2007年9～12月行5个周期AP方案化疗（力比泰＋顺铂），疗效评价疾病稳定，化疗后咳嗽稍减轻。未行其他治疗。刻诊：咳嗽，咳痰，无痰血，乏力，口臭，嗳气则舒，大便每日3～4次，欠实，舌质淡红，苔少白腻，脉细。辨证：属肺脾气虚，痰毒内结。治法：益气健脾，解毒散结，佐以清热和胃。方药：党参15g，白术9g，茯苓15g，杏仁9g，枇杷叶12g，黄芩12g，石见穿30g，重楼15g，干蟾皮9g，蜂房9g，生薏苡仁30g，木香9g，黄连6g，陈皮9g，生黄芪30g，扁豆30g，鸡内金12g，60剂。二诊（2008年5月19日）咳嗽好转，时有耳鸣，腰酸腿软，乏力减轻，仍嗳气，口臭，大便欠实，舌质淡红，苔少，脉细。辨证证型：精气两亏，痰毒内结。治法：益气补精，解毒散结，佐以清热和胃。方药：原方加佛手15g，灵磁石30g，黄精30g，60剂。三诊（2008年8月4日）咳嗽缓解，乏力轻微，耳鸣明显缓解，少有嗳气，大便欠实，口臭减，但出现潮热，舌淡红，苔少腻，脉细。胸片示肺部病灶稳定。辨证：精气两亏，虚热内扰。治法：益气补精，解毒散结，佐以泻肾火。方药：党参15g，白术12g，茯苓15g，石见穿30g，重楼15g，干蟾皮9g，蜂房9g，生薏苡仁30g，木香9g，黄连6g，生黄芪30g，黄精30g，扁豆30g，黄芩12g，知母9g，黄柏6g，鸡内金12g，灵磁石30g，28剂。其后一直在上海市龙华医院门诊由徐振晔中医药治疗，至今已存活3年余，病情稳定。

（11）李东涛治疗肺癌中医验案举例

案例1：孙某，女，60岁，2009年10月17日初诊。

患者发现有左肺癌，支气管镜钳取物行病理检查示：肺腺癌，近肺门部位，大小5.0cm×4.5cm。医院要求其化疗，患者坚决不同意，坚持用中药治疗。现轻度咳嗽，胸不闷，舌淡苔白，有裂纹，脉缓。服鸦胆子油及清肺散结丸有轻微反应。处方：薏苡仁60g，金荞麦90g，白花蛇舌草60g，防己30g，贯众20g，夏枯草30g，紫草30g，鸡内金15g，生半夏30g（先煎1小时），桃仁20g，郁金30g，鱼腥草45g，芦根45g，茯苓30g，炒白术30g，冬瓜仁15g，甘草15g，黄芪60g，龙葵30g，山豆根20g，山药30g，浙贝母15g，瓜蒌15g，灵芝30g，生麦芽15g，冬凌草60g，菝葜45g，肿节风30g。7剂，水煎服，2日一剂，分6次服。

2009年10月31日二诊。晨起痰多，咳嗽，白痰，舌质淡，苔白，脉细滑。甲印2个，寒气重，温化寒痰，兼解毒。处方：上方山豆根加至30g，菝葜加至60g，加半枝莲30g，干姜20g，淫羊藿30g，陈皮20g，生天南星30g(先煎1小时)，桔梗20g，僵蚕15g。7剂水煎服，2日一剂，分6次服。

2010年2月6日八诊。近日不咳嗽，晨起有痰，量少，舌同前，脉滑。体质偏寒。海阳市中医院CT检查提示：肺门上及主肺动脉窗示不规则软组织块影，上叶支气管变窄，邻近肺纹理透明度降低；结论：与前片相比，左侧肺门软组织影未见明显改变，纵隔淋巴结较前体积减小。处方：薏苡仁60g，金荞麦120g，白花蛇舌草60g，防己30g，贯众20g，夏枯草30g，紫草30g，鸡内金30g，生半夏30g（先煎1小时），桃仁、杏仁各15g，郁金30g，鱼腥草30g，茯苓15g，炒白术30g，冬瓜仁20g，炒山药30g，甘草15g，黄芪60g，龙葵30g，山豆根30g，浙贝母15g，全瓜蒌15g，灵芝30g，冬凌草60g，生麦芽30g，菝葜45g，肿节风

30g，桔梗20g，半枝莲30g，陈皮20g，百部15g，生天南星30g（先煎1小时），僵蚕15g，枇杷叶15g，芦根45g，麦冬30g，白芷12g。7剂，水煎服，2日一剂，分6次服。

按上方加减服药1年，肿瘤消失。2016年3月15回访，患者健康。

案例2：盖某，女，37岁。2010年8月1日初诊。

因咳嗽、咯血于2010年4月3日入住济宁医学院附属医院呼吸科，左肺肿瘤，小细胞肺癌，放、化疗术后。放疗结束20天，EP方案化疗4次，7月28日第4次化疗结束。现肿瘤缩小，白细胞计数低，血红蛋白：103g/L，甲印8个，甲色淡，面色淡，舌淡苔白有瘀点，脉虚弱。乏力，睡眠差，纳呆，厌油腻，大小便正常，左侧下肢凉10年。易急躁。处方：薏苡仁30g，金荞麦60g，白花蛇舌草30g，防己15g，贯众15g，夏枯草15g，紫草15g，卷柏15g，生半夏15g（先煎1小时），桃仁10g，郁金15g，鱼腥草30g，芦根30g，茯苓15g，炒白术20g，冬瓜仁15g，甘草8g，黄芪60g，龙葵15g，山豆根10g，浙贝母12，瓜蒌12，灵芝15g，炒山药15g，鸡内金15g，生麦芽15g，冬凌草30g，肿节风15g，女贞子15g，太子参15g，虎杖15g，三颗针15g，芡实15g，红景天15g。7剂，水煎服，每剂煎6袋，每袋150ml，每日4袋，一日3次。

2010年10月14日五诊。述近日CT示肿瘤有所增大，体质可，舌脉同前。处方：薏苡仁90g，冬凌草60g，金荞麦60g，白花蛇舌草120g，贯众30g，夏枯草30g，紫草30g，卷柏30g，生半夏45g（先煎1小时），桃仁15g，郁金30g，茯苓15g，炒白术45g，三颗针15g，芡实15g，柴胡15g，黄芪90g，龙葵45g，山豆根30g，肿节风30g，炒山药12g，鸡内金12g，生麦芽12g，防己60g，红景天15g，白豆蔻8g（后下），赤芍15g，白茅根45g，生南星15g（先煎1小时），全瓜蒌15g，桔梗15g，九香虫10g，鼠妇10g。14剂，水煎服，每剂煎7袋，每次2袋，一日3次。

2011年2月26日十一诊。2月18日查CT：肿物比1月7日略小，左肺上叶背段有炎症，右肺结节无改变。白细胞计数：3.06×10^9/L，磁共振成像检查：正常。近日纳呆，胃脘部疼痛，肺仍有不适，白带多，脉细缓。有慢性胃炎史。处方：薏苡仁120g，冬凌草90g，金荞麦90g，白花蛇舌草150g，贯众30g，夏枯草60g，紫草60g，卷柏30g，生半夏60g（先煎1小时），桃仁30g，郁金60g，茯苓30g，炒白术45g，三颗针60g，芡实30g，黄芪90g，龙葵45g，山豆根20g，肿节风60g，炒山药30g，鸡内金30g，生麦芽30g，防己60g，红景天30g，白豆蔻12g（后下），生天南星30g（先煎1小时），九香虫12g，鼠妇12g，炒扁豆30g，制附片30g，全瓜蒌20g，黄连15g，干姜30g，莲子肉30g，芡实30g，甘草30g，白芷10g，血余炭10g，生蒲黄10g（包煎），延胡索30g，白屈菜15g。6剂，水煎服，每剂煎13袋，每次2袋，一日3次。

2014年8月9日六十六诊。7月27日济宁医学院附属医院CT示：查右侧小脑半球上部异常信号：考虑小脂肪瘤，空泡蝶鞍，双侧上颌窦及筛窦炎，余未见异常。晨起或饭前吐咸痰，吐出则舒，不能挨饿，有食则不恶心，咽部不适，但较前已轻，纳食增，腹胀，大便正常。舌质淡紫，苔白，有瘀斑，脉细。处方：橘皮60g，制半夏30g，竹茹60g，生山药30g，茯苓60g，黄连30g，干姜30g，炒白术45g，血余炭15g，延胡索15g，生地黄20g，炒枳壳30g，白屈菜15g，厚朴30g，枇杷叶15g，砂仁15g（后下），白豆蔻15g（后下），山茱萸20g，吴茱萸10g，鸡内金60g，炒蜂房10g，白芷12g，牡丹皮12g，生蒲黄12g（包煎），丁香12g，黄芩15g，生麦芽60g，泽泻20g，黄精60g，桔梗30g，连翘30g，冬凌草45g，肿节风45g，夏枯草45g，黄药子15g，生牡蛎30g（先煎），浙贝母20g，柴胡15g，赤芍、白芍各15g。6剂，每剂10g/袋，一日4袋，一日分3次。

随访至2017年5月，患者肿瘤未复发。

案例3：段某，女，63岁。2013年8月22日初诊。

发现肺癌，脑转移10日。因右上肢麻木，口角歪斜于2013年8月13日在青岛大学附属医院查CT提示：左肺癌并双肺多发转移，左肺上叶肿物大小30mm×62mm，双肺内可见多发大小不等结节影，纵隔多发略大淋巴结，肝囊肿，右肾囊肿；脑CT检查示：脑实质内多发类圆形短T_1异常强化结节影，边界不清，信号不均，多位于皮髓质交界处，符合脑多发转移。2013年8月20日胸穿刺后行病理检查提示：左肺中分化腺癌。左手发麻，头痛，有时吃饭呕吐，咳嗽，无痰，有糖尿病史。脑部近期做放疗。来人代诊。处方：瓜蒌皮15g，生薏仁120g，冬凌草60g，金荞麦90g，泽泻60g，猪苓60g，陈皮45g，竹茹45g，川芎45g，石菖蒲20g，灵芝30g，延胡索30g，白芷15g，白屈菜30g，罂粟壳15g，全蝎12g，蜈蚣4条，僵蚕15g，胆南星30g，地龙12g，炒白术60g，茯苓60g，马齿苋45g，桑叶20g，防己30g，白花蛇舌草90g，贯众25g，夏枯草45g，紫草30g，卷柏30g，生半夏45g（先煎1小时），郁金45g，鱼腥草30g，杏仁、桃仁各12g，莲子肉30g，铁树叶60g，芦根30g，冬瓜仁15g，甘草15g，黄芪90g，龙葵60g，山豆根30g，炒山药30g，浙贝母20g，鸡内金30g，生麦芽30g，砂仁15g，白豆蔻15g，蛇六谷60g，猪殃殃60g，三颗针60g，芡实60g，九香虫12g，半枝莲45g。每剂煎16袋，每日4～6袋，一日分3次服。蟾宫散3g，一日3次；加味慈桃散3g，一日3次。

2015年4月14日二十七诊。患者一直服中药，未用西药治疗。4月13日青医附院查：左肺上叶纵隔胸膜处不规则边缘分叶状软组织团块，大小约43mm×30mm，较2015年1月8日CT略增大，周围见毛刺及胸膜尾征，肿块可见斑点状钙化密度影，与左肺上叶气管分界不清，双肺多发结节影，部分内见空泡，周围毛刺，较前增多增大，纵隔内见多发淋巴结肿大，较前未见明显变化；肝右叶小囊肿，肝右叶低密度影；脑内见多发类圆形短T_1结节影，边界不清，信号不均，多位于皮髓交界，较2015年1月8日变化不明显。现需人扶方能行走，拿东西费力，小便多，大便2日一行，来人代诊。处方：山茱萸30g，生山药30g，猪苓60g，冬凌草120g，天麻20g，五味子30g，金荞麦180g，枸杞子20g，白花蛇舌草120g，紫草45g，防己45g，卷柏45g，生麦芽60g，鸡内金60g，山豆根60g，半枝莲60g，鼠妇12g，龙葵100g，全蝎15g，生薏苡仁120g，炒白术60g，瓜蒌皮15g，芦根45g，鱼腥草45g，地龙15g，紫菀15g，骨碎补60g，款冬花15g，橘皮20g，竹茹20g，马齿苋50g，玉米须50g，黄连20g，茯苓60g，阿胶20g（烊化），石菖蒲20g，灵芝30g，白芷20g，罂粟壳12g，蜈蚣4条，僵蚕20g，胆南星30g，贯众30g，夏枯草60g，生半夏45g（先煎1小时），郁金45g，桃仁15g，冬瓜仁15g，甘草15g，炒山药30g，浙贝母20g，黄芪90g，益智仁30g。7剂，每剂煎18袋，每袋150ml，一日6袋，分3次服。蟾宫散3g，一日3次；加味慈桃散3g，一日3次。患者实际服药量每日3～4袋。

2016年1月26日三十五诊。患者近日检查CT病灶稳定，述大便2～3日一行，稍稀，小便失禁，时犯迷糊。来电告之。前方：生、炒白术改为炒白术60g。7剂，煎服法同前。

患者服药至2016年10月，患者运动困难，体质消耗，形体消瘦，对中药也有抵触，中药越来越难入口，量越较来越少，最后耗竭死亡。

（二）西医治疗

1.小细胞肺癌的治疗

（1）治疗原则

小细胞肺癌（small cell lung cancer，SCLC）的治疗根据局限期或广泛期而定。

局限期（$T_{1\sim2}N_0M_0$，Ⅰ期）：仅占小细胞肺癌的5%，治疗首选手术。术后病理分期可能与术前相比发生变动，但即便淋巴结阴性仍需辅助化疗，辅助化疗可以使该部分患者的5年生存率由低于5%提高到47%。术后淋巴结阳性者即使手术彻底，仍应化放疗。

超出 $T_{1\sim2}N_0M_0$ 的局限期：定义为 $T_{3\sim4}N_0M_0$，伴多发肺结节灶的 $T_{3\sim4}$ 除外。健康状况是主要的变量：①PS 0～2同步放化疗。②由于肿瘤并发症导致的健康状况不好（PS 3～4）。SCLC对放化疗敏感，故肿瘤并发症导致的PS降低并非化疗的禁忌证，特别是在初治患者。肿块堵塞或压迫气管造成的肺不张、上腔静脉综合征等，化疗±放疗有可能取得很好的疗效。③非肿瘤并发症导致的健康状况不好（PS 3～4），应全面评估，根据具体情况决定能否承受化疗或放疗。例如，卧床是脑血管意外、骨折导致的后期并发症，谨慎治疗是可行的。即使伴有肾衰竭行血液透析者，也可给予标准剂量的2/3进行化疗。

广泛期：无局部症状且健康状况较佳推荐先化疗，化疗后疗效明显者可做局部残存肿瘤的补充放疗。对于有局部症状（骨破坏、脊髓压迫综合征、上腔静脉综合征、肺不张）的广泛期患者，可行同步或序贯放化疗。无症状的脑转移患者先化疗再予全脑放疗，有症状的脑转移患者先全脑放疗后化疗。

复发或进展：需根据患者的健康状况、治疗史包括末次化疗时间选择治疗方案。根据一线治疗反应，可将肿瘤分为3类：①敏感型：一线化疗有效，缓解期大于3个月，可用原来的一线方案继续治疗；②继发耐药型：一线化疗有效，但病情进展在化疗结束后3个月内；③原发耐药型：一线治疗无效。继发耐药和原发耐药均需考虑二线单药或联合化疗。治疗持续的时间应以患者达到最大获益或出现不可耐受的毒副反应为标准。

（2）治疗方法

手术：仅肿瘤分期为 $T_{1\sim2}N_0M_0$ 的患者考虑手术。首选肺叶切除+纵隔淋巴结清扫术，该术式较楔形切除术和段切除术的术后复发比例小。

化疗：对SCLC有效的细胞毒药物主要有：足叶乙苷、顺铂、卡铂、伊立替康、异环磷酰胺、环磷酰胺、长春新碱、蒽环类抗生素、氨柔比星、洛铂、吉西他滨、托泊替康等。在有选择的患者中，可在化疗后预防性使用粒细胞集落因子，以保证足量化疗能够进行。

一线化疗：20世纪70年代，CAV方案是SCLC的一线治疗方案，80年代后EP方案显示出了更高的疗效，两者均是SCLC的一线治疗方案。在美国，EP方案中常用卡铂替代顺铂，以减少呕吐和神经毒性，但增加了骨髓抑制，疗效或不如顺铂。其意义在于，铂类药物的毒性谱不同，给已有潜在器官损害的患者提供了更多的选择空间。

一线化疗的最佳疗程数存在争议，多数指南推荐为4～6个周期[154]。NCCN不推荐对完全缓解（complete，response，CR）或部分缓解（partial response，PR）的患者进行维持治疗。

伊立替康联合铂类也可考虑作为一线化疗方案。

二线化疗：尽管小细胞肺癌初始治疗敏感，但几乎所有的患者都会出现复发或进展，复发患者再化疗后的中位生存期为4～5个月。二线治疗可以是联合也可以是单药方案。拓扑替康、氨柔比星、洛铂等单药有效率为17%～31%，联合化疗的有效率＞50%，可以作为治疗失败时的替代药物。培美曲塞联合卡铂可用于二线治疗。吉西他滨和卡铂（GC）方案对于含有非小细胞肺癌成分的小细胞肺癌可能更为适合。

复发进展化疗仅有PR或稍微有效者，维持治疗的持续时间和每个疗程之间的间隔更不明确，有人认为应尽可能在患者最大获益后巩固2个周期。只要身体可以耐受且化疗获益，化疗周期数不必勉强规定，化疗间隔可为3个月或到有症状时才启动化疗，或视患者意愿而定。

常用的化疗方案如下。

● 氨柔比星：40mg/m²，静脉滴注，d1～3，每3周重复。

● 卡铂+异环磷酰胺+足叶乙苷+长春新碱（VICE）：卡铂，300mg/m²，静脉滴注，d1；异环磷酰胺，5000mg/m²，静脉滴注24h（美司钠保护，IFO剂量的60%，于IFO后0、4、8小时分3次静脉滴注，d1）；足叶乙苷，120mg/m²，静脉滴注，d1～2，240mg/m²，口服，d3；长春新碱，0.5～1.0mg，静脉滴注，d14或d1；每3～4周重复，共6个周期。

● 环磷酰胺+阿霉素+长春新碱（CAV）：环磷酰胺，1000mg/m²，静脉滴注，d1；阿霉素，40mg/m²，静脉滴注，d1；长春新碱，1mg/m²，最大2mg，静脉滴注，d1；每3周重复，共6个周期。

● 环磷酰胺+阿霉素+足叶乙苷（CAE）：环磷酰胺，1000mg/m²，静脉滴注，d1；阿霉素，45mg/m²，静脉滴注，d1；足叶乙苷，100mg/m²，静脉滴注，d1、d3、d5，或150mg/m²，静脉滴注，d1～2；每3～4周重复，共5～6个周期。

● 洛铂：30mg/m²，静脉滴注，d1；每3周重复。

● 托泊替康1.5mg/m²，静脉滴注30分钟，d1～5；每3周重复。或托泊替康，2～3mg/m²，口服，d1～5；每3周重复。

● 托泊替康+卡铂：托泊替康，1.25mg/m²，静脉滴注，d1～3；卡铂，AUC=5，静脉滴注，d3；每3周重复，共6个周期。

● 托泊替康+顺铂：托泊替康，0.75mg/m²，静脉滴注30分钟，d1～5；顺铂，60mg/m²，静脉滴注15～60分钟，d1；每3周重复。或托泊替康，1.7mg/m²，口服，d1～5；顺铂，60mg/m²，静脉滴注，d5，每3周重复。

● 伊立替康100mg/m²，静脉滴注，d1、d8、d15，每4周重复；或伊立替康300mg/m²，静脉滴注，d1；每3周重复。

● 伊立替康+顺铂（IP）：伊立替康，60mg/m²，静脉滴注，d1、d8、d15；顺铂，60mg/m²，静脉滴注，d1；每4周重复；或伊立替康，65mg/m²，静脉滴注，d1、d8；顺铂，30mg/m²，静脉滴注，d1、d8；每3周重复。

● 伊立替康+卡铂（IC）：伊立替康，175mg/m²，静脉滴注，d1；卡铂，AUC=4，静脉滴注，d1；每3周重复，共4个周期。

● 紫杉醇250mg/m²，静脉滴注24小时，d1、d8、d15。或紫杉醇，175mg/m²，静脉滴注3小时，d1；每3周重复。

● 紫杉醇+卡铂（TC）：紫杉醇，175mg/m²，静脉滴注3小时，d1；卡铂，AUC=7，静脉滴注3小时，d1；每3周重复，共5个周期。

● 足叶乙苷+卡铂（EC/CE）：足叶乙苷，100mg/m²，静脉滴注，d1～3；卡铂，450mg/m²，静脉滴注，d1；每4周重复，共6个周期。

● 足叶乙苷+顺铂（EP/PE）：足叶乙苷，80mg/m²，静脉滴注1小时，d1～3；顺铂，80mg/m²，静脉滴注1小时，d1，每3周重复，共6个周期。或顺铂，80mg/m²，静脉滴注1小时，d1；足叶乙苷，120mg/m²，静脉滴注1小时，d1；每3周重复。或顺铂，80mg/m²，静脉滴注1小时，d1；足叶乙苷，120mg/m²，静脉滴注1小时，d1～3；每3周重复，共4个周期。

● 足叶乙苷+异环磷酰胺+顺铂（VIP）：足叶乙苷，75mg/m²，静脉滴注，d1～4；异环磷酰胺，1200mg/m²[美司钠（IFO剂量的60%）于IFO后0、4、8小时分3次静脉滴注，d1]；顺铂，20mg/m²，静脉滴注，d1～4；每3周重复，共4个周期。

注：卡铂剂量（mg）=AUC[mg/（ml·min）]×[内生肌酐清除率（ml/min）+25]。内生肌酐清除率计算：男性内生肌酐清除率=[（140-年龄）×体重（kg）]/[0.818×血肌酐（μmol/l）]或=（140-年龄）×体重（kg）/72×血肌酐（mg/dl）；女性按男性内生肌酐清除率公式计算结果×0.85。

【放疗】

原发灶：有研究表明，同步放化疗比单纯化疗可以提高局限期患者的生存期。放疗最佳的启动时间，目前认为越早越好。

放疗的最佳总剂量、分割剂量、分割方式还没有明确的标准。NCCN推荐在局限期患者中，放疗与化疗同步进行时，尽可能地选用三维适型放疗。放射剂量：总剂量45Gy，超分割（每次1.5Gy，每日2次）；或总剂量60～70Gy/30～35次/6～7周（每次1.8～2Gy，qd）。不推荐放疗期间常规使用粒细胞集落刺激因子。

预防性脑照射（prophylactic cranial irradiation，PCI）：脑转移在小细胞肺癌十分常见，初诊患者中有10%发生，50%以上的患者在病程中出现。NCCN明确推荐无论为局限期还是广泛期，在治疗后达到完全缓解或部分缓解且PS为0～2分的患者，在与患者充分讨论并得到知情同意后，即可开始PCI治疗。前者的剂量多为25Gy，后者为20Gy。有多种合并症，PS评分差（3～4分）或认知功能受损的患者不应使用PCI。

姑息放疗：有症状的转移癌，可行姑息性放疗。

2.非小细胞肺癌的治疗

（1）治疗原则

手术仍是治愈肺癌的唯一手段，放疗、化疗及新靶点药物治疗是不能手术或术后辅助治疗的重要补充。

0期及隐匿性肺癌：0期肺癌指$TisN_0M_0$，隐匿性肺癌则指痰、支气管冲洗液找到癌细胞但影像学或气管镜没有可见肿瘤。它们的处理原则是：①观察，每3个月复查1次支气管镜，如有异常再予相应处理；②支气管内肿瘤消融术或手术切除，或近距离放疗，或光动力学治疗。

I A期（$T_{1ab}N_0$）：有手术条件者首选根治手术，术后观察，不建议辅助化疗。

I B期（$T_{2a}N_0$）、II A期（$T_{2b}N_0$）：有手术条件者首选根治手术，镜下无残留（R0）切除者仅在有病理不良因素时推荐化疗，不良因素包括低分化癌（包括神经内分泌瘤）、脉管侵犯、楔形切除术、肿瘤＞4cm、脏层胸膜受累和N_x。

II A期（$T_{1ab～2a}N_1$）、II B期（$T_3N_0；T_{2b}N_1$）：有手术条件者首选根治手术，术后应行以顺铂为主的辅助化疗。辅助放疗多数研究认为其不能提高生存率，但有持相反意见者。

III A期（$T_{1～3}$，N_2）：很多专家提出对于只有一站纵隔淋巴结转移且直径＜3cm者，手术能使患者获益；多站纵隔淋巴结转移或直径＞3cm、T_3（侵犯胸壁等）N_2的患者手术价值不大，建议行诱导化疗或诱导同步放化疗后评价再行手术治疗。

III A期$T_{3～4}$（位于胸壁、接近气道或纵隔受侵犯）N_1：首选外科切除。如切缘阴性，则仅接受化疗。切缘阳性，同步放化疗后序贯化疗或再次手术切除加化疗。其他治疗包括术前化疗或术前同步化放疗。

III B期（$T_{1～3}N_3；T_4N_{2～3}$）：均无法进行手术切除，推荐同步放化疗后序贯化疗。

IV期，M_{1a}（对侧肺出现1个或多个分散的转移灶）：如皆可切除，建议按双原发肺肿瘤治疗，即使两者的组织学类型相似。有研究显示，若术前评估两结节的占位均为I或II期，则术后5年生存率可高达70.3%。对侧肺出现多个分散的结节，则按复发或转移给予治疗[5]。

IV期，M_{1a}（癌性胸腔或心包积液）：无论胸腔积液是良性或恶性，不能手术者占95%。恶性胸腔积液或心包积液者的传统疗法是穿刺置管引流，在尽量引流的基础之上给予浆膜腔内注射细胞毒药物、微生物制剂、细胞因子、中药制剂、激素等。滑石粉作为胸膜固定术的硬化剂，其疗效早已被肯定，常见的不良反应为发热和胸痛。肿瘤阻塞气管、胸腔内巨大肿块、积液包裹分隔，滑石粉不可能有效；明显气胸、气管向恶性胸腔积液一侧偏移、脏胸膜明显增厚者，效果不佳[155]。KPS评分低或积液出现到胸膜固定术的时间延迟是不利预后因素。

TKIs治疗癌性胸腔积液或心包积液可能有明显效果,尤其是在TKIs的优势人群。有效者胸腔积液或心包积液有可能完全消除并且较少有胸膜肥厚,许多患者此后不再需要其他的针对积液的治疗。

Ⅳ期,M_{1b}:45%的肺癌在初诊时即为晚期,除了极少数患者(脑或肾上腺单发转移灶且肺部原发病灶局限)尚有根治可能,绝大多数只能给予化疗和(或)新靶点药物治疗以及姑息放疗,治疗更多地要根据身体状况和预期生存寿命而定。

EGFR基因野生型或突变状况未知的、PS0~1分,尽早开始含铂两药的化疗,4个周期的化疗均无效应停止化疗。不适合铂类治疗者,可考虑非铂类两药联合化疗。PS2分可单药化疗。有EGFR基因突变者,可一线使用TKIs,加入化疗是否提高疗效有不同见解。

贝伐珠单抗或西妥昔单抗+顺铂为主的两药化疗,均可持续使用直至疾病进展。一线化疗失败者,多西紫杉醇、培美曲塞以及新靶点药物可酌情作为二线治疗。

对分期可手术的患者,如切缘阳性可选择再次手术或放疗,但多数情况下患者难以接受再次手术。分期可手术的患者由于内科原因不能手术或不愿手术的可采取放疗±化疗,前者主要是:①有严重的内科合并症,多为心肺方面的,可能造成围术期的高风险;②高龄预期生存寿命有限者。

不经EGFR基因检测的患者使用TKIs,国人完全缓解占4.3%,部分缓解占39.1%,稳定占27%[156],即近半数的患者有客观疗效,近70%的人获益,应用于女性、腺癌患者(女性肺癌绝大多数是腺癌)、不吸烟者等TKIs的优势人群有效率更高。这时依据优势人群的特点谨慎给予TKIs应该可以接受。在无EGFR基因检测的背景下,可以试用1个月TKIs,超过此时间再有效的可能性很小。

(2)治疗方法

手术:手术适应证如下。①Ⅰ、Ⅱ期和部分Ⅲa期($T_3N_{1\sim2}M_0$,$T_{1\sim2}N_2M_0$,$T_4N_{0\sim1}M_0$可完全性切除);②部分N_2期;③部分Ⅳ期,主要是单发脑或肾上腺转移。临床高度怀疑肺癌的肺内结节,经各种检查无法定性诊断,可考虑手术探查。

手术禁忌证:①隆突部位以及两侧主支气管广泛肿瘤侵犯。②右上肺叶癌侵犯气管范围较长,不能实施隆突全肺切除术。③部分N_2(如隆突下淋巴结阳性)或N_3患者。④胸膜转移结节或恶性浆膜腔积液。⑤心肺功能不佳的患者。传统的开胸手术对肺功能的要求如下:最大通气量≥70%,FEV_1/FEV≥50%,PaO_2≥80mmHg,$PaCO_2$≤40mmHg。心功能正常,无明显的心律失常。⑥有严重的帕金森病、老年痴呆、卒中后遗症等中枢神经系统疾病。⑦各种原因导致的肝肾衰竭,高血压且药物控制不佳者。⑧各种原因导致无法平卧不能配合手术体位的患者,如脊柱严重畸形等。⑨除肿瘤以外其他原因致预期寿命较短者,因宗教信仰等原因拒绝手术者。

常用的术式包括:①肺叶切除术;②袖状切除术;③全肺切除术;④肺段或楔形切除术。公认的手术方式为肺叶切除术加纵隔淋巴结清扫。

胸腔镜手术创伤小、出血少、恢复快,适合于直径<5cm、周围型肺癌、无纵隔淋巴结肿大、胸膜无粘连、肺叶发育较好的肿瘤。

射频消融(radiofrequency ablation,RFA)可以作为拒绝手术或因内科原因不能耐受手术的淋巴结阴性患者的治疗选择,最适合进行RFA的患者为直径<3cm的外周孤立病灶。RFA尚可用于既往照射过的肿瘤复发。

化疗:含顺铂化疗方案使患者中位生存期延长6~12周,1年生存率提高了10%~15%。顺铂或卡铂可与下列任一药物联合:紫杉醇、多西紫杉醇、吉西他滨、长春瑞滨、伊立替康、依托泊苷、长春花碱、培美曲塞。含铂联合方案具有相似的客观缓解率(25%~

35%）和生存率。紫杉醇或多西紫杉醇+卡铂每周方案与每3周方案间无差异。对于铂类有禁忌的患者可考虑其他替代药物，但疗效可能低于不含铂的方案。在铂类药物中，顺铂较卡铂疗效略高（30% vs 24%），OS上无差异，顺铂的血液学毒性低于卡铂，非血液学毒性高于卡铂。一线化疗通常每2周期评价一次疗效，疾病进展改用二线治疗，疾病稳定、部分缓解、完全缓解者原方案继续进行，共4～6个周期。4～6个周期化疗之后疾病缓解或稳定的患者，继续原药或换药治疗称为维持化疗。原先认为，此后更多的维持化疗不能延长患者生存且有更多毒性，但培美曲塞在肺腺癌的研究结果部分地改变了这种看法：非鳞癌一线含铂方案化疗后培美曲塞维持较停药观察有更好的结果，无进展生存期（PFS）分别为4.4个月、1.8个月，OS分别为15.5个月、10.3个月。卡铂+吉西他滨4个疗程后使用多西他赛维持化疗虽未提高OS（12.5个月），但提高了PFS。

除化疗之外，可选的维持治疗药物还有TKIs、贝伐珠单抗、西妥昔单抗，它们可以酌情在化疗前或化疗后使用。

化疗方案：常用的化疗方案如下：

● 长春瑞滨+顺铂（NP）1：长春瑞滨，30～40mg/m²，静脉滴注，d1、d8、d15、d22；顺铂，100mg/m²，静脉滴注，d1。每4周重复。

● 长春瑞滨+顺铂（NP）2：长春瑞滨，25mg/m²，静脉滴注，每周一次×16；顺铂，50mg/m²，静脉滴注，d1、d8。每4周重复。

● 长春瑞滨+顺铂（NP）3：长春瑞滨，25mg/m²（最大50mg），静脉滴注6～10分钟，d1；60mg/m²（最大120mg），口服，d8、d15、d22；顺铂，100mg/m²，静脉滴注，d1。每4周重复。

● 长春瑞滨+异环磷酰胺+顺铂NIP（VIP）：长春瑞滨，25mg/m²，静脉注射，d1、d5或d1、d8；异环磷酰胺，3000mg/m²，静脉滴注2小时，d1（美司钠保护，IFO剂量的60%，于IFO后0、4、8小时分3次静脉滴注，d1）；顺铂，80mg/m²，静脉滴注1小时，d1。每3周重复。

● 多西他赛1：多西他赛，75mg/m²，静脉滴注1小时，d1；顺铂，75mg/m²，静脉滴注1小时，d1。每3周重复。

● 多西他赛2：33.3～36mg/m²，静脉滴注30～60分钟，每周1次。连续3周，休息1周，或连续重复6周，休息2周。

● 多西他赛+卡铂（TCb）：多西他赛，75mg/m²，静脉滴注1小时，d1（多西他赛预处理：地塞米松8mg，口服，每日2次或4.5mg[157]，口服，qd，d1～3；西咪替丁0.2g，静脉滴注，d1；苯海拉明50mg，口服，每日1次，d1）；卡铂，AUC=6，静脉滴注，d1。每3周重复。

● 多西他赛+顺铂（TP）：多西他赛，75mg/m²，静脉滴注1小时，d1（多西他赛预处理同上）；顺铂，75mg/m²，静脉滴注1小时，d1。每3周重复。

● 吉西他滨+长春瑞滨：吉西他滨，900～1000mg/m²，静脉滴注30分钟，d1、d8、d15；长春瑞滨，25mg/m²，静脉滴注10分钟，d1、d8、d15。每4周重复，共6周期。

● 吉西他滨+卡铂（GCb）：吉西他滨，1000mg/m²或1250mg/m²，静脉滴注30～60分钟，d1、d8；卡铂，AUC=5，静脉滴注30～60分钟，d1。每3周重复。

● 吉西他滨+顺铂（GP）：吉西他滨，1250mg/m²，静脉滴注30～60分钟，d1、d8；顺铂，75～80mg/m²，静脉滴注，d1。每3周重复。

● 吉西他滨+异环磷酰胺+长春瑞滨（GIN）：吉西他滨，1000mg/m²，静脉滴注2小时，d1；800mg/m²，d4；异环磷酰胺，3000mg/m²，静脉滴注2小时，d1（美司钠保护，IFO剂量的60%，于IFO后0、4、8小时分3次静脉滴注，d1）；长春瑞滨，25mg/m²，静脉注射，d1；20mg/m²，静脉注射，d3。每3周重复。

- 洛铂：洛铂，50mg/m²，静脉滴注，d1。每3周重复。
- 洛铂+长春瑞滨[158]：洛铂，30mg/m²，静脉滴注，d1；长春瑞滨，25mg/m²，静脉注射，d1、d8；每3周重复。
- 米托恩醌+异环磷酰胺（MIC）：米托恩醌，6mg/m²，静脉注射，d1；异环磷酰胺，3000mg/m²，静脉滴注3小时，d1（美司钠保护，IFO剂量的60%，于IFO后0、4、8小时分3次静脉滴注，d1）；顺铂，50mg/m²，静脉滴注1小时，d1。每3～4周重复，最多3～4周期。
- 奈达铂+紫杉醇：奈达铂，80mg/m²，静脉滴注，d1；紫杉醇，90mg/m²，静脉滴注，d1、d8、d15。每4周重复。
- 培美曲塞：培美曲塞，500mg/m²，静脉滴注10分钟，d1（预处理：叶酸，350～1000μg，口服，每日1次，培美曲塞前1周开始并贯穿全疗程；维生素B₁₂，1000μg，肌内注射，培美曲塞前1周开始并9周一次贯穿全疗程）。每3周重复。
- 培美曲塞+顺铂：培美曲塞，500mg/m²，静脉滴注，d1（培美曲塞预处理同上）；顺铂，75mg/m²，静脉滴注，d1。每3周重复。
- 伊立替康+顺铂（IP）1：伊立替康，80mg/m²，静脉滴注60分钟，d1、d8；顺铂，60mg/m²，静脉滴注30分钟，d1。每3周或4周重复。
- 伊立替康+顺铂（IP）2：伊立替康60mg/m²，静脉滴注60分钟，d1、d8、d15；顺铂80mg/m²，静脉滴注30分钟，d1。每3周或4周重复。
- 紫杉醇+吉西他滨：紫杉醇，100mg/m²，静脉滴注＞1小时，d1、d8；吉西他滨，1000mg/m²，静脉滴注＞30分钟，d1、d8。每3周重复。
- 紫杉醇+卡铂（TCb）1：紫杉醇，200～225mg/m²，静脉滴注3小时，d1；卡铂，AUC=6，静脉滴注30～60分钟，d1。每3周重复。
- 紫杉醇+卡铂（TCb）2：紫杉醇，75mg/m²，静脉滴注，qw×12次；卡铂，AUC=6，静脉滴注30～60分钟，d1。每3周重复，共4个周期。
- 紫杉醇+卡铂+贝伐珠单抗：紫杉醇，200mg/m²，静脉滴注3小时，d1；卡铂，AUC=6，静脉滴注15～30分钟，d1；贝伐珠单抗，15mg/kg，静脉滴注90分钟，d1。每3周重复，共6个周期。
- 紫杉醇+顺铂（TP）：紫杉醇，135mg/m²，静脉滴注24小时，d1；顺铂，75mg/m²，静脉滴注1小时，d2。每3周重复。

【放疗】

放疗可作为可手术切除肿瘤的辅助治疗，不可切除肿瘤的重要局部治疗，不可治愈者的重要姑息治疗。

根治性放疗：因内科疾病不能手术或拒绝手术的局限期肿瘤，放疗是其首选疗法，5年生存率为5%～42%。单纯放疗剂量60～74Gy/30～37f/6～7.5w，同步放化疗放疗剂量60～70Gy/30～35f/6～7w。立体定向放疗（stereotactic body radiation therapy，SBRT）与三维适形放疗相比能提高5年生存率。不可手术的直径＜5cm、淋巴结阴性的周围型病灶，或有限肺转移的患者可考虑接受SBRT。有下列情况者，一般不做根治性放疗：①两肺或全身广泛转移；②胸膜广泛转移，有癌性浆膜腔积液；③癌性空洞或肿瘤巨大；④严重肺气肿；⑤心包或心肌有肿瘤侵犯；⑥伴有感染，抗炎治疗不能控制；⑦肝、肾功能严重受损。

术前放疗：推荐剂量为45～50Gy，每次分割剂量为1.8～2.0Gy，过高的剂量会使手术难以进行。如果患者无手术可能，按照根治性放疗处理。

术后放疗：已接受手术者，如果切缘阴性而纵隔淋巴结阳性（pN₂），除辅助化疗外，建议加用术后放疗。对于切缘阳性的pN₂肿瘤，放射野包括支气管残端以及高危引流淋巴区。如果患者身体许可，术后同步放化疗，且放疗应当尽早开始，否则局部复发率和远处转移率均会增加。术后放疗剂量主要依据切缘而定，R0、R1和R2切除后放疗剂量分别为50～54Gy、54～60Gy和60～70Gy，每次分割剂量为1.8～2.0Gy。

姑息性放疗：有广泛转移的Ⅳ期肺癌患者，部分患者可以接受原发灶和转移灶的放疗以达到姑息减症的目的。预防性脑照射一般不推荐。

【新靶点药物治疗】

目前，用于肺癌治疗的新靶点药物可以分类为：①TKIs；②EML4-ALK融合基因抑制剂；③单克隆抗体；④血管内皮生长因子受体酪氨酸激酶抑制剂（vascular endothelial growth factor receptor-tyrosine kinase inhibtor，VEGFR-TKIs）；⑤多激酶抑制剂。预期还会有新的药物进入临床。

1.常用的TKIs

吉非替尼：ISEL研究发现，亚裔人种、不吸烟、腺癌患者的疗效和中位生存期有明显优势，因此NCCN中国版认可吉非替尼[159]。一项长期研究报道，250mg/d和500mg/d在疗效上无明显差异。

厄洛替尼：BR.21研究入组731例未检测EGFR基因突变的ⅢB或Ⅳ期化疗失败的肺癌患者，厄洛替尼和安慰剂组的有效率分别为8.9%和不足1%，中位缓解时间分别为7.9和3.7个月，OS为6.7和4.7个月，1年生存率分别为31%和22%。有5%的患者因毒性反应停用厄洛替尼。亚组分析表明，女性、腺癌、不吸烟者疗效更好。厄洛替尼的常用剂量为150mg/d，如患者存在严重不良反应可以将剂量减低至100mg/d。有报道显示，50～75mg/d仍然可以使病灶保持稳定。

埃克替尼：Ⅰ/Ⅱa期临床研究结果显示，其效果与吉非替尼疗效相当，但安全性更优。常用剂量为一次50mg，每日3次。

阿法替尼（afatinib）：系苯胺奎那唑啉化合物，是EGFR和HER2酪氨酸激酶的不可逆抑制剂。有EGFR基因突变者用阿法替尼首治，61%有客观疗效。常用剂量为40mg/d。最常见的不良反应是疲劳、腹泻、厌食、口腔炎、皮疹、神经炎、无症状的QT间期延长和蛋白尿。

2.EML4-ALK融合基因抑制剂

克唑替尼（crizotinib）：是其代表药物，对于EML4-ALK突变的晚期肺癌有较好的效果，文献中报道的ALK阳性患者的客观缓解率在55%～65%，客观反应开始出现在治疗8周以内，疗效明显优于化疗。常用剂量为250mg，每日2次。不良反应多为一过性视觉障碍、胃肠道反应、窦性心动过缓、转氨酶异常、治疗相关性肺炎，大多为Ⅰ～Ⅱ级，如不良反应严重可减少为250mg，每日1次。

3.单克隆抗体

西妥昔单抗：经免疫组织化学证实的EGFR阳性的肿瘤患者，西妥昔单抗可联合化疗用于一线治疗。NCCN推荐4～6个周期的含铂两药联合＋西妥昔单抗治疗之后，可以使用西妥昔单抗作为维持治疗[5]。

贝伐珠单抗：贝伐珠单抗的使用指征为PS 0～1分、非鳞癌、无咯血病史。贝伐珠单抗的用法为15mg/kg，每3周1次，与化疗合用。有效者可维持治疗至疾病进展。

4.重组人血管内皮抑制素

恩度（重组人血管内皮抑制素注射液）：通过抑制形成血管的内皮细胞的迁移而阻止肿瘤新生血管的生成，阻断肿瘤细胞供应，达到抑制肿瘤增殖或转移的目的。恩度同样需要与化疗联合[160]。

5.多激酶抑制剂

索拉非尼和舒尼替尼治疗晚期肺癌的研究少且规模小，有客观缓解的患者数量不多，但有个案报道舒尼替尼治疗半年病灶仍然处于部分缓解状态，相关症状完全消失。

（三）中西医结合治疗

1.配合手术

手术治疗是早期肺癌的主要治疗手段，然而手术耗气伤血，损伤机体正气，术前中药扶正，可减少手术并发症，如四君子汤、八珍汤、十全大补汤等补益气血之方。术前亦可用中药抗癌治疗，目的在于控制癌症发展，如鸦胆子油乳、苦参注射液等[161]。

术后中草药治疗，有利于术后的康复，尽快为及时放疗和化疗创造条件，可防止转移、延长生存时间、增加机体抵抗力、改善生存质量等。手术耗气伤血，术后多表现为气血双亏，可选用八珍汤益气生血；术后脾胃衰弱，应注重调理脾胃，可配合香砂六君子汤，使机体尽快恢复[162]。

2.配合化疗

（1）**防护消化道损伤**

化疗药可引起消化道反应如恶心、呕吐、腹痛腹泻、便秘等。

● 小半夏加茯苓汤[163]：法半夏20g，生姜30g，茯苓15g。治疗中晚期肺癌化疗所致呕吐有较好疗效，与甲氧氯普胺有协同作用，疗效优于单纯应用甲氧氯普胺者。

● 加味四君子汤：党参、白术、茯苓、炙甘草、薏苡仁、山楂、麦芽、谷芽。张爱琴等[164]以之治疗肺癌化疗后胃肠道不良反应，使恶心、呕吐及胃纳差、便秘等症状明显缓解。

● 六君子汤：能减轻非小细胞肺癌患者化疗的不良反应[165]。

● 理中汤：杨剑东[166]认为，化疗后恶心、呕吐反应常见脾胃虚寒证候，故用理中汤加味治疗此类证候，收到了显著的疗效。

● 加味麦门冬汤：麦冬、姜半夏、人参、大枣、炙甘草、石斛、薏苡仁、茯苓、麦芽。冯天保等[167]运用加味麦门冬汤为基本方随症加减，有效率为92.11%。

● 参苓白术散：荣世舫等[168]采用参苓白术散加减（山药、党参、茯苓、薏苡仁、白术、白扁豆、莲子、砂仁、桔梗、甘草）治疗。中药治疗组有效率明显高于昂丹司琼治疗的对照组。卢义等[169]对30例小细胞肺癌行EP方案化疗患者配合口服参苓白术散治疗1个疗程，结果胃肠道反应明显减轻。

针灸：

● 谢洁芸[170]治疗组取双侧内关、足三里、三阴交行针刺，针刺治疗期间恶心、呕吐积分少于对照组。高雍康[171]取足三里、内关、公孙、太冲、中脘以及三阴交行针刺治疗，治疗有效率较高。

● 肖静等[172,173]运用吴茱萸加生姜泥敷贴中脘、双侧足三里和内关穴，能有效地缓解TP方案所带来的恶心、呕吐反应。

（2）**保护骨髓**

● 化疗引起的骨髓抑制，陈锐深[160]常用补中益气汤配合补肾固本、填精生髓中药，如黄芪、何首乌、枸杞子、女贞子、山茱萸、鸡血藤、龟甲等，具有显著增加化疗疗效和减少化疗毒副反应的作用。刘嘉湘[19]治疗化疗后骨髓抑制、血象偏低选用石韦、红枣、当归、鸡血藤、花生衣等。当化疗后期出现神疲蜷卧、头晕耳鸣、腰膝酸软、短气懒言、畏寒汗出同时伴有白细胞下降、贫血、血小板降低时，刘伟胜[23]责之于化疗损伤导致脾肾不足、气血亏虚，治宜健脾补肾、填精生髓，药用党参、北芪、鸡血藤、阿胶、熟地黄、当归、女贞子、菟丝子、肉桂等，并另炖生血方（红参5g，鹿茸3g，西洋参5g），同时配合静脉滴注参附注射液。对于放化疗后血象下降，周维顺[21]加阿胶珠、葫芦巴、女贞子、熟地黄、制何首乌、白芍、当归、菟丝子、黄芪、太子参；放疗后胸胁隐痛，口干舌燥，用知母、天花粉、鲜芦根、生地黄、石斛。

- 健脾益肾方[174]：白参、黄芪、茯苓、白术、陈皮、法夏、砂仁、赤芍、女贞子、菟丝子、墨旱莲、补骨脂、杜仲、淫羊藿、枸杞子、黄精、山楂、鸡内金、甘草。

- 养正升白汤[36]：黄芪30g，生晒参12g，珠子参30g，当归12g，黄精20g，女贞子15g，鸡血藤20g，黑故脂10g，大枣15g，阿胶15g等组成，有较好的升白细胞作用，用于肺癌放、化疗后体质虚弱、气血虚损、白细胞及血小板减少等证。

- 化疗减毒汤[175]：红参30g，黄芪60g，白术10g，当归20g，阿胶5g，鹿角胶5g，龟甲胶5g，陈皮10g，生甘草10g。在化疗开始之前1周服用化疗减毒汤，直至化疗后3周。

- 益气养阴生血方[176]：红参、当归、熟地黄、鹿角胶、龟甲胶、阿胶、陈皮、砂仁、鸡血藤、龙眼肉、黄精、炙甘草、枸杞子、红枣。对化疗后白细胞减少症有预防作用，并可升高白细胞数量，使恢复时间缩短，气虚乏力等临床症状明显改善。

- 放疗、化疗后患者机体免疫力明显下降，辨证选用益气培元扶正的中草药方如八珍汤、十全大补汤[161]。加味龟鹿二仙胶能提高非小细胞肺癌患者的免疫监视功能[177]。归脾汤合六味地黄丸能减轻化疗骨髓抑制[178]。中药地榆升白片[179]强力生白片[180]以及复方阿胶浆[181]等有拮抗骨髓抑制、促进造血功能恢复的作用。

- 针灸：王晓[182]用艾条温和悬灸法治疗化疗所致的白细胞减少30例，总有效率为80%。

3.放疗损伤的防护

（1）整体防护

- 专家经验：刘伟胜[23]认为放疗早期为热毒伤阴，治宜清热解毒、化痰止咳、益气养阴；药用金银花、蒲公英、鱼腥草、苇茎、冬瓜仁、桃仁、桑白皮、黄芩、浙贝母、半枝莲、白花蛇舌草、太子参、麦冬、五味子等。放疗后期肺胃津亏、气阴两伤的症状，治宜滋养肺胃、益气养阴、润燥生津。药用沙参、玉竹、芦根、麦冬、天冬、扁豆、桑叶、天花粉、玄参、山药、生地黄、太子参等。他还自拟放疗方（绿豆、臭草、粳米、鲜鱼腥草各50g。同煎，放疗前开始服用，放疗过程中1剂/日，分2次服用）在放疗前应用，以预防放疗不良反应的产生。陈锐深[162]发现放疗患者多表现为热毒伤阴，中药多以清热解毒，益气养阴之品为主，常用药物有西洋参、太子参、麦冬、天冬、沙参、玄参、生地黄等，尤其是放疗引起的皮肤损伤，常用矾冰液、芦荟汁外敷，起到清热解毒、收效生肌的作用。周维顺[21]认为放疗为"热毒"，易伤津耗液，致肺、胃、肝、肾阴虚亏损不足，早期宜养阴清热，太子参、北沙参（或西洋参）加天冬、麦冬、生地黄、山茱萸、生玉竹、石斛、仙鹤草、白花蛇舌草、野荞麦根等益气养阴、清热解毒；后期宜加强滋补肝肾。

- 益气养阴清肺汤[183]：黄芪30g，太子参18g，五味子9g，麦门冬15g，桑白皮12g，杏仁12g，半夏10g，瓜蒌皮12g，郁金15g，枇杷叶10g，陈皮9g，白花蛇舌草15g。在放疗的基础上，即从放疗开始口服益气养阴清肺汤。1剂/日，水煎至200ml，早晚分服。

- 中成药：有复方苦参注射液、威麦宁等。如复方苦参注射液联合放疗，放射性肺炎、食管炎及骨髓抑制发生率明显低[184]。现代药理研究亦证实，一些中草药的提取物，如粉防己碱[185]、去甲斑蝥素[186]在肺癌的放射治疗中有明显的增敏作用。

（2）放射性肺炎

放射性肺炎是肺癌放射治疗后的常见不良反应，目前现代医学对此病尚无良效。黄金昶处方：金银花20g，紫菀12g，款冬花12g，虎杖15g，桔梗15g，瓜蒌12g，败酱草20g，鱼腥草20g，百部10g，杏仁10g，桑皮12g，芦根12g，白茅根10g，桃仁10g，冬瓜仁10g，薏米12g，黄精10g，白及10g，海蛤粉15g，甘草6g，知母15g，黄柏12g，女贞子10g。治疗顽固性放射性肺炎，效果明显[38]。陈丽等认为，放射性肺炎可辨证选用益气养阴和滋阴养血的中药，如沙参麦冬汤、百合固金汤以及验方益肺补肾汤[187]加减化裁。临床可选用中成药如活血化瘀的中成药金水宝胶囊、百令胶囊、川红注射液、艾迪注射液、鸦胆子油乳等。

（3）放射性皮炎

放射性皮炎可以选择采用清热解毒、凉血散瘀的中成药如湿润烧伤膏[188]外敷、倍连膏合珍珠散[189]、复方硼紫药膜[190]，可加快创面愈合，防止感染，减少激素用量。李佩文以外用法治之，有一定疗效，简介如下：中药配方颗粒（黄芪、紫草、炉甘石等足量）。用天平分别称取上述单味中药配方颗粒等各20g，置入2L清洁容器中，兑入1.5L植物油，充分搅拌并静置1周。应用时清洁放射性皮炎局部皮肤，用灭菌棉签蘸取上述溃疡油少许，均匀外敷于患处，外盖无菌纱布，每次1个小时，每日换药3次，1周为1个疗程[136]。

（4）放射性唾液腺损伤

对于放疗期口干咽燥的患者，赵红艳等[191]予自制的生津润燥合剂（生地黄、百合、竹叶、玄参、白茅根、茯苓、茯神、赤芍、牡蛎、远志、甘草）生津润燥，育阴清热，能明显减轻放射性唾液腺损伤，改善临床症状。

4.减轻靶向治疗的不良反应

随着分子生物学的发展，靶向药物如选择性表皮生长因子受体酪氨酸激酶抑制剂在非小细胞肺癌治疗中的地位越来越重要。但分子靶向药物存在着一定的毒性，如手足皲裂、皮疹、腹泻等，其发生率超过20%，给患者带来一定的影响。

（1）皮疹

治疗非小细胞肺癌的靶向药物，如吉非替尼、厄洛替尼等都会引起面部皮疹，有些患者的皮疹非常严重，且长在面部影响美观。陈锐深[162]采用用苦参、白鲜皮、半边莲、防风各30g，薄荷10g，煎水外洗。具有祛风止痒功效，能明显改善皮肤不良反应。黄金昶[38]选用土茯苓、连翘、金银花、苦参、夏枯草、牡丹皮等药，清热凉血，解毒散结。水煎，用纱布蘸药，敷在皮疹处，每日可多次。王菊勇[192]以白鲜皮、牡丹皮、地骨皮止靶向药物之痒。根据临床表现，若疹色鲜红，疹痒热痛，口腔糜烂，可加白蒺藜、牡丹皮祛风凉血解毒；若皮肤瘙痒明显，可取荆芥、防风、浮萍、蝉蜕疏风透表止痒；浮肿甚，可加冬瓜皮、茯苓皮行气消肿；如见苔黄腻，兼有湿热之象，可加用黄芩、黄连、茯苓等清热化湿。

（2）腹泻

陈锐深[162]认为，患者出现腹泻，多为肝郁脾虚湿阻，应用痛泻要方（白术、白芍、陈皮、防风、木棉花、砂仁、白头翁、芒果核等）加减治疗临床常取得较好疗效。庞德湘[193]治疗腹泻，以益气健脾止泻，方以参苓白术散加减，患者腹泻症状得以缓解。

（3）手足皲裂

黄金昶选用紫草15g，生地黄30g，玄参20g，白及10g，百合20g，桑叶10g，每日一剂，水煎外洗患处治疗靶向药物引起的手足皲裂，疗效显著[38]。

（4）水肿

常晓慧等[194]将接受伊马替尼治疗的药物性水肿患者用六味地黄丸治疗2个月后明显改善伊马替尼导致的药物性水肿症状。

（5）手足综合征

常忠莲等[195]采用加味补阳还五汤防治手足综合征。匡卫华[196]采用湿润烧伤膏，防治手足综合征。

（6）肝功损伤

分子靶向药物引起的肝功能损害多表现为无症状的转氨酶升高。庞德湘临证常以逍遥散加减，通调气机以利于排毒；肝络失养者，一贯煎加减；肝肾阴虚明显，可用六味地黄汤加减。加用垂盆草、平地木、茵陈清热利湿，降低转氨酶[193]。

五、预后及随访

（一）预后

肺癌患者的预后大致受三类因素影响。

1.肿瘤相关因素：包括肿瘤分期、胸内淋巴结转移数目、病理类型、分化程度、分子生物学指标以及肿瘤标志物等。肿瘤分期无疑是影响预后最主要的因素，Ⅰ、Ⅱ、Ⅲ、Ⅳ期的5年生存率分别为58%～73%、36%～46%、9%～24%和13%。原发灶≤4cm预后优于原发灶＞4cm。胸内淋巴结转移数目也是独立预后因素，有文献报道N_2单个淋巴结转移生存期好于N_2多个淋巴结阳性。就病理类型而言，早期鳞癌患者的远期预后优于非鳞癌患者。有研究显示，K-ras基因突变型患者的生存期短于K-ras基因野生型患者，而ERCCI、RRM1高水平表达预示生存期更长。

2.个体相关因素：包括患者的性别、年龄、健康状态等。有报道女性肺癌患者的生存优于男性，并且是独立的预后因素。由于女性肺癌患者对TKIs反应优于男性，性别有可能成为晚期肺癌的预后因素。健康状况是重要的预后指标，PS＞2分者许多抗肿瘤治疗无法进行，预后较差应在预料之中。肿瘤相关的体重减轻＞10%，也提示预后不良。

3.治疗相关因素，包括手术切除的范围和术后辅助治疗等。对于行根治术的患者，手术范围（肺叶切除、双叶切除或一侧全肺切除）对预后的影响无统计学意义。有报道纵隔淋巴结清扫站数＞3站者预后优于＜3站者。

（二）随访

1.病史和体格检查+胸部增强CT，每4～6个月1次，持续2年；随后每年1次病史和体格检查+胸部非增强CT。

2.PET或脑MRI不用于常规随访，有相关症状者酌情使用。

3.肿瘤标志物如CEA、细胞角蛋白片段21-1（cytokeratin fragment 21-1，CYFRA21-1）、鳞状细胞癌抗原（SCC-Ag）等可以作为监测肿瘤复发的指标，尤其是CEA对于TKIs的疗效评估、随访有重要意义。

4.非小细胞肺癌较少出现肝脏转移，但容易出现肾上腺的转移，可定期做腹部超声检查。

六、预访与调护

（一）预防

在肺癌的预防策略中，肺癌的一级预防，即针对危险因素采取预防措施，主要有控烟、环境保护、职业预防、合理膳食等[197-199]。烟草是相对可控的重要危险因素，目前控烟是我国肺癌预防与控制的主要策略[200]。肺癌的二级预防，即早发现、早诊断、早治疗，主要措施是筛查肺癌高危人群，并予以药物阻断癌前病变。三级预防即康复预防，是指疾病后期阶段促进康复的治疗。中医对术后或晚期肺癌患者有促进康复的治疗作用，可减少术后复发，防止转移，稳定瘤灶，提高生存质量，延长生存期[201]，我们下面的调护部分属于三级预防范畴。

1.一级预防

（1）戒烟

① 针刺戒烟：在20世纪70年代中期，国外学者较早报道了耳针戒烟的效果[202]。1981年，美国医师James S.olms发现，戒烟新穴"甜美穴"（距离解剖鼻烟壶茎突边缘约一拇指宽，在列缺穴附近柔软小凹处），用其治疗5000例烟瘾患者，成功率达80%[203]。自1980年后，国内学者也进行了针刺戒烟的相关研究报道[201,204]，主要方法有耳穴按压或埋针、头针、腕踝针、激光针、电针、代针膏（膏药穴位贴敷）、穴位按揉、多方法联合治疗等，常用穴位有"甜美穴"（戒烟穴）、列缺、神门、合谷、足三里等。1996年，世界卫生组织提出64种针灸适应证，戒烟是其中之一[205]。

② 中药戒烟：多常用鱼腥草、远志、地龙、薄荷、甘草、藿香、丁香、槟榔等中药。杨晓发等[206]以忌烟穴使用戒烟膏贴（磁石20g，朱砂10g，丁香12g，白豆蔻10g，沉香6g，千里光15g，乌药6g，白胡椒6g，桂皮12g，荜茇10g，冰片适量等）治疗168例自愿戒烟者，1个月后完全戒烟率54.76%，解除戒断症状率88.69%，提示戒烟膏贴对帮助戒烟可能有一定的效果。

（2）精神调理

国内有人对1990～2001年女性肺癌发病危险因素的研究文献进行Meta分析，结果提示女性肺癌的危险因素为（按OR值从高到低）精神因素、室内油烟、吸烟、肺癌家族史、呼吸系统疾病史等[207]。因此，对肺癌的一级预防，尤其是女性，除控烟措施以外，还需要重视心理因素等方面的调节。章长立等[208]根据中医理论，提出从心脑调神、气血保神、补肾壮神、针灸安神、运动提神、气功护神、四时养神等方面来调节生命活动和精神情志，以达到防治癌症的效果。

（3）饮食

袁尚华[209]认为，平时保持大便通畅，常吃润燥食品（如百合、银耳、梨、银杏、贝母、鱼腥草等），适度运动出汗，保持情绪平稳，可以降低肺癌风险。

2.二级预防

（1）高危人群筛查

目前，各国已在分子流行病学、影像学、内镜学、分子诊断学等领域开展研究，探索肺癌筛查技术和方法[210]。肺癌筛查技术中，传统的痰细胞学检查一直被广泛应用，但阳性检出率低且不稳定。最近随着国外薄层液基细胞学技术的引入，制片技术可能得到改善，检查的准确率也可随之提高[211]。CT筛选被认为对肺癌具有较高的检验效能，尤其在Ⅰ期肺癌上比其他检测手段更具优势[212,213]，但相关的临床随机对照试验结果还不能证明CT筛查可以降低肺癌的总病死率，再加上CT检查费用高，还有一定的不良反应，因此，目前美国国家综合癌症网（NCCN）专家还不推荐在临床实践中进行常规CT筛查。

（2）癌前病变的阻断治疗

1976年，美国M.B.Sporn提出对癌前病变患者使用维A酸，阻断癌前病变向癌症发展的进程，以减少肺癌的发生。随后，国内外进行了多项研究，提示维生素A及其复合物家族、视黄醇、N-乙酰半胱氨酸、β-胡萝卜素、苯乙基异硫氰酸、维生素E、硒等物质对肺癌可能有一定的预防作用[214-216]。

20世纪80年代初，中国中医研究院姜廷良等[217,218]开展动物实验，观察到六味地黄汤对氨基甲酸乙酯诱发肺腺瘤具有抑制作用，并以重复实验得到相同结果。

20世纪80年代末，湖南省中医药研究院朱克俭等根据欧阳琦的经验研制解毒宣肺方（又名保肺饮），药物组成为：臭牡丹、龙葵、桔梗、甘草。方法：让选中对象服用保肺饮，2次/日，一次20g，温开水冲服，两个月为1个疗程，连服3个疗程，用于肺癌癌前病变的治疗。

2004年，美国华盛顿大学Alvin J.Siteman癌症中心报道，关于增生平（即抗癌乙片，由山豆根、拳参、北败酱、白鲜皮、夏枯草和黄药子等组成）预防肺癌的动物实验的研究结果，认为增生平能明显降低肺癌小鼠的肿瘤多样性与肿瘤负荷，影响多个细胞信号转导通路中的相关基因表达（K-ras-2、p53、Ink4a/Arf），抑制基因变异。之后，该中心实验研究结果认为，增生平是阻断小鼠肺鳞癌癌前病变的有效化学预防制剂。

在单药研究方面，主要有绿茶、石斛、夏枯草等。绿茶的研究自20世纪80年代始至今，国内外已进行了几十项流行病学调查和动物实验研究及最近的临床研究Meta分析结果认为，多饮绿茶与降低肺癌发生的危险度有相关性，一日两杯绿茶与肺癌发生危险度降低18%有相关（$RR=0.82$，$95\%CI$：$0.71 \sim 0.96$）。台湾有人通过体外实验研究环草石斛提取物石斛酚的肺癌化学预防作用，认为石斛酚对癌细胞有细胞毒作用。

（二）调护

肺癌是一个全身性的疾病，应该注重综合治疗与整体调护。

1.生活调养

天人合一，顺应自然。《灵枢·本神》指出智者之养生"必顺四时而适寒暑"。肺癌患者要顺应四时春温、夏热、秋凉、冬寒气候的变化，以便更好地进行防治。避免致癌因素的长期刺激，如戒烟，远离污染环境等；平素宜让患者保持心情舒畅，保持室内空气新鲜，注意防寒保暖，减少感冒[219]。适当锻炼，生命在于运动，肺癌患者，可采用气功、太极拳、八段锦、五禽戏等，尤其是气功，以阴阳五行、脏腑经络为理论基础，以气为动力，在入静和放松的状态下，经过调身、调心、调息，进行自我调整[219]。

黄金昶[45]在药物治疗非小细胞肺癌的同时，要求每位患者均须忌寒凉、避风寒、忌过食辛辣。

2.调畅情志

许多肺癌患者获知病情后出现情绪低落，顾虑、猜忌重重，甚至拒医拒药。程剑华提出，情志可以致病，也可以治病，因此针对不同患者采取不同的方式，如对于年老恐癌或心理承受能力较差的患者，要采用善意的谎言处理，让患者对自己的病有信心，在用药中，要注意尽量改善患者的自觉症状，使患者建立信心；对心理承受力较强的、乐观的患者就可以告知患者病情，告诉患者带瘤生存的道理，积极配合治疗。医者要做到态度和蔼，富有同情心，使患者感到亲切、可信，心情容易舒展，也更愿意配合诊治；用药可适当配合疏肝解郁，调和气血之品[219]。

3.饮食调养

忌食辛辣发物、油腻肥甘、烧烤烟熏及不易消化、刺激之品，禁烟戒酒。

肺癌患者建议食用以下中药保健食品：薏苡仁，百合，白果，梨，莲子，冬瓜，蜂王浆，芦笋，山药，海参，大枣，香菇，银耳，茶叶，茄子，大蒜，绞股蓝，昆布，鹅血，胡萝卜，无花果，蜂王浆，核桃、桃仁、枸杞子。

参考文献

[1] 陈万青.解析中国最新癌症谱[N].中国医学论坛报，2013-3-7（34）.

[2] 周际昌.实用肿瘤内科学[M].北京：人民卫生出版社，2010：537-556.

[3] 何立丽，孙桂芝.孙桂芝治疗肺癌经验[J].北京中医药，2009，28（4）：263-264.

[4]　Hirsch FR，Bunn PA. Jr. EGFR testing in lung cancer is ready for prime time[J]. Lancet Oncol，2009，10（5）：432-433.

[5]　Reynolds C，Obasaju C，Schell MJ，et a1. Randomized Phase Ⅲ Trial of Gemcitabine-Based Chemotherapy With In Situ RRM1 and ERCC1 Protein Levels for Response Prediction in Non-Small-Cell Lung Cancer[J]. J Clin Oncol，2009，27（34）：5808-5815.

[6]　D'addario G，Früh M，Reck M，et al. Metastatic non-small-cell lung cancer ESMO Clinical Practice Guidelines for diagnosis for diagnosis，treatment and follow-up[J]. Ann Oncol，2010，21（suppl 5）：v116-v119.

[7]　中国医师协会肿瘤医师分会，中国抗癌协会肿瘤临床化疗专业委员会. 中国表皮生长因子受体基因突变和间变淋巴瘤激酶融合基因阳性非小细胞肺癌诊断治疗指南（2013版）[J]. 中华肿瘤杂志，2013，35（6）：478-480.

[8]　谢劲松，汪建飞，奚肇庆. 中医药对肺癌患者生活质量和生存期的影响[J]. 中医学报，2015，30（11）：1563-1565.

[9]　辛丽丽，龚婕宁. 中医药治疗肺癌临床及实验研究进展[J]. 山东中医药大学学报2014，38（1）：86-89.

[10]　关念波，刘浩. 肺癌中医药治疗的研究进展及展望[J]. 临床肿瘤学杂志，2013，18（3）：264-267.

[11]　桂海涛，黄智芬. 肺癌的中医研究进展[J]. 河南中医，2014，34（1）：166-169.

[12]　沈丽萍，刘苓霜. 中医药治疗肺癌机制研究进展[J]. 上海中医药杂志，2012，46（3）：85-88.

[13]　陈果，王雄彪. 常用抗肿瘤中成药治疗肺癌临床研究进展[J]. 辽宁中医药大学学报，2012，14（3）：63-67.

[14]　张朋，刘苓霜. 中医药调节肺癌免疫机制研究进展[J]. 上海中医药大学学报，29（5）：102-106.

[15]　钱彦方. 中医药对肺癌临床干预的思考[J]. 现代中西医结合杂志，2011，20（33）：4301-4304.

[16]　王银芳，欧阳学农. 中医药对非小细胞肺癌免疫调节作用的研究进展[J]. 中国医药指南，2011，9（12）：204-205.

[17]　方丹，殷明，游捷. CXCL12_SDF-1/CXCR4轴调控肺癌及中医药干预研究进展[J]. 上海中医药大学学报，2013，27（6）：93-98.

[18]　刘嘉湘. 中医药治疗肺癌研究思路和临床经验[J]. 世界中医药，2007，2（3）：67-70.

[19]　吴继. 刘嘉湘教授治疗肺癌经验介绍[J]. 新中医，2008，40（10）：8-9.

[20]　邹晓东，姜丽娟. 周岱翰教授论治支气管肺癌临证经验特色举要[J]. 新中医，2014，46（12）：27-29.

[21]　吴林生，陈亚男. 周维顺教授论肺癌证治拾萃[J]. 中华中医药学刊，2007，25（2）：213-215.

[22]　刘振东，吴林生. 周维顺治疗肺癌经验[J]. 浙江中医学院学报，2004，3（28）：39-40.

[23]　李柳宁，陈海. 刘伟胜教授治疗肺癌的临床经验[J]. 陕西中医，2007，28（4）：464.

[24]　邓宏，河文峰，李柳宁. 刘伟胜教授治疗肺癌的临床经验[J]. 时珍国医国药，2011，22（9）：2312-2314.

[25]　鲁兴隆. 郑心教授治疗肺癌临床经验[J]. 福建中医药，2015，46（1）：25-26.

[26]　江雨晨，尤建良. 尤建良教授治疗肺癌经验[J]. 湖南中医药大学学报，2015，35（4）：39-40.

[27]　谢刚. 郭志雄主任医师治疗肺癌经验[J]. 四川中医，2006，24（3）：10-11.

[28]　李春盈. 基于数据分析的武维屏教授治疗原发性支气管肺癌的经验研究[D]. 北京：北京中医药大学，2014.

[29]　容志航. 北京市名老中医治疗肺癌的经验总结与临床研究[D]. 北京：北京中医药大学，2013.

[30]　杨学峰. 中医药治疗肺癌临证应用辨析[J]. 中医药学刊，2003，21（8）：1315.

[31]　石澄海. 保肺消瘤汤治疗原发性肺癌79例. 河北中医，1999，21（5）：27-280.

[32]　沈晨君. 中药治疗肺癌用药规律分析[J]. 山东中医药大学学报，2011，35（3）：127-129.

[33]　洪宏喜，孔怡琳，李柳宁. 徐凯教授应用虫类药辨治肺癌晚期经验[J]. 河北中医，2013，35（3）：325-327.

[34]　陈明和，邱瑞发. 肺癌手术后并发胸膜积水的中医药治疗病例报告[J]. 台湾中医临床医学杂志，2006，12（4）：267-276.

[35]　能飞，周宗剑，姜森. 麦门冬汤合苇茎汤抑制小鼠Lewis肺癌生长的体内实验研究[J]. 南京中医药大学学报，2011，3，（2）：144-147.

[36]　郑圆圆，刘昆平. 郑显明主任治疗肺癌经验[J]. 云南中医中药杂志，2011，32（2）：6-7.

[37]　高振华. 孙秉严辨治原发性肝癌经验探要[J]. 甘肃中医，2009，（1）：26-27.

[38]　刘为易. 黄金昶教授中医治疗非小细胞肺癌经验总结[D]. 北京中医药大学硕士学位论文，2013.

[39]　阮氏秋恒. 益气化痰法治疗老年晚期非小细胞肺癌的临床观察[D]. 广州：广州中医药大学，2012.

[40]　张良军，夏黎明. 复方壁虎散联合化疗治疗晚期或术后复发胃癌30例[J]. 实用医学杂志，2012，28（5）：837-839.

[41]　郑圣齐，夏黎明. 复方壁虎散治疗中晚期消化道恶性肿瘤的临床研究[J]. 中医药临床杂志，2008，20（1）：1-3.

[42] 李崇慧. 复方壁虎散治疗晚期肺癌临床观察 [J]. 中医药临床杂志，2008，20（3）：260-261.

[43] 沈晨君. 刘嘉湘运用扶正法治疗肺癌经验 [J]. 河北中医，2010，7（7）：966-967.

[44] 潘慧丽，曹众. 中医药内治法治疗肺癌的研究进展 [J]. 中国生化药物杂志，2015，35（12）：183-185.

[45] 朱寒阳. 补肺通络解毒法对小鼠 Lewis 肺癌 P53 和 C-myc 蛋白分子表达的影响 [D]. 武汉：湖北中医药大学，2011.

[46] 潘敏求，李琳需，蒋益兰，等. 肺复方配合化疗治疗老年中晚期非小细胞肺癌疗效观察 [J]. 陕西中医，2010，31（4）：389-390.

[47] 潘淑云，孙维刚，丁隽英. 中药软坚散结汤治疗晚期非小细胞肺癌 30 例 [J]. 辽宁中医，2002，29（12）：723.

[48] 周铁山. 益气养阴汤治疗中晚期肺癌的疗效观察 [J]. 河南医学研究 2015，24（5）：115.

[49] 刘安家，张丽莉，徐亚萍. 周维顺治疗晚期肺癌经验 [J]. 浙江中西医结合杂志，2010，20（12）：727-728.

[50] 金路. 周仲瑛教授治疗肺癌临证经验及学术思想传承研究 [D]. 南京：南京中医药大学，2008.

[51] 邵晨东. 中药益肺消积方治疗晚期非小细胞肺癌 58 例疗效观察 [J]. 甘肃中医，2004，17（12）：17.

[52] 关天宇，谷言芳. 谷铭三教授治疗晚期肺癌用药经验 [J]. 实用中医杂志，2011，5（25）：17-19.

[53] 贾英杰，张莹，孙一予，陈军. 消岩汤不同时段参与化疗治疗非小细胞肺癌临床观察 [J]. 天津中医药大学学报，2006，25（3）：164-165.

[54] 彭卫卫，贾英杰. NP 方案联合解毒祛瘀法治疗中晚期非小细胞肺癌的临床观察 [J]. 辽宁中医杂志，2010，37（7）：1303-1304.

[55] 朴钟元. 体外高频热疗联合中医辨证治疗气虚毒瘀型晚期非小细胞肺癌的临床研究 [J]. 天津中医药，2012，29（4）：398-401.

[56] 宇傲霜. 中医药治疗肺癌的临床观察 [J]. 中国社区医师·医学专业 2010，12（25）：144-144.

[57] 黄云胜，施志明. 肺积方对肺癌免疫逃逸干预作用的临床研究 [J]. 中国中西医结合杂志，2007，27（6）：501-504.

[58] 束家和，周荣耀，刘宏杰. 调肺汤联合化疗治疗晚期非小细胞肺癌的临床研究 [J]. 中国中医药科技，2011，18（4）：275-277.

[59] 刘炜. 清解益肺汤治疗老年晚期非小细胞肺癌 56 例疗效观察 [J]. 医学理论与实践，2011，24（24）：2960-2961.

[60] 何卫国，马军，张梅春. P53 表达预测非小细胞肺癌化疗的耐药性及养肺解毒方的干预治疗 [J]. 中华生物医学工程杂志，2010，（3）：210-213.

[61] 陈锐深，黎壮伟，陈志坚，等. 仙鱼汤治疗中晚期非小细胞肺癌 320 例临床观察 [J]. 中医药学刊，2006，24（2）：52.

[62] 雷宝智，祝占英，苏纪舟. 中医药综合治疗中晚期非小细胞肺癌 35 例临床观察 [J]. 新中医，2014，46（5）：167-169.

[63] 刘俊涛. 周文波教授"温阳法"治疗中、晚期肺癌三十例临床疗效观察 [D]. 沈阳：辽宁中医药大学，2013.

[64] 崔永玲，时水治，李建生. 金龙胶囊配合中药治疗肺癌 30 例临床观察 [J]. 北京中医，2001，（6）：55.

[65] 吴兰康. 吴氏抗癌散结膏及抗癌扶正散治疗中晚期肺癌 62 例观察 [J]. 实用中医药杂志，1994，10（3）：15.

[66] 尹立华. 蟾酥注射液联合化疗治疗晚期非小细胞肺癌疗效观察 [J]. 辽宁中医，2007，34（4）：440-441.

[67] 李杭. 华蟾素单用及与化疗合用治疗中晚期肺癌的疗效观察 [J]. 河南肿瘤学杂志，2002，15（1）：70.

[68] 孙瑛，宁廷禄，张海燕. 华蟾素注射液联合化疗治疗非小细胞肺癌 32 例临床观察 [J]. 中国煤炭工业医学杂志，2008，11（1）：34-35.

[69] 梁鑫，张杰. 华蟾素乳剂对小鼠 Lewis 肺癌的药效学研究 [J]. 中国医药导报，2011，8（10）：22-24.

[70] 涂超，殷俊，贺洁宇. 华蟾素注射液联合化疗药物治疗中晚期非小细胞肺癌的 Meta 分析 [J]. 肿瘤药学，2012，2（1）：67-72.

[71] 李大鹏. 康莱特注射液抗癌作用机制研究进展 [J]. 中医新药与临床药理，2001，12（2）：122-124.

[72] 丁平，朱慕云，姜正华，等. 复方苦参联合 NP 方案治疗晚期肺癌的临床研究 [J]. 实用临床医药杂志，2007，（01）：78-79.

[73] 陈豫. 康莱特注射液联合化疗治疗晚期肺癌的临床观察 [J]. 农垦医学，2008，30（2）：103-104.

[74] 车曙华，罗超，刘瑛，等. 康莱特注射液联介 GP 方案治疗晚期非小细胞肺癌的临床观察 [J]. 肿瘤药学，2012，2（4）：286-289.

[75] 古立新，陈斯宁，黄洁. 胸腔内灌注康莱特并内服桑草五苓散治疗肺癌恶性胸水 17 例 [J]. 广西中医药，2006，

29（5）：16-17.

[76] 王权，王满才，何曦冉，等.鸦胆子油乳联合铂类一线化疗方案治疗非小细胞肺癌的Meta分析[J].中国中药杂志，2012，37（13）：2022-2028.

[77] 杨学亮，刘阳，张竞，等.鸦胆子油乳治疗肺癌肺叶切除术后胸液过多的疗效观察[J].现代生物医学进展，2008，8（8）：1483-1484.

[78] 陈锐深，曹洋.艾易舒注射液治疗晚期非小细胞肺癌的临床研究[J].临床肿瘤学，2005，8（25）：392-395.

[79] 娄金丽，邱全瑛，林洪生，等.威麦宁对小鼠Lewis肺癌细胞周期的影响[J].中国病理生理杂志，2006，22（7）：1344-1347.

[80] 陈勇杰，吴道立，田炳如，等.参莲胶囊对非小细胞肺癌化疗患者红细胞免疫功能的影响[J].中国中医药科技，2013，20（3）：300-301.

[81] 方欢，王静，潘春峰，等.消癌平注射液联合化疗治疗晚期非小细胞肺癌的临床观察[J].中国医院用药评价与分析，2013，13（2）：165-168.

[82] 杨宗艳，胡传国.消癌平注射液治疗老年晚期非小细胞肺癌121例疗效观察[J].安徽医药，2010，14（12）：1470.

[83] 杨宏，吕爽，王钰，等.消癌平注射液联合NP方案治疗晚期NSCLC的临床观察[J].药物与临床，2011，8（8）：64-65.

[84] 孙竹萍，王杨，张岩，等.复方苦参注射液配合化疗治疗老年非小细胞肺癌的临床观察[J].中国老年学杂志，2009，29（8）：1027-1028.

[85] 罗健，林洪生，刘淑俊，等.岩舒注射液治疗癌性疼痛IV期临床研究[J].湖南中医学院学报，2003，23（3）：40-42.

[86] 刘国辉，李婷.复方苦参注射液联合吉西他滨和顺铂治疗非小细胞肺癌的疗效观察[J].中国新药杂志，2012，21（6）：658-660.

[87] 万里新，王旸，王文廉.平消胶囊配合化疗治疗中晚期非小细胞肺癌的临床研究[J].现代肿瘤医学，2007，15（4）534-536.

[88] 田瑞芬，宋霞，王静.金龙胶囊联合化疗治疗晚期非小细胞肺癌的临床观察[J].首都医药，2008，15（14）：34.

[89] 周荣耀，徐中伟，倪爱娣，等.夏枯草注射液治疗肺癌胸水的临床和实验研究[J].浙江中西医结合杂志，2001，11（1）：5-8.

[90] 王晖，武晓楠，李琳.榄香烯注射液联合紫杉醇加卡铂治疗晚期非小细胞肺癌临床观察[J].现代肿瘤医学，2012，20（5）：978-980.

[91] 张建春，丁登森.痰热清预防III期非小细胞肺癌放射性肺损伤的疗效观察[J].实用肿瘤学杂志2009，23（1）：51-53.

[92] 王铁君，姜瑛，王红勇，等.参芪扶正注射液联合放疗治疗局部晚期非小细胞肺癌的疗效观察[J].现代肿瘤医学，2007，15（11）：1672-1674.

[93] 朱世杰，李佩文，贾立群，等.养阴清肺方治疗肺癌的机制研究[J].北京中医药大学学报，2004，27，（2）：64-67.

[94] 李静.蟾乌巴布膏在晚期肺癌患者疼痛护理中的应用[J].上海护理，2007，7（1）：24-25.

[95] 包玉花.生脉注射液对晚期非小细胞肺癌化疗患者生活质量的影响[J].中国临床研究，2011，24（11）：1037-1038.

[96] 吴清，何欣.生脉注射液联合化疗治疗中晚期肺癌疗效观察[J].中国中医药科技，2012，19（1）：71-72.

[97] 刘扬帆，任琳莉.参芪扶正注射液对中晚期非小细胞肺癌化疗患者免疫功能的影响[J].中国当代医药，2011，（10）：83-86.

[98] 朱际平，于力克，郝可可.参一胶囊联合化疗治疗非小细胞肺癌的系统评价[J].辽宁中医杂志，2009，36（9）：7444-7447.

[99] 付廷雄，唐求，聂彬.贞芪扶正胶囊配合放疗治疗老年晚期非小细胞肺癌[J].药物流行病学杂志，2008，17（1）：4-6.

[100] 刘展华，史建文.复方阿胶浆对肺癌化疗增效减毒作用的临床观察[J].中华中医药学刊，2007，25（11）：2427-2429.

[101] 陈建强.香菇多糖联合化疗对非小细胞肺癌的疗效观察[J].苏州大学学报：医学版，2008，28（2）：306-307.

[102] 陆红，王淑琴，张祥梅.香菇多糖注射液联合NP方案治疗晚期非小细胞肺癌63例临床分析[J].新疆医科大

学学报，2008，31（1）：92-93.

[103] 石星，丁乾，杨勤.香菇多糖联合化疗在治疗晚期非小细胞肺癌的作用[J].中国肿瘤，2007，16（11）：946.

[104] 周荣耀，吴丽英，徐中伟，等.夏枯草注射液配合闭塞引流方法治疗肺癌胸水26例临床观察[J].中医杂志，1998，39（11）：662.

[105] 王婉茹.艾迪注射液联合NP化疗治疗晚期非小细胞肺癌临床观察[J].辽宁中医药大学学报，2008，10（2）：125-126.

[106] 马群，赵秀升，吕瑞，等.艾迪注射液联合化疗治疗晚期非小细胞肺癌20例[J].郑州大学学报（医学版），2011，（02）：320-322.

[107] 翟凤岐，连永华，杨明.艾迪加NP方案与NP方案治疗非小细胞肺癌疗效观察[J].中国实用医药，2008，3（4）：118.

[108] 徐艳，李盼盼，蒋志红，等.艾迪注射液配合化疗治疗肺癌及对细胞因子的影响[J].陕西医，2011，35（4）：388-391.

[109] 明君，李小明.复方斑蝥注射液联合化疗治疗中晚期非小细胞肺癌的疗效观察[J].中国医药指南，2010，8（23）：65-67.

[110] 邹海萍，朱玉芬，土德兴，等.肠宁方治疗脾虚湿热型晚期大肠癌38例观察[J].辽宁中医杂志，2006，33（9）：295-298.

[111] 王芳，花宝金，李丛煌.肺瘤平膏号合并化疗治疗非小细胞肺癌临床观察[J].中国中医药信息杂志，2009，16（9）：53-54.

[112] 张培彤，林洪生，于明薇，等.中西医两种方法评价肺瘤平膏联合化疗治疗中晚期非小细胞肺癌疗效[J].中医杂志，2012，53（5）：403-406.

[113] 侯炜，王兵，颜琳琳.肺癌的中医药维持治疗思路[J].中医杂志，201455（4）：295-298.

[114] 刘巍，冯威健，吕雅蕾.博尔宁胶囊联合HEP方案化疗高龄晚期非小细胞肺癌的临床观察[J].中国肿瘤临床，2004，31（16）：953-954.

[115] 刘嘉湘，施志明，徐正晔，等.金复康口服液治疗非小细胞肺癌的临床观察[J].临床报道，1997，38（12）：727-729.

[116] 朱海洪，李贻文，杨婷.仙蟾片对肺癌患者TNF-a和NK活性的影响分析[J].陕西中医，2014，35（5）：569-572.

[117] 朱国清.中草药热敷治疗肺癌的疗效研究[J].现代养生，2008，（9）：16-17.

[118] 王志祥，石彧.穴位埋线治疗肺癌患者咳喘的临床观察[J]，中国医药导报，2011，8（35）：109-110.

[119] 赵小青，郭晓原.针灸治疗肿瘤化疗后所致骨髓抑制38例[J].山东中医杂志，2001，（5）：349-350.

[120] 程俊.参附注射液穴位注射防治化疗骨髓抑制临床观察[J].中国中医急症，2009，18（11）：1812-1813.

[121] 吴蠡锴.米逸颖主任学术思想及治疗肺癌经验传承研究[D].北京：中国中医科学院，2012.

[122] 章慧，李东芳，梁慧.黎月恒教授运用中医药治疗肺癌经验[J]，湖南中医药大学学报，2015，35（2）：31-33.

[123] 郭志雄.抑癌定痛汤治疗癌痛的疗效观察[J].中国中药杂志，1998，23（6）：251.

[124] 花海兵，林苏.消瘰膏治疗肺癌疼痛60例[J].中医外治法杂1999，8（1）：16.

[125] 左秀玲.孔最穴在肺癌止痛中的应用[J].河北中医，1991，13（3）：4.

[126] 张霆.肺癌发热辨治之我见[J].中医药临床杂志，2006，18（6）：627-628.

[127] 张霆.青蒿鳖甲汤治疗肺癌癌性发热经验撷菁[J].实用中医内科杂志，2006，20（6）：6-7.

[128] 吴玉华，蒋益兰.青蒿鳖甲汤治疗肺癌癌性发热20例[J].湖南中医杂志，1997，13（5）：27-28.

[129] 杨波.白虎汤治疗癌性发热42例[J].广东医学，2004，25（11）：1262.

[130] 谢刚.晚期肺癌并发症辨治探析[J].四川中医，2010，28（6）：35-37.

[131] 彭东崑，彭雁.痰热清注射液治疗晚期肺癌发热30例[J].中国中医急症，2010，19（6）：1023-1024.

[132] 华建锋.蟾酥注射液联合抗生素治疗肺癌化疗后肺部感染分析[J].中外医学研究，2012，10（22）：40-40.

[133] 郁文骏.中医药抗癌研究与临床[M].成都：四川科学技术出版社，1997.

[134] 宋恩峰，张湘云，任开明.上病下取治疗肺癌咯血临床观察[J].中国中医急症，2000，9（3）：133.

[135] 周罗瑜，林胜友.葶苈大枣泻肺汤加味治疗恶性胸腔积液临床运用[J].黑龙江中医药，2013，（3）：64-65.

[136] 刘猛.李佩文教授中医治疗肿瘤的临床经验总结[J].北京：北京中医药大学，2011.

[137] 刁哲欣，胡永进，刘进满.悬饮贴膏联合胸腔灌注化疗治疗恶性胸腔积液的临床研究[J].中国现代药物应用，2010（19）：159-160.

[138]　朱美华. 榄香烯乳治疗恶性胸腹腔积液临床体会 [J]. 上海医学，1996，19（6）：18.

[139]　薛红健，吴红萍，李贵珍，等. 干扰素治疗恶性胸腹腔积液的临床观察 [J]. 肿瘤，2001，21（3）：122-123.

[140]　许整，邓文英，刘顺华，等. 沙培林治疗恶性体腔积液30例疗效分析 [J]. 中国肿瘤临床，1999，26，（12）：940.

[141]　孙蕾. 榄香烯胸腔内注射治疗肺癌恶性胸腔积液的Meta分析 [J]. 中国中医急症，2013，22（9）：1494-1495，1529.

[142]　陈晓萍，陈春生，方琪. 鸦胆子油乳剂治疗肺癌胸水疗效观察 [J]. 中国基层医药，2006，13（2）：193-194.

[143]　王恩，龙鑫. 胸腔内灌注鸦胆子油乳剂与顺铂治疗肺癌导致恶性胸腔积液疗效比较 [J]. 中国医药，2010，5（6）：513-514.

[144]　李亚娜，李亚莉. 艾迪注射液治疗癌性胸腔积液120例临床观察 [J]. 中国临床研究，2010，23（6）：511-512.

[145]　刘晨旭，潘龙毅，周斌. 中药制剂艾迪注射液联合顺铂治疗肺癌胸水的疗效观察 [J]. 世界中医药，2013，8（12）：1425.

[146]　周颖. 艾迪注射液联合白介素-2胸腔内注射治疗老年肺癌恶性胸腔积液 [J]. 浙江中西医结合杂志，2011，21（4）：240-242.

[147]　张力苹，金军，赵媛媛，等. 华蟾素胸腔热灌注治疗恶性胸腔积液临床疗效观察 [J]. 亚太传统医药，2013，9（7）：174-176.

[148]　陈小刚. 加味血府逐瘀汤治疗上腔静脉综合征11例 [J]. 中医药导报，2008，14（3）：55.

[149]　邵兴，山广志. 山广志治疗肺癌并上腔静脉综合征经验 [J]. 吉林中医药，2011，31（4）：287-288.

[150]　王圆明，马善村. "痰毒" 论治肺癌验案2例 [J]. 实用医药杂志，2014，31（12）：1060.

[151]　卢君仁，刘伟胜. 消积饮治疗中晚期肺癌的临床研究 [J]. 广州中医药大学学报，2001，18（3）：195.

[152]　魏自太. 郭勇辨治肺癌经验 [J]. 浙江中西医结合杂志，2015，25（4）：405-406.

[153]　龚亚斌，徐振晔. 徐振晔教授治疗晚期非小细胞肺癌经验 [J]. 世界中西医结合杂志，2012，7（1）：12-14.

[154]　中国抗癌协会肺癌专业委员会. SCLC处理共识 [J]. 循证医学，2012，12（2）：65-69.

[155]　陈振东，程怀东，恶性胸腔积液诊治中的常见难题 [J]. 肿瘤防治研究，2011，38（8）：853-856.

[156]　吴一龙，杨衿记，林嘉颖，等. 吉非替尼靶向治疗非小细胞肺癌的临床研究 [J]. 中华结核和呼吸杂志，2007，30（2）：98-102.

[157]　张明军，陈振东，潘跃银，等. 低剂量地塞米松预处理方案防治老年人多西紫杉醇过敏反应的临床研究 [J]. 中华老年医学杂志，2009（7）：580-583.

[158]　杨柳青，施毅，秦叔逵，等. 洛铂联合长春瑞滨治疗晚期非小细胞肺癌的临床研究 [J]. 临床肿瘤学杂志，2007，11（12）：890-894.

[159]　NCCN Clinical Practice Guidelines in Oncology：非小细胞肺癌临床实践指南（中国版），2010第一版. Available at：http://www. nccn china. org. cn/nccn-guidelines-china aspx.

[160]　王金万，孙燕，刘永煜，等. 重组人血管内皮抑素联合NP方案治疗晚期NSCLC随机、双盲、对照、多中心Ⅲ期临床研究 [J]. 中国肺癌杂志，2006，8（4）：283-290.

[161]　朱洁，叶丽红. 中医药治疗肺癌概况 [J]. 湖南中医杂志，2013，29（2）：137-138.

[162]　胡艳，谭开基，陈志坚，等. 陈锐深教授治疗肺癌经验介绍 [J]. 新中医，2008，40（12）：8-9.

[163]　张明利，尹慧，徐立然. 小半夏加茯苓汤治疗中晚期肺癌化疗所致呕吐临床观察 [J]. 中国中医急症，2005，14（9）：837-858.

[164]　张爱琴，孙在典. 四君子汤加减治疗肺癌化疗后消化道反应30例 [J]. 福建中医药，2002，33（6）：30.

[165]　吴迪，李卫东，邹青峰. 六君子汤预防晚期非小细胞肺癌化疗后不良反应临床观察 [J]. 广州医药，2010，41（2）：68-70.

[166]　杨剑东. 分型论治化疗后恶心呕吐50例 [J]. 江西中医药，2011（5）：20-21.

[167]　冯天保，陶双来. 加味麦门冬汤治疗肿瘤放化疗后消化道反应38例 [J]. 中国民间疗法，2012（7）. 34-35.

[168]　荣世肪，许正国. 参苓白术散治疗肿瘤化疗后恶心呕吐49例疗效观察 [J]. 中国现代医生，2009，47（33）：61.

[169]　卢义，肖宏宇，杨焱. 参苓白术散对小细胞肺癌患者行EP方案化疗胃肠道反应的疗效观察 [J]. 中国中医药现代远程教育，2011，118（14）：150-151.

[170]　谢洁芸. 针刺防治铂类药物引起的恶心呕吐的临床研究 [D]. 广州中医药大学，2011.

[171]　高雅康. 针刺治疗介入化疗后胃肠道反应19例报告 [J]. 江苏中医药，2005，26（2）：34-35.

[172] 肖静，骆赟韵，陈秋霞，等.穴位贴敷防治TP方案化疗所致恶心呕吐临床观察[J].新中医，2012，44（6）：133-134.

[173] 夏青，陈军.小细胞肺癌化疗后恶心呕吐的中医药治疗进展[J].求医问药，2013，11（2）：489.

[174] 李东芳，章慧，周珉.健脾益肾中药配合化疗治疗中晚期非小细胞肺癌临床观察[J].四川中医，2008，26（5）：51-53.

[175] 钱琳.化疗减毒汤对NP方案化疗后骨髓抑制疗效的临床研究[D].成都：成都中医药大学，2013.

[176] 张秋坤，程宏亮.中药治疗放化疗所致白细胞减少症疗效观察[J].现代中西医结合杂志，2003，13（12）：1388.

[177] 师林，柯斌，李永浩.加味龟鹿二仙胶汤对非小细胞肺癌化疗患者免疫功能的影响[J].新中医，2012，44（8）：74-76.

[178] 刘学，赵林林.归脾汤合六味地黄丸加减治疗晚期肺癌化疗骨髓抑制[J].吉林中医药，2014，34（7）：705-706.

[179] 李志玖，莫正英，熊奎.地榆升白片在恶性肿瘤放疗中的作用[J].中国中医药信息杂志，2006，13（2）：69.

[180] 王向勃，靳慧静，何杰.强力生白片在肿瘤放疗中的应用[J].中华实用中西医杂志，2003，16（9）：1299.

[181] 张再庆.复方阿胶浆对肿瘤患者红细胞和白细胞的影响[J].中国社区医师，2005，21（1）：24.

[182] 王晓，黎治平，竺家利.艾灸治疗化疗所致的白细胞减少30例疗效观察[J].江西中医药，1995，26（3）：48.

[183] 蔡凯，刘俊波，黄常江，等.益气养阴中药对三维适形放疗局部晚期非小细胞肺癌老年患者生活质量及免疫功能的影响[J].西部中医药，2012，25（11）：1-4.

[184] 何晓华，李占林.非小细胞肺癌的中医药治疗概况[J].环球中医药，2015，8（5）：613-616.

[185] 孙新臣.汉防己甲素对非小细胞肺癌放疗增敏作用的临床研究[J].临床肿瘤学杂志，2007，12（10）：753-756.

[186] 王振华.去甲斑蝥素对肺癌A549细胞株体外放射增敏作用[J].中国实用医刊，2009，36（24）：8-10.

[187] 陈丽，卢致辉，罗志国.益肺补肾汤预防放射性肺炎疗效及对T淋巴细胞亚群影响的观察[J].中华中西医临床杂志，2002，2（4）：36-37.

[188] 董震，熊泽香，李斌.湿润烧伤膏治疗放疗皮肤损伤的临床应用[J].中华实用中西医杂志，2005，18（13）：254.

[189] 肖跃红，郭万周.倍连膏合珍珠散治疗放疗后皮肤并发症27例[J].山东中医杂志，2004，23（2）：86.

[190] 孙东南，于桂兰，刘斌，等.复方硼紫药膜的制备及应用[J].中医药信息，2002，19（3）：49.

[191] 赵红艳，叶呈枫.眼部因素致视疲劳的研究进展[J].浙江创伤外科，2014，19（5）：869-870.

[192] 王方圆，王菊勇.王菊勇教授治疗晚期肺癌医案举隅[J].四川中医，2014，32（10）：130-132.

[193] 俞森权，郑健，庞德湘.庞德湘教授治疗肺癌分子靶向药物所致皮疹2例[J].吉林中医药，2012，32（11）：1174-1175.

[194] 常晓慧，魏艾红，向阳，等.六味地黄丸改善伊马替尼治疗中药物性水肿的疗效观察[J].中国中西医结合杂志社，2010，20（2）：21.

[195] 常忠莲，万冬桂.加味补阳还五汤防治希罗达所致手足综合征45例[J].中国中医药信息杂志，2005，12（6）：63-64.

[196] 匡卫华.湿润烧伤膏治疗希罗达所致手足综合征的疗效观察[J].实用癌症杂志，2008，23（6）：655.

[197] 王天根.肺癌的预防[J].中国肿瘤，1996，5（3）：9-10.

[198] 卢家强.顺德容奇地区肺癌防治策略[J].现代预防医学，2004，31（1）：38-39.

[199] 沈洪兵，俞顺章.我国肺癌流行现状及其预防对策[J].中国肿瘤，2004，13（5）：283-285.

[200] 翁心植.控烟是预防肺癌最重要的措施[J].中华全科医师杂志，2005，4（6）：327-328.

[201] 林洪生，樊慧婷.非小细胞肺癌的中西医结合治疗-现状与问题[J].中国中西医结合外科杂志，2007，13（6）：507-513.

[202] 曹磊，饶清华，钟艾芳.近年来国内针刺戒烟研究进展[J].云南中医学院学报，2001，24（2）：47-51.

[203] 谭晓红.甜美—戒烟新穴定位考辨[J].中国针灸，1996，16（12）：51-52.

[204] 韩华英，李平.近年来国内针灸戒烟研究进展[J].中国民间疗法，2006，14（3）：58-60.

[205] 世界针灸协会联合会.世界卫生组织认可的64种针灸适应证[J].中国针灸，2008，（增刊）：58-60.

[206] 杨晓发，徐永康，卫彬，等.自制中药戒烟贴戒烟效果观察[J].中医外治杂志，2000，9（4）：29-30.

[207] 么鸿雁，吕柯，施侣元．女性肺癌危险因素的研究与分析 [J]．中国肿瘤，2002，11（9）：508-510．

[208] 章长立，章荣涛，叶振仙，等．中医神在癌症中的防治作用 [C]．中华中医药学会，国际中医药肿瘤大会论文集 [A]．北京：中华中医药学会，2009，359-362．

[209] 袁尚华．防肺癌，听听中医建议 [N]．健康时报，2009-12-10（017）．

[210] 毛伟敏．肺癌的早期诊断 [J]．肿瘤学杂志，2009，15（1）：2-6．

[211] 周清华．肺癌筛查早诊研究进展 [J]．中国肿瘤，2009，18（9）：705-712．

[212] 熊曾，周漠玲，周辉，等．低剂量螺旋CT筛查高危人群早期肺癌的Meta分析 [J]．中华放射学杂志，2006，40（4）：437-442．

[213] 张晓颖，韩冰，侯跃芳，等．非小细胞肺癌淋巴结分期的PET/CT准确性评价—Meta分析 [J]．中国临床医学影像杂志，2009，20（3）：184-188．

[214] 高阳．肺癌预防的研究进展 [J]．西部医学，2005，17（3）：252-253．

[215] 王志杰．维甲酸化学预防肺癌的研究进展 [J]．国外医学肿瘤学分册，1998，25（2）：106-109．

[216] 李谨峰，万献尧．血硒与肺癌 [J]．广东微量元素科学，1996，3（2）：1-4．

[217] 姜廷良，李秀梅，沈建华，等．六味地黄汤对氨基甲酸乙酯诱发肺腺瘤的抑制作用 [J]．中医杂志1980，（7）：72．

[218] 李惠，金亚宏，姜廷良．六味地黄汤对小鼠诱发性肺腺瘤p53基因表达的影响 [J]．中国实验方剂学杂志，1997，3（3）：17-19．

[219] 兰万成，朱德才，吴晓新．程剑华治疗肺癌的中医学术思想 [J]．辽宁中医杂志，2011，38（3）：418-419．

第十章

消化系统肿瘤

第一节　食管癌

一、概述及流行病学

食管癌（esophageal cancer）是指下咽部到食管胃结合部之间食管上皮来源的肿瘤。每年全世界新增的30万食管癌患者中，约有50%发生在中国，年平均死亡率为14.59/10万[1,2]。食管癌死亡率在我国农村居所有癌症死亡率的第2位，仅次于胃癌。目前，食管癌死亡率在肺癌、胃癌、肝癌之后，居第4位。近年来，40岁以下发病者有增长趋势。在华北的太行地区、四川盆地西北部地区、闽粤交界地区及湖北、山东、江苏、山西、内蒙古、新疆等省和自治区集中高发，其中以河南、河北、山西三省交界的晋东南地区、安阳地区和邯郸地区的病死率最高。食管癌的好发年龄为60～64岁，我国发病平均年龄为63岁。在世界其他地区，如乌拉圭、法国、波多黎各和智利等，食管癌的发病率也较高。世界各地食管癌的发病率一般男性高于女性，但高发区男女比例相近，低发区差异大。

我国食管癌的流行病学有6个特点：①地区性分布。如在河南、河北、江苏、山西、陕西、安徽、湖北和四川等省，其发病率、死亡率均居各种肿瘤首位，高发地区年平均病死率达到（69～166.20)/10万，与低发区之间的发病率相差数十倍至两三百倍。②男女发病之比为（1.3～2.7）：1，高发区的男女比例则有所降低。③食管癌的发病率随年龄增加。80%的患者在50岁以后发病，死亡率最高的是50～69岁，占全部死亡病例的60%以上。高发区的发病年龄比低发区约提前10年。④种族差异。如新疆哈萨克族居民食管癌的病死率比其他少数民族高2～31倍，比全国平均病死率高2.3倍。⑤高发区一般位于较贫困、经济水平低、饮食营养缺乏的地区。⑥具有家族史和家族聚集性的特点。

食管癌在中医学中相当于噎膈、噎、膈等范畴。《素问》曰："膈塞闭绝，上下不通，则暴忧之病也。"隋代巢元方在《诸病源候论》中根据病因的不同而将噎分为五噎、将膈分为五膈，"夫五噎，谓一曰气噎，二曰忧噎，三曰食噎，四曰劳噎，五曰思噎……噎者，噎塞不通也。"对其病因病机，张介宾指出："噎膈一证，必以忧愁、思虑、积劳、积郁或酒色过度损伤而成。"李中梓《医宗必读》中认为与脾虚痰郁有关，"大抵气血亏损，复因悲思忧恚，则脾胃受伤，血液渐耗，郁气而生痰，痰则塞而不通，气则上而不下，妨碍道路，饮食难进，噎塞所由成也。"徐春甫《古今医统》中强调与酒色、情志有关："膈噎始因酒色过度，继以七情所伤。"许多医家并强调脏腑虚损、老年多发的发病特点，如赵献可《医贯》中指出，"唯男子年高者有之，少无噎膈。"

二、病因及发病机制

（一）祖国医学对食管癌病因及发病机制的认识

食管癌的发病应是内外多种因素相互影响。主要与以下因素有关：

1.正气不足

先天禀赋不足，素体肾亏，或年迈肾虚，或久病耗伤，或体劳、房劳损伤正气，或后天失养，正气生气不足，皆损伤先后天之本，致脾肾亏虚，真气亏损，阴液不足，真阳不能温煦，脾虚运化失司，气血无以上承濡润咽嗌；正虚亦无力抵抗外邪侵袭，致邪气内踞；正虚则人体自我修复能力下降，易致阴阳失衡。以上皆可致局部代谢失调，阴阳失序，生化失常，癌毒内生，阻塞于食道而成噎膈。明代张介宾《景岳全书》中曰："酒色过度则伤阴，阴伤则津血枯涸，气不行则噎膈病于上。"《素问·阴阳别论篇第七》云："二阳结谓之消，三阳结谓之隔"。明代赵献可《医贯》："三阳结谓之膈，三阳者大肠、小肠、膀胱也。结，谓热结也。大肠主津，小肠主液，大肠热结则津涸，小肠热结则液燥……然而三阳何以热结？皆肾之病也。盖肾主五液，又主大小便，肾与膀胱为一脏一腑，肾水既干，阳火偏盛，煎熬津液。三阳热结则前后闭涩……所以噎食不下也。"指出本病的根源在于肾虚。

2.饮食不节

嗜酒无度，过食肥甘、煎、炸、熏腌食品，恣食辛辣、粗糙，食热食急等不良饮食习惯，或助湿生痰生热，或津伤血燥，失于濡润，日久则局部气机逆乱，代谢乏源，阴阳失序，生化失常，癌毒之邪由此而生。清代何梦瑶《医碥》中提到："酒家多噎嗝，饮热酒者尤多。以热伤津，咽管干涩，食不得入也。"

3.七情内伤

七情内伤，或恼怒伤肝而成；或忧思伤脾，肝郁气滞，气血不通；脾伤则气结，水津失运。气血中的水谷精微则无以上承于食道，日久导致局部代谢失调、阴阳失衡，气机逆乱，生化失常，癌毒内生。如《素问·通评虚实论》曰："膈塞闭绝，上下不通，则暴忧之病也。"《诸病源候论》有"忧恚则气结；气结则不宣流，使噎，噎者，塞不通也"的论述。明代邵达《订补明医指掌》曰："（噎膈）多起于忧郁。"

4.感受外邪

感受外来六淫邪气，或久居毒盛之所，或嗜烟沁毒。外来邪毒稽留于食道，与正气相搏，毒蕴日久渐盛，而正气益虚，无力抗邪，正虚邪盛，内外合邪，扰乱食道局部正常代谢，日久气机逆乱，阴阳失序，生化失常，癌毒之邪内生。

噎膈之病因，主要与以上因素有关，癌毒即成，阻碍气血津液运行，易致气结、痰阻、血瘀、津亏等证，日久泛溢五脏，百症丛生，而成绝症。

（二）现代医学对食管癌病因及发病机制的认识

食管癌发生的确切病因目前尚不十分清楚，但经多年研究表明与食管癌发生的主要因素有以下几个方面。

1.亚硝胺

亚硝胺类是被公认的化学致癌物质，包括硝酸盐、亚硝酸盐、二级或三级胺等，在高发地区普遍存在于饮水与食物中。

2.病原微生物

食用霉变食物可诱发动物上消化道癌变，真菌与亚硝胺有协同促癌作用。在食管原位癌旁增生上皮内可分离出白色念珠球菌的纯株，故食管真菌病可能是食管癌的癌前期病变之一。

3.食管壁的损伤

过热食物、刺激性食物、粗糙食物及进食过快等长期刺激食管上皮而造成慢性炎症、糜烂、增生、溃疡而诱发癌变。

4.营养不良和微量元素缺乏

无论国内外，食管癌高发区都在经济不发达、自然条件差、水资源少、物产不丰的地区。饮食中缺乏维生素、蛋白质和必需脂肪酸及氟、硼、镁含量低均与食管癌的发生间接相关。

5.食管慢性炎症

长期食管慢性炎症与癌变有密切关系。普查中发现食管癌高发区，食管慢性炎症发病率也高。

6.饮酒

酒本身并未证明有致癌性，但有促癌作用，并可作为致癌物质的溶剂，高浓度酒可直接破坏食管黏膜，为致癌物质创造条件。大量饮酒者比基本不饮酒者，食管癌发病率增加50倍。酗酒、嗜烟者比既不饮酒又不吸烟者，食管癌发病率增高156倍。

7.吸烟

吸烟是一种主要的致癌因素。烟雾和焦油中含有多种致癌物，如苯并芘等亚硝胺或亚硝胺前体。吸烟与食管癌成正相关，在流行病中调查中，吸烟量多者比基本不吸烟者食管癌发病率增高7倍。

8.遗传因素

食管癌患者有明显的家族聚集性。在我国高发区本病有阳性家族史者近25%～50%，其中父亲最高，母亲次之，旁系最低。流行病学调查发现，林县高发区居民迁至他县后，其发病率与死亡率仍保持较高水平。

三、临床诊断

（一）临床表现及体征

70%以上的早期食管癌患者无任何症状，或仅有轻微的症状。临床上常见吞咽食物哽咽感、胸骨后不适或闷胀、食管内异物感、咽喉部干燥及紧缩感、食物通过缓慢并有滞留感、剑突下不适等。中期食管癌的常见症状为进行性吞咽困难，可伴有吞咽疼痛；吞咽困难加重时可出现进食呕吐，呕吐物以黏液和泡沫为主，可混有少量食物；可出现肿瘤直接侵犯邻近组织和器官引起的伴随症状，肿瘤或淋巴结转移压迫喉返神经出现声音嘶哑，锁骨上淋巴结转移出现颈部肿块，压迫气管引起刺激性干咳等，其中40%～70%的患者可有体重下降。食管癌引起的并发症或出现转移的临床表现，如食管穿孔致纵隔炎、食管气管瘘，肝转移出现肝大、腹水、黄疸，咽下困难以及出现高度消瘦、脱水等症状。

（二）实验室检查

肿瘤标志物的测定在食管癌的诊断上只能起辅助作用，但在疗效监测和预后判断方面有一定的帮助。

1.鳞状细胞癌抗原

鳞状细胞癌抗原（Scc-Ag）是一种相对分子质量为48 000的糖蛋白，属于肿瘤相关抗原TA-4的亚基，存在于鳞癌细胞质内，是最早用于诊断鳞癌的肿瘤标志物。血清Scc-Ag水平的升高，其浓度随病期的加重而增高。食管癌患者Scc-Ag的阳性率约为31.3%，肝炎、肝硬化、肺炎、肾衰竭等患者，血清Scc-Ag水平也有一定程度的升高。

2.癌胚抗原

癌胚抗原（CEA）是一种广谱的肿瘤标志物，胃肠道恶性肿瘤时，可见血清CEA水平升高。CEA不是诊断某种恶性肿瘤的特异性指标，但在鉴别诊断、病情监测、疗效评价等方面有一定的价值。

3.CYFRA21-1

食管癌在我国属高发癌症之一，以鳞状上皮癌最多见。动态测定CYFRA21-1浓度对于食管癌的病情判断、治疗方法的选择、疗效观察、预测复发都具有重要的意义。

有研究表明，对食管鳞状上皮细胞癌最敏感的标志物是Scc，其余依次为CEA、CA19-9，与CEA和CA19-9比较，Scc的特异性也最高。Scc在食管癌患者中升高的频率与其分期有关，在食管癌Ⅰ期患者中有10%～30%的人升高，到Ⅲ期时可上升到80%以上。Scc和CEA、CA19-9三个标志物同时测定，可大大地提高其敏感度，尤其是可将Ⅰ期的敏感度从30%提高到90%左右。

（三）影像学检查

1.食管X线钡餐检查

食管癌必须做食管X线钡餐检查，有常规造影及食管双重对比造影。常规造影包括黏膜相、充盈相、收缩相和扩张相。

2.CT检查

食管的CT检查是对食管钡剂造影的重要补充。CT能显示肿瘤侵犯范围及其与周边器官的关系，对淋巴结转移的诊断亦优于食管钡餐。CT对肿瘤外侵诊断的准确率为90%左右，其敏感度及特异度均为90%；对淋巴结诊断的准确率为70%，而对大于1cm的纵隔淋巴结诊断的准确率为90%。

3.MRI检查

MRI具有较好的分辨各种组织密度结构的特征并能同时进行冠状、矢状和横断面扫描特点，但MRI检查时间较长，容易受呼吸及患者运动的影响，通常图像质量不佳，其检查价值有限。

4.腔内超声显像

食管腔内超声显像对于局限于黏膜层的食管癌的诊断优于食管钡餐检测，对于肿瘤侵犯深度和胸腔内淋巴结转移的诊断亦优于CT及MRI，其与CT结合时判断TNM分期更准确。主要缺点是对肿瘤侵犯范围的整体显像不如CT、MRI直观，遇到食管内严重狭窄者探头难以通过。急性上呼吸道感染、近期咯血或呕血、严重的心肺功能不全、重症高血压、严重的脊柱畸形、主动脉瘤、颈椎结核及喉结核是其禁忌证。

（四）内镜检查

1.胃镜检查

胃镜检查是诊断食管癌比较可靠的方法。早期食管癌的胃镜表现分为4型：充血型、糜烂型、乳头型、斑块型。中期食管癌、贲门癌的胃镜表现分为4型：肿块型、溃疡型、缩窄型、浸润型。

2.纤维支气管镜检查

食管癌患者行纤维支气管镜检查主要是对气管及支气管受累的情况提供依据，是手术可能性和评估侵犯的一个指标。

（五）病理学诊断

1.脱落细胞学检查

脱落细胞学标本采集方法有：食管拉网法、海绵球法、纤维胃镜下刷检法、超声内镜下细针吸法、灌洗液检查法、锁骨上肿大淋巴结针吸法等。

2.病理组织活检

进行胃镜检查，观察食管肿瘤的形态、大小、部位等，并行多点位置的组织活检。该法操作容易，安全可靠，是食管癌诊断的主要方法之一。

（六）食管癌大体分型及病理类型

本病可分布于食管任何部位，以食管中段为最多，其次为下段，发病在上段者最少。病理类型主要分以下几种。

1.鳞癌

鳞癌分成三级。Ⅰ级，高分化鳞癌；Ⅱ级，中分化鳞癌；Ⅲ级，低分化鳞癌。

2.腺癌

腺癌分为管状腺癌（Ⅰ级，高分化腺癌；Ⅱ级，中分化腺癌；Ⅲ级，低分化腺癌），腺样囊性癌。

3.其他

黏液表皮样癌，基底细胞样鳞状细胞癌，腺棘癌和腺鳞癌，未分化癌等。

（七）临床分期

食管癌新的分期（AJCC2009版）是在美国癌症联合委员会（AJCC）原有TNM分期基础进一步修改而来的，能更好地反映实际预后情况，见表10-1。

T　原发肿瘤

T_x　原发肿瘤不能测定

T_0　无原发肿瘤依据

Tis　高度不典型增生（腺癌无法确定原位癌）

T_{1a}　肿瘤侵及黏膜固有层

T_{1b}　肿瘤侵及黏膜下层

T_2　肿瘤侵及肌层

T_3　肿瘤侵及食管纤维膜

T_{4a}　肿瘤侵及胸膜、心包、膈肌

T_{4b}　肿瘤侵及其他邻近器官

至少应记录肿瘤的最大径，多原发癌记为Tm

N　区域淋巴结 *

N_x　区域淋巴结不能测定

N_0　无区域淋巴结转移

N_{1a} 1～2个区域淋巴结转移

N_{1b} 3～5个区域淋巴结转移

N_2 6～9个区域淋巴结转移

N_3 ≥10个区域淋巴结转移

*AJCC建议清扫淋巴结总数不少于12枚，并应记录清扫的区域淋巴结总数。

M   远处转移△

M_x 远处转移不能测定

M_0 无远处转移

M_1 有远处转移

△.锁骨上淋巴结和腹腔动脉干淋巴结不属于区域淋巴结，而为远处转移。

H   癌细胞类型

H_1 鳞癌

H_2 腺癌

G   细胞分化程度

G_x 细胞分化程度不能确定

G_1 高分化癌

G_2 中分化癌

G_3 低分化癌

G_4 未分化癌

表10-1   食管癌TNM临床分期（AJCC 2009版）

亚组	T	N	M	H	G
0	Tis	N_0	M_0	任何	G_1
Ⅰa	T_1	N_0	M_0	任何	G_1
	T_1	N_0	M_0	H_2	G_2
Ⅰb	T_1	N_0	M_0	H_1	G_2
	T_1	N_0	M_0	任何H	$G_{3\sim4}$
	T_2	N_0	M_0	任何H	G_1
Ⅱ	T_2	N_0	M_0	任何H	$G_{2\sim4}$
	$T_{3\sim4a}$	N_0	M_0	任何H	任何G
	$T_{1\sim2}$	N_1	M_0	任何H	任何G
Ⅲa	$T_{3\sim4a}$	N_{1a}	M_0	任何H	任何G
Ⅲb	$T_{3\sim4a}$	N_{1b}	M_0	任何H	任何G
	任何T	N2	M_0	任何H	任何G
Ⅳ	T4b	任何N	任何M	任何H	任何G
	任何T	N3	任何M	任何H	任何G
	任何T	任何N	M_1	任何H	任何G

颈段食管癌：由食管入口或环状软骨下缘起至胸骨柄上缘平面，距门齿约18cm。

胸上段食管癌：胸骨柄上缘平面至气管分叉平面，距门齿约24cm。

胸中段食管癌：气管分叉平面至食管胃交接部（贲门口）全长的上半，距门齿约32cm。

胸下段食管癌：气管分叉平面至食管胃交接部（贲门口）全长的下半，距门齿约40cm。

颈段食管癌区域淋巴结：颈部淋巴结，包括锁骨上淋巴结。

胸段食管癌区域淋巴结：纵隔及胃周淋巴结，不包括腹腔动脉旁淋巴结。

四、治疗

（一）中医治疗

1.食管癌的病证特点

食管癌的病证特点应从两个方面分析。

（1）肿瘤方面，肿瘤在食管内肆意滋长，扎寨营垒，癌毒之邪与痰瘀胶结成块，或毒盛浸延食道局部组织、器官，或由血道或淋巴管转移他处。

（2）对人体而言，有虚实两个方面。虚者，气虚、阴虚、血燥、阳微，而以气虚、阴虚多见；实者乃肿瘤阻滞脏腑气血运行，致气滞、血瘀、痰阻，或郁久化热。毒结日久可致气液耗伤，五脏失调，阴阳失衡，化火生寒皆可有之。

其病位在食管，胃气所主，主要涉及脾、肾、肝、肺等脏腑。本病属本虚标实，证候多为寒热错杂、虚实并见。

2.食管癌治则治法

食管癌治疗遵从综合治疗的原则，中西医并重。中医治疗食管癌的治疗原则：对肿瘤为祛毒抗邪；对人体为扶正培本，纠正脏腑气血失调。具体治法：治肿瘤当以寒热之剂扫荡之，以平性之剂抑杀之，辅之以消痰软坚、祛瘀散结之药破击之；调人体则虚则补之，实者调之。气虚者益气，血不足者养血，阴虚者滋其阴，阳亏虚者助阳，气滞者理气，血瘀者活血，痰积者化痰通利，热盛者清热。临床注重中西医配合，根据病情，合理安排中西医治疗方法与时机。放疗为火毒，易伤气阴，易致瘀滞，中药应兼顾益气养阴，兼以活血散瘀。

3.食管癌辨肿瘤临床常用药物选择

现代药理研究证实，一些中药对食管癌细胞具有抑制甚或杀灭作用，能诱导细胞分化、促进细胞凋亡、逆转多药耐药、抗侵袭转移；一些中药还能调节和增强免疫，并对肿瘤放疗、化疗具有增效减毒作用[3,4]。食管癌的辨肿瘤论治，建议根据临床经验及现代药理，合理应用以下药物。

（1）温热药：九香虫，木鳖子（有毒），千金子（有毒），白花蛇（有毒），砒霜（有毒），雄黄（有毒），天仙子，百草霜，皂角刺，蝮蛇（有毒），硇砂，硫黄，毛茛（有毒），钩吻（有毒），雪上一枝蒿（剧毒），乌头（有毒）。

（2）寒凉药：冬凌草，斑蝥（有毒），壁虎（有小毒），鸦胆子，苦参，通光藤（乌骨藤），白花蛇舌草，半枝莲，龙葵（有小毒），金荞麦，猫人参，白毛藤（白英，蜀羊泉）（有小毒），蛇莓（有毒），虎耳草（有小毒），蛇葡萄根，毛冬瓜，石竹，紫草，白屈菜（有毒），亮菌，木棉，瞿麦，水杨梅根，青黛，槐角，芦荟，山豆根（有毒），白屈菜，黄独零余子（有小毒），马钱子（大毒），蚯蚓，五倍子，八角莲（八角金盘）（有毒），长春花，熊胆，下奶藤（有毒），朱砂（有毒），雷公藤（大毒），金钱草。

（3）平性药：菝葜，猕猴桃根，紫杉（红豆杉），肿节风（接骨木），干蟾皮（有毒），红娘子（有毒），全蝎（有毒），蜈蚣（有毒），乌梢蛇，马蔺子，蜂房，乌梅，硼砂，瓦松，桦菌芝，牛筋草，鱼鳔，蚕沙，槐耳，一枝黄花（有毒），农吉利（野百合）（有毒），秋水仙（有毒），青龙衣（蛇蜕）（有毒），菜豆。

（4）消痰软坚药：生半夏（有毒），生天南星（有毒），瓜蒌，魔芋（蛇六谷），石打穿，威灵仙，白僵蚕，黄药子（有小毒），贝母，山慈菇（有小毒），蛤壳，王不留行，海浮石，石菖蒲，桑白皮，黄药子（有小毒），鸡内金，猫眼草（有毒），骆驼蓬子（有毒），阿魏，凤仙花，芙蓉叶，草河车（拳参，紫参）（有小毒），核桃枝，降香，米皮糠。

（5）祛瘀散结药：急性子（有毒），郁金，姜黄，石见穿，水红花子，铁树叶（有毒），没药，乳香，大麻药（有小毒），红花，牡丹皮，三棱，延胡索，番红花，水蛭（有毒），柘木，三七，刺老苞，牡丹皮，地龙，蜈蚣（有毒），穿山甲，八角枫根（有毒）。

4.食管癌辨人体临床常用药物选择

（1）补气：人参，太子参，党参，黄芪，黄精，灵芝，茯苓，白术，甘草，鹅血，猴头菇，槐耳。

（2）补阳、散寒：韭菜子，补骨脂，巴戟天，淫羊藿，鹿角胶，吴茱萸，肉桂，细辛，川乌（有大毒），附子（有毒），干姜，肉苁蓉，五加皮。

（3）补阴、益肾：沙参，石斛，沙苑子，百合，墨旱莲，枸杞子，女贞子，生地黄，山药，麦冬，山茱萸，玉竹，知母，天冬，鳖甲，桑螵蛸。

（4）补血：熟地黄，何首乌，阿胶。

（5）降逆下气：白豆蔻，木香，沉香，乌药，青皮，合欢，砂仁，荜茇，旋覆花，赭石，厚朴，槟榔，大腹皮，香橼，莱菔子，枳壳。

（6）活血止痛：莪术，石上柏，川芎，黄毛耳草，桃仁，丹参，五灵脂，赤芍，土鳖虫。

（7）化痰：白芥子，陈皮，竹茹，枇杷叶。

（8）清热：大黄，牛黄，黄连，芦根，板蓝根，牛蒡子，大青叶，金银花，连翘，龙胆草，蒲公英，葛根，槐角。

（9）利湿、泻下：薏苡仁，泽泻，茵陈，白鲜皮，车钱子，大黄，巴豆（有毒），芫花（有毒）。

（10）健胃消食：炒谷麦芽，焦山楂，焦神曲。

（11）止血：白茅根，紫草，花蕊石，蒲黄。

（12）止泻：木瓜，海螵蛸，诃子，芡实。

5.食管癌辨证型论治

（1）陈玉锟等[5]辨证分为四型：痰气交阻型，以启膈散（丹参、沙参、茯苓、郁金各15g，砂仁、川贝母各9g，杵头糠5g）加减治疗；气滞血瘀型，以通幽汤（生地黄、熟地黄、当归各15g，桃仁10g，红花、升麻、炙甘草各6g）加减治疗；津亏热结型，以五汁安中饮（梨汁、藕汁、牛乳、生姜汁、韭汁不拘量频服）加减治疗；气虚阳微型，以补气运脾汤加减（人参、黄芪各30g，茯苓、白术各15g，半夏、陈皮、砂仁、甘草各6g，生姜3g，大枣5枚）治疗。

（2）林宗广[6]从以下三法治疗本病：即理气化痰法，适用于痰气交阻证，方用旋覆代赭汤合利膈化痰丸（《丹溪心法》）加减，药用旋覆花、赭石、胆南星、川贝母、制半夏、天竺黄、瓜蒌、牵牛子、蛇莓、橘皮、茯苓、柴胡、黄药子等；祛瘀化痰法，适用于瘀痰交阻证。方用启膈散合桃红饮（《类证治裁》）及利膈化痰丸加减，药用桃仁、丹参、川贝母、郁金、壁虎、三棱、莪术、水红花子、牵牛子、昆布、海藻、丁香、胆南星、黄药子、瓦楞子等；滋养散结法，适用于津伤瘀结证，方用沙参麦冬汤合通幽汤加减，药用北沙参、太子参、麦门冬、玉竹、天花粉、生地黄、当归、壁虎、红花、夏枯草、挂金灯、石见穿、白花蛇舌草、山慈菇、蛇莓、穿山甲、海浮石等。

（3）陈美芳[7]将食管癌按以下四型进行辨证施治：痰气互结型药用旋覆花、赭石、姜半夏、预知子、枸橘李、公丁香、降香、半枝莲、石上柏、石打穿、莱菔子、谷芽、麦芽；气滞血瘀型药用紫苏梗、预知子、急性子、威灵仙、丹参、石打穿、半枝莲、野葡萄藤、刘寄奴、蜈蚣、生山楂；痰毒内盛型药用南北沙参、玄参、半枝莲、野葡萄藤、石上柏、蚤休、山豆根、生天南星、生半夏、壁虎、青礞石、生大黄；气血两虚型药用炒党参、炒白术、茯苓、生薏仁、当归、预知子、半枝莲、野葡萄藤、金雀根、仙鹤草、鸡内金、谷芽、麦芽。

（4）梁宏正[8]总结梁剑波经验从以下两方面来辨证论治：瘀血凝痰，交阻食道型，治宜活血祛瘀，化痰解结，可用消瘀解结饮（牵牛子、土鳖虫、石菖蒲、川贝母、郁金、王不留行、丹参、南沙参、当归、桃仁、红花）；痰瘀凝结，气虚津亏型，治宜扶正育阴，化痰散瘀，可用育阴消结饮（花旗参、当归、石斛、白芍、黄芪、生地黄、天花粉、丹参、蜣螂、三七粉、桃仁），或可兼服急性蚤甘丸（牵牛子、蚤休、甘草），能解毒祛痰散结。

（5）刘福民[9]将晚期食管癌分为4型论治：痰气互结型，治宜开瘀化痰、润燥消肿、和胃降逆，方用锡类散、半枝莲、预知子、白花蛇舌草加减；血瘀气滞型，治宜活血理气、消肿解毒，方用皂角刺、白花蛇舌草、参麦散加开关散；痰毒内盛型，治宜清热解毒、涤痰通腑，方用五汁安中饮加减；气血两虚型，治宜扶正健脾、补益气血，方用六味地黄丸、开道散、猫胎盘、韭菜汁或冬凌草辅助抗癌。

（6）周维顺[10]采用的随症加减法：疼痛明显者，用香茶菜、延胡索、天仙藤、干蟾皮；出血者，用血见愁、紫珠草、仙鹤草、藕节炭；有转移者，加玄参、昆布、黄药子、山慈菇、猫爪草；吞咽困难者，加刀豆子、威灵仙、丁香、柿蒂、半夏；正气亏虚者，用灵芝、绞股蓝、白术、山药、黄精；睡眠不好者，用龙齿、合欢皮、茯神、首乌藤；腹泻者，用葛根、炒黄芩、黄连、石榴皮、乌梅炭；消化功能紊乱者，用白术、鸡内金、谷麦芽、猪茯苓、六神曲；恶心者，予二陈汤加减；呕吐酸水、痰涎者，加黄连、吴茱萸、干姜；食管上皮中重度增生者，用威灵仙、白花蛇舌草、山慈菇、干蟾皮。

6.验方汇编

（1）常用药对

- 石见穿15g，急性子1.5g：用于脾虚湿聚，痰气凝滞的食管癌。
- 威灵仙15g，半夏10g：治疗食管癌放疗后停痰宿饮，咳喘呕逆。
- 威灵仙15g，石见穿15g：治疗食管癌痰饮多，吞咽困难。
- 莪术15g，郁金15g：二药寒热为伍，相须为用，具有化瘀散结止痛作用。
- 天花粉15g，石斛15g：滋阴生津，用于减轻放疗反应。
- 干蟾皮5g，壁虎6g：清热解毒抗癌，祛瘀散结，与放化疗配合，用于各期食管癌。
- 石见穿15，炮山甲10g：清热散结，化积祛瘀，用于各期食管癌。
- 鼠妇10g，九香虫10g：解毒止痛，用于各期食管癌。
- 威灵仙15g，急性子6g：除痰气凝滞，化瘀散结止痛。
- 鳖甲15g，龟甲15g：养血补心，滋阴潜阳，用于放疗、化疗过程中。

（2）单验方

- 灵仙代赭汤：太子参15g，黄芪30g，薏苡仁30g，枸杞子15g，威灵仙10g，赭石30g，白花蛇舌草30g，莪术10g，法半夏10g，枳实10g，猪苓、茯苓各15g，甘草5g。张文杰[11]将张仲景的"旋覆代赭汤"和张锡纯的"参赭培气汤"化裁为"灵仙代赭汤"用于治疗食管癌。本方有扶正固本、抗癌祛邪、调理脾胃等作用。食入梗阻，吞咽困难者加急性子、礞石、磁石、黄药子；痰多黏滞，咳之不爽加瓜蒌、浙贝母、桔梗、炙远志；恶心、呕吐、反胃呃逆加陈皮、竹茹、刀豆壳；胸骨疼痛加延胡索、罂粟壳。共治疗108例，取得了缓解率4.63%，有效率43.51%，稳定率90.74%，恶化率仅9.26%的效果。

- 三辨消鳞汤：冬凌草、半枝莲、白屈菜、玄参、黄芪、沙参、石斛、半夏、茯苓、山豆根、夏枯草、旋覆花、威灵仙、甘草。对于中晚期食管癌患者，张士舜[12]常用自拟三辨消鳞汤，本方具有化痰解毒、益气养阴之功效。热毒壅盛，癌灶有感染、坏死者加用重楼、白花蛇舌草；痰瘀阻滞者加天南星、牡蛎；涌吐大量痰涎白沫者加旋覆花、赭石、葛根；口干、舌红者加麦冬、天花粉、石斛；若进食困难、梗阻严重者加赭石、半夏、柿蒂、丁香降逆之品，亦可加入瓜蒌、威灵仙、薤白对缓解梗阻有效；病理类型属腺癌者选用重楼、龙葵、藤梨根；淋巴转移者加海藻、夏枯草、白芥子；肝转移者加柴胡、郁金、穿山甲、鳖甲。

● 健脾散结汤[13]：山豆根10g，半夏、冬凌草、茯苓、鸡内金各15g，郁金、莪术、生黄芪、半枝莲30g。药物加减：气虚甚加党参20g或红参10g等；阴虚内热加鳖甲30g或青蒿15g等；瘀血明显加桃仁、红花各10g；出血者加仙鹤草30g，三七粉10g等；咽下疼痛或胸痛者加夏天无15g，延胡索15g；便干加莱菔子30g，生大黄10g，或肉苁蓉30g；舌质红少苔咽干痛者加麦冬15g。每日1剂，煎2次，取汁300ml，一日3次，温服。饮水困难者，服药前30分钟至1小时口服20ml食道舒缓液（生理盐水250ml、山莨菪碱40mg、庆大霉素32万U、利多卡因100mg、地塞米松10mg）扩管、消炎、止痛，有一定的疗效。

● 噎膈志断汤[14]：该方是孙秉严在其学兄段志纯传授经验方"噎膈汤"基础上加味而成。处方组成：远志、续断、扁豆花、白芍、枇杷叶、钩藤、鸡内金、沙苑子、海浮石、柿蒂、砂仁、桃仁、赭石各9g，九香虫2对，党参15g，天冬30g。全方具有益气养阴，顺气降逆，软坚化痰之功。一日1剂，水煎2次温服。加减法：胸中闷热加红花、苏木散瘀通络；胸胁闷胀加柴胡、香附、青皮理气宽胸；胸胁疼痛加乳香、没药、延胡索通络止痛；呕吐黏沫加姜半夏、制南星、陈皮化痰降逆；食欲缺乏加焦神曲、焦山楂、焦麦芽、生姜、大枣健脾和胃；气短乏力加黄芪、党参、五味子益气扶正；失眠加炒酸枣仁、首乌藤、珍珠母镇静安神；咽喉干燥加玉蝴蝶、射干、知母养阴利咽；大便秘结加肉苁蓉、当归、杏仁润肠通便。

● 启膈散[15]：丹参12g，郁金12g，茯苓15g，沙参15g，川贝母12g，荷叶蒂6g，砂仁6g。若胸闷较重者，加全瓜蒌、陈皮、半夏、天南星；口干咽燥者，加玄参、天花粉、芦根；郁久化热，心烦口干者，加栀子、黄连；胃失和降，泛吐痰涎者，加半夏、陈皮、旋覆花、檀香、降香。

● 开锁散[16]：取硼砂、礞石各50g，火硝20g，硇砂、冰片、壁虎各10g。将上述药物一起研成细末，过100目筛，装入瓷瓶中备用，可每次取5g此药，含化咽下（不可用水送服），每日用药3～5次，直到咽肿得消，饮食得下即可停服，不可过量服用。

● 通幽汤：半枝莲30g，黄芪、川贝母、瓜蒌仁各20g，北沙参、丹参、当归、砂仁、桃仁、红花、郁金、党参、生地黄、板蓝根、鼠妇各15g，杏仁、甘草各10g。将上述药物用水煎煮后去渣取汁，每日服一剂，分早晚两次服下。

临床实践证实，联合使用开锁散和通幽汤治疗食管癌，可取得祛瘀生新、益气养阴、扶正祛邪、清热解毒、消肿散结的作用。此病患者应长期服用这两种药物进行治疗，并积极调整饮食结构，以提高和巩固远期疗效，减少病情复发的概率[16]。

● 开道散：硇砂、硼砂、干蟾皮各1.0g，人工牛黄、玉枢散各1.5g，冰片0.3g。共研细末分3次服。徐家龄[17]等用开道散治疗本病50例，显效11例，有效34例，无效5例，有效率为90%。

● 硇砂方：陈建宗等[18]以古方硇砂方为主治疗食管癌吞咽梗阻32例。方法：硇砂12g，荞麦面适量，用荞麦面包饺子包裹硇砂，面皮厚约1cm，用木炭火煅至焦黄色，待冷剖开，取中心潮湿之硇砂焙干，取6g，加槟榔12g，丁香4个，共研细末，再用威灵仙30g，水煎2次共取400ml，送服上述细粉，每次0.3g，每日3次，饭前30分钟服用，1个月为1个疗程。结果，显效8例，有效15例，无效9例，总有效率为71.9%。

● 瓜蒌薤白半夏汤：瓜蒌9～12g，薤白9～12g，制半夏9g，生姜3片、玄参9～30g，夏枯草9g，地龙9g，威灵仙9g，蚤休9g，白花蛇舌草9～30g。黄大枞[19]运用瓜蒌薤白半夏汤加减治疗食管癌399例，总有效率达69.2%。

- 丁香透膈汤：丁香5g，砂仁3g，生黄芪20g，白花蛇舌草30g，夏枯草20g，制半夏10g，制天南星10g，生瓦楞子30g，急性子20g，蜣螂10g，壁虎10g，威灵仙20g，石见穿20g，蜂房10g，全蝎5g，蜈蚣2条。徐丽霞等[20]用丁香透膈汤治疗晚期食管癌患者80例，治疗后症状好转72例（90%），病灶缩小或消失6例（7.5%），病灶愈合成类疤痕组织2例（2.5%）；丁香透膈汤治疗后存活6个月以上38例（47.5%），1年以上28例（35%），2年以上5例（6.25%），3年以上2例（2.5%）。

- 豆根管食通口服液：郑玉玲[21]以涤痰化瘀，攻逐癌毒为基本治法并结合现代药理研究，在临床中总结出了治疗食管癌的经验方——豆根管食通口服液，该方由山豆根、沉香、急性子、黄药子、姜半夏、三七、制天南星、郁金组成。

- 壁虎合剂：壁虎4g，冬凌草、拔葜、藤梨根、人参、黄芪各30g，茯苓20g，生薏苡仁30g，山楂、莪术各15g，预知子30g。胡冬菊等[22]用壁虎合剂治疗食管癌前病变患者60例，其中显效40例，有效12例，无效8例，总有效率为86.17%。

- 天夏开道汤：壁虎3g，生半夏15～30g，生南星12g，黄药子9g，威灵仙5g，旋覆花9g，代赭石30g，急性子12g，降香9g，枳实12g，郁金12g，贝母12g，茯苓12g，生薏苡仁30g，太子参15g，橘皮络各6g，路路通12g，半枝莲15g。朱昌国等[23]运用天夏开道汤，每日1剂，水煎服，15日为1个疗程。治疗食管癌吞咽梗阻38例，显效存活3年以上9例，有效存活1年以上22例，无效不足1年死亡7例，总有效率为81.58%。

- 益气散结汤、消结散：黄芪20g，党参20g，茯苓30g，白术10g，炙甘草20g，木香10g，当归10g，丹参10g，冬凌草30g，全瓜蒌20g，半枝莲30g。消结散：水蛭300g，壁虎300g，三七300g，天然牛黄15g共研细末。林少东[24]用益气散结汤水煎服，每日1剂；另用消结散每日3次，每次3g，餐后白开水送下，治疗晚期食管癌60例，吞咽困难减轻60例，食管气管瘘愈合6例，呕血停止12例，存活24例中，病灶缩小12例，稳定12例。

- 活血制癌汤：丹参、生地黄、黄芪各15g，桃仁、红花各10g，喜树、当归各12g，蜣螂3只，马钱子粉（冲服）1g，炙甘草6g。曾建军等[25]用自拟活血制癌汤治疗晚期食管癌患者，结果显示其对缓解疼痛和改善饮食状况有一定的疗效，总有效率为84%。

- 红豆消瘤汤：红豆杉8g，黄芪20g，白术20g，半夏12g，细辛3g，半枝莲20g，甘草6g。山广志[26]积40余年临床经验自拟红豆消瘤汤治疗晚期食管癌取得了较为满意的效果。

- 仙朴消噎饮：威灵仙15g，厚朴15g，半夏12g，半枝莲15g，白花蛇舌草30g，石见穿30g，壁虎（冲服）3g，三七粉（冲服）10g，穿山甲（先煎）10g，西洋参12g，麦门冬12g。周雪林[27]用仙朴消噎饮联合化疗治疗中晚期食管癌患者，有一定的疗效。

- 黄金昶[28]在中医治疗食管癌二十余年临床实践中，逐渐总结出中医治疗食管癌的基本方：熟地黄30g，砂仁10g（后下），薤白10g，莪术10g，党参15g，茯苓15g，麦冬15g，干姜10g，黄药子30g，蜈蚣3条，鸡内金30g，山药30g，姜半夏15g，瓜蒌皮18g，百合30g，壁虎30g，当归20g，黄芪30g。淋巴结转移者治当加强化痰祛湿的作用，可加海藻30g，海浮石50g（先煎）、地龙15g，干蟾5g；肝转移者多为血虚，治当加强补肝血的作用，可加当归、白芍、山茱萸各30g；肺转移者为肺气阴不足、痰湿不化，应当加强补肺之气阴、化痰散结的作用，重用黄芪50～120g，知母、白英各20g，升麻、煅海浮石（先煎）50g。根据症状加减：有肿物者加斑蝥4只，干蟾5g软坚抗癌；胸痛者加乳香10g，没药10g，姜黄10g活血止痛；胸闷者加檀香10g，丹参10g理气活血；呕吐加生赭石30g（先煎）、柿蒂15g降逆止吐；痰多者加青礞石30g，炒黄芩10g涤痰下气；便秘者加酒大黄10g，焦槟榔30g理气通腑；食欲差者加焦山楂30g，焦神曲30g，藿香梗15g，紫苏梗15g开胃解郁；

偏寒者去茯苓、瓜蒌，加白附子10g（先煎）、细辛3g，川椒10g，吴茱萸5g，茯苓、泽泻各30g温阳化饮。

（3）李东涛食管癌验方举例

灵芝30g，黄芪45g，党参30g，炒白术45g，沙参30g，冬凌草120g，菝葜60g，威灵仙15g，白花蛇舌草60g，猕猴桃根60g，金荞麦45g，龙葵30g，苦参30g，石上柏15g，魔芋45g，急性子15g，石见穿15g，生半夏30g（先煎1小时），生天南星30g（先煎1小时），莪术20g，郁金15g，木鳖子15g，蜂房10g，山药30g，山楂30g，肿节风30g，甘草10g。水煎服，每两日1剂。

7.食管癌常用中成药

（1）抗癌药

● 华蟾素片：一片0.3g。口服，一次3～4片，一日3～4次。华蟾素注射液：一支5ml，一次15ml，5%葡萄糖注射液500ml稀释后缓慢滴注，一日1次。习惠琴等[29]用华蟾素注射液治疗晚期消化道肿瘤60例（肝癌26例，胃癌14例，食管癌10例，胆囊癌6例，胰腺癌4例），结果：有效23例，有效率46%。付伟义[30]使用华蟾素注射液治疗中晚期食管癌、贲门癌患者21例，9例食管癌患者中，1例显效（主要症状明显改善，病灶缩小50%以上，稳定1个月以上），6例有效（症状有所改善，病灶基本稳定，观察1个月以上），2例无效。在治疗中观察，进食梗阻改善者占60%，疼痛减轻者占53%，食欲增加者占60%。蟾酥注射液：用法见肺癌。刘怀民等[31]应用华蟾素注射液配合NP方案化疗治疗中晚期食管癌35例，结果显示治疗组和对照组的有效率分别为62.8%、48.5%，生存质量的改善程度也具有显著性差异，治疗组的不良反应发生低于对照组。

● 去甲斑蝥素片：口服。一次5～15mg，一日3次。由小剂量开始逐渐增量，晚期患者可用较高剂量，儿童酌减。疗程为1个月，一般可维持3个疗程。本品可与去甲斑蝥酸钠注射液交替使用，但不宜同时联合用药。去甲斑蝥酸钠注射液：2ml：10mg，静脉注射，用5%葡萄糖注射液稀释后，缓慢静脉注射，一次10～30mg；静脉滴注时加入5%葡萄糖注射液250～500ml中缓慢滴入。

● 鸦胆子油口服乳液、鸦胆子油乳注射液：用法见脑瘤。何丽佳等[32]观察鸦胆子油乳注射液联合放射治疗对中晚期食管癌的疗效，结果在总有效率、生存质量相关评价、常见的放疗不良反应如恶心呕吐、白细胞下降、放射性食管炎等方面均显示出了较好的效果。

● 冬凌草糖浆：口服，一次10～20ml，一日2次。

● 复方苦参注射液：用法见肺癌。崔晓蕾等[33]应用复方苦参注射液联合动脉灌注化疗治疗食管癌23例，结果显示，治疗组和对照组有效率分别为78.3%、56.5%；治疗组KPS评分优于对照组；治疗组消化道反应、发热等不良反应较对照组明显减轻，均有统计学意义。

● 平消胶囊：用法见肺癌。

● 消癌平片：用法见肺癌。消癌平胶囊：用法见食管癌。消癌平糖浆：用法见肺癌。消癌平注射液：用法见肺癌。

● 安替可胶囊：每粒装0.22g。口服。一次2粒，一日3次，饭后服用；疗程6周。丁兆军等[34]收治64例食管癌患者，随机分为治疗组（放射治疗+安替可）32例，对照组（单纯放疗组）32例，根据放疗半量及全量时肿瘤的消退情况，比较两组的有效率及全消率，作为增敏的评价指标。结果：放疗半量时，治疗组有效率为62.5%，对照组为12.5%；放疗全量时，治疗组肿瘤全消率为75%，对照组为37.5%。中药安替可的主要成分是蟾酥和当归，大量的实验室及临床试验证实，其具有较好的抗肿瘤作用，还可增强放、化疗的效果。

● 复方天仙胶囊：每粒0.25g，口服，一次2～3粒，一日3次。饭后30分钟用蜂蜜水或温水送下（吞咽困难可将药粉倒出服用）。1个月为1个疗程。停药3～7日再继续服用。朱月娇等[35]用复方天仙胶囊（天花粉、威灵仙、莪术、白花蛇舌草、黄芪等）加放射治疗食管癌21例，完全缓解11例，部分缓解9例，1例放弃治疗，总缓解率达95.2%。

● 康莱特注射液：用法见肺癌。罗智辉等[36]用康莱特注射液治疗晚期食管癌患者，结果：疼痛缓解率为88.9%，90.5%的患者体重稳定或增加，90.5%的患者生活质量评分增加。

● 食道平散：口服，一次0.3～0.5g，一日3～5次；饭前用凉开水服下或含化，服药后挺胸深呼吸5～7次，服药几分钟后便可吃较干硬的食物，也有少数人两三日后见效。1个月为1个疗程，或遵医嘱。

（2）抗癌辅助药

● 增生平片：片芯重0.3g。口服。一次8片，一日2次。疗程6个月，或遵医嘱。

● 扶正固本颗粒：气阴两虚兼热毒证患者放疗、化疗时合并用。每袋15g，开水冲服，一次15g，一日3次。

● 平痛宁片：对食管癌等癌瘤具有一定的缓解症状，提高免疫力，延长患者生命。用法用量：口服，一日3次，每次4～8片，可与手术治疗或放疗、化疗同时进行。

● 参芪注射液：覃强等[37]对102例食管鳞癌患者采用参芪注射液合并放疗与单纯放疗的前瞻性随机分组研究。综合组1年生存率及近期显效率分别为67.3%、87.2%，显著高于单纯放疗组。由此显示，参芪注射液合并放疗能提高食管癌放疗的疗效，并能减轻食管癌放疗致血象下降的毒性反应。

（3）抗癌与辅助综合作用药

● 复方斑蝥胶囊：用法见口腔癌。

● 艾迪注射液：陈德轩等[38]通过食管癌术后应用艾迪注射液后监测血浆sCD44s水平，发现艾迪注射液可提高机体红细胞免疫功能，食管癌患者红细胞C3b受体（CR1）活性下降，黏附肿瘤细胞能力下降，红细胞免疫功能受抑制，说明艾迪注射液可增强红细胞CR1活性，有效清除肿瘤细胞抗原与血中抗体形成的循环免疫复合物（CIC）。

● 白花蛇舌草注射液：每支装2ml，肌内注射，一次2～4ml，一日2次。唐立明等[39]用白花蛇舌草注射液静脉滴注的方法治疗106例中晚期食管癌，结果，完全缓解19例（17.9%），部分缓解43例（40.6%），稳定27例（25.5%），进展17例（16%）。通过临床观察，作者还发现白花蛇舌草注射液对胸腔积液、腹水、癌性疼痛及癌性发热具有一定的抑制作用，静脉滴注用药无明显毒副作用。

8.其他疗法

（1）外用法

药熨方[40]：厚朴20g，枳壳30g，大腹皮15g，吴茱萸15g，小茴香15g，莱菔子50g。将上方用少许食醋搅拌后置于锅中，用文火炒后，温度在60～70℃为宜；装入以30cm×30cm医用纱布制成布袋中，先于腹部涂少量凡士林，将药袋置于腹部，用力均匀在腹部上脘、中脘和下脘穴来回推熨或回旋运转；开始时用力轻，而速度稍快；随着药袋温度的降低，用力增强，同时速度减慢。药熨法由经过培训的主管护士操作，患者出现腹胀即可以开始使用，每次20分钟，每日上、下午各1次。药熨完毕，清洁局部皮肤。

（2）针灸、理疗

① 针灸：调理督任二脉功能在食管癌治疗中发挥举足轻重的作用。黄金昶[28]主张选用：承浆、廉泉、天突、膻中、巨阙、上脘、中脘、下脘、气海、关元、大椎、至阳、脊中等穴位，采用泻法，每日一次，每次留针20分钟，可配合电针及刺血拔罐等外治方法，加

强刺激作用。沈红等[41]报道，针刺天突穴治疗晚期食管癌吞咽困难120例，每日1次，7日为1个疗程。走访或信访110例，除13例因治疗中断、癌肿转移、并发症等原因死亡之外，其他97例病情都有不同程度的减轻，不仅由不能进食到可以吃流质、半流质饮食、软饭和普食，而且食量日渐增多，体重逐渐增加，精神好转。周浣贞等[42]以针灸为主治疗晚期食管癌患者84例，治疗方法：体针——主穴取天鼎、止呕、璇玑、膻中、上脘、中脘。配穴取内关、足三里、公孙、三阴交。采用0.35mm×40mm（30号1.5寸）毫针。天鼎穴双侧进针，针尖向天突穴斜刺；止呕横刺，针尖向下透向天突穴，其他穴位均常规取穴，以平补平泻手法，留针30～40分钟，隔日1次，连续治疗1个疗程（2个月）。进食梗阻，舌苔厚腻者加艾条灸中魁、膻中穴，每穴10分钟；进食后突然梗阻，针刺双侧内关，用泻法，针尖向上强刺激，并令患者剧咳，让其呕出大量痰液及食物。胸背疼痛者针刺头穴，上、中、下焦穴，从上焦穴进针，横刺，透向中、下焦穴，连续捻转手法3分钟，留针30分钟，每10分钟加强1次；背部疼痛明显者用皮内针，埋于背部压痛点。耳针——主穴咽喉、食道、贲门、胃、胸、膈配穴交感、神门、三焦、内分泌、肾上腺、肝、肾（每次选2～3穴）。采用0.35mm×13cm（30号0.5寸针，耳郭消毒后，快速进针，捻转有感应针40～60分钟，两耳隔日交替1次。穴位注射-取穴膻中、膈俞、胸椎、夹脊穴。药物-肿节风注射液。每次选穴2～4穴，每穴注射2mg，隔日1次。以上3种方法，每个疗程以体针为主，耳和穴位注射交替治疗。第1个疗程有效再进行第2个、第3个疗程，直至病情稳定。结果治疗1个疗程，显效者25例，有效者50例，共75例，占89%，无效9例。有效者75例进行第2疗程治疗，显效12例，有效39例，共51例，占68%无效24例。51例有效者进行第3个疗程治疗，显效8例，有效21例，共29例，占57%；无效22例。林丽珠等[43]针灸治疗本病，处方如下：天突、膻中、中脘、内关、太溪、足三里。痰气互阻加太冲、丰隆；血瘀痰滞加膈俞、丰隆；阴虚内热加太溪、内庭；气虚阳微加灸气海、肾俞。胸骨后痛配华盖、巨阙；胸痛引背配心俞及阿是穴；合并内出血配尺泽、孔最、郄门；痰多便秘配丰隆、上巨虚、天枢；进食困难甚或滴水不入者重刺内关加配公孙。

② 刺血拔罐：临床实践中，黄金昶[28]治疗食管癌主张于督脉大椎穴、至阳穴、脊中穴以及刮痧后的皮下结节处刺血拔罐，出血量宜多，务尽其邪，同时给邪以出路，通络祛瘀，调和气血，邪去正复。

③ 刮痧：黄金昶[28]主张食管癌刮痧应以脊柱及夹脊穴为主，尤其是大椎穴、至阳穴、脊中穴，其次是华佗夹脊穴及足太阳膀胱经，手法采用泻法。黄金昶根据多经验总结年临床实践观察，发现多数食管癌患者后背刮痧后可出现明显大小不等的皮下结节，主要分布于督脉、华佗夹脊穴以及足太阳膀胱经上。多数患者经刮痧治疗后，进食困难的症状可明显好转，立竿见影，这与刮痧疏通经络的作用密不可分。

9.并发症处理

（1）食管梗阻

食管梗阻严重影响患者的饮食情况，常常需要静脉营养支持对症治疗，但是长期静脉营养支持，胃肠道因为缺乏食物的刺激，会造成肠道及消化系统功能紊乱、退化，甚至出现衰竭，影响生命。食管梗阻目前主要是采用手术、放疗、激光、光动力学疗法或植入支架缓解症状。

李海舟[44]用紫醋粉（紫硇砂30g，牛黄10g，鲜地龙40g）治疗食管癌吞咽困难患者23例，其中显效6例，有效8例，无效6例，进展3例，有效率为60.87%。

临床上，黄金昶于任脉针刺承浆、廉泉、天突、膻中、巨阙、上脘、中脘、下脘、气海、关元等穴位采用泻法，并于后背刮痧，在大椎、至阳、脊中等穴位及背俞穴刺血拔罐，往往一天见效，哽咽症状明显缓解[28]。

纪同华等[45]自拟赭仙汤（赭石、仙鹤草、人参、红花、蜂蜜）治疗晚期食管癌梗阻症15例。服用1剂后多数患者食道分泌物减少，2剂后能进少量的水、牛奶等，3剂后梗阻好转，并能进流质饮食。

（2）食欲差或胃瘫

肿瘤患者都十分关心自己的饮食，食欲差或者胃瘫时容易出现衰竭，严重威胁患者的生命，给患者及家属带来极大的痛苦。黄金昶[28]提出治疗食欲差或胃瘫五法：①舌底静脉（金津、玉液）放血；②背俞穴：脾、胃、肾、肝、胆及大肠俞刺血拔罐；③中药金匮统元方加减；④胃四周芒针围刺；⑤对痰涎壅盛夹肝气上泛的患者可予以下处方：生赭石（先煎）、生牡蛎（先煎）各60g，煅海浮石（先煎）、白茅根各30g，党参20g，旋覆花（包煎）、鸡内金、生麦芽各15g，苏子、竹茹各10g，水蛭6g，蜈蚣8条，每日1剂，水煎早晚温服。

（3）顽固性呃逆

顽固性呃逆给患者带来极大的痛苦，严重者危及患者的呼吸功能。黄金昶[28]常选用：旋覆花（包煎）、党参、柿蒂各20g，生赭石（先煎）、生牡蛎（先煎）各30g，姜半夏、白芍各15g，大枣10g，生姜3片，以上诸药先用水浸泡1小时，然后文火煮30分钟，每日1剂，含漱，每日数次。

（4）食管癌穿孔

郑玉玲等[46]用补瘘散治疗4例食管癌穿孔患者，全部治愈。方药为：生黄芪30g，白及30g，海螵蛸30g，橡皮15g，煅珍珠9g，枯矾10g，麝香2g，马勃30g。共研细末，装瓶密封。用时取藕粉或山药粉约15g加水15～20ml，文火制成稠糊状，然后将补瘘散4～5g放入糊内搅匀，待不烫时徐徐吞咽，每日3次，服药后不要饮水。

10. 食管癌中医名家经验

（1）黄明志治疗食管癌经验[47]

患者，男，54岁，1995年6月9日初诊。主诉：进食噎感、吞咽困难2个月。现病史：患者2个月前因生气即感进食有噎感，未予重视，后噎感加重，吞咽困难，只能进食稀粥，且时吐白色黏痰，胸骨、背部疼痛，进食加重，于某医院行钡剂造影检查，确诊为食管癌，建议立即手术并配合化疗治疗，患者拒绝，遂前来求中医保守治疗。舌质暗，苔白腻，脉沉、弦细。西医诊断：食管癌（鳞状细胞癌）。中医诊断：噎膈，证属痰气互结，气血瘀阻，阻滞食道。治则：化痰散结，开关通噎。给予开关通噎汤，处方：皂荚子9g（醋制捣碎），乌梅30g，胆南星6g，山慈菇6g，白胡椒6g，海藻30g，远志30g，干姜30g。每日1剂，水煎服。服药6剂，患者噎感消失，已能进食，无阻碍感。治宜调补气血，佐以化痰散结以善后。随访3年，患者因心脏病去世。

按：上方为黄明志治疗噎嗝病早期的经验方，方中山慈菇、皂荚子有攻坚解毒之效；乌梅有"下气，除热烦满"的作用；海藻软坚散结，兼有和血解毒之能；胆南星、胡椒、干姜、远志消痰散结。诸药相伍，药效强，见效快，疗效甚好。一旦噎嗝症状消失，即可停服，改用益气养阴、化痰通瘀之剂。正所谓"邪客于胸中，则气上逆而烦满，心为之不安。乌梅味酸，能敛浮热，能吸气归元，故主下气，除热烦满及安心也"。

（2）侯炜治疗食管癌经验[48]

刘某，女，52岁，2010年3月15日初诊。患者于2010年1月7日在中国医学科学院肿瘤医院行食管癌切除术，术后病理检查提示：中分化鳞癌，未累及肌层，淋巴结（0/11），术后未行放疗、化疗。诊见：气短，乏力，纳可，舌淡红、苔少，脉沉细。中医诊断：噎膈，证属气血亏虚，痰瘀蕴结。治宜扶正健脾，养血益气，化痰祛瘀。处方：黄芪30g，党参、炒白术、茯苓、夏枯草、丹参、炒莱菔子、姜厚朴、麸炒枳壳、山慈菇、白花蛇舌草、威灵仙各15g，莪术、焦麦芽、焦山楂、焦神曲各10g，甘草6g。14剂，每日1剂，水煎服。之后患者一直坚持服用上药，每隔3个月前来调整1次处方。2011年10月17日复诊：患者分别于2010年11月8日、2011年3月21日在聊城市人民医院复查胸腹部CT，均提示：食管癌术后改变，未见复发。现患者症见口中黏滞感，食欲较好，纳、寐可，舌质暗红，苔白，脉滑。处方：清半夏、陈皮、莪术、旋覆花（包）、川芎、佩兰各10g，炒白术、茯苓、夏枯草、威灵仙、郁金、半枝莲、白花蛇舌草各15g，甘草、蜂房各6g。14剂，每天1剂，水煎服。之后患者于2012年4月9日复查CT提示：未见复发。2012年11月26日复诊：患者于2012年9月17日复查胸腹部CT示食管癌术后改变，目前无明显不适，口中黏滞感已无，纳、寐可，二便正常，舌质淡红，苔薄，脉弦细。处方：太子参、夏枯草、郁金、丹参、威灵仙、半枝莲、山慈菇、白花蛇舌草、益母草各15g，炒白术、莪术、连翘各10g，薏苡仁20g，蜂房、甘草各6g。14剂，每天1剂，水煎服。患者坚持服用中药，至今病情稳定，疗效满意。

按：首诊之时，患者气短、乏力比较明显，虽已手术切除实体肿物，但是无形之痰瘀并不能随之祛除，患者痰瘀蕴结、气血亏虚。治疗上以黄芪、党参、炒白术、茯苓、甘草等健脾益气，养血扶正；夏枯草、威灵仙、莪术、丹参、姜厚朴、麸炒枳壳等化痰活血行气散结；山慈菇、白花蛇舌草等抗癌祛邪；炒莱菔子、焦三仙等建中和胃。复诊之时患者病情稳定，气血亏虚之象已不明显，痰瘀胶结之势渐衰，癌毒邪气被抑，但是出现口中黏滞感、苔白、脉滑，乃为痰湿余邪未尽。故以清半夏、陈皮、炒白术、茯苓、佩兰等健脾化痰祛湿；夏枯草、莪术、威灵仙、郁金、川芎等行气活血散结；半枝莲、白花蛇舌草、蜂房等抗癌解毒。之后患者数次复查均未见转移，并且无明显不适症状，故一直以扶正抗癌、提高机体免疫功能基本方调治。

（3）王绪鳌治疗食管癌经验[49]

王绪鳌认为，本病病位在食管，与肝、肾、脾、胃密切相关，病机主要是气滞血瘀、痰毒内结、阴枯阳衰。早期治疗重在疏肝解郁，活血补血，化痰散结，润燥降逆；中期虚实夹杂，应攻补兼施。晚期治宜补虚扶正，法宜健脾补肾，益气养血，养阴生津，兼祛邪。用药常以当归补血汤及柴胡疏肝散，加用山慈菇、急性子通膈消肿，如伴有下颌淋巴结肿大者，加大山慈菇用量以加强清热解毒之效；化痰散结多选橘红、天竺黄、竹沥半夏等；养阴生津常用生地黄、南沙参、北沙参等。

案例：俞某，男，69岁，2007年7月24日初诊。患者因黑便伴上腹部不适来诊，曾于外院行胃镜检查提示：胃贲门溃疡；病理检查结果提示：中分化腺癌。患者拒绝手术、化疗等治疗，求治于中医。刻诊：患者间断出现黑便，胃脘部隐痛，喜按，左锁骨上淋巴结肿大，纳少乏力，形体消瘦，面色苍白，舌质淡，苔薄白，脉细。辨证属脾胃气虚型，法宜健脾和胃、攻瘤散结。处方：黄芪30g，石见穿15g，楤木15g，藤梨根30g，浙贝母15g，郁金10g，柴胡10g，急性子12g，枳实15g，薏苡仁30g，猪苓15g，茯苓15g，苍术12g，白术12g，天葵子12g，三叶青12g，白芍12g，紫苏梗9g，白花蛇舌草15g，瓜蒌15g，香茶菜20g，防风9g，地榆（炭）9g，7剂，水煎服，每日1剂，分2次服。患者服药后腹痛缓解，黑便消失。继续以上方为主临症加减，坚持服用3年，胃纳增加。1年后复查，胃镜检查提示病灶仍存在，患者一般情况良好，继续服用中药，带瘤生存至2011年1月。

按：方中玉屏风散补脾实卫、益气固表，郁金、柴胡、瓜蒌疏肝理气，茯苓、苍术健脾，白芍养血柔肝，紫苏梗理气和胃，地榆（炭）止血，酌加石见穿、楤木、藤梨根、浙贝母、急性子、枳实、薏苡仁、天葵子、三叶青、白花蛇舌草、香茶菜、猪苓抑制肿瘤。

（4）谢轶哲治疗食管癌经验[50,51]

谢轶哲遵从"扶阳"理论，提出治疗本病应以温补脾肾阳气为本，兼以化痰、祛瘀、攻毒为标。治疗本病重视阳气的主导作用，遣方用药首重"扶阳"，保胃气，善用《伤寒论》中经方诸如四逆汤类、理中汤类等，其次针对不同变证酌加化痰、祛瘀、攻毒等药物，如半夏、生天南星等燥湿化痰，半边莲清解郁毒，土鳖虫、五灵脂等活血消瘀。

案例：曹某，女，63岁，1952年3月出生，2014年6月30日初诊。胃镜下钳取病理组织分析结果示：食管中下段鳞状细胞癌Ⅱ级，患者诉呃逆，胸骨后烧灼感，食硬物自觉滞留感，需温开水送服，时有咽下即呕，至晚间吐出白色黏液，咽干口燥，午后下肢浮肿，形寒肢冷，大便稀溏，眠差，食欲缺乏，舌淡暗略腻，舌体胖大，舌下静脉紫暗曲张，脉沉细涩。中医辨证：脾肾阳虚，痰瘀毒结。治以温肾健脾，化瘀解毒，化痰散结。方药：黄芪50g，红参20g（另炖），生半夏30g，茯苓20g，白术15g，干姜15g，制附子20g（先煎），炙甘草30g，炒白术30g，吴茱萸15g（捣），细辛10g，生天南星15g，白芍20g，土鳖虫10g，半枝莲30g，代赭石30g，黄连10g，苏叶10g，生姜30g，大枣12枚（切）。7剂，早晚分服，每日一剂。二诊（7月14日）：自诉滞留感减轻，偶需温开水送服，胸骨后烧灼感明显，咽下呕吐减轻，能自觉肠道蠕动，眠差，大便日一次，质稀，舌淡暗略腻，舌体胖大，脉沉细涩。遂疏方：黄芪50g，红参20g（另炖），生半夏30g，茯苓20g，白术15g，干姜15g，制附子30g（先煎），炙甘草30g，炒白术30g，吴茱萸15g（捣），细辛10g，生天南星15g，白芍20g，土鳖虫10g，半枝莲30g，赭石30g，黄连10g，生姜30g，大枣12枚（切），浙贝母12g，海螵蛸20g，木鳖子15g，壁虎粉10g（冲服）。7剂，早晚分服，每日1剂。三诊（7月21日）：患者自诉滞留感明显减轻，能食诸如苹果类硬物，未再发现胸骨后烧灼感，晚间吐白色黏液消失，口微渴，午后下肢仍有浮肿，形寒肢冷，大便稀溏，眠差，食欲欠佳，舌质淡暗，舌体胖大，脉沉细涩。遂于上方原方不变，制附子加至50g（先煎1小时），加麻黄15g，7剂，早晚分服，每日1剂。四诊（7月28日）：患者诸症多有好转，以上方略作增减续服2个月，患者至今病情稳定，纳食正常，无明显进食梗阻症状。

按：本病的治疗，首在温补脾肾阳气，顾护胃气，同时兼顾痰、瘀、毒变证的存在，方中谢轶哲运用《伤寒论》附子理中汤、四逆汤，温补脾肾阳气；吴茱萸汤、芍药甘草汤暖肝和胃，敛肝缓急；半夏、生天南星燥湿化痰，消散结肿，肃降肺气；半边莲清解郁毒；土鳖虫、白术活血化瘀，消散瘀结；连苏饮降气止呕。二诊酌加海螵蛸、木鳖子、壁虎粉、浙贝母旨在加强全方制酸止痛，攻毒化痰散结功效，针对突出症状随方增减。三诊加重制附子用量，加用麻黄，共成麻黄附子细辛汤，意在通畅十二经，引阳外达，阳气得复，则寒湿可除，水肿自消。

（5）李东涛治疗食管癌中医验案举例

案例1：姜某，男，47岁。2014年11月29日初诊。

贲门癌术后3个月。8月25日在济宁市人民医院手术，病理检查示：中分化鳞状细胞癌，肿瘤大小4.8cm×1.5cm，浸润管壁全层，脉管内见癌，淋巴结转移2/23，现化疗第3个疗程结束第3日，现无特别不适，大便大致正常，纳食稍减，食多不适，反酸，时呃逆，时觉胸闷，乏力，舌胖大，舌质淡紫，苔白，左脉细弱。处方：灵芝30g，黄芪90g，太子参30g，炒白术45g，沙参30g，冬凌草120g，菝葜60g，威灵仙20g，白花蛇舌草60g，藤梨根60g，金荞麦60g，龙葵60g，苦参30g，石上柏20g，蛇六谷45g，急性子20g，石见穿20g，生半夏30g（先煎1小时），生天南星30g（先煎1小时），莪术30g，郁金30g，木鳖子30g，蜂房10g，炒山药30g，山楂30g，肿节风30g，甘草15g，丁香12g，炒枳壳30g，鸡内金45g，生麦芽45g，陈皮20g，竹茹20g，五味子30g，芡实45g，砂仁15g（后下），茯苓45g，白芷

15g，生蒲黄12g（包煎），血余炭12g。5剂，每剂煎12袋，每袋150ml，每日4～6袋，一日分3次服。

2015年7月11日十五诊。最近查CT显示肺左肺多发结节消失，纵隔多发淋巴结，大者1.0cm，右肺中叶有微小结节，考虑炎症。舌质红，苔白腻，脉左弦右弱。处方：灵芝30g，黄芪90g，太子参30g，炒白术60g，沙参30g，冬凌草120g，菝葜60g，威灵仙45g，白花蛇舌草60g，藤梨根60g，金荞麦75g，龙葵60g，苦参30g，石上柏30g，蛇六谷45g，急性子30g，石见穿30g，生半夏30g（先煎1小时），生天南星30g（先煎1小时），莪术45g，郁金45g，木鳖子30g，蜂房10g，炒山药30g，山楂45g，肿节风30g，甘草15g，丁香12g，炒枳壳30g，鸡内金75g，生麦芽75g，陈皮20g，竹茹20g，五味子30g，芡实45g，砂仁20g（后下），茯苓60g，白芷20g，生蒲黄20g（包煎），血余炭20g，鱼腥草60g，苏子15g，麻黄12，制附片30g，枸杞子30g，女贞子30g，红景天30g，白豆蔻20g（后下），肉桂15g，细辛15g，干姜30g，瓜蒌皮20g，黄芩15g，石斛30g，延胡索30g，桑寄生60g，炒神曲45g，九香虫15g，瓜蒌皮20g，金钱草60g，石韦60g，海金沙20g（包煎），滑石30g，钩藤15g（后下），木香15g（后下），赭石15g（先煎），炒谷芽45g，仙鹤草30g。4剂，每剂煎18袋，每日6袋，日分3次服。

2017年4月15日五十二诊。最近检查结果正常。胸闷，纳呆，体力可，舌淡苔白有小齿痕，脉细弦。处方：灵芝30g，黄芪240g，太子参30g，炒白术60g，沙参30g，冬凌草240g，菝葜90g，威灵仙30g，白花蛇舌草120g，藤梨根120g，金荞麦90g，龙葵120g，苦参60g，石上柏60g，蛇六谷60g，急性子30g，石见穿60g，生半夏60g（先煎1小时），生天南星60g（先煎1小时），莪术60g，郁金60g，木鳖子60g，蜂房15g，炒山药30g，炒山楂60g，肿节风60g，甘草15g，丁香15g，炒枳壳60g，鸡内金90g，生麦芽90g，陈皮15g，竹茹15g，五味子30g，芡实60g，砂仁30g（后下），茯苓60g，白芷30g，生蒲黄20g（包煎），血余炭20g，鱼腥草45g，苏子20g，制附片30g，枸杞子30g，女贞子30g，红景天60g，白豆蔻20g（后下），肉桂30g，细辛30g，干姜30g，葶苈子30g，大枣15g，黄连15g，石斛30g，延胡索30g，桑寄生60g，炒神曲30g，九香虫20g，瓜蒌皮20g，防风20g，木香15g（后下），赭石45g，炒谷芽45g，仙鹤草60g，厚朴45g，黄精30g，杜仲30g，芦根30g，麦冬30g，升麻12g，莱菔子20g，白芥子20g，金钱草90g。3剂，每剂煎27袋，每日6～8袋，一日分3次服。

案例2：王××，男，45岁。2010年4月6日初诊。

因上腹疼痛半年余，吞咽不适1个月余，于2010年1月18日入青岛市肿瘤医院，诊断为食管癌，$T_xN_1M_x$，中分化鳞癌，并纵隔多发淋巴结肿大，慢性胃炎。入院后给予食管放疗DT 6000放疗，并给予支持。前一段时间汗多，现仍有虚汗，舌体胖大，苔白，脉弦。处方：①石见穿15g，生半夏30g（先煎1小时），生天南星30g（先煎1小时），莪术30g，郁金20g，木鳖子30g，蜂房10g，山药30g，灵芝15g，黄芪60g，党参30g，炒白术45g，沙参30g，冬凌草120g，菝葜60g，威灵仙20g，白花蛇舌草60g，藤梨根60g，金荞麦45g，龙葵30g，苦参30g，石上柏15g，蛇六谷45g，急性子15g，山楂30g，肿节风30g，甘草10g，蛤壳30g（先煎），白芷12g，五味子15g，山茱萸15g。4剂，水煎服，两日1剂，分3次服。②壁虎90g，急性子30g，全蝎15g，蜈蚣15条，干蟾皮45g，乌梢蛇30g，生蒲黄12g，甘草12g，三七粉15g，九香虫10g。1剂，研粉，装胶囊，一日分3次服，1个月服完。

2010年4月18日二诊。虚汗少，梦多，胳膊不适，舌白腻，脉滑数。处方：石见穿15g，生半夏30g（先煎1小时），生天南星30g（先煎1小时），莪术30g，郁金20g，木鳖子30g，蜂房10g，山药30g，灵芝15g，黄芪60g，党参30g，炒白术45g，沙参30g，冬凌草

120g，菝葜60g，威灵仙20g，白花蛇舌草60g，藤梨根60g，金荞麦45g，龙葵30g，苦参30g，石上柏15g，蛇六谷45g，急性子15g，山楂30g，肿节风30g，甘草10g，蛤壳30g（先煎），白芷12，五味子15g，山茱萸15g，桑枝30g，酸枣仁30g。6剂，水煎服，两日1剂，分3次服。配制胶囊同前。

2012年11月25日二十九诊。胸部不适明显减轻，纳可，食馒头可以，近几日呃逆，轻，舌质淡，苔白，脉滑。处方：石见穿30g，生半夏30g（先煎1小时），生天南星30g（先煎1小时），莪术30g，郁金30g，木鳖子30g，白芷10g，炒蜂房10g，血余炭10g，生蒲黄10g（包煎），炒山药30g，黄芪60g，党参30g，生白术45g，防风20g，沙参20g，冬凌草120g，菝葜60g，威灵仙30g，白花蛇舌草45g，藤梨根45g，金荞麦45g，龙葵30g，苦参30g，石上柏20g，蛇六谷30g，急性子30g，炒山楂30g，肿节风30g，甘草15g，蛤壳30g（先煎），白屈菜15g，赭石30g（先煎），山豆根15g，旋覆花15g（包煎），黄连20g，吴茱萸8g，厚朴20g，延胡索30g，鸡内金30g，生麦芽30g。6剂，水煎服，两日1剂，分3次服。配制胶囊同前。

其后大致按上方调理至2013年11月。患者服用配制中药胶囊，2015年3月结束治疗，病愈。

（二）西医治疗

1.治疗原则

食管癌的治疗原则根据患者身体状况、病期、部位和病理类型综合考虑，总体原则：颈段及紧邻颈段的胸上段食管癌以放疗为主；胸下段食管癌或食管胃交界部腺癌（adenocarcinoma of the esophagogastric junction，AEG）以手术为主；胸中段食管癌手术和放疗都可选择，视患者一般状况和意愿而定。

（1）全身状况适合手术：主要针对非颈段食管癌，NCCN推荐的治疗原则：①Tis：内镜下黏膜切除术（endoscopic mucosal resection，EMR）或消融治疗。②$T_{1a}N_0$：EMR联合消融治疗，术后病理检查显示黏膜下或黏膜内无淋巴管受侵者无须进一步处理。此外，也可选择食管切除术。③$T_{1b}N_0$：食管切除术。④$T_{1b}N^+$或$T_{2\sim4a}N_0\sim N^+$：可选择术前同步放化疗（尤其是对于食管腺癌及AEG），对于病灶长度<2cm且分化良好者也可直接手术。对于鳞癌R0切除者无论其T、N分期如何，术后定期随访即可，否则需行放疗、化疗，如术前已行放疗则只化疗；其中曾行术前放疗、化疗的R1切除者也可考虑先观察，至病情进展后再治疗。对于腺癌R0切除者，如淋巴结阳性则需根据术前治疗情况决定放疗或化疗；如淋巴结阴性，T_1可观察，T_2伴高危因素（分化差、淋巴脉管受侵、神经受侵、年龄<50岁）及$T_{3\sim4}$者需行辅助化疗或放疗、化疗；非R0切除者需给予术后治疗；同鳞癌一样，对于已行术前放疗、化疗的R1切除者也可考虑先观察，待病情进展后再治疗。

（2）全身状况不适合手术或不愿手术：①Tis和T_{1a}者治疗同上；②病灶表浅的T_{1b}也可考虑内镜下黏膜切除术（EMR）联合消融术，但如肿瘤分化差或病灶长度≥2cm则建议放化疗；③其余患者如尚能耐受放化疗则争取同步或序贯根治性放化疗，否则行姑息放化疗或最佳支持治疗。

（3）无论身体状况，局部肿瘤不能切除：T_{4b}（肿瘤侵犯心脏、大血管、气管或肝脏、胰腺、肺、脾脏等邻近器官），视身体状况选择同步放疗、化疗，化疗，放疗或最佳支持治疗，部分患者在放疗、化疗后可酌情考虑手术切除残余病灶。

（4）远处转移：肿瘤已不可治愈，酌情行化疗±放疗或最佳支持治疗；对于食管腺癌及AEG患者建议行HER-2检测。

（5）局部或区域性复发：①曾手术但未放疗，首选同步放化疗，也可考虑再次手术。②既往行放疗而未手术者可争取手术治疗；不可手术者视身体状况决定是否化疗或仅予最佳支持治疗；对于复发间隔时间在1年以上者也可考虑二程放疗或行腔内放疗。

（6）食管小细胞癌：占食管恶性肿瘤的0.8%～2.4%，最佳的处理策略尚不明确，建议治疗参照小细胞肺癌。对于局限期食管小细胞癌，单纯局部治疗（手术、放疗）虽近期疗效尚可，但远期生存率低，需联合化疗；广泛期患者以化疗为主，可配合姑息性放疗[52]。在实际临床工作中，食管小细胞癌的治疗效果往往不如小细胞肺癌。

2.治疗方法

（1）手术

经胸食管癌切除是常规的手术方法，可选择经右胸或经左胸切除术。国内有学者提出食管癌手术指征[53]：胸上段食管癌病变长度在3cm内，中下段病变在5cm内，病灶过长或临床检查有区域淋巴结多发转移者可采用术前放疗、化疗与手术综合疗法；对于T_4患者建议非手术治疗。肿瘤大体分型对手术切除成功率也有影响，蕈伞型和腔内型病灶有时长度超过5cm仍可切除，但缩窄型和溃疡型有时在5cm以下仍外侵严重而不能切除。如肿瘤侵犯食管外膜，则X线钡餐上多可表现为食管扭曲、成角，这对于判断肿瘤能否切除也有一定的价值。

EMR可在有条件的单位选择合适的患者施行，适应证为：Tis或T_{1a}、病灶长度＜2cm、直径＜1/2食管周径、无淋巴结转移者；相对适应证为病灶长度2～3cm、侵犯黏膜肌层或黏膜下层的下1/3、中高分化鳞癌、无淋巴结转移。与常规食管根治术相比，EMR并发症少，住院时间缩短，生活质量较高。据文献报道，EMR治疗后，食管癌的复发率约为10%～20%，对复发后仍属早期的患者可再次内镜下治疗[54]。

（2）放疗

非手术患者的放疗 颈段及紧邻颈段的胸段食管癌首选放疗；其余部位的食管癌及AEG，如肿瘤局部侵犯较广不能手术或患者不能耐受、不愿手术也可放疗。身体状况较好、胸段食管病灶长度＜7cm、食管病变处狭窄不明显（能进半流质或顺利进流质饮食）、无食管穿孔或出血征象、无远处淋巴结或远处脏器转移者皆可考虑根治性放疗。其余患者可给予旨在缓解食管梗阻、减轻疼痛、延长生存期的姑息性放疗。但缩窄型食管癌放疗效果较差，应尽可能选择手术。只要患者身体可耐受，一般都联合以顺铂及氟尿嘧啶类药物为基础的化疗，放化疗结束后可继续化疗2～4个周期。

AEG中的贲门癌原则上首选手术，文献中报道的术后5年生存率（25%～35%）优于放化疗（约20%）[55]，但由于放疗、化疗的近期疗效至少不逊于手术，而且患者所承受的痛楚更小、生活质量更好，因此根治性放疗、化疗亦不失为一种合理的选择。

建议使用CT模拟定位和三维适形治疗计划，根治性放疗的照射范围包括可见病灶及相应的淋巴引流区域。NCCN推荐的放疗剂量为50.0～50.4Gy，但国内多数学者考虑到食管癌的地域、种族性差异以及国外资料包含有相当部分的腺癌等影响因素，认为此剂量不适合国人，建议食管鳞癌单纯放疗的根治剂量为（60～70）Gy/（30～35）f，同步放疗、化疗时放疗剂量一般为60Gy/30f，姑息性放疗的剂量为50Gy/25f[56]。

术前放疗及放疗、化疗 对于食管腺癌及AEG，研究已证实术前放疗或放疗、化疗可提高生存率[57]。对于鳞癌患者，国内研究显示术前放疗可提高手术切除率，降低术后病理的淋巴结转移阳性率，5年生存率为42.8%[58]。联合化疗可提高疗效，虽加重了不良反应的发生率（主要是骨髓抑制），但尚属安全可行，并未明显增加围术期死亡率和术后吻合口瘘的发生率。放疗剂量（40～50）Gy/（20～25）f，照射靶区同根治性放疗者，放疗后2周左右即可手术。

术后放疗 食管癌术后原发灶复发和/或区域淋巴结转移率可高达40%～60%，单纯手术治疗5年生存率为20%～40%，因此NCCN指南建议对于非R0切除的鳞癌或腺癌、淋巴结阳性的腺癌、淋巴结阴性的T_2（伴高危因素）及$T_{3～4}$的腺癌患者需行术后放疗，联合以氟尿嘧啶类药物为基础的化疗可提高疗效。目前国内总体上仍推荐$T_{3～4}$或N^+的食管癌患者接受术后放疗，总剂量（50～60）Gy/（25～30）f，照射靶区除相应的淋巴引流区外，还应包括瘤床区和吻合口；建议同步以顺铂及氟尿嘧啶类药物为基础的化疗[59]。

再程放疗 一般认为，放疗结束后6个月内在原病变部位又出现病灶为局部未控，间隔时间在6个月以上则为局部复发。局部复发可再程放疗。照射剂量一般为50～60Gy，过低则难以控制肿瘤，过高则严重并发症的发生率明显增高。

（3）化疗及新靶点药物

术前化疗：目前对于食管鳞癌患者，术前单纯化疗尚不作为常规。NCCN指南推荐阿霉素+顺铂+氟尿嘧啶作为食管腺癌及AEG患者的术前化疗方案，同步放疗+化疗效果更好。

术后化疗：除辅助放疗外，多数学者认为食管鳞癌根治术后进行辅助化疗有助于延缓复发及转移，可延长患者的无瘤生存期，有改善总生存期的趋势[60]。NCCN指南推荐的阿霉素+顺铂+氟尿嘧啶主要针对食管腺癌及AEG患者，国内对鳞癌最常用的方案仍是顺铂+氟尿嘧啶[61]。

姑息性化疗：KPS≥60分、复发转移的食管癌患者可行姑息性化疗。

新靶点药物：NCCN指南推荐曲妥珠单抗联合顺铂及氟尿嘧啶类药物作为一线方案用于HER-2过表达的转移性食管腺癌及AEG患者。西妥昔单抗联合化疗治疗头颈部鳞癌有效，或可外推至食管鳞癌的治疗，有报道其联合化疗治疗转移性食管鳞癌的中位无进展生存期和总生存期分别为5.9个月和9.5个月。对于其他治疗失败的鳞癌患者，NCCN指南建议也可尝试厄洛替尼治疗。

食管癌的化疗方案总体上以顺铂+氟尿嘧啶为主，其他常用药物包括紫杉醇、多西紫杉醇、奈达铂、奥沙利铂、卡培他滨等药，基本都可以用于术前化疗、术后化疗、同步放疗+化疗及姑息性化疗。常用的治疗方案如下。

● DF（顺铂+氟尿嘧啶）：顺铂，75～100mg/m²，静脉注射，d1；氟尿嘧啶，750～1000mg/m²，持续静脉滴注24小时，d1～4。每4周重复，可于第8日开始同步放疗。

● DLF（顺铂+亚叶酸钙+氟尿嘧啶）：顺铂，50mg/m²，静脉注射，d1；亚叶酸钙，200mg/m²，静脉滴注，d1；氟尿嘧啶，1000mg/m²，持续静脉滴注24小时，d1～2。每2周重复。

● ECF（表柔比星+顺铂+氟尿嘧啶，仅用于食管腺癌和AEG的术前及术后化疗）：表柔比星，50mg/m²，静脉滴注，d1；顺铂，60mg/m²，静脉注射，d1；氟尿嘧啶，200mg/m²，持续静脉滴注24小时，d1～21。每3周重复，术前术后各化疗3个周期。用奥沙利铂（130mg/m²，静脉滴注，d1）或卡培他滨（625mg/m²，口服，每日2次，d1～21）替换顺铂或氟尿嘧啶即为ECF改良方案，有效率高于ECF方案。

● TC（紫杉醇+卡铂）：紫杉醇，50mg/m²，静脉滴注1小时，d1；卡铂，AUC=2，静脉滴注，d1。每周1次，连续5周，可同步放疗。

● TCF（多西紫杉醇+氟尿嘧啶+顺铂）：多西紫杉醇，75mg/m²，静脉滴注，d1；顺铂，75mg/m²，静脉注射,d1；氟尿嘧啶,1000mg/m²，持续静脉滴注24小时,d1～5。每4周重复。或者多西紫杉醇，40mg/m²，静脉滴注，d1；亚叶酸钙，400mg/m²，静脉滴注，d1；或氟尿嘧啶，400mg/m²，静脉注射，d1；氟尿嘧啶，1000mg/m²，持续静脉滴注24小时，d1～2；顺铂，40mg/m²，静脉注射，d3。每2周重复。

● TP（多西紫杉醇+顺铂）：多西紫杉醇，20～30mg/m²，静脉滴注，d1；顺铂，20～30mg/m²，静脉注射，d1。每周1次，连续5周，同步放疗。或多西紫杉醇，70～85mg/m²，静脉滴注，d1；顺铂，70～75mg/m²，静脉注射，d1。每3周重复。

● TP（紫杉醇+顺铂）：紫杉醇，60mg/m²，静脉滴注，d1、d8、d15、d22；顺铂，75mg/m²，静脉注射，d1。每4周重复，同步放疗。或紫杉醇，135～200mg/m²，静脉滴注，d1；顺铂，75mg/m²，静脉注射，d2。每3周重复。

● 奥沙利铂+氟尿嘧啶：奥沙利铂，85mg/m²，静脉滴注，d1、d15、d29；氟尿嘧啶，180mg/m²，持续静脉滴注24小时，d1～35。同步放疗。或奥沙利铂，85mg/m²，静脉滴注，d1；亚叶酸钙，400mg/m²，静脉滴注，d1；或氟尿嘧啶，400mg/m²，静脉注射，d1；氟尿嘧啶，1200mg/m²，持续静脉滴注24小时，d1～2。每2周重复。

● 多西紫杉醇：多西紫杉醇，75～100mg/m²，静脉滴注，d1。每3周重复。

● 多西紫杉醇+氟尿嘧啶+奥沙利铂：多西紫杉醇，50mg/m²，静脉滴注，d1；奥沙利铂，85mg/m²，静脉滴注，d1；亚叶酸钙，200mg/m²，静脉滴注，d1；氟尿嘧啶，2600mg/m²，持续静脉滴注24小时，d1。每2周重复。或多西紫杉醇，50mg/m²，静脉滴注，d1；奥沙利铂，85mg/m²，静脉滴注，d1；氟尿嘧啶，1200mg/m²，持续静脉滴注24小时，d1～2。每2周重复。

● 多西紫杉醇+伊立替康：多西紫杉醇，35mg/m²，静脉滴注，d1、d8；伊立替康，50mg/m²静脉滴注，d1、d8。每3周重复。

● 奈达铂+氟尿嘧啶：奈达铂，80～100mg/m²，静脉滴注2小时，d1；氟尿嘧啶，350～500mg/m²，持续静脉滴注24小时，d1～5。每3周重复。

● 顺铂+卡培他滨：顺铂，30mg/m²，静脉注射，d1；卡培他滨，800mg/m²，口服，每日2次，d1～5。每周1次，连续5周，可同步放疗。或顺铂，80mg/m²，静脉注射，d1；卡培他滨，1000mg/m²，口服，每日2次，d1～21。每3周重复。

● 伊立替康+顺铂：伊立替康，65mg/m²，静脉滴注，d1、d8；顺铂，30mg/m²，静脉注射，d1、d8；每3周重复。化疗2周期后同步放疗、化疗，化疗维持上述剂量，放疗后5～8周手术。

● 伊立替康+亚叶酸钙+氟尿嘧啶：伊立替康，180mg/m²，静脉滴注，d1；亚叶酸钙，400mg/m²，静脉滴注，d1；氟尿嘧啶，400mg/m²，静脉注射，d1；氟尿嘧啶，1200mg/m²，持续静脉滴注24小时，d1～2。每2周重复。或伊立替康，80mg/m²，静脉滴注，d1；亚叶酸钙，500mg/m²，静脉滴注，d1；氟尿嘧啶，2000mg/m²，持续静脉滴注24小时，d1。每周1次，共6周。

● 紫杉醇：紫杉醇，135～250mg/m²，静脉滴注，d1。每3周重复。

● 紫杉醇+氟尿嘧啶[62]：紫杉醇，45mg/m²，静脉滴注，d1；氟尿嘧啶，300mg/m²，持续静脉滴注24小时，d1～5。每周1次，连续5周；同步放疗。

● 紫杉醇+卡培他滨：紫杉醇，45～50mg/m²，静脉滴注，d1；卡培他滨，625～825mg/m²，口服，每日2次，d1～5。每周1次，连续5周，同步放疗。

上述方案中，表柔比星可用吡柔比星替代，氟尿嘧啶和卡培他滨可用替吉奥替代。

（三）中西医结合

1.术后的综合调理与功能恢复

（1）术后胃瘫：有人采用复方大承气汤灌肠。处方：大黄（后下）10g，芒硝（冲）5g，枳实10g，厚朴20g，桃仁10，赤芍10g，炒莱菔子30g。药材中加入清水约500ml，浸泡药材5分钟，先用武火煎20分钟，再用文火煎30分钟，当文火煎了约10分钟时加入大黄，药液熬至约200ml时去火去药渣，将芒硝冲入药汤中。每剂煎取汤液200ml，将药液装入2个无菌密封药袋中（一袋100ml），给药方法：实验组用复方大承气汤煎剂100ml保留灌肠，2次/日，连用6日[63]。

（2）术后胃排空障碍：陈明[64]采用自拟香砂吴茱萸汤（由木香、砂仁、吴茱萸、党参、生姜、大枣组成，经胃管注入）治疗食管癌术后胃排空障碍30例，结果治疗组疗效优于对照组。

（3）术后泄泻：参苓白术散对术后泄泻有效[65]。

（4）术后反流性食管炎：有人用左金丸[66]治疗，有较好疗效；解基良等[67]将食管贲门癌术后反流性食管炎患者随机分为对照组（复合维生素B+庆大霉素）76例和治疗组（复合维生素B+庆大霉素+木香顺气散加减）113例，结果治疗组有效率为80.53%，对照组有效率为55.26%，两者比较有显著性差异。

2. 与化疗配合

● 半夏泻心汤：赵国华[68]通过26例食管癌患者应用DVP联合化疗方案同时配合口服半夏泻心汤的临床观察，发现26例患者经1个疗程的治疗部分缓解达100%，完全缓解19例，达73%。经1年的随访，26例患者仅1例死亡，其余25例均能进半流质以上饮食，生存质量明显优于单纯化疗者。

● 培正散结通膈汤[69]：太子参30g，黄芪30g，半夏9g，陈皮10g，茯苓30g，全瓜蒌20g，急性子30g，冬凌草40g，莪术12g，三棱12g，半枝莲30g，丹参30g，山楂30g，壁虎10g，三七粉2g（分冲），旋覆花10g（包煎），赭石20g。化疗的同时口服培正散结通膈汤，从每次化疗第1日起开始口服汤剂，每日1剂，水煎服，早晚各一次，有一定的效果。

● 食岩散：全蝎、蜈蚣、白花蛇舌草、半枝莲、党参。温瑞书等[70]采用中西医结合治疗晚期食管癌24例，西药用噻替派（TSPA），每次30mg，每周1次，肌内注射。中药治疗采用辨病与辨证相结合，辨病治疗采用食岩散。辨证治疗病属痰气郁阻者，基本方配附方（夏枯草、全瓜蒌、郁金）；病属津亏热结者，基本方配附方（女贞子、黄芩、熟地黄）；病属气阴两虚者，基本方配附方（太子参、黄芪、丹参、鸡内金）。结果：完全缓解（CR）1例，部分缓解（PR）1例，缓解率为（CR+PR）8.33%；稳定（MR）12例，有效率（CR+PR+MR）58.33%；病情稳定（SD）5例，稳定率（CR+PR+MR+SD）79.17%。

3. 与放疗配合

（1）放射性肺炎

● 对于放射性肺炎，黄金昶[28]主张患者如有气短不足以息，可予升陷汤加减，升举中气；如有咸痰或咽部有咸味，可予金水六君煎加减，补肾养阴化痰；若两者皆有者可用两方合方，根据症状调整用药。如以上治疗无效，可选银花、败酱草、鱼腥草各20g，虎杖、桔梗、海蛤粉各15g，紫菀、桑白皮、瓜蒌、芦根、款冬花、薏苡仁各12g，黄精、白及、百部、杏仁、桃仁、冬瓜仁、白茅根、女贞子各10g，甘草6g，每日1剂，水煎早晚温服，对顽固性放射性肺炎效果显著。

● 浙江省肿瘤医院自制中药清肺合剂（基本组成：浙贝母、防己、白花蛇舌草、龙葵、重楼、半枝莲、白茅根、仙鹤草、夏枯草、壁虎）治疗放射性肺炎取得满意的效果，该方具有清热解毒、化痰止咳、平喘祛痰散结功效[71]。

（2）放射性气管炎

放射性气管炎见于食管癌放疗3～4周，邻近气管、纵隔受损，出现胸闷，干咳，或深咳无力，咳时引痛而汗出，咽燥口干，伴低热，或气急。舌质红，苔少，脉细数。汪德文将食管癌放疗患者分为观察组（养阴清肺汤）和对照组（抗生素）各30例，结果观察组放射性气管炎的发生率明显低于对照组[72]。

（3）放射性食管炎

放射性食管炎见于食管癌放疗1～2周，食管黏膜水肿，局部疼痛，以致咽下困难。

刘涛采用活血化瘀、养阴清热法，拟"清血颗粒"（桃仁10g，红花10g，当归10g，赤芍10g，川芎15g，丹参30g，熟地黄10g，重楼15g，铁皮石斛12g）治疗，有一定的疗效[73]。

樊延南等[74]放疗加服血府逐瘀口服液，有一定的效果。

赵月霞[75]利用中药防治食管癌放疗反应，放疗的同时，服用清热解毒，滋阴润燥，益气养血的中药组成的经验方：三七10g，丹参20g，生地黄15g，女贞子10g，仙鹤草10g，黄芪10g，当归10g，何首乌10g，金银花20g，连翘10g，浙贝母10g，桔梗10g，大黄6g，甘草3g。水煎服，一日1剂，于放疗当日服用，共服用30～40剂。结果显示中药能有效地提高人体组织的辐射耐受力，全面改善食管癌放疗引起的不良反应，提高患者生存质量。

周维顺[10]认为放射性食管炎为热毒伤阴，气血大伤。治疗上予清热解毒，生津润燥，清补气血，健脾和胃，滋补肝肾。常用麦冬、石斛、天花粉、生地黄、女贞子、枸杞子、半枝莲、蒲公英。

朱青山等[76]在放疗同时，每日加服自拟中药汤剂。处方：玄参12g，沙参15g，白术12g，茯苓15g，清半夏10g，麦冬12g，天花粉15g，丹参12g，白花蛇舌草20g，薏苡仁20g，玉竹15g，泽泻12g，金银花10g，冬凌草20g。随症加减：咽痛伴干咳加射干12g，枇杷叶15g；进食疼痛加延胡索10g；食欲下降加陈皮10g，鸡内金12g，麦芽15g。自动煎药包装机加水1000ml，煎煮30分钟，取汁400ml，分早晚2次服用，自放疗第1日起至放疗结束。

（4）放射性食管溃疡[77]

放射性食管溃疡多见于食管癌腔内照射，或溃疡型食管癌。因食道黏膜水肿充血糜烂、溃疡渗血，甚则穿孔。临床见持续性胸骨后疼痛，咳呛，心率加快，或发热，吞咽困难，吐出物如赤豆汁，全身消瘦，面色淡白，神倦，溲赤，便干。苔少，舌红绛有紫气，或瘀紫，脉细数或细涩。可以半枝莲30g，仙鹤草30g，生薏苡仁30g，紫珠草20g，炒生地黄20g，白及20g，生甘草10g，紫丹参20g，以清热生津、化瘀生肌。水煎服，一日1剂，连服3个月。或用三七阿胶藕粉饮，频频即服仰卧之，药及病所而化瘀生新。若穿孔则停止照射。

（5）食管单纯瘢痕狭窄

食管单纯瘢痕狭窄见于食管癌放疗后期病变修复[78]。食管因放射性纤维化瘢痕形成而变狭窄。临床见吞咽梗涩，疼痛固定，固体食物难入，汤水尚可下，形瘦，五心烦热，口干。舌质红或带裂纹，脉细数。X线摄片见食管局部僵硬、狭窄。可以生地黄30g，天花粉30g，鸡血藤30g，赤芍20g，玄参10g，黄药子10g为方，以滋阴清热、活血软坚。水煎服，一日1剂，连服6个月[77]。

（6）放射性脊髓炎

放射性脊髓炎多见于食管癌前后对穿照射，剂量超过40Gy（戈瑞），其发生率为0.8%～3.51%[79]。临床见颈背、腰、四肢酸麻，如同触电，即称为低头触电感[80]，抬头则消失，或见一侧下肢麻木，烧灼感，甚则疼痛，肢体肌肉无力，或损伤平面以下瘫痪，伴见头昏耳鸣，寐劣，精神疲惫。苔少，舌红或见瘀点，脉弦涩或细涩。可以枸杞子30g，桑寄生30g，地龙30g，鸡血藤30g，龟甲10g，生地黄10g，黄柏10g，山茱萸10g，猪脊髓10g，赤芍20g，以清热生津、化瘀生肌；若白细胞、血小板减少，选加补骨脂15g，女贞子10g，当归15g，黄精20g，红枣20g等，以补肾升血。水煎服，一日1剂，连服1年[77]。

（7）放射性骨髓抑制

● 贾振和等[81]通过用六味地黄丸配合放疗治疗54例食管癌的临床观察说明，六味地黄丸对骨髓造血功能有良好的保护作用，可促进骨髓造血干细胞分化，从而有效地防止放疗引起的外周血象降低。杜业勤等[82]研究提示，六味地黄汤化裁配合放疗能提高食管癌患者的免疫功能，减轻放疗过程中的毒副作用，从而提高食管癌患者的生活质量。

● 王炳胜等[83]的研究中，食管癌患者放疗、介入化疗同时服用益气活血方（黄芪、太子参、茯苓、五味子、丹参、鸡血藤、地龙、赤芍、甘草），有一定的疗效。本方能减轻放疗、化疗造成的骨髓抑制，降低转移率，延长远期生存率，改善生活质量。

（8）配合放疗增效作用

● 张泽渊等[84]将80例晚期食管癌患者随机分为单纯放疗组（42例）和放疗联合中药七子免疫汤组（女贞子45g，太子参30g，麦冬、枸杞子、茯苓各15g，沙参12g，石斛10g，桃仁15g，红花10g，开金锁21g，甘草6g），对提高免疫力有一定疗效。

● 郑玉玲[21]认为食管癌放疗后的基本病机为阴液亏耗，毒热燥结，治当养阴清热，解毒散结。据此而立中药复方制剂-地黄管食通口服液用于食管癌放疗中及放疗后预防复发。地黄管食通口服液由熟地黄、山茱萸、山药、泽泻、牡丹皮、茯苓、冬凌草、山豆根等组成。

● 周建华等[85]将食管癌用滋阴养胃中药（生晒参、北沙参、白及、石斛、山药、半夏、玉竹、麦冬、莪术、刺五加、生甘草）加放疗，证明滋阴养胃法除具有放疗增效作用外，还可延长生存期、保护造血系统、防止白细胞及血小板下降。

4.中医药联合介入、微波、支架治疗

（1）微波治疗：周军丽等[86]用中药加微波及局部化疗治疗食管癌28例，自拟方（太子参、半枝莲、白花蛇舌草、生山药、天花粉、天冬、山豆根、红花、土鳖虫、佛手、威灵仙）水煎服。在瘤体基底部，用内镜注射针经活检孔进针约0.5cm，每点注射药液（氟尿嘧啶，丝裂霉素）2ml，每次5点。然后经活检孔插入微波天线辐射探头，输出功率50～80mA，自病变最远端行加压点灼或扫灼，至癌组织呈褐黑色为止。病变范围大分段进行；突入管腔的结节从两侧加压辐射，切除肿块；管腔狭窄者行气囊扩张术，1周后再用微波治疗。15～20日后，仍有癌灶可再次治疗。30日为1个疗程。结果：完全缓解8例，部分缓解15例，微效4例，稳定1例。随访1年，存活27例，死亡1例。吞咽梗阻6例，重复治疗仍有效。高冬冬等[87]活检孔插入微波天线辐射探头，自病灶最近端对癌灶进行加压点灼或扫灼，输出功率70～100mA。管腔狭窄严重者则先行气囊扩张术，使管腔扩大，1周后再行微波治疗。2～3周复查，病情缓解不理想者行第2次治疗。全身化疗：给予紫杉醇80mg/m²，静脉滴注3小时，每周1次，每4周重复1次。中医药治疗基本方：山豆根24g，制天南星15g，急性子15g，黄药子9g，姜半夏15g，冬凌草15g，威灵仙15g，全瓜蒌9g，沉香3g，三七3g。辨证加减：气滞者加枳壳、陈皮等；血瘀者加桃仁、红花等；气虚者加人参、黄芪等；血虚加熟地黄、当归等；阴虚加枸杞子、女贞子等；阳虚加淫羊藿、补骨脂等。服法：每日1剂，水煎取汁400ml，早晚餐后30分钟温服，有一定的疗效。

（2）食管覆膜支架置入术[88]：常规进行食管覆膜支架置入。中医治疗包括口服中药煎剂及静脉滴注抗癌中成药，从术后第2日开始应用。①健脾化痰法为主方的中药煎剂，处方：黄芪、生薏苡仁各30g，党参、熟地黄各20g，白芍、沙参、麦冬、茯苓、法半夏、威灵仙各15g，白术10g，甘草5g。每日1剂，煎制成200ml药液，口服，连服7日。出院后每周复诊1次，以主方随症加减，如大便不通者加火麻仁30g，瓜蒌15g，大黄（后下）10g；口干、津伤明显者加玄参、石斛各15g；呕吐黏痰多者加陈皮6g，胆南星15g。②鸦胆子油乳注射液30ml加生理盐水250ml，静脉滴注，每日1次，连用7～14日。③其他治疗：停用其他抗癌药物，必要时短时间内给予对症及支持治疗，有一定的效果。

（3）王永生等[26]研究发现食管内放置支架可缓解食管高度狭窄患者的吞咽困难及呛咳症

状，予以健脾益气之四君子汤2～3周后，再服用健脾抗癌、活血化瘀的红豆消瘤汤（红豆杉8g，黄芪20g，白术20g，半夏12g，细辛3g，半枝莲20g，甘草6g），随症加减，患者的生活质量得到改善，生存期延长。

五、预后及随访

（一）预后

对于手术患者，预后直接与pTNM分期相关，5年生存率Ⅰ期可达80%，Ⅱa期为56.5%，Ⅱb期为43.9%，Ⅲa期为25.6%，Ⅲb期仅为11.1%。除TNM分期中规定的转移淋巴结数目外，淋巴结转移的区域数也明显影响预后，同为Ⅲ期食管癌，纵隔区及腹区皆有淋巴结转移者和仅有单区域淋巴结转移者的5年生存率分别为10.4%和24.3%。肿瘤病灶长度＜3cm、3～5cm及≥7cm时的淋巴结转移率分别为14%、29%和46.9%，预后也随之变差[89]。从组织学类型及分化程度上看，腺癌的预后较鳞癌差；食管小细胞癌预后更差，局限期中位生存期约13个月，广泛期约8个月；低分化鳞癌和高、中分化鳞癌患者的5年生存率分别为19.1%和47.9%。

对于以放疗为主的患者，肿瘤分期同样是决定预后的主要因素。根据国内的食管癌临床分期标准，Ⅰ、Ⅱ、Ⅲ期患者的1年和5年生存率分别为86.4%、45.1%（Ⅰ期），84.7%、36.4%（Ⅱ期）和64%、19.1%（Ⅲ期）。除临床分期中包含的肿瘤长度、外侵程度及区域淋巴结转移情况外，还有报道肿瘤原发部位也与预后相关，颈段和上胸段食管癌放疗的5年生存率分别为24.4%和23.7%，中胸段和下胸段食管癌放疗的5年生存率分别为13.7%和5.9%。

（二）随访

鳞癌和腺癌患者随访的流程相同[52]。前2年每3～6个月复查1次，随后3年每6个月复查1次，5年后每年复查1次。无症状者仅行常规体检即可，对于有症状者可考虑行血常规、血生化、相应部位的影像学检查及胃镜检查。行EMR治疗的患者第1年每3个月复查1次胃镜，以后每年复查1次。

六、预防与调护

（一）预防

1.一般预防

本病预防为主[90]，预防重于治疗。应该注重改变不良饮食习惯。不要蹲着进食，不要吃过热的食物，不要吃太粗糙的食物，不要长期吃腌制食品；提倡吃新鲜食物，多吃蔬菜，粗细搭配[73]。

2.对于食管癌前病变的防治

食管癌前病变包括Barrett食管、食管白斑、食管黏膜上皮增生、黏膜不典型增生等。食管癌的发生是一个渐进的过程，其病理过程通常是由上皮单纯性增生再发展为不典型增生，其中Ⅰ级不典型增生是指异型性上皮细胞占上皮层下1/3层，Ⅱ级不典型增生是指异型性上皮细胞占上皮层的下2/3层，Ⅲ级不典型增生则是指异型性上皮细胞累及上皮全层。Ⅲ级不典型增生又称为上皮内瘤变或称为原位癌，进一步可发展为浸润癌。由于Ⅱ、Ⅲ级不典型增生的癌变率高，临床工作中常常将Ⅱ、Ⅲ级不典型增生视为癌前病变，又称为高级别上皮内瘤变。

癌前病变基本病机为本虚标实，正虚为本，邪实为标。"正气"是指人体抵抗外邪与自身修复及免疫平衡能力；"邪气"是指致癌因素，包括吸烟、食物中的有毒物质、情志因素、不良的自然社会环境等[91]。中医临证，强调辨证论治、三因制宜。辨证干预食管癌前病变，脾虚气滞者，选用香砂六君子汤加减，以健脾行气；肝胃不和者，选用柴胡疏肝散加减，以疏肝和胃；老年患者，阴津耗伤，选用沙参麦冬汤或麦门冬汤以滋养阴液。如有明显癌变倾向，可配合启膈散加减调理[92]。

（二）调护

1.一般饮食起居

自古以来，中医学家就十分重视饮食起居对健康的影响，讲究饮食有节、起居有常。合理健康的饮食不仅可以为机体提供足够的营养，还能对预防复发转移，甚至治疗疾病有一定的帮助。《黄帝内经》对食疗有非常卓越的理论，如"大毒治病，十去其六；常毒治病，十去其七；小毒治病，十去其八；无毒治病，十去其九；谷肉果菜，食养尽之，无使过之，伤其正也。"很多食物既可以做食物也可以做药物，但饮食要避免盲目。黄金昶[15]主张合理饮食应该遵循四个原则：①热量要够，因为肿瘤患者蛋白质代谢旺盛，往往处于负氮平衡状态，进食蛋白以优质蛋白为主。值得指出的是，应反对没有辨证就决定所有的患者都不能吃某种东西的饮食指导。②营养要相对平衡，除了补充蛋白质外，还应该注意以低脂肪、适量糖类饮食为主，适当补充维生素、微量元素、无机盐、纤维素等。③拒食垃圾食品，尤其是油炸、腌制、烧烤的食品，不仅营养成分被破坏，还含有丰富的致癌物质。④辨证施食，癌症患者的饮食谱不可简单和单一，应尽量做到：清淡和优质高营养相结合，质软和富含纤维素相结合，新鲜和食物温凉相结合，供应总量和患者体质相结合，同时还应根据患者的消化情况，采取少食多餐，粗细搭配，软硬交替，做到"辨证施食"，切勿因饮食不当而加重病情。我们建议食管癌患者可食用以下保健食品：香菇，山楂，甘蔗汁，山药，荸荠，大枣，猴头菌，生姜，百合，鹅血，昆布，菱角，蒲葵，大枣，马齿苋，番杏，杏仁，干姜，葱白，芦笋，无花果，海藻，绞股蓝，茶叶。

2.关于"忌口"

《金匮要略》中说"所食之味，有与病相宜，有与身为害，若得宜则益体，害则成疾"。这个"与身为害"就是饮食不当将对身体不利。因此，对于肿瘤患者尤其应把忌口贯穿于疾病治疗和康复的全过程。①要注意忌口与病情中所含有的中医病性的关系，要充分考虑到将食物的寒热温凉性味与疾病的寒热虚实等证候相结合，凡是对疾病不利的食物均应忌食。消化道肿瘤少食或勿食荤肥厚味、油炸食品等。②要注意服药时的忌口，即避免进食与药物作用相反的食物，例如患者正补益类温热性质的中药，忌食性凉、滑肠、滋腻的饮食等。黄金昶[28]在药物治疗食管癌的同时，要求每位患者均以软食为主，忌寒凉、鱼腥发物，忌过热、辛辣饮食。食管癌患者本身痰阻、气滞、血瘀、火热、燥邪是致病的重要原因，过食辛辣刺激之品，耗伤肺气，热邪伤阴，食管损伤，加重病情。

参考文献

[1] 彭仙娥，史习舜.食管癌病因学研究进展[J].肿瘤防治杂志，2003，10（9）：897-899.

[2] 刘晶，杜业勤，王庆全.食管癌的中医药综合治疗近况[J].光明中医，2009，24（8）：1615-1617.

[3] 郑玉玲，付利然.中医药综合治疗食管癌近况[J].河南中医，2006，26（7）：78-81.

[4] 张玉，丁蓉，曹鹏，等.中医药在食管癌中的应用与研究的进展[J].世界华人消化杂志，2012，20（35）：3510-3514.

[5] 陈玉锟，黄学武.晚期食管癌20例的中医治疗[J].新中医，1998，30（3）：35.

[6] 林宗广.临床解惑（食管癌吞咽困难怎样辨治）[J].中医杂志，2000，41（12）：755.

[7] 陈美芳.食管癌的中医防治[J].上海中医药杂志，1993，39（3）：41.

[8] 梁宏正.梁剑波名老中医治疗消化系常见肿瘤经验简介[J].新中医，1994，26（8）：10.

[9] 刘福民.中医药为主治疗晚期食管癌30例疗效观察[J].中国现代医生，2008，46（11）：84-85.

[10] 周春华，申兴勇，肖扬帆.周维顺教授运用中医药治疗食管癌经验[J].浙江中医药大学学报，2009，33（1）：58-59.

[11] 张文杰.灵仙代储汤治疗食管癌108例临床体会[J].河南中医，1994，14（6）：352.

[12] 安国辉.张士舜主任医师治疗食管癌经验介绍[J].新中医，2010，42（12）：153-154.

[13] 董明娥.健脾散结汤配合介入治疗中晚期食管癌38例[J].四川中医，2007，25（9）：71.

[14] 高振华.孙秉严治疗食管癌经验述略[J].西部中医药，2011，24（8）：37-38.

[15] 冯玉龙，王祥麒.启隔散加减联合化疗治疗食管癌40例[J].河南中医，2009，29（6）：577.

[16] 吉林，赵岩.开锁散加通幽汤可治疗食管癌[J].求医问药，2012（8）：15.

[17] 徐家龄，毕良妍，徐凯，等.开道散治疗50例食管癌临床疗效观察[J].中医药学报，1995，23（2）：56.

[18] 陈建宗，张波.硇砂方治疗食管癌吞咽梗阻32例[J].辽宁中医杂志，1997，24（5）：212.

[19] 黄大枞.食管癌中医治疗窥探[J].辽宁中医药大学学报，2008，10（3）：11-12.

[20] 徐丽霞，钟静惠.丁香透隔汤治疗晚期食管癌80例[J].吉林中药，2006，26（12）：37.

[21] 洪永贵.郑玉玲教授治疗中晚期食管癌心法[J].辽宁中医药大学学报，2010，12（10）：113-115.

[22] 胡冬菊，李国强，尹清波.壁虎合剂诱导食管癌前病变细胞凋亡的实验研究[J].河北中医药学报，2007，22（4）：5-7.

[23] 朱昌国，翟长石.天夏开道汤治疗中晚期食管癌吞咽梗阻38例[J].江苏中医，1995，16（10）：9-10.

[24] 林少东.益气散结汤合消结散治疗晚期食管癌体会[J].中国中医急症，1998，7（4）：164.

[25] 曾建军，吕仕银，任文烈.活血制癌汤治疗晚期食管癌38例[J].现代中西医结合杂志，2004，13（20）：2751.

[26] 王永生，山广志.中医药配合金属内支架置入术治疗晚期食管癌经验[J].甘肃中医学院学报，2009，26（4）：1-2.

[27] 周雪林.仙朴消噎饮联合化疗治疗中晚期食管癌159例临床观察[J].世界中西医结合杂志，2009，4（6）：432-434.

[28] 姜欣.黄金昶教授中医治疗食管癌经验总结[D].北京：北京中医药大学，2014.

[29] 习惠琴.华蟾素治疗晚期消化道肿瘤60例近期疗效观察[J].陕西中医学院学报，2001，24（1）：39.

[30] 付伟义，杨春生，祖金池.华蟾素治疗中晚期食管癌、贲门癌疗效观察（附28例报告）[J].河南肿瘤学杂志，1999，12（4）：280.

[31] 刘怀民，郑玉玲，刘晓莉，等.华蟾素联合化疗治疗中晚期食管癌[J].中国实验方剂学杂志，2011，17：235-237.

[32] 何丽佳，罗惠群，向莉.鸦胆子油乳注射液联合放射治疗中晚期食管癌[J].中国实验方剂学杂志，2010，16：212-214.

[33] 崔晓蕾，张扶莉，靳建旭.复方苦参注射液联合动脉灌注化疗治疗食管癌23例疗效观察[J].河北中医，2011，33：869-870.

[34] 丁兆军，迟玉华，刘海荣.中药安替可配合放射治疗食管癌的近期疗效观察[J].世界医学杂志，2000，4（11）：90-91.

[35] 朱月娇，周月芬.复方天仙胶囊加放射治疗食管癌21例[J].浙江中医杂志，1999，34（5）：224.

[36] 罗智辉，孔令言.康莱特注射液改善晚期食管癌患者生活质量的临床观察[J].肿瘤防治杂志，2001，8（4）：418-419.

[37] 覃强.参芪注射液对食管癌放疗增效减毒作用观察[J].实用中西医结合杂志，1998，11（8）：676-677.

[38] 陈德轩，肇毅，姜宏，等.艾迪注射液对食管癌术后血浆sCD44s水平影响的临床研究[J].中医药导报，2006，12：6-7.

[39] 唐立明，汪金华，周洪建.静滴白花蛇舌草注射液治疗中晚期食管贲门癌106例临床观察[J].海南医学，2003，14（2）：75.

[40] 郑惠萍，何淑平，张杏玉.药熨法对60例食管癌患者术后腹胀护理观察[J].福建中医药，2015，46（4）：62-63.

[41] 沈红，沈长兴.针刺天突治疗晚期食管癌吞咽困难120例[J].浙江中医杂志，1996，31（12）：561.

[42] 周浣贞，彭惠婷.针灸为主治疗晚期食管癌的临床观察[J].上海针灸杂志，1994，13（6）：255.

[43] 林丽珠.肿瘤中西医治疗学[M].北京：人民军医出版社，2013：176.

[44] 李海舟．紫醋粉改善食管癌吞咽困难症状23例[J].中国中医药现代远程教育，2009，7（10）：57-58.

[45] 纪同华，纪怀高．赭仙汤治疗晚期食管癌梗阻[J].新中医，1993，25（5）：42.

[46] 郑玉玲，邵梦杨．补瘘散治疗食管穿孔4例报告[J].中国中西医结合杂志，1992，12（6）：337.

[47] 黄甡．黄明志教授临证运用乌梅验案3则[J].中医研究，2015，28（7）：40-41.

[48] 王兵，侯炜，颜琳琳．中医药辨证维持治疗恶性肿瘤验案3则[J].新中医，2014，46（4）：231-234.

[49] 陶丽华，王晨瑶．王绪鳌治疗消化系统恶性肿瘤经验[J].中医杂志，2011，52（21）：1818-1819.

[50] 张艳丽，贾永森，赵刃，等．通莲Ⅰ号方抑制小鼠食管癌移植瘤生长作用及其机制研究[J].江苏中医药，2015，47（4）：75-77.

[51] 王新新，谢轶哲．谢轶哲主任医师运用温阳化痰法治疗中晚期食管癌经验[J].临床医药文献杂志，2015，2（33）：6779.

[52] 王鹤臬，戴建平，邱志钧，等．根治性放疗后食管癌复发的手术切除和再程放疗的比较[J].肿瘤研究与临床，1995，3（1）：153-155.

[53] 邵令方．食管及贲门恶性肿瘤[M]//顾恺时．顾恺时胸心外科手术学．上海：上海科学技术出版社，2003，926-967.

[54] Pech O，May A，Gossner L，et al Curative endoscopic therapy in patients with early esophageal squa-mous-cell carcinoma or high-grade intraepithelial neoplasia[J]. Endoscopy，2007，39（1）：30-35.

[55] Gwynne S，Hurt C，Evans M，et al. Definitive chemoradiation for oesophageal cancer-a standard of care in patients with non-metastatic oesophageal cancer[J]. Clin Oncol，2011，23（3）：182-188.

[56] 中国抗癌协会食管癌专业委员会．食管癌的放射治疗[M]//食管癌规范化诊治指南．北京：中国协和医科大学出版社，2010：132-140.

[57] Walsh TN，Noonan N，Hollywood D，et al. A comparison of multimodal therapy and surgery for esophageal adenocarcinoma[J]. N Engl J Med，1996，335（7）：462-467.

[58] 汪嵋，谷铣之，黄国俊，等．食管癌术前放射治疗的前瞻性临床研究[J].中华放射肿瘤学杂志，2001，10（3）：168-172.

[59] 中国抗癌协会食管癌专业委员会．食管癌术后辅助治疗[M]//食管癌规范化诊治指南．北京：中国协和医科大学出版社，2010：85-88.

[60] 黄伟钊，傅剑华，胡祎，等．食管癌术后辅助化疗价值的Meta分析[J].癌症，2006，25（10）：1303-1306.

[61] 李苏宜，孙新臣，刘琳．食管癌内科治疗及综合治疗进展[J].癌症，2006，25（4）：509-515.

[62] 毛中鹏，侯东祥，李建辉，等．食管癌术后应用平消胶囊替代化疗的疗效观察[J].现代肿瘤医学，2004，12（1）：57.

[63] 薛涛，张军，潘立群，等．复方大承气汤保留灌肠治疗食管/贲门癌术后胃瘫[J].中国组织工程研究与临床康复，2007，11（25）：4953-4956.

[64] 陈明．自拟香砂吴茱萸汤治疗食管癌术后胃排空障碍30例[J].浙江中医杂志，2009，44（5）：330.

[65] 张丽霞，陈大权．中医药治疗食管癌术后泄泻验案[J].河南中医，2013，33（3）：452.

[66] 薛涛，郭春华，潘立群．左金丸改善食管和贲门癌术后患者反流性食管病症状[J].中国临床康复，2006，10（19）：30-32.

[67] 解基良．大承气汤的临床与实验研究进展[J].天津中医，1994，11（1）：44.

[68] 赵国华，张新，戴卫东．半夏泻心汤在食管癌化疗中减毒作用的临床观察[J].中医研究，1996，9（2）：40-41.

[69] 李志刚．培正散结通膈汤联合吉西他滨加顺铂治疗中晚期食管癌的临床研究[D].郑州：郑州大学，2012.

[70] 温瑞书．中西医结合治疗晚期食管癌24例临床观察[J].实用中西医结合杂志，1996，9（1）：12.

[71] 陈莎莎，吴涛，张爱琴．张爱琴教授运用中医药治疗食管癌临床经验[J].陕西中医学院学报，2014，37（2）：19-20.

[72] 汪德文．养阴清肺汤防治食管癌放射性气管炎的效果观察[J].南通医学院学报，2003，23（4）：234.

[73] 刘涛．中药防治急性放射性食管炎的临床观察[D].北京：中国中医科学院，2012.

[74] 樊延南．血府逐瘀口服液配合放疗治疗中晚期食管癌70例[J].中国中西医结合杂志，1999，19（1）：52.

[75] 赵月霞．利用中药防治食管癌放疗反应的临床研究[J].医用放射技术杂志，2006，256（12）：57-58.

[76] 朱青山，焦智民，洪永贵，等．益气养阴、清热解毒中药在食管癌放射治疗中的应用[J].中国中医药信息杂志，2011，18（7）：70-71.

[77] 储水鑫，柯兆昌．食管癌放疗反应及合并症的中药治疗[J].中国中西医结合外科杂志，2008，14（3）：210-211.

[78] 崔守仁，王瑞芝．实用放射肿瘤学[M].北京：中国医药科技出版社，1993：300-312.

[79] 谷铣之，殷蔚伯，刘泰福，等．肿瘤放射治疗学 [M]．北京：中国医学科学院，中国协和医科大学联合出版社，1993：505，508-509．

[80] 陈俊强，刘健，钟连花，等．食管癌术后放疗、化疗联合中药八珍颗粒的临床观察 [J]．中医杂志，2010，23：405-407．

[81] 贾振和．六味地黄丸预防食管癌放疗中外周血象降低54例 [J]．中医杂志，2001，42（7）：402．

[82] 杜业勤，李玉新，张瑾熔，等．六味地黄汤化裁配合放射治疗食管癌的临床研究 [J]．中华肿瘤防治杂志，2006，13（18）：1428-1429．

[83] 王炳胜．益气活血方在晚期食管癌综合治疗中的作用 [J]．中国中西医结合杂志，1999，19（10）：589-591．

[84] 张泽渊，陈永坤，张寿．放疗配合中药七子免疫汤治疗老年晚期食管癌 [J]．北京中医，2007，26（6）：355-356．

[85] 周建华．滋阴养胃法对食管癌放疗的抗放射损害研究 [J]．实用中医药杂志，1995，11（3）：28-29．

[86] 周军丽，王耀芝．中药加微波及局部化疗治疗食管癌 [J]．河南中医，1996，16（6）：365．

[87] 高冬冬，赵明燕，孙宏新．中医药加微波联合全身化疗治疗老年食管癌疗效观察 [J]．中医临床研究，2011，3（21）：42-43．

[88] 蒋梅，罗琦．健脾化痰法联合食管覆膜支架置入治疗老年食管癌18例疗效观察 [J]．新中医，2012，44（3）：76-77．

[89] 胡炜，郑斌，戎铁华，等．Ⅲ期胸段食管鳞癌根治切除术后预后因素分析 [J]．癌症，2010，29（2）：190-195．

[90] 张盛奇，郑乱斌，丘希辉，等．中医学"治未病"思想在食管癌防治中的应用 [J]．新中医，2011，43（6）：148-149．

[91] 李佃贵．中医治未病思想在胃癌防治中的应用 [C]．CCAC中国肿瘤&名医学术大会，2009．

[92] 霍炳杰，徐江红，邢筱华，等．刘亚娴教授治疗食管癌前病变经验 [J]．河北中医，2011，33（4）：488-489．

第二节　胃癌

一、概述及流行病学

胃癌是最常见的恶性肿瘤之一，居消化道肿瘤的第一位，在我国其死亡率为各种癌症的首位。世界上日本、智利、冰岛、奥地利、芬兰等国多发，日本居世界首位。印度、印度尼西亚、马来西亚、澳大利亚等国发病率较低。我国胃癌发病率较高，如辽东半岛、甘肃河西走廊、江浙沿海一带发病率较高。全国年死亡率男性20.93/10万人口，女性10.16/10万人口，男女之比为（2.5～3）：1。胃癌可发生在任何年龄，然大多在40～60岁，30岁以前较少见。近年来，胃癌的发病率在世界范围内大多数国家和地区都有不同程度的下降。我国每年约有16万人死于胃癌。

在中医的书籍中历代医家对疾病描述中与胃癌症状相似的内容较为丰富。如反胃、胃脘痛及心下痞、心腹痞等。《素问·邪气脏腑病形篇》曰："胃病者腹胀，胃脘当心而痛……膈咽不通，饮食不下。"《素问·六元正纪大论》曰："民病胃脘，当心而痛，上支两胁，膈咽不通，食饮不下。"与今之胃癌之腹痛、上腹饱胀、吞咽困难、恶心呕吐等临床表现类似。《灵枢·四时气》曰："饮食不下，膈塞不通，邪在胃脘"，类似于胃癌吞咽困难症状。《难经》对于各种脏腑肿瘤作了一定区别，其中《难经·五十六难》云："脾之积，名曰痞气，在胃脘，覆大如盘，久不愈"。与现代胃癌表现十分相似。

张仲景《金匮要略·呕吐哕下利病脉证治》曰："趺阳脉浮而涩，浮则为虚，涩则伤脾，脾伤则不磨，朝食暮吐，暮食朝吐，宿谷不化，名曰胃反"。似是对胃癌引起幽门梗阻的描述，而胃反一词也广为后世医家援引，并说"脉紧而涩，其病难治"。隋巢元方《诸病源候论·脾胃诸候》中载有"荣卫俱虚，其血气不足，停水积饮，在胃脘则藏冷，藏冷则脾不磨，脾不磨则宿谷不化，其气逆而成胃反也，则朝食暮吐，暮食朝吐，心下牢大如杯……名为胃反"。这是对《金匮要略》中胃反的进一步描述。《诸病源候论·积聚候》中载有"脾之积，名曰否气，在胃脘，覆大如盘，久不愈，令人四肢不收，发黄疸，饮食不为肌肤；脉来小沉实者，胃中有积聚，不下食，食即吐出；诊得脾积，脉浮大而长，饥则减，饱则见膜，起与谷争，累累如桃李，起见于外，腹满呕泄，肠鸣四肢重，足胫肿厥不能卧"，对《难经》中之脾积做了更为详细的探究，不仅对相关症状、诊断描述的更为具体、对体征也有所涉及，说明这一时期对本病的体征已具有相当认识。赵献可在《医贯·噎膈论》中对噎膈与翻胃进行了详细比较，言："噎膈者，饥欲得食，但噎塞迎逆于咽喉胸膈之间，在胃口之上，未曾入胃，即带痰涎而出……翻胃者，饮食倍常，尽入于胃矣，但朝食暮吐，暮食朝吐，或一两时而吐，或积至一日一夜，腹中胀闷不可忍而复吐，原物酸臭不化，此已入胃而反出，故曰翻胃"。清代《医宗金鉴》认为噎隔反胃是"三阳热结之证，谓胃、小肠、大肠三腑热结不散，灼伤津液，胃之上口为贲门，小肠上口为幽门，大肠下口为魄门。三腑津液既伤，三门自然干枯，而水谷出入之道不得流通，贲门干枯，纳入水谷之道路狭隘，故食不能下，为噎噻；幽门干枯，放出腐化之道路狭隘，故食入还出称为翻胃。二证留连日久，大肠传导之道路狭隘，魄门自然干枯暴涩难行。胸痛如刺，胃脘伤也……吐沫呕血，血液不行，皆死证也"。治疗方面，宋陈无择《三因极一病证方论》中将反胃称为食呕，并为食呕设大养胃汤、治中汤。这些方剂也多以扶助正气与理气等方法相结合。金元时期，李东垣在治疗上强调固护脾胃之气，为现在所强调的扶正祛邪、攻补兼施法提供了理论和实践依据。张锡纯《医学衷中参西录》中载有参赭培气汤，认为治疗此病当以大补中气为主。

二、病因及发病机制

（一）祖国医学对胃癌病因及发病机制的认识

胃癌发生是由多种内外因素相互作用的结果。如《儒门事亲·五积六聚治同郁断》说："积之成也，或因暴怒，喜，悲，思，恐之气，或伤酸，苦，甘，辛，咸之食，或停温，凉，热，寒之饮，或受风，暑，燥，寒，火，湿之邪。"

1.正气亏虚

先天禀赋不足，素体虚弱；或劳倦内伤；或久病失养，损伤脾胃；尤其中老年后，正气渐亏，脏腑功能自然衰退，脾胃之气亦日渐不足，气血生化乏源，导致正气亏虚。《内经》云："正气存内，邪不可干""邪之所凑，其气必虚"。金代张元素指出："壮人无积，虚人则有之。脾胃怯弱，气血两衰，四时有感，皆能成积。"李东垣《脾胃论》所说："百病皆由脾胃衰而生"。《景岳全书》中所述："凡脾肾不足及虚弱失调之人多有积聚之病。"如外来毒邪侵袭，若机体正气充足，能祛邪外出，则癌毒不得产生，或即使产生，也能及时清除，使瘤邪消散于无形。若脾胃亏虚，脏腑失调，正气亏虚，不能及时祛邪外出，致使浊邪长期停滞于体内，致脏腑失调，气机逆乱，阴阳失序，内外合邪，酿生癌毒，产生癌肿。《医宗必读·积聚篇》所述："积之所成者，正气不足，而后邪气踞之。"

2.七情内伤

长期精神紧张，易于忧思恼怒，情志不遂，郁怒伤肝，横逆犯脾，脾伤气结，肝气犯胃；《脾胃论》云："喜怒忧恐，损耗元气，脾胃气衰，元气不足。"中焦脾胃受损，中气衰退，脾虚失运，胃失和降，脾胃不调，水谷精微则无以运化濡养周身，同时气血生成不足，正虚无力抗邪，日久导致机体脏腑失调、阴阳逆乱，生化失常，癌毒内生。

3.生活、饮食不节

或饥饱无度，或嗜食肥腻、咸、甘、煎炸熏腌辛辣之品，或嗜酒如命，皆可损伤脾胃，脾胃虚弱，运化乏力，气血生成不足，脏腑功能失调，气机逆乱，阴阳失序，生化失常，癌毒之邪内生。

4.感受外邪

外来六淫邪气侵袭，或久居毒盛之所，或嗜烟沁毒。如正气虚于内，则外来邪毒稽留体内，与正气相搏，日久正气益虚，无力抗邪，正虚邪盛，内外合邪，毒邪侵脏入腑，致脏腑失调，阴阳失序，生化失常，癌毒之邪内生。

（二）现代医学对胃癌病因及发病机制的认识

胃癌的发病因素可能与遗传因素，胃部疾病（胃溃疡、慢性胃炎、肠上皮化生、胃息肉等），饮食（油煎食物、熏制的鱼肉、腌制食品、发霉的粮食、嗜酒等），亚硝胺类化合物及其他环境因素有关。

1.遗传因素

不同地区、不同国家胃癌发病率有很大差别，除了地理条件以外，种族也有关系，如住在美国西部及夏威夷地区的日本侨民，胃癌发病率比当地人高。印度尼西亚的中国侨民胃癌发病率也比当地土著印度尼西亚人发病率高。有胃癌家族史的家庭，发病情况比无胃癌家族史者高4倍。也有人认为胃癌发病与血型有关，认为A型血者，胃癌发病高，A型血中缺乏一种其他血型中的某种成分，也有人报道胃癌患者的A型血者占50%，但这种观点在中国不成立，中国人的血型中，A型占30%以上。

2.胃部其他疾患

（1）胃溃疡：胃溃疡恶变占胃癌的5%～10%，有人观察362例胃癌手术标本中有26例发生在先前慢性胃溃疡的边缘，说明胃溃疡有癌变机会。

（2）慢性胃炎：胃癌往往伴有萎缩性胃炎，有人统计萎缩性胃炎发生癌变者占10%左右。

近年来，有研究认为胃癌与幽门螺杆菌感染有一定的关系。幽门螺杆菌感染与胃癌有关基于以下原因。在正常胃黏膜中很少能分离出幽门螺杆菌，而随着胃黏膜病变加重，幽门螺杆菌感染率增高。通过对山东省临朐县居民调查，发现在慢性浅表性胃炎或正常胃黏膜人中幽门螺杆菌感染率为19%，在轻度慢性萎缩性胃炎的人群中为40%，而在重度慢性萎缩性胃炎的人群中则高达63%，在测定胃癌疾患者群患病以前的血清时发现，其幽门螺杆菌抗体阳性率明显高于对照组，为胃癌的危险因素。目前，研究认为幽门螺杆菌并非胃癌直接致癌物，而是通过对胃黏膜的损伤，促进病变发展的条件因素使胃癌危险性增高。幽门螺杆菌可释放多种细胞毒和炎症因子，并参与局部免疫。

（3）肠上皮化生：肠上皮化生是胃黏膜萎缩后转变成肠型上皮，结构功能上与胃型上皮完全不同。肠上皮发生癌变时检测谷氨酰转肽酶的活性增高，与胃癌相一致。

（4）胃息肉或胃腺瘤：胃腺瘤指基底较宽的息肉，超过2cm时有恶变可能，胃腺瘤恶变可能性大。有人观察185例胃腺瘤患者，有35例恶变成癌，占18%。

（5）恶性贫血：恶性贫血与胃癌有一定的关系，有恶性贫血比无贫血者胃癌发病高4倍。

3.环境因素

胃癌的发病与地理环境有关。高纬度（远离赤道），胃癌发病高。泥炭土壤地区比沙地或黏土地带发病率高。土壤中锌、铜含量与胃癌发病有关，锌、铜含量低，胃癌发病率增高。

4.饮食因素

日本胃癌发病率高，与进食高糖类及滑石粉处理过的大米有关，大量食用蒸制过的鱼、肉及其他食品，因内含较多的多环烃化合物如3,4-苯丙芘等具有较强的致癌性。摄入各种油煎食品，嗜酒，都有发生癌变的可能。因此，多吃新鲜蔬菜、鲜水果等可降低胃癌发病率。

5.亚硝胺与胃癌关系

亚硝胺类化合物有较强的致癌性，动物实验可用亚硝胺诱发出动物胃癌。二级胺及亚硝酸盐在自然界中分布很广，在pH 1～3时，或细菌作用下合成亚硝酸盐，可强烈致癌，如酸菜中、过夜熟菜中、发霉食品等都有亚硝胺物质增高，长期食用有致癌可能。

6.生活习惯

大量调查资料表明，社会、经济、心理因素和饮食行为及习惯等在胃癌发病中有一定作用；吸烟、高盐饮食也与致癌有一定的关系。

三、临床诊断

（一）临床症状与体征

1.症状

早期胃癌可无任何症状，故约60%；患者发病半年后才就诊，国内报道93例早期胃癌中85%患者有一种或一种以上症状，如上腹胀满、胃痛、心嘈、反酸、暖气、黑便等。其胃脘痛是胃癌常见早期症状，可出现心窝部位隐痛，疼痛不重，时隐时现，往往被忽视。疼痛就诊者占50%。因此遇有上述症状或有不明原因的消瘦、食欲缺乏、乏力、上腹饱胀、疼痛等均需进一步检查确诊。进展期胃癌多有上腹沉重感，饱胀感或烧灼感，可伴有隐痛，嗳气，可暂时缓解，反复出现；上腹痛，占60%～70%，常为咬啮性，与进食无明显关系或进食后加重；食欲减退，无味、厌食，开始因进食发生饱胀，自动节食，以后明显厌食，进食减少，日益消瘦，出现恶病质；恶心、呕吐，清晨恶心后呕吐，吐出宿食或咖啡样食物，并有腐败臭味；咽下困难，贲门部癌也可侵犯食管，引起咽下困难；也可出现呕血，黑便，腹泻，便秘，甚至有出血，胃穿孔等。

2.体征

早期胃癌可无任何体征，进展期胃癌可有上腹部肿块，质硬，结节状，有压痛；晚期转移灶体征：如左锁骨上淋巴结转移，腋下淋巴结转移，肝、肺、骨转移，盆腔腹膜转移，腹水出现且多呈血性。

3.并发症

胃癌可发生出血、穿孔、梗阻、胃肠瘘管、胃周围粘连及脓肿形成等。

（二）实验室检查

1.胃液分析

胃癌患者胃酸缺乏（占45.9%）或减少（占29.3%），胃液隐血试验常为阳性，甚至有新鲜或咖啡样陈旧血液。胃液也可减少，胃液中乳酸含量超过正常（100μg/ml），有幽门梗阻时胃液量增加，有胃内容物潴留。

2.粪便隐血检查

60%～80%的胃癌患者粪便隐血试验呈持续阳性。

3.免疫学检查

胃癌具有肿瘤相关性抗原，应用单抗可以检测这些相关抗原，如CEA、CA-19-9、CA-50、CA-125、CA724、PSA、GCA等。CEA胃癌阳性率为78.8%～83.3%。PSA胃癌阳性率约为

84.8% ～ 96%。GCA是一种胃癌相关抗原，胃癌患者阳性检出率为80% ～ 85%。r-M球蛋白在胃癌阳性检出率为63%。

近年来国内报告更多新的单抗如MG5、MG7、MG9、MGb6、MGb1等，可用以检测胃癌，尤其是系列混合检测结果更加确切。检查方法有放射免疫法、酶联免疫法和血凝法等，不仅可以查明血清肿瘤相关抗原，也可检测胃液和腹水中相关抗原。

近年来，研究发现，血清中胃蛋白酶原（PG）的水平与胃癌发生有较强的相关性，是日益受到人们关注的细胞学检查指标，用刷拭法和洗涤法取材，阳性率可达90%以上。

（三）影像学检查

1. X线钡餐检查

X线钡餐检查是胃癌的主要检查方法。早期胃癌在适当加压或双重对比下可表现为隆起型、平坦型、凹陷型。中晚期胃癌可观察胃轮廓变化，蠕动障碍，黏膜形状，胃排空情况，确定肿瘤的范围及大小。蕈伞型为突出于胃腔内的充盈缺损；浸润型表现为胃壁僵硬，黏膜异常增粗或消失，钡剂排出极快，胃腔固定狭窄，广泛浸润型的胃腔呈"皮革胃"；溃疡型的主要表现为龛影，溃疡口不规则，有指压迹征与环堤征；混合型常见以溃疡为主伴有增生浸润性改变。

2. 纤维胃镜检查

目前，临床上常用有导光纤维胃镜和电子胃镜，可直接观察胃的各个部位，并可摄影、冲洗、涂片、钳取活检，大大地提高了早期胃癌的诊断率。不便活检者可以进行组织印片、细胞刷检、直接吸引、直视下冲洗、内镜下针吸细胞学等检查。早期胃癌隆起型表现为局部黏膜隆起，有蒂或广基，表面呈乳头状或结节状，可有糜烂。平坦型为边界不整、界限不明的局部略为隆起，颜色淡或红，也可有糜烂。凹陷型有较明显的溃疡。中晚期胃癌具有胃癌的典型表现，黏膜有明显的恶变特征，直视下诊断不难。对疑难病例的诊断和确定病变范围有帮助。对胃癌的诊断多选择生物活性染色法，包括亚甲蓝法和甲苯胺蓝法，而以亚甲蓝法应用最普遍，包括直接喷洒法和间接口服法。

3. 超声胃镜检查

超声胃镜检查具有胃镜和B型超声两者的优点，对胃癌浸润深度、邻近器官及淋巴结转移的诊断有独到之处。

4. CT和磁共振成像（MRI）检查

CT和MRI检查可用于判断胃癌的深度、淋巴转移等，但超声胃镜更优。

（四）胃癌大体分型及病理类型

1. 发病部位

胃癌以幽门区发病率高，约占50%，其次是贲门部位。据文献报道，发生在贲门部位占16.1% ～ 20.6%，幽门小弯区占48.1% ～ 52.5%，胃体胃底部位占14% ～ 14.8%，胃广泛区发生率在7.8%。

2. 大体分型

一般为胃镜下所见

（1）隆起型（Ⅰ型）：癌灶显著隆起凸向胃腔，呈息肉状，高度超过0.5cm。

（2）表浅型（Ⅱ型）：癌灶浅表，无明显隆起与凹陷，又分为三个亚型：

① Ⅱa型：表浅隆起型，其高度在0.5cm以下。

② Ⅱb型：表浅平坦型。

③ Ⅱc型：表浅凹陷型，凹陷不超过0.5cm。

（3）凹陷型（Ⅲ型）：又称为溃疡型，凹陷在0.5cm以上。

（4）混合型：有以上两种形态并存，以Ⅱc+Ⅲ，Ⅱc+Ⅱa为多。

进展期胃癌指癌组织突破黏膜下层浸润肌层或浆膜层，此时肿瘤不仅可发生直接浸润性扩散，且可能有淋巴、腹膜和（或）血行转移，故也称为中晚期胃癌，可进一步分为Borrmann Ⅰ型（结节蕈伞型）、Borrmann Ⅱ型（局限溃疡型）、Borrmann Ⅲ型（浸润溃疡型）和Borrmann Ⅳ型（弥漫浸润型）。

3.组织学类型

胃癌的组织学分型，常用WHO分型及Lauren分型，两者各有特点。WHO分型将胃癌分为以下几类：腺癌、乳头状腺癌、管状腺癌、黏液腺癌、差黏附性癌（包括印戒细胞癌及其变异型）、髓样癌、腺鳞癌、肝样腺癌及未分化癌等。Lauren分型将胃癌分为弥漫型、肠型、混合型和未确定型。弥漫型胃癌是由黏附性差的癌细胞构成的，几乎没有或很少有腺体形成；肠型胃癌由不同分化程度的腺体组成；当肿瘤由几乎等量的肠型与弥漫型癌细胞构成时称为混合型；未确定型肿瘤是指无法确定类型的癌。

Lauren分型对胃癌流行病学研究、治疗和预后具有重要的价值。肠型胃癌常累及贲门、胃体及胃窦，其发生多与萎缩性胃炎、肠化生、恶性贫血、Hp感染等相关，常见于老年男性，分化较好；弥漫型胃癌常表现为皮革胃，多累及胃体，发生通常与遗传性因素有关，受环境因素影响，常见于青壮年，分化较差，较肠型胃癌有更强的侵袭性。

（五）临床分期

胃癌分期我国多使用AJCC/UICC的TNM分期第7版（表10-2）。

表10-2　AJCC/UICC胃癌分期[1]

期别	T	N	M	T、N、M简明定义
ⅠA	T_1	N_0	M_0	T_1 肿瘤侵犯固有层、黏膜肌层或黏膜下层
ⅠB	T_1	N_1	M_0	T_{1a} 肿瘤侵犯黏膜固有层或黏膜肌层
	T_2	N_0	M_0	T_{1b} 肿瘤侵犯黏膜下层
ⅡA	T_1	N_2	M_0	T_2 肿瘤侵犯固有肌层
	T_2	N_1	M_0	T_3 肿瘤穿透浆膜下结缔组织，未侵犯脏腹膜或邻近结构
	T_3	N_0	M_0	T_4 肿瘤侵犯浆膜（脏腹膜）或邻近结构
ⅡB	T_1	N_3	M_0	T_{4a} 肿瘤侵犯浆膜（脏腹膜）
	T_2	N_2	M_0	T_{4b} 肿瘤侵犯邻近组织结构
	T_3	N_1	M_0	
	T_{4a}	N_0	M_0	N_1 1～2个区域淋巴结有转移
ⅢA	T_2	N_3	M_0	N_2 3～6个区域淋巴结有转移
	T_3	N_2	M_0	N_{3a} 7～15个区域淋巴结有转移
	T_{4a}	N_1	M_0	N_{3b} 16个（含）以上区域淋巴结有转移
ⅢB	T_3	N_3	M_0	
	T_{4a}	N_2	M_0	M 存在远处转移
	T_{4b}	$N_{0～1}$	M_0	
ⅢC	T_{4a}	N_3	M_0	
	T_{4b}	$N_{2～3}$	M_0	
Ⅳ	任何T	任何N	M_1	

在第7版AJCC/UICC胃癌分期中，对下列容易引起歧义的内容给予了明确的解释：①难以分清食管胃交界部肿瘤起源于胃还是食管时，肿瘤50%以上位于食管归为食管癌，50%以上位于食管胃交界部以下归于胃癌。如果上下各半，由组织学决定，鳞癌、小细胞癌和未分化癌归为食管癌，腺癌、印戒细胞癌归为胃癌。②区域淋巴结：AJCC/UICC分期要求手术后病理检查必须至少检出15枚淋巴结。胃十二指肠动脉、胰腺后、肠系膜和腹主动脉旁的淋巴结组转移被认为是远处转移，其他的淋巴结组为区域淋巴结。邻近胃癌的脂肪中的癌结节归为淋巴结转移，但种植在腹膜表面的癌结节定义为远处转移。③胃的邻近结构包括脾、横结肠、肝脏、膈肌、胰腺、腹壁、肾上腺、肾脏、小肠以及后腹膜，肿瘤穿透覆盖胃韧带或网膜的脏腹膜定义为T_4期。

四、治疗

（一）中医治疗

1.胃癌的病证特点

胃癌的病证特点应从两个方面分析。

（1）肿瘤方面，肿瘤在胃内肆意滋长，扎寨营垒，癌毒之邪与痰瘀胶结成块，或毒盛浸延胃内或局部组织、器官，或沿血道或淋巴管转移他处。

（2）对人体而言，有虚实两个方面。虚者，气虚、阴虚、血虚、阳虚；实者乃肿瘤阻滞脏腑气血运行，致气滞或气逆，血瘀、痰结、湿阻水停。毒结日久可致五脏失调，气血衰败，阴阳失衡，化火生寒皆可有之，既可以郁久生热，又可气火不足而生寒。

其病位在胃，其脏在脾，主要涉及胃、肝、肺、肾。毒邪浸润，可泛滥全身。本病属本虚标实，证候多为寒热错杂、虚实并见。

2.胃癌治则治法

胃癌治疗遵从综合治疗的原则，中西医并重。中医治疗胃瘤的治疗原则：对肿瘤为祛毒抗邪；对人体为扶正培本，纠正脏腑气血失调。具体治法：治肿瘤当以寒热之剂扫荡之，以平性之剂抑杀之，辅之以消痰软坚、祛瘀散结之药以破击之；调人体则虚则补之，实者调之。气虚者益气，血不足者补血，阴虚者滋其阴，阳亏寒盛者温阳散寒，气滞者理气，血瘀者活血，痰积者化痰，水湿者利水除湿，化热化火者，佐以清热泻火。临床注重中西医配合，根据病情，合理安排中西医治疗方法与时机，并及时纠正西医治疗中出现的毒副反应。

3.胃癌辨肿瘤临床常用药物选择

现代药理研究证实，一些中药对胃癌有细胞毒作用，能抑制肿瘤细胞的增殖、诱导肿瘤细胞分化、凋亡，抑制肿瘤血管生成，克服胃癌多药耐药性，有些中药能调节机体的免疫力，降低胃癌细胞侵袭和转移能力，在与化疗、放疗配合治疗时，能对机体各脏器组织有保护作用。胃癌的辨肿瘤论治，建议根据临床经验及现代药理，合理选择以下药物。

（1）温热药：乌骨藤（通关藤），九香虫，木鳖子（有毒），核桃枝，砒霜（有毒），雄黄（有毒），蜈蚣（有毒），白花蛇（有毒），蝮蛇（有毒），独角蜣螂，干漆（有毒），威灵仙，铁线莲，木棉，满山香，麦饭石，钩吻（有毒），凤尾蕉，蛇床子（有小毒），花椒，雪上一枝蒿（剧毒），天仙子，川乌（有大毒），藤黄（剧毒），千金子（有毒），黄花夹竹桃（有毒），硇砂（有毒），秋水仙（有毒），猪牙皂（有小毒），铁筷子根，巴豆（有大毒）。

（2）寒凉药：藤梨根（猕猴桃根），苦参，冬凌草，斑蝥（有毒），干蟾皮（有小毒），壁虎（有小毒），蛇莓（有毒），龙葵（有小毒），泽漆（有毒），白花蛇舌草，半枝莲，鸦胆子，猫人参，三颗针，蛇葡萄根，汉防己，金荞麦，白屈菜（有毒），东风菜，鬼针草，白毛藤（白英，蜀羊泉）（有小毒），穿心莲，凤尾草，预知子，香茶菜，喜树（有毒），苦葵鸦葱，草河车（拳参，紫参）（有小毒），重楼（七叶一枝花，蚤休）（有小毒），虎耳草（有小毒），毛冬瓜，千金菜（莴菜、莴苣）（微毒），水老鼠簕，亮菌，水杨梅根，天胡荽，鼹鼠，天花粉，熊胆，蒲公英，络石藤，葛根，败酱草，牵牛子（有毒），马钱子（大毒），王瓜根（有小毒），山豆根，八角莲（八角金盘）（有毒），长春花，芦荟，葎草，石竹，巴豆（有毒），蛴螬（有毒），三白草，雷公藤（大毒）。

（3）平性药：菝葜，肿节风（接骨木），紫杉（红豆杉），乌梢蛇，蜂房（有毒），猴头菌，石打穿，石上柏，全蝎（有毒），野百合（有毒），芙蓉叶，楤木，地锦草，桦菌芝，向日葵，鱼鳔，自然铜，半边莲，相思子（有毒），狼毒（有大毒），蓖麻子（有毒），大麻子（有毒），刺猬皮，三叶青。

（4）消痰软坚药：生半夏，生天南星（有毒），骆驼蓬子（有毒），海蛤壳，土贝母，黄药子（有小毒），海藻，鸡内金，僵蚕，石菖蒲，浙贝母，瓜蒌，桑白皮，桔梗，珍珠菜，海浮石，儿茶，红车轴草，常山（有毒），白矾（有毒）。

（5）祛瘀散结药：郁金，急性子，铁树叶（有毒），姜黄，莪术，虎杖，苏木，蔄头回，石见穿，穿山甲，水红花子，三七，泽兰，地龙，卷柏，茜草，大黄，延胡索，没药，三棱，红花，牡丹皮，番红花，鸡血藤，鬼箭羽，大麻药（有小毒），水蛭（有毒），六方藤，柘木，凤仙花，麝香，小天蒜（小藜芦）（有大毒）。

4.胃癌辨人体临床常用药物选择

（1）补气：人参，太子参，党参，西洋参，黄芪，白术，灵芝，红景天，黄精，灵芝，姬松茸，鹅血，猴头菇，土茯苓，棉花根（有毒）。

（2）补阳：补骨脂，附子（有毒），干姜，肉桂，淫羊藿，巴戟天，桑寄生，韭菜子，海龙。

（3）补阴：女贞子，麦冬，山药，沙参，沙棘（沙枣），山茱萸，菟丝子，地黄，石斛，天花粉，天冬，玉竹，枸杞子，龟甲，生地黄，元参，天花粉，阿胶，五味子。

（4）补血：当归，白芍，何首乌，熟地黄，桑椹子，紫河车，阿胶。

（5）理气：青皮，八角茴香，山油柑树皮，木香，降香，沉香，玫瑰花，米皮糠，刀豆，枳实，柴胡，枳实，莱菔子，槟榔，香附，大腹皮，甘松，厚朴，枳壳，佛手，香橼，预知子，威灵仙。

（6）活血：五灵脂，桃仁，川芎，丹参，赤芍，土鳖虫，山楂。

（7）止血，保护黏膜，消水肿、抗溃疡：蛤壳，蒲黄，血余炭，仙鹤草，地榆炭，白茅根，紫草，乌梅，沙棘（沙枣），白及，诃子，海螵蛸，槐角。

（8）散寒：荜茇，花椒，小茴香，乌药，吴茱萸，高良姜，桂枝，红豆蔻。

（9）化痰：天南星，山慈菇，夏枯草，王不留，鳖甲，昆布，白芥子，瓦楞子。

（10）除湿利水：薏苡仁，猪苓，木瓜，五加皮，白豆蔻，玉米须，茯苓，苍术，藿香。

（11）清热：黄连，黄芩，胡黄连，寒水石，栀子，秦皮，马尾连，牛黄，龙胆草，大青叶，紫花地丁，蒲公英，金银花，连翘，红藤，葛根，败酱草，蒲公英，升麻。

（12）降逆止呕：枇杷叶，陈皮，竹茹，旋覆花，赭石，橘叶，苏叶，丁香，柿蒂。

（13）增食欲：生麦芽，神曲，山楂，砂仁，白芷，九香虫。

（14）睡眠不佳：合欢，首乌藤。

（15）大便不通：火麻仁，芦荟，芒硝，牛蒡子，杏仁（有小毒）。

（16）便溏者：薏苡仁，山药，莲肉，诃子肉，石榴皮，老鹳草。

（17）肿瘤犯肺：紫菀，芦根，僵蚕。

（18）肝功能不好：茵陈，甘草。

（19）肾功能不好：萆薢，瞿麦，蚕沙。

（20）虚热：青蒿。

（21）过敏：蝉蜕，刺蒺藜。

5.胃癌辨证型论治

（1）赵龙澂等[2]根据全国中西医结合胃癌协作组意见，将胃癌按以下个证型分治。①肝胃不和型：胃脘胀满、时时作痛、串及两胁、口苦心烦、嗳气陈腐、饮食少时或呕吐反胃、舌苔薄黄或薄白、脉细。治法：降逆止痛、舒肝和胃。方药：柴胡疏肝散加减；柴胡、枳壳、郁金、法半夏、川芎各10g，丹参20g，白芍15g，白花蛇舌草30g，炙甘草6g。水煎服。②脾胃虚寒型：胃脘隐约胀痛、喜按喜温，或暮食朝吐、朝食暮吐，或食入经久仍复吐、时呕清水，面色苍白、肢凉神疲，或便溏浮肿，舌唇淡，舌体胖，有齿痕、苔白滑润、脉沉缓或沉细濡。治法：温中散寒，健脾和胃。方药：理中汤合四君子汤加味。熟附子（先煎）、炮姜、吴茱萸各10g，人参、白术、茯苓、砂仁各12g，黄芪30g，生薏苡仁60g，法半夏、陈皮各15g，甘草6g。水煎服。③胃热伤阴型：胃内灼热，口干欲食，胃脘嘈杂，食后剧痛，五心烦热，大便干燥，脉滑细数，舌红少苔或舌黄少津。治法：养阴润燥、清热平胃。方药：养胃汤加减。生地黄15g，玉竹10g，石斛30g，玄参10g，麦冬10g，生石膏（先煎）15g，白芍10g，知母10g，沙参30g，竹茹10g，天花粉9g，藤梨根15g。水煎服。④痰湿凝结型：胸闷膈满，面黄虚肿，呕吐痰涎，腹胀便溏，痰核累累，舌淡滑，苔滑腻。治法：化痰散结，温化中焦。方药：开郁二陈汤加减。苏子、莱菔子、浙贝母、胆南星、法半夏、海藻、苍术、白术、茯苓、陈皮各10g，生牡蛎30g（先煎），夏枯草15g，生薏苡仁15g，白花蛇舌草30g。水煎服。⑤瘀毒内阻型：胃脘刺痛，灼热灼痛，食后痛剧，口干思饮，脘胀拒按，心下触及痞块，或有呕血便血，肌肤枯燥甲错，舌唇紫暗或见瘀点，脉沉弦、细涩或弦数。治法：理气活血，软坚消积。方药：蜂魔汤加味。蜂房、土鳖虫、五灵脂、生蒲黄、桃仁、红花、乌药、延胡索、生地黄各10g，铁树叶、石见穿各20g，莪术12g。水煎服。⑥气血两虚型：全身乏力，心悸气短，头晕目眩，面色无华，虚烦不寐，自汗、盗汗，甚则阴阳两虚，脉沉细无力，舌质淡少苔。治法：补气养血，温阳健脾。方药：八珍汤加减。黄芪、党参、白花蛇舌草各30g，白术、茯苓、紫河车、阿胶（烊化）各10g，当归、白芍、黄精各15g，熟地黄12g，甘草6g。水煎服。

以上型之间是相互关联的，各个证型亦不一定典型地出现。随着胃癌病情的发展、证型亦随之变化、临床上应根据病情变化辨证论治。

（2）王晞星[3]根据临床表现特点将胃癌分为以下4型辨证论治。①肝胃不和型：胃脘胀痛，窜及两胁，嗳气反酸，呕吐反胃，饮食减少，进行性消瘦，口苦心烦，大便干结，舌质红，苔薄黄，脉弦细。治法：疏肝和胃，软坚散结。方药：四逆散加减。柴胡10g，白芍18g，枳实15g，半夏10g，陈皮10g，三棱10g，莪术30g，威灵仙30g，预知子30g，山慈菇30g，浙贝母30g，蜈蚣6g，甘草6g。②痰毒瘀结型：胸闷膈满，胃脘刺痛，心下痞硬，恶心，纳呆，大便色黑，甚则呕血，肌肤甲错，面色晦暗，舌质紫暗或有瘀斑，舌苔黄或黄厚，脉沉细涩。治法：化痰解毒，活血散结。方药：小陷胸汤合温胆汤加减。瓜蒌30g，半夏10g，黄连6～10g，竹茹10g，枳实10g，陈皮10g，茯苓10g，菝葜30g，藤梨根30g，山慈菇30g，莪术30g，石见穿30g，郁金15g，砂仁10g，浙贝母30g，甘草6g。③肝胃阴虚型：胃内灼热，嘈杂不舒，食后脘痛，纳食不香，两胁胀痛，口干欲饮，便干溲黄，五心烦热，舌质红或有裂纹，苔薄黄或有花剥，脉弦细。治法：养阴柔肝和胃，化痰活血散结。方药：一贯煎合四逆散加减。生地黄15g，当归10g，沙参30g，麦冬15g，川楝子15g，柴胡10g，白芍18g，枳实15g，预知子30g，莪术30g，蜈蚣6g，山慈菇30g，浙贝母30g，甘草6g。④脾虚气滞型：身疲乏力，喜卧懒言，食少纳呆，呕吐痰涎，腹胀便溏，或排便不畅，肢体浮肿，舌体胖，舌质淡，苔白滑或厚腻，脉沉细。治法：健脾理气，解毒散结。方药：香砂六君子汤加减。党参10g，白术15g，茯苓15g，半夏10g，陈皮10g，木香10g，砂仁10g，莪术30g，山慈菇30g，菝葜30g，野葡萄藤30g，白花蛇舌草30g，甘草6g。气虚明显加生黄芪30g；血虚加阿胶12g，当归10g，女贞子15g，鸡血藤30g；纳呆加神曲10g，谷芽、麦芽各15g，鸡内金15g。辨病论治胃癌疾病过程中可有出血、疼痛、呕吐、反流等表现，严重影响患者生活质量，甚至危及生命。

王晞星在临床诊治中针对患者之所苦，强调在辨证基础上，辨病为先，急则治标。①贲门癌术后，或以反流症状为主。治法：健脾和胃降逆。方药：六君子汤合四逆散加减。党参10g，白术15g，茯苓15g，半夏10g，陈皮10g，柴胡10g，白芍18g，枳实15g，砂仁10g，郁金15g，莪术30g，浙贝母30g，海螵蛸30g，甘草6g。②以呕吐为主。治法：和胃降逆止呕。方药：温胆汤合旋覆代赭汤加减。竹茹10g，枳实10g，半夏10g，陈皮10g，茯苓15g，旋覆花12g，赭石30g，砂仁10g，神曲10g，谷芽、麦芽各15g，甘草6g。阴虚加麦冬15g，石斛15g；幽门梗阻加葶苈子30g，大黄6～10g，防己10g，花椒10g；吻合口狭窄加郁金15g，瓦楞子30g，柴胡10g，白芍18g，枳实15g。③以呕血为主。治法：清热和胃，降逆止血。方药：半夏泻心汤加减。半夏10g，黄连6～10g，黄芩炭10g，炮姜10g，地榆30g，白及30g，茜草15g，仙鹤草15～30g，三七参3～6g（冲），大黄炭10g，血余炭30g，甘草6g。④以疼痛为主。治法：活血理气止痛。方药：逍遥散加减。当归10g，白芍18g，柴胡10g，白术15g，茯苓15g，半夏10g，陈皮10g，百合15g，乌药15g，川楝子10g，延胡索15g，五灵脂15g，砂仁10g，莪术30g，预知子30g，甘草6g。肝转移疼痛，重用延胡索30～60g，加郁金15g，片姜黄30g。顽固性疼痛酌用虫类药，如蜈蚣1～2条，土鳖虫10g，僵蚕15～30g，蜂房6～10g。制酸止痛用海螵蛸、浙贝母、瓦楞子各30g。

（3）方药中等[4]将胃癌分三型。①肝胃阴虚型：失于濡养，肝气郁结，横逆犯胃，故见胃脘胀痛，连及两胁；呕吐呃逆，嗳气陈腐，均为肝胃气逆之征；阴虚津液不足故见口干、口苦，喜凉怕热，饮水较多，大便干结，舌质红，苔少或无苔，脉象弦细，亦阴虚之证，以柴芍六君汤随症加减。②脾胃虚寒型：中阳不振，不能消化水谷，故呕吐频作，全身疲乏，气短懒言而自汗；胃阴亏损，津液不足，故口干喜饮，大便干结而兼盗汗。舌体胖，舌质淡，苔白有齿印，脉象沉细，香砂六君汤随症加减；③气阴两虚型：中阳不振，不能消化水谷，故呕吐频作，全身疲乏，气短懒言而自汗；胃阴亏损，津液不足，故口干喜饮，大便干结而兼盗汗。舌质淡红，有齿印，脉象沉细，以生脉饮随症加减。

6.验方汇编

（1）常用药对

● 香附10g，高良姜6g（良附丸）：香附属气，高良姜属血，气血同治可加强疗效。疏肝行气，祛寒止痛。

● 枳实6g，白术15g（枳术丸）：枳实破气消积，白术健脾和中。两者一补一泻，相伍而用，可达健脾消痞的功效。

● 黄连12g，吴茱萸3g（左金丸）：重用黄连清热燥湿，配少量吴茱萸（6∶1）温中散寒止痛，并以吴茱萸之辛热制黄连之苦寒。两药同用，和胃制酸。

● 金铃子6g，延胡索10g（金铃子散）：金铃子疏肝气，泻肝火，延胡索行气活血。两者相合，主治肝郁化火，胃胀疼痛。

● 半夏10g，黄连10g：一辛一苦，辛开苦降，降逆止呕，清胃热效果更佳。

- 陈皮10g，竹茹10g：陈皮辛温，行气和胃止呕；竹茹甘寒，清热安胃止呕。两者相合，降逆止呕，益气清热。
- 黄芪30g，白芍15g：黄芪益气建中，使阳生阴长；白芍和里缓急。二者合用，具有温中补虚、缓急止痛之功。
- 黄连10g，干姜6g：和胃止呕，用于呕吐泛酸，胸闷嘈杂。
- 佩兰10g，石菖蒲10g：化湿止呕，用于胃中湿浊，胸闷呕吐，苔白腻。
- 瓦楞子15g，半夏曲10g：和胃制酸止呕，用于吞酸嘈杂，腹胀呕吐。
- 藿香10g，郁金10g：和胃解郁止呕，用于肝功能异常之呕吐。
- 百合30g，乌药10g：养阴行气止痛，用于气滞津亏胃痛。
- 香附15g，乌药10g：理气止痛，用于一切胃脘胀痛。
- 大腹皮10g，槟榔10g：行气利水，用于腹胀腹水。
- 鸡内金30g，丹参10g：祛瘀生新，开胃止痛，用于溃疡病肝脾大，食欲缺乏。
- 海螵蛸15g，浙贝母10g：制酸止痛，用于胃和十二指肠溃疡、胃酸过多。
- 生麦芽30g，鸡内金30g：生麦芽为升脾要药，鸡内金为降胃要药，二者合用，功用不在消导，而在于脾胃和合，升降有序。脾升胃健则能运载药力以达病所，从而发挥药效。用量特大者，欲使气机更加调畅。
- 旋覆花10g，赭石20g（旋覆赭石汤）：两者均有降气止呕之效，可用于脾胃气虚、痰湿上逆所致嗳气、呃逆、呕吐之证。
- 凌昌全[5]临证用药亦善用对药，如黄芪、太子参合用益气养阴、健运脾胃；黄芪甘、温，入脾、肺经，为补益中气之要药；太子参甘、微苦，性偏凉，补气健脾、养阴生津；二药合用，益气健脾之力益彰，又可滋脾阴，用于胃癌手术，放疗、化疗后出现脾气虚弱证候者。石见穿配伍猫人参抗癌杀毒；石见穿活血化瘀，清热利湿，散结消肿，抗癌解毒止痛；猫人参解毒消肿、祛风除湿；两药合用，石见穿得猫人参相助，活血化瘀、散结消肿之力大增；猫人参得石见穿之助，抗癌祛毒之功益彰，且两药均可止痛，确为治疗胃癌之良药。其他如枳实配竹茹，清中有降；杏仁伍佩兰，宣中化湿；茯苓伍薏苡仁，运中渗湿；干姜合半夏，和中化痰；黄芪合黄柏，益中气而清虚火；党参配莪术，党参健脾益气，和中除湿，莪术破血祛瘀，行气止痛，两药同用，既补气益气，又破血祛瘀，扶正祛邪，标本同治，相得益彰。炒谷芽、麦芽配合鸡内金，山楂炭配合六神曲发挥健脾开胃之功。

（2）单验方
- 孙桂芝常用方藤虎汤[6,7]：藤梨根30~60g，虎杖10~15g。清热解毒、活血祛瘀、抗癌软坚。蒲黄白芷蜂房汤：白芷10g，蜂房5g，血余炭10g，蒲黄10g。拔毒抗癌、消肿散结、祛腐生肌、化瘀止痛。金麦代赭肠：鸡内金30g，生麦芽30g，赭石15g。消食化积，理气导滞。健脾益肾冲剂药膏：由生晒参、白术、枸杞子、女贞子、补骨脂、水红花子、藤梨根、虎杖组成。吴洁等[8]研究发现健脾益肾方对肿瘤复发及远处肺转移有一定的抑制作用。唐晓颖[9]研究证实"健脾补肾方"能诱导胃癌MGC-803细胞凋亡，降低线粒体膜电位。养胃抗瘤冲剂：生黄芪、生晒参、白术、土茯苓、枸杞子、赤芍、苏木、三七、淫羊藿、白花蛇舌草、草河车、冬虫夏草。
- 胃癌糖浆：藤梨根500g，薏苡仁250g，连苗荸荠600g，水煎取药汁，低温浓缩成膏加适量蔗糖搅匀，一次两茶匙，一日3次。
- 温抗-1号：藤梨根500g，棉花根250g，半枝莲500g，白茅根250g，水煎取药水浓缩成膏，低温干燥，加糖制成颗粒散，每包30g，每日早晚各1包。或成膏，每日1匙，每日3次。

- 三根汤：藤梨根30g，水杨梅根30g，虎杖30g，代茶饮。
- 草藤菝苡汤：草河车30g，藤梨根30g，菝葜30g，生薏苡仁30g，延胡索15g。煎水代茶饮。
- 复方狼毒汤：狼毒6g，半枝莲30g，鸡血藤30g，薏苡仁30g。方中狼毒有剧毒，不可久服。
- 胃癌粉：乌梢蛇60g，螃蟹60g，鹿角霜60g，晒干研细末，每日3次、每次5g。
- 白花龙葵饮：白花蛇舌草230g，龙葵根200g，猪殃殃（又名锯子草）100g。一日1剂，水煎分2次服。盛福荣用白花龙葵饮治疗胃癌，效果颇良[10]。
- 新加良附方：高良姜，香附，穿山龙。温中散寒、理气化痰、活血止痛。用于脾阳不振导致寒凝血瘀、气机阻滞、集结胃脘引起的畏寒怕冷、胃脘部疼痛、遇寒加重、得温则舒、胃部肿块、脘腹胀满疼痛、乏力纳差、嗳气、呕吐、形体消瘦、舌质青紫或暗淡、脉细涩等症[11]。体外实验证实，新加良附方可有效地抑制人胃癌细胞增殖，诱导癌细胞发生凋亡[15]、抑制人胃癌新生血管形成[12]。
- 夏星汤：姜半夏15g，制天南星12g，赭石20g，蜂房10g，丹参15g。严容等[13]用夏星汤治疗痰瘀互结型中晚期胃癌，能够显著改善患者胸膈满闷、呕吐痰涎及厌食纳呆等临床症状，可提高患者生存质量，对肿瘤局部缩小也有一定的作用。
- 嘉阳汤[14]：半枝莲50g，白花蛇舌草100g，铁树叶30g，红枣40g，金丝枣30g。出自周洪范编著的1989版《中国秘方全书》第660页，其主要成分半枝莲与白花蛇舌草在提高免疫机能、抑制肿瘤细胞生长、促进肿瘤细胞凋亡及抑制肿瘤血管生成等方面有显著的作用。
- 金龙蛇颗粒[15]：半夏，南星，鸡内金。
- 救胃延龄汤[10]：苦参20g，槐花10g，藏红花5g，茯苓20g，海螵蛸25g，红豆蔻15g，败酱草20g，白蔹25g，麦芽15g，白扁豆15g，瓦楞子20g，蓼实15g。以健脾和胃，化瘀消痈。
- 昆参颗粒[16]：昆布，仙鹤草，人参，藤梨根。
- 散结抗癌方：黄药子、半枝莲、半夏、制南星、鳖甲、石见穿、急性子、蜈蚣、穿山甲、薏苡仁、西洋参、黄芪、白术、甘草。沈舒文[17]对中期毒瘀交阻，气阴两虚自拟散结抗癌方，偏重解毒化瘀、软坚散结，在癌瘤结实阶段也很有效。对于进展期胃癌癌肿增大坚实、正气不甚虚者有较好的疗效。
- 六君子汤加藤梨根：周留勇等[18]用六君子汤配伍藤梨根治疗无手术指征且不宜化疗的晚期胃癌患者，有一定的疗效。
- 胃肠安：六君子汤配以红藤、菝葜、野葡萄藤、藤梨根、生牡蛎、夏枯草、蜈蚣、白扁豆。邱佳信[19]对于胃癌疾病后期、迁延日久、出现转移或复发的重病患者，创制了胃肠安。刘静[20]研究证实"胃肠安"能提高红细胞免疫功能，促进对肿瘤细胞的黏附、捕获和吞噬的效果。
- 参藤消胃积汤：人参20g，藤梨根25g，重楼25g，乌骨藤20g，珍珠菜20g，何首乌15g，三七15g，黄芪15g，干姜10g。张士舜[21,22]以之治疗胃癌，效果显著，并获得发明专利。辨病理论治：胃腺癌重用藤梨根、重楼、白英等；胃印戒细胞癌多用喜树、红豆杉等中药。辨病症论治：气虚加人参、绞股蓝、刺五加、红景天、黄芪；血虚加熟地黄、何首乌、阿胶、龙眼肉；阴虚加沙参、百合、麦冬、天冬、石斛、枸杞子、女贞子、墨旱莲；阳虚加鹿茸、巴戟天、淫羊藿、肉苁蓉、菟丝子、沙苑子、续断、杜仲、冬虫夏草等。辨病位论治：肝转移用柴胡、郁金、川芎、陈皮、青皮、炙鳖甲；淋巴转移用三尖杉、炙穿山甲、皂角刺、三棱、白术等。

● 圣和散：党参、太子参、玄参、炒白术、薏苡仁、土鳖虫、白花蛇舌草、肉苁蓉、蟾酥、甘草。王建华等[23]研究证实，圣和散能够诱导胃癌SGC-7901细胞凋亡，升高Fas及其蛋白的表达，降低FasL的表达。

● 魏品康等[24]治疗胃癌基本方：天南星、半夏、全蝎、白芥子、鸡内金、川贝母、陈皮。以基本方随症加减治疗271例进展期胃癌，对87例生存统计，3年生存率达78%，其中7例生存率达10年以上，最长18年。

● 尤建良等[25]运用微调平衡法治疗四期胃癌，其中心思想是不断追踪人癌不平衡的关节点，在微调后天脾胃的基础上，调节肾与气血。分别调脾（药用：猪苓30g，党参、炒白术、鸡内金、紫苏梗各10g，徐长卿15g）。调肾（药用：生地黄、熟地黄各15g，何首乌、山茱萸、牡丹皮、泽泻各10g。肾火加知母、黄柏各15g；肾寒加淫羊藿15g）。调气（阴）（药用：炙黄芪、黄精各30g，人参10g，女贞子、五味子各10g；肝气壅滞加牡丹皮、栀子各10g，柴胡6g）。调血（药用：当归6g，丹参、赤芍、白芍各30g。血瘀者加三棱、莪术各15g）。

（3）李东涛胃癌验方举例

生薏苡仁45g，炒蜂房10g，生半夏30g（先煎1小时），白花蛇舌草60g，炒白术30g，茯苓30g，吴茱萸6g，黄连30g，灵芝30g，生蒲黄10g（包煎），白芷10g，肿节风30g，补骨脂15g，女贞子30g，沙棘30g，菝葜60g，猕猴桃根60g，急性子15g，虎杖30g，炒槐米12g，冬凌草60g，水红花子30g，蛤壳30g（先煎），甘草6g。水煎，两日1剂，分6次服。

7.胃癌常用中成药

（1）抗癌药

● 去甲斑蝥素片：用法见食管癌。去甲斑蝥酸钠注射液：规格2ml∶10mg，用5%葡萄糖注射液稀释后，缓慢静脉注射。一次10～30mg或遵医嘱。静脉滴注时加入5%葡萄糖注射液250～500ml中缓慢滴入。瘤内注射：一次10～30mg，每周1次，4次为1个疗程，可持续4个疗程。

● 华蟾素口服液：每支10ml，口服，一次10～20ml（1～2支），一日3次。华蟾素片：用法见食管癌。华蟾素注射液：用法见食管癌。蟾酥注射液：用法见肺癌。

● 消癌平胶囊：用法见食管癌。消癌平片：用法见肺癌。消癌平糖浆：用法见肺癌。李茂全等[26]使用消癌平针剂对人胃癌（SGC-7901）细胞进行体内体外试验、流式细胞仪检测和形态学检查，发现消癌平针剂能明显抑制人胃癌（SGC-7901）细胞的生长，有明显的阻断G_1期细胞作用，使瘤体细胞主要停留G_1期。周丹等[27]应用消癌平片治疗胃癌亦取得了较好的疗效。

● 复方苦参注射液：用法见肺癌。李珍等[28]在复方苦参注射液对人胃癌BGC-823细胞株增殖抑制作用的研究中，采用流式细胞仪分析技术及琼脂糖凝胶电泳检测复方苦参注射液对人胃癌BGC-823细胞凋亡的影响。结果发现复方苦参注射液能明显抑制人胃癌BGC-823细胞增殖并呈浓度依赖性。

● 肿节风片：每次5g，一日3次。肿节风注射液：一支2ml，肌内注射。一次3～4ml，一日2次。

● 平消片：具有活血行气，化痰软坚，扶助正气功效。口服，每次4片，每日2～3次，以后逐渐加大用量至每次8片。

（2）抗癌辅助药

● 健脾益肾颗粒：党参、枸杞子、女贞子、白术、菟丝子、补骨脂（盐炙）。健脾益肾。用于减轻肿瘤患者术后放疗、化疗副反应，提高机体免疫功能以及脾肾虚弱所引起的疾病。每袋装10g（无蔗糖），开水冲服。一次10g，一日2次。健脾益肾颗粒是中国中医科学院广安门医院肿瘤科余桂清临床经验结晶，可提高患者免疫功能，扶助正气，增强放疗、化疗效果，减轻放疗、化疗不良反应。配合放疗、化疗可用于各种恶性肿瘤。

● 参芪扶正注射液：250ml，一日一次，静脉滴注。王峰[29]在对参芪扶正注射液联合化疗对晚期胃癌患者临床疗效和免疫功能的影响研究中，将65例晚期胃癌患者分为治疗组（FOLFOX-4联合参芪扶正注射液）和对照组（FOLFOX-4），发现参芪扶正注射液可减轻晚期胃癌患者FOLFOX-4方案化疗所致的毒副反应，提高临床受益反应评价，改善患者生活质量。

● 贞芪扶正颗粒：黄芪、女贞子。有提高人体免疫功能，保护骨髓和肾上腺皮质功能；用于各种疾病引起的虚损；配合手术、放射线、化学治疗，促进正常功能的恢复。每袋装5g（无糖型）。口服，一次1袋，一日2次。

● 黄芪注射液：黄芪。辅料为依地酸二钠、碳酸氢钠、甘油。益气养元，扶正祛邪，养心通脉，健脾利湿。每支装10ml（相当于原药材20g），肌内注射，一次2～4ml，一日1～2次。静脉滴注，一次10～20ml，一日1次。

● 扶正固本颗粒：用法见食管癌。

● 参麦注射液：每支20ml，一次20～100ml，加入5%葡萄糖注射液250～500ml中滴注。王加保等[30]研究发现，参麦注射液对胃肠道恶性肿瘤术后化疗过程中白胞水平下降有较明显的拮抗作用，且化疗不良反应减轻。

● 芪珍胶囊：化疗的辅助治疗。每粒装0.3g，口服，每次5粒，一日3次，6周为1个疗程。与化疗药同时使用。林胜友等[31]对芪珍胶囊的研究表明其具有明显抑瘤作用，可以提高机体免疫功能，提升白细胞，改善患者体质状况。

● 天蟾胶囊：用法见肺癌。

● 乌头注射液：晚期癌症的疼痛。一支1ml ∶ 0.62mg，肌内注射：每次2～4ml，每日2次。

● 平痛宁片：用法见食管癌。

● 胃复春片：胃癌癌前期病变、胃癌手术后辅助治疗。口服，一次4片，一日3次。

（3）抗癌与辅助综合作用药

● 参莲胶囊：每粒装0.5g，口服，每次6粒，一日3次。

● 复方斑蝥胶囊：用法见口腔癌。

● 参蟾消解胶囊：每粒装0.3g，口服，饭后一次1粒，一日3次。连用1周后无恶心、呕吐现象，可一次服2粒，一日3次。

● 仙蟾片：用法见肺癌。

● 慈丹胶囊：莪术、山慈菇、制马钱子、蜂房、鸦胆子、人工牛黄、黄芪、当归、西洋参、丹参、冰片。每粒装0.27g，口服，一次5粒，一日4次，1个月为1个疗程。

● 楼莲胶囊：每粒装0.25g。饭后服，一次6粒，一日3次；6周为1个疗程。

● 安替可胶囊：用法见食管癌。中晚期胃癌（瘀毒证）的化疗辅助治疗，可改善临床症状、提高生存质量。

8.其他疗法

（1）外治疗法

疼痛[2]：①蟾酥膏：蟾酥、生川乌、两面针、公丁香、肉桂、细辛、七叶一枝花、红花等药制成橡皮膏，外贴癌性疼痛处，24小时换药一次，7日为1个疗程。②止痛抚癌膏：三七、蚤休、延胡索、黄药子各10g，芦根20g，川乌6g，冰片8g，紫皮大蒜100g，麝香适量。大蒜取汁，余药研为细粉过100目筛。用大蒜汁将药粉调成膏剂贴于痛点、或经络压痛部位，隔日2贴。止痛效果好，无不良反应。

（2）针灸治疗

① 针灸止痛[2]：针刺止痛主穴——中脘、下脘、章门、脾俞、胃俞、膈俞、足三里、三阴交。配穴——丰隆、公孙、肾俞。艾灸止痛穴位：中脘、下脘、胃俞、脾俞、关元、神阙、足三里、三阴交。

② 针灸止呃[2]：术后顽固性呃逆或重症患者呃逆，按压百会穴、患者坐卧位均可。操作者左手扶头、右手中指指端点按百会穴上，施以揉压，由轻渐重，至产生较强酸胀感为度。拇指按压膻中穴。按压止呃穴、巨阙穴。针刺止呃：针刺双侧内关、足三里。针刺迎香穴。针刺缺盆穴。每日1次，采取平补平泻法，留针40分钟。耳针止呃：主穴——膈、胃、肝、脾、交感；配穴——神门、皮质下、肾上腺。穴位封闭止呃法：用维生素、各取双侧内关作穴位封闭，有效率在95%以上。

9.并发症处理

（1）胃出血[32]

① 气随血脱（急性出血期）：患者突感头昏乏力，稍微活动则心悸、气短、出汗、腹部隐痛或胀痛不适，大便次数明显增多，呈黑褐色，面色苍白或萎黄，四肢凉，舌质淡，脉细微或芤大。大便隐血++++以上，血红蛋白<60g/L。治法：益气止血。方药：独参汤加味。药物组成：人参20g，云南白药0.5g，白及粉15g，海螵蛸粉15g。当患者突感头昏乏力加重，并有大便次数多、质稀、色黑或暗红等症状出现，疑为胃出血时，就可立服云南白药保险子1粒，过10分钟后，再服云南白药0.5g，白及粉15g，海螵蛸粉15g，过20分钟后，再服人参汤（用人参20g煎汁50ml）。分次服用，逐渐见效。过3～4小时再重复一次（重复时不服白药保险子，人参减为5～10g），每日可服3～4次，直到大便次数及颜色转为正常。当天要少活动，最好不进饮食，输液支持治疗为好。此型多属于本病的危重期。②脾胃虚寒（慢性出血）：上腹隐痛，饮食减少，身倦，四肢不温或怕凉，面色无华，舌质淡，脉沉细无力。此型患者出血量不大，一般血红蛋白>60g/L，大便褐黑色或稍异常，大便隐血+++。治法：温中健脾，养血止血。方药：黄土汤加味。药物组成：炮附子10g，赭石30g，白术10g，干地黄10g，阿胶（烊化）10g，黄芩10g，甘草3g。每日1剂，分3次服。服汤药0.5小时前先服云南白药0.5g，白及粉10g，海螵蛸粉10g，大便隐血试验连续3日以上阴性后，才可更方治疗。方中以赭石取代灶心土，是因为现在灶心土取用不便，且赭石具有收敛止血、止呕的功效，其中含有三氧化二铁，具有补血之功。此期患者，出血量不多，贫血不重，短期预后较好，应积极治疗。

（2）食管/贲门癌术后胃瘫

复方大承气汤[33]：大黄（后下）10g，芒硝（冲）5g，枳实10g，厚朴20g，桃仁10g，赤芍10g，炒莱菔子30g。药材中加入清水约500ml，浸泡药材5分钟，先用武火煎20分钟，再用文火煎30分钟，当文火煎了约10分钟时加入大黄，药液熬至约200ml时去火去药渣，将芒硝冲入药汤中。每剂煎取汤液200ml，将药液装入2个无菌密封药袋中（每袋100ml）。给药方法：复方大承气汤煎剂100ml保留灌肠，每日2次，连用6日。中药煎剂温度为37～38℃，患者取侧卧位，臀部抬高10cm，肛管插入肛内约15cm，用15分钟将中药煎剂滴入肠腔，滴完后药液保留1小时。

10.胃癌中医名家经验

（1）孙桂芝治疗胃癌经验

孙桂芝从20世纪70年代就开展了胃癌的研究，是最早进行该类研究的专家之一，并通过该研究确立了扶正培本法在胃癌治疗中的地位，先后又研制出健脾益肾冲剂、扶正抗癌口服液及养胃抗瘤冲剂等有效方药，显著提高了临床疗效。选用特色小方提升胃气，辅以祛瘀生新、祛腐生肌、抗癌散结、活血化瘀、软坚散结、益肾填精等法，特点突出，疗效明显，显著提高了患者的生存质量、延长了患者的生存期。①调理脾肾。孙桂芝指出，五脏六腑中脾肾作为"先后天之本"发挥着重要作用，认为健脾益肾、顾护"先后天之本"是调节人体生理机能、提高抗病能力的根本途径，临床常用此法配合相应的解毒抗癌药物以扶正祛邪，多获良效。根据胃癌术后本虚标实的病机特点，提出以健脾益肾、解毒抗癌为主的治疗原则，并在多年临床经验的基础上总结出经验方"健脾益肾解毒方"，临床应用显示出良好的效果。组方往往以黄芪、党参或太子参为君，健脾而升清、运化，又以白术、茯苓渗湿化痰、导水利尿之功，辅佐黄芪等祛除胃脘痰湿之弊，佐以白芍，既有生化血液、缓急止痛之功效，又可"除血痹，破坚积"《神农本草经》、"通顺血脉……去水气"《名医别录》。在此基础上，气滞者，予以佛手、白梅花等理气虚血瘀者，加桃仁、地龙、水红花子，活血；湿阻者，加白豆蔻、薏苡仁、杏仁化湿醒脾；痰凝者，加陈皮、清半夏、竹茹燥湿化痰；食滞者，加焦山楂、焦槟榔消食；出血者，加白及、三七、阿胶珠等护胃止血；肾精亏虚者，酌枸杞子、女贞子、墨旱莲、龟甲、鳖甲、生熟地黄、当归、何首乌等；肾气不足者，加菟丝子、桑螵蛸、补骨脂等。总以清健为主、和于脾胃、不伤正气、兼顾肾精。②和胃消食。胃癌病变毕竟在胃，故孙师认为本病实属"脾虚为本，胃病为标"。对于胃之标，孙桂芝尤重"食积"。盖胃为"水谷之海"、食物腐熟之地，其病多与饮食有关，或更直接地说，是与以胃酸为标志的腐熟功能有关，如与胃癌相关的盐腌食品、熏鱼、亚硝胺类化合物摄入，地质水成分改变等，以及饮食习惯和饮食行为改变，幽门螺杆菌感染等，本质上都属"病从口入"。病邪入胃后，首当损伤胃的腐熟功能，导致胃内食物不能正常消化，遂成食积，食积又影响胃的和降，或致胃气上逆，进而引起气滞血瘀、痰凝湿聚而成痞满、吞酸，重则成翻胃，更不利于胃内食物的腐熟。故孙桂芝常重用生麦芽、鸡内金、赭石以提升胃气、消食化积、理气和胃。其中生麦芽具有升发功效与鸡内金合用可提升胃气、消食化积、磨谷除壅，生麦芽并可"温中，下气，开胃……除烦，消痰，破癥结"《日华子本草》，鸡内金并可"宽中健脾"《滇南本草》，均属一药多用，脾胃并调。赭石则"驱浊下冲，降摄肺胃之逆气"《长沙药解》，与生麦芽有一降一升、调理气机、宣通调畅之妙，故此三药合用，可使积滞之食物加快消化而和降入肠，减少停留于胃的时间，从而减少了气滞血瘀、痰凝湿聚于胃脘的机会。③祛瘀生新。孙桂芝认为，欲使胃内的肿瘤组织缩小或消失，必将是一个以新换旧的过程，即新生的正常组织代替坏死或凋亡的癌组织的过程，以中医角度换言之，亦即祛瘀生新、祛腐生肌。孙桂芝指出，传统医学认为，人体的肌肉和组织都由气血化生而成，故当疮疡久不收口时，传统中医即认为多属气血不足、毒邪内陷，血肉持续腐败，不能及时生长新肉所致，需大补气血、拔毒生肌。肿瘤亦有相似之处，即有气不足、邪毒深藏的病机，亦可出现肿瘤组织坏死，所谓"血腐肉败"的现象，故祛瘀生新与疮疡颇有类似之处，即都须拔毒剔腐、祛瘀生新。孙桂芝通过临床总结，认为白芷、蜂房可拔毒祛腐，血余炭、生蒲黄可祛瘀生新，故常四药并用，盖白芷具有拔毒溃脓之功，《本草纲目》就曾说过其能治"刀箭金疮"而蜂房可解毒治疮，如《本草纲目》指出"蜂房，阳明药也，外科……用之者，亦皆取其以毒攻毒，祛瘀升肌长肉"。《日华子本草》云其可"治……痢疾、乳痈"，可见蜂房主要偏于解毒，白芷主要偏于拔毒，两者同用，可奏拔毒祛腐之功。现代医学更证明蜂房、白芷均有抗肿瘤作用[34]。血余炭和蒲黄均属化瘀止血药，化瘀是为除腐血、止血则需生新肉，因为止血必须使破损的血管重新闭合，是血管"新生"的结果，而血止则血液不再进一步流失，气血也能得到固藏，就能进一步"生新"，可见两者"祛瘀生新"亦是多方面机制作用的共同结果。

孙桂芝巧妙地将四药有机地融合在一起，形成了独有的用药特色，在临床中亦显示出不凡的疗效。④抗癌解毒。孙桂芝认为，胃癌之所以与普通胃脘病不同，就在于别有一种"癌毒"内蕴于其间。因为"癌毒"内蕴，故使癌组织血液供应丰富、代谢旺盛、增殖迅速、耗损气血、容易坏死和脱落，从中医阴阳角度辨证分析，当属热毒，热毒内蕴，血肉腐败而坏死，则成"痈"病。故所谓抗癌解毒，多用清热解毒、软坚散结之品。对于胃癌，孙桂芝常喜用成方藤虎汤，由藤梨根、虎杖两味药物组成。其中藤梨根味酸、微甘，性凉，有小毒，具有清热、利尿、活血、消肿的功效[35]。现代研究表明，藤梨根对胃癌有较好的抑制作用[36]。虎杖味苦，性寒，具有清热解毒、利湿退黄、活血化瘀等作用，《日华子本草》曾言其可"主疮疖痈毒"，现代研究表明其亦有一定抗肿瘤作用[34]。藤梨根、虎杖合用，不仅能抗癌解毒、软坚散结，有类似于热蕴肉腐而成痈病者，仍能切用。此外，孙桂芝还常用草河车、白花蛇舌草、半枝莲、蛇莓、金荞麦、石见穿、急性子等，均属抗癌解毒之品，但每剂方中不过用2～3味，最多不过5味，即可取效而不伤正。孙桂芝还认为，热毒深伏、似入骨髓者，非龟甲、鳖甲、穿山甲、龙骨、牡蛎等类不能沉潜入里而清其热、散其坚、抑制其升发之性，故亦常选用2～3味用之[37]。

（2）国医大师张镜人治疗胃癌经验[10]

张镜人认为，治疗本病在组方上宜轻灵平和，不宜用大毒大攻之品，不用苦寒败胃之药。不用滋腻碍胃之剂。要针对不同的兼证，加用一些具有抗癌作用的药物，如蜀羊泉、蛇果草、预知子、灵芝等；胃镜下见吻合口糜烂加用蝉蜕、蒲公英、芙蓉叶。

案例：丁某，男。68岁。1999年11月10日，在复合麻醉下行胃癌根治术。术中见胃窦部肿瘤大小约4cm×3cm，浸润至浆膜层，幽门下淋巴结数只。最大如小胡桃。术后病理示：胃窦部低分化腺癌，大弯淋巴结1/8转移。术后行LFM方案化疗6个疗程。2000年11月23日，CT检查提示：胃癌术后，胰头前后方均见肿大淋巴结，考虑转移所致。予静脉化疗3个疗程，2001年3月21日，复查CT显示：胃癌术后，胰头后方肿大的淋巴结有所增大，其余情况同前。停止化疗，予放疗，仅做1次，患者不能耐受而放弃。2001年3月29日，某医院做正电子发射计算机断层显像（PET）显示：中上腹部FDG代谢异常增高灶，结合病史，考虑胃癌术后转移所致。来张镜人处求治，刻下症：精神疲乏，动则气粗，胃纳不馨，头晕腰酸，背脊酸楚，血白细胞计数$3.5×10^9$/L，舌苔薄黄腻，脉濡细。诊为：癥积术后，瘀热夹湿、脾胃气虚证，治拟健脾化湿、兼清瘀热。处方：炒白术10g，炒白芍10g，炙甘草3g，郁金10g，黄精10g，陈皮5g，灵芝草10g，香扁豆10g，山药10g，生薏苡仁12g，炒续断15g，炒杜仲15g，丹参10g，天麻10g，蜀羊泉15g，蛇果草15g，炒谷芽12g，猪殃殃30g，白花蛇舌草30g。每日1剂，水煎服。另外，每日冬虫夏草4根炖服。以后2周复诊1次，随症加减。2001年6月18日，复查CT与2001年3月21日片比较，胰头后方淋巴结明显缩小。坚持服药随访，2001年12月3日，复查CT显示：胃癌术后，脂肪肝，肝内钙化灶。继续随访至今未见复发，生活起居如常人。

按：本证其病机为脾胃气虚，瘀热挟湿所致。治宜健脾益气，清热解毒，祛瘀化湿。故方中用白术、白芍、灵芝、山药、生薏苡仁归经脾胃，益气健脾祛湿为君药。辅以黄精、续断、杜仲归经肝肾，滋补肝肾扶正为臣药。丹参、郁金、陈皮、天麻合用归经肝脾，行气活血，导滞化瘀；蜀羊泉、蛇果草、炒谷芽、猪殃殃、白花蛇舌草清热解毒，破结抗癌共为佐药。炙甘草味甘性温，归经脾胃经，益气健脾、调和诸药为使药。诸药合用，共奏健脾益胃、滋补肝肾、祛瘀清热、解毒抗癌之功。

（3）国医大师裘沛然治疗胃癌经验[38]

柳某，男，76岁。1984年5月15日初诊。主诉：中上腹胀痛半年余。现病史：去年中秋之后，自觉胃纳不馨，中上腹隐隐作痛，自服胃药未缓解，赴外院检查，做胃钡剂造影及胃镜检查，诊断为"胃癌"，建议手术治疗，患者认为年已古稀，何必再尝开刀之苦，转而求治于裘沛然。来诊时形体消瘦，面色暗滞，精神萎靡，胸闷胀满，中上腹时有隐痛，嗳气频作，口渴喜饮，腹部胀满，胃纳不佳，大便量少较软。舌苔薄腻，舌质略暗，脉弦细。辨治：脾虚失运，湿浊内停，又兼本元亏损。治拟健脾祛湿为先，佐以补益。处方：生黄芪30g，延胡索15g，党参15g，生薏仁30g，生白术15g，生牡蛎（先煎）30g，白茯苓9g，木、小茴香（各）9g，炙甘草9g，枸杞子12g，白花蛇舌草10g，生地黄20g，砂仁（后下）3g，半枝莲24g。7剂。服上药7剂后，自觉胃脘隐痛明显改善，嗳气亦少，胃纳有增，精神亦振，患者自感中药能解决他的病痛，愿意继续服用中药，裘沛然嘱其续服上药3个月，3个月后复诊，面色暗滞已褪，脸有光泽，精神颇佳，言语响亮，中上腹隐痛消除已近2个月，胃纳颇佳，自言病已痊愈，可以停药。裘沛然认为临床症状虽已缓解，但胃癌恶病不能轻视，当以提高自身免疫为佳，建议在上药的基础上加巴戟天、肉苁蓉、麦冬，此方可长期服用，但无须每日服，可1周服2剂，或每周用1剂，患者遵照医嘱，坚持服药10年，仍健康安度晚年。

按：中医对癌症特别是晚期的临床表现，在治疗上历来主张扶正为主，佐以达邪。裘沛然遵循这一原则，重在扶正，以四君子为主方健脾益气，重用黄芪以增强补气之功。方中选用生地黄、枸杞子以补益肾阴，加牡蛎软坚散结化痰。至于半枝莲、白花蛇舌草既可清热解毒、化湿散瘀，又有抗肿瘤作用。

（4）凌昌全治疗胃癌经验[5]

凌昌全治疗胃癌，有以下特色：①抗癌杀毒，祛痰逐寇，忌过用苦寒。凌昌全治法上重在芳香化湿、苦温燥浊和软坚散结，在临床选药方面，常常选用制天南星、石菖蒲、制半夏、苍术等苦温燥浊，藿香、佩兰等芳香化湿浊，石见穿、猫人参、干蟾皮、七叶一枝花、半边莲、白花蛇舌草、夏枯草、浙贝母、海藻、昆布等抗癌杀毒，软坚散结为主，再佐以小剂量蒲公英、半边莲等驱邪解毒之品，少用桃仁、红花等破气逐瘀之品。此外，凌昌全认为痰及瘀血形成的病理过程较长，祛之不可急功，当在缓图，若破血逐瘀过猛，会削弱正气、损伤脾胃，甚则出血，加重病情。②审因析证，顾护脾胃。凌昌全根据"有胃气则生，无胃气则死"的中医理论，在抗癌杀毒的同时，又重视顾护胃气，避免过用温燥伤胃阴及苦寒伤脾阳；凌昌全临证常将大剂量党参、白术、黄芪与小剂量蒲公英、连翘、黄连等配伍用，有寒热并投、运脾化湿清热之意。将半夏、干姜、吴茱萸与黄芩、藤梨根等辛开苦降同用，并稍加用芦根、沙参等甘凉生津之品滋润胃阴，常常寒热并用，旨在达到阴阳相须、顾护脾胃阴阳的目的。此外，临床上叮嘱患者在饮食上少食多餐，忌用生冷、海产品、辛辣、油腻、腌炙之品，避免伤胃，多食新鲜的蔬菜水果，以养胃气。③疏肝气以和胃。胃癌的发展过程与肝失疏泄关系密切。肝为刚脏，体阴用阳，凌昌全常以柴胡、香附等疏通肝气、条达气机同时，配伍白芍、甘草敛阴柔肝。若患者出现泛酸症状明显，则去味酸之白芍，加上枸杞子、女贞子养阴柔肝；在用理气药的同时，又谨防香燥伤阴，善用香橼、佛手、白梅花、木蝴蝶、玫瑰花等药性平和、理气不伤阴，无论新病久病，均可酌量添加。但因临床证型复杂，需根据病情，随症加减用药，如胃脘痛可加延胡索、细辛，便血、吐血加白及、地榆炭、三七，呃逆明显者加法半夏、陈皮、旋覆花、赭石，失眠者加酸枣仁、首乌藤，便秘加火麻仁、厚朴、大黄、肉苁蓉。

（5）魏品康治疗胃癌经验[39]

患者男，64岁，于2010年11月10日初诊。患者因中上腹部隐痛不适1个月余于2010年10月27日就诊上海中山医院，入院后行上腹部ＣＴ检查提示：胃体上部至窦部近侧恶性肿瘤伴周围淋巴结肿大。患者于2010年11月1日行剖腹探查术，术中所见：全胃几乎被肿瘤占据、质硬，大小约15cm×10cm，侵及胃壁全层及横结肠系膜、胃左血管、胃周围淋巴结成串肿大并已融合成团，行胃-空肠吻合及空肠造瘘术。术后患者拒绝化疗，要求中医药治疗。乏力、纳差、中上腹隐痛、腹胀、大便黏滞不爽，精神可，舌淡红，苔白厚腻，脉滑数。如前所述痰邪为主要病因病机，该患者兼乏力、纳差、舌苔白厚腻、大便黏滞不爽，属湿阻中焦之证。魏品康以消痰散结、和胃燥湿治之。处方：制天南星15g，制半夏15g，山慈菇15g，天花粉10g，浙贝母9g，全蝎6g，蜈蚣3条，干蟾皮6g，土茯苓30g，厚朴15g，炒鸡金15g，制大黄15g，炒枳实15g，炒枳壳15g，炙甘草6g。方中制天南星、制半夏针对痰邪这一根本病因燥湿化痰；痰郁成结，以山慈菇、浙贝母加强散结之功；痰结郁而化热，故以天花粉清热解毒散结；全蝎、蜈蚣、干蟾皮均为攻毒散结之品，攻逐痰结；因"痰为湿之渐"，故以厚朴、土茯苓祛湿；以炒鸡金健脾，以杜生痰之源；制大黄导下，使痰邪由下而走；枳实、枳壳理气，气行则痰行；炙甘草和中。全方围绕痰邪构建，针对已生之痰、将生之痰、痰邪衍生之邪等几个方面组方，同时祛邪不伤正，配伍建中和胃之品。患者服用30剂，乏力、纳差好转，腹痛减轻，时有腹胀，大便通畅，一日1次，舌苔转薄腻。上方去厚朴、土茯苓，加沉香6g，30剂。此方随症加减，随访1年未见肿瘤进展。

（6）王绪鳌治疗胃癌经验[40]

王绪鳌治疗消化系统疾病，注重以下几点：①注重气血之补。王绪鳌认为，癌症患者通常气血亏虚，多有气短乏力，面色萎黄或苍白，舌质淡，舌体胖，边有齿痕，苔白，脉细的临床表现，在滋阴补血的同时加强益气，还能"阳生阴长"，更好地发挥药效。因此，用方首推当归补血汤，黄芪用量30g，当归用量6g或9g，另有白芍加强补血之功。若患者气血亏虚之象不甚明显，也应注重气血之补，特别是老年患者，将此二药视作常规之用，可事半功倍。②建立御邪屏障。虚人腠理不固，易感外邪。肿瘤患者，尤其是消化系统的恶性肿瘤患者更应补脾实卫，益气固表，既能调和脾胃，又能抗邪外出当属玉屏风散。王绪鳌认为，方中黄芪益气固表，白术补气健脾，防风走表护卫，合黄芪、白术以益气祛邪。黄芪得防风，固表而不致留邪；防风得黄芪，祛邪而不伤正，是扶正御邪的一剂良方。③强调药之平和。王绪鳌始终强调，用药平稳和缓，切不可冒用峻猛之剂，提倡在攻瘤防瘤同时提高患者的生活质量，因此，拟方清热解毒多用山慈菇、三叶青、滴水珠、石见穿、天葵子等，健脾利水用猪苓、茯苓、薏苡仁，软坚散结用（炮）穿山甲等，而慎用全蝎、蜈蚣、水蛭、大黄、乌头等，此类药易耗伤正气，破坏阴阳平衡，反而不利疾病恢复。④顾及情志之调。王绪鳌指出：要重视情志变化对消化系统恶性肿瘤患者的影响。肿瘤患者往往忧思过度，郁结于内，致肝失调达、脾失健运，故临证应加用柴胡、郁金，或将逍遥散加减于方中，起到疏肝解郁、健脾和营的作用。⑤手术与非手术患者的施治。肿瘤患者能手术的尽量手术治疗，术后化疗患者须以中药配合治疗，以减轻药物的不良反应，王绪鳌常于方中加用鹿衔草、绞股蓝等以提升白细胞、血小板，加桑枝改善肢体麻木症状，加砂仁和胃止呕。王绪鳌认为，对年龄较大、转移较多或肿瘤位置不适合手术的患者，更应加强正气的扶持，滋肾益肝，加用补骨脂、桑寄生、续断等，使祛邪而不伤正，改善或控制临床症状，带瘤生存，有效延长患者生命。⑥药物与食疗结合。中医素有"药食同源"之说，《黄帝内经》主张"谷肉果菜、食养尽之"。对于消化系统恶性肿瘤患者来说，更应重视平时饮食调养，如薏苡仁粥、芡实粥等，既可果腹，又可健脾和胃，而香菇、平菇、黑木耳、银耳则能提高机体的免疫力，增强抗病作用。王绪鳌在治疗胃癌时强调脾胃为元气之本，用药宜轻巧，少而精，切不可多用滋腻碍胃之物，除黄芪、当归、白芍补气养血之外，宜用薏苡仁、天葵子、三叶青、浙贝母、香茶菜、榔木、山海螺等清热解毒攻瘤，茯苓、白术、苍术健脾利湿和胃。

案例：俞某，男，69岁，2007年7月24日初诊。患者因黑便伴上腹部不适来诊，曾于外院行胃镜检查提示：胃贲门溃疡。病理检查结果：中分化腺癌。患者拒绝手术、化疗等治疗，求治于中医。刻诊：患者间断出现黑便，胃脘部隐痛，喜按，左锁骨上淋巴结肿大，纳少乏力，形体消瘦，面色苍白，舌质淡，苔薄白，脉细。辨证属脾胃气虚型，法宜健脾和胃、攻瘤散结。处方：黄芪30g，石见穿15g，槲木15g，藤梨根30g，浙贝母15g，郁金10g，柴胡10g，急性子12g，枳实15g，薏苡仁30g，猪苓15g，茯苓15g，苍术12g，白术12g，天葵子12g，三叶青12g，白芍12g，紫苏梗9g，白花蛇舌草15g，瓜蒌15g，香茶菜20g，防风9g，地榆（炭）9g，7剂，水煎服，每日1剂，分2次服。患者服药后腹痛缓解，黑便消失。继续以上方为主临症加减，坚持服用3年，胃纳增加。1年后复查，胃镜检查显示病灶仍存在，患者一般情况良好，继续服用中药，带瘤生存至2011年1月。

（7）王晞星治疗胃癌经验[3]

用药特点：①首重健脾，常以四君子汤作为治疗胃癌的基本方。另外，胃以通为用，以降为和，主张平补、运补，勿使中焦壅塞。②顾护胃气。处方中适当加以健脾益胃之品，以维持脾胃协调升降的正常功能。制方选药宜平和轻灵，少用味厚燥烈之属，禁忌苦寒滋腻之品，切忌"除恶务尽"，猛浪攻伐，反败其胃，加速病情。③善用经方。首推四君子汤及其类方为治疗胃癌的基本方，其他核心处方有四逆散、参苓白术散、升阳益胃汤、温胆汤、一贯煎、半夏泻心汤等。脾运失健，湿滞内阻者，六君子汤合参苓白术散健脾利湿；脾虚肝胃不和者，四君子汤合四逆散健脾疏肝和胃；肝郁脾虚，脾胃气滞者，宜疏肝理脾、调畅气机，可用逍遥散；脾虚食滞者，宜开胃消导，可用香砂六君子汤合保和丸。化疗期间，以健脾和胃为主，胃气上逆者，宜和胃降逆，四逆散为主；如呕吐酸水苦水，属胃热者，合陈皮竹茹汤；如呕吐清水凉水，属胃寒者，合丁香柿蒂散、旋覆代赭汤；化痰散结，宜小陷胸汤。若胃阴亏损，则予一贯煎、沙参麦冬汤、益胃汤。骨髓抑制，以健脾补肾为主，如当归补血汤、二至丸等。④择药有度。王晞星治疗胃癌，立足于辨证基础上，结合现代中药药理研究成果辨病用药，多选用菝葜、藤梨根、野葡萄藤、壁虎、山慈菇、白花蛇舌草、莪术等。辨病用药一定要符合辨证规律，做到辨病与辨证相统一，如湿热中阻，选用菝葜、藤梨根、野葡萄藤；瘀毒互结，选用蜈蚣、莪术；肿块结节、吞咽梗阻，选用山慈菇、威灵仙；热毒内盛选用白花蛇舌草。对于胃癌转移，择药亦有规律可循，如淋巴结转移，多用山慈菇、猫爪草、夏枯草、浙贝母；骨转移，多用骨碎补、补骨脂、淫羊藿、肉苁蓉；肝转移，多用预知子、蜈蚣、山慈菇、片姜黄；腹水，多用猪苓、薏苡仁、大腹皮、车前子。王晞星治疗胃癌的常用药物有补虚药、和胃药、理气药、解毒药、散结药、活血药几类，性温性平味甘的药物居多，入脾、胃、肝经的药物为重，说明临床立足于补益脾胃，治疗以脾胃为中心，强调采取攻补兼施的治则，补中有运，攻图以缓，攻不伤正。

案例：患者，男，78岁，2009年9月10日首诊。患者2002年行胃癌手术治疗，术后化疗6周期。2005年5月肝多发转移，介入治疗及放疗。2007年1月行部分肝转移灶切除术，术后介入治疗6次。2008年12月肝转移灶增多增大，再次介入治疗2次及γ刀治疗10次。2009年9月9日复查CT，出现门静脉瘤栓，胸腹腔少量积液。刻诊：消瘦，纳欠，右胁肋部疼痛，二便尚调，舌淡红，苔薄白，脉弦大。患者高龄，胃癌晚期，历经多次手术及放疗、化疗，正气必然亏虚，结合病变部位，当从脾虚肝郁论治。方以六君子汤健脾为主，加疏肝理气、抗癌止痛之品。生黄芪30g，太子参30g，白术15g，茯苓15g，法半夏10g，陈皮10g，柴胡10g，白芍18g，预知子30g，莪术30g，郁金15g，片姜黄30g，蜈蚣2条，山慈菇30g，甘草6g。15剂，水煎服，日1剂。9月24日二诊。纳食改善，胁痛稍减，舌淡红，苔薄白，脉弦。疼痛不适为突出表现，缓解痛苦是首要问题，故治以疏肝健脾、理气止痛为主，逍遥散加减。当归10g，白芍30g，柴胡10g，白术15g，茯苓15g，三棱10g，莪术30g，预知子30g，延胡索60g，郁金30g，片姜黄30g，蜈蚣3条，山慈菇30g，白花蛇舌草60g，甘草6g。30剂。11月3日三诊。胁痛明显减轻，余无不适，舌体胖，舌质淡，苔薄白，脉弦滑大。11月2日复查CT，右肝实性占位与9月9日比较变化不著。病情稳定，守法守方，健脾调肝为主，加强解毒抗癌、化痰散结之力。当归10g，白芍18g，柴胡10g，白术15g，茯苓15g，三棱10g，莪术30g，预知子30g，延胡索60g，山慈菇30g，猫爪草30g，夏枯草30g，浙贝母30g，蜈蚣6g，白花蛇舌草60g，甘草6g。30剂。12月10日四诊。无不适主诉，舌质淡红，苔薄白，脉弦大。检查ALT 56U/L。上方为基础增减，酌加现代药理研究有保肝作用的药物，如白花蛇舌草、女贞子、五味子、草河车等。方药：当归10g，白芍18g，柴胡10g，白术15g，茯苓15g，半夏10g，预知子30g，郁金15g，片姜黄30g，蜈蚣6g，山慈菇30g，石见穿30g，冬凌草60g，白花蛇舌草60g，女贞子15g，甘草6g。30剂。2010年1月14日五诊。体重增加2kg，无不适主诉，舌质淡红，苔薄白，脉弦大。1月13日复查MRI，肝转移灶缩小，胸腔积液、腹水消失；检查ALT 44U/L。辨证调治4个月，生活质量良好，肿瘤得以控制，中医优势凸显。继续处以六君子汤合逍遥散，健脾护胃为要，结合疏肝散结，加之辨病抗癌，40剂。此后，患者每2～3个月来诊，病情稳定，至今健在。

（8）刘嘉湘治疗胃癌经验[41]

刘嘉湘在临床诊治中强调治病必求于本，以扶正培本为主，坚持辨证与辨病，扶正与祛邪结合，整体与局部结合。

案例：李某，男，68岁。2002年11月29日初诊。2002年3月因饮食时吞咽不畅而在上海市第一人民医院诊治，胃镜活检检查确诊为贲门癌，因家属及患者拒绝手术而至本院门诊。9月复查B型超声示：肝内多发性转移灶。本次因"食物难下，梗阻明显加剧2周"而于本月中旬入院治疗。目前，呕吐黏液频繁，仅能慢慢食入流质，大便干结，舌质淡红，少津，苔薄，脉濡滑。证属脾失健运，痰气交阻于中焦，传导受阻。治拟健脾理气降逆，化痰散结。西医诊断：贲门癌，肝内多发性转移Ⅳ期；中医诊断：内科癌（脾气虚弱，痰气交阻）。药用：旋覆花12g，赭石（先煎）30g，太子参15g，生半夏30g，茯苓15g，枳实12g，预知子、枸橘李、藤梨根、野葡萄藤、菝葜各30g，生马钱子（打）3g，石斛15g，全瓜蒌、半枝莲各30g，蜈蚣6g，瓦楞子30g，制大黄15g，地龙30g。复诊：服上药1周后呕吐黏液明显减少，仅晨起吐一口，饮食梗阻改善，可食用馄饨、干馒头，大便日行1次，自觉咽中干燥，脉滑濡，苔白根腻，舌质暗淡。证属脾虚，痰湿，气滞，治拟健脾理气，化痰散结。原方将生半夏由30g改为50g，加水蛭6g频服。

按：①痰湿交阻，肯定有气滞、瘀阻，故用水蛭6g破血化瘀。水蛭有开窍作用，故对食管梗阻有通关作用，注意，用量大时，会有消化道出血，故应定时复查大便潜血，且消化道出血者禁用。水蛭用法上，若焙干研粉吞服，则效果更好，但注意用量宜小。②其他有开窍作用的药物有：斑蝥：焙干研粉吞服，一次0.3～0.5g，或与滑石粉等量调匀吞服。硇砂：研粉吞服，1.5g/次。注意：上述药物对溃疡性不能用，否则会造成食管穿孔。③食管癌服法上，宜频服，使药与局部多接触。对完全梗阻的患者，可灌肠予药。同理，大肠癌患者，在服药的同时，宜用1/3的汤药灌肠，则效佳。④本患者近期疗效可，但长期疗效难说，因有肝转移，且病变已累及食管下端及胃底。⑤刘嘉湘用马钱子3g配生半夏或生天南星，效佳。内科属呕吐、反胃。该患者宜通腑，黏液则下，对肿块宜化痰散结。

（9）刘云霞治疗胃癌经验[42]

刘云霞认为，扶正与祛积，在胃癌治疗中相互为用，相辅相成。在胃癌晚期体弱或手术、放疗、化疗后，均强调以扶中和胃固其本，祛邪抗癌治其标。抗癌治标主要在胃癌患者未做过手术及放疗、化疗或无手术适应证而又拒行放、化疗且正气尚可者，酌投峻烈之抗癌中药，或是通过正确扶正，胃气来复，气血充盛，可予以抗癌之品如动物药干蟾皮、蜈蚣、全蝎及穿山甲等，植物药白花蛇舌草、龙葵、三叶青、蛇六谷、藤梨根、猫人参、重楼、猫爪草和红豆杉等，但均应中病即止。若需长期服用，则须辨证配伍标本同顾、正邪兼理之品。刘云霞认为，手术治疗暂时起到减瘤祛邪的作用，并未解除患者气血、阴阳平衡及脏腑功能的失调，而化疗则更是伤阴耗气，伤及脾肾之气。正气不足则余邪逐渐强盛。邪毒乘虚随经气或血脉流窜，客于脏腑，日久成积而导致胃癌复发及转移。因此，刘云霞常采用益气补肾法为主，辅以清热解毒，活血散结来防止胃癌术后的复发及转移。多以黄芪、茯苓、薏苡仁、猪苓益气健脾；女贞子、枸杞子培补肾精；半枝莲、藤梨根、莪术、预知子等清热解毒、活血散结；红枣、炙甘草补脾胃，调和诸药。

案例：陈某，女，64岁。2010年12月28日来初诊。6个月前行胃癌切除术，术后病理诊断：（胃窦）低分化腺癌，部分印戒细胞癌，侵犯全层，淋巴结转移3/11阳性。术后行FOLFOX6方案化疗6个疗程。诊见手足麻木，神疲乏力，形体消瘦，面色萎黄，纳差便少。舌质淡红、苔腻，脉细滑。诊为胃癌术后，气血亏虚，气滞痰阻血瘀。治以健脾益气化湿、活血化瘀。处方：生黄芪、楤木、生薏苡仁各30g，当归、柴胡、郁金、苍术、炒白术、猪苓、茯苓、预知子、白芍各10g，藤梨根、香茶菜各20g，防风6g，浙贝母、三叶青、川芎各12g。14剂，一日1剂，水煎分2次口服。二诊：药后仍感手足麻木，腿酸，胃纳有所增加，大便一日1次，舌质淡红，苔薄白，脉细。上方加怀牛膝、桑寄生各10g。14剂。三诊：精神好转，手足麻木、腿酸减轻，手脚发冷，肠鸣，苔脉同前。前方改白芍15g，柴胡6g。14剂。四诊：手足麻木、腿酸基本缓解，肠鸣消失，苔脉同前。处方：生黄芪、生薏苡仁各30g，当归、浙贝母、郁金、苍术、炒白术、猪苓、预知子、怀牛膝、茯苓各10g，防风、柴胡各6g，藤梨根、香茶菜各20g，三叶青、白芍各12g，楤木15g。守方加减服用至今，患者精神佳胃纳可，面色红润，无手足麻木，体重较初诊时增加6kg。6个月后复查无复发及转移病灶。

（10）沈元良治疗胃癌经验[43]

沈元良认为，大剂与常量区别胃癌用药剂量的轻重，至关疗效，一些性平质和的药物若按常量施治，恐难应验，尤其是晚期患者，病程日久，正气大虚，邪实亦盛，若病重药轻，虽补则无力扶正，欲攻亦难达病所。因此，沈元良认为，在胃腑尚能受纳的前提下，有些药物须大剂重投，才能使病情截断扭转。如黄芪、茯苓、土茯苓、仙鹤草、白花蛇舌草、薏苡仁、山药、莪术这类药物，每用30g以上，其中薏苡仁甚至可用到150g。但对黄精、玉竹、枸杞子等较为滋腻的补益药，则需注意小量轻投，并辅以佛手、梅花、预知子等理气药，使标本兼治，补而不滞。

案例：李某，男，68岁。2006年5月经杭州某医院确诊为胃小弯溃疡型胃癌，因伴有直肠转移及身体虚弱不耐手术与化疗，故前来求治。诊时症见：动则气短，面浮足肿，舌体胖，舌质淡，苔腻，脉弦滑细。家人代诉恶心、呕吐，不思水谷，胃脘痛引项背，时出冷汗。脾胃为后天之本，气血生化之源，故先从健脾和胃扶正入手，处方：生晒参、炒莪术、半夏、补骨脂、预知子各15g，陈皮12g，炒白术、猪苓、茯苓各20g，薏苡仁、白花蛇舌草、仙鹤草各30g，壁虎3条，佛手、甘草各10g。二诊：患者连服7剂后，面浮足肿及恶心呕吐显瘥，纳食增加。肾为先天之本，脾胃运化赖肾阳之温煦，故于初诊方中加淫羊藿、葫芦巴各15g，14剂。另加桂附八味丸12g，分2次吞服，以助肾阳温化之功。三诊：胃脘疼痛大减，恶心、呕吐已止，纳食增加，面浮足肿十去八九。于前方中加生黄芪30g，以加重益气利水之功，14剂，并停服桂附八味丸。四诊：面浮足肿消退，力纳显增。患者正气渐复，法宜扶正祛邪，标本同治。处方：生黄芪、茯苓、山药、莪术、白花蛇舌草、仙鹤草、预知子、海螵蛸各30g，生晒参、浙贝母、补骨脂各15g，淫羊藿、炒白术各20g，薏苡仁60g，壁虎4条，炙甘草12g。在上方加减的基础上，患者先后服药400余剂，随访近2年，病情稳定，生活自理。

（11）章永红治疗胃癌经验[44]

章永红认为，胃癌的治疗当在调和脏腑气血、扶正培本的总原则下加以祛邪解毒抗癌。益气健脾扶正是根本，化痰祛瘀、理气解毒是关键。经验方常选用清代汪昂《医方集解》六君子汤（党参、白术、黄芪、山药、茯苓、甘草）加灵芝、黄精，以此方基础，随症加减。他选药平和，勿伤脾阳，勿损脾阴。临床多喜用党参、山药、太子参、西洋参、黄精、炒白术、当归、白芍、石斛、玉竹、参三七、陈皮、白梅花、佛手、香橼、砂仁、茯苓、薏苡仁、白扁豆、鸡内金、生麦芽等平和之品以调补脾胃。胃喜润恶燥，玉竹、石斛等滋阴益胃；焦楂曲、焦谷麦芽等健脾护胃，佛手、香橼、白梅花理气。若湿浊内盛者，常常加用厚朴、苍术等健脾燥湿；若气虚及阴，脾胃阴虚者，酌情选加沙参、麦冬、石斛、乌梅；恶心泛酸者常选加海螵蛸、瓦楞子；嘈杂泛酸、舌苔黄腻者多加用蒲公英、虎杖等药。若癌肿引起气机阻滞，出现疼痛闷胀、纳呆食少等症状，可加柴胡、香附、郁金、青皮、陈皮、香橼、枳壳、预知子、川楝子、紫苏梗、佛手等，使理气不伤阴，补益不碍胃。

章永红认为，活血化瘀法在肿瘤的治疗中，不仅用之破瘀消癥，还冀通过活血化瘀，疏通经络，祛瘀生新，达到止痛、消肿、恢复气血正常运行的目的。活血化瘀药物除有直接的抗肿瘤作用外，还可减弱血小板的凝聚力，使癌细胞不易在血液中停留聚集、种植，从而减少转移。药如水蛭、穿山甲、丹参、当归、川芎、赤芍、桃仁、红花、三棱、莪术、乳香、没药等。与放疗、化疗同时应用，还能改善局部循环，提高放疗、化疗的敏感性。章永红认为，癌肿与痰之间有着密切的联系，其胶着黏腻之性是肿瘤之难以消散的重要原因，所以化痰软坚散结也就必然成为胃癌的最基本治法。常用药白附子、山慈菇、泽漆、漏芦、法半夏、生天南星、陈皮、白芥子、僵蚕等。章永红在运用软坚散结治疗方法中，特别喜用虫类药。有全蝎、蜈蚣、僵蚕、水蛭、壁虎、干蟾皮、蜂房、九香虫、土鳖虫、鳖甲、龟甲、穿山甲、山蚕虫、蟑螂、斑蝥、地龙、海龙、牡蛎、马陆、虻虫、鼠妇等。章永红认为，癌毒是胃癌的主要病理因素，因而解毒祛邪法是最基本的治法，包括解毒消肿、清热解毒、以毒攻毒，也包括运用现代药理认为有抗癌作用的药物来抑制肿瘤生长的辨病疗法，药物如白花蛇舌草、半枝莲、龙葵、夏枯草、漏芦、蛇莓、菝葜、鱼腥草、金荞麦、败酱草、土茯苓、仙鹤草、莪术等。

案例1：李某某，男，63岁。2012年7月20日初诊。患者于2012年2月进行性吞咽困难，只能进食少量流质饮食，2个月内体重下降8kg，于同年4月在外院行胃镜检查，诊断为胃底癌，4月23日在该院行胃大部分切除术，术后病理诊断为印戒细胞癌，肿瘤组织侵及浆膜层，淋巴结6/15有转移，术后患者因体质较差，未能及时进行化疗。辗转至7月20日才来我院采用中医药治疗。刻诊：神萎少华，形体消瘦，心悸气短，头晕目眩，进食后胃脘部不适，纳谷不香，大便溏泄，舌质淡红、苔白，脉弦细。章永红认为辨证属脾虚气弱、瘀毒内盛，以健脾益气、化瘀解毒为法。处方：太子参15g，薏苡仁30g，猪苓15g，茯苓15g，焦白术10g，枸杞子15g，山茱萸15g，制黄精15g，醋炒柴胡5g，白芍12g，炒枳实10g，木香5g，槟榔15g，莪术10g，丹参10g，虎杖30g，五味子10g，制远志5g，龙齿骨（各）15g，白花蛇舌草30g，菝葜30g，蒲公英30g，鸡内金10g，甘草5g，焦谷麦芽（各）15g，佛手10g，首乌藤30g。常法煎服。经治疗2月后，患者心悸、气短减轻，进食好转，体力恢复。现在门诊口服中药治疗，病情平稳。

　　案例2：汪某某，女，57岁，农民。2011年8月11日初诊。患者于2011年6月因发热，上腹部疼痛，解柏油样黑便，胃脘部不适，泛酸，食欲下降，遂至医院进行检查。胃镜检查提示：胃窦癌。镜下病理检查提示：腺癌。患者于2011年7月住院行胃癌大部切除术。术后病理：低分化黏液腺癌，癌组织侵及胃壁全层，胃小弯侧淋巴结4/5见转移，胃大弯侧淋巴结3/7见转移。术后因骨髓抑制严重，化疗仅行1周期后未再进行，慕名至章永红处就诊。刻诊：神萎，面色苍白，上腹饱胀，食后更甚，口苦，纳食不馨，时有嗳气，乏力，便秘，舌质淡，少苔，脉弦细。章永红认为本病辨证属脾胃气滞，中焦湿阻。治拟健脾助运，化湿和中。处方：太子参15g，黄芪20g，薏苡仁30g，猪苓、茯苓各15g，枸杞子15g，山茱萸10g，玉竹15g，醋炒柴胡5g，白芍12g，枳实10g，海螵蛸15g，莪术10g，丹参10g，虎杖30g，白花蛇舌草30g，菝葜30g，蒲公英30g，甘草5g，焦谷芽、麦芽（各）15g，佛手10g，鸡内金10g。每日1剂，长期口服。患者服药7剂后腹胀、纳差症状明显好转，5个月后症如常人。随访1年，复查胃镜未见残胃复发。

　　（12）李东涛治疗胃癌中医验案举例

　　案例1：代某，男，70岁。2011年5月31日初诊。

　　发现胃癌复发并多发转移。

　　患者于1977年8月因呕血到当地医院检查，确诊为胃癌，中分化腺癌，行胃大部切除，术后化疗4次。有冠心病史，心功能2级，心律失常，房性期前收缩，胆囊结石。近日因出现面色萎黄，乏力，大便黑半月，到青医附院东院就诊。胃镜诊断为：残胃癌，中分化腺癌，查血色素61g/L，CT示胃癌术后复发；腹膜后多发淋巴结转移；脾内多发低密度影，考虑转移；右肺门及纵隔内多发略肿大淋巴结，考虑转移，双肺炎症并轻度支气管扩张，双肺肺气肿、肺大泡；肝囊肿，胆囊炎。住院期间计划输血，但出现输血反应被迫中止。患者自动出院。现为求中医来诊。现患者乏力，形瘦，左肩部疼痛，较重，食管烧灼感，胃脘部疼痛重，大便3次/日，查指甲淡白，舌质淡，苔白，脉弦。处方：生薏苡仁60g，生半夏45g（先煎1小时），白花蛇舌草60g，白芷10g，血余炭10g，生蒲黄10g（包煎），炒蜂房10g，炒白术30g，茯苓30g，吴茱萸6g，黄连30g，肿节风30g，补骨脂30g，女贞子30g，菝葜60g，藤梨根60g，虎杖30g，急性子15g，炒槐米12g，生麦芽30g，冬凌草60g，水红花子30g，蛤壳30g（先煎），甘草6g，黄芪90g，骨碎补45g，阿胶15g（烊化），透骨草20g，伸筋草20g，鹿衔草30g，炒地榆15g，三七粉10g（分冲），白英60g，仙鹤草60g，延胡索60g，白屈菜60g，炒山药30g，芡实30g，莲子肉30g，甘草10g，鸡内金30g。7剂，水煎服，每剂煎12袋，每袋150ml，每日4～6袋，一日3次服。

　　2012年5月3日十三诊。2012年5月2日解放军第四〇一医院查：血象正常。上腹CT检查提示：肝脏大小形态正常，肝左叶见一点状高密度影，边界清，肝内外胆管无明显扩张，胆囊不大，壁增厚，囊内见小片状高密度影，胰腺，脾脏及所见双肾未见明显特殊，腹膜后未见明显肿大的淋巴结影。印象：胆囊结石，胆囊炎，肝内钙化灶。肺CT检查提示：左肺下叶透光度增强，双肺纹理增多，左肺尖影见多个囊状低密度影，壁薄，左肺下叶后段见条片状密度增高影，边缘尚清，与胸膜相连，双肺胸膜下另见小囊状低密度影，呈网格状改变，双肺门不大，双侧主支气管开口通畅，心影大小形态可，纵隔内未见明显肿大淋巴结影。印象：左肺下叶肺气肿，左上肺肺大疱，双肺纹理增多，请结合临床，左肺下叶纤维灶。两侧肩膀痛未轻，动则身痛，直坐时胃脘不适，腹痛，后仰方舒，原血压低，头昏，食欲可，纳食少，指甲淡白，舌质淡，苔白，有齿痕，脉涩。处方：生薏苡仁120g，生半夏60g（先煎1小时），白花蛇舌草120g，白芷15g，炒白术30g，茯苓30g，吴茱萸8g，黄连30g，肿节风60g，补骨脂30g，女贞子30g，菝葜150g，藤梨根120g，虎杖60g，急性子

30g，炒槐米15g，生麦芽30g，冬凌草120g，水红花子20g，蛤壳30g（先煎），甘草15g，黄芪120g，骨碎补60g，阿胶20g（烊化），透骨草45g，白英45g，仙鹤草45g，炒山药60g，芡实60g，莲子肉30g，血余炭15g，制附子45g，桂枝20g，鸡内金30g，炒扁豆45g，砂仁12g（后下），白豆蔻12g（后下），五味子20g，红景天30g，旋覆花12g（包煎），赭石30g（先煎），炒地榆12g，蒲黄12g（包煎），麦冬30g，丁香15g，桔梗30g，伸筋草45g，延胡索75g，白屈菜75g。7剂，水煎服，每剂煎16袋，一日6袋，分3次服。蟾宫散同前。

2016年3月28日三十二诊。患者因咳嗽、有痰难咳出于2016年3月2日在青岛大学附属医院行PET-CT示：左肺下叶后基底段纵隔胸膜下软组织密度小节，边缘见毛刺，轻度代谢增高，与2013年9月17日本院查CT比较为新发病灶（直径约11mm），提示肺肿瘤可能性大。现患者诉深呼吸左下胸疼痛，胆区疼痛，咳嗽，有痰难咳出，食欲较之前差，舌质淡，苔白，脉缓、结代。方药：柴葛根90g，骆驼蓬子30g，何首乌60g，白蒺藜60g，薏苡仁120g，生半夏60g（先煎），白花蛇舌草120g，半枝莲60g，白芷15g，血余炭15g，生蒲黄15g（包煎），炒蜂房15g，炒白术60g，茯苓60g，黄连30g，吴茱萸6g，肿节风60g，补骨脂30g，女贞子30g，菝葜150g，藤梨根120g，虎杖60g，黄芪120g，白英60g，仙鹤草60g，炒山药30g，芡实60g，莲子肉30g，红景天30g，石见穿30g，冬凌草120g，金荞麦180g，生天南星45g（先煎），山慈菇30g，夏枯草60g，海藻60g，甘草30g，鸡内金60g，防己30g，贯众30g，紫草30g，卷柏30g，郁金60g，鱼腥草60g，芦根60g，冬瓜仁20g，龙葵150g，山豆根30g，灵芝30g，麦冬30g，铁树叶60g，浙贝母20g，瓜蒌皮20g，三颗针60g，猪殃殃60g，蛇六谷60g，地肤子30g，苦参60g，防风30g，五味子30g，陈皮30g，竹茹30g，延胡索30g，赤芍30g。7剂，水煎服，每剂煎28袋，一日6袋，分3次服。蟾宫散，2g/次，一日3次。

患者因中药口感差，不愿服中药，仅间断服药，去年1年服共14剂。2017年3月15日复查CT提示肺部病灶未变化。

案例2：唐某，男，38岁。2010年5月10日初诊。

主诉：胃癌术后3年，残胃切除术后9个月。

现病史：患者因无明显原因出现上腹部疼痛，饥饿时腹痛明显2个月，于2006年10月到解放军第四〇一医院就诊，2006年10月28日胃镜检查示：胃窦印戒细胞癌。遂到青岛中心医院行根治性远端胃切除毕Ⅱ吻合术，手术过程顺利。其后以FOL、FOX、CMF3个周期化疗。2008年9月出现进食后上腹部胀痛，在当地医院查胃镜示：残胃少许印戒细胞灶状分布，于2009年1月16日在青岛大学附属医院行根治性残胃切除术。术后病理检查提示：（残胃）印戒细胞癌（弥漫浸润性，范围8.5cm×6.0cm）浸透胃壁全层，淋巴结转移9/20。其后以TCF方案化疗6周期。曾在他人处服中药3次，效果一般。现患者头痛乏力，时有左上腹部隐痛，无明显饱胀感，平躺后仍有反酸，纳少，眠欠佳，凌晨2时醒，二便调，精力差。血压：95/65mmHg，近20日体重减2.5kg，舌质红，苔白腻，脉弦。处方：白芷10g，血余炭10g，生蒲黄10g（包煎），炒蜂房10g，虎杖30g，藤梨根60g，黄连20g，吴茱萸8g，生薏苡仁60g，生半夏30g（先煎），白花蛇舌草60g，炒白术30g，茯苓30g，肿节风30g，补骨脂15g，女贞子30g，菝葜60g，急性子15g，冬凌草60g，水红花子30g，甘草15g，金荞麦60g，九香虫10g，鸡内金10g，生麦芽30g，党参30g，白屈菜30g，延胡索30g，黄芪60g，升麻8g，麦冬20g，五味子15g，石见穿15g，厚朴15g，炒山药30g，炒扁豆30g，7剂，每剂煎8袋，每袋150ml，每日4袋，分3次服。

2010年6月1日二诊。青岛大学附属医院5月21日CT检查提示：右上腹部小肠纠结，可见局限性小肠扩张，周围肠系膜增厚，腹腔动脉干周围、肠系膜间隙可见多发低密度结节，有轻度强化。5月31日复查上腹CT提示：腹腔动脉干周围、肠系膜间隙可见多发低密度结节，印象：胃癌术后，腹膜后、肠系膜淋巴结肿大，转移可能性大。仍有头痛、头晕，精力差，纳食可，睡眠好转，左上腹疼痛，阵发性，考虑肠粘连，纳食增。形体瘦，由70kg减至60kg，舌苔白腻，脉沉弦。方药：①上方黄芪加至90g，加川芎30g，桃仁15g，鳖甲15g（先煎），花椒10g，小茴香10g，赤芍15g，柴胡12g，地榆15g，炒枳壳12g，丁香12g，木鳖子30g，7剂，每剂煎9袋，一日4袋，分3次服。②吴茱萸45g，炒热，纱布包裹，热敷患处1天2次。

2011年1月17日七诊。近日查（1月5日）CT：胃癌术后，残胃轮廓较小，吻合口壁较厚；肝、胆、胰腺未见异常密度灶；脾双肾前筋膜无增厚，腹膜后未见明显肿大的淋巴结。胃脘部痛，肿胀感，服奥美拉唑好转，头痛，精力不足，睡眠不敢平躺，舌质红，苔白，脉缓。处方：白芷10g，血余炭10g，生蒲黄10g（包煎），炒蜂房10g，虎杖30g，藤梨根60g，黄连20g，吴茱萸10g，薏苡仁60g，生半夏30g（先煎），白花蛇舌草60g，炒白术30g，茯苓30g，肿节风30g，补骨脂15g，女贞子30g，菝葜60g，急性子15g，冬凌草60g，水红花子30g，甘草15g，金荞麦60g，九香虫10g，鸡内金30g，生麦芽30g，白屈菜30g，延胡索30g，黄芪60g，升麻8g，麦冬20g，五味子15g，石见穿15g，厚朴15g，炒山药30g，炒扁豆30g，浙贝母15g，海螵蛸30g，桃仁15g，鳖甲15g（先煎），炒槐米12g，炒地榆12g，海蛤壳45g（先煎）。7剂，每剂煎9袋，一日4袋，分3次服。

其后大致按上方调理至2011年7月，其后患者未再服药，随访至2016年5月10日仍健在，未复发。

（二）西医治疗

1.治疗原则

根据肿瘤和全身状况评价，决定手术、化疗、放疗、新靶点药物等治疗手段的取舍或综合运用。

原位癌及早期胃癌　即 Tis 和 T_1 期，首选手术切除。除传统手术外，对于 Tis 和 T_{1a} 期（肿瘤侵犯黏膜固有层或黏膜肌层）患者，有条件的单位也可进行 EMR 或内镜黏膜下剥离术（endoscopic submucosal dissection，ESD），此手术尤其适用于身体状况较差的患者。术后病理证实分期准确则可定期内镜随访，无须进一步治疗，否则应改行传统根治术并酌情术后治疗。早期胃癌如疑有淋巴结转移时不应选择内镜治疗。

进展期胃癌　肿瘤侵犯肌层（T_2）及以下组织、肿瘤侵犯浆膜（脏腹膜）或邻近结构（T_4），无论有无区域淋巴结和远处转移，即 $T_{2\sim4}$，任何N，M_0。手术是主要的治疗方法，术后辅助治疗根据病理分期结果：① $T_{1\sim2}N_0M_0$ 且 R0 切除，一般只需观察，但 $T_2N_0M_0$ 存在高危因素（肿瘤低分化、淋巴脉管浸润、神经浸润或年龄＜50岁）者应给予化疗。② $T_{3\sim4}$ 或 N^+ 或未取得R0切除者均需考虑以氟尿嘧啶或其衍生物为基础的辅助化放疗，术前已放疗者，术后仅选择化疗。身体状况差不适合手术的患者，可考虑氟尿嘧啶、卡培他滨或替吉奥为基础的化疗，亦可联合放疗，其他患者可行最佳支持治疗。弥漫型胃癌由于其特殊的生长方式造成肿瘤边缘不清，累及范围在术中很难确定，易导致切缘残留，且此种胃癌多伴有转移。临床上有时可遇见CT甚至PET-CT正常但术中发现腹膜已有广泛播散的情况，因此手术效果差于其他类型胃癌。

淋巴结阳性者可考虑新辅助化疗。局部晚期胃癌直接手术无法根治，治疗原则是先给予45～50.4Gy放疗+氟尿嘧啶或其衍生物为基础的化疗，初始治疗完成后再次分期（包括全血细胞计数、血清生化分析、胸部影像学检查、腹部增强CT扫描、女性患者的盆腔影像学检查，酌情PET-CT），如果肿瘤可以切除，首选手术治疗，否则继续以转移性或局部晚期胃癌化疗方案中的任何一种进行维持化疗。

转移或复发 通常，复发是指胃癌术后出现的手术野局部复发、吻合口或残胃复发，转移指非区域淋巴结或远处脏器的转移。根据复发距手术的时间可分为早期复发（＜2年）、中期复发（2～5年）和晚期复发（＞5年），再次手术的指征包括：残胃、吻合口复发无远处转移；孤立性的淋巴结、腹膜、肝脏、卵巢转移。临床上无远处转移者可完全切除的比例为30%～70%，有转移者的手术效果则较差[45,46]。对较局限的病灶放疗和射频消融术亦有一定疗效。无法手术者的治疗主要根据健康状况，NCCN建议对于Karnofsky评分≥60分或ECOG评分≤2分者，给予最佳支持治疗联合化疗或临床试验，对于Karnofsky评分＜60分或ECOG评分≥3分者，仅给予最佳支持治疗。但对于初治的胃印戒细胞癌，即使病期晚、健康状况差，EP方案仍有可能取得意想不到的治疗效果。此种情况下，治疗需要患者及其家人的充分知情同意。

残胃癌 狭义的残胃癌是指因胃良性疾病行手术后5年以上在残胃发生的原发癌，广义的残胃癌还包括因胃癌或其他恶性疾病而行胃部分切除后10年以上在残胃内发生的原发癌。残胃癌只要能手术，首选手术治疗，其他治疗原则与原发性胃癌相同[47]。

2.治疗方法

（1）手术

早期胃癌的淋巴结转移率低，当病灶局限于黏膜内时内镜治疗也可取得理想的效果。EMR的适应证包括分化中等或良好的腺癌和（或）乳头状腺癌，病灶局限于黏膜内，凹陷型病灶直径≤1cm或隆起型病灶直径≤2cm，无淋巴脉管侵犯；此后Ono等建议将EMR适应证扩大为肿瘤组织分化良好或中等，病灶直径≤30mm，无溃疡，并且无淋巴脉管和黏膜下浸润证据。

EMR对＞2cm的病灶有时难以整块切除，影响病理诊断的准确率和治疗效果。ESD是在EMR基础上发展而来的一种技术，在侵犯黏膜层和部分侵犯黏膜下层的早期胃癌中应用逐渐增多，可以将较大病灶整块切除，其适应证包括：①任何大小的分化型黏膜内癌且无溃疡形成者；②分化型黏膜内癌如伴溃疡形成，则病变直径应＜3cm；③病变直径＜2cm且无溃疡形成的未分化型黏膜内癌；④直径＜3cm、无溃疡形成、无脉管浸润的分化型黏膜下微小癌。ESD最大的优点在于提高了术后病理诊断的准确率，从而保证了早期胃癌内镜治疗的安全性和疗效，但是对操作技术及设备要求高，同时由于创面大，包括穿孔、瘢痕狭窄在内的并发症风险也显著提高。目前，推荐在有经验的医疗中心开展探索。

传统的根治性手术仍是治疗胃癌的主要手段，应彻底切除原发灶并清除区域转移淋巴结。根据日本胃癌指南，对于病灶位于贲门、胃底和胃体上部者可选择近端胃大部切除术；对于胃窦癌和部分早期局限性胃体癌可行远端胃大部切除术，其疗效与全胃切除术疗效相当，但并发症显著减少；凡肿瘤浸润范围达两个分区、皮革胃或有胃周围远隔淋巴结转移者，如贲门癌幽门上淋巴结转移、胃窦癌贲门旁淋巴结转移，需要全胃切除。根治性手术禁忌证为局部浸润广泛，无法完整切除；已有远处转移的确切证据；存在心、肺、肝、肾等重要脏器功能明显缺陷，严重的低蛋白血症、贫血、营养不良等情况，无法耐受手术者。

姑息性手术以解除症状、提高生活质量为目的，适用于有远处转移或肿瘤侵犯重要脏器无法切除而同时合并出血、穿孔、梗阻等情况者。胃癌的肝转移灶局限于1个肝叶内、无远处淋巴结转移和其他脏器转移、无腹膜种植，胃癌原发灶可行根治性切除时，对于全身情况良好能耐受手术者，可选择根治性胃切除联合肝切除术。复旦大学附属中山医院的一组资料显示，胃癌肝转移联合肝切除术后1年、3年和5年生存率分别为45.5%、18.2%和9.1%[48]。

（2）化疗与新靶点药物治疗

胃癌化疗经历了三个阶段：第一阶段是以氟尿嘧啶为基础的化疗方案；第二阶段是将紫杉类药物、奥沙利铂、氟尿嘧啶衍生物加入治疗；第三阶段是探索新靶点药物联合化疗的效果。迄今为止，胃癌内科治疗并无本质突破，疗效尚不理想。胃癌化疗包括新辅助化疗、辅助化疗、转移性或不适合行放疗的局部晚期胃癌化疗。

一线治疗首选两药联合或单药方案，三药方案如DCF（多西紫杉醇、顺铂和氟尿嘧啶）、ECF、ECF改良方案虽能提高有效率，但亦增加了毒副反应的发生率，只适用于身体状况良好者。两药方案有氟尿嘧啶类（氟尿嘧啶或卡培他滨或替吉奥）+顺铂、氟尿嘧啶类（氟尿嘧啶或卡培他滨）+奥沙利铂、氟尿嘧啶或替吉奥+伊立替康、伊立替康+顺铂、多西紫杉醇+替吉奥或多西紫杉醇+顺铂，其反应率为20%～50%。氟尿嘧啶、卡培他滨、替吉奥、多西紫杉醇或紫杉醇单药方案主要用于老年或体力状况较差者，反应率为15%～40%。二线治疗方案的选择取决于之前的治疗方案及体力状况，原则上尽可能地选用一线治疗未用过的药物，如吉西他滨、脂质体阿霉素、丝裂霉素和依托泊苷等药物，但一般效果均不理想。

常用化疗方案如下。

● 氟尿嘧啶同步放疗、化疗：氟尿嘧啶，$425mg/m^2$，静脉滴注，d1～5；亚叶酸钙，$20mg/m^2$，静脉滴注，d1～5。放疗前1个周期及放疗后2个周期，化疗周期间隔1个月。或氟尿嘧啶，$400mg/m^2$，静脉滴注，d1～4、d33～35；亚叶酸钙，$20mg/m^2$，静脉滴注，d1～4、d33～35；放疗180cGy/d，每周5日，总量4500cGy。

● CF（顺铂+氟尿嘧啶）：氟尿嘧啶，$1000mg/(m^2·d)$，持续静脉滴注24小时，d1～5；顺铂，$100mg/m^2$，静脉滴注，d1。每4周重复。

● DCF/TCF（多西紫杉醇+顺铂+氟尿嘧啶）：多西紫杉醇，$75mg/m^2$，静脉滴注1小时，d1；顺铂，$75mg/m^2$，静脉滴注1～3小时，d1；氟尿嘧啶，$750mg/m^2$，持续静脉滴注，d1～5。每3周重复。或多西紫杉醇，$85mg/m^2$，静脉滴注1小时，d1；顺铂，$75mg/m^2$，静脉滴注4小时，d1；氟尿嘧啶，$300mg/m^2$，持续静脉滴注，d1～14。每3周重复，最多8个周期。

● ECF（表柔比星+顺铂+氟尿嘧啶）：表柔比星，$50mg/m^2$，静脉注射，d1；顺铂，$60mg/m^2$，静脉滴注，d1；氟尿嘧啶，$200mg/(m^2·d)$，持续静脉滴注24小时，d1～21。每3周重复，围术期术前术后各3个周期。

● EOX（表柔比星+奥沙利铂+卡培他滨）：表柔比星，$50mg/m^2$，静脉注射，d1；奥沙利铂，$130mg/m^2$，静脉滴注2小时，d1；卡培他滨，$625mg/m^2$，口服，每日2次，d1～14。每3周重复。

● FLO（奥沙利铂+亚叶酸钙+氟尿嘧啶）：奥沙利铂，$130mg/m^2$，静脉滴注2小时，d1；亚叶酸钙，$200mg/m^2$，静脉滴注2h（氟尿嘧啶前），d1；氟尿嘧啶，$2600mg/m^2$，持续静脉滴注24小时，d1。每2周重复。

● ILF（伊立替康+亚叶酸钙+氟尿嘧啶）：伊立替康，$80mg/m^2$，静脉滴注30～90分钟，d1；亚叶酸钙，$500mg/m^2$，静脉滴注1～2小时，d1；氟尿嘧啶，$2000mg/m^2$，静脉滴注22～24小时，d1。每周1次，共6周，中间间隔1～2周。

● TP（多西紫杉醇+顺铂）：多西紫杉醇70～$85mg/m^2$，静脉滴注，d1；顺铂70～$75mg/m^2$，静脉滴注，d1。每3周重复。

● 奥沙利铂+卡培他滨：奥沙利铂，$130mg/m^2$，静脉滴注，d1；卡培他滨，$1000mg/m^2$，口服，每日2次，d1～14。每3周重复。

● 多西紫杉醇单药：多西紫杉醇，75～$100mg/m^2$，静脉滴注，d1。每3周重复。

- 卡培他滨单药：卡培他滨，1000mg/（m²·d），连续口服14日，每3周重复。
- 替吉奥+顺铂：替吉奥，40～60mg*，口服，每日2次，d1～21；顺铂，60mg/m²，静脉滴注，d8。每5周重复。

*根据患者的体表面积，<1.2m²时每次40mg，1.25～1.5m²时每次50mg，>1.5m²时每次60mg。

或替吉奥，25mg/m²，口服，每日2次，d1～21；顺铂，75mg/m²，静脉滴注2小时，d1。每4周重复。

- 替吉奥单药：替吉奥，50～80mg/（m²·d），连续口服14～21日，每3～4周重复。
- 紫杉醇单药：紫杉醇，135～175mg/m²，静脉滴注3小时，d1。每3周重复。

新靶点药物治疗 胃癌有一定的HER-2阳性表达率，肠型胃癌的阳性率更高，可作为治疗的新靶点。ToGA研究显示，594例胃癌患者随机接受顺铂+氟尿嘧啶/卡培他滨化疗或联合曲妥珠单抗治疗，两组的治疗反应率分别为35%和47%，中位生存期分别为11.1个月和13.5个月，联合治疗组中最常见的不良反应为中性粒细胞减少、腹泻、疲劳、贫血、上呼吸道感染、发热、黏膜炎和味觉障碍，曲妥珠单抗组和单独化疗组出现左室射血分数降低的比例分别为4.6%和1.1%。基于此结果，NCCN推荐对于不可手术的局部晚期、复发或转移性胃/胃食管结合部腺癌患者，如HER-2过表达（免疫组织化学检测3+或FISH检测+），曲妥珠单抗联合化疗可作为一线治疗，但考虑到可能会增加心脏不良事件的发生率，不建议与蒽环类药物联用。具体用法：初始剂量8mg/kg静脉滴注90分钟以上，此后6mg/kg静脉滴注30～90分钟以上，每3周1次；或初始剂量6mg/kg静脉滴注90分钟以上，此后4mg/kg静脉滴注30～90分钟以上，每2周1次。

（3）放疗

放疗包括术前放疗、术中放疗、术后放疗、姑息性放疗。

术前放疗：用于局部晚期胃癌患者，一般均同步氟尿嘧啶化疗。NCCN指南推荐剂量为45～50.4Gy/25～28f，国内多采用40Gy/20f，放疗2～4周后手术[49]。

术中放疗：主要用于胃癌术中无法完全切除照射残留病灶，或原发灶已切除，肿瘤浸润浆膜面或伴有周围组织浸润、胃周围淋巴结转移者的预防性照射。照射剂量通常以10～30Gy为宜。但多数研究显示，术中放疗仅可以减少局部复发，对5年生存率无益，且有可能增加手术并发症发生率。术中放疗技术和设备要求均较高，操作复杂，尚未在国内普遍推广。

术后放疗：除未取得R0切除者必须放疗外，对于$T_{3\sim4}$或N^+的患者也建议行放疗以降低局部复发率，同步化疗可提高疗效。放疗剂量以50Gy/25次为宜，在术后2～4周开始，当肿瘤有残留时，在术中银夹标记的前提下可酌情加量至50～60Gy[49]。

姑息性放疗：当病灶引起梗阻、出血和（或）疼痛，骨转移、脑转移有相关症状和体征时，可考虑姑息减症放疗。

照射技术：建议使用三维适形放疗或调强适形放疗，注意事项如下：①定位前3小时最好禁食，口服或静脉造影有助于CT定位和靶区勾画；②建议三野及以上的多野照射。放射性粒子植入治疗不推荐常规应用。

（三）中西医结合治疗

1.术后的中医调理

孔颖泽等[50]认为，患者术后治疗当以健脾养胃为主调理，可改善胃肠功能，增进食欲，促进身体全面恢复。药用党参、黄芪、茯苓、炒白术等，并酌配补肾之品如淫羊藿、补骨脂，助脾气生发。如术后兼见脘腹胀满，呃逆，嗳气，酌配理气之品如陈皮、半夏、砂仁等；术后宜少量使用活血通络、化瘀止血之品如三七、炒蒲黄等化瘀滞，但不宜在术后过早使用虫类药及破血逐瘀之品。术后常见虚汗淋漓，汗出身冷，动则益甚，乏力，心悸等表现，可选用生黄芪益气固表，常用量30g左右，并与牡蛎、浮小麦等同用。刘沈林[51]对于胃癌术后调理以健脾养胃法为主，方中用药有炙黄芪、党参、炒白术、当归、白芍、陈皮、法半夏、三棱、莪术、石见穿、白花蛇舌草、炙甘草。若兼有中虚气滞，加木香、砂仁；中焦虚寒，加桂枝、高良姜；胃阴不足，加北沙参、麦冬；脾阳不运，加炮姜炭、肉豆蔻；肝胃郁热，加黄连、淡吴茱萸、煅瓦楞子。对于胃癌手术后肠梗阻，陈信义[2]以下方处理：大黄（后下）5g，芒硝10g，枳实15g，厚朴10g，桃仁10g，赤芍15g，莱菔子15g。水煎服。

2. 与化疗配合

（1）化疗前、中、后的分期调理

施仲义等[52]化疗过程中以健脾和胃、降逆止呕为法，方用香砂六君子汤加减（木香10g，砂仁5g，陈皮9g，半夏12g，党参15g，白术10g，茯苓12g，薏苡仁30g，甘草5g，佛手9g）；化疗间歇期以扶正健脾、补益气血为法（黄芪30g，党参15g，白术10g，茯苓12g，山药15g，薏仁30g，谷芽30g，麦芽30g，陈皮9g，山茱萸15g，何首乌15g，女贞子15g，鸡血藤30g，甘草5g）；完成2～4周化疗周期或不能耐受化疗后，则以健脾扶正、解毒抗癌为法（黄芪30g，党参15g，白术10g，茯苓12g，薏苡仁30g，谷芽30g，麦芽30g，陈皮9g，山慈菇15g，红藤10g，菝葜30g，藤梨根30g，野葡萄藤30g，半枝莲30g，甘草5g）。临床观察结果显示，中医健脾扶正为主联合化疗治疗晚期胃癌，可以提高患者的生活质量，改善临床症状，并减轻化疗反应，提高临床疗效。吕雪霞等[53]对胃癌姑息性胃切除术后患者35例采用中药结合化疗奥沙利铂＋亚叶酸钙＋氟尿嘧啶，28日为1个周期进行治疗。化疗前中药以健脾和胃、补养气血为法，选用归芍六君子汤、归脾汤、八珍汤加减；化疗中以健脾和胃、降逆止呕为法，用温胆汤、陈皮竹茹汤或旋覆赭石汤加减；化疗间歇期，以扶正健脾、补益气血为法，用香砂六君子汤、补中益气汤、理中汤、一贯煎加减；4～6个化疗周期后，以健脾扶正、解毒抗癌为法，用四君子汤加山慈菇、白花蛇舌草、猫人参、薏苡仁、藤梨根、野葡萄根等。结果35例患者均顺利耐受化疗。

（2）基本方加减

● "胃癌1号方"[54]：人参9g，麦冬30g，五味子10g，玉竹10g，炙鳖甲20g，全蝎6g，蜈蚣5g，浙贝母15g，红豆杉30g，龙葵30g，半枝莲15g，白花蛇舌草30g，陈皮10g，白扁豆10g，炙鸡内金10g，焦山楂10g。呕吐加旋覆花10g（包煎），赭石10g；口干加石斛10g，天花粉20g，沙参10g；便干加炒牛蒡子10g，瓜蒌12g，虎杖10g；腹胀加枳壳10g，厚朴10g，莱菔子20g，沉香5g；腹痛加延胡索30g，香附12g，徐长卿10g；呕血、便血加血余炭10g，棕榈炭10g，白及10g，仙鹤草30g，海螵蛸（先）20g。

● 健脾补肾方[55]：党参、茯苓各20g，黄芪、生薏苡仁、熟薏苡仁各30g，补骨脂、女贞子、菟丝子、鹿角霜各15g，当归、白术、陈皮、姜半夏、焦山楂、焦神曲、炙甘草各10g。从化疗3日起服用，直至下个化疗周期开始（化疗间歇期）。恶心、呕吐者加竹茹9g，吴茱萸3g，砂仁4.5g；水肿者加猪苓、泽泻各9g；腹泻者加地榆炭12g，仙鹤草15g，诃子9g；便秘者加瓜蒌30g，火麻仁15g。每日1剂，水煎缩至300ml，分早、晚2次口服。

（3）经验方

● 芪竹方[56]：黄芪、玉竹、生薏苡仁、莪术、白花蛇舌草、仙鹤草、灵芝、法半夏。南京中医药大学单兆伟研治疗胃癌术后、防治复发与转移的验方。

● 扶正化瘀方：黄芪10g，鳖甲、天南星、壁虎、白术各12g，薏苡仁30g，当归10g，茯苓18g，白花蛇舌草30g。卜平等[57]应用扶正化瘀方结合化疗治疗胃癌术后36例，结果：患者外周血CD4、CD4/CD8明显提高。健脾消癥类中药可提高机体细胞免疫和体液免疫功能，与手术、化疗有机结合治疗胃癌，可提高疗效[58]。

● 复转停：党参、茯苓、白术、半夏、佛手、莪术、青皮、陈皮、薏苡仁、预知子、藤梨根、仙鹤草、白英、生牡蛎、鸡内金。陈光群等[59]以复转停化裁治疗胃癌Ⅲ期术后患者60例，并与单纯化疗治疗30例对照观察，结果：治疗组3年累计复发转移率33.33%，对照组80.00%，治疗组3年累计复发转移率较对照组低。

（4）其他

化疗后出现骨髓抑制时应以阴阳平补为主，枸杞子、女贞子等以滋养肾阴，淫羊藿、菟丝子、鹿角片温补肾阳以助化源[50]。或用左归丸加减，以熟地黄、山茱萸、山药、枸杞子、当归、黄芪、女贞子、补骨脂为主化裁。口渴、烦热者，加北沙参、麦冬等[60]。两胁胀甚者，可加川楝子、佛手、合欢皮等；嗳气、反酸者，可加黄连、吴茱萸等。胃脘痞满，舌苔厚腻者，加藿香、佩兰、山楂除湿浊、助消化。胃脘隐痛，得热则舒，便溏频繁者，加干姜、肉豆蔻等；脘痛灼热、渴欲饮冷者，加蒲公英、麦冬等；脘痞腹胀、嗳气者，加紫苏梗、厚朴等[60]。胃癌呕吐甚可用陈皮、麦冬、枇杷叶各10g，法半夏、茯苓、竹茹各15g，黄连5g。水煎服[2]。

3.与放疗结合

胃癌放疗后药方[2]：北沙参、鸡血藤各30g，麦冬、石斛、连翘、姜竹茹、女贞子各15g，玉竹、陈皮、木瓜、鸡内金各10g，砂仁6g，甘草5g。水煎服。养阴和胃。

五、预后及随访

（一）预后

我国胃癌的总体5年生存率为30.0%～57.1%，明显低于日本，主要是因我国早期胃癌的诊断率较低所致。胃癌的分期、手术的彻底性与预后的关系最为密切，早期胃癌预后远比进展期胃癌好。淋巴结有或无转移的胃癌患者，术后5年生存率分别为11.3%～22%和36.4%～75%。Borrmann分型中Ⅰ～Ⅱ型预后相对较好，Ⅳ型最差。肿瘤部位与预后也有关，Wanebo等研究发现，近端1/3胃癌的预后差于其他部位胃癌。肿瘤大小虽与分期无关，但有研究显示病灶直径≥4cm的患者的5年生存率明显低于病灶直径<4cm者。癌细胞的分化程度与预后是否相关尚有争议；而在病理类型方面，弥漫型胃癌多见黏液腺癌及印戒细胞癌，预后差于肠型胃癌。此外，肿瘤浸润神经束膜者预后差。一线治疗失败者对二线化疗如果始终有反应，则生存时间长于对二线化疗无反应者。HER-2过表达与胃癌预后是否相关尚不明确。

残胃癌的预后与Borrmann分型、组织学类型、分期及治疗方式有关，期别较早的残胃癌，再次根治性术后的预后与一般胃癌并无区别，但Borrmann Ⅲ型、Borrmann Ⅳ型、病理为未分化型、肿瘤直径>4cm者多数在就诊时已属晚期，根治性切除率和长期生存率均低于一般胃癌患者。

（二）随访

根据NCCN指南，随访内容包括全面的病史询问和体格检查，每3～6个月随访1次，共1～2年；之后每6～12个月随访1次，共3～5年；以后每年1次。根据临床情况进行血常规、血清生化检测、影像学或内镜检查。但ESMO指南认为，定期随访相比于出现症状时再检查，预后并无改善。

术后患者应监测维生素B_{12}水平及铁缺乏情况，有指征时应予治疗。所有胃癌根治术后患者（未行全胃切除）或Tis/T_{1a}期患者行EMR或ESD后，均应常规检测HP感染情况，如检测结果为阳性，无论患者是否存在相关症状，均应进行抗Hp治疗；对于晚期或复发性胃癌，则不推荐常规检测及治疗。

六、预防与调护

（一）预防

预防胃癌，在饮食方面，主要注意以下几个方面：

1.注意饮食卫生

现代流行病学研究表明，不良的饮食方式和习惯与胃癌的发生有密切关系，暴饮暴食、喜食干硬烫食，进食快，三餐不定时，生气进食等均可成为胃癌发生的诱因。上述因素反复作用可造成胃黏膜损伤，从而增加对致癌物质的易感性。有调查显示，经常三餐不定时、生气时进食、喜食烫食者发生胃癌的危险性分别是正常人群的1.3倍、1.5倍、4.33倍。如果上述因素协同作用，则罹患胃癌的相对危险性更高。

2.冷冻保鲜

从分析世界各地胃癌发生率下降的可能因素中，发现与食物保存的方法从传统的盐腌或烟熏（含有致癌的苯丙芘类化合物）等改为冷冻保鲜贮存有关。

3.避免高盐饮食

由于高盐饮食可破坏胃黏膜的黏液保护层，而使胃黏膜裸露易于损伤及接触致癌物，因此应减少饮食中盐分的摄入。每日的盐摄入量应控制在10g以下，以6g左右为宜。

4.经常摄入新鲜蔬菜及水果

现知多项胃癌流行病学调查均提示，胃癌高发区居民饮食中缺乏新鲜蔬菜和水果。研究表明，新鲜蔬菜与水果中含有许多人体日常必需的营养素，特别是维生素C、维生素E和β-胡萝卜素等均具有一定的抗癌作用[6]。其中大蒜、大葱、韭菜、洋葱、蒜苗、茶、绿豆等都可降低胃癌的发生。例如亚硝胺类致癌化合物可在低酸及细菌的作用下在胃内合成，与通过食物进入胃内的硝酸盐或亚硝酸盐与胺类相结合合成致癌的亚硝胺，而蔬菜或水果中含有的维生素C能打断此一合成的环节，从而有助于预防胃癌。研究显示食用富含维生素C的新鲜蔬菜及水果，尤其是大蒜，它对体外培养和体内移植的癌细胞都具有杀伤作用，并可以抑制胃内亚硝胺的合成及细菌的生长[6]。

5.多食牛奶及奶制品

由于牛奶中含维生素A，有助于黏膜上皮的修复，日本胃癌发病率下降与饮食习惯的逐渐西化，尤其是牛奶及奶制品消耗量的增加成负相关。

6.增加食物中肉类、鱼类、豆类等蛋白质含量

人体蛋白摄入不足，营养不良易发生胃癌是已被证实的事实。

7.戒烟

长期以来吸烟与胃癌的关系一直未能明确。

8.积极治疗胃溃疡及萎缩性胃炎

现知胃癌是在胃炎或溃疡的基础上通过一系列内、外环境的变化，在一定的条件下逐渐演变而成的。因此，应避免多食刺激性饮食，节制饮酒，定时饮食，防止暴饮暴食，以减少胃炎及胃溃疡的发生。对经久不愈或有重度瘢痕组织的胃溃疡病，有肠上皮化生伴有重度不

典型增生的萎缩性胃炎，以及多发性息肉或直径大于2cm的单发性息肉，可采取手术治疗。平时可服用猴头菇菌素片、胃复春等药。

9.李东涛胃癌前病变验方举例

白芷10g，炒蜂房10g，石菖蒲20g，女贞子15g，枸杞子15g，生蒲黄10g（包煎），血余炭10g，白术20g，茯苓20g，鸡内金30g，芦根15g，石斛15g，黄精15g，藤梨根30g，虎杖15g，延胡索15g，白屈菜15g，乌梅15g。水煎服，一日1剂，分3次服。

（二）调护

1.饮食调护

饮食的宜忌对治疗效果也有很大的影响。一般不宜吃发物，否则易诱发疾病，引动宿疾，削弱药力，加重病情。故一般应禁烟、酒、辣味、辛热之物（如姜、辣椒、花椒、羊肉、鹅肉等）、发热之物（如虾蟹、海鲜等发风之物，饴糖、糯米、米酒等发湿之物）、梨、柿及各种生冷饮品等发冷之物。另外，周仲瑛还强调，有经验的医师，不以要求患者忌口的苛刻和严格，来显示自己对病症研究的精深，而是尽可能地站在患者的角度上考虑问题。胃癌患者，脾胃已虚，若过于严格忌口，营养摄入不全，反而不利于疾病的治疗。因此，除一些必需的烟、酒、辣味、海鲜等辛热之物，应根据患者食纳情况，顺其自然，可忌口则忌口，不能忌则以少食为宜。灵活掌握，不必过于拘泥于条框[61]。

建议胃癌患者宜多食以下保健食品：薏苡仁、大蒜、大枣、绞股蓝、山楂、无花果、核桃仁、绿豆、扁豆、银耳、茄子、荠菜、苦菜、甘蔗、大枣、菘菜、葱白、稻、菱、莼菜、番杏、番木瓜、鹅血、芦笋、莴苣、花生、芝麻、山药、芋头、糯稻、甜瓜、生姜、茶叶、猴头菌、白果、海参、海藻、昆布、菜豆、干姜、木瓜、海龙。

2.调摄情志

很多患者罹患癌症后，悲观绝望，甚至对治疗产生抵触情绪。研究表明，消极悲观的情绪会使患者免疫力下降，抗邪能力减弱，甚至可能促使病情发展与恶化。《素问·汤液醪醴论》中曰"精神不进，志意不治，故病不可愈。"因此，周仲瑛强调，善医者，必先医其心，而后医其身。在药物治疗的同时，更应重视精神因素在治疗过程中的作用。耐心开导劝解患者，保持乐观的情绪，积极配合治疗，才能取得良好的治疗效果[61]。

3.运动

可适当参加体育活动，如散步、慢跑、打太极拳、练气功等，分散注意力，多参加集体活动，怡情练志，同时通过适当体育锻炼增强肠胃功能，使胃肠蠕动加强，消化液分泌增加，促进食物的消化和营养成分的吸收，并可改善胃肠道血液循环，促进新陈代谢。还可在晚间睡觉之前，躺在床上用两手自行按摩上下腹，来回往复约40～50遍，可以助脾运，去积滞，通秽气，对脾胃有良好的保健作用[6]。

参考文献

[1] Ahn HS，Lee HJ，Hahn S，et al. Evaluation of the seventh American Joint Committee on Cancer/International Union against Cancer Classification of gastric adenocarcinoma in comparison with the sixthclassification[J]. Cancer，2010，116 C24）：5592-5598.

[2] 赵龙澈. 胃癌综合治疗进展与陈信义教授治疗胃癌临证经验总结 [D]. 北京：北京中医药大学，2012.

[3] 李宜放，郝淑兰.王晞星教授治疗胃癌经验 [J]. 中国民间疗法，2011，19（2）：15-17.

[4] 方药中.实用中医内科学 [M]. 上海：上海科学技术出版社，1986：625.

[5] 乔翠霞，凌昌全.凌昌全治疗中晚期胃癌临证经验 [J]. 辽宁中医杂志，2011，38（12）：2336-2337.

[6] 何立丽. 养胃抗瘤冲剂对中晚期胃癌预后的影响及诱导细胞凋亡的分子机制 [D]. 北京：中国中医科学院，2010.

[7] 刘永衡. 从线粒体介导的失巢凋亡途径探讨健脾益肾冲剂防治胃癌复发转移的分子机制 [D]. 北京：中国中医科学院，2010.

[8] 吴洁，刘玉琴，孙桂芝. 健脾益肾方对小鼠移植性前胃癌术后复发转移及生存期的影响 [J]. 中西医结合学报，2006，4（5）：495-499.

[9] 唐晓颇，孙桂芝. 健脾补肾方对胃癌细胞系MGC-803线粒体膜电位和细胞内活性氧的影响 [J]. 中国实验方剂学杂志，2005，11（6）：61-64.

[10] 高尚社. 国医大师张镜人教授辨治胃癌验案赏析 [J]. 中国中医药现代远程教育，2011，9（13）：3-4.

[11] 庄严，董青，陈信义，等. 新加良附颗粒含药血清体外诱导人胃癌细胞凋亡研究 [J]. 中国实验方剂学杂志，2007，13（8）：32-35.

[12] 倪磊，田劭丹，马成杰，等. 新加良附方影响人胃癌裸小鼠移植瘤新生血管形成的研究 [J]. 山西中医，2010，26（4）：50-52.

[13] 严容，张美云，佘德军，等. 夏星汤治疗痰瘀互结型中晚期胃癌20例疗效观察 [J]. 河北中医，2010，32（4）：512-513.

[14] 周洪范. 中国秘方全书 [M]. 北京：科学技术文献出版社，1989.

[15] 余志红，魏品康，许玲，等. 金龙蛇颗粒对原位移植人MKN-45胃癌组织基因表达谱的影响 [J]. 中华中医药学刊，2007，25（9）：1934-1938.

[16] 赵红. 昆参颗粒影响血管生成因子表达的实验研究及其治疗进展期胃癌的临床观察 [D]. 济南：山东中医药大学，2011.

[17] 惠建萍，王捷虹. 沈舒文辨治胃癌经验 [J]. 辽宁中医杂志，2009，36（12）：2043-2044.

[18] 周留勇，单珍珠，尤建良. 六君子汤配伍藤梨根治疗晚期胃癌107例 [J]. 四川中医，2005，（11）：44-45.

[19] 赵海磊. 邱佳信治疗胃癌临床经验探析 [J]. 上海中医药杂志，2006，40（8）：21-22.

[20] 刘静. 健脾为主中药对人胃癌移植瘤裸鼠肿瘤生长与转移及红细胞免疫功能影响的实验研究 [J]. 中华肿瘤防治杂志，2007，14（2）：107-109.

[21] 李录花，李辉，宋利程. 等. 张士舜辨证辨病治疗癌症经验 [J]. 中国中医基础医学杂志，2013，（11）：1299-1300.

[22] 方玉红，李录花，李雪松. 张士舜三辨治癌理论治疗胃癌经验 [J]. 现代中西医结合杂志，201524（33）：3744.

[23] 王建华，夏跃胜. 圣和散对胃癌SGC-7901细胞凋亡的影响 [J]. 中华医学研究杂志，2005，5（7）：683-684.

[24] 魏品康，许玲，秦志丰. 胃癌从痰论治的机制与临床研究 [J]. 中国中医基础医学杂志，2002，8（3）：18.

[25] 尤建良，赵景芳. 赵氏微调平衡法治疗四期胃癌176例临床研究 [J]. 吉林中医药，2000，（5）：10.

[26] 李茂全，沈建华. 消癌平对SGC-790胃癌细胞的作用及机制的实验研究 [J]. 介入放射学杂志，2001，10（4）：228-231.

[27] 周丹，韩大庆，刘伟，等. 消癌平片抗肿瘤作用研究 [J]. 吉林中医药，2002，22（1）：57.

[28] 李珍，傅志泉，李春霞，等. 复方苦参注射液对人胃癌BGC-823细胞株增殖抑制作用研究 [J]. 中国全科医学，2011，14（21）：2464-2466.

[29] 任彦斋，王峰. 参芪扶正注射液联合化疗对晚期胃癌患者临床疗效和免疫功能的影响 [J]. 肿瘤基础与临床，2012，25（5）：394-396.

[30] 王加保，俞建平，章晓璟. 参麦注射液对抗胃肠道恶性肿瘤术后化疗白细胞水平下降的临床研究 [J]. 浙江中医学院学报，2003，27（4）：59.

[31] 林胜友，沈敏鹤. 茂珍胶囊对气虚血瘀型胃癌临床症状改善的研究 [J]. 中华实用中西医杂志，2002，2（15）：792-793.

[32] 王长志，孙绪勇. 中医药治疗晚期胃癌的思路与方法 [J]. 中医学报，2013，28（7）：930-931.

[33] 薛涛，张军，潘立群，等. 复方大承气汤保留灌肠治疗食管/贲门癌术后胃瘫 [J]. 中国组织工程研究与临床康复，2007，25（11）：4593.

[34] 李佩文. 实用临床抗肿瘤中药 [M]. 辽宁：辽宁科学技术出版社，2001，4：46-356.

[35] 江苏新医学院. 中药大辞典 [M]. 上海：上海科学技术出版社，1997：2211.

[36] 卫培峰，焦晨莉，张英，等. 藤梨根对实验性大鼠胃癌抑制作用的实验研究 [J]. 陕西中医，2005，26（8）：850-852.

[37] 何立丽. 养胃抗瘤冲剂对中晚期胃癌预后的影响及诱导细胞凋亡的分子机制 [D]. 北京：中国中医科学院，2010.

[38] 王庆其，李孝刚，邹纯朴，等，国医大师裘沛然治案（四）裘沛然治疗癌症案四则 [J]. 中医药通报，2015，14（6）：22-24.

[39] 修丽娟，刘煊，秦志丰，等. 魏品康教授"消痰攻邪"治胃癌的学术思想 [J]. 中国中西医结合消化杂志，2012，20（6）：264-265.

[40] 陶丽华，王晨瑶. 王绪鳌治疗消化系统恶性肿瘤经验 [J]. 中医杂志，2011，52（21）：1818-1819.

[41] 李和根. 刘嘉湘治疗胃癌经验述要 [J]. 辽宁中医杂志，2005，32（7）：642.

[42] 匡唐洪，刘云霞. 刘云霞论治胃癌经验 [J]. 浙江中医杂志，2012，47（8）：599-600.

[43] 贺玉龙. 沈元良教授治疗胃癌经验介绍 [J]. 新中医，2013，45（4）：203-204.

[44] 汤炜炜. 章永红治疗中晚期胃癌经验举隅 [J]. 江苏中医药，2013，45（3）：11-13.

[45] 王舒宝，王俊. 胃癌复发与转移的有关问题及综合治疗 [J]. 中国普外基础与临床杂志，2006，13（1）：9-11.

[46] D'Angelica M，Gonen M，Brennan MF，et al. Patterns ofinitial recurrence in completely resected gastric adenocarcinoma [J]. Ann Surg，2004，240（5）：808-816.

[47] Tanigawa N，Nomura E，Lee SW，et al. Current state of gastric stump carcinoma in Japan：based on the results of a nationwide survey[J]. World J Surg，2010，34（7）：1540-1547.

[48] 孙益红，秦新裕，汪学非，等. 胃癌肝转移的手术治疗 [J]. 中华胃肠外科杂志，2003，6（5）：301-304.

[49] 李光，高汝贵. 胃癌的放射治疗 [M]// 张文范. 胃癌. 2版. 上海：上海科学技术出版社，2001：395-406.

[50] 孔颖泽，吕新华，凌扬. 健脾养胃法在胃癌术后应用探析 [J]. 内蒙古中医药，2015，（2）：142-143.

[51] 薛维伟，朱超林，潘宇，等. 刘沈林运用中医规范化治疗胃癌思路 [J]. 山东中医杂志，2013，32（7）：501.

[52] 施仲义，黄兆明. 中药健脾扶正为主联合化疗治疗晚期胃癌28例疗效观察 [J]. 新中医，2006，38（6）：44-45.

[53] 吕雪霞，林忠民，詹华，等. 中药配合化疗在胃癌姑息性胃切除术后的应用 [J]. 浙江中西医结合杂志，2007，17（8）：495-496.

[54] 施姗. 胃癌Ⅰ号方联合替吉奥、奥沙利铂治疗晚期胃癌气阴两虚证的疗效观察 [D]. 南京：南京中医药大学，2012.

[55] 乐琳琳，沈红燕，黄立萍. 健脾补肾方辅治胃癌术后化疗患者临床观察 [J]. 新中医，2015，47（1）：195-198.

[56] 王卯. 芪竹方中单体薯蓣皂苷及莪术醇对人胃癌细胞MGC-803抑制作的研究 [D]. 南京：南京中医药大学，2012.

[57] 卜平，周荣卿，陈齐鸣. 扶正化瘀方对胃癌患者术后转移的抑制作用及T淋巴细胞亚群的影响 [J]. 中医杂志，2001，42（4）：226-227.

[58] 卜文静，舒鹏. 健脾消癥法治疗胃癌研究进展 [J]. 河北中医，2011，33（4）：629-631.

[59] 陈光群，王建中，傅晓辉，等. 复转停抗胃癌Ⅲ期术后复发转移的临床研究 [J]. 浙江中医杂志，2008，43（12）：715.

[60] 林明生，王常松. 中医药对胃癌术后化疗患者的辨治思路 [J]. 长春中医药大学学报，2015，31（2）：278-280.

[61] 李柳. 基于数据挖掘的周仲瑛教授治疗胃癌病案回顾性研究 [D]. 南京：南京中医药大学，2010.

第三节 胰腺癌

一、概述及流行病学

　　胰腺癌是一种恶性程度较高、发展较快的消化道肿瘤。胰腺癌在初期无明显症状，早期诊断比较困难。由于胰腺解剖位置具有丰富的淋巴与静脉回流特点，胰腺癌极容易侵犯周围组织器官和发生远处转移，因此胰腺癌确诊时大都属晚期，生存时间短，疗效差。原发性胰腺癌占所有癌瘤的1%～2%，以胰头部为最常见，约占67.9%，胰体、尾部次之，约占26.3%。以40～60岁人为最多，男女之比为（2～3）：1。我国的发病率比美洲高，为

（4～10）/10万人口，调整死亡率为8.2/10万人口，国内外发病率都有逐年增多的趋势。在世界范围内，近年来其发病率有明显增加趋势。我国胰腺癌的发病率原本很低，但近年却呈上升趋势，上海、天津恶性肿瘤统计资料，胰腺癌的死亡率在15年前占第10位，而近年来则上升到第5位。北京协和医院近年来收治的胰腺癌比20世纪50年代增加5～6倍。胰腺癌的发病年龄从45岁以上开始增加，年龄越大，发病率越高，到70岁则形成高峰，但年轻患者较10年前有明显增加趋势。中国医学科学院肿瘤医院外科收治的胰腺癌患者中，年龄也有年轻化的趋向，年龄最小的仅11岁。

祖国医学对伏梁、痞气、积气的描述与现代胰腺癌的症状颇为相似，并散见于古人所说的瘤、黄疸、腹痛等疾病中。如《难经·五十六难》记载伏梁"起脐下，大如臂，上至心下，久不愈，上下左右皆有根，病名曰伏梁，裹有脓血，居肠胃之外，不可治"。痞气"在胃脘，覆大如盘，久不愈，令人四肢不收，发黄疸，饮食不为肌肤"等。《圣济总录》记载"积气在腹中……按之其壮如杯盘牢结，久不已，令人瘦而腹大……至死不治。"金代·李东垣记载"心之积，起脐下，大如臂，上至心下，久不愈，令人烦心"，并创制"伏梁丸"治疗该病。

二、病因及发病机制

（一）祖国医学对胰腺癌病因及发病机制的认识

中医认为胰腺癌的病因外因为感受外邪，饮食不节，内因为情志不调，肝郁气结，脾失健运，代谢失调，阴阳失序，生化失常而致癌毒内生所致。

1.感受外邪

起居失常，外感外来毒邪，毒邪内侵，留蓄中焦，肝胆气机受阻，疏泄失常，气化不利；外邪与正气相搏，损伤脾气，正气亏虚。日久正不胜邪，致阴阳失序，生化失常，而致癌邪内生。

2.饮食不节

内嗜肥甘酒浆，损伤脾胃，升降不和，运化失常。脾胃为后天之本，脾胃受损，生化乏源，正气为之内虚，如挟外来邪毒内扰，则正虚不能抗邪，邪毒滋扰，致阴阳失序，生化失常，癌毒内生。

3.情志失调

忧愁思虑伤脾，恼怒气郁伤肝，使肝脾不和，木郁土壅，肝失疏泄，脾失健运。气机逆乱，代谢失调，日久阴阳失衡，生化失常，而致本病内结。

4.脾气虚弱，正气不足

先天禀赋不足，或劳倦内伤，或久病耗伤，脏腑功能衰弱，中气不足。如复感外邪内侵，则正虚无力抗邪，致邪毒蕴蓄，致内在生化失常而生本病。

癌邪内燃，日久成积。影响脏腑功能，阻滞气血运行，五脏失和，气血瘀阻，而致百症丛生。

（二）现代医学对胰腺癌病因及发病机制的认识

病因不明，可能与环境中致癌物质（工业化学物质）、咖啡、吸烟、饮酒和慢性胰腺疾病有关。

1.化学致癌物质对胰腺有致癌作用

例如，吸烟者胰腺癌发病率比不吸烟者高2.5倍，且发病年龄早10年。

2.胰腺的某些炎症易致胰腺癌

例如，糖代谢紊乱者中胰腺癌发病率高。有研究者统计胰腺癌在一般人群中占恶性肿瘤的3.6%～4.0%，而糖尿病患者中则占恶性肿瘤的5.6%。

三、临床诊断

（一）临床表现和体征

1.症状

胰腺癌的发展较快，病程较短。一般从有症状到就诊的平均症状期为6个月。从症状开始到死亡平均7.1个月。主要症状如下。

（1）腹痛：为最常见的始发症状，40%～70%的患者首现此症。常见的腹痛形式有三种：①上腹部隐痛或钝痛向下部牵引，呈间歇性或持续性。多于饭后1～2小时加重，数小时后减轻或缓解，常因进食后疼痛而自限饮食。疼痛一般在上腹中部，胰头癌偏于右上腹，胰体、尾癌可偏于左上腹。②阵发性上腹部剧痛，向背部、肩胛部、全腹部及前胸处放射。多于饮酒或肥腻饮食后发作。可能是由于阻塞所致的胆道、胰管强烈收缩而引起。③右季肋部疼痛向腰背部放射，有时腰背痛更为显著，但常在坐起前躬、屈曲下肢时减轻，仰卧平躺疼痛加剧。夜间较重，甚者影响睡眠、饮食与精神。

（2）黄疸：约75%的患者就诊时已有黄疸。胰头部癌81%～98%出现黄疸，胰体、尾部癌38%可有黄疸。如少数胰头癌向上或向下内方向发展，可不出现黄疸。胰体、尾癌有黄疸多为晚期。黄疸常为持续性进行性加重。但也有个别患者持续性下降，但降不到正常值。患者常伴有皮肤瘙痒，小便呈浓茶色，大便呈灰白色。

（3）消瘦：由于顽固性腹痛影响进食，胰腺分泌受阻而影响食物的消化和吸收，可使患者在短期内明显消瘦，体重每月降低4～5kg，甚至8kg以上。并出现乏力、贫血等症状。

（4）疲劳：疲倦乏力较壶腹部癌多见，可助区别。

（5）消化道症状：约10%的患者早期有食欲缺乏，而80%的患者在病程进展中出现食欲缺乏，约60%的患者有恶心、呕吐，46%的患者发生腹泻，50%患者有便秘，10%的患者有胃肠道出血，晚期胰体、尾癌可蔓延至贲门食管周围淋巴结，压迫食管引起吞咽困难。

（6）发冷发热：胰腺癌的发热多为持续性，或间歇性低热，少数患者可有发冷、寒战、高热与壶腹癌相似，常为胆道感染所致。

2.体征

锁骨上淋巴结肿大、肝和胆囊肿大及胰腺肿块（胰头癌8.6%在右上腹或脐上偏右可触及肿块；胰体、尾癌52%在左上腹或中上腹可触及包块）。由于胰腺位量较深，肿块小时通常不易触及，癌瘤压迫脾动脉或其他较大动脉时在局部可听到短暂的收缩性杂音，约有20%的患者可见有腹水。肿瘤压迫脾静脉使脾脏充血和增大。

（二）实验室检查

1.血常规

30%的患者可有轻、中、重度贫血，血红蛋白多在100g/L以下，最低可达30g/L。

2.大便检查

若凝血机制障碍，胃肠道出血则大便呈棕褐色或黑色，约50%潜血试验强阳性或阳性，粪、尿胆素缺乏。

3.血生化检查

胰管阻塞早期，血清淀粉酶、脂肪酶、蛋白酶可升高，如有腹水时，腹水淀粉酶也增高，晚期胰腺组织纤维化分泌减少可不再增高，如胰岛被癌瘤破坏，血糖升高，糖耐量减低。癌胚抗原（CEA）、胰瘤胚抗原（POA）、胰腺相关抗原（PCAA）、胰腺特异抗原（PaA）、癌相关抗原（CA19-9）增高时对诊断胰腺癌有参考价值。消化道CA19-9诊断胰腺癌的敏感度达81%，特异度达91%～95%。肝功能不正常多见于胰头癌，常由阻塞性黄疸所引起，γ-GT、SGPT、AKP均可有增高，特别是γ-GT增高有一定意义，胆红素也可持续增高。

4.胰腺外分泌功能检查

置入十二指肠导管于十二指肠后，用试餐法或静脉内注射促胰腺素和促胰酶素刺激胰腺分泌。在一定时间内吸出十二指肠液测定胰液分泌量（检测蛋白酶、糜蛋白酶分泌容量，碳酸氢根量）。胰腺癌时胰腺外分泌功能减低。

（三）影像学检查

1.B型超声检查

B型超声检查能发现2cm以上的肿瘤，诊断胰头癌达94%，体尾癌70%。胰腺癌的直接影像可见到低回声的肿瘤，间接所见往往成为发现小胰癌的线索，如扩张的胰管、胆管等。除主胰管外，还要仔细观察胰管的分支。有些小胰癌可首先引起胰管分支的局限性扩张，如钩突部胰管扩张。超声内镜因超声探头仅隔胃、十二指肠壁对胰腺体尾和头部扫描，不受胃肠道气体干扰。所以，可清晰地描出胰内结构，发现早期病变。

2.X线检查

① 胃肠钡餐可显示胃窦至十二指肠的各种改变。如压迹、肠壁僵硬、肠腔狭窄。十二指肠环增大或降段呈反"3"字征等。②内镜胆胰管造影能观察胃和十二指肠黏膜的改变。造影可显示胆总管扩张和狭窄及胰管的梗阻或变形等。③经皮穿刺胆管造影，主要用于黄疸患者。可显示胆总管下段改变，并可插管引流胆汁以减轻黄疸。④选择性腹腔动脉造影，可显示肿瘤造成的血管弯曲、移位、中断或缺损区等。

3.核素检查

用^{75}Se-蛋氨酸做胰腺扫描，肿瘤为稀疏（冷）区；用^{67}Ga胰腺扫描，肿瘤为密集区。

4.CT检查

CT检查为目前诊断胰腺癌的主要方法，能发现1cm以上的肿瘤，诊断准确率达91.4%。CT扫描可以显示胰腺肿块的正确位置、大小及其与周围血管的关系，但直径＜2cm的胰腺肿块约1/3不能发现影像学改变。CT扫描胰腺癌的CT图像为：①胰腺肿块呈普遍性或局限性肿块。肿块中心可有不规则的轮廓模糊的低密度区，若低密度区较大，可为肿瘤坏死或液化表现。②癌肿侵入或压迫胆管或胰管时可使其扩张。③癌肿可侵及胰背脂肪层及包绕肠系膜上血管或下腔静脉。

5.磁共振成像（MRI）检查

MRI可显示胰腺轮廓异常，根据T加权像的信号高低，可以判断早期局部侵犯和转移，对判断胰腺癌，尤其是局限在胰腺内的小胰癌以及有无胰周扩散和血管侵犯方面MRI优于CT扫描，是胰腺癌手术前预测的较好方法。

（四）胰腺癌大体分型及组织类型

胰腺癌可以由胰管、腺泡或胰岛发生。来自胰管上皮的胰腺癌主要发生在胰头部，来自腺泡的常见于胰体和胰尾部。病理组织学分为导管细胞癌（约占80%以上）、腺泡细胞癌及少见类型（多型性腺癌、纤毛细胞腺癌，黏液表皮样癌、鳞状细胞癌、乳头状囊腺癌、胰岛细胞癌、未分化癌等）。胰腺癌的转移一般不会很早，锁骨上淋巴结是最常见的转移部位。其次为肝、腹膜、大网膜、肺、脊椎等。

（五）临床分期

胰腺癌的TNM分期仅适用于胰腺外分泌肿瘤，对内分泌源性肿瘤（后者常起源于胰岛）和类癌并不适合。最新的第7版分期系统与上一版相比变化不大，且pTNM分期和cTNM分期标准一致，区域淋巴结根据胰腺癌部位而定（表10-3、表10-4）。

表10-3　胰腺癌TNM分期（AJCC第7版2010年）[1]

分期	T	N	M	T、N、M简明定义
ⅠA	T_1	N_0	M_0	T_1：肿瘤局限于胰腺内，最大直径≤2cm
ⅠB	T_2	N_0	M_0	T_2：肿瘤局限于胰腺内，最大直径＞2cm
ⅡA	T_3	N_0	M_0	T_3：肿瘤侵犯至胰腺外，但未累及腹腔干或肠系膜上动脉
ⅡB	$T_{1\sim3}$	N_1	M_0	T_4：肿瘤侵及腹腔干或肠系膜上动脉（原发肿瘤不可切除）
Ⅲ	T_4	任何N	M_0	N_1：区域淋巴结转移
Ⅳ	任何T	任何N	M_1	

注：剖腹手术或腹腔镜手术中腹腔冲洗液的细胞学阳性，相当于M_1[2]。

表10-4　胰腺癌的区域淋巴结

部位	区域淋巴结
胰头癌	6、8、9、11、12、13、14、17、18组
胰体尾癌	8、10、11、12a1、12a2、12b1、12b2、13、14、17、18组

注：6.幽门下淋巴结；8.肝固有动脉周围淋巴结；9.腹腔干周围淋巴结；10.脾门淋巴结；11.脾动脉周围淋巴结；12.肝十二指肠韧带中淋巴结（12a1—肝动脉上半部分，12a2—肝动脉下半部分，12b1—胆管上端，12b2—胆管下端，12p1—门静脉后上，12p2—门静脉后下）；13.胰十二指肠后淋巴结；14.肠系膜上动脉周围淋巴结；17.胰十二指肠前淋巴结；18.胰体尾下缘淋巴结

四、治疗

（一）中医治疗

1.胰腺癌的病证特点

胰腺癌的病证特点应从两个方面分析。

（1）肿瘤方面，肿瘤在胰腺肆意滋长，扎寨营垒，癌毒之邪与痰瘀胶结成块，或毒盛浸延胰腺局部组织、器官，或转移他处。

（2）对人体而言，有虚实两个方面。虚者，气虚、阴虚、血虚、阳虚，而以气虚、血虚多见；实者乃肿瘤阻滞局部或全身脏腑气血水液运行，致气滞、血瘀、湿阻。毒郁日久可以化热，气火不足又可生寒，毒邪久踞既阻格气血，又耗气伤血，致五脏失调，气血衰败，阴阳失衡，甚阴阳离绝。

其病位在胰，主要涉及肝、胆、脾、胃等脏腑。本病属本虚标实，证候多为寒热错杂、虚实并见。

2.胰腺癌治则治法

胰腺癌治疗当遵从综合治疗的原则，中西医并重。中医治疗胰腺瘤的治疗原则：对肿瘤为祛毒抗邪；对人体为扶正培本，纠正脏腑及气血失调状况。具体治法：治肿瘤当以寒热之剂扫荡之，以平性之剂抑杀之，辅之以消痰软坚、祛瘀散结之药以破其藩篱；调人体则虚则补之，实者调之。气虚者益气，血不足者补血，阴虚者滋其阴，阳亏虚者温肾助阳，气滞者理气，血瘀者活血，湿阻者利湿，热盛者清热泻火。临床注重中西医配合，根据病情，合理安排中西医治疗方法与时机。并针对性地调治西医治疗中的毒副反应。

3.胰腺癌辨肿瘤临床常用药物选择

现代药理研究证实，一些中药具有抑制人胰腺癌细胞增殖，诱导胰腺癌细胞凋亡，减少肿瘤新生血管形成，选择性抑制肿瘤转移和浸润，并对化疗有增敏效果，一些扶正中药具有提高患者的免疫力，调节机体免疫功能的作用。[3-6]胰腺癌的辨肿瘤论治，建议根据临床经验及现代药理，合理选择以下药物。

（1）温热药：砒霜（有毒），雄黄（有毒），蟾酥（有毒），藤黄（剧毒），干漆（有毒），硇砂（有毒），天仙子，川乌（有大毒）。

（2）寒凉药：苦参，藤梨根，冬凌草，白花蛇舌草，半枝莲，草河车（拳参，紫参）（有小毒），金荞麦，北豆根（有小毒），芦荟，预知子，野菊花，亮菌，蛇葡萄根，羊蹄根，水杨梅根，酸浆（灯笼草），大黄，鸦胆子，白毛藤（白英，蜀羊泉）（有小毒），胆矾（有毒），巴豆（有毒），蛴螬（有毒），青木香，雷公藤（大毒），喜树（有毒）。

（3）平性药：菝葜，肿节风（接骨木），半边莲，芙蓉叶，石上柏，野百合（有毒）。

（4）消痰软坚药：生天南星（有毒），僵蚕，黄药子（有小毒），土贝母，骆驼蓬子（有毒），浙贝母，瓜蒌，杏仁（有小毒），紫金牛（矮地茶，平地木），鳖甲，海螵蛸，漏芦，夏枯草，天花粉。

（5）祛瘀散结药：姜黄，铁树叶（有毒），石见穿，急性子（有毒），三棱，穿山甲，刺老苞，红花，水红花子，延胡索，牡丹皮，三七粉，虎杖，水蛭（有毒），益母草。

4.胰腺癌辨人体临床常用药物选择

（1）补气：人参，黄芪，灵芝，槐耳，党参，白术，茯苓，土茯苓。

（2）补阳：韭菜子，槲寄生，吴茱萸。

（3）补阴：枸杞子，玉竹，山药。

（4）补血：当归，生地黄，白芍。

（5）理气：郁金，青皮，白豆蔻，木香，川楝子，乌药，砂仁，柴胡，香附，佛手，厚朴，槟榔，大腹皮，陈皮，莱菔子，旋覆花，枳壳。

（6）活血、止痛：赤芍，桃仁，丹参，五灵脂，莪术。

（7）止血：生蒲黄。

（8）利湿：薏苡仁，木瓜，车前子，赤小豆，木通。

（9）清热、消炎：龙胆草，滑石，蒲公英，垂盆草，红藤，槐角，黄连，知母，牛蒡子，青蒿。

（10）退黄：茵陈，金钱草，连钱草，大黄，栀子。

（11）其他：艾叶，刺蒺藜。

5.胰腺癌辨证型论治

（1）朱才琴等[7]总结刘嘉湘的经验，将胰腺癌分为以下证型。①肝郁气滞型：上腹部作胀或隐痛，食后尤甚，胃纳不佳，疲倦乏力，恶心或呕吐，舌苔白腻，脉细弦。治以解郁理气疏肝散结。处方柴胡疏肝散加减，常用药物柴胡、茯苓、预知子、赤芍、白芍、当归、郁金、木香、川楝子、延胡索、莪术、山慈菇、蛇六谷、白花蛇舌草、红藤、野葡萄藤、菝葜、藤梨根。胃纳欠佳、脘闷、腹胀者加焦楂曲、鸡内金、谷芽、麦芽等理气健脾消食，嗳气、呕吐者加旋覆花、赭石降逆止呕。②湿热内蕴型：中上腹部胀痛或刺痛疼痛固定不移发热烦渴，巩膜及全身皮肤黏膜黄染，大便秘结，小便短赤，齿龈出血、紫斑甚则呕血、黑便，舌苔黄腻而干，脉弦数。治以清胆利湿活血消结。处方龙胆泻肝汤加减，常用药物龙胆草、蒲公英、栀子、黄连、黄芩、柴胡、赤芍、丹参、夏枯草、生牡蛎、白花蛇舌草、半枝莲、红藤、野葡萄藤、菝葜、藤梨根、碧玉散。胁肋刺痛明显者川楝子、延胡索、厚朴、水红花子行气止痛。③肝肾阴虚型：形体消瘦，神疲乏力，面色无华，头晕耳鸣，腰酸，低热，纳少，腹胀，大便干结，小便短赤，口干舌燥，皮下瘀斑，舌质红绛，舌体干瘪，脉细数。治以养血柔肝，滋补肾阴。一贯煎合大补阴丸加减。常用药物南沙参、北沙参、生地黄、麦冬、枸杞子、当归、炙鳖甲、炙龟甲、川楝子、牡丹皮、赤芍、白花蛇舌草、女贞子、瓜蒌仁、红藤、野葡萄藤、菝葜、藤梨根。呕血、黑便者加白茅根、侧柏叶凉血止血；口干咽燥，阴津亏损加西洋参、石斛养阴补虚。

（2）郭敬新等[8]根据中医辨证论治将胰腺癌分为5种类型。①脾虚痰湿型：上腹部不适或疼痛，喜按，面色少华，消瘦倦怠，不思饮食，胸脘胀闷，恶心、呕吐，口干不多饮，大便溏泻，舌质淡，苔薄或薄腻，脉细或细弦。健脾理气，化痰祛湿。香砂六君子汤加减。木香、砂仁、陈皮、茯苓、党参、白术、半夏、炙甘草。腹部结块较硬可加胆南星、猫爪草以化痰散结；尿少肢肿可加车前草、木瓜；食欲缺乏较甚者可加山楂。②湿热郁结型：上腹部胀满不适或胀痛，发热缠绵，口渴而不喜饮，或见身黄、目黄、小便黄，口苦、口臭，便溏臭秽，舌质红，苔黄或腻，脉数。清热化湿。茵陈蒿汤加减。茵陈、栀子、大黄、肿节风、蛇莓、预知子、半枝莲。腹胀较甚者可加木香、大腹皮；便不利可加通草、车前草；胸胁不畅可加柴胡、香附。③肝郁血瘀型：上腹痞块，胀满疼痛拒按，痛无休止，痛处固定，恶心、呕吐或呃逆，面色晦暗，形体消瘦，纳呆食少，便秘或溏，舌质青紫，边有瘀斑，苔薄白，脉弦细或涩。活血消痞，行气止痛。膈下逐瘀汤加减。桃仁、川芎、当归、牡丹皮、五灵脂、香附、乌药、枳壳、延胡索、赤芍、红花、甘草。加减：若病程迁延，乏力甚者，去五灵脂，加党参、白术、茯苓；瘀血内结较甚者，加三棱、莪术；若有黄疸者，加茵陈、田基黄。④阴虚内热型：上腹部胀满不适或胀痛，低热，盗汗，午后颧红，心烦不寐，咽干口燥，口干喜饮，舌质红苔燥或少苔，脉细数。养阴清热。主药：益胃汤合一贯煎加减。生地黄、麦冬、北沙参、玉竹、冰糖、薏苡仁、川楝子、半枝莲、石见穿、预知子。加减：腹部肿块坚实可加三棱、莪术；大便秘结严重可加大黄、芒硝；腹胀明显者加大腹皮、香附；兼血虚者，加白芍、何首乌。⑤气血两亏型：腹部隐隐，腹胀、纳差，消瘦，神疲乏力，面白无华，爪甲淡白，舌质淡，苔白滑或苔少，脉沉细。补气养血，化瘀散结。主药：八珍汤加减。党参、熟地黄、当归、白术、白芍、川芎、茯苓、炙甘草。加减：腹部包块显著者加夏枯草、穿山甲（代）、龙葵；腹胀便秘者，可酌加木香、砂仁、厚朴等。

（3）唐蕾等[9]总结周维顺治疗胰腺癌方法如下。①理气活血法：用于气滞血瘀型，症见恶心呕吐，呃逆，胸腹胀痛，疼痛不移，腹中痞块，形体消瘦，面色不华，月经量少或经闭，质青紫或瘀斑，脉弦或涩。治拟活血化瘀，理气止痛，佐以软坚散结。常用方药：丹参15～30g，赤芍15g，红花、延胡索各10g，香附15g，炮穿山甲10g，肿节风15g，浙贝母、金刚刺、预知子、藤梨根各30g。②疏肝清热法：用于肝郁蕴热型，症见恶心、呕吐，嗳气，脘胁胀满，腹痛拒按，心烦易怒，发热，黄疸，大便干结，小便色黄，舌质红，苔黄厚腻或燥，脉弦数或滑数。治拟疏肝解郁，清热解毒。常用方药：预知子30g，香附、延胡索各

15g，柴胡9g，枳壳10g，白毛藤、白花蛇舌草、金刚刺、垂盆草、虎杖、生薏苡仁、浙贝母各30g。③补益气血法：用于气血两虚型，症见消瘦，倦怠，乏力，贫血，腹胀疼痛，腹中包块，舌质淡或有瘀斑、瘀点，苔薄白，脉沉细数。治拟益气养血，化瘀散结。常用方药：党参、黄芪、白术各10g，当归15g，鸡血藤30g，枸杞子15～30g，熟地黄、延胡索各15g，预知子、浙贝母、炮穿山甲、炙鳖甲各30g。攻邪时注意养护胃气，可加炒谷麦芽、炙鸡内金等健脾开胃之品。经动物实验和临床验证有抗癌作用的药物有大黄、肿节风、茵陈蒿、瓜蒌、拳参、黄芩、栀子、野菊花、金刚刺、山慈菇、夏枯草、干蟾皮、半枝莲、白花蛇舌草、龙葵、猫人参、猫爪草、三叶青等，中药制剂如华蟾素、西黄胶囊、康莱特注射液等。

6.验方汇编

（1）常用药对

- 茵陈30g，金钱草30g：清热解毒抗癌，用于胰腺癌黄疸。
- 三棱10g，莪术5g：破血行气，消积止痛，而且三棱具有从血药则治血，从气药则治气，合用则消癥瘕结块，可用于多种肿瘤。
- 凌霄花15g，预知子15g：疏肝理气，活血散结。
- 龙葵30g，蛇莓15g：清热解毒，消肿散瘀。对痰火交阻患者尤为适宜。
- 穿山甲10g，水蛭3g：两药合用，善走血分，可攻积久之血凝血聚之病，在多种肿瘤中均可应用。

（2）单验方

- 白英30g，菝葜30g，炮穿山甲15g，白花蛇舌草30g，木香9g。
- 半枝莲60g，水红花子30g，石打穿30g，预知子30g。
- 菝葜30～60g，白英30g，预知子30g，生薏苡仁60g，莪术15g。
- 微调3号方[10-12]：药用：党参10g，白术15g，制半夏6g，茯苓、茯神各10g，陈皮6g，生薏苡仁30g，猪苓30g，山药15g，焦谷芽、麦芽各30g，枇杷叶10g。随症加减，湿热重有黄疸者加用茵陈30g，栀子10g，黄柏10g等；腹胀气滞者加用枳壳10g，枳实10g，大腹皮15g等；乏力者加生黄芪30g，女贞子10g，灵芝15g，仙鹤草30g；腹痛者加失笑散10g，延胡索20g，徐长卿30g；纳差者加炙鸡内金30g，焦山楂10g，六神曲10g；便秘者加瓜蒌仁30g，枳实10g，制大黄10g；腹泻者加葛根30g，炮姜5g，石榴皮30g；恶心、呕吐者加竹茹6g，旋覆花10g，赭石10g；发热者加柴胡10g，青蒿10g，鳖甲30g等。

著名中医肿瘤专家赵景芳集40多年治癌经验，创立赵氏微调平衡法，该方抓住胰腺癌内在失衡的"关节点"在于中焦，只有微微调控后天脾胃之枢纽，以后天促先天，调气以调瘀，力避滋腻伤中、攻伐伤正、行血转移之弊。充分扩增患者自身平衡调控之潜能，通过调动机体自身的免疫、康复功能，来达到控制疾病发展、延长生存期、提高生活质量，最终达到抗癌转移，甚至治愈肿瘤的目的。

- 参七化瘀汤[8]：柴胡10g，蜈蚣3条，壁虎3条，白芍10g，桃仁10g，当归12g，熟地黄12g，三七粉3g（冲服）、鳖甲20g（先煎），半枝莲10g，丹参10g，白花蛇舌草12g，黄芪10g，太子参10g，白术10g，七叶一枝花15g，延胡索10g，甘草12g，灵芝12g等。
- 乌梅丸加减方[13]：基本方乌梅30～60g，当归15g，细辛3g，花椒6～10g，桂枝15g，黄连2～10g，黄柏10～15g，党参15g，干姜10～15g，制附片10g（先下），白芍20g，生黄芪30g，壁虎30g（打）。水煎服，每日1剂，分两次服用。加减用药：黄疸者加茵陈15g，配合芒硝1g，枯矾1g冲服；上腹疼痛甚者加延胡索15g，乳香10g，腹痛伴便秘者加酒大黄10g；上腹胀者加厚朴10g，大腹皮15g；湿重口干甚者加薏苡仁30g，紫苏梗15g，湿气化则口干缓解；食欲差者加鸡内金20g，焦山楂30g；腹泻者加赤石脂15g，石榴皮15g，同时加大乌梅用量至60g；便秘者加酒大黄10g；恶心、呕吐者加旋覆花15g，赭石15g，严重者予止吐散外用；气虚乏力甚者加生黄芪30～50g；阴虚甚者加知母15g；瘀血甚者加莪术10g，水蛭6g；合并腹水者加大腹皮15g，龙葵10g，去花椒加椒目10g，同时与细辛10g，椒目10g，龙葵15g，桂枝10g，生黄芪10g，共研细末敷脐部，外置生姜灸，每日1次，每次2小时；另外，加用壁虎30g，祛风，软坚散结，抗肿瘤。外用药：川乌、草乌、海藻、海浮石、花椒、猫爪草、胆南星、山慈菇、壁虎、肉桂各90g，麝香1g，浓煎外用，每日4～8小时。就诊时间建议患者每两周就诊一次，根据症状变化，调整处方。

● 王庆才[14]以疏肝理气、健脾利湿、解毒抗癌、散瘀止痛为治则，药用柴胡、枳壳、郁金、干蟾皮、鸡内金各10g，预知子、白术、猪茯苓、生薏苡仁、菝葜、半枝莲、白花蛇舌草各30g，生山楂15g，辨证加减治疗晚期胰腺癌13例。结果治后生存期均超过6个月，平均生存期13个月。

（3）李东涛胰腺癌验方举例

柴胡12g，赤芍、白芍各15g，郁金30g，延胡索30g，拳参30g，菝葜60g，金荞麦60g，冬凌草60g，肿节风60g，牡蛎30g（先煎），太子参30g，黄芪45g，天南星30g（先煎1小时），水红花子20g，鳖甲粉15g，石上柏15g，石见穿15g，白屈菜30g，甘草10g，白花蛇舌草30g，半边莲15g，鸡内金15g，山药30g，生薏苡仁45g，炒白术30g，茯苓30g，灵芝15g，预知子15g，砂仁15g（后下），虎杖15g。水煎服，一日1剂。

7.胰腺癌常用中成药

（1）抗癌药

● 核葵注射液：4ml，肌内注射，每日1次。

● 征癌片：夏枯草、草河车、山豆根等药研末制成片剂，每日3次，每次3片，饭后温开水送服。

● 肿节风片、肿节风注射液（赛康欣）：用法见胃癌。

● 苦参素葡萄糖注射液：100ml：苦参素0.6g，葡萄糖5.0g。静脉滴注。每日1次，每次0.6g（1瓶），2个月为1个疗程，或遵医嘱。

● 金龙胶囊：用法见肺癌。

● 华蟾素胶囊：每粒装0.25g。口服。一次2粒，一日3～4次。

（2）抗癌辅助药

● 人参皂苷Rg3（参一胶囊）：用法见肺癌。马少军[15]等将参一胶囊联合化疗用于胰腺癌患者，观察外周血细胞水平、免疫细胞活性，结果显示治疗组治疗前后T细胞亚群和NK细胞活性均有所上升，表明参一胶囊联合化疗能够改善晚期胰腺癌的细胞免疫状态，维持患者免疫水平的稳定。

● 大黄䗪虫丸：熟大黄300g，土鳖虫（炒）30g，水蛭（制）60g，虻虫（去翅足，炒）45g，蛴螬（炒）45g，干漆（煅）30g，桃仁120g，苦杏仁（炒）120g，黄芩60g，地黄300g，白芍120g，甘草90g。每丸重3g，一次1～2丸，一日1～3次。与化疗联合治疗胰腺癌时对于患者临床症状和血液高凝状态的改善，生存质量和机体免疫力的提高，体重的稳定和增加起到了显著的作用，能够增强化疗的疗效，减少化疗的毒副反应[16]。

（3）抗癌与辅助综合作用药

● 艾迪注射液：用法见口腔癌。

● 养正消积胶囊：黄芪，女贞子，人参，莪术，灵芝，绞股蓝，炒白术，半枝莲，白花蛇舌草，茯苓，土鳖虫，鸡内金，蛇莓，白英，绵茵陈，徐长卿。健脾益肾，化瘀解毒。每粒装0.39g，口服。一次4粒，一日3次。

8.其他治疗

外治法

● 顾奎兴等[17]以内服茵陈蒿汤合大柴胡汤加减治疗胰腺癌的同时，外敷黑膏药（内有牵牛子和巴豆霜）局部外敷，发现不但腹胀腹痛明显减轻，同时黄疸消失，瘤体缩小50%。

● 孙玉冰等[18]在内服小柴胡汤与逍遥散治疗胰腺癌的同时，以乳香、白花蛇舌草、生蒲黄等适量研末，蜜、醋调敷于中上腹肿块外皮肤上，治疗后1年以上生存率为86.36%，3年以上生存率为22.73%，治疗前后疼痛、疲乏、体质量下降、腹泻等主症和生化指标均有所改善。

9.并发症处理

（1）疼痛

● 孙桂芝[19]认为，胰腺癌的疼痛主要源于肿瘤压迫与胰酶侵蚀两方面。对于肿瘤压迫疼痛，多以散结止痛为主，通常在半边莲、半枝莲、藤梨根、白花蛇舌草、蜂房、紫河车、穿山甲、鳖甲等药清热解毒、软坚散结的基础上，运用小剂量荜茇、细辛以加强辛通散结、通络止痛；而对于胰酶侵蚀组织、神经，则须以"通腑"泄酶为法，多用柴胡、香附、延胡索、川楝子、乌药、莪术等药行气通腑，伴有梗阻性黄疸时，则更须加用茵陈、金钱草等通腑退黄。

● 宋晨生等[20]用平痛散（由川乌、草乌、蟾酥、胡椒、生天南星、生半夏、麝香、冰片组成）外敷治疗包括胰腺癌在内的肿瘤疼痛。结果显示：118例显效55例，良效30例，有效23例，无效10例，总有效率为91.5%。

（2）肠梗阻

田义洲[21]治疗肠梗阻，除给予一般治疗外，加用中药经肛门滴入。以理气通腑，解毒散结为主，采用生大黄、厚朴、枳实各10g，红藤、全瓜蒌、莱菔子、预知子、大腹皮、赤石脂、白芍各30g，加水浓煎至150ml，冷却至39～41℃后放入灌肠袋中，将灌肠袋与胃十二指肠管和输液器相连接，用液状石蜡将待插的胃十二指肠管润滑后，经肛门插入至少40cm，打开输液器开关，调节滴速至30～40滴/分缓慢滴注。中药滴完后，患者尽量少活动以免药液排出，使药液尽可能地吸收。一日1次，1周为1个疗程，有一定的疗效。

（3）黄疸

● 欧颖[22]自拟退黄散（方药组成茵陈30g，白芍10g，当归尾10g，鳖甲10g，大黄10g，虎杖5g，栀子10g，车前子10g），脾虚纳差欲呕者加红枣30g，茯苓10g，姜半夏10g；肝郁气滞者加柴胡10g，郁金10g，枳壳10g；阴虚者加北沙参15g，麦冬15g；湿盛者加金钱草30g，泽泻10g，猪苓10g；丙氨酸氨基转移酶升高加五味子10g，垂盆草30g。治疗取得一定的疗效。

10.胰腺癌中医名家经验

（1）孙桂芝治疗胰腺癌经验

孙桂芝认为，胰腺癌为癌毒之邪蕴积胰腺，可阻碍气、血、水、胆汁的运行，出现气滞或气逆、血瘀、水湿内阻、胆汁渗溢等病理变化。脏腑功能受抑，日久可出现气虚，阴虚。病位在胰，涉及肝、胆、脾、胃。根据临床特点，主要有疏肝理气、和胃降逆、健脾益气、活血软坚、化湿清热、解毒抗癌等治法。疏肝理气主要以柴胡疏肝散加减，常用药物：柴胡、白芍、枳壳、郁金、香附、木香、佛手、预知子、槟榔、厚朴、大腹皮等药；和胃降逆主要用旋覆代赭汤或陈皮竹茹汤加减，常用药物主要有旋覆花、赭石、陈皮、竹茹、半夏、枇杷叶、九香虫、莱菔子、鸡内金、生麦芽、山楂等药；健脾益气主要以四君子汤加减，常用药物主要有：黄芪、太子参、白术、茯苓；化湿清热主要以三仁汤加减，常用药物有白豆蔻、杏仁、生薏苡仁、清半夏、厚朴、猪苓、泽泻、龙葵、半边莲、葶苈子等；活血软坚主要用应用赤芍、水红花子、穿山甲、鳖甲、牡蛎、龟甲、天花粉、凌霄花、延胡索、生蒲黄、三七、何首乌、乳香、没药、三棱、莪术、地龙、益母草等药。有黄疸者以茵陈、金钱草、虎杖、晚蚕沙、土茯苓等。解毒抗癌常用药物：白花蛇舌草、半枝莲、藤梨根、壁虎、草河车、金荞麦等药。偏寒者用细辛、姜黄、小茴香、肉桂、荜茇、花椒；偏热者用黄芩、知母、青蒿、地骨皮等。

（2）屠揆先治疗胰腺癌经验[23]

屠揆先先生曾治愈1例胰体癌，简介如下。许某，女，63岁，工人。1983年起上腹疼痛，食后尤甚，饮食减少，消瘦明显，随往上海某医院检查，确诊为胰体癌。B型超声显示肿块大小约10cm×5cm×4cm大小。给予口服替加氟，每日3次，每次1片。1983年9月请屠揆先给予中药治疗。患者面色少华，精神萎靡，形体消瘦，食欲不佳，食后不适，上腹疼痛，两便尚调。舌微黄腻，根较厚，脉弦。体检：上腹中部可触及鸭蛋大肿块，质较硬，推之不移，触之疼痛，此属脾虚失运，湿毒瘀血中阻。治以健脾补气，化湿解毒，祛瘀消癥。处方：东北白参5g（另服），苍术10g，生白术10g，黄连7g，肉桂7g（后下），煅瓦楞子15g，猪苓20g，茯苓10g，参三七片4g，生山楂30g，生赤芍10g，生白芍10g，每日1剂，随症略作加减。服药至1984年3月，B型超声复查，肿块消失。1989年9月B型超声：肝、胆、脾、胰均正常，全身情况良好。至1992年尚存活，生活能自理，获得良好的临床疗效。

（3）黄中槐治疗胰腺癌经验[24]

黄中槐中西医结合治愈胰腺腺泡癌1例，简介如下。李某，女，36岁，农民，于1976年3月20日在解放军109医院确诊为胰腺腺泡癌。于1976年4月28日求治于黄中槐。患者体质羸瘦，面色萎黄，胁下疼痛，不思饮食，舌质红，苔黄，脉细数。黄中槐认为，此病是由于气、血、痰、食郁结，积聚，瘀滞而致。采取攻毒消肿、软坚散结、活血祛痰以及补益气血等方法配合治疗。党参15g，白术10g，白芍10g，鸡血藤60g，牡蛎30g，薏苡仁30g，半枝莲60g，茯苓10g，玄参30g，天花粉30g。一日1剂，水煎分两次服。肿瘤属实，但病程长，患者抵抗力已弱，若攻伐太过，就会导致正气越虚。黄中槐在实践中摸索治肿瘤既不能用大苦大寒之药，也不能用太温太燥之剂。大寒之品能加重气血的进一步瘀阻，太热之药又易耗液伤津。上方连服30剂后，食欲渐旺，精神转佳。又以上方为基础，随症加减鳖甲、鸡内金、三棱、莪术、夏枯草、水蛭、山豆根、扁豆等继续应用3个月。患者体质逐渐恢复，食欲、二便已调，唯有双侧锁骨上下窝及右肩作胀。此时患者抵抗力已盛，黄中槐便根据病情拟猛攻其癌，柴胡10g，当归15g，丹参15g，鸡内金10g，生水蛭6g，夏枯草30g，白豆蔻10g，天花粉30g，蜈蚣2条，七叶一枝花30g，一日1剂，水煎服。同时拟用柴胡30g，桔梗60g，当归90g，三棱60g，莪术90g，枳壳60g，郁金60g，乳香30g，没药30g，青皮30g，马钱子10g，蜈蚣10条为末蜜丸配合服用（服用此丸时必须注意服药反应，反应重者应停药或考虑一补一攻，两补一攻，三补一攻，审其病候，视其虚实而施之）。上方加减治疗10个月诸证悉除，一如常人而出院。黄中槐又介绍几个单方验方嘱其回家后自用。如鱼腥草、半枝莲、半边莲、墨旱莲、芦根、地丁、蜂房、龙葵、白花蛇舌草、核桃枝、仙人掌、苦树根等，常年服用，并带药丸1剂出院。在用中草药治疗期间，曾用氟尿嘧啶和噻替哌各2个疗程及使用胰酶片、蜂王浆、多种维生素、鲨肝醇片等辅助治疗。患者出院后一直坚持服自种的中草药并参加轻微体力劳动。随访多次，一直正常，仅时有后颈及腋下淋巴结肿大，但服用半枝莲等草药后既可消失。随访至1988年8月16日已达12年，情况良好。

（4）高肇基治疗胰腺癌经验[25]

高肇基先生曾治疗1例晚期胰腺癌广泛转移患者，取得一定的疗效，简介如下。程某，女，60岁，1979年12月29日初诊。1979年4月上海市第三人民医院B型超声波示：左上腹肿块。12月中旬剖腹探查术证实：胰腺腺癌（体尾部），向胃、十二指肠、肝脏广泛转移，无法切除而关腹。转来中医治疗。症状：胸腹串痛，腹胀严重，腹水明显，终日卧床不起，半卧时疼痛加剧，坐则减轻，伴嗳气，胃纳减，舌质紫暗有瘀斑，苔白腻，脉细。辨证为湿热内蕴，入营伤阴，气滞血瘀。立清热解毒，渗湿利水，理气行滞，逐瘀软坚，益气养阴，扶正祛邪之法。方药：①白花蛇舌草、石见穿、半枝莲、海藻、预知子、茯苓皮、天花粉、腹水草各30g，穿山甲、皂角刺、山豆根、川楝子、鸡内金各9g，失笑散（包煎）、延胡索、枳壳、山楂曲、党参各12g，柴胡、生甘草各6g，白芍、生黄芪各15g。水煎服，每日1剂。②白毛藤、白花蛇舌草、石见穿、猪苓、天花粉、腹水草、脱力草各30g，半枝莲24g，生鳖甲、山豆根、山药、白术、白芍、大腹皮、黄芪、沙参、生地黄、麦冬、谷芽、麦芽各15g，柴胡4.5g，山楂曲、玄参、牡丹皮各12g，青陈皮、川楝子各9g。水煎服，每日1剂。③太子参、白毛藤、白花蛇舌草、石见穿、生黄芪、山药、生薏苡仁、天花粉、谷芽、麦芽、预知子、陈葫芦、脱力草各30g，麦冬、白术、猪苓、诃子、大腹皮、六味地黄丸（包煎）各15g，五味子、枳壳各9g，山楂曲12g，补骨脂20g，蚕茧壳10只。水煎服，每日1剂。治疗经过及疗效：1980年8月18日诊：前以①方出入，治疗7个月余，腹水消退，腹胀改善，纳谷渐增，夜间有饥饿感，体力渐复，能起床活动，舌质紫红，苔少，脉细。正虚邪恋，续于清热养阴，理气导滞，拟服②方。1981年5月16日诊：证情平稳，腹痛消失，纳谷增进，体力渐复，能外出活动。唯乏力，嗳气，下肢轻浮，便溏。继服2方。11月19日诊：患者于1981年6月赴贵阳，停服上药5个月，其间劳累，且有精神创伤。现病情明显恶化，腹泻较频，消瘦，纳呆，腹胀，腹水，而足浮肿。脾失健运，肝肾不足，气血已衰，治以扶正为主，佐以祛邪，姑予③方。不久病情恶化死亡，治后存活2年。

（5）尤建良治疗胰腺癌经验[26,27]

胰腺癌之病正虚而中焦脾胃功能失调是其关键，脾虚则木郁，土虚则生湿，湿郁化热，气滞血瘀，痰瘀湿热相搏结而成本病。既然本病内在失衡的"关节点"在于中焦，理当集中精力调理中焦，只有微微调控后天脾胃之枢纽，以后天促先天，调气以调瘀，同时力避滋腻伤中、攻伐伤正，通过调动机体自身的免疫、康复功能控制病情发展才能延长胰腺癌患者的生存期，提高生活质量，最终达到抗癌转移，甚至治愈的目的。根据以上原理创制了调脾抑胰方治疗晚期胰腺癌，在临床取得了较好的效果。此方治疗晚期胰腺癌42例，治疗后生存6个月至1年者17例，1年至2年者20例，2年以上者5例，其中最长者已生存5.5年，平均生存期1年4个月。同时明显减轻胰腺癌腹痛、腹胀、黄疸、食欲缺乏等症，减轻症状有效率为92%。调脾抑胰方以健脾调中立意，理气化湿，和降消积。其基本药物组成：党参、炒白术、紫苏梗、枳实、全瓜蒌各10g，茯苓、茯神、姜半夏各12g，陈皮6g，山药15g，薏苡仁、炒谷芽、炒麦芽各20g，猪苓、徐长卿、预知子各30g，炙甘草6g。随症加味：腹胀者，加大腹皮、佛手；腹痛剧烈者，加醋柴胡、延胡索；脾虚食欲亢进者，加黄芪建中汤；恶心、呕吐者，加姜竹茹、旋覆花、赭石；伴黄疸、肿块压迫胆总管严重者，加山慈菇、虎杖、青黛、野菊花、茵陈、栀子、制大黄；大便秘结者，加重全瓜蒌用量，另加决明子、生大黄；伴腹水者，加冬瓜皮、车前子、商陆、甘遂。

曹某，女，58岁。2005年7月29日初诊。患者2005年5月起出现反复上腹部疼痛，向腰背部放射，在当地医院行腹部B型超声及CT检查提示：胰腺占位。行剖腹探查术，术中见胰腺颈部包块，直径约3cm，质硬，包绕肠系膜上血管，胰腺上缘淋巴结肿大，直径约

1cm，胆总管下端僵硬，无法分离，遂行胆总管空肠吻合术，术后病理检查提示：胰头黏液细胞癌。术后上腹痛缓解，偶有腰背酸痛，因白细胞低下，未行化疗。术后2个月于我院就诊。刻诊：神疲乏力，面色萎黄，食欲缺乏，上腹痛引腰背，巩膜轻度黄染，形体消瘦。体检：右上腹可触及直径约4cm的肿块，质硬，固定，舌质淡，苔白腻、边有齿痕，脉沉。体重43kg，Karnofsky评分50分。肿瘤放射免疫检测：CA-199＞797.5U/ml，癌胚抗原（CEA）：89ng/ml，CA125：106U/ml，总胆红素（TBIL）：74μmol/L，直接胆红素（DBIL）：52μmol/L。辨证属正虚积阻，脾胃失调，湿郁气滞。治疗从脾胃入手，以健脾和胃为主，辅以理气化湿、消积退黄。予调脾抑胰基本方加茵陈30g，延胡索20g，佛手10g，大腹皮10g，郁金15g，白芍15g，炙甘草5g。常法煎服。同时将青黛、野菊花、山慈菇、三七粉按1：3：2：2配制而成散剂（装空心胶囊），每次1g，每日2次。服药3个月后病情逐渐好转，黄疸消退，腹痛消失，食欲正常。后一直服用调脾抑胰基本方。1年后复查CT、B型超声，胰头部肿块直径2cm，肿大的淋巴结消失。多次复查各项肿瘤放射免检测指标，均恢复正常，患者体重增加至50kg，生活如常人。

（6）刘嘉湘治疗胰腺癌经验[7]

案例：葛某某，男性，56岁。2011年3月9日初诊。

2011年1月12日在瑞金医院行胰头十二指肠切除术，术后病理检查提示：胰头腺癌，第7、第8、第9、第16、第13组淋巴结未见癌转移，切缘阴性，拟化疗。脉细，舌质暗红，苔少无明显自觉症状。处方：党参9g，生白术9g，茯苓15g，石斛12g，山药15g，生薏苡仁30g，预知子12g，莱菔子9g，红藤15g，野葡萄藤30g，菝葜15g，山慈菇15g，壁虎6g，生牡蛎30g，鸡内金9g，生山楂9g，黄连6g，苏叶8g，石韦30g，大枣9g。水煎服，一日1剂。

2011年6月8日二诊：胰头癌术后，现服特罗凯（5月17日始）头面部皮疹作痒，脉细弦苔薄质红。党参9g，生白术9g，茯苓15g，石斛12g，山药15g，生薏苡仁30g，预知子12g，红藤15g，野葡萄藤30g，菝葜30g，山慈菇15g，黄连6g，生山楂9g，鸡内金9g，莱菔子9g，半枝莲30g，蛇六谷30g，大枣9枚。水煎服，一日1剂。

2011年8月17日五诊：胰腺癌术后，已停用盐酸厄洛替尼（特罗凯），脚酸，腰酸作胀，脉细苔薄，质暗红。太子参9g，生白术9g，茯苓15g，石斛12g，预知子12g，红藤15g，野葡萄藤30g，菝葜30g，山慈菇15g，黄连6g，枳实9g，半枝莲30g，蛇六谷30g，生山楂15g，鸡内金12g。水煎服，一日1剂。

2012年6月14日十一诊：腹胀，矢气多，脉细软，苔薄腻，舌质淡红，拟健脾理气，软坚解毒。党参9g，白术9g，茯苓15g，石斛12g，预知子15g，青皮、陈皮各9g，砂仁6g，白豆蔻6g，木香9g，红藤15g，野葡萄藤30g，菝葜30g，魔芋30g，山慈菇15g，白花蛇舌草30g，生薏苡仁30g，黄芩9g，黄连6g，枸杞子15g，姜半夏9g，佛手9g，岩柏30g，半枝莲30g，生山楂15g，鸡内金12g，大枣9枚。水煎服，一日1剂。

（7）李东涛治疗胰腺癌中医验案举例

案例1：杨某，男，51岁。2009年11月1日初诊。

2002年11月因黄疸，在青岛市市立医院查出胰腺肿瘤，做导管引流，服用五毒之物，如蛇、蟾蜍等，效果可。2周前出现右胁肋疼痛，呼吸疼痛，难以忍受，影响睡眠，腰痛，手足热。查ECT显示肋骨8肋、右侧骶髂关节点状浓聚灶，服用陆盖克好转。舌紫，有瘀斑，苔白，脉弦。诊断：胰腺癌，骨转移。处方：①柴胡12g，赤芍15g，郁金30g，延胡索30g，拳参30g，菝葜60g，金荞麦60g，冬凌草60g，肿节风60g，牡蛎30g（先煎），骨碎补45g，鹿衔草30g，透骨草30g，生天南星30g（先煎1小时），水红花子20g，鳖甲粉15g，石上柏15g，石见穿15g，白屈菜30g，甘草10g，白花蛇舌草30g，半边莲15g，阿胶15g（烊化），鸡内金15g，生薏苡仁45g，炒白术20g，茯苓12g，党参15g，黄芪45g。7剂，水煎服，两日1剂，分6次服。②壁虎28条，干蟾皮20g，蜈蚣10条，生薏苡仁30g。上低温烘干，研细末，按14天量，口服。

2009年11月15日二诊。服药后，呼吸疼痛减轻，右侧身疼痛，翻身疼痛，身痒，右侧下肢麻木（已1年余，椎间盘突出），舌质淡，略紫，舌体略胖大，苔白，脉滑。①上方加茵陈60g，土茯苓45g。7剂，水煎服，两日1剂，分6次服。②壁虎28条，干蟾皮20g，蜈蚣10条，全蝎20g，生薏苡仁45g。上低温烘干，研细末，按14日量，口服。

2009年11月29日三诊。疼痛消失，无特殊不适，舌质淡，苔白腻，脉缓。①上方改延胡索15g，白屈菜15g，生薏苡仁30g，炒白术15g。7剂，水煎服，两日1剂，分6次服。②药粉同前。

2009年12月13日四诊。有轻度隐痛，晨起脚趾疼痛，舌质淡紫，苔白，脉沉弦。处方：上方改延胡索30g，余不变。7剂，水煎服，两日1剂，分6次服。药粉同前。

按上方调理6个月余。其后未服药。2015年8月随诊，患者健在。

案例2：杨某，男，57岁。2011年11月28日初诊。

因黑便2周，于2011年5月20日入青岛大学附属医院，并于2011年5月25日行胰体切除＋脾切除，术中脾门见一结节肿物，3.5cm肿物位于胰腺内，浸达局部脾脏，术后病理检查提示：胰体尾中分化腺鳞癌，侵达外膜，侵至脾脏组织被膜，淋巴结转移0/4。术前查体PET-CT：未见其他脏器转移，CA199：39.72U/L。术后用G方案吉西他滨化疗6次，放疗25次。有冠心病，冠状动脉支架植入术后，高血压病，2型糖尿病病史。最近胸闷，气短，晨起吐痰，舌质淡，苔白腻，有齿痕，脉弦沉。诊断：胰腺癌术后、放疗、化疗后。处方：柴胡15g，赤芍、白芍各15g，炒山药30g，桑黄30g，冬凌草60g，藤梨根60g，虎杖30g，菝葜180g，肿节风60g，石见穿30g，石上柏30g，砂仁12g（后下），水红花子30g，制鳖甲粉15g，郁金30g，延胡索15g，拳参30g，生天南星30g（先煎1小时），禹余粮30g（先煎），鸡内金30g，生麦芽30g，茯苓30g，炒白术30g，黄芪60g，生薏苡仁60g，全瓜蒌20g，川芎30g，甘草20g。7剂，每剂煎8袋，每袋150ml，每日4袋，分3次服。蟾宫散，每次3g，一日3次。

2012年3月1日七诊。无特殊不适，最近感冒，轻微咳嗽，舌质淡，苔白略腻，有齿痕，脉缓。处方：陈皮12g，菝葜240g，冬凌草150g，三七粉6g（分冲），麦冬20g，五味子15g，葛根30g，黄芪120g，肿节风120g，白豆蔻12g（后下），生、炒山药各20g，马齿苋45g，炒枳壳15g，泽泻20g，莲子肉30g，芡实30g，柴胡15g，赤白芍15g，桑黄30g，藤梨根60g，虎杖30g，石见穿30g，石上柏30g，砂仁12g（后下），水红花子30g，制鳖甲粉15g，郁金45g，拳参30g，生天南星30g（先煎1小时），赤小豆30g，鸡内金30g，生麦芽30g，茯苓30g，炒白术30g，生薏苡仁60g，全瓜蒌20g，川芎30g，甘草20g。7剂，每剂煎13袋，日6袋，分3次服。蟾宫散服法同前。

2014年5月26日二十八诊。3月6日查甲状腺右叶见大小1.0cm×1.0cm囊实性结节，形态规则，边界清晰，左颈部见一大小约0.8cm×0.4cm肿大淋巴结，髓质显示欠清，彩色多普勒表现（CDFI）示其内见门脉血流信号。心脏植入支架1个，已用阿司匹林4～5瓶，胃脘不适，隐痛，食后舒服。舌红苔白腻脉缓。处方：柴胡12g，赤芍12g，白芍12g，炒山药45g，灵芝30g，冬凌草60g，藤梨根60g，虎杖30g，菝葜150g，白芷15g，血余炭15g，蒲黄15g（包煎），蜂房15g，延胡索30g，白屈菜30g，肿节风45g，石见穿20g，石上柏20g，砂仁20g（后下），水红花子30g，鳖甲粉20g，郁金30g，拳参30g，生天南星30g（先煎1小时），赤小豆30g，鸡内金60g，生麦芽60g，茯苓60g，炒白术60g，九香虫12g，黄芪60g，薏苡仁120g，补骨脂30g，川芎30g，瓜蒌皮20g，炙甘草10g，白豆蔻20g（后下），黄连30g，吴茱萸6g，芡实60g，莲子肉30g，三七粉9g（分冲），五味子30g，禹余粮30g（先煎），炒扁豆30g，女贞子20g，炒枳壳20g，石菖蒲20g。7剂，煎服法同前，蟾宫散服法同前。

患者大致按上方加减治疗，中药服量较少，蟾宫散一直坚持，末次就诊2016年2月14日，病情稳定，无复发迹象。处方：灵芝孢子粉400g，每次2g，一日3次。

（二）西医治疗

1.治疗原则

手术仍是胰腺癌唯一的根治性疗法，然而，超过75%的患者因病期较晚而失去手术机会。放疗、化疗及新靶点药物治疗需根据患者的身体状况、年龄、肿瘤部位、浸及范围、黄疸以及肝肾功能水平等综合考虑。

可切除的Ⅰ、Ⅱ期患者应该及时接受手术，之后进行辅助治疗。肿瘤可切除的判定标准[28]：①无远处转移；②腹腔干、肝动脉和肠系膜上动脉（superior mesenteric artery，SMA）周围的脂肪间隙清晰；③没有肠系膜上静脉（superior mesenteric vein，SMV）和门静脉被肿瘤组织围绕、变形、瘤栓形成或无静脉被肿瘤组织包绕的影像学证据。术后辅助治疗建议吉西他滨或氟尿嘧啶/亚叶酸钙或卡培他滨为基础的单纯化疗，或基于氟尿嘧啶类药物或吉西他滨的化疗、放疗。

潜在可切除的患者先予新辅助治疗，对于血管受累有限的所谓临界可切除的肿瘤患者特别有意义。潜在可切除的判定标准：①没有远处转移。②SMV或门静脉受累，提示肿瘤组织包绕血管，浸及管壁并伴管腔狭窄；肿瘤组织包裹SMV/门静脉但未包裹周围动脉；或者由于肿瘤组织包裹或癌栓导致小段静脉闭塞，但在受累静脉的近侧和远侧有合适的血管可进行安全切除及重建。③胃十二指肠动脉至肝动脉有小段动脉被肿瘤组织包裹，或肝动脉直接被包裹，但尚未侵及腹腔干。④以血管本身圆周为界，肿瘤围绕SMA未超过180°。新辅助治疗后如果仍然无法切除，没有做病理检查的患者建议活检并重新分期，然后参照相应分期的胰腺癌治疗。

胰腺癌根治术后复发率约为50%，怀疑术后复发者，建议活检证实和全面检查。若仅为局部复发，对于先前未进行过化疗、放疗的患者，可以考虑化放疗；NCCN指南不推荐再次手术，因为其并不能改善生存率；但也有研究认为术后复发时间间隔≥9个月、年龄≤65岁、CA19-9＜100IU/ml的患者有可能从再次手术中获益，中位生存期约为11.2个月。如果出现远处转移，治疗决策应考虑从辅助治疗结束到发现远处转移的时间间隔。在初始治疗完成6个月后，可以选择和先前一样的全身治疗方案，当然也可以更换化疗方案；若在初始治疗完成6个月以内，建议更换化疗方案。

局部晚期无法切除的Ⅲ期胰腺癌，治疗有赖于化疗±放疗，同步放疗、化疗较单纯放疗或化疗能够延长生存。接受放疗、化疗后显著缓解的患者，尽管目前缺少确切的证据支持，NCCN指南仍推荐可考虑手术切除肿瘤。已发生远处转移的胰腺癌中位生存时间只有5～8个月，主要治疗是化疗及姑息治疗。除非用于姑息目的，联合放疗、化疗不大使用。最有效的单药化疗有效率为5%～20%，但对患者的2年生存率影响很小。

2.手术

常用手术方式如下。①Whipple术：胰头肿瘤最常采用；②胰腺末端切除术和脾切除术：胰体尾部肿瘤常采用；③局限或扩大胰腺切除术；④全胰切除术：肿瘤较大，范围包括胰头、颈、体时采用此术式。标准的淋巴结切除术包括十二指肠和胰腺、肝十二指肠韧带的右侧、肠系膜上动脉的右侧以及胰十二指肠前方和后方的淋巴结。

腹腔镜主要用于胰腺癌的探查和分期、胰腺远端切除术和局部切除术。对术前判断不可切除的胰腺癌患者，如同时伴有黄疸、消化道梗阻，在全身条件允许的情况下可行姑息性手术，行胆肠、胃肠吻合，胆囊造瘘，植入支架等。

3. 放疗

放疗在胰腺癌的治疗中占有重要地位，术中放疗常单独进行，姑息性放疗可酌情同步化疗、放疗或单纯放疗。患者若存在胆管梗阻，可酌情行临时性或永久性植入支架。

术前放疗用于潜在可切除或局部晚期不能切除的胰腺癌，放疗期间出现远处转移者，可避免不必要的手术。术前放疗常与化疗同时进行，也可先行2～4个周期诱导化疗。推荐CT模拟加三维适形放射治疗计划。

术中放疗主要用于肿瘤残存、切缘不干净或淋巴结残存等，或是不可切除胰腺癌探查术后。

根治性切除术后切缘阳性、病灶离切缘过近、肿瘤侵犯邻近器官、区域淋巴结转移等高危因素以及胰头癌，可术后化疗、放疗。

局部晚期不可手术切除胰腺癌，若患者一般情况允许，给予同步化疗、放疗，其后应通过详细的影像学检查再次分期，有R0切除可能性时可考虑手术。对于预期同步放疗、化疗后可能也难以切除（如肿瘤完全包裹SMA或腹腔干动脉）或存在可疑的远处转移灶的患者，可以先给予2～6个周期的化疗，再行同步放疗、化疗。

晚期胰腺癌因肿瘤压迫所致梗阻、严重疼痛，或高龄、基础病多等，可酌情同步放疗、化疗或单纯放疗。

术前、术后或姑息性放疗均可联合化疗，但可供选择的方案不多，文献报道的基本是氟尿嘧啶类药物或吉西他滨。

4. 化疗及新靶点药物治疗

新辅助化疗方案尚没有足够证据，但术后辅助化疗已有随机临床试验的结果确认其作用，并推荐在术后4～8周内开始。ESPAC-3研究显示，术后氟尿嘧啶/亚叶酸钙与吉西他滨治疗相比，中位生存期分别为23.0个月和23.6个月，无明显差异。RTOG97-04研究则报道，胰头癌吉西他滨组的总生存期显著优于氟尿嘧啶组。2013年ASCO会议上对JASPAG-01研究（Ⅲ期临床）进行了中期数据分析，发现口服替吉奥胶囊在药效及安全性方面均优于吉西他滨，其2年总生存率为70%，吉西他滨组为53%。

局部晚期及转移性胰腺癌，推荐吉西他滨为基础的方案。二线治疗可在基于吉西他滨的方案（若之前未用过）和基于氟尿嘧啶类药物的方案中选择。吉西他滨和氟尿嘧啶相比，生存时间和反应率差异并不显著，但吉西他滨缓解肿瘤导致的疼痛优于氟尿嘧啶。

到目前为止，被FDA批准用于胰腺癌治疗的新靶点药物是厄洛替尼。一项关于晚期或转移性胰腺癌患者的双盲、安慰剂对照的Ⅲ期试验将569例患者随机分组接受厄洛替尼联合吉西他滨或吉西他滨单药治疗，结果显示，联合组中位生存期为6.24个月，1年生存率为23%，单药组分别为5.91个月和17%。

常用的药物治疗方案如下：

● 氟尿嘧啶+亚叶酸钙：亚叶酸钙，$20mg/m^2$，快速静脉注射，d1～5；氟尿嘧啶，$425mg/m^2$，快速静脉注射，d1～5。每4周重复，共6个周期。

● FOLFIRINOX（奥沙利铂+伊立替康+亚叶酸钙+氟尿嘧啶）：一项随机试验显示，FOLFIRINOX方案在中位无进展生存期（6.4个月 vs 3.3个月）和中位总生存期（11.1个月 vs 6.8个月）方面均显著优于吉西他滨单药。用法：奥沙利铂，$85mg/m^2$，静脉滴注2小时，

d1；伊立替康，180mg/m²，静脉滴注90分钟，d1；亚叶酸钙，400mg/m²，静脉滴注2小时，d1；氟尿嘧啶，400mg/m²，静脉注射，d1；或氟尿嘧啶，2400mg/m²，静脉滴注46小时，d1～2。每2周重复。

● GEMOX（吉西他滨+奥沙利铂）：在缓解率、无进展生存期和临床获益方面优于吉西他滨单药。用法：吉西他滨，1000mg/m²，静脉滴注100分钟，d1；奥沙利铂，100mg/m²，静脉滴注2小时，d2。每2周重复。

● GP（吉西他滨+顺铂）：相对于吉西他滨单药治疗，Ⅲ期试验未能显示联合方案有显著的生存获益，但对于携带BRCA突变的胰腺癌患者或许更有效。用法：吉西他滨，1000mg/m²，静脉滴注30分钟，d1；顺铂，50mg/m²，静脉注射，d1。每2周重复。

● GTX（吉西他滨+多西紫杉醇+卡培他滨）：35例转移性胰腺癌患者接受GTX方案，部分缓解（PR）29%，好转（MR）或稳定（SD）31%。全组中位生存期11.2个月，而获得部分缓解（PR）者为13.5个月。用法：吉西他滨，750mg/m²，静脉滴注75分钟以上，d4、d11；多西他赛，30mg/m²，静脉滴注，d4、d11；卡培他滨，750mg/m²，口服，每日2次，d1～14，每3周重复。

● XELOX（奥沙利铂+卡培他滨）：用于局部晚期或转移性胰腺癌患者，吉西他滨治疗失败后的二线治疗，PS评分好、一线治疗曾经获益的患者更有可能从该方案中获益。用法：奥沙利铂，130mg/m²，静脉滴注2小时，d1；卡培他滨，1000mg/m²，口服，每日2次，d1～14，每3周重复。

● 改良FOLFIRI（伊立替康+亚叶酸钙+氟尿嘧啶）：用于局部晚期或转移性胰腺癌患者，吉西他滨治疗失败后的二线治疗。伊立替康，70mg/m²，静脉滴注1小时，d1、d3；亚叶酸钙，400mg/m²，静脉滴注2小时，d1；氟尿嘧啶，2000mg/m²，静脉滴注46小时，d1，每2周重复。

● 吉西他滨+白蛋白结合型紫杉醇：用法：吉西他滨，1000mg/m²，静脉滴注30分钟，d1、d8、d15；白蛋白结合型紫杉醇，125mg/m²，静脉滴注，d1、d8、d15。每4周重复。

● 吉西他滨+厄洛替尼：吉西他滨，1000mg/m²，静脉滴注30分钟，每周1次，连续7周后休息1周，随后每4周中连续3周每周1次；厄洛替尼，100mg/d或150mg/d，口服。

● 吉西他滨+卡培他滨：用法：吉西他滨，1000mg/m²，静脉滴注30分钟，d1、d8、d15，每4周重复；卡培他滨，1660mg/(m²·d)，口服，每日2次，d1～14，每3～4周重复。

● 吉西他滨+替吉奥：用法：吉西他滨，1000mg/m²，静脉滴注30分钟，d1、d8；替吉奥，60mg/d、80mg/d或100mg/d，口服，每日2次，d1～14，每3周重复。

● 吉西他滨单药：吉西他滨，1000mg/m²，静脉滴注30分钟，d1、d8、d15，每4周重复。或吉西他滨，1000mg/m²，静脉滴注30分钟，连续7周每周1次，随后休息1周，然后每4周中连续3周，每周1次。

● 吉西他滨固定剂量率（fixed dose rate，FDR）给药：吉西他滨必须被磷酸化后才能发挥抗肿瘤活性，FDR可以将磷酸化吉西他滨的细胞内浓度最大化，延长暴露于吉西他滨的时间，理论上或有更好疗效。用法：吉西他滨，1500mg/m²，静脉滴注150分钟，d1、d8、d15，每4周重复。

● 吉西他滨同步放疗、化疗：吉西他滨，400mg/m²，静脉滴注30分钟，每周1次连续4周。第1次吉西他滨给药后48～72小时开始放疗。

● 卡培他滨+厄洛替尼：客观反应率为10%，中位生存时间为6.5个月，17%的患者的CA19-9下降超过50%。用法：卡培他滨，1000mg/m²，口服，每日2次，d1～14，每3周重复；厄洛替尼，150mg/d，口服。

● 卡培他滨单药：卡培他滨，1250mg/m²，口服，每日2次，d1～14，每3周重复。

● 替吉奥单药：替吉奥，80mg/d、100mg/d或120mg/d，口服，每日2次，d1～28，每42日重复。

（三）中西医结合治疗

1.与化疗结合

（1）李秋等[29]将不能手术的晚期肝癌、胰腺癌患者共82例随机分成三组，分别给予参芪抑癌液（人参、黄芪、蟾酥、斑蝥提纯而成注射液）、细胞因子、常规化疗药治疗。结果显示参芪抑癌液组、细胞因子组、常规化疗药组患者生存时间分别为11.3个月、9.5个月、8.5个月；参芪抑癌液组、细胞因子组在改善症状方面也均优于常规化疗药组。

（2）姜玉华等[30]将胰腺癌化疗［吉西他滨（健择）和顺铂组成］同时服用中药，以清热理气，健脾祛湿，化痰散结之法为主。基本方：白花蛇舌草30g，浙贝母30g，穿山甲10g，牡蛎30g，黄芩15g，柴胡15g，川楝子15g，白术20g，枳实15g，猪苓30g，茯苓30g，三棱15g，莪术15g，党参30g，黄芪30g，炙甘草10g。腹痛重者加郁金15g，延胡索15g，白芍30g。燥热内结、大便干燥者可加厚朴15g，决明子30g，生大黄10g（后下）。连服中药1年，后改为每年立春和立秋后连服中药3个月巩固疗效。

（3）张松等[31]将54例胰腺癌患者随机分为两组，治疗组常规放疗同时应用参麦注射液静脉滴注。结果治疗组生活质量改善、骨髓抑制及消化道反应发生方面优于对照组。

2.与介入治疗结合

孙钰等[32]采用中药榄香烯灌注和（或）经泵灌注治疗晚期胰腺癌为晚期胰腺癌中医治疗开辟了新的有效途径。

五、预后及随访

（一）预后

胰腺癌预后差，绝大多数患者在就诊时已无法手术，虽然可切除者预后要明显好于不可切除的患者，但其中位生存期仍只有15～19个月，5年生存率约为10%。对于可手术者，T_1期患者术后5年生存率为48%，T_2为10.6%，T_3期为0；淋巴结阴性患者的5年生存率明显高于淋巴结阳性者（25% vs 5.5%）；术后切缘阳性者中位生存期仅为10个月，有神经浸润者预后亦明显变差；有报道高分化胰腺癌的中位生存期可达到35.5个月，明显高于低分化癌患者。术后CA19-9水平升高提示预后不良，如在短期内快速升高则更有意义。

（二）随访

治疗结束的患者，前2年每3～6个月随访1次，此后每年1次。每次随访需询问患者病史，并进行体格检查以评估相关症状。可进行CA19-9检测和腹部CT扫描，但有研究显示即便据此早期发现肿瘤复发、转移而给予相关治疗也不能改善患者的预后。

六、预防与调护

（一）预防

人类80%～90%的癌症与环境相关，其中约35%与饮食有关。研究显示，多食蔬果（如卷心菜）可减低患胰腺癌的机会。

（二）调护

1.饮食调护

在胰腺癌治疗过程中，饮食调理亦非常重要，其目的是合理安排饮食，保证充分的营养，提高身体免疫功能，巩固治疗效果，防止癌症复发。

就餐要有规律性，一日3～5餐，忌零食，以免引起胰液不停分泌，加重胰腺功能负担。膳食应合理搭配，以糖类为主，脂肪和蛋白质适量，如易消化的蛋白质瘦肉、鸡蛋和鱼等。烹调用以煮、炖、熬、蒸、溜等方法，忌煎、炸、爆炒，防止胰液过度分泌。

胰腺癌患者可食用以下中药保健食品：大蒜，荠菜，芦笋，枸杞子，大枣，山药，干姜，猴头菌，绞股蓝，芦笋，海藻等。

2.心理调护

何裕民[33]在治疗胰腺癌患者时强调心身并治。通过观察，胰腺癌患者多表现为以下3型：工作上投入型；生活上马虎型；谨小慎微型。何裕民教授临床采用"话疗"方法，将中医学一系列调畅情志的方法（如怡悦开怀法、以疑解疑法、转移注意法、说理开导法、静志安神法、以情胜情法等）贯穿其中，与患者进行思想沟通。对工作投入型患者，告诉他过于投入付出，已使健康与生命受到严重威胁，必须悬崖勒马，何裕民喜欢引用郑板桥的"难得糊涂"来劝说患者。生活马虎型需要注重饮食，注意胃脘部保暖，少生闷气、少发火。谨小慎微型可采用以下几条纠治措施：明确"告之以其败"；在适当的氛围中，先充分肯定这种性格有好的、有利于工作和社会生存一面，同时指出正是这种性格导致了胰腺的不堪重负，以致癌变；劝说他"难得糊涂"；指导他要善于及时宣泄情感。

参考文献

[1] Edge SB，Compton CC. The American Joint Committee on Cancer：the 7th edition of the AJCC cancer staging manual and the future of TNM. Ann Surg Oncol，2010，17（6）：1471-1474.

[2] Ferrone CR，Haas B，Tang L，et al. The influence of positive peritoneal cytology on survival in patient with pancreatic adenocarcinoma[J]. J Gastrointest Surg，2006，10（10）：1347-1353.

[3] 姚大鹏，张培彤.胰腺癌中医药治疗研究进展[J]. 中国肿瘤，2014，23（5）：403-407.

[4] 白云，刘萍，贾博宇，等.中药抗肿瘤作用的研究进展[J]. 中国药师，2014，17（8）：1406-1409.

[5] 邓允，贾博宇，边文山，等.中医药治疗胰腺癌的研究进展[J]. 中医药信息，2014，31（3）：170-172.

[6] 金莉.胰腺癌中医治疗进展[J]. 浙江中医杂志，2012，47（11）：855-857.

[7] 朱才琴，丁尧光，刘嘉湘.刘嘉湘中医药治疗胰腺癌心得体会[J]. 内蒙古中医药，2013，（33）：41-42.

[8] 郭敬新，李广水，张栋亭，等.中医治疗胰腺癌疗效评价[J]. 内蒙古中医，2015，34（2）：12-13.

[9] 唐蕾，陆陈春，王立伟.周维顺辨证治疗胰腺癌经验[J]. 浙江中西医结合杂志，2010，20（3）：137.

[10] 尤建良.中药WD-3合剂对细胞因子影响的实验研究[J]. 中国医学理论与实践，2002，（6）：661.

[11] 高进.肿瘤血管形成诱导和抑制因子研究进展[J]. 中国肿瘤，1999，（2）：70-74.

[12] 薛青，尤建良，龚时夏.中药微调3号方联合消症膏治疗晚期胰腺癌临床分析[J]. 辽宁中医药大学学报，2016，18（1）：184-185.

[13] 徐林.胰腺癌症状与分期、部位相关性研究及中医治法初探[D]. 北京中医药大学，2009.

[14] 王庆才，张磊.中医药治疗晚期胰腺癌13例[J]. 四川中医，1996，14（10）：20.

[15] 马少军，张洁，等.参一胶囊联合化疗对胰腺癌患者外周血细胞水平及细胞免疫活性的影响[J]. 中国中西医结合外科杂志，2012，18（2）：134-136.

[16] 徐军.大黄䗪虫丸配合化疗治疗胰腺癌血瘀证的临床研究[D]. 济南：山东中医药大学，2010.

[17] 顾奎兴，杨桂云.相反相畏药对在肿瘤临床的应用举隅[J]. 江苏中医，1998，19（3）：36-38.

[18] 孙玉冰，周亦农.和解法配合中药外敷治疗中晚期胰腺癌22例临床观察[J]. 中华实用中西医杂志，2003，16（12）：1770-1771.

[19] 何立丽，孙桂芝.孙桂芝治疗胰腺癌经验[J].辽宁中医杂志，2010，37（7）：1215-1216.

[20] 宋晨生，章荣棻.平痛散减轻肿瘤疼痛的临床观察[J].中国医药学报，1999，14（1）：69.

[21] 田义洲.中药肛滴治疗癌性不完全性肠梗阻疗效观察[J].浙江中西医结合杂志，2011，21（12）：889-891.

[22] 欧颖.退黄散治疗肝内梗阻性黄疸70例[J].现代中西医结合杂志，2007，16（1）：94-95.

[23] 宋焱.屠揆先治疗恶性肿瘤验案简介[J].中医杂志，1993，34（10）：588-589.

[24] 韩先知.中西医结合治疗胰腺腺泡癌1例疗效观察[J].实用中医内科杂志，1990，4（2）：29.

[25] 李济仁等编写.名中医肿瘤验案辑按[M]上海：上海科学技术出版社，1990：324.

[26] 尤建良，赵景芳.调脾抑胰方治疗晚期胰腺癌42例[J].浙江中医杂志，2000，35（6）：238.

[27] 尤建良，姚新新.中医药治疗胰腺癌的临床体会[J].江苏中医药，2010，42（10）：32-34.

[28] Callery MP，Chang KJ，Fishman EK，et al. Pretreatment assessment of resectable and borderline resectable pancreatic cancer：expert consensus statement[J]. Ann Surg Oncol，2009，16（7）：1727-1733.

[29] 李秋，雷正明，夏先明.参芪抑癌液和细胞因子治疗晚期肝癌，胰腺癌临床观察[J].河南肿瘤学杂志，1999，12（1）：27.

[30] 姜玉华，宋霆婷，蓝孝筑.中药加化疗治疗局部晚期胰腺癌的疗效分析[J].中华肿瘤防治杂志，2006，23（24）：1907-1908.

[31] 张松，白桦，侯继院，等.参麦注射液联合放疗治疗胰腺癌临床观察[J].中国民族民间医药，2010，19（8）：136.

[32] 孙钰，范忠泽.榄香烯介入治疗胰腺癌的临床研究[C].全国临床肿瘤大会暨CSCO学术年会，2009：11-12.

[33] 何裕民，杨昆.从心治癌[M].上海：上海科学技术出版社，2010：143-144.

第四节　肝癌

一、概述及流行病学

原发性肝癌（primary liver cancer，PLC）是指自肝细胞或肝内胆管细胞发生的癌肿。主要包括肝细胞癌（hepatocellular carcinoma，HCC）、肝内胆管细胞癌（intrahepatic cholangio-carcinoma，ICC）和肝细胞癌－肝内胆管细胞混合癌（combined hepatocellular carcinoma and intrahepatic cholangiocarcinoma，cHCC-ICC）。肝癌是我国常见的恶性肿瘤之一。据统计，20世纪90年代初，我国肝癌死亡率为20.40/10万（其中男性为29.07/10万，女性为11.23/10万），在部分城市为19.50/10万，在部分农村为20.72/10万。在所有肿瘤死亡人数中，占第2位，在农村仅次于胃癌，在城市则次于肺癌。我国肝癌高发于江苏、福建、广东、广西等东南沿海地区的江、河、海口与岛屿。著名的肝癌高发区如启东、同安、顺德、扶绥等地区，其死亡率达30/10万以上。江苏启东市，年发病率为49.27/10万人口，男性多于女性，平均年龄为48.5岁，在广西扶绥县肝癌发病率也很高。除了集中高发以外，散在发生的肝癌越来越多，严重威胁着人民的生命健康。

祖国医学典籍中，虽无肝癌的病名，但类似症状和体征的记载十分丰富，大致相当于肝积、臌胀、黄疸、伏梁等范畴。如《灵枢》中提到"伏梁""在心下，上下行时吐血，恶血留内，积聚成也"。《素问·腹中论》云："有病心腹满，旦食则不能暮食，此为何病？对曰：名臌胀。"《灵枢·水胀篇》谓："腹胀身皆大，大与肤胀等也，色苍黄，腹筋起，此其候也。"隋巢元方《诸病源候论·黄疸候》谓："诊得肝积，脉弦而细，两胁下痛，邪走心下，足胫寒。胁痛引小腹……身无膏泽，喜转筋，爪甲枯黑，春瘥秋剧，色青也"。又谓"水饮停滞，积聚成癖，因热气相搏，则郁蒸不散，故胁下满痛，而身发黄，名为癖黄。"宋

《圣济总录》谓黄疸若"心间烦闷，腹中有块，痛如虫咬，吐逆喘粗，此是血黄""如齿鼻黑，发直者死"。清喻昌《医门法律》认为"凡有癥瘕，积块，即是胀病之根，日积月累，腹大如箕瓮，是名单腹胀。"此外，中医古籍记载尚有肥气、黑疸、胁痛、肝胀等不同的描述。

二、病因及发病机制

（一）祖国医学对肝癌病因及发病机制的认识

中医认为，肝癌主要由于正气不足，外来毒邪侵袭，蕴久致脏腑失调，气机失常，阴阳失衡，生化失常，癌毒内生。癌毒之邪结聚于肝，日久则更伤正气，气血失和，脏腑失统，百证丛生。

1.正气不足

先天禀赋不足，或劳倦内伤，或久病耗伤，脏腑功能衰弱，中气不足。如复感外邪内侵，则正气益虚，肝体失和，气血逆乱，阴阳失调，生化失常，癌毒内生。《中藏经》中所曰："积聚、癥瘕、杂虫者，皆五脏六腑真气失而邪气并，遂乃生焉……盖因内外相感，真邪相犯，气血薰抟，交合而成也"。

2.感受外来邪毒侵袭

外来毒素侵袭人体，如正气足，则外邪不能内侵或被削减。如正虚不能抗邪，则毒邪内踞，客于肝内，与正气相搏，日久则肝气不畅，脾气不和，阴阳失衡，气血生化乏力，致阴阳失序，生化异常，致癌毒内生。《外台秘要》中云："病源积聚者，由阴阳不和，脏腑虚弱，受于风邪，搏于脏腑之气所为也。"

3.饮食、生活不节

嗜酒、肥甘厚味、暴饮暴食、生冷、发霉不洁等不良饮食，则易损脾伤肝，脾失健运，肝气疏泄。内伤七情，忧愁思虑伤脾，恼怒气郁伤肝，使肝脾不和，肝失疏泄，脾失健运。脾虚失运，肝气不疏，气血失和，日久易致脏腑失统，代谢失常，阴阳失衡，生化失常，癌毒内生。《诸病源候论》指出："癥瘕积聚，病因为寒温不调，饮食不节，阴阳不和，脏腑虚损，并受风邪留滞而不去成也"。

（二）现代医学对肝癌病因及发病机制的认识

原发性肝癌的病因尚未完全肯定，可能与多种因素的综合作用有关。

近年研究着重于乙型和丙型肝炎病毒、黄曲霉毒素 B_1 和其他化学致癌物质与肝癌发病的关系。我国肝癌的主要病因有病毒性肝炎感染（我国肝癌患者中约90%有乙型肝炎病毒感染背景，10%～30%有丙型肝炎病毒感染背景），黄曲霉毒素的摄入，以及农村中的饮水污染（如蓝绿藻毒素为促肝癌剂），其他还有饮酒、吸烟、遗传因素等。因此，20世纪70年代我国结合国情提出的"改水，防霉，防肝炎"的肝癌一级预防7字方针，至今仍然有用，并已获得初步效果。近年，全国开展的新生儿接种乙肝疫苗，已在新的一代明显降低了乙型病毒性肝炎的感染率，从而预期在若干年后降低肝癌的死亡率。

其他因素如中华分枝睾吸虫，可刺激肝内胆管引起炎症，炎症增生硬化，最终也可转成癌变。血吸虫流行区，虫卵在汇管区沉积并纤维化，肝细胞损伤，也有可能导致癌变。另外，营养不良性肝损伤、酒精性肝硬化，随着时间的推移，不能修复损伤导致组织异变也会导致肝癌的发生。

另外，肝癌患者家族史强阳性，患有肝癌史的家族比无肝癌史的家族发病率高。在肝癌患者的遗传基因染色体中发现异常，染色体畸形。

三、临床诊断

（一）临床表现和体征

1.症状

肝癌分亚临床期（早期）和临床期（中、晚期）。前者多无症状，而临床期肝癌症状多，但缺乏特异性，通常发展迅速，且不易为一般治疗所缓解。

（1）肝区疼痛：肝区出现间歇或持续刺痛、胀痛、钝痛等不同程度的疼痛。疼痛的产生是由于迅速长大的肿瘤压迫肝脏的胞膜，使张力增大所致，严重时可放射到背部及右肩部。有的误诊为急性胆囊炎、胆结石，甚至误诊为阑尾炎，而延误治疗。如果肝脏破裂，可引起剧烈疼痛，患者会屏住呼吸，如刀割样疼痛。

（2）腹胀：腹部胀满较为多见，尤以左肝大时，上腹部胀满症状更加明显。腹大如鼓，胀痛严重时不得卧。

（3）消化道症状：纳差，厌油，恶心，呕吐，腹泻，或大便不规律，患者出现消瘦及乏力。

（4）腹部肿块：无痛性上腹部肿块，随呼吸上下移动，与肝下界分界不清，应该考虑肝脏肿瘤，有相当一部分患者是在无意中发现，如洗澡时，晚间睡觉时，或在碰到某一处时觉得上腹部有硬块。

（5）发热：肝癌患者往往有发热症状，呈持续或弛张型，体温波动在37.5～38℃或高达39℃以上。原认为是肝细胞坏死后进入血液引起发热，经进一步研究，认为肝癌发热是由于肝癌细胞产生2,5-表异雄酮增多，不能与肝内的葡萄糖醛酸结合，2,5-表异雄酮是一种致热物质，可引起发热。另外，胆固醇不能循正常途径降解为胆酸而变成右胆酸，右胆酸也是一种致热物质，故肝癌时有发热症状。

（6）出血现象：患肝癌时，肝功能明显降低，凝血机制发生障碍，患者可出现皮下出血，鼻衄，齿眼出血，月经过多，有的呕血、便血，晚期肝癌可发生弥散性血管内凝血（DIC）。

（7）转移情况：肝癌肺转移占60.5%，胸腔转移占4.7%，骨及锁骨转移占8.7%，脑转移占2.5%，其他部位转移占14.9%。

2.体征

肝大、上腹肿块、黄疸、腹水、脾大、下肢浮肿及肝硬化的其他表现（如肝掌、蜘蛛痣、红血管痣、腹壁静脉曲张）等。

（1）肝大：进行性的肝大，是肝癌的一个重要特征。右上肝癌可引起肝上界上移，肋下可扪及肝脏，但无结节；右下肝癌常可直接扣及肿瘤；左叶肝癌可表现为剑突下肿块，如为左外叶肝癌，则其肿块右侧有明显切迹。

（2）腹水：门静脉高压或门静脉内癌栓形成或晚期肝癌营养失调，低蛋白血症等可出现腹水，有的出现高度腹水。腹大如蜘。多属晚期表现。

（3）脾大：既往有肝硬化患者，门静脉高压，脾淤血，可出现脾大。

（4）黄疸：晚期肝癌可有黄疸形成，由于肝门淋巴结肿大压迫或肝细胞破坏严重，出现黄疸。

3.并发症

肝癌常死于并发症，如肝肿瘤破裂，消化道出血，肝性脑病，并发感染，肝衰竭肾衰竭，胸腔积液，感染及肺梗死等。临床应重视对并发症的处理。

（二）实验室检查

目前已发现的肝癌血清标志物有许多种，根据在肝癌诊断中的价值可将标志物分为3类：①对肝癌高度特异、有肯定的诊断价值，如甲胎蛋白（AFP）、γ-谷氨酰转肽酶（GGT）及其同工酶、AFP异质体及异常凝血酶原（DCP）等；②对肝癌有一定的诊断价值，但特异性不高者，如α-L-岩藻糖苷酶（AFU）、$α_1$-抗胰蛋白酶（AAT）、同工铁蛋白（SIF）等，可用作AFP阴性肝癌病例的辅助诊断。由于我国肝癌患者有30%～40%属AFP阴性，故其他标志物对AFP阴性肝癌仍有其应用价值。

（三）影像学检查

肝癌的影像学诊断对肝癌的定位、定性有重要的参考价值，主要包括超声显像、X线计算机断层扫描（CT）、磁共振成像（MRI）、放射性核素显像、选择性肝血管造影等。

1.超声显像

超声是肝癌定位诊断中最常用、分辨力高的定位诊断方法，可检出1～2cm的占位，能提示占位性病变属液性或实质性，血管的有无。超声对实质性占位性病变亦可提供有价值的材料以作鉴别，如肝癌常呈"失结构"占位，周围常有晕圈，小肝癌常呈低回声占位，大肝癌或呈高回声或高、低回声混合，亦可有中央液化区，而常需与肝癌鉴别的肝血管瘤则无晕圈，边界清，常可见血管进入。超声能确定肝癌在肝内的位置及其与血管的关系，从而有利于指导治疗方法的选择及手术的进行；超声能了解肝癌在肝内及邻近组织器官的播散与浸润，通常在大的肝癌周围常见卫星结节或包膜不完整；超声还能了解肝内静脉、门静脉和肝静脉有无癌栓及其范围，亦可了解癌栓是否蔓延至下腔静脉或门静脉主干。可在超声导引下做穿刺活检、瘤内无水乙醇注射等。

2.电子计算机X线体层扫描（CT）

目前，CT是肝癌定位诊断中的常规检查手段，能了解病灶位置、大小、数目及其与血管关系，检出下限约为1cm。增强扫描有助于提示病变性质，鉴别肝血管瘤，能指导外放射治疗的定位，能了解肝癌是否向周围组织器官侵犯。肝癌通常呈低密度区，边清或模糊，大肝癌常有中央液化，增强扫描早期病灶密度高于癌周肝，10～30秒病灶密度下降至低于癌周肝使占位更为清晰，并持续数分钟。

3.磁共振成像（MRI）

MRI与CT比较有以下特点：可获横断面、冠状面与矢状面三种图像，对软组织的分辨优于CT，无放射线损害，对血管瘤鉴别较佳。但检出率不优于CT，通常检出下限为1～1.5cm。

4.其他检查

近年来，细针穿刺颇受青睐，在非手术治疗的患者，为取得确切病理诊断，可在超声引导下进行细针穿刺。

（四）病理学诊断

肝癌大体分型及组织类型

（1）肝癌大体分型：①巨型：约占肝癌总数的51%，右肝多于左肝，肝内肿块直径在10cm以上。②结节型：肝内大小不等结节，肿瘤直径在0.5～6.5cm，约占肝癌总数的47.6%。③弥漫型：此型肝癌较少见，发展快，病情转化较快，约占肝癌总数的1.4%。

（2）组织类型：分为肝细胞型肝癌、胆管型肝癌和混合型肝癌。肝细胞癌其细胞与肝细胞相似，并常在肝硬化基础上发生；胆管细胞癌其细胞与胆管上皮相似。我国肝癌中肝细胞癌约占90%，胆管细胞癌约占5%，而肝细胞癌与胆管细胞癌的混合型肝癌亦约占5%。肝细胞癌可软可硬，但多较硬；易坏死出血；色土黄、暗红或带绿（胆汁）；易侵犯血管形成瘤栓（门静脉或肝静脉），而侵犯胆管较少；常伴肝硬化。胆管细胞癌则罕见合并肝硬化，质多坚硬致密，呈灰白色，常表现为浸润性，坏死与出血较少见，可见脐凹。

（五）临床分期与肝功能评估

1.临床分期

国内外有关肝癌的分期有很多，如Okuda分期、法国分期[1]、Clip分期[2]、JIs分期[3]、中国肝癌协会分期[4]、巴塞罗那临床肝癌（Barcelona Clinic Liver Cancer，BCLC）分期、美国癌症联合会AJCC）的TNM分期等。应用较多的是2010年的AJCC TNM分期（表10-5）、BCLC分期（表10-6）。

表10-5　肝癌2010年的AJCC TNM分期

分期	T	N	M		T、N、M简明定义
I	T_1	N_0	M_0	T_1	孤立肿瘤，没有血管受侵
II	T_2	N_0	M_0	T_2	孤立肿瘤，有血管受侵或多发肿瘤但直径均≤5cm
IIIA	T_{3a}	N_0	M_0	T_{3a}	多发肿瘤，直径>5cm
IIIB	T_{3b}	N_0	M_0	T_{3b}	孤立肿瘤或多发肿瘤侵及门静脉或肝静脉主要分支
IIIC	T_4	N_0	M_0	T_4	直接侵及胆囊以外的周围组织，或穿破脏腹膜
IVA	任何T	N_1	M_0	N_1	区域淋巴结转移
IVB	任何T	任何N	M_1	M_1	有远处转移

注：pTNM分期与cTNM分期标准一致。

表10-6　肝癌BCLC分期

期别	PS评分★	肿瘤状态		肝功能状态
		肿瘤数目	肿瘤大小	
0期：极早期	0	单个	<2cm	没有门脉高压
A期：早期	0	单个	任何	Child-Pugh A～B
		3个以内	<3cm	Child-Pugh A～B
B期：中期	0	3个以上	任何	Child-Pugh A～B
C期：进展期	1～2	门脉侵犯或N_1、M_1	任何	Child-Pugh A～B
D期：终末期	3～4	任何	任何	Child-Pugh C

注：★0～B期需符合PS评分、肿瘤状态及肝功能状态的所有标准，C期至少需符合PS评分和肿瘤状态中一项标准，D期至少需符合PS评分和肝功能状态中一项标准。

2.肝功能评估

客观、全面、准确地评估肝癌患者的肝脏储备功能，对制订合理的治疗方案具有重要意义。Child-Pugh评分系统（表10-7）包括有无肝性脑病、腹腔积液量、血清白蛋白含量、凝血酶原时间是否延长、血清胆红素含量五项常用临床指标，每一项指标评为1～3分，3分表示最严重程度，然后将五项指标的评分合计以确定肝功能好坏，<6分为Child-Pugh A级，7～9分为B级，10～15分为C级。该系统简便、实用，是30多年来国内外应用最广泛的评估系统，其局限性在于未能区分Child-Pugh C级中更严重的患者（极高胆红素或极低白蛋白），对肝性脑病和腹腔积液的评估有时会受主观因素的影响。

表 10-7 肝功能 Child-Pugh 评分

项目	评分		
	1	2	3
肝性脑病	无	1～2 期	3～4 期
腹腔积液	无	少量	中等量及以上
血清白蛋白/（g/L）	＞35	28～35	＜28
凝血酶原时间延长/s	1～4	4～6	＞6
胆红素/（μmol/L）	＜34	34～51	＞51

注：对于原发性胆汁型肝硬化者，胆红素 1～3 分的评分标准分别为＜4g/dl、4～10g/dl 及＞10g/dl。

四、治疗

（一）中医治疗

1.肝癌的病证特点

肝癌的病证特点应从两个方面分析。

（1）肿瘤方面，肿瘤在肝内肆意滋长，扎寨营垒，癌毒之邪与痰瘀胶结成块，或毒盛浸延肝内或局部组织、器官，或沿血道转移他处。

（2）对人体而言，有虚实两个方面。虚者，气虚、阴虚、血虚、阳虚，而以气虚、阴虚多见；实者乃肿瘤阻滞脏腑气血运行，致气滞、血瘀、湿阻水停。毒结日久可致五脏失调，气血衰败，阴阳失衡，化火生寒皆有之，既可以郁久生热，又可气火不足而生寒。

病位在肝，主要涉及脾、胃、胆、肾等脏腑。本病属本虚标实，证候多为寒热错杂、虚实并见。

2.肝癌治则治法

肝癌治疗遵从综合治疗的原则，中西医并重。中医治疗肝癌的原则：对肿瘤为祛毒抗邪；对人体为扶正培本，纠正脏腑气血失调。具体治法：治肿瘤当以寒热之剂扫荡之，以平性之剂抑杀之，辅之以消痰软坚、祛瘀散结之药以破击之；调人体则虚者补之，实者调之。气虚者益气，血不足者补血，阴虚者滋其阴，阳亏虚者温肾助阳，气滞者理气，血瘀者活血，痰积者化痰，水湿者利水除湿，化热化火者，佐以清热泻火。临床注重中西医配合，根据病情，合理安排中西医治疗方法与时机，并纠正西医治疗中出现的毒副反应。

3.肝癌辨肿瘤临床常用药物选择

现代药理研究证实，一些中药对肝癌细胞具有杀灭作用，能调整肿瘤细胞周期，抑制肿瘤细胞增殖，诱导细胞分化，促进肿瘤细胞凋亡，并能抑制肿瘤血管生成，增强机体免疫功能；在抗复发转移方面，一些中药有效成分能调控转移相关基因，抑制细胞基质降解酶活性，抑制肿瘤细胞黏附能力，从而起到抗肝癌复发转移功效[5-7]。肝癌辨肿瘤论治，建议根据临床经验及现代药理合理选择以下药物。

（1）温热药：砒霜（有小毒），雄黄（有小毒），白花蛇（有毒），蜈蚣（有毒），藤黄（剧毒），紫杉（红豆杉），天仙子，两面针（有小毒），凤尾蕉叶，山油柑，缬草，自然铜，鸡矢藤，铁包金，罂粟（有毒），海螵蛸，钩吻（有毒），白花丹，乌头，椿根皮，干漆（有毒），千金子（有毒），黄花夹竹桃（有毒），昆明山海棠，美登木辛，硇砂（有小毒），猪牙皂（有小毒），蛴螬（有毒），黄水茄，鹅不食草。

（2）寒凉药：壁虎（有小毒），斑蝥（小毒），蟾蜍（蟾皮，干蟾皮）（小毒），冬凌草，苦参，白花蛇舌草，猫人参，半枝莲，三颗针，泽漆（有毒），龙葵（有小毒），白毛藤（白英，蜀羊泉）（有小毒），马鞭草，莴苣，水老鼠簕，水杨梅根，天胡荽，熊胆，蚤休（重楼，七叶一枝花）（有小毒），板蓝根，贯众，商陆（有毒），白鲜皮，芦荟，鱼腥草，酸浆（灯笼草），土荆皮（有小毒），望江南，香茶菜，白屈菜（有毒），金荞麦，天花粉，白头翁，蒲公英，穿心莲，蛇葡萄根，三白草，东风菜，石燕，亮菌，山豆根，长春花，紫草，败酱草，喜树（有毒），雷公藤（有大毒毒），大黄，牵牛子（有毒），青黛，鸦胆子，山慈菇（有小毒），巴豆（有毒），虎掌草（有小毒），了哥王（有毒），朱砂（有毒），马钱子（大毒），秋水仙（有毒），雷丸，青木香，蛇莓（有毒），预知子，汉防己，叶下珠，半边旗，川东獐芽菜，美洲大蠊（有毒），野葡萄根，虎眼万年青。

（3）平性药：蜂房（有毒），猕猴梨根，菝葜（金刚藤），马蔺子，石上柏，矮地茶，平地木，地锦草味，臭椿皮，肿节风（接骨木），芙蓉叶，木馒头，楤木，狼毒（有大毒），蓖麻子（有毒），三尖杉，野百合（有毒），全蝎（有毒），半边莲，菜豆，玉米须。

（4）消痰软坚药：生半夏（有毒），骆驼蓬子（有毒），甜瓜蒂（有小毒），阿魏，儿茶，生天南星（有毒），石打穿，石上柏，僵蚕，海蛤壳，海藻，马兜铃，猫爪草，天花粉，白僵，漏芦，王不留，皂角刺，鳖甲，夏枯草，山慈菇（有小毒），苦参（有小毒），杏仁。

（5）祛瘀散结药：穿山甲，郁金，凌霄花，铁树叶（有毒），石见穿，水红花，凌霄花，苏木，地龙，水蛭（有毒），土鳖虫（有小毒），姜黄，乳香，没药，延胡索，三棱，刺老苞，蟑螂（有毒），常山，鬼箭羽，凤仙花，铁树叶，柘木，土贝母，鸡血藤，牛膝，急性子（有毒），红花，番红花，山茶花，牡丹皮，桑白皮，益母草，泽兰，麝香，大麻药（有小毒），卷柏。

4.肝癌辨人体临床常用药物选择

（1）补气：灵芝，人参，太子参，黄芪，红景天，党参，刺五加，白术，茯苓，珠子参，红枣，银耳，红毛五加皮，龙牙楤木，鹅血，猴头菇，槐耳，棉花根（有毒），向日葵。

（2）补阳：高良姜，淫羊藿，仙茅，桂枝，杜仲，海马，补骨脂，沙苑子，蛇床子（有小毒），灯盏细辛，山雪莲。

（3）补阴：女贞子，山药，龟甲，枸杞子，墨旱莲，麦冬，天冬，玉竹，西洋参，沙参，鳖甲，生地黄，山茱萸，石斛，十大功劳。

（4）补血：当归，白芍，熟地黄，何首乌，龙眼肉。

（5）强腰膝，止腰膝疼痛：防己，徐长卿，独活，槲寄生。

（6）理气、消胀：甘松，预知子，木瓜，沉香，乌药，川楝子，柴胡，枳壳，厚朴，陈皮，紫苏梗，佛手，高良姜，大腹皮，香附，绿萼梅，香橼，槟榔，薄荷，莱菔子，荔枝核，玫瑰花，枸橘。

（7）活血定痛：降香，赤芍，川芎，丹参，五灵脂，莪术，桃仁。

（8）止血：蒲黄，三七，仙鹤草，茜草，白茅根，白及，大蓟，紫草。

（9）祛湿、利水：薏苡仁，白豆蔻，猪苓，泽泻，扁豆，车前子，藿香，南蛇藤，槲寄生，海金沙。

（10）退黄、保肝：茵陈，垂盆草，田基黄，虎杖，甘草，五味子，大黄，金钱草，海金沙，大青叶，丹参，贯众，栀子，黄连，黄芩，马尾连，蒲公英，鱼腥草，龙胆草，牡丹皮，黄柏。

（11）清热泻火：黄连，黄芩，鱼腥草，败酱草，升麻，地骨皮，忍冬藤，野菊花，金银花，蒲公英，寒水石，青黛。

（12）保肾：蚕沙，冬虫夏草。

（13）消化功能紊乱：纳呆——砂仁，鸡内金，谷芽，麦芽，神曲，山楂，沙棘（沙枣），红豆蔻；恶心——陈皮，竹茹；嗳气——吴茱萸，旋覆花；便干——火麻仁，芦荟，生大黄；便稀——红藤，槐角，儿茶，益智仁。

（14）身痒：刺蒺藜，何首乌。

（15）咳嗽：紫菀，冬花，小百部（有小毒），银杏（白果）（有毒）。

（16）睡眠不佳：酸枣仁，合欢，首乌藤，远志，琥珀。

（17）其他：辛夷，牛蒡子，五倍子，乌梅，余甘子。

5.肝癌辨证型论治

（1）孙桂芝等[8,9]参考中华人民共和国卫生部药政司的新药（中药）治疗原发性肝癌临床指导原则，将肝癌分为5型。①肝郁脾虚证：两胁胀痛，右侧为甚，胸闷不舒，郁怒加重，食少腹胀，嗳气反酸，胁下痞块，坚硬如石，神疲乏力，苔薄白，舌质正常或暗，脉细弦。疏肝理气，益气健脾。四君子汤（《太平惠民和剂局方》）合逍遥散（《太平惠民和剂局方》）、左金丸（《丹溪心法》）加减。醋柴胡10g，当归10g，白芍15g，茯苓20g，太子参15g，生黄芪30g，郁金10g，香附10g，青皮10g，陈皮10g，预知子15g，白术15g，凌霄花6g，赭石（先煎）30g，黄连20g，吴茱萸3g。加减：胁痛重者，加延胡索10g，乳香5g，徐长卿15g，急性子3g。②气滞血瘀证：胁痛如刺，痛引腰背，固定不移，夜间痛甚，脘腹胀闷，恶心，食少，嗳气，呃逆，倦怠乏力，胁下结块，尿短赤，便干或便溏，苔薄或黄干，舌紫暗，有瘀斑，脉弦细或涩。行气活血，化瘀消积。桃红四物汤（《医垒元戎》）合化积丸（《类证治裁》）加减。桃仁10g，红花10g，川芎10g，熟地黄12g，莪术10g，三棱10g，延胡索10g，白芍15g，当归10g，香附10g，生牡蛎（先煎）30g，预知子20g，郁金10g，炮穿山甲（先煎）10g，水蛭3g，赭石（先煎）30g，焦神曲15g，焦山楂15g，土鳖虫10g，白屈菜6g，凌霄花6g。加减：胁痛重者，加延胡索10g，乳香5g，徐长卿15g，急性子3g，苏木10g；或花椒5g，荜茇5g，狼毒3g，香附10g。③脾虚湿困证：两胁隐痛、胀痛，乏力，纳差，消瘦，腹泻腹胀，肢体浮肿或有腹水，面色晦暗，舌体胖，舌质淡，苔白腻或浊腻，脉弦滑或濡滑。健脾化湿，益气消癥，解毒抗癌。枳实消痞丸（《兰室秘藏》）加减。枳实10g，白术15g，太子参15g，黄芪30g，茯苓15g，生麦芽30g，薏苡仁30g，制半夏10g，厚朴10g，黄连15g，干姜6g，鸡内金30g，赭石30g，藤梨根15g，凌霄花6g，预知子10g，白花蛇舌草30g。加减：腹泻者，加炮姜10g，草豆蔻10g，儿茶10g，赤石脂10g，诃子肉10g。④湿热蕴结证：上腹肿块，坚硬刺痛，脘腹胀满，身目尽黄，腹大臌胀，发热出汗，心烦口苦，恶心食少，便结溺赤，苔黄腻，舌紫暗，脉弦滑而数。清热利湿，解毒抗癌。茵陈蒿汤（《伤寒论》）加味。茵陈30g，炒栀子12g，熟大黄10g，金钱草30g，虎杖15g，牡丹皮10g，猪苓30g，龙葵20g，白英15g，羊蹄根30g，厚朴10g，枳壳10g，桃仁10g，车前草15g。⑤肝阴亏虚证：胁肋隐痛，眩晕，口苦，耳鸣，形体羸瘦，低热，盗汗，五心烦热，烦躁易怒，腹大胀满，青筋怒张，黄疸溺赤，呕衄便血，舌红绛，苔少，脉虚细数或虚细。滋养肝阴，清热抗癌。一贯煎（《柳州医话》）合四物汤（《太平惠民和剂局方》）加减。沙参15g，麦冬15g，当归10g，生地黄30g，熟地黄15g，砂仁（后下）6g，枸杞子30g，川楝子6g，牡丹皮15g，白芍15g，川芎10g，生黄芪30g，青蒿30g，半枝莲30g，龟甲（先煎）30g，鳖甲（先煎）30g，龙葵30g，桃仁10g，墨旱莲10g，仙鹤草30g。加减：目干涩加女贞子12g，草决明15g；肝火亢盛易怒加龙胆草10g，黄芩10g，栀子10g。临床辨证随症加减：发热不退者，白虎汤加青蒿30g，白薇15g，银柴胡10g，牡丹皮10g，知母10g，水牛角30g，羚羊粉2g（分冲）等。黄疸重者，加茵陈30g，栀子15g，黄柏10g，虎杖30g，姜黄30g，龙胆草15g，苦参15g等。出血者，加白茅根30g，侧柏炭10g，仙鹤草30g，蜂房10g，藕节炭10g，土大黄6g，三七粉4g（分冲），云南白药4g（分冲），血余炭30g，白及15g，大蓟、小蓟各10g等。胁痛重者，加延胡索10g，乳香5g，徐长卿15g，急性子15g，苏木10g，花椒10g，荜茇10g，狼毒5g，香附10g等。腹水胀满者，加青皮、陈皮各10g，枳实（壳）10g，厚朴10g，炒槟榔10g，车前草30g，大腹皮10g，猪苓30g，泽泻15g，龙葵30g，半枝莲15g，商陆10g，或用五苓散或实脾饮。腹泻者，炮姜10g，草豆蔻10，儿茶10g，赤石脂10g，诃子肉10g，罂粟壳10g，炒薏苡仁30g，山药10g，炒白术10g或四神丸等。

（2）丘奕文[10]根据国家中医药管理局"十一五"重点专科肝癌协作组验证工作方案，辨证分型治疗标准如下：①肝盛脾虚型：上腹肿块胀顶不适，消瘦乏力，倦怠短气，腹胀纳少，进食后胀甚，眠差转侧，口干，大便溏薄，尿黄短，甚则出现腹水，黄疸，下肢浮肿，舌质胖，舌苔白，脉弦细。治以健脾益气，疏肝软坚法，选用逍遥散加减（党参、白术、茯苓、柴胡、当归、白芍、桃仁、预知子、厚朴、栀子、莪术、生甘草）。②肝胆湿热证：身目黄染，心烦易怒，发热口渴，口干而苦，胁肋胀痛灼热，腹部胀满，小便短少黄赤，大便秘结，胁下痛块，舌质红，苔黄腻，脉弦数。治以清热利湿，解毒退黄为法，选用茵陈蒿汤加减（茵陈、栀子、大黄、金钱草、猪苓、柴胡、白芍、郁金、川楝子、枳壳、半枝莲、七叶一枝花）。③肝热血瘀型：上腹肿块质硬如石，疼痛拒按，或胸胁疼痛拒按，或胸胁掣痛不适，烦热，口干唇燥，大便干结，尿黄或短赤，甚则肌肤甲错，舌质红或暗红，边有齿痕，舌苔白厚，脉弦数或弦滑有力。治以清肝解毒，祛瘀软坚法，选用龙胆泻肝汤合膈下瘀血汤加减（龙胆草、半枝莲、栀子、泽泻、木通、车前子、生地黄、柴胡、桃仁、莪术、大黄、生甘草）。④脾虚湿困型：腹大胀满，神疲乏力，身重纳呆，肢重足肿，尿少。口黏不欲饮，时觉恶心，大便溏稀，舌淡，舌边有齿痕，苔厚腻，脉细弦或滑或濡。治以健脾理气，化瘀软坚，利湿解毒为法，选用四君子汤合五皮饮加减（黄芪、党参、白术、茯苓皮、香附、枳壳、陈皮、大腹皮、冬瓜皮、龙葵、桃仁、莪术、鳖甲、半枝莲、白花蛇舌草、赤芍、甘草）。⑤肝肾阴虚型：臌胀肢肿，蛙腹青筋，四肢柴瘦，唇红口燥，短气喘促，纳呆，烦躁不眠，小便短少，上下血溢，甚则神昏摸床，舌质红绛，舌光无苔，脉细数无力，或脉如雀啄。治以滋养肝肾、解毒化瘀法，选用一贯煎加减（生地黄、当归、沙参、枸杞子、桑椹、川楝子、黄芪、党参、白术、茯苓、赤芍、鳖甲）。

（3）周维顺[11]认为，肝癌的基本病机是正虚邪实，早期属邪实，治当清热利湿解毒，活血化瘀消积。中晚期属虚，应注重扶正，健脾益肾，滋阴养血，扶正以驱邪。根据中医的辨证论治思想，将该病分为肝郁脾虚、气滞血瘀、湿热毒聚、脾气虚弱、肝肾阴亏、气阴两虚等证型。①肝郁脾虚型：症见右胁胀痛或右胁下肿块，神疲乏力，形体消瘦，胸闷，反酸，纳呆，嗳气，舌体胖大，舌质淡，苔薄白，脉濡或弦；治以疏肝健脾理气；常用柴胡、陈皮、赤白芍各10g，炙甘草5g，预知子、茯苓各15g，猫人参15～30g，莪术12g，郁金9g，白术10g，生薏苡仁、生黄芪各30g等。②气滞血瘀型：症见右胁下或脘部痞块巨大，表面不平，伴胀痛或刺痛，痛处固定拒按，痛牵腰背，入夜痛剧，脘腹胀闷，纳差食少，嗳气，反酸，形体消瘦，肢倦乏力，便干尿少，手见肝掌，颈、胸背、面部可见蜘蛛痣，舌质紫暗，有瘀斑或瘀条状，脉弦涩或涩；治以行气活血化瘀消积；常用三棱9g，土鳖虫、莪术、黄药子各12g，白屈菜、延胡索各20g，郁金、生牡蛎各10g，鳖甲30g，水蛭9g，猫人参15～30g，赤芍、白芍各10g，预知子15g等。③湿热聚毒型：症见右胁下痞块，胁肋疼痛，脘腹胀满，心烦易怒，身黄目黄，口干，口苦，食少，溲赤便干，舌质紫暗，苔黄腻，脉弦滑或弦数；治以清热利胆，泻火解毒；常用绵茵陈、焦栀子各12g，大黄6g，半枝莲15～30g，龙葵15g，白花蛇舌草15～30g，蒲公英15～30g，牡丹皮10g，虎杖30g，厚朴、莱菔子、黄柏、三叶青各12g，水红花子10g，猪茯苓各15g，泽泻9g等。④脾气虚弱型：症见脘腹不舒，倦怠乏力，面色少华，胃纳减退，下肢浮肿，大便溏薄，舌质淡红，苔白腻，脉细濡；治以补中益气，健脾温胃；方用补中益气汤加减；常用柴胡12g，黄芪30g，党参15g，白术、当归、干姜各10g，炙甘草5g，升麻6g，红枣30g，赤芍、白芍各10g，荜茇、茯苓各10g，生薏苡仁30g，牛膝、半枝莲、白花蛇舌草、龙葵各15g，橘红、橘络各10g等。⑤肝肾阴亏型：症见胁肋隐痛，绵绵不休，五心烦热，头晕目眩，形体消瘦，乏力食少，口干，腹胀如鼓，青筋暴露，甚者呕血，黑便，皮下瘀点，舌质红或红绛，少苔或光剥苔，脉细数；治以养阴柔肝益气，凉血止血解毒；常用半枝莲、白花蛇舌草各15g，猪苓、茯苓各15g，泽泻9g，生鳖甲30g，生龟甲30g，赤芍、白芍各10g，生黄芪30g，牡丹皮、水红花子各10g，当归、女贞子各12g，墨旱莲10g，半边莲15g等。⑥气阴两虚型：症见胁肋隐痛，低热不退，四肢乏力，神疲倦怠，自汗盗汗，口干多饮，舌红少苔，边有齿痕，脉细无力；治以补气养阴，软坚散结；常用麦冬12g，五味子9g，太子参、熟地黄各15g，黄柏、知母各12g，南沙参、北沙参各12g，黄芪、山药、红枣各30g，生玉竹12g，鲜石斛、半枝莲、白花蛇舌草各15g等。随症加减：自汗明显者，用黄芪、白术、防风等；伴盗汗者，多加绿豆衣、浮小麦、糯稻根、碧桃干等；失眠者，加五味子、炒枣仁、合欢皮、珍珠母等；腰膝酸软者，加炙狗脊、炒续断、炒杜仲、怀牛膝等；伴皮肤瘙痒者，加白鲜皮、蝉蜕、苦参、苍术、地肤子、荆芥、防风等；术后手足抽搐者，加阿胶珠、全蝎、龟甲等；术后声音嘶哑者，加北沙参、麦冬、天冬、蝉蜕、桔梗等；癌痛明显者，加香茶菜、徐长卿、延胡索、乌药等；放疗、化疗后呃逆频发者，加刀豆子、丁香、柿蒂等。

（4）庄险峰[12]根据肝癌临床错综复杂的证候，经多年经验梳理出五个证型进行辨证论治。①肝郁脾虚型：胁肋胀痛，胸闷不舒，善太息，纳呆食少，或有腹泻，或肋下痞块，舌质淡红，苔白微腻，脉弦。疏肝解郁，健脾理气。柴胡疏肝散加味。醋炒柴胡5g，生白芍12g，炒枳壳10g，制香附10g，陈皮6g，川芎10g，生薏苡仁30g，白术12g，生黄芪20g，茯苓10g，白花蛇舌草30g，仙鹤草30g，甘草5g。②气滞血瘀型：右肋下或脘部痞块巨大，痛处固定拒按，痛引肩背，入夜尤甚，脘腹胀满，气力纳差，便溏。舌质暗，有瘀斑点或瘀条等，脉涩或弦涩。活血化瘀，通络软坚，消痞止痛。柴胡疏肝散合血府逐瘀汤加减。醋炒柴胡6g，白芍12g，红花10g，桃仁10g，莪术10g，当归15g，川芎10g，预知子15g，乌药10g，延胡索6g，甘草15g，香附8g，白花蛇舌草30g，仙鹤草30g。③湿热蕴结型：右胁痞块，增大较快且疼痛较重，或身目泛黄，或潮热壮热，口干、口苦，心烦易怒，胸腹满闷，溲黄便干，舌质红，苔黄腻，脉滑或弦滑。清热利湿，疏肝利胆。茵陈蒿汤和龙胆泻肝汤加减。茵陈30g，大黄10g（后下），栀子10g，龙胆草15g，黄芩10g，柴胡10g，生地黄10g，车前子10g（包），泽泻10g，当归10g，甘草5g。④湿热瘀毒型：胁下痞块巨大，质硬，腹痛且胀甚，按之如囊裹水，腹大如鼓，面色黄或晦暗黧黑，小便短少，舌质暗淡或有瘀斑，苔白腻，脉沉濡。清热利湿，疏肝利胆。茵陈蒿汤合膈下逐瘀汤加减。茵陈30g，生大黄10g（后下），栀子15g，丹参15g，炒茜草15g，炙鳖甲10g，土鳖虫10g，白花蛇舌草30g。⑤肝肾阴亏型：胁肋疼痛，五心烦热，心悸少寐，头晕，食少，腹大如鼓，青筋暴露，甚则呕血，黑便等，舌红少苔，脉细而数。一贯煎加味。生地黄30g，沙参15g，枸杞子30g，麦冬15g，当归15g，川楝子10g，炙鳖甲10g，牡丹皮10g，半边莲20g，白花蛇舌草30g。

6.验方汇编

（1）常用药对

- 凌霄花15g，预知子15g：疏肝理气，活血散结。
- 龙葵30g，蛇莓15g：清热解毒，消肿散瘀。对痰火交阻患者尤为适宜。
- 海金沙30g，鸡内金30g：化积利水，治疗黄疸、腹水。

- 水红花子10g，桃仁6g：活血散结，有防治肝纤维化作用。
- 龙葵60g，泽泻15g：清热解毒抗癌，消肿散瘀利水，对消胸腔积液、腹水有较好的作用。龙葵用量过大、时间过长可引起白细胞下降，应注意。
- 乌梅15g，白芍20g：酸甘化阴，柔肝缓急，用于肝胃郁热、阴液耗伤见胁部隐痛、胃部嘈杂灼热者。
- 川楝子12g，延胡索20g：理气解郁，清肝和胃，用于肝经郁热，胃气不和而肝区胃脘胀痛者；
- 金钱草30g，郁金15g：疏肝利胆，清热解郁，用于湿热蕴结肝胆而见黄疸、胁痛者。

（2）单验方

- 蟾酥膏：疳蚀痈肿，一切齿痛。捕蟾蜍大者1个，以竹篦子刮其眉，即有汁黏其上，以汁点痛处。
- 化癥散积颗粒[13]：蜈蚣2条，壁虎2条，半边莲15g，虎杖15g，玄参15g，生地黄15g，麦冬12g，大黄3g，大腹皮9g，白芍15g，甘草9g。化癥瘕散积聚，清热毒补肝肾之功。
- 肝复方[14]：党参、黄芪、白术、茯苓、香附、柴胡、穿山甲、桃仁、沉香末、丹参、苏木、生牡蛎、鼠妇、蚤休、陈皮、全蝎。血瘀甚者，加土鳖虫、莪术、三七粉；肝郁脾虚甚者，加郁金、山药、陈皮、麦芽；肝胆湿热甚者，加茵陈、蒲公英、黄芩；阴虚内热甚者，加牡丹皮、地骨皮、麦冬、鳖甲；肝肾阴虚甚者，加枸杞子、女贞子、墨旱莲、菟丝子；纳呆乏力甚者，加炒麦芽、薏苡仁；便秘者，加大黄、厚朴；痛甚者，加延胡索、川楝子、制乳香、制没药。如肿瘤并消化道出血，若病程短，出血量不多，仅见黑便，可在肝复方基础上加白及、地榆炭、海螵蛸、仙鹤草；出血量大则直接吞服生大黄粉、三七粉、云南白药粉、白及粉等；病程长、慢性失血患者常见气血亏虚之象，治宜扶正为主，不宜攻伐，给予归脾汤加减益气养血，健脾固摄。肿瘤合并胸腔积液、腹水，出现胸闷气促，不能平卧，或腹胀难耐者，先行抽水并腔内注药，选用四君子汤合五皮饮加减以健脾益气，利湿消肿。这类患者虽表现有阴液亏虚表现，且逐水剂往往伤阴，但却不宜多用滋腻养阴之品，否则对腹水不利，应权衡轻重，待腹水控制再予益气养阴作为后期调理。肿瘤骨转移患者，骨相关症状不明显者，以治疗原发病证为主，酌加续断、骨碎补、桑寄生、牛膝等补肾壮骨；骨痛明显者，全身无阴虚燥热象，局部无红肿者，运用阳和汤加味每获良效，并从毒、瘀着手，以解毒化瘀、行气止痛为法，将大黄、马钱子、全蝎、蟾酥、蚤休、山慈菇、姜黄、麝香等20余味中药制成外敷膏药治疗癌性疼痛，疗效较好。
- 镇癌汤：白花蛇舌草15g，半边莲15g，半枝莲15g，蚤休10g，炮穿山甲5g，醋鳖甲10g，紫花地丁15g，黄连10g，川浙贝母10g，蜈蚣2条，射干10g，蛇蜕10g，全蝎3g，土鳖虫5g，蜂房5g，仙鹤草15g，猫爪草10g，莪术10g，三棱10g，黄芪15g，人参5g，（蒸兑服），当归15g，甘草5g。每日1剂，水煎服取汁400ml早晚分服。李崇义[15]等认为治疗本病可按清热、解毒、活血化瘀、软坚散结、益气补阴、扶正祛邪治疗，常用自拟镇癌汤治疗。
- 解毒复方与健脾复方[16]：解毒复方：半枝莲30g，半边莲15g，党参30g，莪术15g，土鳖虫10g，柴胡10g，炙甘草6g。健脾复方：党参30g，茯苓15g，白术15g，半枝莲30g，莪术15g，柴胡10g，炙甘草6g。
- 莲龙消积方[17]：半枝莲15g，穿山龙30g，莪术8g，鸡内金30g，郁金10g，生黄芪30g，薏苡仁30g，生甘草6g。加减：偏于肝郁气滞型加炒枳壳、香附、佛手等；偏于血瘀型加鸡血藤、赤芍、川芎等；偏于脾气虚加党参、茯苓、白术等。早晚2次分服，一次100ml。煎煮法：水煎30分钟。一日1剂，疗程：连续口服30日为1个疗程。
- 扶正化毒消癌方：人参10g，白术15g，黄芪30g，茯苓20g，制何首乌20g，大枣10

枚，三棱 10g，莪术 10g，砂仁 6g，白芥子 12g，浙贝母 15g，延胡索 10g，厚朴 10g，仙鹤草 30g，重楼 20g，白花蛇舌草 30g。何仁强等[18]自拟扶正化毒消癌方治疗中晚期原发性肝癌 36 例，结果显示，采用扶正化毒消癌方治疗后患者 CD3[+]、CD4[+] 和 CD4[+]/CD8[+] 升高，CD8[+] 降低，提示本方可以改善患者 T 细胞免疫功能，有利于机体抗邪外出。

● 健脾解毒方[19]：太子参 10g，茯苓 15g，炒白术 10g，薏苡仁 15g，半枝莲 15g，莪术 10g，土鳖虫 5g，白花蛇舌草 30g，山慈菇 15g，炙甘草 3g。气血两虚乏力者加黄芪、党参、熟地黄、当归；气滞腹胀者加佛手、香橼、木香、厚朴；阴虚舌红苔少者加沙参、麦冬、生地黄、枸杞子；湿浊困脾者加茯苓、猪苓、砂仁、苍术、半夏；脾虚便溏者加山药、扁豆、炮姜、肉豆蔻；肠燥津亏，大便干结者加肉苁蓉、火麻仁、枳实、制大黄；肝郁气滞胁痛，遇怒尤甚者加醋柴胡、白芍、郁金、制香附；胃气不和、食欲缺乏者加鸡内金、谷麦芽、建曲；胃气上逆、恶心、呕吐者加姜半夏、竹茹、旋覆花；肝胃郁热、口干口苦者加栀子、牡丹皮、蒲公英、石见穿、百合、乌药；胁部积块、腹部刺痛血瘀者加穿山甲、鳖甲、五灵脂、延胡索、蜈蚣；腹胀水停尿少者加车前子、泽泻、大腹皮、茯苓；肝胆湿热黄疸者加茵陈、虎杖、黄芩、金钱草；癌性低热者，加柴胡、金银花、淡豆豉、大豆卷。

● 疏肝健脾方：柴胡、党参、白术、茯苓、黄芪、枳壳、赤芍、白芍、当归、制半夏、陈皮、郁金、鳖甲、半枝莲、白花蛇舌草。薛青[20]予中药疏肝健脾方配合艾迪注射液治疗失去手术、介入及化疗机会的原发性肝癌晚期患者，有一定的疗效。

● 吴万垠[21]以健脾益气法治疗肝癌，处方：太子参、白术、黄芪、山慈菇、炒薏苡仁、山楂、茯苓、柴胡、半夏、莪术、甘草等辅之以抗癌中药白花蛇舌草、预知子等。肝区疼痛、癌性发热为脾虚，中焦气机不通，胃气熏蒸所致，加理气疏肝、和胃的川楝子、木香之属；乏力、浮肿、腹泻等症状，为脾虚则运化无力，水湿内停，影响气机和水液运化所致，加温阳利水的车前子、茯苓、猪苓、冬瓜皮等，脾虚不运厌食可用消食化积的桂枝、熟附子、焦山楂、焦麦芽、焦谷芽等药物。脾虚心神不宁失眠辅之以合欢皮、远志、首乌藤等。脾气虚脘腹胀满、呕吐的可用大腹皮、佛手、预知子、厚朴、干姜等。

（3）李东涛肝癌验方举例

女贞子 20g，当归 20g，鳖甲 15g（先煎），冬凌草 60g，猫人参 60g，凌霄花 15g，菝葜 60g，白花蛇舌草 60g，三颗针 30g，苏木 15g，预知子 15g，厚朴 15g，茵陈 45g，虎杖 30g，鸡内金 30g，砂仁 10g（后下），猪苓 45g，天南星 15g（先煎），黄芪 45g，炒白术 30g，三七粉 10g（分冲），水红花子 10g，炮穿山甲粉 10g（分冲），甘草 10g，山楂 30g，灵芝 30g，杜仲 15g，赤芍 15g，薏苡仁 45g，何首乌 30g，泽漆 30g，骆驼蓬子 30g，马蔺子 30g。以上为 2 日用量。

7.肝癌常用中成药

（1）抗癌药

● 甲基斑蝥胺片：一片 10mg。口服，一次 5～10 片，一日 3～4 次，1～3 个月为 1 个疗程。最大剂量 20～40 片。去甲斑蝥素片：用法见食管癌。斑蝥酸钠注射液：用法见口腔癌。艾易舒（斑蝥酸钠维生素 B6 注射液）：用法见肺癌。

● 华蟾素片：用法见食管癌。华蟾素口服液：用法见胃癌。华蟾素注射液：用法见食管癌。

● 金龙胶囊：用法见肺癌。药效学研究表明，金龙胶囊能够抑制肿瘤生长，抑制术后局部复发和远处转移，调节机体免疫功能，辅助放疗、化疗提高疗效[22]。金龙胶囊配合经导管肝动脉化疗栓塞术，治疗原发性肝癌患者，既能提高 CD3[+]、CD4[+]、CD4[+]/CD8[+] 和 NK 细胞水平[23]，又能改善血清细胞因子白细胞介素 -2（IL-2）和可溶性白细胞介素 -2 受体（SIL-2R）

的表达异常[24]。谢斌等[25]发现肝癌切除术后联合金龙胶囊治疗能明显升高患者的CD4/CD8和NK细胞水平。

- 三氧化二砷注射液：本品主要成分化学名称为三氧化二砷，辅料：甘露醇、甘油、碳酸氢钠。① 5mg/瓶，② 10mg/瓶，治疗肝癌的用法用量：每日1次给药，每次7～8mg/m²，用5%葡萄糖注射液或0.9%氯化钠注射液500ml溶解稀释后静脉滴注3～4小时。两周为1个疗程，间歇1～2周可进行下1个疗程。

- 消癌平片：用法见肺癌。消癌平糖浆：用法见肺癌。消癌平胶囊：用法见食管癌。消癌平注射液：用法见肺癌。贾军梅等[26]研究发现，消癌平注射液能提高H22肝癌荷瘤小鼠NK细胞、T细胞比例，发挥抗肿瘤免疫能力。临床研究发现[27]，消癌平注射液联合奥曲肽治疗中晚期原发性肝癌的患者，可以明显地改善T细胞免疫功能各指标（CD3⁺、CD4⁺、CD4⁺/CD8⁺），提高机体免疫功能。

- 康莱特注射液及软胶囊：用法见肺癌。吕政等[28]研究发现，康莱特注射液能明显提高肝癌介入术后患者的生活质量及免疫功能。李学等[29]比较康莱特注射液治疗原发性肝癌105例，治疗组癌灶缓解率（CR+PR）为11.42%，对照组为9.80%，症状改善总有效率为80.95%，同时实验室检查表明：康莱特注射液还可提高患者NK细胞活性、CD4⁺/CD8⁺比值。官纯寿等[30]对38例肝癌患者静脉注射薏苡仁注射液，一日100ml，20日为1个疗程，并与20例栓塞加化疗的患者进行对照，薏苡仁组在改善临床症状，提高生活质量方面明显优于对照组，但对肿块的缓解则两组无显著性差异。

- 白花蛇舌草注射液：用法见食管癌。刘俊保[31]等临床使用白花蛇舌草注射液治疗原发性肝癌40例，肝区疼痛、纳差、腹水、发热、乏力等主症好转率达57.89%～76.00%。血清AFP定量平均下降60μg/L。

- 扶正荡邪合剂：石怀芝等[32]使用扶正荡邪合剂治疗血瘀郁结型肝癌患者100例，经过1个疗程治疗后，癌灶缓解率为20%（Ⅱ期29.7%、Ⅲ期14.2%），改善了患者以血瘀郁结为主证的原发性肝癌的证候，提高了生活质量，延长了生存期。

- 化癥回生口服液：口服，一次10ml，一日3次；45日为1个疗程。

- 楼莲胶囊：用法见胃癌。

- 鸦胆子油乳注射液：用法见脑瘤。

- 肿节风注射液（赛康欣）：用法见胃癌。

- 复方苦参注射液：用法见肺癌。

- 鳖甲煎丸：（《金匮要略》）：含有鳖甲、大黄、赤芍、桂枝、人参、䗪虫、蜂房、硝石、阿胶、桃仁等，有活血消肿、通络止痛的作用。用于正气渐衰，瘀毒蓄结的患者。每次9～12g，每日3次。张绪慧等[33]的实验研究发现，鳖甲煎丸能抑制H22荷瘤小鼠肿瘤VEGF的表达。

（2）抗癌辅助药

- 榄香烯注射液：用法见肺癌。

- 贞芪扶正胶囊：用法见肺癌。

- 参麦注射液：用法见胃癌。

- 人参皂苷Rg3（参一胶囊）：用法见肺癌。

- 金水宝胶囊：发酵虫草菌丝（Cs-4）。补益肺肾、秘精益气。每粒0.33g，一次3粒，一日3次。

- 云芝胞内糖肽胶囊：用于免疫功能低下。口服，一次0.5～1.0g，一日3次。

- 槐耳颗粒（金克）：槐耳菌质。扶正固本，活血消癥。每袋20g。口服，一次20g，一日3次，6周为1个疗程。

- 复方木鸡颗粒：抑制甲胎蛋白升高。每袋10g。口服，一次10g，一日3次，饭后服。
- 秘诀清凉散：肝区疼痛、肝大、黄染。每袋2g，一次2g，一日2～3次。
- 天蟾胶囊：用法见肺癌。
- 乌头注射液：晚期癌症的疼痛。用法见胃癌。

（3）抗癌与辅助综合作用药

- 复方斑蝥胶囊（康赛迪）：用法见口腔癌。研究显示，该药具有免疫调节，又有协同抗肿瘤的双重作用。复方斑蝥胶囊与TACE、无水乙醇注射[34]联合治疗原发性肝癌患者经临床研究证实，可显著增高CD4[+]淋巴细胞、NK细胞的表达，显著降低CD8[+]淋巴细胞的表达，增强患者的免疫功能。彭文达[35]研究复方斑蝥胶囊联合化疗治疗中晚期原发性肝癌的临床疗效时发现，FAP方案化疗联合复方斑蝥胶囊治疗后患者T淋巴细胞亚群较单用FAP显著升高，提示复方斑蝥胶囊可提高肝癌化疗患者的免疫力。
- 艾迪注射液：用法见口腔癌。艾迪注射液对癌细胞有直接杀伤和抑制作用，并能增强机体的非特异性和特异性细胞免疫功能，提高机体的应激能力。临床研究发现，艾迪注射液与化疗联合用于晚期肝癌可以显著提高T细胞亚群的活性，增强患者的免疫功能[36]。其联合TACE术治疗手术无法切除的肝细胞癌，能改善患者的生存质量，降低TACE术的不良反应，同时使患者血液中T细胞亚群和NK细胞活性上升，提高患者的免疫功能[37]。马春曦等[38]报道艾迪注射液联合高强度聚焦超声（high intensity focus ultrasound，HIFU）治疗原发性肝癌，有效率（CR+PR）达77%；治疗组CD3[+]、CD4[+]、CD4[+]/CD8[+]及NK水平改善。覃燕明[39]使用艾迪注射液对31例晚期原发性肝癌进行治疗，有效率达54.8%。
- 慈丹胶囊：用法见胃癌。郑东海[40]等认为"瘀毒"是导致本病的关键因素，因此主张治宜"化瘀解毒、消肿散结、益气补中"，常用家传秘方慈丹胶囊治疗。方中取辛温行气破血、消瘀止痛的莪术和甘寒散结化瘀、消肿解毒的山慈菇为君药；以消肿散结、通络止痛的马钱子，攻毒消肿的蜂房，清热燥湿解毒的鸦胆子，清心化痰、利胆镇惊的人工牛黄，祛风解痉的僵蚕，活血化瘀的丹参为臣药；以补中益气的黄芪、补血活血的当归为佐药；以消肿止痛的冰片为使药。本方对改善症状，提高机体免疫力，延长生存期有较好的疗效。
- 肝复乐片：每片重0.5g/片。口服，6片/次，3次/日。Ⅱ期原发性肝癌疗程2个月，Ⅲ期患者疗程1个月。
- 康艾注射液：用法见肺癌。
- 安替可胶囊：用法见食管癌。

8.其他疗法

中药肝动脉灌注

冯敢生等[41]用白及粉中央性栓塞肝动脉治疗原发性肝癌56例，在B型超声下观察白及粉呈永久性"铸型"状栓塞。栓塞后侧支循环形成少、形成晚，患者的1、2、3年生存率分别为81.9%、44.9%、33.6%，平均生存期为19.8月。

韩铭钧等[42]用莪术油、鸦胆子油和碘油配制成复方莪术油，经肝动脉栓塞治疗54例原发性肝癌，治疗后肿瘤平均缩小39.2%，1、2年生存率分别为72%和29.4%，部分患者治疗后肝功能明显改善。

9.并发症处理

（1）癌性疼痛

① 膏药贴敷法：刘晓彦[43]用肝癌止痛膏（白花蛇舌草30g，夏枯草20g，丹参20g，延胡索20g，龙葵15g，蚤休12g，三棱15g，莪术15g，生乳香、没药各20g，血竭5g，生川乌

5g，冰片10g，砒霜0.03g，黄白蜡各10g，米醋20ml，凡士林10g）治疗中晚期原发性肝癌癌痛60例，外敷肝区患处。胡怀强等[44]用癌痛膏（昆布、海藻、灵芝、郁金、香附、白芥子、鳖甲各200g，大戟、甘遂各150g，马钱子100g，蜈蚣100条，全蝎120g，蟾酥80g，鲜桃树叶10kg，加水熬汁，再把药汁浓缩成膏状，密封保存）外敷治疗肝癌疼痛，总有效率100%。何子强[45]采用清热解毒、活血祛瘀、通络止痛之法自拟速效镇痛膏贴敷治疗晚期原发性肝癌疼痛。速效镇痛膏由生天南星、生川乌、生附子、马钱子、乳香、没药、干蟾皮各20g，芦根15g，穿山甲50g，雄黄、姜黄、山慈菇各30g，皂角刺15g，麝香1g，冰片4.5g等组成。各研成极细末，混匀，用米脂和黑狗胆（4：1）调成糊状，摊于油纸上，贴敷肝区，并用胶布固定，2～3日换1次，10次为1个疗程。经临床应用证明，速效镇痛膏具有较好的止痛作用，且起效速度快，止痛时间长，无成瘾性和依赖性。部分患者治后见肿块有缩小变软。

② 散剂贴敷法：马惠兰[46]用干蟾皮10g，大腹皮12g，桃仁12g，大黄10g，延胡索12g，莪术15g，红花10g，青皮10g，木防己6g，乳香9g，没药9g，水蛭9g，冰片9g，碾成粉加面粉调成糊状，外敷于肝区治疗晚期肝癌疼痛14例。结果：显效3例，有效9例，无效2例。高雪梅[47]用肝癌止痛散（麝香1.5g，冰片10g，三七20g，延胡索20g，乳香30g，没药30g，三棱30g，莪术30g）涂敷在肝区或肝肿块的痛点处，治疗中晚期肝癌疼痛50例；对照组30例，口服盐酸平痛新（奈福泮，Nefopam）20mg。两组疼痛缓解率经统计学处理有显著性差异。

③ 直接外敷法：林景照[48]将癞蛤蟆1只，剖腹取出内脏，另用雄黄50g加水拌成稠糊状，放进癞蛤蟆腹中，将癞蛤蟆腹部外敷在右胁下肝区疼痛处，用胶布或绷带固定，治疗中晚期原发性肝癌15例。结果：15例患者均在敷药15分钟后疼痛逐渐减轻，并完全消失，疗效可持续12～24小时。

④ 穴位贴敷法：韩子敏等[49]用中药（生栀子30g，川乌、五灵脂、水蛭、土鳖虫、壁虎、黄药子、马钱子各15g，蜈蚣、樟脑、冰片各8g）研末，陈醋调成糊状敷于疼痛中心区及不同穴位上治疗癌痛44例。胁痛取期门、太冲、肝俞、三阴交；血瘀明显者加配血海、膈俞；气滞配行间、太冲；痰凝配丰隆等。结果：对轻、中、重度疼痛有效率分别为66.00%、81.80%、100%，总有效率为81.80%。

⑤ 酊剂外涂法：李佑民等[50]用冰红酊剂（1000ml 70%乙醇加红花60g，浸泡7日，过滤后加冰片90g，蟾酥40g，浸7日后分装）涂肝部疼痛区域，治疗肝癌疼痛42例，总有效率为80.95%，显效率为30.95%。徐钧[51]分两组治疗晚期肝癌疼痛，治疗组24例均采用自拟癌痛酊（雄黄、冰片、血竭、三棱、莪术、枯矾、延胡索各30g，用95%乙醇500ml浸泡1周后过滤）外擦疼痛部位，对照组15例采用盐酸布桂嗪针100mg肌内注射。结果：两组疼痛缓解率无显著性差异，疼痛缓解维持时间治疗组长于对照组。

⑥ 针刺治疗：熊浴家[52]以肝炎点（右锁骨中线直下，肋弓下缘2寸处）、足三里为主穴，并配以阳陵泉、期门、章门、三阴交，每次选1个主穴，12个配穴，每日针1～2次，治疗肝癌疼痛11例，止痛效果较好，一般进针后，疼痛渐止，止痛时间可维持10小时以上。

⑦ 腕踝针：胡侠[53]用腕踝针治疗肝癌疼痛，根据疼痛部位及原发灶部位按腕踝针选区原则进行定位选穴。重度疼痛者，需加美施康定，效果更好。

⑧ 留针治疗：孙亚林等[54]采用齐刺留针法，独取天应穴治疗肝癌疼痛80例，距天应穴左侧30～40mm，胁肋部疼痛者平行于肋，肋下疼痛者平行于皮肤纹理，与皮肤成15°夹角进针于皮下，进针长度60mm，并排埋3根针，中间一根稍前5mm，旁边两根针与中间一根针成夹角均约为10°，3根针横穿痛区，在远端成会合之势，但不相交，旁边进针点与中

间进针点的距离均约10mm，针柄用胶布固定于皮肤上，每晚针刺1次，留针12小时。对照组40例，采用药物盐酸吗啡缓释片（美菲康）30mg，口服，每晚1次。治疗组总有效率为96.20%，对照组为68.30%，说明齐刺留针法镇痛疗效优于对照组。

⑨ 水针治疗：侯天印等[55]以水针治疗癌痛，采用患处局部取穴和循经取穴相结合。肝癌取期门、章门、肝俞、足三里、内关、阳陵泉，药物以利多卡因注射液0.5～1ml、地塞米松注射液2.5～5mg(0.5ml)、罗通定（左旋延胡索乙素）注射液30mg(1ml)，混合后使用，起效时间在30秒至5分钟，持续时间4～15小时。总有效率100%。刘秀艳[56]采用针灸与穴位注射药物治疗肝癌疼痛30例，治疗组取穴：双曲泉、双肝俞、双心俞、大椎7个穴位，分别行穴位注射丹参注射液，并予艾灸关元。结果显示治疗组镇痛总有效率为96.67%，明显高于对照组，镇痛效果满意。

⑩ 按灸疗法：秦飞虎等[57]治疗原发性肝癌疼痛36例，采用按灸疗法（仰卧位取两乳横线的中点为长度，以同侧乳头为起点，斜趋痛胁下寻找最痛点为第1敏感穴，灸此处30壮，灸章门7壮，灸丘墟3壮，各穴在灸前先顺、逆时针各按81次，早中晚各灸1次）治疗。结果：痛止12例，好转13例，无效11例。

（2）癌性腹水

① 中医辨证论治：陈博等[58]对孙尚见名老中医治疗肝癌腹水经验进行总结，将肝癌腹水分为3型论治。湿热型从肺论治，治以宣肺利湿，软坚排毒。基本方为：桑白皮、葶苈子、薏苡仁、茵陈、白花蛇舌草、败酱草、鳖甲；瘀毒型从络论治，治以通络化瘀、利水散结、化痰祛湿、扶正抗癌。基本方：蟑蛄、龙葵、川贝母、三七、野灵芝；阳虚型从脾论治，治以温阳利水，健脾驱湿。基本方为：桂枝、茯苓、吴茱萸、姜半夏、大腹皮、熟附子、龙葵、野灵芝；各型根据临床随症加减用药，获效满意。

② 专方（验方）运用：杨志新等[59]运用调气行水合剂治疗肝癌腹水36例，处方：柴胡、姜半夏、人参、黄芩各10g，甘草6g，炒白术、莪术各15g，桂枝5g，泽泻、茯苓、猪苓、泽兰各30g，生姜10g，大枣3枚。总有效率84.2%。王三虎[60]在小柴胡汤合五苓散基础上创制专方——保肝利水汤。组成：柴胡12g，黄芩12g，法半夏15g，人参10g，黄芪40g，半枝莲30g，茯苓30g，猪苓30g，白术15g，鳖甲30g，大腹皮20g，厚朴12g，生牡蛎30g，穿山甲6g，生姜6g，大枣6枚。本方作用平稳，疗效可靠。林奕堂[61]运用宣肺温肾利水法治疗肝癌腹水30例，处方：桑白皮、紫苏叶、白术、茯苓皮、山药、大腹皮、黄芪、土鳖虫、半枝莲、蜈蚣、附子、肉桂。加减：身目黄染、尿黄加茵陈、田基黄、土茯苓；纳呆、便溏加党参、扁豆、薏苡仁；尿少难解加车前子、白茅根；便血加茜根、侧柏叶；肝肾阴虚加生地黄、女贞子、枸杞子。总有效率为86.7%。

③ 成方加减应用：李辉等[62]运用四君子汤合五皮饮加减方（茯苓皮30g，白术10g，党参10g，黄芪30g，陈皮15g，大腹皮15g，桑白皮30g，香附15g，枳壳10g，半边莲30g，白花蛇舌草30g，龙葵30g，桃仁10g，鳖甲10g，女贞子10g，枸杞子10g，菟丝子10g，丹参10g，甘草5g）配合西医常规治疗原发性肝癌腹水20例，较单纯西医常规治疗疗效满意。王志光等[63]观察真武汤联合利尿剂对肝癌合并肝硬化患者非血性腹腔积液的治疗作用。真武汤组成：茯苓18g，白芍18g，白术12g，生姜18g，制附子18g。结果：治疗60日后治疗组有效率优于对照组，腹水的有效控制时间长于对照组。

④ 中药联合腹腔化疗：鲍文菁[64]运用真武汤联合顺铂治疗肝癌腹水70例。方法：对照组在常规抽取腹水后，腹腔内注入化疗药，顺铂60mg，每周1～2次，4周为1个疗程，共2个疗程。治疗组在对照组基础上，每日服用真武汤200ml，早晚分服，每日1剂，直至疗程结束。结果：治疗组总有效率为89.2%，对照组总有效率为78.8%。杨志新[65]运用腹腔内

治疗联合加味柴苓汤治疗肝癌腹水。腹腔内注入化疗药顺铂及免疫调节剂白细胞介素-2的基础上口服加味柴苓汤，处方：柴胡10g，姜半夏10g，黄芩10g，人参10g，甘草6g，炒白术15g，桂枝5g，茯苓30g，猪苓30g，泽泻30g，莪术15g，泽兰30g，生姜1枚，大枣3枚。结果：加服柴苓汤加味能明显减少腹水，减轻症状，提高患者生活质量，延长生存期。张定进等[66]采用保肝利水汤联合腹腔化疗治疗肝癌并发腹水21例，方法：对照组尽量抽尽腹水后向腹腔内注入生理盐水20ml+顺铂60mg+氟尿嘧啶750mg+地塞米松10mg，注药后嘱患者适当变换体位，每2周1次；治疗组在对照组治疗基础上同时服用保肝利水汤。处方：柴胡12g，黄芩12g，法半夏14g，生姜6g，茯苓60g，大枣10g，半边莲30g，猪苓30g，鳖甲30g，穿山甲10g，生牡蛎30g，红参10g，白术15g，黄芪50g，泽泻20g，厚朴12g，大腹皮30g，炙甘草8g等。结果：保肝利水汤联合顺铂+氟尿嘧啶腹腔灌注化疗可有效地控制腹水，减轻化疗药物的毒副反应，缓解患者痛苦并改善生存质量。

⑤ 中药外敷法：金琦等[67]以中药内服结合外敷治疗脾虚血瘀型肝癌腹水60例。外敷方：制甘遂9g，砂仁9g，冰片3g，研为细末，与芒硝250g混合拌匀，装入15cm×20cm大小的纱布袋内，以神阙穴为中心外敷脐部；每日入暮敷至次日凌晨，待药物潮解后去除，清洁腹部皮肤，每日1次，疗程为15日。结果显示：中药内外同治对晚期肝癌腹水脾虚血瘀型患者近期疗效确切，总有效率为53.3%；且不同程度地缓解了腹胀痛、周身乏力、恶心欲呕、纳呆等症状，并能提高患者的生存质量。

10.肝癌中医名家经验

（1）孙桂芝治疗肝癌经验

孙桂芝认为，肝癌为癌毒之邪结聚于肝，临床上常见的基本证候有虚实两个方面。实证主要为气滞、血瘀、水湿、热毒，而以气滞、血瘀、水湿多见；虚证主要为气虚、阴虚、阳虚、血虚，而以气虚、阴虚多见。其病位在肝，主要涉及脾、胃、胆、肾等脏腑。气滞者，以柴胡疏肝散加减，常用柴胡，白芍，枳壳，香附，木香，厚朴，佛手，莱菔子，预知子。血瘀者常用桃仁，红花，水红花子，地龙，川芎，凌霄花，绿萼梅，姜黄，三棱，莪术，丹参。肿物坚硬疼痛者，用软坚散结药，常用穿山甲，鳖甲，龟甲，天花粉，山慈菇，生牡蛎。湿盛者，三仁汤加减，常用药物如白豆蔻，杏仁，薏苡仁，半夏，厚朴等药。水停者常用赤小豆，桑白皮，半边莲，防己，椒目，猪苓，泽泻，车前子，龙葵，葶苈子，大枣，大腹皮，路路通，桂枝尖等药。热盛用黄连，黄芩，知母，肝热者加牡丹皮，栀子。胆热有黄疸者用茵陈，栀子，大黄，金钱草。下焦湿热者黄柏，苍术，败酱草。气虚者主要应用补中益气汤加减，常用药如党参，黄芪，炒白术，升麻，柴胡，茯苓，莲子肉。纳呆者，用鸡内金，生麦芽，九香虫，炒山楂，焦神曲，焦槟榔。胃气上逆用旋覆花，赭石，陈皮，竹茹，半夏。阴虚者用太子参，沙参，女贞子，枸杞子，地骨皮，墨旱莲。胃阴虚用石斛，黄精。阳虚以肉桂，细辛，荜茇。肾虚加熟地黄，山茱萸，炒山药。余毒未清者加解毒抗癌药，常用白花蛇舌草，半枝莲，藤梨根，土茯苓，壁虎。毒侵肺者用僵蚕，九香虫，鼠妇，桑叶，枇杷叶，金荞麦，浙贝母，橘红，款冬花。大便干者用当归，桑椹，何首乌，生白术，火麻仁，锁阳。腹胀用厚朴，乌药。睡眠不佳用首乌藤，酸枣仁，合欢花，合欢皮，远志。疼痛重用延胡索。大便稀，大便次数多用煨诃子，禹余粮，芡实，赤石脂，儿茶。五更泻则以四神丸方调理。腰酸腰疼用杜仲，桑寄生，牛膝。肝功能异常用五味子，茵陈，垂盆草。尿频者以桑螵蛸，海螵蛸，鹿角霜。胃肠黏膜受损应用白芷，炒蜂房，血余炭，生蒲黄，炒地榆，炒槐米。有肝破裂风险者用白及。白细胞低或血小板低加石韦，大枣，阿胶，鸡血藤。

（2）周岱翰治疗肝癌经验[68-70]

周岱翰临床治疗肝癌，早期着重清肝解毒、祛瘀消瘤；中期着重清肝健脾；晚期着重滋养肝肾，育阴培本。临证上如清肝解毒用半枝莲、白花蛇舌草、重楼、栀子、大黄、牛黄等；祛瘀消瘤用土鳖虫、桃仁、莪术、丹参、蜈蚣、全蝎等。其研制的清肝消癥丸、莲花片应用临床，每获良效。健脾益气常选党参、生晒参、白术、茯苓、薏苡仁等；滋养肝肾常选女贞子、山茱萸、墨旱莲、生地黄、白芍、西洋参、麦冬等。黄疸者加茵陈、田基黄、溪黄草；腹水腹胀者加车前子、茯苓、泽泻，并以自创复方解毒得生煎（含大黄、厚朴、栀子、红花等）直肠滴注给药；呕血便血者加仙鹤草、茜草、三七粉；疼痛者配下瘀血汤加用川楝子、延胡索。保肝降酶、抗癌用溪黄草、盆垂草、重楼、白英、龙葵草等。

案例：何某，男，49岁。患者1986年2月初因右胁疼痛，食少腹胀，消瘦，在香港公立医院经CT、B型超声等检查，发现肝右后叶及肝左叶多处占位性病变，AFP＞3900μg/L，诊为原发性肝癌，Ⅱ期。同年2月底来门诊治疗，自觉潮热，胁痛，纳少，眠差，口干，溲黄，体检见形体消瘦，面如蒙尘，见肝掌与蜘蛛痣，肝大，右锁骨中线肋下3cm，剑突下4cm，舌质绛紫，苔薄黄，脉弦数。证属肝热血瘀。治以清热解毒，疏肝祛瘀。处以：徐长卿、仙鹤草、半枝莲、七叶一枝花各30g，三七、人工牛黄各2g，山楂、白芍、土鳖虫、栀子各15g，生大黄20g，丹参20g，蜈蚣4条。另选用莲花片，每次5片，每日3次口服。配合西洋参每日15～20g早上煎服；冬虫夏草15g和鸭适量，每周炖服3～4次。患者每月来广州诊治并带药回港，治疗6个多月后，自觉症状明显好转，同年9月在香港原就诊医院复查，肝右叶病灶缩小，肝左叶病灶液化坏死，AFP下降至1300μg/L，体重增加6kg。调整治疗方案，上方辨证配用四君子汤、二至丸、生脉散等加减；辨病配用莲花片合西药。同年12月再次复查CT及B型超声等，未发现占位性病灶，AFP转阴性。

陆某，男，71岁，2008年5月8日初诊。患者于2008年4月发现右肝肿物，4月6日CT显示：肝右叶占位（6.0cm×6.2cm），外院确诊为原发性肝癌。4月18日外院行TACE术1次，术后查AFP71.5μg/L。患者术后选择中药治疗。诊见：肝区胀痛，口干、口苦，纳食、睡眠均可，大便调，尿黄，舌暗红、苔黄，脉弦。体检：浅表淋巴结（-），无肝掌和蜘蛛痣。西医诊断：原发性肝癌TACE术后。辨证为肝热血瘀型。治拟清肝解毒、祛瘀消癥，方用下瘀血汤加减。处方：土鳖虫6g，半枝莲、白花蛇舌草、溪黄草各30g，桃仁、预知子、栀子、茵陈、柴胡、黄芩、白芍各15g，莪术10g。14剂，每日1剂，水煎。6月12日二诊：肝区无明显不适，偶有腹胀、泛酸，矢气多，纳食、睡眠均可，二便正常，舌暗红，苔黄腻，脉弦滑。考虑到患者腹胀、矢气多，此为胃肠气滞不通，故加用大黄通腑顺气，木香、厚朴行气消胀；泛酸加用瓦楞子制酸止痛。处方：土鳖虫6g，党参、半枝莲、溪黄草各30g，桃仁、瓦楞子、茯苓、厚朴、法半夏各15g，木香（后下）10g，白芍20g，大黄12g。煎服法同上。8月4日三诊：患者无明显不适，照上方略作加减，继续治疗。6个月后复查，CT示：肝右叶病灶5.0cm×5.1cm，AFP转阴性，肝功能均正常。患者无明显不适，偶有口苦。效不更方，仍以下瘀血汤为主加减治疗。患者从发病后3年，一直服中药治疗，病灶稳定，生活自理。

卓某某，男，68岁，2009年12月1日初诊。主诉：肝癌术后1年余，纳差，腰背酸痛1周。病史：患者于2008年11月因右上腹疼痛，在外院检查发现肝右叶占位性病变，AFP32μg/L，诊断为原发性肝癌。于11月15日行肝癌切除手术治疗，术后病理：中分化肝细胞癌，术后未行其他治疗。2009年11月25日复查AFP24μg/L，AST93U/L、ALT44U/L，总胆红素，白蛋白正常。肝、胆、脾B型超声示：肝右叶肿瘤切除术后，肝内复发转移。初诊症见：患者神疲，眠差易醒，纳差，腰背酸痛，夜尿多，每晚3～4次，大便调。舌质淡红苔白，脉沉细。中医诊断：肝癌病（脾肾亏虚证）；西医诊断：原发性肝癌术后肝内复发转移。治以健脾补肾，化瘀散结，方用参桃软肝方加减（周岱翰经验方）。组方：党参30g，桃仁15g，丹参15g，大黄6g，人工牛黄1g，仙鹤草15g，当归15g，女贞子15g。每日1剂，水煎服，连服30剂。同时口服百令胶囊4粒，每日3次。中药煎服，配合口服百令胶囊3个月。2010年3月1日二诊：患者精神好转，偶有胸闷，纳眠可，右胁痛减轻，二便调，舌红苔白，脉细。甲胎蛋白降至正常（AFP2.6μg/L）。辨证同前，守基本方去大黄，加法半夏化湿散结。中药加减煎服，配合口服百令胶囊5个月。2011年6月15日五诊：2011年6月1日复查CT：肝右叶肿瘤切除术后，肝内碘油部分沉积，肝右叶新增病灶，考虑肿瘤复发，于6月2日行TACE术，现自觉无不适，纳可，眠安，二便调，舌质淡红，苔薄白，脉细。基础方去大黄、当归，加蜈蚣、肿节风活血通络，木香健脾行气。上方加减煎服，配合口服百令胶囊6个月。2012年2月20日六诊：患者2012年1月15日因肝内肿物复发再行TACE术，术后一直服中药治疗，现精神尚可，纳可，眠安，二便调，舌质淡红，苔薄白，脉细。AFP维持正常。彩超提示：肝内碘油部分沉积，未见新发病灶。基础方加溪黄草，蜈蚣，半枝莲加强利胆，活血化瘀。患者坚持门诊中药治疗，一般情况好，纳寐好，肝功能、AFP正常，无复发转移，能从事家务。

（3）潘敏求治疗肝癌经验[71]

潘敏求认为瘀、毒、虚是肝癌的基本病变，瘀毒互结、脾脏亏虚、邪实正虚互为因果，恶性循环，贯穿于肝癌全病程，而且肝癌晚期常表现为肝肾阴虚。所以治疗上应注意扶正与祛邪相结合，采用健脾理气、化瘀软坚、清热解毒三法综合应用，以及兼顾邪实（瘀毒）与正虚（脾虚）两方面。临床上常选用太子参或党参、黄芪、白术、茯苓、薏苡仁、砂仁、法半夏、陈皮、炒麦芽、柴胡、香附等药物健脾理气，选用当归、赤芍、丹参、生大黄、三七、郁金、炮穿山甲、炙鳖甲、生牡蛎、夏枯草等药物化瘀软坚，选用白花蛇舌草、半枝莲、茵陈、马鞭草、败酱草等药物清热解毒。

案例： 金某，男，48岁。患者因右上腹部肿块伴刺痛于1981年12月至当地市立医院核素肝扫描发现肝内占位病变，即转来就诊。体检：上腹部隆起，肝上界右锁骨中线第6肋间、下界肋下13.5cm，剑突下6cm，质硬，肝表面触诊结节状，舌质红绛，苔黄花剥，脉弦数。AFP阴性，碱性磷酸酶11.2U/L，γ-谷氨酰转肽酶224U/L。超声检查示肝区可见丛状波。诊断为原发性肝癌，于1981年1月20日收入院。证属肝瘀脾虚，治以健脾理气，化瘀软坚。处方：肝复方：党参、黄芪、白术、丹参、苏木、牡蛎、鼠妇各12g，茯苓15g，香附、柴胡、陈皮、穿山甲、桃仁各10g，沉香末（冲服）3g，全蝎5g，蚤休30g。治疗1个月后，肝区刺痛消失，肝脏无增大，遂出院。出院后一直坚持服肝复方治疗。同年4月15日来门诊复查，肿块大小基本无变化。因患者一般情况良好，患者本人及家属、单位医院的医师均认为不是肝癌而中断服药治疗。同年11月28日因右上腹剧痛再来就诊，查AFP＞1000ng/ml，核素肝扫描示肝右叶占位病变。12月1日收入院，终因病情恶化，于1983年1月18日死亡。治后生存近2年。

（4）于尔辛治疗肝癌经验[72]

于尔辛主张"健脾益气"为主治疗肝癌。中晚期肝癌常有上腹胀满、胃纳减退、恶心、呕吐、腹泻或便秘、乏力、消瘦、上腹扪及肿块、肝脏增大、肝区疼痛、癌性发热，以及腹水、黄疸等临床表现。于尔辛认为癌性发热、腹腔积液、黄疸等与脾胃病也有密切关系。除健脾外，还应予以消导、理气之法。常用的健脾方有香砂六君子汤，理气方用枳实消痞丸（适于上腹胀满），四磨饮子（适于全腹胀满）组方。

案例： 李某，男，38岁。1966年4月感右上腹痛，经同位素扫描、超声波等检查，证实肝区有巨大占位病变，而于1966年6月手术。剖腹后，发现肝区有两个大的癌肿，大者直径约8cm，小者直径约5cm，跨于两叶间，未能切除。当即在肝癌区内扇形注入噻替哌20mg。

术后病理为混合细胞癌。手术后，决定予以放射治疗，近乎全肝放射。当时患者体质甚差，消瘦明显。因放射期间不能耐受，而转入我科治疗。刻症见肝区痛，胃纳差，舌质红，无腹水和黄疸。辨证为手术探查及放射后，阴津耗损，治以养阴生津。处方：太子参15g，麦冬10，五味子5g，生地黄15g，白茅根、芦根各30g。同时予以芳香消导之品，以生发胃气，用藿香3g，佩兰3g，预知子3g，佛手5g，生山楂10g，生谷、麦芽各10g。1个月后，体质逐渐恢复，舌红转淡，肝痛已消失，纳谷不香。再以原方14剂。其后，舌苔舌质转为正常，脉濡，主诉已无不适。考虑到病虽为肝癌，病机则在脾。在因手术、放射所耗损的阴液恢复后，当予中医药治本，予健脾理气中药，用党参15g，白术10g，茯苓15g，预知子30g，神曲10g，山楂10g，炒谷、麦芽各10g。同时少予软坚之品，如石燕30g，鳖甲30g。患者长期服用以上中药，每2～4周来门诊复诊1次。癌肿控制良好，无复发和转移征象。2年后恢复劳动，而且系重体力劳动，但仍来门诊诊查服药。如此，至1983年后，即17年，肝癌又告复发，黄疸出现，终因消化道出血而死亡。

（5）刘嘉湘治疗肝癌经验[73]

刘嘉湘认为肝癌的基本病机在于肝体用失调以及瘀、湿、毒邪的蕴结。肝癌的主要治则：①疏通气血、条达为要；②体用结合、补泻适宜；③辨明标本、缓急有度。

案例：梁某，女，47岁。慢性肝炎病史11年，近2周肝区隐痛时作并日渐加重，肝脏进行性增大。1972年1月20日，经某医院检查：肝右肋下5.5cm，剑突下6cm，质硬，肝表面有结节感，AFP阳性，超声波与同位素扫描均提示肝右叶占位性病变。遂诊断为：肝癌。1972年2月1日，来院就诊。刻下：肝区胀痛，口干，腰痛，舌暗红，脉弦细。证属肝肾阴虚，气血瘀滞。治以滋阴柔肝为主，佐以理气化瘀，清热解毒。处方：生地黄、北沙参各30g，麦冬9g，生鳖甲12g，预知子、郁金、莪术、延胡索各15g，川楝子、赤芍、白芍各12g，漏芦、半枝莲、白花蛇舌草各30g，夏枯草12g，生牡蛎30g，西洋参9g（煎汤代茶）。每日1剂，水煎分3次服。服后症状明显减轻，遂长期坚持服用。1973年4月15日检查：肝脏缩小至肋下刚可触及，剑突下4.5cm，AFP阴性，核素及超声扫描均未见明显占位性改变，全身情况良好，药已奏效，原方续服，并恢复工作。以后多次复查，均未见复发迹象。治疗存活20余年，获得显著疗效。

（6）何任治疗肝癌经验[40,74]

患者某，男，69岁。2005年11月7日出诊。患者2002年11月体检发现生化指标异常（CEA：56.6μg/L），同年12月ECT示肝脏恶性病灶，临床诊断为肝转移癌，随即住院治疗，一直间断行多次介入化疗，诺力刀治疗，口服化疗药及其他相应对症治疗。2005年10月ECT检查示肝脏、肺多处恶性病灶，生化检查示肝功能异常，肿瘤标志物异常（AFP 23.42μg/L，CEA：791.88μg/L，CA199：220.30U/ml）。患者一直没有明显不适，来诊时精神萎靡，面色灰暗，语声低微，形体瘦削，舌裂苔薄，脉濡，辨证属癥积病正虚邪实证，以自拟参芪苓蛇汤加味，并以薏苡仁单独煎煮当早饭空腹服用来治疗。药物组成：生晒参6g，黄芪30g，女贞子15g，猪苓30g，茯苓30g，枸杞子20g，猫人参30g，白花蛇舌草30g，焦麦芽10g，焦山楂10g，焦神曲10g，薏苡仁60g，干蟾皮10g，绞股蓝20g。7剂，水煎服，日1剂。复诊：服药7剂后，精神、舌裂较前好转，苔薄脉濡。效不更方，原方略性加减。此后不间断服药，病情稳定。

按：①标本同治，扶正抗癌。本证乃癌毒久羁，热毒内蕴，气阴两伤之证。何任在方中用生晒参、黄芪、枸杞子、女贞子健脾补肾，益气养阴为君药；茯苓、猪苓、薏苡仁健脾祛湿，助气化源为臣药；白花蛇舌草、干蟾皮、绞股蓝、猫人参清热解毒，散结抗癌为佐药；焦山楂、焦麦芽、焦神曲消导和中，顾护胃气为使药。诸药合用，共奏益气养阴、清热解毒、散结抗癌之功。②健脾补肾，固本抗癌。既病之后，脾肾二脏功能的盛衰，直接决定着疾病的发生、发展、转归及预后。本病由于癌毒久羁，气阴消残，殃及脾胃，当此之时，非不宜脾肾重剂不能收功。方中不仅重用枸杞子、女贞子以补肾，以求滋水涵木；而且又重用黄芪30g，茯苓30g，猪苓30g，薏苡仁60g，补脾，以达培土养木。从而脾肾双补，固本抗癌。③选用专药，解毒抗癌。此验案在本虚的同时，还存在着癌毒久羁这种标证，单补其虚，难受全功。所以又选用了白花蛇舌草、干蟾皮、猫人参、绞股蓝这几味清热解毒、散结抗癌之品。④三仙同行，顾护胃气。在扶正抗癌的同时，配用了焦三仙这三味药，以消导和中、顾护胃气，使祛邪而不伤正。

（7）林宗广治疗肝癌经验[75]

林宗广治疗1例晚期肝癌，简介如下。顾某，男，54岁。1975年12月初诊。患者于1975年5月出现肝区痛，乏力，纳差等症状。肝功能化验：麝香草酚浊度试验（TTT）10U，麝香草酚絮状试验（TFT）++。经治疗休息1月后，肝功能正常，但症状依然。同年10月防癌普查，发现AFP阳性，琼脂双扩散法及对流免疫电泳法阳性。以往（1974年5月）有肝功能异常史，有饮酒嗜好已30～40年。检查：面色晦暗，肝肋下4cm，剑突下7cm，质硬，结节感（+），触痛（+），脾未触及。苔黄腻，质红边有紫斑，脉弦滑。超声波检测肝脏有丛状波（+），同位素肝扫描，示右叶占位性病变。谷氨酰转酞酶（γ-GT）24U/L（正常<6 U/L）；AFP阳性；琼脂双扩散法及对流免疫电泳法均阳性，HBsAg阳性。诊断：原发性肝癌，单纯型、Ⅱ期。中医辨证：据肝痛，纳差，乏力，口苦，尿赤，肝大质硬，苔黄腻，舌质红，边有紫斑，脉弦滑，证属肝胆湿热，气滞瘀阻。治拟清化湿热，理气化瘀。药用：茵陈12g，栀子、三棱、莪术、穿山甲、郁金、炒枳壳各9g，生牡蛎、半枝莲、七叶一枝花、白花蛇舌草各30g，蜂房15g等出入。治疗1个月后开始胃口改善，诸症减轻，但AFP仍阳性（>2000μg/L），乃加自制中草药抗癌制剂——抗癌新注射液（内含夏枯草、白花蛇舌草、半枝莲、半边莲、丹参、血见愁，每支2ml，含生药4g），做阳陵泉穴注入疗法，每穴1ml。经上述综合治疗后，病情日趋改善。治疗5个月，AFP对流免疫电泳法转阴，定量下降至280μg/L。同位素肝扫描右叶占位性病变消失。超声波检测丛状波消失。1976年10月：肝肋下由4cm变为3cm，剑突下由7cm变为1.5cm，体重增加，AFP对流免疫电泳法阴性，定量140μg/L，后持续治疗，存活多年。

（8）周仲瑛治疗肝癌经验[76]

朱某某，男，55岁，初诊：2001年9月19日。2000年6月8日体检发现"肝右叶高分化肝癌"，行肝癌切除术。术后第9日介入化疗。今年8月中旬，复查紧邻原病灶处又见肝癌病灶，未能手术化疗。刻下：面黄不华，疲劳乏力。舌质暗，苔淡黄腻，脉细弦数。拟从扶正抗癌，清热解毒，化痰消结治疗。处方：制鳖甲（先煎）10g，土鳖虫5g，莪术10g，白花蛇舌草25g，石打穿25g，半枝莲25g，漏芦12g，山慈菇15g，生黄芪15g，天冬12g，枸杞子10g，薜荔果15g，灵芝6g，蜈蚣3条，仙鹤草15g，生薏苡仁20g，生白术15g，制天南星10g。21剂，水煎服，每日1剂。二诊（2001年12月12日）：CT复查肝右叶病灶从4.5cm×5.0cm缩小到3.0cm×4.0cm，自觉肝区隐痛，食纳，梦多。舌质紫，舌苔黄腻，脉小弦滑。处方：上次方加炙蟾皮5g，鸡血藤20g，预知子12g，泽漆12g，枸杞子12g，改生黄芪20g，仙鹤草20g。三诊（2002年3月6日）：CT再次复查肝右叶肿块缩小至2.7cm×3.3cm，阴天肝区隐痛，面色欠华。苔薄中部稍腻，舌质稍红，脉小滑兼数；拟从扶正抗癌，消瘀解毒。处方：制鳖甲（先煎）15g，土鳖虫5g，莪术10g，白花蛇舌草25g，石打穿25g，漏芦12g，山慈菇15g，黄芪25g，枸杞子10g，蜈蚣3条，灵芝9g，蟾皮5g，制天南星10g，预知子12g，泽漆12g，鸡金10g，水红花子12g。服法同上。四诊（2002年8月14日）：B型超声复查肝右叶肿块缩小至2.0cm×1.9cm，甲状腺功能正常，甲胎蛋白（−），体重稍增，肝区不痛，腹不胀，口稍苦，入睡较难。近查空腹血糖8.7mmol/L。目前再次住院，注射无水乙醇。苔黄薄腻，质暗，脉小弦。处方：3月6日方加生黄芪12g，地骨皮15g，合欢皮15g，生薏苡仁20g，茜草根15g。服法同上。五诊（2002年10月23日）：在八一医院复查B型超声；肝右叶肿块消失，空腹血糖9.4mmol/L，血小板降低，肝区间有不适，口干，稍有饥感。舌质红偏暗，苔黄薄，腻，脉小弦滑，面黄欠华。注射无水乙醇4次。处方：3月6日方加生地黄12g，地骨皮15g，花生衣10g，女贞子10g，墨旱莲10g。服法同上。本例患者经过近9年的随诊，基本方为2001年9月19日方。根据出现的兼夹症状，加减调理。后随诊患者食纳如常，反复多次腹部B型超声病灶逐渐缩小，AFP（−）、CEA（−）、肝功能正常。

　　按：癌毒易耗伤元气及阴津，且化疗也易伤气血，表现气阴两伤，症见疲劳无力、口干等。拟益气养阴，化痰祛瘀，软坚散结，扶正抗癌，清热解毒等方面综合治疗。方中以预知子、鸡内金、白术、生薏苡仁、泽漆以健脾，化湿泄浊；白花蛇舌草、半枝莲、漏芦、仙鹤草、生薏苡仁、蜈蚣、蟾皮解毒抗癌；以山慈菇、漏芦、制南星化痰散结；以土鳖虫、莪术、石打穿、鸡血藤、水红花子活血化瘀；以制鳖甲、生黄芪、天冬、枸杞子、薜荔果、灵芝、女贞子、墨旱莲、白术以益气养阴，扶正培本。本方组方严谨，诸药相合，以攻为主，寓补于攻。基本维持原方，在治疗过程中，根据出现的兼杂症状加以化裁，如夜寐欠安，加首乌藤，合欢皮；血小板降低加用花生衣、阿胶；疲倦乏力，加生黄芪；血脂高加用生山楂等。经近9年的治疗，患者病情稳定。此案中，周仲瑛用到蟾皮散热解毒，利水消肿，杀虫消积。另外，用蟾蜍外敷治疗癌性疼痛也是周仲瑛的经验用法。

　　（9）吴良村治疗肝癌经验[77]

　　吴良村临床上采用病证结合、分期治疗、整体平衡原则，治疗本病临床上始终不放弃"抑癌"原则。

　　灵活运用四法。吴良村在谨遵两个原则的情况下，治法方药灵活运用，常用四法如下。①养阴疏肝。常选北沙参、麦冬、枸杞子、生地黄等甘润之品。对术后、介入后阴虚之至的患者，常加用玉竹、石斛、五味子等药。②健脾理气。常用柴胡、白芍、白梅花、郁金、预知子、白术、茯苓、炒薏苡仁、甘草、山药、鸡内金、炒谷芽、炒麦芽、莱菔子、地骷髅、神曲等。若干呕、恶心，加炒竹茹、紫苏梗、半夏、陈皮；若大便干结，加芦荟或制大黄。③软坚散结。常用莪术、炙鳖甲、炙龟甲、煅牡蛎、山慈菇等，亦选蜈蚣、全蝎、土鳖虫通络散结削坚。此类药物不宜久服。④清热解毒利湿。常用三叶青、猫爪草、金钱草、白花蛇舌草、仙鹤草、半枝莲苦寒清热解毒，抗癌抑瘤；喜用连翘以清肝经气分之结，张锡纯曰："尝单用以治肝气郁结有殊效"；善用蜂房、干蟾皮以毒攻毒；选龙葵、车前子、六一散利湿去水，使湿去热清；见高热者加石膏、知母、水牛角、黄柏；出血者加白及、地榆炭；黄疸加茵陈、虎杖、藿香、佩兰清化肝胆湿热；吴良村尤善用南方红豆杉抑制肿瘤细胞，控制病情。

　　案例：徐某，女，33岁，2008年2月10日初诊。患者于2007年7月在宁波某医院诊断为右肝癌，并予手术治疗，术后病理提示肝细胞癌。术后3个月复发，肝右叶肿瘤直径约2.5cm，并见血清甲胎蛋白（AFP）持续升高，波动于64～196μg/L。介入治疗1次，效果一般，遂求治于中医。既往有乙肝"大三阳"病史十余年。诊见：意识清楚，纳食可，右胁隐痛，舌质红，苔薄，脉细弦。此乃术后阴伤，热毒蕴结于肝经所致。治以养阴疏肝健脾，清热解毒散结。处方：北沙参、枸杞子、五味子、茯苓、青蒿、三叶青、垂盆草、猫爪草、白芍、炙龟甲、炙鳖甲、山慈菇各15g，红豆杉8g，山药、黄芩各30g，鸡内金、白梅花、金银花各12g，甘草12g。30剂，每日1剂，水煎服。2008年3月20日二诊：服上方后右胁隐痛稍减，期间介入治疗1次，谷丙转氨酶略升高，AFP仍异常。上方去五味子，加莪术、神曲各15g，郁金12g。如上法煎服。此后1年多时间，患者坚持以上法治疗，诸法序贯，AFP恢复正常，病情稳定。

（10）周维顺治疗肝癌经验[78]

周维顺以清热解毒、疏肝理气、活血化瘀、健脾利湿的治疗原则组成肝癌基础方：半枝莲15g，白花蛇舌草15g，猫人参15g，生炒薏苡仁各30g，灵芝30g，猪苓、茯苓各15g，炒谷芽、麦芽各15g，焦山楂30g，炙鸡内金15g，柴胡10g。肝郁气滞型加延胡索、预知子、香茶菜、徐长卿等；脾虚湿困型加苍术、白术、橘红、橘络等；气滞血瘀型加赤芍、白芍、延胡索、没药等；湿毒壅盛型加用茵陈五苓汤等清热利湿退黄；肝肾阴虚型去清热药加用一贯煎。

案例1：谭某，男，48岁，浙江杭州人。2009年8月24日因右肋疼痛数周，伴发热来诊。症见面色淡黄，颜面浮肿，纳差乏力，神疲，便溏，右肋疼痛，口苦。体检球结膜黄染，肝肋下约2cm，边锐质硬，舌淡质嫩，边有齿痕，苔薄白腻，脉缓。B型超声示右肝弱回声团约5cm×3cm，CT右肝有占位性病变5.2cm×3.0cm。AFP 1023μg/L，ALT 134U/L，AST 90U/L。辨证为脾虚湿困，气血不足。治以健脾化湿，补益气血。药用黄芪30g，太子参20g，炒苍术、白术各10g，柴胡、陈皮、砂仁、藿香梗、猪茯苓各15g，鸡内金30g，焦六曲15g，生、炒薏苡仁各30g，制大黄10g，虎杖根15g，延胡索10g。4剂，一日1剂，水煎服。6日后二诊食欲稍有好转，饮食稍增，精神渐起，大便渐成形，但仍日行3～4次，上方去大黄，加白扁豆10g，佩兰10g。继服4剂。三诊诉饮食好转，精神可，大便日行1～2次，便质颜色基本正常，查球结膜黄染减退，舌质淡，边有齿痕，脉缓。此时正气回复，可适当祛邪，寓补于攻，守上方加半枝莲20g，白花蛇舌草15g，猫爪草20g，一日1剂，坚持治疗1个月后复查肝功能AFP＜400μg/L，ALT 82U/L，AST 47U/L，总胆红素26μmol/L。自觉症状较好，精神可，饮食基本正常，大便性状及次数正常，球结膜黄染消失。正气渐复可继续抗邪，依上法加减继续治疗。3个月后再次复诊时带来外院CT片，见肝内占位较前次缩小，约3.2cm×2.1cm，肝功能ALT 37U/L，AST 28U/L，AFP 20μg/L，生活自理且恢复以前工作。随访18个月病情稳定。

案例2：章某，女，76岁，浙江海宁人。患者于2008年初出现肝区不适，腹部B型超声及检查CT见肝右叶占位2.9cm×2.5cm，门静脉癌栓1.0cm×0.8cm，腹水中等量，脾大。肿瘤类检查甲胎蛋白异常升高。既往有乙型肝炎、肝硬化病史，"小三阳"病史30余年。在某医院行肝右叶介入治疗2次，因副反应大，患者拒绝再行西医治疗。自2009年年初至周维顺处行中药施治。症见消瘦，全身乏力，口干，皮疹，腹胀，纳呆，腹泻，尿黄，舌质红，苔黄，脉沉。证属肝郁脾虚、湿热内蕴，治宜疏肝健脾、清热利湿。药用黄芪30g，太子参30g，柴胡10g，炒枳壳10g，生地黄10g，半枝莲15g，白花蛇舌草15g，猪苓、茯苓各15g，鸡内金30g，焦六曲15g，生、炒薏苡仁各30g，白鲜皮10g，地肤子10g，牡丹皮10g，蒲公英15g，石榴皮15g，乌梅炭15g，冬瓜皮30g，4剂，每日1剂，水煎服。服药后，皮疹很快消退，乏力有所减轻，口不干，腹泻止。后坚持中医药随症加减，2009年8月复查，见肝右叶占位缩小至2.0cm×1.8cm，腹水减少，门静脉癌栓消失。至2010年11月复查，仅见肝硬化，肝内占位消失，腹水消失，甲胎蛋白正常。调整药物为半枝莲15g，白花蛇舌草15g，猫爪草15g，猪苓、茯苓各15g，鸡内金30g，焦六曲15g，生、炒薏苡仁各30g，柴胡10g，炒枳壳10g，牛膝10g，陈皮10g。患者间断服用上方，至2010年12月仍健在，病情稳定。

（11）顾丕荣治疗肝癌经验[79]

顾丕荣先生在治疗肝癌上提倡"三辨"、"三忌"、"三要"。

一辨虚，扶正以抗癌。①气虚：症见神倦懒动，语声低怯，头晕，自汗，面色苍白，舌质淡，苔薄，脉虚。宜选用：人参、党参、太子参、黄芪、白术、山药、甘草等。黄芪宜生用，用量为30～60g；党参或太子参，可用20～30g，防其壅滞，宜加莱菔子，清代傅青主已将人参与莱菔子同用，且莱菔子也有抗癌作用。②血虚：证见头晕乏力，心悸少寐，爪甲无华，舌淡失荣，脉细。常选用：当归、川芎、白芍、地黄、丹参等。③阴虚：证见午后发热，虚烦少寐，盗汗遗精，头晕目涩，口干咽燥，舌红少苔或剥苔，脉细数。可选用：天冬、麦冬、沙参、玉竹、女贞子、墨旱莲、生鳖甲、龟甲等。④阳虚：症见形寒肢冷，面色惨淡，大便溏泄或完谷不化，舌体胖，舌质淡，苔滑白，脉沉迟。当选用：肉桂、淫羊藿、补骨脂、鹿角片、五加皮、韭菜子等。其他如百合、扁豆、桑寄生、续断、杜仲、大豆、核桃枝（夹）、薜荔果、胡麻仁、火麻仁、豌豆等。都具有扶正抗癌作用，可随症选用。

二辨证，祛邪以制癌。肝癌治疗中，祛邪的目的，在于化积，包括行气散结，活血消肿，化痰软坚，以及虫类搜逐，清热解毒等法。①气滞：症见脘腹胀满或气体攻痛，嗳气、矢气则舒，舌苔薄白或微腻，脉弦。宜选用：木香、乌药、香附、小茴香、枳壳、预知子、郁金、莪术等。②血瘀：症见痛有定处，按之有块，压之更痛，或痛如针刺，逢夜加重，舌质紫暗，或有瘀斑，脉涩。应选用：乳香、没药、桃仁、红花、延胡索、大黄、川芎、三七、石见穿、蜂房、蟾皮、壁虎、牡丹皮、柞木、肿节风、铁树叶、虎杖、天葵子、鬼箭羽、姜黄等。③湿痰：症见胸脘痞闷，恶心、呕吐，大便溏泄，或肢肿腹大，苔腻或黄，脉濡或缓滑。可选用：厚朴、枳壳、猪苓、茯苓、土茯苓、车前草、薏苡仁、生半夏、菖蒲、鲜南星、瓜蒌、薤白、瞿麦、石韦、蟇头回、荸荠、海藻、蛤壳、牡蛎、常山、防己、徐长卿、山慈菇、黄药子等。尚有清热解毒之品，也是抗癌的重要组成部分，如七叶一枝花、半枝莲、蒲公英、白英、龙葵、鱼腥草、紫草、牛黄、青黛、败酱草、半边莲、野葡萄根、地锦草等，可以酌情选用。

三辨病，选药以治癌。选用药物，如莪术、石见穿、虎杖、生鳖甲、龟甲、预知子、猫人参、凤尾草、夏枯草、龙胆草、郁金、生姜、铁树叶、熊胆、牛黄等。

三忌——一忌破血：在祛邪化积时施用破血之品，如三棱、水蛭、穿山甲、皂角刺等，对肿瘤虽有消坚止痛作用，但应用过久，易导致肿瘤扩散或转移。二忌烟酒：烟之为害，前人早有"耗血损气"之诫。若肿瘤患者吸之，犹如抱薪救火，自取速亡。酒之为害，因酒辛热有毒，烈酒更甚，东坦谓："酒大热有毒，饮酒入胃，先走肝胆二经"。肝癌者饮之，煽动内风相火，风得火势，火借风势，因而昏迷、抽搐、失血等险象迭生。三忌讳医：从而贻误中西医两法治疗的优越性，不胜叹惜。

三要——一要食疗：应多食用新鲜蔬菜，水果。萝卜、薏苡仁、扁豆、百合、海带、紫菜和菌类中的猴头、银耳、香菇、松蕈等。也可吃些蛤类（软体动物）、鱼、龟、鳖及硬壳果实等。二要摄养：肿瘤患者，常因忧思惶恐，导致病情恶化，医者根据《灵枢》"告之以其败，语之以其善，导之以其便，开之以其所苦"，务使患者心情旷达，乐观对待，树立战胜疾病的信心，并嘱家属精心护理，宽慰患者。三要练功：《内经》谓"百病皆生于气"。气为血之帅，血为气之母，练气功，能使气血调和，阴阳平衡，促进新陈代谢，达到自我调节的目的。

案例：夏某，男，41岁。患肝炎已2年，初诊为肝癌。于1980年春初检验，甲胎蛋白（AFP）火箭电泳为530μg/L，定性对流阳性、扩散阳性，经某医院确诊为肝癌。住院用化疗2个月，AFP火箭电泳上升至14000μg/L，因而停用化疗，未行手术，改用中草药治疗，未见改善。7月间注射白蛋白后，AFP火箭电泳下降至9000μg/L，同年10月13日就诊于肝病门诊，肝区微胀，精神不振，舌质淡红，苔黄腻，脉弦滑。肝功能：胆红素3.0mg/dL，谷丙转氨酶（阴性）。此系早年肝受邪伤，初病在气，久病入络，络痹血瘀，与邪毒湿邪互凝成癥，结于右肋之下。治当补肝健脾，化湿解毒，以抗其癌。方用：炒党参、焦白术、生黄芪、炒白芍、茯苓、薏苡仁、枳壳、厚朴、黄芩、预知子、郁金、鳖甲、牡蛎、土鳖虫、莱菔子、白花蛇舌草、猫人参、茵陈随症加减。服药30剂。AFP火箭电泳下降至182μg/L，对流为（±），精神渐振，但口干舌燥，此为瘀毒化火耗津，前方加麦冬、天花粉等。又服30剂，对流、扩散均转阴性，火箭电泳为250μg/L，症状明显改善。仍以前方出入，服至1981年12月，火箭电泳正常，血凝转阴，B型超声检查未见明显块团。后多年一切正常，患者自述1980年曾治疗3个月，从未再用西药。

（12）裴正学治疗肝癌经验[80]

案例1：患者，女，56岁。主因"右侧胁肋部疼痛伴后背胀满不舒1个月余"就诊。2014年7月因肝区疼痛就诊于兰州某三甲医院，行B型超声、CT等相关影像检查以及活组织病理检查后诊断为原发性肝癌。遂行经导管肝动脉化疗栓塞（TACE）治疗。术后患者觉疲乏无力、纳差、肝区疼痛不适，于2014年9月11日初诊。症见：右侧胁部疼痛，后背胀满不舒，颜面萎黄，体乏无力，纳差，食油腻之品后胁部疼痛加重，时有恶心、呃逆，偶有胸闷、气短，大便秘结，舌暗红，脉弦细。诊断为原发性肝癌介入术后，慢性胆囊炎。裴正学辨证为脾胃亏虚兼气滞血瘀证，治以补脾益气，疏肝理气，活血化瘀。方药：胆胰合症方[2]加减。具体处方：柴胡10g，白芍10g，枳实10g，甘草6g，大黄10g（后下），黄芪10g，黄连6g，木香10g，香附6g，丹参30g，川芎6g，草豆蔻10g，延胡索10g，川楝子10g，制乳香、没药各6g，干姜6g，蒲公英15g，败酱草15g，半夏6g，陈皮6g，党参10g，茯苓13g，白术10g，大枣4枚，旋覆花10g，赭石15g，丁香6g，柿蒂10g。7剂，水煎服，1剂/日。二诊，述恶心和呃逆较前明显好转，便秘好转，胸闷、气短亦有缓解，饮食也较前稍增加，但仍有肝区疼痛，疲乏，背部闷胀不适，舌质淡红，少苔，脉弦细，继上方去旋覆花、赭石、丁香、柿蒂，加北沙参15g，麦冬10g，玉竹10g，石斛10g，减大黄为6g，用法同前，共15剂，余医嘱同前。三诊，述饮食情况明显好转如常人，肝区疼痛较前减轻，仍疲乏无力，继上方去麦冬、玉竹、石斛，加党参15g，太子参15g，人参须15g，生地黄13g，山茱萸30g。继服30剂。在治疗过程中，另嘱服用裴氏生血颗粒和裴氏软肝消痞丸各1包，2次/日，同时嘱禁食生冷油腻之品。三诊后患者的精神好转，自抓原方继服以预防复发。后随访，患者身体状况佳。

按：胆胰合症方是裴正学用一生临床经验倾心自拟的治疗肝胆胰疾患的验方，具有疏肝和胃、利湿解毒、益气止痛的功效，方中用柴胡疏肝散以疏肝理气，三黄泻心汤以及蒲公英、败酱草以清热燥湿、泻火解毒，延胡索、川楝子、制乳香、没药等以行气止痛，丹参、川芎、草豆蔻等以化瘀止痛。针对此患者肝区疼痛及少苔等临床症状，予以胆胰合症方、半夏泻心汤、叶氏养胃汤等治其标，针对胸闷、气短予以补脾益胃之法，印证了"培土生金""见肝之病，知肝传脾，当先实脾"之理，同时，治疗中从不失香砂六君子汤、"兰州方"核心（党参15g，太子参15g，人参须15g，山茱萸30g）、裴氏生血颗粒等以培扶正气。纵观全治疗，既扶正祛邪，又邪去不伤正，即"养正积自消"。

案例2：患者，男，28岁，2013年因单位体检查出乙型病毒性肝炎，"大三阳"，遂就诊于甘南某医院，给予抗病毒药物恩替卡韦和拉米夫定。2014年年初，自觉腹胀严重，就诊于兰州某三甲医院，行B超检查提示：脾厚53mm，门静脉14mm；腹部CT示：肝脏弥漫性病变，考虑肝癌；胆囊壁毛糙，胆囊炎；脾大。病理活检示：原发性肝癌（巨块型）。诊断为乙型慢性病毒性肝炎，肝硬化失代偿，原发性肝癌（巨块型）。患者母亲为求减轻其子痛苦，延长寿命，2014年4月15日来诊。时见双侧胁部酸困、疼痛不舒，面色黧黑，消瘦，纳差，眠差，腹部胀满，舌暗红，苔厚腻，脉弦滑。移动性浊音（+）。肝功能示：ALT，102U/L，AST 80U/L，总胆红素48.6μmmol/L，直接胆红素14.1μmmol/L，间接胆红素34.5μmmol/L，HBV-DNA 7.85×10^5/ml。裴正学认为此病当属气滞血瘀、水饮停滞、肝肾亏虚证，治则应以活血化瘀，补益肝肾为法。强肝汤合降酶合剂加减。处方：党参10g，丹参30g，黄芪30g，当归10g，白芍10g，秦艽10g，板蓝根15g，生地黄13g，生山楂10g，山药10g，泽泻10g，茵陈20g，神曲10g，黄精20g，郁金6g，甘草6g，大黄6g，栀子15g，大腹皮15g，车前子10g，金银花15g，连翘15g，蒲公英15g，败酱草15g，白花蛇舌草15g，半枝莲15g，三七粉3g（冲），五味子粉10g（冲），三棱10g，莪术10g，7剂，水煎服，两日1剂，两次/日。嘱患者预防感冒，禁食生冷油腻之品。二诊，腹胀明显减轻，肝功能示：ALT 62U/L，AST 45U/L，总胆红素22.4μmmol/L，直接胆红素9.8μmmol/L，间接胆红素13.6μmmol/L。原方去栀子、大腹皮、车前子，加柴胡10g，枳实10g，黄芩10g，黄连6g，木香6g，服法同前，共15剂。三诊，自述肝功能均正常，B型超声示：脾厚46mm，门静脉13mm，周身疲乏无力。继上方去降酶合剂，加"兰州方"核心15剂。治疗期间服用裴氏乙肝扫和乙肝康，各1包/次，3次/日；古圣Ⅰ号和古圣Ⅱ号交替服用，3日一交替，各1粒/次，3次/日；阿德福韦酯片，1片/次，1次/日。

按：强肝汤是裴正学根据多年的临床经验，将山西中医研究所研制的制剂加减所形成的验方，该方溶疏肝行气、健脾补肾、清热解毒、活血化瘀为一炉，其中党参、黄芪、当归、山药、黄精以健脾补肾、养阴益气；白芍、丹参、郁金以养肝柔肝、行气活血；秦艽、板蓝根、茵陈以清热解毒、利胆退黄。《丹溪心法》曰"气有余，便是火"，裴正学认为转氨酶升高是"有余"，故运用《内经》中"损其有余"之法，自拟降酶合剂（金银花、连翘、蒲公英、败酱草、白花蛇舌草、五味子粉、三七）以清热解毒兼行气活血化瘀。大量的黄芪、丹参、党参以及兰州方核心等以扶正固本。患者病毒高复制，给予阿德福韦酯片。裴正学将中西医有机结合，将辨病和辨证相结合，进行综合论治，疗效确切。

（13）李东涛治疗肝癌中医验案举例

案例1：戈某，男，62岁。2012年12月15日初诊。

发现肝占位20日，介入治疗后10日。

12月10日查肝占位约10.0cm×5.4cm，无腹水，肝功不正常，ALT 85.3μ/L，AST 57.2U/L，总胆红素18.8μmol/L，谷氨酰转移酶58.3U/L，碱性磷酸酶327U/L，前白蛋白165mg/L（280～360mg/L），AFP 2204.93μg/L，既往身体健康，去年检查发现为乙肝携带者，饮酒量少，烟多，咳嗽右侧胁肋疼痛，翻身时疼痛，服止痛药，纳食可，大便正常，苔白腻，舌淡白，舌下脉络曲张，脉弦数，甲印多而大。处方：茵陈120g，灵芝30g，黄芪60g，炒白术30g，柴胡15g，水红花子15g，菝葜60g，女贞子30g，炒山楂30g，冬凌草90g，猫人参60g，凌霄花15g，预知子15g，虎杖30g，鳖甲粉15g，猪苓45g，鸡内金30g，制天南星30g，茯苓30g，生麦芽30g，炒枳壳15g，赤芍15g，炒扁豆30g，藤梨根60g，三颗针30g，炒山药30g，白花蛇舌草60g，薏苡仁60g，白豆蔻15g（后下），白芍15g，延胡索30g，白屈菜30g，山慈菇20g，炮穿山甲粉10g（冲服），砂仁12g（后下），莲子肉15g，甘草20g，厚朴15g，九香虫12g。7剂，水煎服，每剂煎10袋，每袋150ml，每日5袋，分3次服。

2013年6月29日十诊。6月28日查病灶大小10.6cm×7cm，查肝功：AST 60U/L，ALT 84U/L，谷氨酰转移酶193U/L，尿素氮7.5mmol/L，AFP 91.9μg/L，CEA 1.79μg/L，服药音哑。处方：茵陈120g，灵芝30g，黄芪60g，炒白术30g，菝葜60g，水红花子30g，女贞子30g，炒山楂30g，虎杖30g，冬凌草150g，鸡内金30g，猫人参60g，猪苓60g，茯苓30g，生麦芽30g，预知子15g，炒枳壳15g，赤芍15g，炒扁豆30g，藤梨根60g，三颗针60g，炒山药30g，柴胡15g，凌霄花15g，白花蛇舌草60g，薏苡仁60g，九香虫12g，炮穿山甲粉6g（冲服），白豆蔻15g（后下），白芍15g，山慈菇20g，鳖甲粉20g，甘草20g，莲子肉15g，厚朴15g，砂仁12g（后下），青果20g，木蝴蝶20g。7剂，水煎服，每剂煎11袋，每袋150ml，每日5袋，日分3次服。蟾宫散2.5g，一日3次。

2015年3月7日二十六诊。患者间断服药。元旦前介入治疗一次，此为第4次介入。病情稳定，纳可，体重未减，气色佳，服中药及蟾宫散口干，音哑，大便日二次，不干不稀，夜尿2～3次，原5～6次，脉弦而稍数，舌胖大，苔白厚。查肝功能大致正常。茵陈90g，灵芝30g，黄芪60g，炒白术30g，菝葜90g，水红花子30g，女贞子30g，炒山楂30g，虎杖30g，冬凌草90g，鸡内金45g，猫人参90g，猪苓60g，茯苓30g，生麦芽45g，预知子20g，炒枳壳15g，赤芍15g，炒扁豆30g，藤梨根90g，三颗针60g，炒山药30g，柴胡15g，凌霄花15g，白花蛇舌草60g，薏苡仁60g，九香虫12g，炮穿山甲粉6g（冲服），白豆蔻15g（后下），白芍15g，山慈菇20g，鳖甲粉20g，甘草20g，莲子肉15g，厚朴15g，砂仁12g（后下），连翘20g，白茅根30g，肿节风30g。7剂，水煎服，每剂煎12袋，每袋150ml，每日5袋，分3次服。蟾宫散同前。

患者其后主要以蟾宫散治疗，2017年4月27日随访，患者仍健在，病灶8cm以下。

案例2：张某，男，62岁，2012年5月24日初诊。

患者为乙肝"小三阳"，既往饮酒量大且时间较长。于2011年5月30日因发现右肝占位，在齐鲁医院行肝占位切除术，切除右肝2/3，术后用肝复乐，薄芝糖肽，槐耳颗粒、拉米夫定等，并在省中医服中药50剂。2012年2月10日查AFP为135.10μg/L，2012年4月27日增至455.50μg/L，4月28日增强CT检查提示：左肝多发占位，3个结节。微波射频治疗1次，发热10日。2012年5月23日复查CT检查提示：肝左叶多发不均回声包块，慢性肝损害。AFP 409.8μg/L。为求中医治疗来我处。现患者食多则胀，呃逆，舌尖红，苔白，脉弦。诊断：肝癌术后复发，射频治疗后。治以益气活血软坚解毒，以肝泰煎剂加减。柴胡15g，灵芝30g，茵陈45g，黄芪60g，炒白术30g，水红花子30g，菝葜120g，鳖甲粉20g，炒山楂30g，女贞子30g，冬凌草180g，猫人参60g，藤梨根90g，凌霄花15g，预知子15g，鸡内金30g，生麦芽30g，砂仁12g（后下），猪苓30g，生天南星30g（先煎1小时），山慈菇20g，茯苓30g，炒枳壳20g，赤芍、白芍各15g，炒扁豆30g，莲子肉30g，炒山药30g，甘草20g，白花蛇舌草90g，三颗针60g，厚朴30g，丁香15g，生薏苡仁60g，骆驼蓬子30g，马蔺子30g，陈皮15g，竹茹15g，芡实30g，炮穿山甲粉8g（分冲）。7剂，隔日1剂，分6次服。蟾宫散，一次2.5g，一日3次。

2012年6月6日二诊。近日B超检查提示：肝占位3.8cm×3.3cm，另两个占位约1cm以下，现应用薄芝糖肽、拉美夫定。腹胀减轻，呃逆偶有，时有胁肋、后背疼痛，隐痛，舌尖红，苔薄白，脉弦。上方加石见穿30g，改茵陈60g，白花蛇舌草120g，炮穿山甲粉6g（分冲）。7剂，两日1剂，一日分3次服。蟾宫散同前。

其后治疗过程：患者其后一直按上方加减调理服用中药，未再用射频消融术。2012年6月26日查AFP为471μg/L，8月28日查病灶仍存在，但与前比并未增大。2013年3月18日查AFP下降至100μg/L以下。CT示肿瘤无进展。2013年9月24日查AFP为79.96μg/L，B型超声：未见病灶。肝MRI检查提示：病灶有0.5cm、1.0cm两个结节。其后检查病灶消失。至2017年5月一直按上方案调理，未见新增肿瘤病灶。

案例3：居某，女，50岁。2012年6月26日初诊。

因发现肝占位15日，于2011年6月26日入青岛大学附属医院，于2011年7月6日行肝Ⅴ段、ⅣB段、胆囊切除术。术后病理检查提示：高分化肝癌，5cm×4cm×3.5cm，侵达局部肝背膜，侵及胆囊组织。术后介入治疗一次，并保肝，增免疫药治疗。2012年4月22日平度中医院查AFP为177μg/L。2012年6月24日平度市中医院CT示：左肝占位病变，约2.5cm×3.2cm，考虑复发。现剑突下压痛，食后胀。来人代诊。治疗以益气活血软坚解毒法，肝泰煎剂加减方：柴胡15g，灵芝30g，茵陈60g，黄芪60g，炒白术30g，水红花子20g，炮穿山甲粉6g（分冲），菝葜90g，鳖甲粉20g，炒山楂30g，女贞子20g，冬凌草90g，虎杖30g，藤梨根60g，猫人参60g，凌霄花15g，预知子15g，鸡内金30g，砂仁15g（后下），猪苓30g，生天南星30g（先煎），山慈菇20g，茯苓30g，生麦芽30g，赤白芍各15g，炒扁豆30g，莲子肉20g，炒山药30g，甘草15g，白芷10g，蒲黄10g，血余炭10g，炒蜂房10g，延胡索20g，白屈菜20g，黄连20g，吴茱萸6g，炒枳壳15g，厚朴30g，白豆蔻15g（后下），芡实60g，骆驼蓬子30g，马蔺子30g，泽漆30g，陈皮15g，竹茹15g，生薏苡仁60g。7剂，水煎服，隔日1剂，分6次服。另服蟾宫散，每次2.5g，日3次服。

2013年7月24日二诊。7月20日青岛大学附属医院介入治疗一次，今天出院。查AFP为1200μg/L以上，ALT和AST升高。恶心，疼痛，腹部饱胀感，纳食多则胀，一周未大便。舌红苔白，脉细涩。处方：方药：上方陈皮加至20g，竹茹加至20g，炒枳壳加至20g，厚朴加至45g，冬凌草加至120g，茵陈加至90g。7剂，服法同前。蟾宫散同前。

2013年9月5日四诊。8月25日平度人民医院查AFP为39.83μg/L，GGT 46U/L；CT示：肝右叶高密度碘油，肝内胆管扩张。恶心20余天，现恢复，体重上升，疼痛已消，来人代诊。上方菝葜加至120g，延胡索减量为15g，白屈菜减量为15g，炒枳壳减量为15g，厚朴调量为30g，陈皮调量为10g，竹茹减量为10g。7剂，服法同前。蟾宫散同前。

其后治疗经过：2010年10月查AFP为35μg/L，无不适感觉。2013年11月13查AFP为0.9μg/L，其后查均在2以下。中药持续服用，无不适，未见复发迹象。末次用药2014年8月25日。其后自带我院处方回当地治疗，随访至2017年5月，肿瘤未复发。

（二）西医治疗

1.治疗原则

肝癌的治疗应根据肿瘤大小、位置、分期、组织学类型、有无转移、年龄及包括肝功能在内的健康状况、治疗后并发症发生的风险及患者的意愿来决定最佳治疗方案。一般来说，以BCLC分期确定的治疗原则如下：0期、A期的患者可选择肝切除术、肝移植，亦可考虑局部消融治疗；B期患者可选择经导管肝动脉化疗栓塞（TACE）或手术；C期患者可选择索拉非尼治疗；D期患者选择最佳支持治疗，中药配合沙利度胺或三苯氧胺治疗，毒副反应小、花费少，在部分晚期肝癌患者中可观察到病灶稳定，甚至缩小，亦不失为一种选择。

肝癌根治术后5年复发率达32.5%～61.5%，以肝内复发最常见，达90%左右[81]，复发最早可在术后2个月内，高峰为术后1～2年。Kumada等发现3年内复发多为原发灶播散，晚期多为肝癌多中心发生。目前，对肝癌术后复发的治疗多持积极态度，其治疗原则及方法基本同首次治疗，局限于肝内的复发肿瘤符合肝移植适应证者可行肝移植，即补救性肝移植，有研究者认为术后生存率与初次肝移植相当。

2.手术

（1）肝切除术：是局限性可切除的非肝硬化和部分Child-Pugh A级肝硬化肝癌患者的一线选择[8]，早期肝癌术后5年生存率可达到60%～80%。其具体适应证[82]如下：一般情况良好，无明显心、肺、肾等重要脏器质性病变，肝功能正常或仅有轻度损害（Child-Pugh A级），或肝功能分级属B级，但经短期护肝治疗后恢复到Child-Pugh A级，肝储备功能基本在正常范围以内，无不可切除的肝外转移性肿瘤；禁忌证[83]：全身情况差，或伴有严重心、肺、肾等重要脏器器质性病变；肝功能 Child-Pugh C 级，有严重出血倾向，经治疗后凝血酶原时间延长仍超过 50%；肝癌为弥漫性，或已超过肝的两叶以上，或第一、第二、第三肝门已受侵犯，或伴有广泛门静脉癌栓；或有远处广泛转移；合并有明显的门静脉高压伴胃底-食管静脉曲张或腹部静脉曲张。

肝切除方法包括根治性切除和姑息性切除。无法根治切除的肝癌患者，可酌情切除肉眼可见的肿瘤，允许微小子灶的存在，尽可能地保留正常肝组织。

（2）二期切除术：不能行手术切除的肝癌经手术（肝动脉结扎）或非手术疗法（TACE、局部消融）缩小后可进行二期切除，也称为降期后切除。二期切除术主要适用于 BCLC B 期和部分 C 期的患者，其适应证[83]如下：肿瘤直径缩小 50% 以上，AFP 升高者显著下降，肝功能恢复正常，降期治疗中的各种不良反应消失，体重上升，全身情况耐受手术切除，肝癌在技术上有切除可能（主瘤缩小的同时与邻近卫星灶融合，周边形成包膜，境界清楚）。在降期治疗的任一阶段，只要达到切除条件即可行手术，时间以 1～2 个月为宜，不应过分强调肿瘤的缩小程度以及 AFP 一定降到正常水平。二期切除禁忌证同一期肝切除术。

（3）复发后再切除术：复发后再切除术主要针对根治性肝切除术及肝移植后复发的患者而言，其手术适应证及禁忌证同首次肝切除术。即使严格按照米兰标准筛选的肝癌肝移植患者，肝移植术后复发率仍高达 25%～67%，复发多在术后 6～12 个月，是导致患者远期存活率低的主要原因。肿瘤肝内复发后可行手术切除或射频消融（RFA）的患者的 5 年生存率均可达到 47%。然而，由于复发转移肝癌的多中心性，真正适合这两种治疗方法的患者只占一小部分。TACE 亦是治疗肝癌肝移植后肝内肿瘤复发的方法之一。

肝移植后的复发转移，60% 的患者为多发病灶，最常见的部位是移植肝、肺、骨、淋巴结，也可转移到其他少见部位如肾上腺、胸壁、脑等。即便影像学检查结果提示仅有肝脏复发，也仍然很可能有其他部位的转移。因此，Hollebeeque 等建议患者应先行姑息性治疗，观察 3 个月确认无肝外转移后再行手术。

3. 经导管肝动脉化疗栓塞

TACE 主要用于治疗病灶局限在肝内但不可切除的肝癌，通过栓塞肿瘤的供血动脉使肿瘤缺血坏死，同时在栓塞部位灌注化疗药物而发挥治疗作用。在 TACE 中，常用的栓塞剂有碘油和明胶海绵。常用的化疗药物通常为顺铂、蒽环类抗生素、丝裂霉素等细胞毒药物。NCCN 肝癌指南建议，不能行根治性治疗的患者只要供应肿瘤的动脉血管与非靶血管不共干，均可考虑 TACE[8]。

TACE 术后不良反应包括发热、恶心、呕吐、肝区疼痛、腹胀、呃逆、肝功能损害及黄疸等。以上反应多为一过性，经常规补液、保肝、抑酸、预防感染等对症处理后多在 1 周内缓解。肝区疼痛术中即可发生，若患者疼痛突然加重，应警惕肿瘤自发破裂出血可能。严重的并发症如异位栓塞、上消化道大出血较少见。

4. 消融治疗

消融治疗分为化学消融治疗和物理消融治疗。化学消融是用无水乙醇、乙酸等注入肿瘤内使局部组织细胞脱水、坏死和崩解，从而达到灭活肿瘤病灶的目的。物理消融是通过加热或冷冻局部组织灭活肿瘤，主要有射频消融（RFA）、微波固化术、冷冻治疗、超声聚焦消融以及激光消融等。有荟萃分析表明，在肿瘤完全坏死率、局部控制率、总生存率、无疾病生存率方面，RFA 均优于化学消融。直径 ≤3cm 的肿瘤，RFA 治疗效果与手术切除相当，5 年生存率分别为 56.3% 和 54.2%，但局部复发率高于手术切除。我国有关学术组织的规定为[84]：RFA 通常适用于单发肿瘤，最大直径 ≤5cm；或肿瘤数目 ≤3 个，且最大直径 ≤3cm；

无血管、胆管和邻近器官侵犯以及远处转移；肝功能分级为 Child-Pugh A 或 B，或经内科护肝治疗达到该标准。对于不能手术切除的直径＞5cm 的单发肿瘤，或最大直径＞3cm 的多发肿瘤，RFA 可以作为姑息性综合治疗的一部分；RFA 的禁忌证包括：肿瘤巨大或者弥漫型肝癌；伴有脉管癌栓、邻近器官侵犯或远处转移；肝功能分级为 Child-Pugh C，经护肝治疗无法改善者；治疗前 1 个月内有食管（胃底）静脉曲张破裂出血；不可纠正的凝血功能障碍和明显的血常规异常，具有明显出血倾向者；顽固性大量腹腔积液，恶病质；合并活动性感染，尤其是胆管系统炎症等；心、肺、肝、肾、脑等主要脏器功能衰竭；意识障碍或不能配合治疗的患者；第一肝门区肿瘤应为相对禁忌证；肿瘤紧贴胆囊、胃肠、膈肌或突出于肝包膜为经皮穿刺消融的相对禁忌证；伴有肝外转移的病灶不应视为绝对禁忌，仍然可考虑采用局部消融治疗控制肝内病灶情况。

局部消融的常见并发症：消融后综合征（发热、疼痛、血尿、寒战等少见），感染，消化道出血，腹腔内出血，肿瘤种植，肝衰竭和邻近脏器损伤。

5. 放疗

肝脏是对放射较为敏感的器官，其放射敏感性仅次于骨髓、淋巴组织和肾。既往出于对放疗引起肝损害的顾虑，肝癌的放疗开展较少，但随着放疗技术的发展，如三维适形放疗和调强放疗已为放疗在肝癌中的应用提供了更多可能。Seong 等报道 27 例无法手术肝癌的三维适形放疗（常规分割，40～60Gy）治疗，中位生存期为 14 个月，3 年生存率为 21.4%。

肝癌放疗的适应证包括：肿瘤局限，但因肝功能障碍或肿瘤位于重要解剖位置而无法手术，或患者不愿接受手术及其他局部治疗；术后残留、局部复发者；对局部肿瘤放疗以控制并发症，如梗阻性黄疸；转移灶的放疗以减轻症状[82]。对肝内肿瘤弥漫性播散者，也可考虑全肝姑息性放疗。

肝癌伴门静脉/下腔静脉癌栓，放疗可以延长患者的生存期；肝癌伴淋巴结转移，放疗可显著改善淋巴结转移的肝癌患者的临床症状和生存期。Zeng 等报道放疗后淋巴结压迫相关症状缓解率高达 100%，客观缓解率为 96.8%，1 年、2 年生存率分别为 42.1%、19.9%，中位生存期 9.4 个月。肝癌肾上腺转移的最佳治疗方案仍不确定，有报道放疗取得的中位生存期达 10 个月。肝癌骨转移放射治疗的疼痛缓解率为 98.7%[85]。

6. 化疗及新靶点药物

蒽环类抗生素、顺铂、氟尿嘧啶、丝裂霉素单药有效率一般小于 10%，尤其是对于合并活动性肝炎或肝硬化的患者，化疗毒性反应显著，严重影响其临床应用和治疗获益。奥沙利铂＋氟尿嘧啶＋亚叶酸钙（FOLFOX4 方案）、奥沙利铂＋吉西他滨（GEMOX 方案）、奥沙利铂＋卡培他滨等方案显示了一定的疗效且毒性可控，但总体效果仍较差。化疗适应证为[91]：合并有肝外转移的晚期患者；虽为局部病变，但不适合手术和局部治疗者；合并门静脉主干癌栓者。

肝癌常用的化疗方案如下。

● FOLFOX4（奥沙利铂＋亚叶酸钙＋氟尿嘧啶）：奥沙利铂，$85mg/m^2$，静脉滴注，d1；亚叶酸钙，$200mg/m^2$，静脉滴注，d1～2；氟尿嘧啶，$400mg/m^2$，静脉注射，d1～2；或氟尿嘧啶，$600mg/m^2$，持续静脉滴注 22 小时，d1～2。每 2 周重复。

● GEMOX（吉西他滨＋奥沙利铂）：吉西他滨，$1000mg/m^2$，静脉滴注，d1；奥沙利铂，$100mg/m^2$，静脉滴注 2 小时，d2。每 2 周重复。

● PIAF（顺铂＋阿霉素＋氟尿嘧啶＋α-干扰素）：顺铂，$20mg/m^2$，静脉滴注 1 小时，d1～4；阿霉素，$40mg/m^2$，静脉滴注，d1；氟尿嘧啶，$400mg/m^2$，静脉滴注，d1～4；α-

干扰素，$5×10^6U/m^2$，皮下注射，d1～4。每3～4周重复。

● 阿霉素：阿霉素，$60mg/m^2$，静脉滴注，d1。每3周重复。

● 卡培他滨+奥沙利铂：卡培他滨，$1000mg/m^2$，口服，每日2次，d1～14；奥沙利铂$130mg/m^2$，静脉滴注，d1。每3周重复。

在上述方案中，阿霉素可用吡柔比星替代，氟尿嘧啶和卡培他滨可用替吉奥替代。

索拉非尼已被NCCN指南推荐用于晚期肝癌的一线治疗。一项全球性随机双盲对照临床研究（SHARP试验）证明，索拉非尼和安慰剂治疗晚期肝癌的有效率无明显差异（均无CR，PR分别为7例和2例），但中位总生存期分别为10.7个月和7.9个月，中位疾病进展时间分别为5.5个月和2.8个月，索拉非尼组可延长患者的生存期。在亚太地区进行的Oriental研究则进一步证实了SHARP试验的结果，研究显示对于有肝炎、肝硬化背景的肝癌患者，索拉非尼同样具有改善生存的疗效，用法为400mg，口服，2次/日。绝大多数患者对索拉非尼治疗有良好的耐受性和依从性，不良反应如下：手足皮肤反应，表现为手足红斑、皮肤发疱、皮肤变硬、起茧、皲裂、脱屑等，主要发生于受压区域，如手掌和足跖部位，通常在服药2周后出现，6～7周会有明显的减轻甚至消失；高血压，发生率为29%左右，一般不需处理，应用降压药物后仍严重或持续的高血压偶有发生，需考虑永久停用索拉非尼；腹泻，症状轻微但时有发生，个别严重者可应用洛哌丁胺。

（三）中西医结合治疗

1.与化疗结合

中晚期肝癌患者行肝动脉栓塞化疗术或行中药亚砷酸注射液治疗后，常出现发热、恶心、呕吐、头身困重、上腹胀闷、食欲下降等不良反应。吴万垠[86]建议在辨证论治基础上加重对症治疗药物比例，可予以半夏、枳壳、麦芽、谷芽、山楂、神曲以疏肝理气，和胃增纳，或适当辅以清热化湿中药，酌情减少辨病所用的解毒抑瘤之品。陈新岸[87]等认为化疗引起恶心、呕吐，脘腹胀满等消化道症状较重者，宜用香砂六君汤以调胃和中；王泳等[88]对于用化疗后食欲缺乏者，用三仁汤加味［白豆蔻6g，杏仁6g，薏苡仁30g，茵陈15g，陈皮6g，清半夏9g，厚朴12g，淡竹叶9g，滑石24g（布包），佩兰9g，藿香6g，茯苓15g，麦谷30g，谷芽30g］治疗。化疗药物所引起的胃肠道反应和骨髓抑制，往往导致机体化疗不能耐受，影响化疗剂量和疗程。潘敏求[14]以健脾益肾、和胃理气之法治之，拟定癌复康方，研制了癌复康片，主要组成含白参、黄芪、冬虫夏草、补骨脂、淫羊藿、枸杞子、菟丝子、女贞子、白术、茯苓、法半夏、砂仁、鸡内金、木香，有较好的疗效。对肝癌多药耐药基因（MDR）的中药逆转剂的研究也证明板蓝根、柴胡、川芎嗪、苦参碱以及木犀草素等中存在着能够逆转肝癌MDR的活性成分。潘启超等[89]用BEL-7402细胞株筛选中药钙离子通道阻滞剂，结果发现粉防己碱、蝙蝠葛碱、莲子心碱、左旋千金藤立定、左旋四氢巴马汀、延胡索乙素、巴马汀、川芎嗪、牡丹皮酚、人参皂苷Rbl等都有类似钙离子阻滞作用，能产生与维拉帕米类似的增效作用。

2.与介入治疗结合

对于介入后毒副反应，王仕迎[90]以健脾理气方调理，方药组成：茯苓20g，白术10g，枳壳10g，生山楂20g，预知子30g，党参20g，佛手20g。能增强治疗效果。郭鑫[91]以抗癌消瘤颗粒配合介入治疗，处方：桃仁9g，红花6g，牡丹皮9g，当归15g，泽兰20g，郁金15g，青蒿15g，法半夏10g，枳壳15g，茯苓20g，车前草15g，西洋参15g，甘草6g。有一定的效果。

3.与放疗结合

放射治疗是一种"火热毒邪"作用于人体，导致热毒过盛、伤津耗气。热毒壅滞于经脉，导致气滞血瘀，从而形成气阴两虚、热毒瘀互结的病机特点。临床上常表现为口干、咽喉干燥疼痛、吞咽困难等一派阴虚内热之象。治疗上以益气养阴、清热解毒兼活血化瘀为法。潘敏求[14]以参须、黄芪、石斛、麦冬等益气养阴；金银花、连翘、蚤休等清热解毒；桃仁活血化瘀。

4.与靶向治疗结合

索拉非尼是首个通过FDA批准用于治疗晚期HCC的多靶点酪氨酸激酶抑制剂，但长期服用此药后患者多合并手足综合征，出现手足皮肤干裂、脱屑、渗液甚至局部合并感染，最终使患者难以耐受不良反应而停药，甚者使生活质量下降。吴万垠[21]建议此时也以"辨证＋对症"治疗为主，目的是减轻毒副反应。在益气健脾辨证基础上对症予以养血活血通络之品。

5.与肝移植治疗结合

张冬华等[92]以养阴活血、温阳利水法为主配合肝移植治疗，结果证实中药对肝移植术后肾功能有保护作用。基本方：生黄芪20～30g，生地黄15～20g，山茱萸15～20g，龟甲15g，莪术10g，凌霄花15g，椒目15g，桂枝10g，大腹皮15g，茵陈10g，猪茯苓各15g，龙葵15～30g。每日1剂，水煎服。加减：肝区痛者加郁金15g，白屈菜30g，鼠妇40g，延胡索15g；黄疸者茵陈加量至15g，配合芒硝1g，枯矾1g冲服；低热者加青蒿15g，地骨皮15g，银柴胡15g或安脑丸1丸，每日2次；腹水者予细辛10g，椒目15g，龙葵15g，桂枝10g，牵牛子（黑丑、白丑）各10g，生黄芪30g。诸药研细末取少许醋调敷脐部，再用生姜灸，每日1次，每次2h；腹泻去生地黄、凌霄花、茵陈，加炙甘草30g，赤石脂15g，或五倍子研末醋调敷脐部；便秘加生大黄10g，炒莱菔子20g，便血或呕血加土大黄20g，蒲黄炭15g，血余炭15g，烧干蟾10g，出血急量大者急予奥曲肽静脉滴注，凝血酶和肾上腺素加入冰盐水频服等处理。部分患者同时服用金龙胶囊、华蟾素片。

五、预后及随访

（一）预后

病期是最主要的预后因素，早期可手术肝癌的5年生存率可超过60%，晚期患者罕有生存5年以上的。肿瘤大小是另一个重要预后因素，肿瘤直径≤5cm的肝癌显著优于＞5cm者，但即便为小肝癌，术后很快复发甚至转移者时有发生，告知患者预后信息时应留有余地；单个结节预后显著优于多结节者；癌结节包膜完整者亦显著优于包膜不完整者或无包膜者；无脉管浸润者显著优于有脉管浸润者等[93]。一些特殊类型的肝癌如纤维板层型和外生型肝癌的预后较好。对于接受TACE或局部消融治疗的患者，肿瘤大小、数目和肝功能储备情况也是影响治疗效果的重要因素，病灶直径＞3～5cm、多结节及肝功能储备差者预后差。

（二）随访

接受手术治疗的患者，术后应进行肝脏CT/MRI检查，头2年每3～6个月1次，然后每6～12个月1次。对于就诊时即有AFP升高者，头2年每3个月复查1次，然后每6～12个月1次。

患者接受TACE治疗后1个月应复查CT，以了解病灶内碘油沉积及肿瘤坏死情况，如病情控制良好可暂不继续治疗，应尽可能地延长治疗间隔期以保证肝功能的恢复[82]。

接受局部消融治疗的患者在术后头2个月应每月复查增强CT、MRI或超声造影观察肿瘤病灶坏死情况，此后每2～3个月复查1次，2年后每3～6个月复查1次。对于术后有残留或肿瘤进展者，如可能可再次消融治疗，但若两次消融治疗后仍未能控制则应换用其他治疗手段[84]。

肝移植患者应接受专业移植中心的随访，除注意肝脏病灶有无复发转移外，还需注意有无免疫抑制剂不良反应、移植排斥反应及第二原发肿瘤发生。前6个月每月复查1次，然后每3个月复查1次，维持1年。接下来的两年前6个月每月复查1次，以后每年复查1次。

六、预防与调护

（一）预防

肝癌的全面防治包括一级、二级与三级预防。

一级预防即病因预防，为最根本的预防，经20余年验证"管水、管粮、防肝炎"的七字方针仍是我国当前肝癌一级预防的主要内容。

二级预防，即早期发现、早期诊断与早期治疗，可在较短时间见效，且事半功倍。

三级预防，即临床治疗，目前虽已有不少实质性进展，但大幅度地提高疗效的前景仍不容乐观。

（二）调护

肝癌一般以低脂肪饮食为主，宜多吃新鲜蔬菜和水果等。腹胀腹水者，宜多吃薏苡仁、赤豆、冬瓜、西瓜、丝瓜等淡渗利湿之品。

肝癌患者或有肝癌前病变倾向者，平素可以常用以下药食两用中药品种：芋头，银耳，大蒜，白扁豆，薏苡仁，绞股蓝，番荔枝，山楂，猕猴桃，枸杞子，香菇，芦笋，山药，荠菜，猴头菇，葱白，昆布，海藻，马齿苋，珍珠菜，茶叶，海参，胡桃肉，蜂胶，槐耳，大枣，芡实等。

参考文献

[1] Chevret S，Trinchet JC，Mathieu D，et al. A new prognosis classification for predicting survival in patients with hepatocellular carcinoma[J]. J Hepatol, 1999, 31（1）: 133-141.

[2] Cancer of the Liver Italian Program（CLIP）Investigators. A new prognostic system for hepatocellular carcinoma: a retrospective study of 435 patients[J]. Hepatology, 1998, 28（3）: 751-755.

[3] Kudo M. Prognostic staging system for hepatocellular carcinoma（CLIP score）: its value and limitations, and aproposalfor a new staging system, the Japan Integrated Staging score（JIS score）[J]. J Gastroenterol, 2003, 38（3）: 207-215.

[4] 中国抗癌协会肝癌专业委员会原发性肝癌的临床诊断与分期标准 [J]. 中华肝脏病杂志, 2001, 9（6）: 324.

[5] 胡琦, 朱克俭. 中药有效成分抗肝癌复发转移的实验研究进展 [J]. 湖南中医药大学学报, 2015, 35（2）: 60-63.

[6] 何立丽, 吕文良, 孙桂芝. 中医药提取物抗原发性肝癌的研究进展 [J]. 中华中医杂志, 2014, 29（4）: 1175-1178.

[7] 陈闯. 中医药防治原发性肝癌机制的研究进展 [J]. 实用中西医结合临床, 2014, 14（10）: 90-92.

[8] 孙桂芝. 孙桂芝实用中医肿瘤学 [M]. 北京：中国中医药出版社, 2009: 280-281.

[9] 孙桂芝. 常见肿瘤诊治指南 [M]：北京中国科学技术出版社, 1991: 70-73.

[10] 丘奕文. 中医药治疗原发性肝癌多中心队列研究生存分析 [D]. 广州：广州中医药大学, 2013.

[11] 张丽莉, 吕宇克, 刘安家. 周维顺治疗肝癌临床经验 [J]. 浙江中西医结合杂志, 2011, 21（3）: 145-146.

[12] 庄险峰. "三辨"治肝癌—辨病、证、症 [J]. 中医临床研究, 2012, 4（18）: 18-20, 22.

[13] 金学洙. 原发性肝癌小鼠模型制备及化癥散积颗粒干预作用的研究 [D]. 长春：长春中医药大学, 2011.

[14] 梁慧.潘敏求教授治疗肿瘤经验和学术思想总结[J].湖南中医杂志，2012，2（2）：22-24.

[15] 李崇义，李新农.自拟镇癌汤治疗癌症50例[[J].中国中医药现代远程教育，2010，8（8）：45.

[16] 孙保国，陈泽雄，周厚明，等.解毒法与健脾法对裸鼠人肝癌模型的持续抗癌作用探讨[J].中华中医药学刊，2010，28（8）：1666-1670.

[17] 黄祝晓.莲龙消积方改善中晚期原发性肝癌患者生活质量的临床研究[D].北京：北京中医药大学，2014.

[18] 何仁强，李配富，张宁，等.扶正化毒消癌方干预原发性肝癌中晚期患者36例[J].中国实验方剂学杂志，2013，19（24）：296-300.

[19] 陆原.健脾解毒方治疗原发性肝癌的临床和机制研究[D].南京：南京中医药大学，2011.

[20] 薛青.中医药治疗晚期肝癌36例[J].辽宁中医杂志，2009，（4）：588-589.

[21] 杜震生.吴万垠应用健脾益气法治疗原发性肝癌经验[J].辽宁中医杂志，2011，38（8）：1503-1504.

[22] 李立新，叶胜龙，王艳红，等.金龙胶囊对人肝癌高转移细胞系转移的抑制作用[J].临床与基础研究，2011，16（3）：240-241.

[23] 温树伟，苑天文，党之俊，等.金龙胶囊联合介入治疗对原发性肝癌患者免疫功能调节作用的观察[J].中国肿瘤临床，2013，40（18）：1116-1118.

[24] 张火俊，杨继金，王卫星，等.金龙胶囊对行肝动脉栓塞化疗的肝癌患者血清白细胞介素2和可溶性白细胞介素2受体水平的影响[J].中西医结合学报，2008，6（9）：907-910.

[25] 谢斌，唐春，黄建.金龙胶囊对肝癌切除后复发转移影响的初步临床观察[J].中华肿瘤防治杂志，2008，15（20）：1584-1586.

[26] 贾军梅，赵和平，曲直，等.消癌平注射液抗鼠H22肝细胞癌的作用机制[J].中国基层医药，2012，19（10）：1482-1484.

[27] 贾军梅，赵和平，郭亚荣.消癌平联合奥曲肽对原发性肝癌患者免疫功能的影响[J].中国药物与临床，2011，11（10）：1130-1132.

[28] 吕政，赵崇瑜.康莱特注射液佐治肝癌介入术后的疗效观察附38例报告[J].新医学，2004，35（7）：415-416.

[29] 李学，吴晓秀，李佩文，等.康莱特注射液治疗原发性肝癌的临床研究[J].中国肿瘤临床，1999，26（6）：475-476.

[30] 官纯寿，易屏，刘艳娟，等.薏苡仁注射液治疗原发性肝癌的研究[J].中国中西医结合消化杂志，2001，9（6）：355-356

[31] 刘俊保，姚志伟.白花蛇舌草注射液对原发性肝癌的临床作用[J].医学论坛杂志，2004，25（15）：37-39.

[32] 石怀芝，徐晓燕.扶正荡邪合剂治疗原发性肝癌的临床报道[J].北京中医，2004，23（1）：63-64.

[33] 张绪慧，梁磊.鳖甲煎丸对H22荷瘤小鼠肿瘤血管抑制作用的研究[J].山东中医杂志，2010，29（5）：330-331.

[34] 冯芳，田卫群.复方斑蝥胶囊联合无水酒精注射治疗原发性肝癌患者细胞免疫的观察[J].中国社区医生（医学专业），2012，14（12）：22.

[35] 彭文达.复方斑蝥胶囊联合化疗治疗中晚期原发性肝癌的临床疗效观察[J].肿瘤药学，2011，1（6）：518-519.

[36] 程宏文，骆明莲，江涛，等.艾迪注射液联合FOLFOX4化疗治疗原发性肝癌疗效观察[J].现代肿瘤医学，2012，20（4）：777-779.

[37] 戴伟华，刘小平，龚毅，等.艾迪注射液联合TACE术治疗原发性肝癌的临床观察[J].中国医药导报，2010，7（22）：105-106.

[38] 马春曦，彭国林，邓兰，等.艾迪注射液联合高强度聚焦超声治疗原发性肝癌[J].现代中西医结合杂志，2012，21（3）：241-243.

[39] 覃燕明，湛永滋.艾迪注射液治疗晚期原发性肝癌的疗效观察[J].广西医学2003，25（12）：2505.

[40] 郑东海，董文杰，郑伟达.应用慈丹胶囊治疗原发性肝癌临床观察[J].光明中医，2011，26（1）：61.

[41] 冯敢生，郑川胜，周汝明，等.中药白及栓塞肝动脉治疗肝癌的对比性研究[J].临床医学影像杂志，1996，7（4）：209-212.

[42] 韩钧铭，任克，赵仲春，等.油性中药抗癌剂OCC肝动脉栓塞治疗肝癌[J].实用肿瘤学杂志，1997，11（4）：292-294.

[43] 刘晓彦.肝癌止痛膏外敷治疗中晚期原发性肝癌癌痛60例[J].河南中医，2004，24（9）：24.

[44] 胡怀强，李杰.癌痛膏外敷治疗肝癌疼痛46例[J].中医外治杂志，1998，7（2）：18.

[45] 贾立群，朱世杰.现代名中医肿瘤绝技[M].北京：科技文献出版社，2002：225.

[46] 马惠兰.中药外敷治疗晚期肝癌疼痛14例[J].云南中医学院学报，1999，23（3）：46.

[47] 高雪梅.肝癌止痛散外敷治疗中晚期肝癌疼痛50例 [J].山东中医药大学学报,1999,23（6）：452.

[48] 林景照.癞蛤蟆加雄黄外敷止肝癌疼痛15例 [J].中国民间疗法,2001,9（5）：31.

[49] 韩子敏,刘兴明.中药穴区外敷治癌痛44例 [J].中日友好医院学报,1998,12（4）：310.

[50] 李佑民,刘组发.冰红配剂外用治疗肝癌疼痛42例 [J].中西医结合肝病杂志,1999,9（1）：44.

[51] 徐钧.癌痛酊外用治疗晚期肝癌疼痛临床观察 [J].现代中西医结合杂志,1999,8（7）：1076.

[52] 熊浴家.针刺对肝癌止痛作用的观察 [J].湖北中医杂志,1996,18（6）：43.

[53] 胡侠.腕踝针对肝癌疼痛的镇痛疗效及对神经肽类物质的影响 [J].中西医结合肝病杂志,2005,15（3）：131.

[54] 孙亚林,于连荣.齐刺留针法治疗肝癌疼痛80例疗效观察 [J].中国针灸,2000,（4）：211.

[55] 侯天印,陶敏.水针治癌性疼痛100例临床观察 [J].中国实用中西医结合杂志,1999,12（3）：392.

[56] 刘秀艳.针灸与穴位注射药物治疗肝癌疼痛30例 [[J].陕西中医,2007,28（9）：1225-1226.

[57] 秦飞虎,秦宇航.按灸疗法治疗原发性肝癌疼痛36例 [J].中国针灸,2001,21（9）：540.

[58] 陈博,曹讯,张先珍,等.孙尚见治疗肝癌腹水经验 [J].2009年国际中医药肿瘤大会,265.

[59] 杨志新,尤建良.调气行水合剂治疗原发性肝癌腹水临床研究 [J].新中医,2010,42（7）：65-67.

[60] 王三虎.王三虎抗癌经验 [M].西安：第四军医大学出版社,2013：213-214.

[61] 林奕堂.宣肺温肾利水法治疗肝癌腹水30例 [J]新中医,2008,46（6）：85-86.

[62] 李辉,蔡美.四君五皮饮加减方治疗原发性肝癌腹水的临床研究 [J].中国中医药咨讯,2011,3（5）：47-48.

[63] 王志光,向培,王三虎,等.真武汤对阳虚烈肝癌合并肝硬化患者非血性腹腔积液治疗的临床研究 [J].中国中医急症,2013,22（4）：577-578.

[64] 鲍文菁.真武汤联合顺铂治疗肝癌腹水临床研究 [J].实用中四医结合临床,2009,9（2）：21-22.

[65] 杨志新,尤建良.加味柴苓汤治疗原发性肝癌腹水临床研究 [J].辽宁中医杂志,2010,37（1）：105-107.

[66] 张定进,韦敏梅,王三虎,等.保肝利水汤联合腹腔化疗治疗肝癌并发腹水临床研究 [J].中国中医药信息杂志,2010,17（3）：77.

[67] 金琦,秦莹,周荣耀.中药内服结合外敷治疗脾虚血瘀型肝癌腹水疗效观察 [J].上海中医药杂志,2012,46（9）：38-40.

[68] 贾立群,朱世杰.现代名中医肿瘤绝技 [M].北京：科技文献出版社,2002：245.

[69] 周蓓,梁艳菊.周岱翰教授病证症结合辨治原发性肝癌经验简介 [J].新中医,2011,43（8）：185-186.

[70] 刘展华.周岱翰教授治疗原发性肝癌验案2则 [J].中医药信息,2015,32（5）：35-37.

[71] 潘敏求,黎月恒.60例原发性肝癌临床疗效观察 [J].上海中医药杂志,1985,（11）：13.

[72] 贾立群,朱世杰.现代名中医肿瘤绝技.北京：科技文献出版社,2002：248.

[73] 贾立群,朱世杰.现代名中医肿瘤绝技.北京：科技文献出版社,2002：240.

[74] 吴大真,李瑶,杨建宇.国医大师验案良方.肝胆肾卷 [M].北京：学苑出版社,2010：100-101.

[75] 林宗广.原发性肝癌的同病异治 [J].上海中医药杂志,1979,（4）：8.

[76] 万秀贤,郭立中.周仲瑛教授从复方辨治肝癌1例 [J].辽宁中医药大学学报,2010,12（9）：38-39.

[77] 葛桂敏,沈敏鹤.吴良村主任医师"两则四法"论治肝癌 [J].新中医,2010,42（5）：108-109.

[78] 刘安泰.周维顺教授治疗原发性肝癌的用药规律研究及经验总结 [J].浙江中医药大学,2011.

[79] 贾立群,朱世杰.现代名中医肿瘤绝技.北京：科技文献出版社,2002：217.

[80] 党芸芝,蒲朝晖,何红珍,等.裴正学教授治疗肝癌的临床经验拾萃 [J].中医临床研究,2015,7（18）：5-7.

[81] 林芷英,汤钊猷,余业勤,等.原发性肝癌根治切除术后复发和治疗 [J].中华外科杂志,1991,29（2）：93-96.

[82] 中国抗癌协会肝癌专业委员会,中国抗癌协会临床肿瘤学协作专业委员会,中华医学会肝病学分会肝癌学组.原发性肝癌规范化诊治的专家共识 [J].肝脏,2009,14（3）：237-245.

[83] 吴孟超,沈锋.肝癌 [M].北京：北京大学医学出版社,2010：101.

[84] 中国抗癌协会肝癌专业委员会,中国抗癌协会临床肿瘤学协作专业委员会,中华医学会肝病学分会肝癌学组.原发性肝癌局部消融治疗的专家共识 [J].临床肿瘤学杂志,2011,16（1）：70-73.

[85] 何健,曾昭冲,汤钊猷,等.105例原发性肝癌骨转移的放射治疗：疗效及相关预后因素的分析 [J].中华放射肿瘤杂志,2005,14（6）：479-482.

[86] 周宇妹,龙顺钦.吴万垠教授辨治原发性肝癌经验浅析 [J].亚太传统医药,2012,8（7）：47-48.

[87] 陈新岸,陈强松,欧武.香砂六君汤加恩月西酮治疗癌症化疗消化道反应30例疗效观察 [J].中国中医药现代远程教育,2009,7（8）：147.

[88] 王泳，陈家俊，黄争荣，等.三仁汤治疗肿瘤患者化疗后食欲缺乏59例[J]光明中医，2010，25（11）：2006.

[89] 潘启超，田晖.多种中药单体逆转肿瘤多药耐药性[J].科学通报，1995，40（20）：1901-1904.

[90] 王仕迎.健脾理气中药治疗肝癌动脉化疗栓塞术后综合征的临床和实验研究[D].复旦大学，2014.

[91] 郭鑫.抗癌消癥颗粒治疗原发性肝癌介入术后的临床研究[D].武汉：湖北中医药大学，2011.

[92] 张冬华，王轩，江涛，等.百令胶囊对肝移植术后肾功能的保护作用[J].中国中医药信息杂志，2010，17（11）：74-75.

[93] 张智坚，杨甲梅.肝细胞癌根治性切除术标准的探讨[J].肝胆外科杂志，1999，7（3）：180-182.

第五节　胆囊癌

一、概述及流行病学

原发性胆囊癌（primary gallbladder cancer，PCG）是胆道系统常见的恶性肿瘤之一，占所有胃肠道恶性病变的第七位，其发生率占全部癌肿的0.75%～1.2%。近年来有增加趋势，因早期没有特异症状，故及时诊断极为困难，一般术前正确诊断率为8.6%～17%。胆囊癌的发病与年龄、性别等因素有关，多见于女性，男女之比为1：3，且随年龄增高发病率显著升高，平均发病年龄为65.2岁，70～80岁发病率最高。主要发生在50岁以上的中老年人，其发病率为5%～9%，而50岁以下发病率为0.3%～0.7%。

在中医典籍中类似的记载散见于胆胀、胁痛、肝胃气痛、黄疸等门类之中。如《灵枢·胀论》中："胆胀者，胁下痛胀，口中苦，善太息"。汉代张仲景《伤寒论·辨少阳病脉证并治第九》中记载："少阳之为病，口苦、咽干、目眩也""胁下硬满，干呕不能食……与小柴胡汤"。这些描述均与胆囊癌的症状颇为相似。

二、病因及发病机制

（一）祖国医学对胆囊癌病因及发病机制的认识

胆是"中清之腑"，贮存与传化胆汁，它的功能以通降下行为顺。胆附于肝，与肝相为表里。凡先天不足，胆道畸形，胆传化不畅；或寒温不适，感受外邪，邪踞胆道，正邪相激；或情志不畅，肝气郁结，胆失通降；或饮食不节，过食油腻厚味，腐蚀胆道；或虫积、结石长期不良刺激等，均可导致肝失疏泄，胆腑通降失常，气机逆乱，日久阴阳失和，气血亏虚，代谢生化失常而致癌毒内生，毒炽漫延，气滞、血瘀、湿阻，百症丛生。

（二）现代医学对胆囊癌病因及发病机制的认识

胆囊癌的发病与饮食、细菌感染、胆囊结石、寄生虫、胆囊乳头状瘤等有一定关系。有70%～96.9%的患者合并胆囊结石，其机制可能是结石或异物对胆囊黏膜的慢性刺激导致黏膜上皮细胞突变而恶变。胆囊结石往往伴有慢性胆囊炎，长期慢性炎症刺激也能引起癌变。有学者认为，慢性胆囊炎致胆囊壁钙化形成"陶瓷胆囊"恶变高达12.5%～61%。有关胆酸代谢的研究提示，胆囊癌变与胆汁中的较高浓度的致癌毒物石胆酸长期存在有较强相关性。胆囊息肉尤其是腺瘤样息肉恶变也是胆囊癌来源之一。近期有人报告胆囊造瘘术后胆囊癌发病率高。由此可见胆囊黏膜长期受各种不良因子的刺激，最后可导致黏膜上皮细胞发生恶变而成为胆囊癌。

三、临床诊断

（一）临床表现和体征

1.症状

2/3胆囊癌患者的症状与胆结石、胆囊炎患者相似，而且有多年慢性胆囊炎及胆石症病史。胆囊癌的主要症状表现为中上腹及右上腹疼痛或持续性隐痛，食欲缺乏，恶心、呕吐，嗳气，消化不良，黄疸和体重减轻，腹胀等。肝脏受累时可放射至右肩部或背部疼痛，只有少数患者有腰痛，有时还会有腹部绞痛。黄疸多发生于疼痛之后，偶以黄疸为初发症状，黄疸呈持续性发展，间歇者少。黄疸往往是晚期症状，并伴有恶病质表现。有学者认为胆囊癌患者多有7年至40年较长期的胆道病史，偶有以急性胆道感染发现和体检发现。胆囊癌患者初发症状中，有上腹痛占88.4%，发热占25.9%，黄疸占36.5%，消瘦占37.4%，包块占54.5%。

2.体征

当胆囊阻塞或肿瘤转移至肝脏或邻近器官时，上腹部可扪及坚硬包块。胆囊癌常可触及肿大的胆囊，质硬表面呈结节状，肿瘤浸润肝脏后胆囊移动性差，肝脏也因受累而增大，晚期可出现腹水，腹水多为血性，可查见癌细胞。胆总管梗阻时，可见胆囊积液或积脓。由于胆囊癌症状不典型，早期诊断比较困难，应注意：①有慢性胆囊炎或胆石症的中年以上妇女，经久不愈，近期症状加重，出现持续性右上腹疼痛者。②贫血、消瘦伴右上腹季胁部疼痛性包块，但又找不出其他原因者。③对老年女性反复出现"胆囊炎"症状者，应警惕有无胆囊癌的可能。

（二）实验室检查

常见白细胞增多，偶尔见贫血，常有血胆红素增高，与其梗阻程度成正比，梗阻性黄疸常使血清碱性磷酸酶及胆固醇增高，红细胞沉降率可加快，γ-谷氨酸转肽酶增高。

（三）影像学检查

1.B型超声检查

B型超声检查对早期胆囊癌的确诊率约为75.88%。B型超声可直观胆囊形态、结构及肿块部位、大小以及邻近脏器有无受累等。胆囊壁不均匀增厚，腔内有形态及位置固定的、不伴声影的回声团块为胆囊癌的基本特征。肝脏受累、周围转移性淋巴结肿大以及并存结石等均为辅助诊断根据。在可疑情况下，行B型超声引导下细针胆囊肿块穿刺细胞学检查对早期确诊胆囊癌有一定的帮助。B型超声检查简单方便，可重复使用，是一种首选的检查方法。

2.X线检查

胆囊造影不显影，偶见合并钙化影。胸部X线片偶见纵隔、肺或胸膜转移。口服胆囊造影偶尔可发现肿瘤的存在，即胆囊内有不规则的充盈缺损阴影，但正确性不如B型超声检查。

3.CT检查

胆囊癌的CT检查可见：①胆囊增厚；②腔内有肿块；③囊壁增强；④合并结石；⑤淋巴结增大；⑥肝直接肿瘤侵蚀；⑦胆管扩张；⑧远处肝转移；⑨肿瘤腹内播散；⑩腹水。正常的胆囊壁厚为1～2mm，超过3.5mm则属异常。胆囊癌有转移者，肝直接侵蚀是最常见的征象，占85%。

（四）病理学诊断

胆囊癌大体分为胆囊癌与胆管癌两种。

1.胆囊癌

胆囊癌在大体形态上分类如下。①浸润型：最常见，占75%～80%，好发于胆囊颈部，病变在胆囊壁内浸润性生长，胆囊壁广泛增厚变硬，胆囊萎缩，较易侵犯邻近组织和器官；晚期为实体性肿瘤，呈皮草样，切面呈灰白色，仅见裂隙状囊腔或无囊腔，预后差。②肿块型：约占15%，癌肿呈肿块状向腔内生长，位于胆囊颈和胆囊管的病灶可阻塞胆囊口，诱发急性胆囊炎。癌肿生长到一定程度可引起局部组织坏死脱落，导致出血和感染，此型预后相对较好。③胶质型：占5%～8%，肿瘤组织内含有大量黏液而呈胶冻样改变，胆囊壁常有癌肿浸润。④混合型：很少见。腺癌是最为常见的组织学类型，其他有乳头状癌、透明细胞腺癌、黏液腺癌、印戒细胞癌、鳞癌、小细胞癌、未分化癌、纺锤状巨细胞癌等。

胆囊癌的TNM分期见表10-8。

表10-8 2010年的AJCC胆囊癌TNM分期[1]

分期	T	N	M	T、N、M简明定义
Ⅰ	T_1	N_0	M_0	T_1：肿瘤侵犯固有层或肌层
				T_{1a}：肿瘤侵犯固有层
Ⅱ	T_2	N_0	M_0	T_{1b}：肿瘤侵犯肌层
				T_2：肿瘤侵犯肌层周围结缔组织，不超过浆膜或累及肝脏
ⅢA	T_3	N_0	M_0	T_3：肿瘤穿至浆膜（脏腹膜）和（或）直接侵犯肝脏和（或）一个邻近器官或结构，如胃、十二指肠、结肠、胰腺、网膜或肝外胆管
ⅢB	$T_{1\sim3}$	N_1	M_0	T_4：肿瘤侵犯门静脉主干或肝动脉或侵犯多个肝外器官或结构
ⅣA	T_4	$N_{0\sim1}$	M_0	N_1：沿胆囊管、胆管、肝动脉和（或）门静脉淋巴结转移
ⅣB	任何T	N_2	M_0	N_2：转移至主动脉旁、腔静脉旁、肠系膜上动脉和（或）腹腔动脉淋巴结
	任何T	任何N	M_1	M_1：有远处转移

2.胆管癌

胆管癌绝大多数为腺癌，鳞癌极少见，大体上分为4型。①硬化型：最常见，约占2/3。癌细胞常沿胆管壁浸润、扩展，使胆管壁增厚，纤维组织增生导致管腔狭窄，易向胆管周围浸润性生长，形成纤维性硬块，并侵犯肝内胆管、肝实质、肝动脉、门静脉及淋巴结。此型细胞分化一般良好，常散在分布于大量的纤维结缔组织中，容易与硬化性胆管炎、胆管壁慢性炎症所致的纤维化相混淆。②结节型：多发生于中段胆管，肿瘤呈结节状向管腔内突起性生长，瘤体较小，基底较宽，表面一般不规则。病变常沿胆囊黏膜浸润，也有外侵倾向，但较硬化型为轻。③浸润型：较少见，约占胆管癌的7%，一般为低分化癌，表现为肝内外胆管的广泛浸润，多难以根治性切除。常向黏膜下扩散，向周围淋巴间隙、神经、血管蔓延浸润，较早就出现远处转移，预后差。④乳头状型：好发于下段胆管，肿瘤呈息肉状向管腔内生长，可引起胆管的不完全阻塞，上段胆管扩张，管腔内有时有大量的黏液性分泌物。此型肿瘤主要沿胆管壁向上浸润，一般不向周围神经、血管、淋巴结和肝实质等处浸润，分化程度高，很少转移，预后较好。

胆管癌分为肝内胆管癌、肝门部胆管癌和远端胆管癌，有各自的TNM分期，见表10-9、表10-10、表10-11。

表10-9　2010年的AJCC肝内胆管癌TNM分期[2]

分期	T	N	M	T、N、M简明定义
I	T_1	N_0	M_0	T_1 单发肿瘤，无血管侵犯
II	T_2	N_0	M_0	T_{2a} 单发肿瘤，伴血管侵犯
III	T_3	N_0	M_0	T_{2b} 多发肿瘤，有或无血管侵犯
IV A	T_4	N_0	M_0	T_3 肿瘤穿透脏腹膜或通过直接侵犯局部肝外结构
	任何T	N_1	M_0	T_4 肿瘤伴胆管周围侵犯
				N_1 有区域淋巴结转移
IV B	任何T	任何N	M_1	M_1 有远处转移

（五）临床分期

表10-10　2010年的AJCC肝门部胆管癌TNM分期[2]

分期	T	N	M	T、N、M简明定义
I A	T_1	N_0	M_0	T_1 肿瘤局限于胆管，累及肌层或纤维组织
				T_{2a} 肿瘤侵犯超过胆管壁达周围脂肪组织
I B	T_2	N_0	M_0	T_{2b} 肿瘤侵犯邻近肝实质
				T_3 肿瘤侵犯门静脉某一分支或肝动脉
II A	T_3	N_0	M_0	T_4 肿瘤侵犯门静脉主干或双侧分支或肝总动脉；或双侧二级胆管；或单侧二级胆管伴对侧门静脉或肝动脉受累
II B	$T_{1\sim3}$	N_1	M_0	N_1 有区域淋巴结转移（包括胆囊管、胆总管、肝动脉和门静脉周围的淋巴结）
III	T_4	$N_{0\sim1}$	M_0	N_2 转移至主动脉周围、腔静脉周围、肠系膜上动脉和（或）腹腔动脉淋巴结
IV	任何T	N_2	M_0	
	任何T	任何N	M_1	M_1 有远处转移

表10-11　2010年的AJCC远端胆管癌TNM分期[2]

分期	T	N	M	T、N、M的简明定义
I A	T_1	N_0	M_0	T_1 肿瘤局限于胆管
I B	T_2	N_0	M_0	T_2 肿瘤侵犯超过胆管壁
II A	T_3	N_0	M_0	T_3 肿瘤侵犯胆囊、胰腺、十二指肠或其他邻近器官，未累及腹腔干或肠系膜上动脉
II B	$T_{1\sim3}$	N_1	M_0	T_4 肿瘤累及腹腔干或肠系膜上动脉
III	T_4	任何N	M_0	N_1 有区域淋巴结转移
IV	任何T	任何N	M_1	M_1 有远处转移

四、治疗

（一）中医治疗

1.胆囊癌的病证特点

胆囊癌的病证特点应从两个方面分析。

（1）肿瘤方面，肿瘤癌邪在胆囊内肆意滋长，扎寨营垒，癌毒之邪与痰瘀胶结成块，或毒盛浸延胆囊局部周围组织，或转移他处。

（2）对人体而言，有虚实两个方面。虚者，气虚、阴虚、血虚。实者乃肿瘤阻滞脏腑气血运行，致气滞、血瘀、水湿、痰结，毒结日久可致五脏失调，气血衰败，阴阳失衡，化火生寒皆可有之，而以化热者多。

其病位在胆，其脏在肝，主要涉及脾、胃、肾等脏腑。本病属本虚标实，证候多为寒热错杂、虚实并见。

2.胆囊癌治则治法

胆囊癌治疗遵从综合治疗的原则，中西医并重。中医治疗胆囊癌的治疗原则：对肿瘤为祛毒抗邪；对人体为扶正培本，纠正脏腑气血失调。具体治法：治肿瘤当以寒热之剂扫荡之，以平性之剂抑杀之，辅之以消痰软坚、祛瘀散结之药；调人体则虚者补之，实者调之。气虚者益气，血不足者补血，阴虚者滋其阴，气滞者理气，血瘀者活血，有湿浊者除湿，痰积者化痰，热盛者清胆泻火。临床注重中西医配合，根据病情，合理安排中西医治疗方法与时机，并调配中药及时缓解西医治疗的毒副作用。

3.胆囊癌辨肿瘤临床常用药物选择

胆囊癌的辨肿瘤论治，可以根据临床经验及现代药理，合理选择以下药物。

（1）温热药：壁虎（有小毒），鸦胆子，蛇葡萄根，金丝桃，亮菌，水杨梅根，酸浆（灯笼草），天仙子，干漆（有毒），硇砂（有毒），砒霜（有毒）。

（2）寒凉药：土贝母，蛴螬（有毒），青木香。

（3）平性药：菝葜（金刚藤），石上柏，半边莲，芙蓉叶，海桐皮，肿节风（接骨木），野百合（有毒）。

（4）消痰软坚药：生天南星（有毒），骆驼蓬子（有毒），僵蚕，杏仁（有小毒），鳖甲。

（5）祛瘀散结药：郁金，水红花子，楤木。

4.胆囊癌辨证人体临床常用药物选择

（1）补气：灵芝。

（2）补阳：吴茱萸。

（3）补阴：玉竹。

（4）补血：何首乌。

（5）理气消胀、止呕：槟榔，莱菔子，厚朴，大腹皮，乌药，槐角，旋覆花，陈皮。

（6）活血止痛：延胡索。

（7）利湿：木通，木瓜，金钱草。

（8）退黄：茵陈，田基黄，虎杖，大黄，龙胆草，刺蒺藜。

（9）清热：黄连，拳参，黄芩，黄柏。

（10）其他：牛蒡子。

5.胆囊癌辨证型论治

（1）孙桂芝[3]辨胆囊癌证型为4型，论治如下。①少阳证：口苦、右上腹出现间歇性疼痛，恶心，纳呆，大便秘结，舌质淡红或淡暗，苔微黄，脉沉细或沉弦。和解少阳，软坚散结，解毒抗癌。小柴胡汤加减。柴胡10g，黄芩10g，太子参15g，清半夏9g，炮穿山甲6g，鳖甲10g，旋覆花10g，生麦芽10g，鸡内金30g，凌霄花15g，预知子10g，藤梨根15g，虎杖10g，金荞麦15g，重楼15g，白花蛇舌草30g，生甘草10g。②肝郁气滞证：胁肋疼痛，胸闷、喜太息，情志抑郁易怒，或嗳气，脘腹胀满，舌质红，苔薄黄，脉弦。疏肝理气，利胆止痛，解毒抗癌。柴胡疏肝散加减。柴胡10g，白芍15g，川芎10g，枳壳10g，陈皮10g，香附10g，凌霄花15g，预知子10g，郁金10g，白梅花15g，荜茇6g，细辛3g，延胡索10g，藤梨根15g，虎杖10g，炮穿山甲6g，鳖甲10g，金荞麦15g，重楼15g，白花蛇舌草30g，生甘草10g。③湿热蕴结证：右上腹出现持续性胀痛或灼热疼痛，常向右肩部放射，或右上腹见有包块，疼痛拒按，伴纳呆，厌油腻，泛恶欲呕，大便不爽，小便短赤，舌质红，苔黄腻，脉弦滑数。清利湿热，解毒抗癌。三仁汤加减。生薏苡仁15g，杏仁9g，白豆蔻10g，滑石15g，清半夏9g，炮穿山甲6g，鳖甲10g，凌霄花15g，预知子10g，藤梨根15g，虎杖10g，金荞麦15g，重楼15g，白花蛇舌草30g，生甘草10g。④脾气虚弱证：右上腹部出现隐痛，右腹包块明显，面色无华或微萎黄，畏寒肢冷，精神疲惫。体倦乏力，气短声低，腹胀、纳差，多梦，大便干少，小便短黄，舌质淡嫩，苔白，脉细无力或微。健脾益气，软坚散结，解毒抗癌。香砂六君子汤加减。木香10g，砂仁6g，陈皮10g，清半夏9g，太子参15g，生白术30g，土茯苓30g，赭石15g，生麦芽30g，鸡内金30g，炮穿山甲6g，鳖甲10g，凌霄花15g，预知子10g，藤梨根15g，虎杖10g，金荞麦15g，重楼15g，白花蛇舌草30g，生甘草10g。

（2）陈博[4]将胆囊癌分为3型，论治如下。①肝气乘脾型：右上腹及背痛、纳差、恶心、呕吐、呃逆，舌淡紫，苔白，脉弦。疏肝理气，健脾和胃，活血化瘀，兼软坚散结。自拟疏肝消结汤：旋覆花、赭石、薏苡仁、白茅根、赤芍、鳖甲、三棱、白花蛇舌草。随症加减：三七、仙鹤草、炒枳壳、姜半夏、姜竹茹、五灵脂、蒲黄。②肝胆湿热型：右上腹胀满，右胁胀痛，黄疸，身热不扬，小便短黄，舌红或绛，苔黄或黄腻，脉滑数或濡。疏肝利胆，清热利湿，抗癌排毒，软坚散结。自拟软肝消结汤：薏苡仁、茵陈、白花蛇舌草、败酱草、鳖甲、莪术、夏枯草。随证加减：失笑散、白茅根、仙鹤草、垂盆草。③瘀毒水阻型：面色黧黑，右胁下坚硬，腹部胀满，青筋暴露，舌质紫暗，脉涩。通络化瘀、利水散结，化痰祛湿，扶正抗癌。自拟腹水（龙）方：蝼蛄、龙葵、川贝母、三七、野灵芝。随症加减：仙鹤草、小赤豆、薏苡仁、白花蛇舌草。

6.验方汇编

（1）常用药对
- 茵陈、虎杖、山楂相配：共奏利胆通腑、和胃之功。
- 太子参配黄芪：善入脾胃，共奏补气养阴功效，多入复方作病后调补之用。

（2）单验方
- 利胆抗癌汤：虎杖30g，金钱草30g，茵陈15g，木香6g（后下），大黄9g（后下），枳壳15g，黄芩6g，白花蛇舌草30g，麦芽15g，每日1剂，水煎服。
- 解毒抗癌方：白花蛇舌草30g，石见穿12g，蒲公英15g，金钱草20g，栀子10g，郁金10g，枳壳12g，柴胡9g，延胡索12g，白茅根18g。每日1剂，水煎服。

（3）李东涛胆囊癌验方举例
鳖甲粉15g，炮穿山甲粉15g，山慈菇30g，茵陈120g，大黄20g，炒栀子15g，白花蛇舌草60g，半枝莲30g，柴胡20g，郁金30g，赤芍、白芍各15g，炒白术30g，茯苓45g，鸡内金45g，生麦芽45g，鱼腥草45g，猪苓60g，虎杖30g，藤梨根60g，菝葜120g，枸杞子30g，五味子30g，女贞子20g，白豆蔻12g（后下），车前子30g（包煎），土鳖虫15g，莲子肉30g，炒扁豆30g，炒山药30g，生薏苡仁60g，莪术30g，炒山楂、神曲各15g，甘草15g，石见穿15g，木鳖子30g。水煎服，两日1剂，一日分3～4次服。

7.胆囊癌常用中成药

- 复方斑蝥胶囊：用法见口腔癌。斑蝥瘤痛消：100mm×123mm×4贴＋消杀霜。斑蝥酸钠注射液：用法见口腔癌。
- 阿魏化痞膏：用法见甲状腺癌。
- 艾迪注射液：用法见口腔癌。
- 西黄丸：用法见口腔癌。西黄胶囊：用法见口腔癌。
- 梅花点舌丸：各种疮疡初起，无名肿毒。每丸0.125g。口服，一次2丸，一日3次，小儿酌减。

- 化癥回生胶囊：每次2粒，每日3次。
- 平消胶囊：用法见肺癌。

8.其他疗法

针刺疗法可配合中药应用，具有解痉止痛、清热利胆作用。

（1）体针：取阳陵泉、足三里、胆囊穴、中脘、丘墟、太冲、胆俞为主穴；痛剧加合谷；高热加曲池，恶心、呕吐加内关。用深刺、强刺激手法，每日1～2次，留针30分钟，用电针更佳。

（2）耳针：取交感、神门、肝、胆主穴。出现休克者取涌泉、足三里、人中、十宣穴；或耳针取皮质下、内分泌、肾上腺等穴。

（3）胆囊癌疼痛剧者：取穴位封闭用维生素B_{12} 500mg、维生素B_1 100mg、2%利多卡因3ml混合，取足三里、阳陵泉穴封闭，有缓解疼痛的效果。

9.并发症处理

（1）腹痛

腹痛是胆囊癌晚期常见的临床症状之一，主要是由于胆管完全梗阻之后，胆汁引流不畅导致的。开始为右上腹不适，继而出现持续性隐痛或钝痛，有时伴阵发性剧痛并向右肩放射，疼痛严重影响患者的生活质量。孙桂芝[3]认为，胆为六腑之一，以通为用，痛则不通，疼痛为气机阻滞而致，故临证治疗时多以疏肝理气药为主，并且喜欢加入延胡索、荜茇、细辛以理气止痛，多能获得满意的疗效。

（2）黄疸

黄疸也是胆囊癌晚期常见并发症之一，主要是癌组织侵犯胆管，胆管堵塞或胆汁淤积所致。此类患者多同时伴有消瘦、乏力，甚至出现恶病质，皮肤、黏膜黄染，伴皮肤瘙痒等。孙桂芝[3]治疗此类患者，多以茵陈五苓散为主方，并且常加入凌霄花、预知子等药物以疏肝利胆退黄。

（3）腹胀

腹胀是胆囊癌晚期患者另一个常见并发症。胆囊癌患者出现腹胀的原因：癌组织侵犯胆囊，导致胆汁排泄不畅，引起消化不良，出现腹胀；或由于癌组织转移至腹膜，导致腹水，引起腹胀。孙桂芝[3]在治疗由消化不良引起的腹胀时，多加入炒莱菔子消食除胀；在治疗由腹水引起的腹胀时，多以实脾饮为主方加减，以利水除胀。

（4）发热

部分胆囊癌患者晚期会出现发热症状。发热原因系肿瘤组织坏死后，坏死物质在体内被吸收，并作为一种致热源引起下丘脑体温调节中枢调节功能紊乱，导致发热。孙桂芝[3]认为，胆囊癌患者晚期发热属中医虚热范畴，治疗上应养阴透热，多以青蒿鳖甲汤为主方加减。

10.胆囊癌中医名家经验

（1）孙桂芝治疗胆囊癌经验

孙桂芝[3]认为，胆囊癌为癌毒之邪蕴结于胆，常见的基本证候为气滞，湿蕴，血瘀，气虚，阴虚。其病位在胆，涉及肝、脾、胃。气滞者，常用药物柴胡，白芍，枳壳，当归，茯苓，白术，郁金。湿蕴黄疸者，常用金钱草，茵陈。湿热者，加栀子，牡丹皮，龙胆草。血瘀者，加水红花子，炮穿山甲，凌霄花，何首乌。肿瘤坚硬加软坚药，用鳖甲，龟甲，路路通，夏枯草。气虚在脾，常用太子参，炒白术，茯苓，黄芪。阴虚者，用沙参，女贞子，枸杞子，黄精，玉竹。毒邪未清者，加白花蛇舌草，半枝莲，草河车，金荞麦。疼痛者加延胡索。纳食不佳者，加鸡内金，生麦芽，炒山楂曲。夜尿频多者，加桑螵蛸，鹿角霜。

案例：李某，女，70岁。初诊时间：2012年10月22日。患者主因"发现胆囊癌伴肝转移1月，胆囊癌切除术后1周"前来就诊。患者1个月前，无明显诱因出现右上腹部不适，自行服用中成药（具体不详）后，症状不缓解，遂于外院行腹部B型超声检查，结果显示：胆囊增大形态失常，胆囊结构不清，后行腹部CT，考虑胆囊占位（恶性程度大），肝内多发低密度影，肝尾叶及胆周多发淋巴结肿大。建议手术。1周前，患者于全身麻醉下行胆囊全切术，术后病理示：胆囊中分化腺癌，术后未行放疗、化疗。患者既往2型糖尿病10余年，就诊时症见：胁肋部胀满不适，背部疼痛，纳差，眠可，二便尚调。舌胖略红，苔薄黄腻，脉细滑。辨证：肝郁脾虚，湿热内蕴。治法：清热除湿，疏肝健脾，兼软坚散结、解毒抗癌。药用：杏仁9g，白豆蔻10g，生薏苡仁15g，滑石15g，清半夏9g，牡丹皮10g，栀子10g，柴胡10g，当归15g，白芍15g，土茯苓30g，炒白术15g，黄芩10g，太子参15g，金钱草15g，凌霄花15g，预知子10g，炮穿山甲6g，鳖甲10g，赭石15g，生麦芽10g，鸡内金30g，生蒲黄10g，蜂房5g，全蝎5g，荜茇6g，白花蛇舌草30g，半枝莲15g，生甘草10g。14剂，水煎服，两日1剂，每剂煎出400ml，每次服100ml，2次/日。2013年3月6日二诊：患者胁肋胀满明显减轻，近日出现入睡难，大便溏，口干、眼干、盗汗等症状，舌质略红，苔薄黄，脉细。上方去杏仁、白豆蔻、生薏苡仁、滑石、清半夏，加天冬10g，麦冬10g，炒酸枣仁20g，桃仁6g，地龙10g，全蝎5g，蜈蚣2条，以疏肝健脾、滋阴清热、养心安神。14剂，煎服法同上。之后，孙桂枝根据患者病情变化，或使用小柴胡汤为主方和解少阳，或使用柴胡疏肝散为主方疏肝理气，或使用香砂六君子汤为主方健脾益气。至2014年12月11日六诊时，患者肿瘤未见复发，精神状态良好，诸不适表现较初诊时明显减轻，纳可，眠佳，二便调，舌质红，苔薄白，脉细弱。仍以疏肝健脾、软坚散结、解毒抗癌大法综合辨治。

（2）朱培庭治疗胆囊癌经验[5,6]

调理方面，朱培庭习用白芍、枸杞子、乌梅、山茱萸、何首乌、生地黄、南沙参、北沙参、天冬、女贞子、石斛等酸甘养阴之品，以滋养肝体。擅用青皮、陈皮、预知子、白梅花、玫瑰花、白残花、佛手等果皮及花类药物，取其轻清之性，于平淡中显神奇。喜用大黄、茵陈、虎杖、郁金、莱菔子、厚朴、沉香曲等通腑降逆、利湿退黄之药，以化瘀祛湿、开启塞闭。多用熟地黄、山茱萸、山药、仙茅、淫羊藿、巴戟天、肉苁蓉、胡芦巴等补先天阴阳。善用黄芪、太子参、白术、茯苓、薏苡仁、砂仁等甘缓辛补之品以建立中气补后天。喜选如白花蛇舌草、半边莲、半枝莲、藤梨根、蛇莓、蛇六谷、红藤、菝葜、白英、野葡萄藤、龙葵、蚤休等一些具有抗癌作用的清热解毒药，莪术、三棱、丹参、桃仁、穿山甲、鬼箭羽、大黄、延胡索等活血化瘀药，瓜蒌、胆南星、半夏、牡蛎等化痰散结药，以及虫类攻毒药蟾皮、蜈蚣、蜂房、全蝎、土鳖虫等药破积化瘀解毒药抗肿瘤，临床用之对缩小肿块确有效验。

案例1：陆某某，女，71岁。1999年8月12日初诊。患者因反复右上腹隐痛半年，先后于外院及我院诊治，行B型超声和CT检查均示："胆总管占位"，随后手术探查与病理证实为"胆总管中上段癌"，因肿块与周围组织粘连严重无法切除，遂放弃手术治疗。刻诊：体瘦，神疲，右中上腹胀痛、连及后背，纳少，睡眠差，烦躁易怒，双下肢浮肿，小便黄，大便两日一行，舌边有齿痕、舌红少苔，脉弦细数。中医证属气阴两虚，肝体失养，血行瘀滞。治宜益气柔肝，佐以理气化瘀，清热解毒。处方：太子参12g，生地黄12g，枸杞子12g，何首乌12g，白术12g，白芍12g，黄芪30g，青皮9g，陈皮9g，玫瑰花3g，白残花3g，白花蛇舌草30g，蛇莓12g，蛇六谷12g，红藤15g，菝葜10g，龙葵15g，生大黄10g，茵陈15g，虎杖10g，郁金10g，莱菔子10g，生山楂12g，延胡索10g，甘草6g。水煎服，每日1剂，分3次服。服药15剂后，患者感腹痛缓解，纳增，乏力、口干减轻，效不更方，于原方略施化裁，嘱继续坚持服药治疗。于2000年3月B型超声复查示胆管肿瘤较半年前未见明显增大，且患者时已腹痛大减，眠可，唯乏力、纳差未除，仍续前方出入。2001年9月再行B型超声和CT检查示胆道肿块较2年前发病时明显缩小，腹痛亦除，全身无明显不适。治疗获效显著。

案例2：患者，女，42岁，2010年8月12日初诊。3个月前，因反复右上腹隐痛于当地医院确诊为胆囊癌（Nevin Ⅲ期），遂行胆囊癌根治性切除术。8月2日复查CT示"肝脏手术楔形切缘侵犯1cm"。刻诊：右中上腹隐痛，偶有作胀，痛剧时牵掣后背，低热，面色萎黄，纳差，口干口苦，郁怒忧思，夜寐不安，小便淡黄，大便两日一行，舌质红、边有齿痕，苔少、中有裂纹，脉弦细。证属肝阴不足，气虚血瘀。治以养肝柔肝、益气化瘀。药用：黄芪15g，太子参、生地黄、枸杞子、何首乌、白术、白芍、茵陈、虎杖、山楂、龙葵、白英各12g，延胡索9g，玫瑰花、白残花各3g，莱菔子、神曲各9g，大枣24g。14剂，每日1剂，水煎服，早晚分服。2010年8月26日二诊：患者服药后腹痛缓解少许，仍时感牵掣后背，自觉时有发热，饮食较前增加，夜寐稍安，大便日行一次，舌质红、边有齿痕，苔薄黄、中有裂纹，脉弦细。守方加郁金9g，青蒿9g，白花蛇舌草30g，继服28剂。2010年9月28日三诊：患者腹痛已不甚明显，背部牵掣感消失，热平，仍时感口苦，体重较前略增，舌质红、边有齿痕，苔薄微黄、中有裂纹，脉弦细。在前方基础上改太子参15g，黄芪30g，茵陈15g，加桃仁12g，鳖甲9g，继服28剂。2011年1月19日，患者复查CT示：肝转移癌区域较前未见明显增大。守方调理，现仅偶感右胁隐痛，饮食量已增至平日一半，但体重并未增加，余无明显不适。

（3）李东涛治疗胆囊癌中医验案举例

案例1：高某，男，70岁。2008年6月14日初诊。

胆管癌，目黄，身黄，皮肤瘙痒，纳呆，小便黄，睡眠差，舌苔略黄，白腻，脉弦，在烟台毓璜顶医院做支架未成功。处方：鳖甲15g（先煎），炮穿山甲15g，山慈菇20g，茵陈90g，大黄15g（后下），炒栀子15g，白花蛇舌草30g，半枝莲15g，柴胡20g，郁金30g，赤芍、白芍各12g，炒白术30g，茯苓30g，鸡内金30g，生麦芽30g，鱼腥草60g，藤梨根60g，土茯苓60g，白鲜皮30g，白蒺藜20g，首乌藤30g，黄芪60g，虎杖30g，菝葜90g，冬凌草90g，枸杞子20g，五味子30g，女贞子20g，猪苓60g，白豆蔻12g（后下），车前子30g，土鳖虫15g，莲子肉30g，炒扁豆30g，炒山药30g，生薏苡仁60g，莪术20g，甘草10g，炒山楂曲各15g。7剂，水煎服，两日1剂，一日3次服。

2008年6月28日二诊。近日大便次数多，但不稀，小便次数多，均深黄，黄疸重，脚面肿，纳食较前好转，皮肤瘙痒重，夜间更甚，舌苔白厚腻，表层黄，脉滑数。处方：鳖甲15g（先煎），炮穿山甲15g，山慈菇20g，茵陈120g，酒大黄15g，炒栀子15g，白花蛇舌草45g，柴胡15g，郁金30g，赤芍15g，炒白术30g，茯苓30g，鸡内金30g，生麦芽30g，鱼腥草45g，藤梨根60g，土茯苓60g，白鲜皮60g，白蒺藜30g，通草15g，虎杖30g，菝葜90g，冬凌草90g，制半夏15g，五味子30g，猪苓60g，甘草20g，炒山楂、神曲各20g，白豆蔻20g（后下），车前子30g（包煎），土鳖虫15g，炒扁豆30g，炒山药30g，生薏苡仁60g，莪术15g。7剂。服法同前。

2008年9月3日三诊。服上药后症状明显缓解，身黄目黄减轻，大便黄亦减轻，纳食增，睡眠好转，舌质淡，苔白厚腻，脉弦。6月14日方加杏仁15g，木鳖子30g，石见穿15g，7剂，水煎服，两日1剂，一日3次服。

2008年9月20日四诊。便稀，2次/日，纳食差。杏仁15g，木鳖子30g，石见穿20g，鳖甲15g（先煎），炮穿山甲15g，山慈菇30g，茵陈90g，大黄15g（后下），炒栀子15g，白花蛇舌草30g，半枝莲15g，柴胡20g，郁金30g，赤芍、白芍各15g，炒白术30g，茯苓30g，鸡内金30g，生麦芽30g，鱼腥草60g，藤梨根60g，土茯苓60g，何首乌20g，白蒺藜20g，黄芪60g，虎杖30g，菝葜90g，冬凌草90g，枸杞子20g，五味子30g，女贞子20g，猪苓60g，白豆蔻10g（后下），车前子30g（包煎），土鳖虫15g，炒山药30g，生薏苡仁60g，莪术20g，甘草10g，炒山楂30g，甘草15g，扁豆30g。7剂，水煎服，两日1剂，一日3次服。

6个月后从他人处得知，患者服上药后，症状全消。由于患者本人对自己病情不了解，认为病情已愈，加上中药价格昂贵，未再吃中药。但6个月后患者黄疸又起，病情复重，结局不得而知。

案例2：王某，女，48岁。2014年1月23日。

胆管癌术后1个月，病理示：肝门胆管中分化腺癌，肿物大小约4cm×3cm，累及胆管壁侵至外膜，左右胆管断端及胆总管断端见癌累及，神经侵犯+。查有胸腔积液，经处理后好转。胃脘不适，亦经治疗后减轻，腹腔引流液现已变黏稠。影像学检查提示：手术处积液未净。最近发热，今上午查体温39.5℃，纳呆，今开始流质饮食，肌肤灼热，脉虚数，舌苔光而有芒刺，口干面萎黄。2014年1月17日生化：总蛋白64.75g/L，白蛋白26.39g/L，前白蛋白133.3mg/L，总胆红素25.3μmol/L，直接胆红素16.4μmol/L，低钠、氯、镁，血红蛋白（HGB）92g/L，血小板（PLT）487×10^9/L。处方：生麦芽45g，鳖甲粉20g，炮穿山甲粉6g，山慈菇20g，茵陈60g，制大黄15g，炒栀子15g，猪苓30g，柴胡30g，白花蛇舌草60g，半枝莲30g，郁金30g，赤芍、白芍各15g，炒白术60g，茯苓60g，鸡内金45g，藤梨根60g，虎杖30g，菝葜120g，枸杞子30g，五味子30g，女贞子20g，白豆蔻15g（后下），车前子15g，莲子肉30g，炒扁豆30g，炒山药30g，生薏苡仁60g，莪术30g，石见穿30g，木鳖子30g，白芷10g，炒蜂房10g，血余炭10g，生蒲黄10g（包煎），砂仁15g（后下），炒山楂、神曲各15g，陈皮15g。7剂，每剂煎10袋，每袋150ml，每日5袋，一日分3次服。

2014年2月17日二诊。低烧、38.5℃左右，短暂，能自降。开始服药肠鸣，后好转，纳可，舌淡边暗紫，脉虚数。上方改柴胡50g，生麦芽60g，茵陈75g，加鱼腥草60g，土茯苓30g，龙胆草15g，鸡内金60g，芡实30g。7剂，每剂煎12袋，每袋150ml，每日5袋，一日分3次服。蟾宫散3g，一日3次。

2014年4月11日五诊。出虚汗减轻，最近未发热，右侧刀口处外皮火燎感，舌红苔白，脉沉缓弦。中药治疗：黄芪90g，菝葜180g，浮小麦60g，黄连30g，吴茱萸8g，黄芩15g，藤梨根90g，虎杖45g，柴胡45g，鱼腥草60g，土茯苓30g，龙胆草15g，生麦芽60g，鸡内金60g，茵陈75g，芡实45g，鳖甲粉20g，炮穿山甲粉6g，山慈菇20g，制大黄15g，炒栀子15g，猪苓30g，白花蛇舌草90g，半枝莲45g，郁金45g，赤芍、白芍各15g，炒白术60g，茯苓60g，枸杞子30g，五味子30g，女贞子30g，白豆蔻15g（后下），车前子15g（包煎），莲子肉30g，炒扁豆30g，炒山药30g，生薏苡仁75g，莪术30g，石见穿30g，木鳖子30g，白芷10g，炒蜂房10g，血余炭10g，生蒲黄10g（包煎），砂仁15g（后下），炒山楂曲各15g，陈皮15g。7剂，每剂煎15袋，每袋150ml，每日6袋，浓缩成3袋，一日分3次服。蟾宫散3g，一日3次。

其后患者于2015年2月始上腹部疼痛加重，影像检查示局部复发，其后做化疗及局部放疗，并间断服中药，病灶大致稳定，但疼痛症状较重且难抑制，食欲极差，中药难下，末次就诊时间2016年8月11日。其后失联。

（二）西医治疗

1.治疗原则

（1）胆囊癌　0期及T_{1a}期实施单纯胆囊切除术即可达到根治性治疗的目的，首选腹腔镜下胆囊切除，术后观察，但即便随着超声内镜的发展，术前诊断T_{1a}期也极为困难，因此该部分患者基本都为术后病理诊断为意外胆囊癌（unexpected gallbladder carcinoma，UGC）；T_{1b}期因可能存在早期淋巴转移，建议行胆囊癌根治性切除术。Ⅱ期应行胆囊癌根治性切除术及术后辅助治疗，可明显提高5年存活率。ⅢA期的手术方式主要是胆囊癌根治性切除术，但如果胆囊癌同时侵犯肝外其他脏器，需联合脏器切除。ⅢB期胆囊癌合并肝门淋巴结转移，手术更加强调区域淋巴结清扫。ⅣA期可以考虑肝胰十二指肠切除术。非远处转移的ⅣB期胆囊癌行肝胰十二指肠切除术及淋巴结清扫术的5年存活率低至3%，且其并发症发生率高，为34%～70%，因此不建议手术[7]。

（2）胆管癌　肝内胆管癌标准术式为解剖性肝切除，R0切除肿瘤距切缘至少0.5cm。Ⅱ期因有血管侵犯，应行扩大切除术；Ⅲ期可切除的应行肝外胆管、血管和相邻器官的扩大肝切除术；Ⅳ期不推荐常规手术。R0切除且区域淋巴结阴性者可以仅观察随访，也可考虑接受放疗、化疗；术后镜下切缘阳性（R1）、残存局部病灶（R2）、切缘为原位癌或区域淋巴结阳性者应该行放疗、化疗。

肝门部胆管癌的标准术式也是解剖性肝切除，R0切除肿瘤距切缘至少0.5～1.0cm，近端和远端胆管切缘要经冰冻切片证实阴性。血管侵犯不是手术的绝对禁忌证，可联合受侵的门静脉/肝动脉血管切除、重建。术后处理原则同肝内胆管癌。对于部分经选择的肝门部及肝内胆管癌患者也可考虑行肝移植术。

远端胆管癌主要的手术方式是胰十二指肠切除术（Whipple术），术后处理原则同肝内胆管癌。

不可切除及转移的患者可选择胆管引流、胆管内支架置入术等缓解临床症状。

2.手术治疗

（1）胆囊癌　治疗包括单纯胆囊切除、胆囊癌根治性切除、胆囊癌扩大根治性切除以及胆囊癌姑息性切除、胆道内外引流术等。

（2）肝内胆管癌　解剖性肝切除术是指按照肝脏分段进行肝切除的手术。若发现肿瘤浸润胆管切缘，切除范围必须扩大，必要时需切除至左、右肝管汇合部（半肝切除）。对于有肝外侵犯者则需要联合行受肿瘤侵犯的肝外胆管、血管和相邻器官的扩大肝切除术。上述病例应该行腹腔淋巴结清扫术，清扫范围包括肝十二指肠韧带、贲门旁、胃小弯及胃左动脉、膈下动脉主动脉旁的外侧组淋巴结。

（3）肝门部胆管癌　切除范围包括肝部及胰腺上肝外胆管区域淋巴结、肝脏的整叶，强烈建议联合切除肝尾状叶，但残余肝不得少于全肝体积的30%～40%。

（4）远端胆管癌　切除范围包括胰腺头部、十二指肠、胆囊、肝外胆管和远端胃大部分，有时可能切除部分空肠上段；淋巴结清扫范围包括胃小弯侧、幽门上、胃大弯侧、幽门下、肝十二指肠韧带淋巴结、胰腺周围淋巴结、肠系膜上动脉右侧软组织、肝总动脉旁淋巴结、腹腔干周围淋巴结等。

3.化疗

化疗在胆管肿瘤的治疗中作用有限，不主张新辅助化疗，辅助化疗目前亦无标准方案。NCCN指南建议除Ⅰ期胆囊癌及R0切除且区域淋巴结阴性的胆管癌患者外，术后均应行吉西他滨＋顺铂、氟尿嘧啶或以吉西他滨为基础的联合化疗或氟尿嘧啶同步化疗、放疗，姑息性化疗方案可参照辅助化疗。除吉西他滨、氟尿嘧啶单药有效率可以达到11%以上外，其他药物如顺铂、阿霉素、奥沙利铂、多西他赛、紫杉醇等单药有效率均较低。

常用的化疗方案如下。

● 吉西他滨：吉西他滨，$1000mg/m^2$，静脉滴注30分钟［或以$10mg/(m^2 \cdot min)$，的固定速度静脉滴注］，d1、d8、d15。每4周重复。

● 氟尿嘧啶：氟尿嘧啶，$500mg/m^2$，静脉滴注，d1～5或$600mg/m^2$，静脉滴注，d1、d8、d15。每4周重复。或氟尿嘧啶，$3000mg/m^2$，静脉滴注24小时，d1、d8、d15、d22、d29、d36。每7周重复。

● 多西紫杉醇：多西紫杉醇，$100mg/m^2$，静脉滴注1小时，d1。每3周重复。

● ECF（表柔比星+顺铂+氟尿嘧啶）：表柔比星，$50mg/m^2$，静脉滴注，d1；顺铂，$60mg/m^2$，静脉滴注，d1；氟尿嘧啶，$200mg/m^2$，持续静脉滴注，d1～21。每3周重复，共24周。

● GP（吉西他滨+顺铂）：吉西他滨，$1000mg/m^2$，静脉滴注30～60分钟，d1、d8；顺铂，$70mg/m^2$，静脉滴注2小时，d1。每3周重复。

● 吉西他滨+氟尿嘧啶：吉西他滨，$900mg/m^2$，静脉滴注30分钟，d1、d8、d15；氟尿嘧啶，$200mg/(m^2 \cdot d)$，持续静脉滴注，d1～21。每4周重复。

● 吉西他滨+卡培他滨：吉西他滨，$1000mg/m^2$，静脉滴注30分钟，d1、d8；卡培他滨，$650mg/m^2$，口服，2次/日，d1～14。每3周重复。

在上述方案中，表柔比星可用吡柔比星替代，氟尿嘧啶可用卡培他滨或替吉奥替代。

4.放疗

胆道肿瘤总体上对放疗不敏感，但胆囊癌放疗效果略好于胆管癌。胆管肿瘤的放疗适应证如下：Ⅰ期以上患者的辅助放疗，局部肿瘤无法切除，姑息性切除，切缘阳性，为减轻患者黄疸及疼痛症状。多数辅助放疗研究中设计的靶区包含瘤床区和区域淋巴结引流区，剂量45～50.4Gy/25～28次；姑息性放疗靶区主要针对可见病灶，剂量可提高至60Gy。随着调强适形放疗的广泛应用，肿瘤靶区的剂量可增至70Gy以上。

（三）中西医结合治疗

1.中医药配合化学治疗

通过扶正与祛邪的有机结合，在一定程度上改善机体的病理生理状态，稳定或缩小肿瘤体积，维护或增强免疫重建，减轻或避免毒性反应，增强患者的反应而提高了患者的生存质量。

2.中医药配合放射治疗

祖国医学认为，放疗同化疗一样属驱邪治疗，而放疗本身又是一种毒邪，属热毒，易耗气伤津，故放疗后的患者常出现口渴欲饮，低热，盗汗，疲倦乏力等气津两伤之象，中药的运用可有效减轻此类毒副反应的发生率。有学者在放疗期间用扶正养阴汤（黄芪、党参、太子参、白花蛇舌草、白术、麦冬、沙参、玉竹、丹参、人参、甘草等）治疗各期胆管癌患者取得了较好的疗效[8]。

五、预后及随访

（一）预后

胆囊癌因发现时多为中晚期，80%以上死于1年内，5年生存率仅为2%～5%。早期病灶仅限于黏膜及黏膜下层，做胆囊切除术后，5年生存率可达40%～64%。

分期及能否根治性切除是最重要的预后因素，恰当的治疗时机、合适的手术方法、及时的综合治疗也影响预后。无法切除的胆管癌或胆囊癌，中位生存时间只有6～12个月。

（二）随访

胆管肿瘤术后6个月内应每月复查1次血清胆红素、肝功能、血常规、肿瘤标志物（CEA、CA199、CA125、AFP）、超声等，一般每6个月复查1次影像学检查，持续2年，但对于可疑者需及时予以CT、MRI等影像学检查。

六、预防与调护

（一）预防

1.保持愉快的心理状态，养成良好的饮食习惯，禁食辛辣，少食厚腻食品，不饮烈性酒。

2.对于40岁以上的人，特别是妇女，要定期进行B型超声检查，发现有胆囊炎、胆结石或息肉等更应追踪检查，发现病情有变化应及早进行治疗。

3.积极治疗癌前病变。尽早祛除可能引起癌变的诱因，如积极治疗胆囊炎，对于有症状的胆结石或较大的结石要尽早行胆囊切开术。胆囊结石并反复发作的胆囊炎，不论年龄大小均应早期切除胆囊；胆囊萎缩或囊壁明显增厚仍然要考虑切除；如已发展到瓷化胆囊或以往曾接受过胆囊造瘘术，因癌变率较高，手术态度更应积极；对无症状的胆囊结石，如直径≥3cm，年龄超过50岁，特别是女性，除非超声检查能确认是个完全正常的胆囊，也应考虑预防性切除；胆囊腺瘤样息肉，尤其是息肉≥10mm，宽蒂者，息肉合并结石、炎症者，应尽量行胆囊切除。

（二）调护

1.心理调护

情绪过激易怒往往会促进该病的发展或加重病情，因此保持良好的精神状态，要条达情绪，掌握正确的待人处事方式，正确看待生活中的得失利弊，无疑对胆囊癌的康复有重要的意义。

2.饮食调护

发病后或胆囊切除后，消化功能减弱，应节制油腻之品。另外，在中医药治疗的同时，适当地配合食疗，亦有助于疾病的康复。胆囊癌患者可选用以下保健食品：绞股蓝，海藻，猴头菌，干姜，芦笋，山药，糯稻。

参考文献

[1] Adsay NV，Bagci P，Tajiri T，et al. Pathologic staging of pancreatic，ampullary，biliary，and gallbladder cancers：pitfalls and practical limitations of the current AJCC/UICC TNM staging system and opportunities for improvement[J]. Semin Diagn Pathol，2012，29（3）：127-141.

[2] Edge SB，Byrd DR，Compton CC. AJCC Cancer Staging Manual[M]，7th edition. New York：SpringerVerlag，2010：191-223.

[3] 赵杰.孙桂芝从肝脾论治胆囊癌经验初探[J].辽宁中医杂志，2015，42（11）：2081-2083.

[4] 陈博，张先珍，孙尚见.中医药治疗胆囊癌的经验[J].中国中医药导报，2009，11（8）：1401-1402.

[5] 林天碧，王永奇，朱培庭.朱培庭治疗胆囊癌经验[J].中国中医药信息杂志，2012，19（5）：91-92.

[6] 方邦江，周爽，顾宏刚，等.朱培庭教授从肝辨治胆道癌肿经验撷要[J].江苏中医药，2004，25（10）：22-24.

[7] Sasaki R，Itabashi H，Fujita T，et al. Significance of extensive surgery including resection of the pancre as head for the treatment of gallbladder cancer-from the perspective of mode of lymph node involve ment and surgical outcome[J]. World J Surg，2006，30（1）：36-42.

[8] 林丽珠. 肿瘤中西医治疗学[M]. 北京：人民军医出版社，2013：217-218.

第六节　肠癌

一、概述及流行病学

肠癌（intestinal cancer）是发生于肠道的恶性肿瘤，主要发病部位为大肠中的结肠与直肠部位，其中大肠癌中低位大肠癌（直肠癌）占大肠癌的60% ～ 75%。

大肠癌的发病情况有明显的地区分布差异。在西欧、北欧的部分地区、北美洲及澳洲为高发区，年发病率在（30 ～ 59）/10万人口以上。在亚洲、非洲及拉丁美洲的多数地区为低发区，年发病率在10/10万人口以下。在世界范围内，我国属低发区，大部分省市大肠癌的年发病率在10/10万人口以下，浙江省及上海市发病率最高。由于人类寿命延长，老龄患者愈来愈多，大肠癌发病率及死亡率有逐渐上升的趋势。在我国大肠癌居恶性肿瘤的第4位[1]，男女之比约为1.42 ：1，发病年龄60%在40 ～ 50岁。

大肠癌在中医的医籍中类似于肠覃、锁肛痔、肠风、脏毒、肠癖、积聚、癥瘕等病。如隋代巢元方《诸病源候论》中记有："诊得脾积，脉浮大而长……累累如桃李……腹满呕泻，肠鸣，四肢重，足胫肿厥，不得卧。"明代陈实功《外科正宗·脏毒论》曰："其患痛连小腹，肛门坠重，二便乖违，或泻或秘，肛门内蚀，串烂经络，污水流通大孔，无奈饮食不餐，作渴之甚，凡犯此未得见其有生。"清·祁坤《外科大成·论痔论》中记载："锁肛痔，肛门内外如竹节锁紧，形如海蜇，里急后重，便粪细而带扁，时流臭水，此无治法。"清代唐容川《血证论》云："脏毒者，肛门肿硬，疼痛流水。"治疗方面，汉代治法以通络化瘀、消癥散结为主；唐代大量应用虫类药通络祛瘀、搜络剔毒；宋金元时期则更多地从痰、从瘀论治[2]。明清开始用以毒攻毒药，如清·陈梦雷《古今图书集成医部全录·卷三百一十八·积聚门·方》："积块丸（沉香八分，三棱、莪术并酒煨，自然铜、蛇含石二味并烧红酢淬七次各二钱，木香一钱半，雄黄、全蜈蚣焙各一钱二分，辰砂八分，铁华粉糯米酢炒一钱，冰片五分，芦荟、天竺黄、阿魏、全蝎洗、焙干各四钱）"。

二、病因及发病机制

（一）祖国医学对肠癌病因及发病机制的认识

本病为内、外因相互作用的结果。如宋代窦汉卿著《疮疡经验》中提到："多由饮食不节，醉饱无时，恣食肥腻……纵情酒色，不避严寒酷暑，或久坐湿地，恣意耽着，久不大便，遂致阴阳不和，关格壅塞，风热下冲乃生五痔。"清代李用粹《证治汇补》指出："积之始生，因起居不时，忧患过度，饮食失节，脾胃亏损，邪正相搏，结于腹中，或因内伤外感气郁误补而致"。

1.饮食、生活不节

或恣食肥腻膏粱、醇酒厚味，或误食不洁、霉变食物，损伤脾胃，脾胃运化失司，代谢失常，气血生成乏源，阴阳生化失序，酿成本病。明代张介宾《景岳全书》曰："凡脾肾不足，及虚弱失调之人，多有积聚之病。盖脾虚则中焦不运，肾虚则下焦不化，正气不行则邪滞得以居之。"明代陈实功《外科正宗·脏毒论》一书指出："又有生平情性暴急，纵食膏粱或兼补术，蕴毒结于脏腑，火热流注肛门，结而为肿。其患痛连小腹，肛门坠重，二便乖违，或泻或秘，肛门内蚀，串烂经络。"清代吴谦在《医宗金鉴》中述："由醇酒厚味，勤劳辛苦，蕴注于肛门，两旁肿突，形如桃李"。

2.内伤七情

忧愁思虑，肝气郁结，乘脾犯胃，致气机逆乱，运化失司，代谢失常，气血失和，阴阳生化乖张，癌肿内生。

3.正气亏虚

禀赋不足，先天本虚；或久泻久痢，体劳、房劳，损伤正气。《内经》曰："饮食自倍，肠胃乃伤。"《灵枢·五变》云："人之善病肠中积聚者，皮肤薄而不泽，肉不坚而淖泽。如此，则肠胃恶，恶则邪气留止，积聚乃伤。"《医宗必读》"积之成也，正气不足，而后邪气居之。"

以上皆可致正气亏虚，脏腑失和，气机逆乱，阴阳失调，生化失常，癌毒内生，且正气无力抗邪，癌毒蕴蓄结聚，邪毒益猖，正气益伤，邪毒阻碍气血津液运行，而出现气滞、血瘀、痰湿结聚等证，甚则腐肠蚀腑，蔓延五脏。

4.外邪侵淫

六淫毒邪外侵，留滞于肠腑，肠中糟粕失于传导，毒邪在肠道内蓄积，脏腑失和，升降失司，气机失调，生化失常，癌毒内生，如正气内虚，正虚无力抗邪，癌毒蕴结于大肠，凝聚成积。《灵枢》："肠覃何如？岐伯曰：寒气客于肠外与卫气相搏，气不得荣，因有所系癖而内著，恶气乃起，息肉乃生。"

（二）现代医学对肠癌病因及发病机制的认识

虽然世界各国做了许多研究工作，大肠癌的病因至今尚未完全阐明。目前，研究认为大肠癌主要是环境因素与遗传因素综合作用的结果。

1.环境因素

世界不同地区大肠癌发病率差别较大，根据大肠癌地理病理学及移民流行病学资料，都说明大肠癌具有明显的地理分布性。研究发现低发病地区的居民如中国、日本、非洲等一些国家移居到高发病率的西方国家后，大肠癌发生率随之而增高，在第一代即可迅速上升，至第二代时即与当地发病率趋于一致，说明发病情况随环境的改变有非常明显的上升趋势。根据调查资料发现高发病率国家的饮食具有高脂肪、高动物蛋白，尤其是牛肉、少纤维及精制糖类，即所谓"西方化饮食"的特点，其中高脂肪饮食的影响最为明显，膳食中的高脂肪与大肠癌，特别是左半结肠癌的发病关系较密切。

2.遗传因素

目前，有研究认为遗传因素是发生大肠癌的基础。同一家庭中有多个大肠癌患者的文献报告屡见不鲜，经多年研究，于20世纪80年代癌遗传基因的分子生物学机制得到阐明。基因的突变可导致癌基因的扩增，基因表达的变化以及细胞分裂、分化过程的异常，在肿瘤的发生和发展中起着激发、启动和促进作用。癌遗传基因产生过多或抑制癌遗传基因性消失、缺失或变异均可促进癌细胞的增殖与进展。

3.其他

（1）大肠息肉（腺病性息肉）：大肠腺瘤与大肠癌关系密切，根据各地区的资料统计，大肠腺瘤的发病情况与大肠癌相一致。一般认为大部分大肠癌患者是经过腺瘤阶段演变而来，不可否认也有部分患者不经过腺瘤阶段而直接发生癌变。腺瘤越多，发生大肠癌的概率亦增加，临床如能及时切除腺瘤，大肠癌的发生率则有所下降。

（2）大肠慢性炎症：以溃疡性结肠炎与大肠癌关系最为密切，其发生大肠癌的危险性比同年龄组人群高5～11倍。一般在患病10年后可以发生癌变，其癌变率随年龄而增加，每10年有10%～20%的患者发生癌变。出血性溃疡性结肠炎恶变危险性更大，患病超过10年者癌变发生率可达50%。克罗恩病的大肠癌发生率比同年龄对照组增加4倍，如仅以结肠克罗恩病计算，则大肠癌危险性比同年龄对照组增加20倍。

（3）血吸虫病：血吸虫病流行区也为大肠癌高发区，往往跃居恶性肿瘤发病的首位。一般认为，大肠黏膜血吸虫卵长期沉积，由于理化作用造成黏膜反复溃疡、修复以及慢性炎症，出现腺瘤样增生，逐渐发生癌变。血吸虫病诱发的大肠癌多发生于虫卵沉积较多的直肠乙状结肠部，而且发病年龄较早。

（4）放射线损害：多见于女性宫颈癌或盆腔肿瘤接受放射治疗后的患者，由于直肠及乙状结肠下段解剖位置在盆腔内相对固定，持续承受较大剂量放射线，因而肿瘤常发生于此段。大多数患者发生在放疗后10～20年，肿瘤位于原放射野内。据统计，放射线引起的大肠癌58%为黏液样腺癌，生物学行为较差。

据报道，输尿管乙状结肠吻合术后的患者，其大肠癌发生率比一般人群高100～500倍，多数发生在术后20年左右，肿瘤多生长在吻合口附近。胆囊切除后的患者，肠癌特别是右半结肠癌发生率明显增加。有人认为，吸烟可以引起APC及其他肿瘤抑制基因突变诱发腺瘤，增加大肠癌的发生率。Peutzs-Jeghers综合征、Cowden综合征均为常染色体显性遗传疾病，为错构瘤性息肉，大肠内息肉可演变为大肠癌。

三、临床诊断

（一）临床表现和体征

1.症状

大肠癌生长相对缓慢，早期无明显症状，有时可多年无症状，临床表现与肿瘤的部位、大小以及肿瘤继发变化有关。早期常仅见粪便隐血试验阳性，随后出现下列临床表现。

（1）排便习惯的改变：常是最早出现的症状，肿瘤本身分泌黏液以及继发炎症不仅使黏液粪便增多，而且刺激肠蠕动，使排便次数增多，粪便不成形或稀便，病灶越低症状越明显，排便前可有轻度腹痛，患者的症状常被误诊为肠炎及痢疾而延误治疗。随着病变的发展而引起轻度肠梗阻时，则可稀便和便秘交替出现。

（2）便血：肿瘤表面与正常黏膜不同，与粪便摩擦容易出血。远段大肠中粪便较干硬，故便血多见。左半大肠出血量较多，多为肉眼血便，直肠癌由于常因肿瘤表面继发感染可有脓血大便，而右半结肠癌大便为流体状态，故出血量较小，且由于混于粪便中色泽改变，有时呈果酱状，肉眼血便较少见，大多数患者为隐血阳性。

（3）腹痛：也是本病的早期症状，多见于右侧大肠癌。表现为右腹钝痛，或同时涉及右上腹、中上腹。因病变可使胃结肠反射加强，则出现餐后腹痛。大肠癌并发肠梗阻时腹痛加重或为阵发性绞痛。肛门剧痛可由于直肠癌侵犯肛管引起，少数患者因肿瘤出现穿孔而引起急性腹膜炎，晚期患者侵犯周围后腹壁可引起相应部位的剧痛。

（4）腹部肿块：有部分结肠癌患者诊断确立时，已触及腹部肿块，结肠癌恶性程度相对其他消化道肿瘤低，局部生长到相当体积时可无扩散。仔细询问病史可发现患者以前已有大便习惯改变及腹痛等症状，肿瘤穿透全层致肠周继发感染或肿瘤穿孔引起局限脓肿，如位于盲肠及升结肠近侧，可被误诊为阑尾脓肿，应当注意。

（5）直肠肿块：因大肠癌位于直肠者占50%以上，故直肠指检是临床上不可忽视的诊断方法。多数直肠癌患者经指检可以发现直肠肿块，质地坚硬，表面呈结节状，有肠腔狭窄，指检后的指套上有血性黏液。

2.并发症

可有贫血、低热，多见于右侧大肠癌。晚期患者有进行性消瘦、恶病质、腹水等。

（二）实验室检查

1.大便隐血检查

常规大便隐血测定（即化学法），仅能作为大肠癌诊断的参考，且大肠癌出血往往是间断性的，故应连续检查3次为宜。此法的特点有：①简便易行；②无症状成人阳性率不高；③阳性者50%可能是由肿瘤引起，25%是息肉引起；④常规法检查，即使在非常严格的"隐血饮食"准备之后，其结果仍不能摆脱食物的影响而呈假阳性。为防止出现这种假阳性，现多采用免疫方法，即采用人血红蛋白抗体制备葡萄球菌A蛋白凝聚试验试剂。

2.免疫学检查

（1）癌胚抗原（CEA）：CEA非结肠癌特有，故其诊断的特异性差，在大肠癌患者中阳性率为20.6%左右。目前，临床应用CEA的主要目的是：①预测大肠癌的预后；②指导手术（血清正常值在5μg/L以下），如大于11μg/L时手术切除率不足30%，故应在CEA小于10μg/L前争取手术探查。

（2）结直肠癌抗原（CCA）：大肠癌患者CCA阳性率为52.9%，而在CEA阴性病例中CCA阳性率为48.2%，说明CCA单抗与CEA无交叉反应。临床上测定CCA可用作CEA的补充，为临床诊断大肠癌提供了新的诊断指标。

（3）血清糖链抗原50（CA50）：大肠癌早期就有CA50明显增高，晚期更显著，对大肠癌诊断的敏感度为87%，特异度为94%。

（4）相关抗原（RA）：应用抗人结肠癌单克隆抗体（mAb）检测血清和粪便中大肠癌RA结果，血清和粪便阳性率在结直肠癌患者中分别为66%和72%。故粪便RA检测不仅对大肠癌有较好的敏感性，而且对早期癌检测较血清学意义大。

（5）T抗原（Go-S）：国内有研究者对413例纤维结肠镜受检者进行了大肠黏液的T抗原检测，发现该指标大肠癌阳性率为61.76%。10例大肠癌术后Go-S试验均阳性，提示该检测可以作为大肠癌及癌前病变的诊断、随访的一种辅助手段。

（三）影像学检查

1.直肠镜及乙状结肠镜检查

根据国内资料统计，有50%大肠癌分布在距肛门25cm的距离内，此段距离是乙状结肠镜长度所能达到的范围，检查方法比较简便，并可同时采取活体组织检查。主要并发病是肠穿孔，其发生率为0.1%，多发生在直肠与乙状结肠交界处的成角部分。

2.纤维结肠镜检查

纤维结肠镜能对大肠黏膜做广泛的直视下观察，并能做电烧灼及采取活体组织，亦可做脱落细胞学检查。检查前亦需做彻底的肠道清洁准备。其优点是对直径1cm以下的小肿物，纤维结肠镜可100%证实。此外，可以发现多发性息肉或大肠癌。本项检查最常见合并症为穿孔及出血。

3.钡灌肠X线检查

对于距肛门25cm以上的结肠癌，钡灌肠X线检查是很重要的常规检查方法之一，尤其对升结肠和盲肠的检查更为重要，对直肠癌的诊断价值很小。普通钡灌肠X线检查对于晚期结肠癌诊断正确性可达90%以上，但对于较小的结肠癌可发生漏诊，漏诊率可达10%左右，有研究者报告可有20%假阳性，对早期结肠癌无诊断价值。现主张进行气钡双重对比检查，可清楚地显示黏膜破坏、肠壁僵便、结肠充盈缺损、结肠肠腔狭窄等病变，能发现肠腔0.5～1cm大小的隆起病变，有利于提高早期结肠癌的诊断率，是目前结肠癌的主要诊断方法之一。它可能发生的合并症为肠穿孔，发生率为0.1%。

4.B型超声检查

B型超声检查可发现大肠癌患者有无肝及腹腔淋巴结转移，肝转移灶的声学特征主要有：①转移灶大，数量单发至多发，右肝居多；②转移瘤内液化现象明显；③转移瘤内钙化现象多见。对直肠癌患者用特殊的腔内探头，可测出肿瘤侵犯范围，邻近器官如膀胱、前列腺受损程度。故本方法是诊断大肠肿瘤简便、有效的筛选方法，有实用价值。

5.CT检查

CT检查可以帮助检测肝转移，盆腔内扩散情况，观察直肠癌根治术后有无复发，特别应作为直肠癌术后复发诊断的首选影像学检查。

6.数字减影血管造影（DSA）

将DSA用于肠系膜动脉造影诊断大肠癌，并可进行手术估计，治疗方案的选择，对判断预后有很大的帮助。

（四）病理诊断

1.大体分型

结肠癌大体类型分为：①早期结直肠癌，癌细胞限于结直肠黏膜下层（pT_1）。②进展期结直肠癌，可进一步分为隆起型（肿瘤主体向肠腔内突出）、溃疡型和浸润型（肿瘤向肠壁各层弥漫浸润，使局部肠壁增厚，但表面常无明显溃疡或隆起）。

2.病理分类

结直肠肿瘤的组织学分类见表10-12。临床常用的各种治疗方案只适合腺癌、黏液腺癌、腺鳞癌和未分化癌，对其他类型的结肠癌如印戒细胞癌、小细胞癌、鳞状细胞癌和髓样癌并无可靠证据。病理诊断结直肠小细胞癌和未分化癌时，应注意与淋巴瘤、恶性黑色素瘤及结肠肉瘤等鉴别。

表10-12　WHO结直肠肿瘤的组织学分类（2010年）[3]

上皮肿瘤	混合型类癌——腺癌
腺瘤	其他
管状	非上皮性肿瘤
绒毛状	脂肪瘤
管状绒毛状	平滑肌瘤
锯齿状	胃肠道间质瘤
上皮内瘤变（异型增生）	平滑肌肉瘤
伴慢性炎性疾病	血管肉瘤
低级别腺体上皮内瘤变	卡波西肉瘤
高级别腺体上皮内瘤变	恶性黑色素瘤

癌	其他
腺癌	恶性淋巴瘤
黏液腺癌	黏膜相关淋巴瘤组织边缘区B细胞淋巴瘤
印戒细胞癌	套细胞淋巴瘤
小细胞癌	弥漫大B细胞淋巴瘤
鳞状细胞癌	伯基特淋巴瘤
腺鳞癌	伯基特样/非典型伯基特淋巴瘤
髓样癌	其他
未分化癌	继发性肿瘤
类癌	息肉
EC细胞，分泌5-羟色胺肿瘤	增生性（化生性）
L细胞，分泌胰高血糖素样多肽和PP/PYY肿瘤	波伊茨-耶格综合征（黑斑息肉病）
其他	幼年性*

注：*幼年性息肉属错构瘤性息肉，所谓错构瘤系指正常组织异常增生而成瘤样改变，为非肿瘤性息肉，90%发生于10岁以下儿童，与胚胎发育异常有关，容易脱落，少发生恶变[4]。

（五）临床分期和病理分期

1.临床分期

结直肠癌分期有美国癌症联合会（AJCC）/国际抗癌联盟（UICC）结肠癌TNM分期系统（表10-13）、Dukes和改良Astler-Coller分期。

表10-13　AJCC/UICC结直肠癌TNM分期（2009年第7版）及对应的5年生存率

期别	T	N	M	5年生存率*	T、N、M简明定义
0	Tis	N_0	M_0		T
I	T_1	N_0	M_0	93.2%	Tis 原位癌
	T_2	N_0	M_0		T_1 侵犯黏膜下层
II A	T_3	N_0	M_0	84.7%	T_2 侵犯固有肌层
II B	T_{4a}	N_0	M_0	72.2%	T_3 穿透固有肌层到达浆膜下层，或侵犯无腹膜覆盖的结直肠旁组织
II C	T_{4b}	N_0	M_0		T_{4a} 穿透腹膜脏层
III A	$T_{1\sim2}$	N_1/N_{1c}	M_0	83.4%	T_{4b} 侵犯或粘连于其他器官或结构
	T_1	N_{2a}	M_0		N
	$T_{3\sim4a}$	N_1/N_{1c}	M_0	64.1%	N_1 1～3枚区域淋巴结转移
III B	$T_{2\sim3}$	N_{2a}	M_0		N_{1a} 1枚区域淋巴结转移
	$T_{1\sim2}$	N_{2b}	M_0		N_{1b} 2～3枚区域淋巴结转移
	T_{4a}	N_{2a}	M_0	44.3%	N_{1c} 浆膜下、肠系膜、无腹膜覆盖结肠/直肠周围组织内有
III C	$T_{3\sim4a}$	N_{2b}	M_0		肿瘤种植，无区域淋巴结转移
	T_{4b}	$N_{1\sim2}$	M_0		N_2 4枚以上区域淋巴结转移
IV A	任何T	任何N	M_{1a}		N_{2a} 4～6枚区域淋巴结转移
IV B	任何T	任何N	M_{1b}	8.1%	N_{2b} 7枚及更多区域淋巴结转移
					M
					M_{1a} 远处转移局限于单个器官或部位（如非区域淋巴结）
					M_{1b} 远处转移分布1个以上的器官/部位或腹膜转移

注：*5年生存率数据来源于TNM分期第6版，ⅢA期5年生存率高于ⅡB期可能原因是部分ⅡB期结直肠癌包含异质性很大的一个群体，后者的5年生存率预后较好者在80%以上，较差者则不到60%，比ⅢA期还差。

在结直肠癌 T 分期中，Tis 为肿瘤细胞局限于腺体基底膜或黏膜固有层，未穿过黏膜肌层到达黏膜下层。N 分期中，区域淋巴结包括结肠淋巴结、结肠旁淋巴结、系膜血管淋巴结、系膜根部淋巴结。区域淋巴结的检查数目应≥12 枚[5]，否则影响分期的可靠性。M 分期中，M_1 又被分为 M_{1a} 和 M_{1b}，两者的预后存在明显差异。

结直肠癌临床分期和病理分期原则是一致的，但应该注意：①结直肠癌尤其是结肠癌局部浸润深度术前难以准确地做出判断，因此临床 T 分期可靠性差；②肿瘤肉眼见与其他器官或结构粘连时为 cT_{4b}，具体包括：肿瘤穿透浆膜，侵犯其他肠段；腹膜后或腹膜下肠管的肿瘤穿破肠壁固有肌层后直接侵犯其他的脏器或结构，例如降结肠后壁的肿瘤侵犯左肾或侧腹壁，或中下段直肠癌侵犯前列腺、精囊腺、宫颈或阴道。但如果显微镜下该粘连处未见肿瘤存在则分期为 pT_3。

2.病理分级

取决于腺样结构成分的多少。腺样结构在 95% 以上为高分化腺癌（Ⅰ级），50%～95% 为中分化腺癌（Ⅱ级），5%～50% 为低分化腺癌（Ⅲ级），不足 5% 为未分化癌（Ⅳ级）。黏液腺癌和印戒细胞癌归为低分化腺癌（Ⅲ级），髓样癌归入未分化癌（Ⅳ级）[6]。

四、治疗

（一）中医治疗

1.肠癌的病证特点

肠癌的病证特点应从两个方面分析。

肿瘤方面，肿瘤在肠内肆意滋长，扎寨营垒，癌毒之邪与痰瘀胶结成块，或毒盛浸延局部组织，或冲破肠管转移他处。

对人体而言，有虚实两个方面。虚者，气虚、阴虚、血虚、阳虚；实者乃肿瘤阻滞脏腑气血运行，致气滞、血瘀、湿阻、痰结。毒结日久可致五脏失调，气血衰败，阴阳失衡，化火生寒皆可有之，既可能郁久生热，亦可气亏生寒。

病位在肠，其脏在脾，主要涉及胃、肝、胆、肺、肾。本病属本虚标实，证候多为寒热错杂、虚实并见。

2.肠癌治则治法

肠癌治疗遵从综合治疗的原则，中西医并重。中医治疗肠癌的治疗原则：对肿瘤为祛毒抗邪；对人体为扶正培本，纠正脏腑气血失调。具体治法：治肿瘤当以寒热之剂扫荡之，以平性之剂抑杀之，辅之以消痰软坚、祛瘀散结之药；调人体则者则补之，实者调之。气虚者益气，血不足者补血，阴虚者滋其阴，阳亏虚者温肾助阳，气滞者理气，血瘀者活血，痰积者化痰，水湿者行水除湿。寒凝者，佐以温里祛寒，化热化火者，佐以清热泻火。临床注重中西医配合，根据病情，合理安排中西医治疗方法与时机。《景岳全书·积聚》云："治积之要，在知攻补之宜，而攻补之宜，当于孰缓孰急中辨之，凡积聚未久而元气未损者，治不宜缓，盖缓之则养成其势，反以难制，此所急在积，速攻可也。若积聚渐久，元气日虚，此而攻之，则积气本远，攻不易及，胃气切近，先受其伤，愈攻愈虚。"

3.肠癌辨肿瘤临床常用药物选择

现代药理研究证实，一些中药具有抑制肠癌细胞增殖、诱导肠癌细胞凋亡、抑制肠癌新生血管形成、影响肠癌细胞侵袭力、逆转多药耐药等作用；一些中药能够提高肿瘤患者免疫功能，减轻放疗、化疗的毒副作用[7-10]。肠癌的辨肿瘤论治，建议根据临床经验及现代药理，合理应用以下药物。

（1）温热药：蜈蚣（有毒），天仙子，麦饭石，海螵蛸，芫花（有毒），巴豆（有大毒），狼毒（有大毒），白降丹（有毒），牙皂（有小毒），硇砂（有毒），干漆（有毒）。

（2）寒凉药：苦参，藤梨根（猕猴桃根），鸦胆子，龙葵（有小毒），蛇莓（有毒），三颗针，冬凌草，蟾皮（干蟾皮）（有毒），斑蝥（有毒），穿心莲，白花蛇舌草，半枝莲，千里光，苣荬菜，草河车（拳参，紫参）（有小毒），白毛藤（白英，蜀羊泉）（有小毒），蛇葡萄根，七叶一枝花（蚤休，重楼）（有小毒），天花粉，猪殃殃，猫人参，山豆根，刺老苞，凤尾草，亮菌，水杨梅根，石竹，瓦松，望江南，马鞭草，木槿花，唐松草，一叶兰，紫茉莉根，乌蔹莓，雷公藤（大毒），鸦胆子，喜树（有毒），壁虎（有小毒），蛴螬（有毒），大黄，虎耳草（有小毒），黄独零余子（有小毒），王瓜根（有小毒），马钱子（大毒），轻粉（有毒），白屈菜（有毒），青黛，苦豆子（有毒）。

（3）平性药：菝葜，肿节风（接骨木），全蝎（有毒），石上柏，木馒头，半边莲，蜂房（有毒），紫杉（红豆杉），红娘子（有毒），农吉利（野百合）（有毒），三尖杉，芙蓉叶，红车轴草，臭椿皮，三叶青，老鹳草，米皮糠，蓖麻子（有毒），常春藤（薜荔），菜豆，楤木。

（4）消痰软坚药：半夏，天南星，蛇六谷（魔芋）（有毒），猫爪草，骆驼蓬子（有毒），土贝母，雀梅藤，珍珠菜，阿魏，黄药子（有小毒），常山（有毒），杏仁（有小毒），冬瓜子，山慈菇（有小毒），海藻，僵蚕，海浮石，浙贝母，僵蚕，儿茶，夏枯草，昆布，天花粉，皂角刺，鳖甲。

（5）祛瘀散结药：郁金，姜黄，石见穿，急性子（有毒），土鳖虫（有小毒），水红花子，水蛭，穿山甲，山茶花，小天蒜（小藜芦）（有大毒），柘木，大麻药（有小毒），八角莲（八角金盘）（有毒），延胡索，乳香，没药，番红花，王不留行，路路通，琥珀，寻骨风，水红花，刺蒺藜，地龙，三棱，牡丹皮，白矾（有毒），麝香。

4.肠癌辨人体临床常用药物选择

（1）补气：黄芪，人参，太子参，白术，茯苓，灵芝，黄精，党参，大枣，鹅血，猴头菇，土茯苓，棉花根（有毒）。

（2）补阳、温中：附片，肉桂，干姜，巴戟天，补骨脂，肉苁蓉，益智仁，海马，淫羊藿，桑寄生，仙茅，紫石英，吴茱萸，肉豆蔻，乌头，川乌（有大毒）。

（3）补阴：枸杞子，菟丝子，女贞子，山药，生地黄，沙参，玄参，石斛，麦冬，沙苑子，玉竹，山茱萸。

（4）补血：何首乌，鸡血藤，当归，白芍，熟地黄，阿胶。

（5）理气、下气、消胀、健脾消食、通便：川楝子，木香，沉香，乌药，小茴香，八角茴香，柴胡，枳实（壳），荜茇，佛手，橘叶，大黄，大腹皮，厚朴，槟榔，旋覆花，莱菔子，木瓜，陈皮，紫苏，赭石，鸡内金，九香虫，谷麦芽，神曲，芦荟，牛蒡子，牵牛子（有毒），预知子，火麻仁，郁李仁。

（6）活血、止痛：桃仁，红花，蒲黄，五灵脂，莪术，丹参，川芎，赤芍。

（7）清热：败酱草，蒲公英，紫花地丁，金银花，菊花，红藤，黄连，黄芩，黄柏，马尾连，秦皮，牛黄，青蒿，升麻，芦根，龙胆草。

（8）利湿、行水：薏苡仁，垂盆草，车前子，扁豆，鱼腥草，忍冬藤，萆薢，瞿麦，田基黄，猪苓，茵陈，马齿苋。

（9）止泻、止血、黏膜修复：槐角，白头翁，红藤，白蔹，椿根皮，五味子，五倍子，乌梅，诃子，益智仁，赤石脂，肉豆蔻，红豆蔻，白茅根，白及，地榆，艾叶，槐花，卷柏，三七，茜草。

（10）其他：酸枣仁，首乌藤，甘草。

5.肠癌辨证型论治

（1）陈锐深[11]将大肠癌分为三个证型。①湿热蕴结型：腹痛腹胀，大便滞下，里急后重，大便黏液，时伴有脓血，肛门灼热感，口苦、口干，溲短赤。舌质暗红，苔黄腻，脉滑数。清热利湿，解毒散结。白头翁汤加减。②瘀毒内阻型：腹痛腹胀，痛有定处，腹有肿块，便下脓血黏液，或里急后重，便秘或便溏，大便扁平或变细。舌质暗红，有瘀斑，苔薄黄，脉弦数。治法：清热解毒，祛瘀散结。主方：槐花散加减。③脾肾亏虚型：腹痛下坠，腹部肿块增大，大便频数，便下脓血腥臭，口淡乏味，少气纳呆，腰膝酸软，形神俱衰。舌质淡暗，苔白，脉沉细。健脾补肾，益气活血。四君子汤加减。若腹痛甚，加延胡索、白芍各15g，木香（后下）10g；大便秘结，加枳实、槟榔各15g；腹泻频数，下痢赤白，加禹余粮、木棉花各30g，罂粟壳15g；便血不止，加仙鹤草30g，栀子炭10g，三七粉（冲服）3g；气虚乏力，加党参25g，白术15g，炙甘草6g；血虚眩晕者，加何首乌、黄精各15g。

陈锐深认为大肠癌发病较为复杂，总属本虚标实之证，病程中多见虚实夹杂，临床中难以单用某一型来概括整个病程，故治疗当中要谨守辨证论治的原则，不可拘于一隅。早期患者其证候特点以湿浊、热毒、瘀阻等表现为主，治疗上以清热祛湿、活血解毒、化瘀消肿为法，以攻为主，可用藤梨根、白头翁、苦参、地榆、黄柏、败酱草以及赤芍、牡丹皮、忍冬藤、生大黄、三棱、莪术、桃仁等药物；中晚期患者多以脾肾亏虚、气血不足为主要表现，治疗多以健脾益肾、补气生血为法，常用的方药有附子理中汤、参苓白术散、四君子汤、八珍汤、补中益气汤等。

（2）周维顺[12]将此病分为五型。①湿热下注型：症见腹痛腹胀，口渴口干，大便夹黏液，时伴脓血，小便短赤，舌苔黄腻，脉滑数。治宜清热利湿，解毒散结，常用野葡萄根30g，半枝莲30g，白花蛇舌草30g，苦参10g，蒲公英30g，猪苓15g，茯苓15g，生、炒薏苡仁各30g，三叶青15g，灵芝30g，马齿苋15g。②气滞血瘀型：症见腹部刺痛，痛处固定不移，下利紫黑脓血，舌质紫暗有瘀斑，脉涩。治宜理气活血，消瘤散结，常用木香5g，香茶菜15g，佛手15g，白梅花12g，丹参30g，延胡索15g，红藤30g，赤芍15g，金刚刺20g。③脾肾阳虚型：症见面色萎黄，腰膝酸软，畏寒肢冷，腹痛绵绵，喜温喜按，舌质淡，苔薄白，脉细弱无力，治宜温补脾肾，益气固摄，方用四君子汤加减。④肝肾阴亏型：症见五心烦热，口舌干燥，腰膝酸软，舌质红，脉细。常用天麦冬各15g，五味子15g，灵芝30g，女贞子15g，山茱萸10g，枸杞子20g，南沙参、北沙参各20g。⑤气血双亏型：症见面色苍白，体倦懒言，短气乏力，时有便溏，舌质淡，苔薄白，脉细弱无力。治宜补益气血，方用八珍汤加减。随症加减，特色用药：周维顺对辨证论治也颇具心得，腹胀痛甚者加延胡索、赤芍、木香、香茶菜等；失眠者加酸枣仁、首乌藤、合欢皮、琥珀等；纳差者加鸡内金、谷麦芽等；恶心、呕吐者加姜半夏、姜竹茹等；便血者加仙鹤草、三七粉、茜草等；出虚汗者加浮小麦、瘪桃干、鲁豆衣等；大便秘结者加大黄、枳实、厚朴等；呃逆频繁者加丁香、柿蒂等。

（3）李斯文[13]将大肠癌分为四型：①脾虚湿热型：食欲缺乏，腹胀面黄，气短乏力，腹痛拒按，便稀或溏，或里急后重，便下脓血，苔黄腻，脉滑数或沉细滑。健脾理气，清热利湿。基本方（太子参、炒白术、茯苓、苍术、厚朴、陈皮、炒扁豆、山药、鸡内金、甘草、壁虎、地龙、龙葵）加生薏苡仁、延胡索、川楝子、炒黄芩、黄柏、黄连、藤梨根、败酱草。②湿热瘀毒型：腹痛腹胀，痛定拒按，腹有包块，矢气后胀减，便下脓血黏液，或里急后重，或便溏便细，舌暗红，有瘀斑，苔薄黄，脉弦数。清热解毒，理气化滞，祛瘀攻积。基本方加三棱、莪术、川楝子、木香、蔻仁、砂仁、葛根、炒黄芩、黄连、败酱草、红藤、半枝莲、藤梨根、马齿苋等。③脾肾寒湿型：患者久泻久痢，形体消瘦，面色苍白，喜睡懒动，肠鸣而泻，泻后稍安，腹痛喜热，甚则肢凉怕冷，苔白，脉沉细尺弱。温肾健脾，祛寒胜湿。基本方加补骨脂，山茱萸，芡实、黄芪、五味子、莲子、干姜、桂枝等。④气血亏虚型：形体消瘦、面色㿠白、少气懒言、纳呆食少，腹痛喜按，便稀或溏，舌质淡红，苔薄白，脉沉细。补益气血，清热利湿。基本方加当归、川芎、熟地黄、龙眼肉、枸杞子、黄芪、木香、豆蔻、炒黄芩、黄柏、黄连、藤梨根、败酱草。临床辨证加减用药：清热利湿加猪苓、竹叶、瞿麦、木通。分利止泻加车前草、泽泻、大腹皮、猪苓。化食导滞加炒麦芽、谷芽、焦山楂。固涩止泻加石榴皮、肉豆蔻、诃子肉、罂粟壳、赤石脂。止血消肿加地榆、槐花、仙鹤草、大蓟、小蓟、三七、血余炭。止痛消胀加延胡索、生蒲黄、五灵脂、沉香、乳香、赤芍、莪术、大腹皮、乌药、延胡索。里急后重加白头翁、槟榔、秦皮、葛根、延胡索。

（4）林丽珠等[14]大肠癌辨证型论治如下：①湿热下迫：腹痛腹胀，便下黏液臭秽或便夹脓血，里急后重，肛门灼热，口干、口苦，溺黄，或伴发热、恶心等症。舌质红，苔黄腻，脉滑数。治以清热利湿、凉血止痢法，选用槐角15g，地榆15g，黄芩15g，金银花15g，生薏苡仁30g，枳壳15g，栀子15g，木香6g（后下），败酱草15g，苦参10g治疗。②大肠瘀毒：下腹疼痛，痛有定处拒按，便下脓血黏液，或里急后重，发热，心烦易怒，或便溏便细。舌质暗红或有瘀斑，苔薄黄，脉弦数。治以活血化瘀、解毒散结法，选用桃仁15g，红花10g，川芎10g，赤芍15g，牡丹皮15g，延胡索15g，枳壳15g，土鳖虫6g，薏苡仁30g，苦参10g治疗。③脾肾亏虚：腹痛隐隐，腹部肿物渐大，久泻久痢，便下脓血腥臭，形体消瘦，面色萎黄，声低气怯，纳呆，腰膝酸软，畏寒肢冷。舌质淡，舌体胖有齿印，苔白，脉沉细。治以健脾固肾、消癥散结为法，选用党参30g，白术15g，茯苓25g，山药20g，薏苡仁30g，陈皮9g，砂仁6g（后下），山茱萸10g，枳壳15g，炙甘草6g治疗。④气血两亏：腹部隐痛，大便黏液腥臭，面色苍白，气短乏力，纳呆，头晕体倦，便溏。舌质淡，苔薄白，脉细м。治以补气养血、扶正固本为法，选用黄芪30g，党参30g，白术15g，龙眼肉15g，木香10g（后下），当归10g，大枣10g，白芍15g，何首乌30g，鸡血藤30g，甘草6g治疗。

6.验方汇编

（1）常用药对

● 苦参10g，红藤10g：清热解毒，燥湿，活血，消肿止痛。

● 土茯苓30g，菝葜15g：清热利湿，消肿止痛，其中菝葜为祛邪（抗癌）而不伤正的一种常用药物。

● 槐花15g，荆芥炭10g：清热凉血，止痛。

● 槐花15g，栀子10g：清热解毒，抗癌，治脏毒。

● 槐花15g，生牡蛎15g：用于放疗后里急后重。

● 槐花10g，地榆炭15g：清热解毒，抗癌，地榆性主收敛，既能清降，又能收涩，用于放疗后里急后重。

● 木香10g，乌药10g：理气消胀，用于腹胀、肠鸣。

● 香附15g，乌药10g：理气止痛。

● 大腹皮10g，槟榔10g：行气利水，用于腹胀、腹水。

● 禹余粮10g，血余炭10g：涩肠止泻。

- 延胡索、白芍、生甘草：行气，缓急止痛。

（2）单验方

- 扶正和胃合剂：党参540g，猪苓540g，炒白术180g，茯苓180g，茯神180g，枇杷叶180g，制半夏180g，薏苡仁540g，谷芽180g，麦芽180g，生甘草54g。本方制成合剂口服，每次30ml，每日3次，共服4～6个月[15]。源于微调三号。扶正和胃，微调平衡，达到调控机体免疫力、抑制肠癌的效果。抑瘤实验证实[16]，扶正和胃合剂每天灌服26.6ml/公斤体重剂量时，具有抑制小鼠S-180肉瘤生长的作用，抑瘤率达29%；还能显著提高细胞因子IL-2、IL-4、IFN-γ的水平[17]。临床研究显示，中药扶正和胃合剂可明显稳定肿瘤，控制转移，提高机体免疫力，延长肿瘤患者的生命，与对照组相比有显著性差异[18,19]。

- 抑瘤宁：冬凌草、龙葵、刺五加、蛇莓。具有抗癌抑增，清热解毒，消肿散结，补益健脾的功效[20]。

- 健脾安肠方[21]：太君方（太子参、炒白术、茯苓各15g，半夏、青皮、陈皮各10g），四藤方（红藤、野葡萄藤、藤梨根各30g，菝葜15g），生牡蛎30g，夏枯草、炒谷芽、炒麦芽各10g组成，1剂/日，连续服用14日。

- 四君子汤合三根汤：郭勇[22]治疗大肠癌的基础方，以四君子汤健脾补虚，三根汤（藤梨根、虎杖根、水杨梅根）清热解毒。

- 藤龙补中汤：藤梨根、龙葵、蛇莓、白术、茯苓、薏苡仁、槲寄生、半枝莲。根据患者实际情况进行加味：如乏力加党参，食欲减退加鸡内金，恶心、呕吐加姜半夏，腹泻或便溏加芡实，便秘加熟地黄，腹胀加陈皮，肠鸣加防风，咳嗽加枇杷叶，腹痛加延胡索，阳虚加补骨脂，血虚加白芍，白细胞低加鸡血藤，血小板低加花生衣，外周神经毒性加天麻，口腔黏膜反应加芦根[23]。胡兵等[24]观察藤龙补中汤联合化疗对晚期大肠癌，结果为中药治疗组有效率、疾病控制率较对照组提高，且能减轻消化道反应和骨髓抑制不良反应，改善了晚期大肠癌患者的临床症状。

（3）李东涛肠癌验方举例

白术30g，茯苓30g，黄芪30g，菝葜90g，三颗针30g，冬凌草60g，肿节风30g，猕猴桃根30g，猪殃殃30g，槐角30g，马尾连10g，灵芝30g，大枣10g，马齿苋30g，苦参20g，蜂房10g，红藤30g，白头翁15g，卷柏15g，党参30g。上为1日量。

7.肠癌常用中成药

（1）抗癌药

- 华蟾素片：用法见食管癌。华蟾素口服液：用法见胃癌。华蟾素注射液：用法见食管癌。蟾酥注射液（佳素）：用法见肺癌。马海锋[25]对直肠癌放疗的同时加服华蟾素胶囊进行干预治疗，结果发现华蟾素胶囊在治疗气阴两虚证方面效果明显，显效率和总有效率较高；同时，可提高患者CD3+、CD4+、NK细胞比例，降低CD8+细胞比例，进而提高机体免疫力，改善生活质量，延长生存期。

- 斑蝥酸钠注射液：2ml：0.1mg；5ml：0.25mg；10ml：0.5mg。静脉滴注。一日1次，每次2～10ml，以0.9%氯化钠或5%～10%葡萄糖注射液适量稀释后滴注。

- 复方苦参注射液：用法见肺癌。复方苦参注射液联合化疗能延缓病情进展，延长生存期，减轻不良反应，提高对化疗的耐受性，提高患者的生活质量[26-28]。

- 鸦胆子油口服乳液、鸦胆子油乳注射液：用法见脑瘤。鸦胆子油乳注射液20ml+0.9%生理盐水250ml经直肠缓慢滴入，每日1次，连续15～20日为1个周期，中间休息10日可重复1个周期。胆子油乳注射液配合化疗治疗大肠癌术后可改善患者的生存质量，提高术后大肠癌患者对化疗药物的耐受性，减轻化疗毒副反应[29]。鸦胆子油乳剂具有一定的抗癌作用，能升高白细胞，提高机体免疫力，控制肿瘤的发展。

● 金龙胶囊：用法见肺癌。配合化疗治疗直肠癌肝转移患者，能提高近期临床受益率，保护骨髓[30]。

（2）辅助药

● 参芪片：补益元气。用于气虚体弱，四肢无力。口服，一次4片，一日3次。

● 贞芪扶正胶囊：用法见肺癌。

● 十一味参芪胶囊：人参、黄芪、当归、天麻、熟地黄、泽泻、决明子、鹿角、菟丝子、细辛、枸杞子等。补气养血、健脾益肾。用于因放、化疗所致白细胞减少及因放、化疗引起的头晕、头昏、倦怠、消瘦、恶心、呕吐等症。每粒0.33g。口服，一次5粒，一日3次。

● 人参皂苷Rg3（参一胶囊）：用法见肺癌。盖领等[31]将晚期结直肠癌患者49例随机分为治疗组25例和对照组24例，治疗组给予XELOX方案及参一胶囊口服，对照组只给予XELOX方案化疗。治疗3个周期，结果显示，治疗组有效率为64%，对照组为33%，两组有效率比较有显著性差异，治疗组卡氏评分较对照组改善明显，白细胞减少患者例数低于对照组，两组比较均有显著性差异。

（3）抗癌与辅助综合作用药

● 艾迪注射液：用法见口腔癌。临床研究证实，艾迪注射液配合化疗能改善大肠癌术后患者的生存质量，减轻白细胞、血小板下降，减轻乏力、食欲减退、恶心、呕吐以及手脚麻木等症状[32,33]。实验研究证实，艾迪注射液抑制大肠癌SW620的增殖，抑制肿瘤组织VEGF蛋白表达[34,35]。

● 复方斑蝥胶囊（康赛迪）：用法见口腔癌。临床实验结果证实该胶囊与化疗组合使用时，能够增强机体对化疗的敏感性，提高患者的免疫力，减轻化疗带来的不良反应，改善患者的全身症状[36]。

● 榄香烯注射液：用法见肺癌。

8.其他疗法

（1）李侠等[37]总结中药外治法包括灌肠、经直肠滴入、外敷、熏洗，尤其是直肠和肛门用药，吸收快，疗效好，有局部治疗作用，对肠癌的便血、疼痛、排便异常、癌性或术后早期炎性肠梗阻等症状有缓解作用。根据不同症状，用药分为3类：①清热利湿、化瘀解毒药物，给药途径为灌肠、经直肠滴入或熏洗，对肠道肿瘤有一定的抑制作用，用于肿痛、排便异常等症状的辅助治疗，常用药物有鸡血藤、苦参、五倍子、败酱草、马齿苋、土茯苓、黄药子、黄柏、龙葵、鸦胆子乳剂等。②清热解毒、化瘀止血药物，给药途径主要为灌肠，主要用于便血，常用药物有半枝莲、土茯苓、生地黄榆、仙鹤草、生大黄、败酱草等。③行气导滞药物，主要用于肠梗阻，给药途径为灌肠，常用药物有大黄、枳实、厚朴、莱菔子等。此外，瞿媛媛[38]报道，用药物外敷神阙穴，对缓解术后肠梗阻也有疗效。外敷药物依赖皮下渗透吸收，故需要复方浓煎收膏，并配适量辛香走窜、行气活血、通达经络的药物提高透皮吸收率，方能达到明显的效果，如大黄、大腹皮、延胡索、丹参、当归、赤芍、肉桂、肉苁蓉、制附子、冰片、蜈蚣等。

（2）高位结肠滴注（灌肠）疗法[39]：灌肠1号组方为制大黄15g，马齿苋30g，虎杖30g，槐花20g，鸦胆子10g，皂角刺10g，血竭10g，白花蛇舌草20g，败酱草20g。加水浓煎100ml，保留灌肠，用于对无手术指征，病灶距离肛门4cm以上，有里急后重、脓血便、肛门坠痛者。灌肠2号组方为黄芩、黄连、黄柏各20g，苦参20g，侧柏炭20g，槐花20g，马鞭草15g，山土瓜15g，木香10g。加水浓煎100ml，保留灌肠。用于对术后吻合口炎症持续存在，大便次数频繁，一般情况尚好者。用法为患者取侧卧位，根据肿瘤部位将肛管插入10～40cm，滴入中药浓煎剂100ml，每日1次，保留时间2～6小时（至少1小时）；中药浓煎剂滴入后，根据大肠生理走向，让患者变换体位，采取抬高臀部仰卧位、侧卧位、臀膝位、右侧卧位等不同体位，使药液充分到达病变部位并吸收。

（3）坐浴[40]：①生黄芪30g，龙葵30g，苦参10g，败酱草30g，生大黄15g，生附15g，地榆30g，红花10g，桃仁10g，五倍子15g。加水至1000ml，煎熬30分钟，过滤去渣，兑40～43℃温开水2000～2500ml坐浴，使会阴伤口全部浸泡在药液中，浸泡时间30～45分钟，每日2次，直至伤口愈合。②苦参10g，五倍子30g，黄芪30g，黄药子30g，枯矾3g，漏芦30g，马齿苋40g，丹参20g，败酱草30g，黄柏15g，土茯苓30g，山豆根20g。煎取药汁倒入木桶内，患者坐于小木桶上进行熏蒸，待没有蒸气后将药液过滤出，倒入坐盆中坐浴，每日剂，早、晚各1次，每次30分钟，连续使用1个月。

（4）针刺疗法：穴位选足三里、大椎、血海、关元、天枢等，采用补泻结合手法，一日1次，一次15～30分钟。此法可以提高血小板数目及机体免疫力，减轻化疗反应，维持化疗顺利进行[41]。另外，还可以用毫针针刺足三里、血海、膈俞、三阴交、中脘、胃俞、脾俞，行泻法，得气后留针20～30分钟，一日1次，10次为1个疗程，用于大肠癌化疗后的辅助治疗。张双燕等[42]观察105例肠癌根性手术后患者（分为针灸组、中药组和常规组各35例）胃肠功能及免疫功能的恢复情况。结果显示：针灸组（温针灸双侧足三里、上巨虚、下巨虚，一日1次，共10日）患者术后首次肠鸣音时间、排气时间、排便时间均快于中药组（予口服四磨汤口服液20ml，3次/日，共10日）和常规组，术后10日3组外周血淋巴细胞计数、淋巴细胞、中性粒细胞百分比分布、术后T淋巴细胞亚群的改善、增加NK细胞、改善消化道症状等方面比较，针灸组优于中药组及常规组（均P＜0.05）。

9.并发症的处理

（1）肠梗阻：修俊青[43]在大承气汤的基础上进行加减煎液灌肠治疗原发或转移性大肠癌肠梗阻。对肿瘤堵塞所致者，加用抗肿瘤中药，常用的有生半夏、苦参、椿根皮、藤梨根、白花蛇舌草、半枝莲等解毒抗癌。腹痛甚者加芍药、甘草、延胡索等酸甘敛阴，缓急止痛；胀气甚者加枳壳、木香等行气消胀；恶心、呕吐甚者加旋覆花、赭石等和胃降逆；手术后粘连性梗阻加用木香、莱菔子等行气通腑。灌肠方法：取中药方剂的第一、第二煎的混合药液200～400ml，每次用100～200ml，一般患者每日灌肠2次。药液温度以40℃左右为宜；肛管插入深度为15～20cm；插入后将药液快速滴入，滴完后，嘱患者30分钟再起床，使药液均匀地分布在肠腔内，保留1小时以上，以利于药液充分吸收，更好地发挥疗效。

（2）便秘：陈敏[44]以肉苁蓉30g，枳壳15g，当归20g，玄参15g，杏仁15g为基本方，随症加减，总缓解率达91.7%。梁健等[45]将化疗后出现腹胀、便秘的患者给予针灸治疗，针灸穴位：足三里、上巨虚、天枢、中脘、气海、合谷、太冲，平补平泻，留针15～20分钟，行针一日1次。有一定的效果。张锋利等[46]给口服硫酸吗啡控释片出现便秘的患者予以电针双侧天枢穴及双侧足三里穴，缓解率为97.0%。

10.肠癌中医名家经验

（1）孙桂芝治疗肠癌经验

孙桂芝认为，大肠癌为癌毒之邪蕴结于肠，常见基本证候为气滞，气逆，气虚，里寒，火热，血瘀，湿阻，水停，阴虚，血虚，阳虚。病位在肠，涉及脾，胃，肝，胆，肺，肾。气滞者以柴胡疏肝散加减，用柴胡，白芍，香附，木香，枳壳，莱菔子，槟榔，佛手，白梅花，郁金，厚朴，预知子等药。胃气不和，胃气上逆者以陈皮竹茹汤加减，药用陈皮，竹茹，半夏，枇杷叶，旋覆花，赭石，吴茱萸等药。胃纳不佳者用鸡内金，生麦芽，焦山楂，焦槟榔。气虚者以四君子汤加减，药用人参，白术，茯苓，黄芪等药。里寒腹痛者用小茴香，橘核，乌药。火盛者，用黄连，黄芩，生石膏，知母，竹叶。血瘀者以桃红饮加减，药用桃仁，水红花子，当归，川芎，赤芍，穿山甲，凌霄花，地龙，龟甲，浙贝母，鳖甲，土鳖，天花粉，三棱，莪术。湿热者以三仁汤加减，药用白蔻仁，杏仁，生薏苡仁，败酱草，秦皮，半夏。水肿者用猪苓，泽泻，龙葵，车前子，防己，半边莲，赤小豆，大腹皮，槟榔。痰结者加僵蚕。阴虚者用太子参，沙参，麦冬，五味子，黄精，女贞子，枸杞子，玉竹。血虚者用鸡血藤，阿胶珠。阳虚者用肉桂。毒邪未清者用红藤，藤梨根，白花蛇舌草，半枝莲，鸦胆子，苦参。肝转移者用柴胡，凌霄花，炮穿山甲。有黄疸或肝功不正常者用茵陈，金钱草，土茯苓。胃转移者用藤梨根，虎杖。肺转移者用川浙贝母，鼠妇，九香虫，金荞麦。卵巢转移者用白英，蛇莓。睡眠不佳者用首乌藤，炒枣仁，珍珠母，百合，远志，龙眼肉。胃肠黏膜受损者用炒蜂房，白芷，血余炭，生蒲黄，炒槐米，炒地榆等药。大便稀，次数多者用禹粮石，芡实，炒山药，炒扁豆，莲子肉，赤石脂，炒诃子肉，儿茶等药。五更泻者以四神丸加减。便秘者用桑椹，何首乌。颈肩疼痛者用葛根，羌活，海风藤。腹痛者用白芍，延胡索，木瓜。腰痛者用杜仲，牛膝，桑寄生。骨痛者用透骨草，鹿衔草。皮肤瘙痒者用蝉蜕，土茯苓，防风。小便频或不畅者用生地黄、熟地黄、山茱萸，桑螵蛸，海螵蛸，萆薢，乌药，鹿角霜。

（2）张梦侬治疗肠癌经验[47]

张梦侬以败毒消肿、软坚散结法治疗肠癌。临床上多以白花蛇舌草、白茅根、夏枯草、仙鹤草为治癌主药。又因肿瘤阻塞肠道，故三棱、枳实、旋覆花、玄明粉、荔枝核、海藻、昆布等以化痰涤饮，软坚破结，散瘀消肿。胀坠者多由于气滞所致，酌加小蓟白、桔梗、枳壳、乌药、青皮等以开郁散结，行气导滞；便结液干，无水不能行舟，多加天花粉、玄参、麦冬、杏仁、桃仁、火麻仁、柏子仁、郁李仁、松子仁，并重用紫菀以增液润燥，滑肠通便；气血两虚，输送无力，加黄芪、当归、玉竹、沙参、甘草、何首乌、蜂蜜、五加皮等以滋补气血，益阴和阳；便中带血，加生地黄、白芍、地榆、槐角等以止血敛阴。癌肿系肿毒性疾病，用金银花、野菊花、蒲公英、紫花地丁、天葵子等以消肿毒。患者有时因便通能食，不守禁忌，则舌苔黄腻浊厚，口味作甜，或口干味苦，另用佩兰、神曲、山楂、炒谷麦芽、莱菔子（四消饮）等煎水代茶，以清湿热，化浊秽而消宿食积滞。病久者汤药配购煎熬麻烦，故常用民间治癌肿土方野葡萄根煎代茶，此药山地较多，《本草纲目》正名燕奥、婴舌，其根入药，张子和谓其外用治一切肿毒，李时珍谓其主治下焦热痛、淋浊，消肿毒。大便坠胀痛苦者，常服人参丸，可使坠胀减轻，大便比较通利。该方治大便阻滞，用糖人参15g，大黄30g，木香30g，羌活15g，川芎15g，槟榔15g，当归18g，青皮15g，枳实15g，黄芩15g，金银花50g，蒲公英60g，牵牛子60g，浙贝母15g，白芍30g，桔梗15g，共炒研细末，炼蜜为丸，梧桐子大，每次服6g，空腹开水送下，每日两次。如服后症状减轻，可停药观察。如又复发，便再服此方。如能坚持连续使用，可获得痊愈。

案例：邹某，男，42岁。1969年11月7日初诊。患者于1969年9月初觉大便不利，常用通便药物以缓解，后则发生胀坠，再用中药及西药通便剂均不见效。由于坠胀难出，须用灌肠剂大便始通。后经直肠镜检查，发现直肠上段与乙状结肠交界处有一鸭蛋大小明肿块，诊断为直肠癌。经用抗癌药物治疗，效果不明显，故来就诊。脉沉弦而缓，至数如常，精神饮食尚可，舌苔白厚，形体消瘦，呈重病容。主要痛苦在大便胀坠难通。证属肿块阻塞，湿热之邪与燥气相搏，郁遏于大肠。治以苦辛甘温立法，拟润燥通肠、败毒消肿、散坚破结之方，处以：金银花、白茅根、紫花地丁、蒲公英、天花粉、生地黄榆各15g。加水3.6L，熬至0.9L，去渣，再加蜜60g熬制，搅匀，分两日6次服。1970年3月7日二诊：初诊至今只服药5剂，症状无变化。后经医院检查，确诊为直肠癌，须行切除术，患者不同意，因改服某中医药方，至今仍无变化，今来复诊。仍守前法，方药：金银花、紫菀、白茅根各60g，夏枯草、蒲公英、紫花地丁各30g，海藻、昆布、天葵子、旋覆花各15g，桃仁、枳实、野菊花、赤芍各10g，白花蛇舌草90g。用法同前。嘱另用白鹅或白鸭热血灌肠。同年4月6日三诊：近月来服上方兼服人参丸，大便能自动解出，知饥能食，唯便时带血，想是由肿块表面破溃所致。上方加仙鹤草、天花粉各30g，用法同前。同年4月28日四诊：大便出血已止，现舌干口渴，苔黄厚腻，有时口味发甜。此为湿热挟秽郁火，当于前药中加芳香化浊、消导清热之味。方药：南沙参、仙鹤草、白茅根、夏枯草、天花粉、紫菀各30g，枳壳、青皮、海藻、昆布、煨三棱、麻仁、生地黄榆、天葵子各15g，白花蛇舌草120g。服法同上，另加佩兰30g，四消饮（即神曲、山楂、谷芽、麦芽、莱菔子各15g），熬水代茶，以苔退口不干为度。同年7月1日五诊：经服上药，另用野葡萄根60g每日煎水当茶服，前症已减。后又改用他医处方及自用补剂或泻药，现在出现舌绛，苔白干厚，不渴饮，晨间口苦，此温热得补而滞，郁而化燥，法宜苦辛开泄，兼清热润燥。处方：南沙参、天花粉各30g，黄芩、麦冬、麻子仁、郁李仁、生地黄、玄参各15g，枳壳、桔梗、甘草、白芍各10g。每日1剂，分3次服。同年9月12日六诊：服上方后口苦舌绛苔干已消，大便有时不畅。又经武医二院作钡剂灌肠拍片检查，见乙状结肠下段约3cm充盈缺损，意见："癌肿初期"。证明癌肿已有好转，是病向愈之征。现在除形体消瘦，精神稍差外，饮食尚可，腹中不痛，坠胀减轻，脉迟濡缓，苔白欠润。此气血俱虚之象。处方：黄芪、当归、麦冬、白芍、天葵子、三棱、桃仁、枳壳、煅荔枝核各60g，地榆、五加皮、紫菀、郁李仁（去皮）、天花粉、生地黄、玉竹、天冬、南沙参各120g。共炒研极细末，再加玄明粉120g，蜂蜜1750g。一同炼化，至滴水成珠时，和药末为丸，每丸重10g。每次服1丸，每日3次。饮前盐开水送下。忌一切发物。1971年10月27日七诊：一年来，用去年9月12日方及人参丸与单方野葡萄根交替断续服用，今秋大便虽通，而又胀坠难受，大便带黏液，要求或丸方或汤方继续治疗。方药：小蓟、薤白、青皮、枳壳、桔梗、杏仁、桃仁、郁李仁（去皮）、柏子仁、火麻仁、松子各10g，乌药、天花粉、当归各15g，生地黄榆、蒲公英各30g，生何首乌、白花蛇舌草各60g。用法同前，加蜜60g，去渣熬和服。1971年11月28日八诊：本月中旬曾经在湖北医学院附属第二医院住院剖腹探查，见乙状结肠只有水肿和充血现象，已无肿瘤迹象。近唯大便仍不利，每次大便带白冻样黏液，此系余邪未净，拟宜畅通气机为主。方药：杏仁、桔梗、枳壳、白芍、炒槐角、郁李仁、桃仁、柏子仁、火麻仁、当归尾各10g，紫花地丁30g，水煎，分次热服。每次调入鸡子黄一枚。可连服3剂。如大便通利，黏液减少，可停药观察。如再复发，可按法续服3剂，不发则不必服药。

（3）王绪鳌治疗肠癌经验[48]

王绪鳌提倡辨病与辨证论治相结合，针对肠癌的主要临床表现，制订一个治疗肠癌的基本固定方，结合全身情况，进行辨证加减运用。基本方为藤梨根、猫人参、白花蛇舌草、苦参、水杨梅根、生薏苡仁、凤尾草、野葡萄根、白茅根、槐角、草河车、丹参；便脓血选加地榆、槐花、侧柏炭、银花炭之类，大便秘结、体实者酌加大黄、枳实、桃仁；体虚者选用柏子仁、松子仁、火麻仁、郁李仁；便次增多选加白槿花、椿根皮、诃子之类；阳虚选加附子、肉桂、干姜之类；阴虚选加石斛、玉竹、玄参、天花粉、麦冬之类；气血不足加太子参、黄芪、当归、地黄之类。肠癌术后气血亏虚，体力衰弱，可采用补气益血，养阴生津，或健脾助阳等法以扶正固本，促进机体早日恢复；如因化学药物而引起白细胞低者，可选用太子参、黄芪、黄精、薏苡仁、杜赤豆、枸杞子、虎杖、当归、玉竹、补骨脂、菟丝子等药；因化疗而出现纳呆、恶心、呕吐等消化道反应，治以健脾和胃，降逆止呕，药用白术、茯苓、姜半夏、姜竹茹、炒谷芽、麦芽、白豆蔻、佛手等；因放、化疗而引起的膀胱、尿道刺激征，见尿频，尿痛，尿急或伴有血尿者，治用清利下焦湿热，药用石韦、甘草梢、生地黄、瞿麦、木通、淡竹叶、白茅根、海金沙等。

在口服汤剂同时，可采用适当的外治方法，使药物直接与病灶接触，以提高疗效。保留灌肠方：黄柏、黄芩、紫草、苦参各60g，虎杖120g，藤梨根250g，乌梅15g。浓煎成500ml，睡前每次用30～50ml保留灌肠，一日1次，主要用于直肠癌。外用栓剂：硇砂3g，鸦胆子9g，乌梅肉15g，冰片1.5g，此为3个栓剂量，加敷型剂制成栓子，每日1～2次，每次1粒，塞入肛门内。此法针对直肠癌肿高突，而致肠腔狭窄，大便困难者。该药有腐蚀作用，用时慎防出血。

他治愈一例肠癌患者，简介如下：钱某，女，77岁。患者于1978年发现大便带血，大便不畅，肛门疼痛，初疑为"痔疮"，1979年后，病情日渐加重，大便变细，伴有黏液及脓血，里急后重。肛门指检：距肛门7～8cm处有菜花状肿物，易出血，呈环状狭窄，经活检病理报告为"直肠腺癌Ⅱ级"。由于患者年老体弱而拒绝手术，于1979年5月应用中药治疗。初诊时，患者精神软弱，焦虑，腹痛、恶心，大便次数无度，多为血水和少量粪水，胃纳不振，口燥而苦，苔白腻，舌质暗紫。症系湿邪下注，瘀毒郁结肠道，用辨病与辨证相结合，槐角地榆汤加减治疗（槐角、金银花各12g，白花蛇舌草、生薏苡仁、藤梨根、土茯苓各30g，猫人参60g，无花果15g，侧柏叶、苦参、生地黄榆各9g）。服上方2周，便血即止，次数减少，但肛门处仍感不适，口臭，仍遵上方加减出入，治疗3个月，病情逐渐好转。一年后，患者面色红润，体力增强，症状改善，能做家务。至第4年，曾有一次反复，大便次数增多，多为黏液及血水，如鱼胨状，肛门失禁，垂胀难忍，有时一天大便多达30余次，体质虚弱，面目浮肿，精神疲惫，舌苔腻而带黄，脉濡数，病久体虚，湿热邪毒瘀滞，久泄中气下陷，治以清热解毒，化瘀消肿，佐以升提固涩。遵前方加入升麻、诃子等加减，经治1年，症状明显好转，大便成形，虽偶有大便出血，但经服药则能控制。随诊6年半，能做家务。

（4）马吉福治疗肠癌经验[49]

马吉福擅长内服外治治疗本病。如他治疗晚期直肠癌1例，简介如下。曹某，男，63岁。患者腹痛，大便混黏液半年，经治无效，于1979年11月转入马吉福处治疗。肛门直检：直肠内壁触及肿物，指套带有血性黏液。显微镜检查检见腺癌细胞。两侧腹股沟触及肿大的淋巴结。西医诊断：晚期直肠癌。因患者年高体羸，手术治疗困难，且不愿接受化疗，故单纯采用中药治疗。症见面色无华，纳少乏力，腹痛大便混脓血，腰酸肢冷。舌质淡，苔白，脉象沉细。治宜解毒化瘀，消肿排脓，温肾健脾。方用"抗癌9号（八角金盘12g，石见穿30g，败酱草15g，山慈菇30g，预知子30g，黄芪30g，党参15g，鸡血藤30g，丹参15g，生山楂12g，大黄6g，枳壳10g。便血加槐花炭、侧柏炭；里急后重加黄连、木香、赤芍；大便不通加瓜蒌仁、皂角子等。每日1剂，30日为1个疗程。）"加肉桂10g，补骨脂10g，炒白术12g。每日1剂内服。外用"抗癌栓4号（方用蟾酥20g，雄黄20g，白及粉15g，颠茄浸膏5g，甘油明胶65g，甘油75g。以上量共制取栓剂100颗。制法：取蟾酥、雄黄、白及粉之细末加颠茄浸膏，甘油研成糊状物，再将甘油明胶置水浴上加热，待熔后，再将上述蟾酥等糊状物加入，不断地搅拌均匀，倾入已涂过润滑剂的鱼雷形栓模内，冷凝取出以蜡纸包裹备用。用法：嘱患者取俯卧位，将栓剂1颗轻轻地塞入肛门内，深达10cm左右，俯卧30分钟，每日2次，30日为1个疗程。）"纳肛，每日2次。经内外治疗1个月，痛除脓血便止，饮食增加。续于本疗法2个疗程出院。后随访7年，健在。

（5）刘嘉湘治疗肠癌经验[50]

① 扶正培本治其本。刘嘉湘认为，脾气亏虚，肾阳亏损是其发病之根本，由虚而致实，所以，临证遣方必先治其本。脾气亏虚而致病者，常选四君子汤、参苓白术散等，如党参、黄芪、白术、扁豆、山药、薏苡仁之辈；肾阳不足而致病者，常用补骨脂、菟丝子、薜荔果、益智仁、熟附子等温肾助阳之类。脾肾阳气得以温煦，则生化不竭，肾水为脾土所制约，则源泉不尽。故刘嘉湘在健脾益气的同时，常加入温肾助阳的补骨脂等，而补肾之际，常配伍黄芪、白术、茯苓等。对晚期大肠癌，由于湿热瘀毒、伤津耗液而出现的口干、消瘦、低热、尿赤、盗汗、脉细涩、舌暗红等阴虚之证，审时度势而予养阴清热，凉血化瘀之法，喜用生地黄、麦冬、石斛、赤芍、白芍、鳖甲、山茱萸、女贞子之类，使阴津恢复，生命延长。②清肠消肿治其标。刘嘉湘认为肿瘤的发生，其本固然在于正气，然肿瘤形成必有邪毒蕴结、气滞血瘀、痰湿凝聚等一系列病理变化，即标实的一面。就大肠癌而言，邪毒湿热、气血瘀滞是病机变化中邪实的一面，在治疗过程中，仅予扶正培本实难奏效，而非用攻法不可。刘嘉湘因此自拟"清肠消肿汤"，解毒祛湿，导滞化瘀。方中用红藤、白花蛇舌草、菝葜、野葡萄藤、苦参、白毛藤、瓜蒌仁理气、利湿、导滞；壁虎、丹参、土鳖虫活血祛瘀散结，诸药合用，而使湿毒清解，瘀结消除。③审因论治，巧用下、举、敛三法。泄泻是大肠癌常见的症状，临床上大肠癌患者泄泻一种情况常伴脓血、里急后重、腹胀、腹痛等湿毒蕴结之症，另一种情况伴纳呆、神疲、腰酸、腹间隐痛、畏寒等症，对于前者，刘嘉湘认为由湿毒蕴结所致，根据"六腑以通为用"的理论，治疗常用"下"法，方药中配伍以生大黄、枳实、瓜蒌仁等，以荡涤湿热毒邪，清除宿滞瘀血。对于后者，刘嘉湘认为由脾肾阳虚、中气下陷、寒湿内蕴所致，临证治疗往往采用"举"法，即选用益气升阳，温肾固脱之品，如黄芪、党参、白术、桔梗、升麻、补骨脂、益智仁、菟丝子、肉豆蔻等，使脾肾阳气得复，寒湿祛除，诸症得解。同时常配以具有涩肠止泻的药物，如乌梅、诃子、赤石脂、禹余粮等，以达到收涩敛肠之功效。

（6）尤建良治疗肠癌经验[51]

尤建良认为脾虚气滞是肠癌发病的关键。守中调气为主要治疗原则。主要治法如下。①补气健脾法：主要应用于大肠癌患者症见胸脘痞闷，四肢乏力，形体消瘦，面色萎黄，舌苔白腻，脉象细缓。方以六君子汤加减。若患者气短乏力，则可加黄芪，一般用量为15g，乏力严重者可加倍使用，但同时要辅以理气药，如陈皮、枳壳、枳实等，以防壅塞气机。若患者出现不思饮食，大便溏泻等脾虚湿盛症状时，则加入白扁豆、莲子、山药等健脾止泻之品。②疏肝理气法：主要应用于大肠癌患者症见腹部胀满，胸胁作痛或胸乳作胀，乃肝气郁滞所致。常用药物：防风、柴胡、香附、郁金、陈皮、乌药、川楝子、延胡索、佛手等。对于癌性疼痛者，用药应加大疏肝理气之品。中下腹部疼痛者，用方以金铃子散，延胡索用量一般为15g，疼痛严重者可用30～50g。气滞易成瘀，并常加用活血化瘀抗肿瘤药物，如三棱、莪术、鬼箭羽等。③升降气机法：气机升降是人体脏腑功能和生命活动的基本形式之一。若患者久病脾胃气虚，清阳下陷，出现眼皮耷拉下垂，久泻脱肛，便溏等中气下陷的症状，则用升麻、黄芪、柴胡等升提中气，方以补中益气汤加减。若患者出现嗳气频频，呃逆等胃气上逆的症状，常用淡干姜、炙枇杷叶、紫苏梗、旋覆花等降气宽中之品。④适时应用通腑攻下法。⑤清热解毒，但不宜过分寒凉。现代药理研究[3]证实，抗肿瘤的活性物质以清热解毒类药为多，消化道肿瘤者，可加藤梨根、白花蛇舌草、半枝莲、半边莲、石上柏、石见穿等。清热解毒药大多为苦寒之品，攻下太过易致苦寒败胃，损伤胃阳，腐熟功能减弱，食纳减退，故临证之时尚需配伍温中散寒之品，以振奋中阳，如干姜、吴茱萸、苍术、肉豆蔻等。肝转移腹水者，用己椒苈黄汤合五苓散加减。花椒常用量为3g，小便不利者可加量至6g。二方合用利水之效倍增，且顾护胃气，以防逐水伤及脾胃。

（7）李斯文治疗肠癌经验[52]

李斯文以扶正祛邪，标本兼治为基本的原则。本虚有五：①肝脾不调证：胁胀作痛，腹胀食少，情绪抑郁，便溏不爽，或腹痛软便，泻后痛减，脉弦缓。治以疏肝健脾，香砂六君子汤加减。②脾虚气滞证：胃脘、胁肋胀满疼痛，嗳气，呃逆，吞酸，情绪抑郁，不欲食，便干或无腹泻，苔薄黄，脉弦。治以疏肝和胃，柴胡疏肝散加减。③脾肾阳虚证：畏冷肢凉，面色白，腰酸，腹部冷痛，久泻久痢，或完谷不化，或浮肿少尿，舌体胖，舌质淡苔白滑，脉沉迟无力。治以温补脾肾，四神丸加减。④肝肾阴虚证：眩晕耳鸣，急躁易怒，头重脚轻，腰酸痛，多梦遗精，舌红少苔，脉弦细数。治以滋补肝肾：六味地黄汤加减。⑤气血两虚证：神疲乏力，气短懒言，面色淡白或萎黄，头晕目眩，唇甲色淡，心悸失眠，大便不成形或有肛脱下坠，舌淡脉弱。治以益气养血，八珍汤加减。标实有二：①痰湿瘀滞证：胸闷脘痞，或头身困重，或大便黏滞，或口中黏痰，舌淡紫或有斑点，苔滑腻，脉滑。治以清利湿热，清热解毒。苦参、土茯苓、山慈菇、猫爪草、黄芩、黄连、马齿苋、败酱草等。②余毒内伏证：根治术后患者除本虚各证外，均可认为其伴有余毒未清，均可在辨证论治基础上酌加以下清热解毒药。治以清热解毒，白花蛇舌草、蛇六谷、半枝莲、藤梨根、半边莲等。最常用的祛邪药有壁虎、地龙、龙葵三味药，称为"三龙"，具有祛邪解毒，克癌抑瘤抗转移的功效。

案例： 患者陈某，男，56岁。乙状结肠癌术后化疗2年余，肝转移4个月，患者因大便次数增多、黏液多、大便带血，伴有腹痛，里急后重，在某医院就诊，行结肠镜检查发现，考虑肠癌可能，同时行乙状结肠癌根治术，术后病理检查为结肠中-高分化腺癌，术后予以行FLOFOX4方案化疗5个疗程，2010年3月出现右肋区疼痛不适，B型超声检查提示肝脏占位，诊断为"乙状结肠癌术后肝转移"，于2010年4月开始住院，行"L-HOP+CF+5-Fu"方案化疗，行至第2周期时出现腹水征，腹胀，恶心，不能耐受化疗，遂暂停化疗，中止化疗前来本院门诊。初诊时见面色萎黄，精神抑郁，神疲乏力，消瘦，气短懒言，夜寐欠安，纳少恶心，口干，腹胀腹泻，大便成糊状，7～9次/日，舌质红、苔薄黄，脉弦细。中医诊断：肠积，证属脾虚肝郁，湿热内蕴。治以健脾疏肝解毒，清热利湿止泻。处方：太子参30g，白术15g，茯苓15g，陈皮10g，木香10g，柴胡15g，炒白芍15g，半枝莲15g，红藤20g，薏苡仁30g，马齿苋30g，虎杖20g，槐花20g，五味子10g，茯神30g，灯心草20g，蒲公英30g，败酱草30g，炒黄芩10g，炒黄连10g，罂粟壳6g，鸡内金15g，甘草5g。14剂，每日1剂，水煎取浓汁300ml，分2次温服。嘱饮食注意富含营养，忌牛、羊肉等发物，戒烟酒，避风寒，调情志，经治6个月余，症状明显缓解，精神转好，胃纳改善，大便成形，情绪稳定，血常规多次复查在正常范围内，肝转移灶经多次腹部超声检查均基本稳定。

（8）吴良村治疗肠癌经验[53]

吴良村认为在肠癌除了正气不足外，最重要的便是热毒内蕴，而热毒内蕴势必耗气伤阴，临床多以气阴两虚为基础。"留得一分阴液，便有一分生机"。故在治疗中，常以沙参麦冬汤为底，结合辩证，加减用药，尤善用黄芪、党参、生晒参、太子参、沙参、麦冬、石斛、玉竹、生地黄、天花粉等。在患者接受放疗、化疗治疗阶段，适当减少藤梨根、白花蛇舌草、猫爪草、七叶一枝花、蛇六谷、全蝎、红豆杉等性峻猛、药力强的清热解毒抗肿瘤类药物的运用，而适当增加枸杞子、女贞子、茯苓、白术、红枣、酸枣仁等性温和、药力缓的扶正类药物，配合木香、莱菔子、鸡内金、谷麦芽等调理气机和帮助消化类药物的运用，以期达到配合放疗、化疗，减毒增效的治疗效果。他认为癌毒肆虐，加之手术、放疗、化疗等治疗手段，肠癌最终气血阴阳俱亏，常伴呈明显的虚损之候。如脾胃虚弱者多兼见：面色少华、体倦肢软、纳呆恶心、呃逆胃反、食少便溏、舌淡苔腻，脉虚弱，投以四君加减。气血不足者多兼见面色苍白、神疲乏力、气短懒言、舌质较淡边有齿痕，脉细弱或虚大无力，投以八珍加减。肝肾亏损者多兼见头晕目眩、耳鸣耳聋、目涩目糊、舌燥咽痛、腰膝酸软、骨蒸潮热、虚烦盗汗、舌红少苔，脉沉细数，投以知柏地黄丸加减。阴亏液少者兼见体倦气短、口渴咽干、皮肤干燥、低热盗汗、舌干红少苔或有裂纹，脉虚数，投以沙参麦冬汤和左归丸化裁加减。

（9）陈培丰治疗肠癌经验[54]

① 扶正抗癌，辅助西医。陈培丰认为，术后早期，调理脾胃宜平补不宜骤补，可选甘淡性平之品组方，可用四君子汤和或麦冬汤加减。常予太子参、白术、茯苓、山药、薏苡仁、扁豆、芡实、麦冬、清半夏、陈皮、鸡内金、红枣、炙甘草等，以调理脾胃功能，增强胃纳，以提高免疫力，加快术后恢复，为术后放疗、化疗创造条件。化疗脾失运化、胃失受纳、肠失传导，症见恶心、呕吐、乏力、纳差、便秘或腹泻，宜健脾和胃，降逆止呕，通便或止泻，常用姜半夏、姜竹茹降逆止呕；炒山药、炒扁豆、芡实、补骨脂、肉豆蔻、马齿苋等止泻。在化疗中使用止吐西药，常引起大便干燥难解，用莱菔子、瓜蒌仁、枳实、肉苁蓉、火麻仁、大黄、芦荟等通便泄腑，以缓解呕吐症状。化疗后出现骨髓抑制，治当健脾益肾、补血填精，常用黄芪、太子参、山药、白术、枸杞子、地黄、山茱萸、黄精、五味子、女贞子、石斛等。放疗属"热毒"，易耗伤津液。如并发放射性肠炎，症见黏液便或血样便、里急后重，为湿蕴下焦，气机阻滞，传导失职，治以清热凉血、理气止泻，药用黄芩、黄连、葛根、生地黄榆、槐米、仙鹤草等清热凉血；马齿苋、白头翁、秦皮、乌梅等止泻；白豆蔻、砂仁、藿香等理气化湿。本病本虚标实，抗癌不可过用寒凉之品，可少佐藤梨根、蛇莓、红藤、白花蛇舌草、龙葵、石见穿、半枝莲等祛邪抗癌。②扶正对症，延缓复发。陈培丰认为，肿瘤"邪正相持"阶段，中医药治疗应遵循"扶正祛邪，随证治之"的原则，在顾护正气的基础上，积极发挥中医药的攻补兼施作用。组方健脾是基础，用太子参、白术、茯苓、山药、薏苡仁、扁豆、芡实等，佐以谷芽、麦芽、鸡内金、焦山楂、六神曲等保护胃气。血虚者，症见头晕目眩、唇爪色淡、舌质淡，脉细，可予熟地黄、芍药、制何首乌、桑椹等，陈皮、麦芽、鸡内金等同用以助运；阴虚者，症见形体消瘦、头晕耳鸣、潮热盗汗、口干咽燥、舌红少苔、脉细数，药用麦冬、玉竹、枸杞子、南沙参、北沙参等；阳虚者，症见神疲乏力、怕冷、小便频数、舌质淡，苔白脉沉细，予淫羊藿、仙茅、杜仲、菟丝子、附子等温阳之品。抗肿瘤药常选用经动物实验证实有抗癌功效的药物，如藤梨根、蛇六谷、白英、白花蛇舌草、蛇莓、半枝莲、红藤等清热解毒类药物；亦常用石见穿、莪术等活血化瘀，山慈菇、夏枯草等软坚散结。以上诸药皆性寒易败胃，宜适时适量应用。活血化瘀之品恐能促瘤转移，不宜久用多用。③扶正调理，缓解症状。陈培丰认为晚期肿瘤应以扶正调理为主，旨在减轻症状、提高生存质量，延长生存期。治疗常以八珍汤加减。如腹痛常用白芍、甘草、延胡索、川楝子、乌药等缓急止痛；腹胀常用大腹皮、陈皮、佛手、厚朴、白梅花、预知子等行气消胀；不全性肠梗阻常予生大黄、火麻仁、枳实、芒硝等泻下通腑；腹水常用车前子、泽泻、猪苓、腹水草、地骷髅等利水消胀；肛门下坠常加黄芪、升麻、葛根；口干、舌红少苔，常加西洋参、石斛等。

（10）刘伟胜治疗肠癌经验[55]

① 辨病辨证结合，明标本虚实。在辨证论治的同时，还须辨病用药，即选择经现代药理研究证实具有抗癌或抑癌活性的中药，如具有清热、解毒、利湿、理气、化瘀作用的白花蛇舌草、半枝莲、莪术、全蝎、蜈蚣、黄药子等；或抗癌中药注射液，如气滞血瘀用榄香烯

注射液，脾虚湿阻用康莱特注射液，毒热蕴结用华蟾素注射液，或鸦胆子油乳注射液；配合口服抗癌中成药，如解毒化瘀散结用增生平片、平消胶囊，肠癌肝转移用肝复乐胶囊、金克（槐耳颗粒）冲剂、金龙胶囊等。②把握六腑生理特点，因势利导。治疗大肠癌需根据"六腑以通为用"，或峻下，或缓通腑中湿邪、瘀血、浊毒等病理产物；对于因湿瘀毒所致泄泻频作、泻而不爽，伴有里急后重、腹胀、腹痛等症，治以"通因通用"，使邪有出路。③中药保留灌肠，直达病所。一方面，局部灌以祛邪解毒中药，直接作用于病变部位，更好地发挥药物的治疗作用；另一方面，对于一些出现梗阻而呕吐严重、晚期肿瘤因纳差及长期卧床致肠蠕动减弱、不能耐受口服药物者，可经灌注药物，调整患者全身气血阴阳失衡状态，抑制肿瘤的生长。如口服药物配合灌肠，可用鸦胆子油乳剂肛门滴入，或配伍解毒消炎药，如白花蛇舌草、半枝莲、莪术、蜈蚣、全蝎、枯矾、血竭等水煎后保留灌肠。④综合治疗，优势互补。应根据中西医治疗方法的特点，各取所长，优势互补以构建中西医结合治疗方案。如化疗前以健脾和胃中药预防消化道反应，如恶心、呕吐者用香砂六君子汤加减治疗；化疗间期配合健脾补肾的中药防治化疗药物骨髓抑制，用药如黄芪、党参、补骨脂、骨碎补、菟丝子等。化疗后攻补兼施，能使虚弱的机体尽快恢复，防止病情变化。

（11）李东涛治疗肠癌中医验案举例

案例1：张某，男，76岁。2015年4月4日初诊。

发现结肠癌1月，腺癌，曾因低位肠梗阻置入支架2个，盆腔积液（少量），间位结肠，肝右叶钙化，化疗2次，癌性狭窄支架置入术后，最近查胰腺转移。另有胆囊炎，支气管炎，前列腺增生症，右肾多发囊肿。纳呆，口淡无味，3日未大便，不愿饮水。舌淡暗，苔白，脉弦。处方：生白术30g，茯苓30g，菝葜120g，卷柏30g，三颗针60g，冬凌草60g，肿节风45g，藤梨根60g，黄连30g，槐米15g，马齿苋60g，白头翁30g，苦参45g，蜂房10g，薏苡仁60g，补骨脂30g，黄芪60g，鸡内金60g，生麦芽60g，砂仁20g（后下），白豆蔻20g（后下），当归20g，白芷15g，血余炭12g，生蒲黄12g（包煎），吴茱萸6g，桃仁15g，红花15g，肉苁蓉30g，炒枳壳30g，厚朴30g，鳖甲粉20g，赤芍30g，红景天30g，仙鹤草30g，陈皮15g，炮穿山甲粉6g（冲服）。6剂，水煎服，每剂煎10袋，每袋150ml，一日4～5袋，分3次服。

2015年10月31日十四诊。最近检查病情尚稳定，轻度贫血，舌质淡，苔白。脉缓。处方：炒白术60g，茯苓60g，菝葜180g，卷柏30g，三颗针60g，冬凌草60g，肿节风60g，藤梨根60g，黄连30g，槐米15g，马齿苋60g，白头翁30g，苦参60g，蜂房10g，薏苡仁90g，补骨脂30g，黄芪90g，鸡内金60g，生麦芽60g，砂仁20g（后下），白豆蔻20g（后下），当归20g，白芷20g，血余炭12g，生蒲黄12g（包煎），吴茱萸6g，桃仁15g，红花15g，炒枳壳30g，厚朴30g，鳖甲粉20g，赤芍30g，红景天30g，仙鹤草30g，陈皮15g，炮穿山甲粉6g（冲服），乌梅15g，猪苓45g，九香虫12g，莲子肉30g，芡实60g，陈皮15g，炒山楂、神曲各20g，赭石30g（先煎），旋覆花10g（包煎）。5剂，水煎服，每剂煎12袋，每袋150ml，一日4～6袋，分3次服。

2016年10月29日三十四诊。患者服上药一日3袋。近日饮食不当腹泻，调整后好转，仍有时腹痛，来人代诊。炒白术90g，茯苓120g，菝葜240g，卷柏30g，川芎30g，地龙15g，三颗针60g，冬凌草60g，肿节风60g，藤梨根120g，黄连30g，槐米15g，马齿苋60g，白头翁30g，苦参75g，蜂房15g，薏苡仁120g，补骨脂30g，黄芪180g，鸡内金75g，生麦芽75g，砂仁20g（后下），白豆蔻20g（后下），当归20g，白芷20g，血余炭20g，生蒲黄20g（包煎），吴茱萸10g，桃仁15g，红花15g，炒枳壳60g，厚朴60g，鳖甲粉20g，赤芍30g，红景天30g，仙鹤草60g，陈皮30g，炮穿山甲粉6g（冲服），乌梅15g，猪苓45g，九香虫15g，莲子肉30g，芡实60g，炒山楂、神曲各20g，赭石30g（先煎），竹茹15g，旋覆花10g（包煎），延胡索90g，白屈菜75g，花椒30g，小茴香30g，乌药20g，炒山药30g，石菖蒲30g，郁金30g，三七粉20g（另包，分冲），炒扁豆45g，肉豆蔻15g（后下），五味子20g，当归30g，槟榔20g，木香15g（后下）。2剂，水煎服，每剂煎17袋，每袋150ml，一日4～6袋，分3次服。

患者自2015年4月至今一直服用中药控制，未用其他药物治疗，病情尚稳定，肿瘤未增大。但由于家属隐瞒病情，患者对自己病情不知，而且非常任性，对长期服中药治疗疾病不理解，有抵触心理且非常厌烦，无论家属如何劝说坚决不再服中药。失联。

案例2：陈某，男，76岁。2011年12月15日初诊。

直肠癌、肝转移术后3周。

因大便不畅2个月，伴便血4天，于2011年1月4日入401医院，肛门指检：距肛门6cm处可触及菜花样肿物，指套带血。盆腔CT检查提示：直肠下段肠壁呈不规则增厚。病理检查提示：直肠腺癌（高分化）。腹部彩色多普勒超声检查示：肝左外叶见3.4cm×4.72cm×3.21cm低回声团块，左侧髂骨内静脉可见孤立小结节影，大小0.6cm×0.7cm。查心脏功能差，左房增大，升主动脉扩张，二尖瓣、三尖瓣反流。于2011年11月21日在青岛大学附属医院行左肠癌伴肝肿瘤切除术，左肝外侧叶，直肠根治术，Hartmamn术式。术后病理检查提示：结肠中分化腺癌，部分黏液癌分化，面积5cm×2.5cm，为溃疡性，侵达深肌层，未累及手术远近切缘，淋巴结转移0/9，肝转移灶最大切面积5.5cm×2.5cm。术后恢复良好。现纳食不多，觉腹胀，大便改道后仍有便意感，呃逆、肠鸣，无疼痛恶心，既往前列腺增生电切十年，甲印大而淡，咽痛干，瘀滞点，舌下脉络曲张，舌紫有瘀斑，淡苔白腻脉滑弦。诊断：左肠癌肝转移后。处方：旋覆花10g（包煎），莪术30g，茯苓30g，菝葜120g，卷柏30g，三颗针60g，冬凌草60g，肉苁蓉60g，赭石30g（先煎），水红花子30g，肿节风60g，藤梨根90g，马尾连30g，槐角30g，马齿苋50g，白头翁30g，白芷12g，血余炭12g，生蒲黄10g（包煎），黄芪60g，生薏苡仁60g，补骨脂30g，鸡内金30g，生麦芽30g，厚朴60g，炒枳壳30g，鳖甲粉15g，丁香12g，黄连30g，吴茱萸8g，炒槐米12g，甘草10g。7剂，水煎服，每剂煎10袋，每袋150ml，每日5袋，分3次服。

2013年9月25日二十诊。自述服三七粉量多不适，影响食欲，其后好转。方药：川芎30g，地龙15g，旋覆花30g（包煎），赭石60g（先煎），三棱30g，白豆蔻15g（后下），何首乌20g，白蒺藜20g，地肤子15g，天麻20g，败酱草45g，当归20g，木香12g（后下），升麻8g，槟榔15g，黄芪90g，竹茹12g，薏苡仁90g，陈皮12g，骆驼蓬30g，莪术45g，茯苓45g，全蝎10g，蜈蚣3条，菝葜180g，卷柏45g，三颗针120g，冬凌草120g，王不留行60g，黄连30g，水红花子30g，肿节风60g，藤梨根120g，马尾连30g，槐角45g，马齿苋50g，鸦胆子12g，白头翁30g，白芷10g，血余炭10g，蒲黄10g（包煎），蜂房10g，炒枳壳15g，鸡内金30g，生麦芽30g，补骨脂45g，丁香12g，鳖甲粉20g，吴茱萸8g，厚朴30g，生白术30g，炒白术30g，炒山药30g，炒槐米15g，甘草15g，益智仁20g，赤芍30g，浮萍12g。7剂，水煎服，每剂煎17袋，每袋150ml，每日6袋，分3次服。蟾宫散同前。

2014年8月21日三十一诊。服药后病情稳定，无不适，来人代诊。方药：川芎30g，地龙15g，旋覆花30g（包煎），赭石60g（先煎），三棱30g，白豆蔻15g（后下），何首乌20g，白蒺藜20g，地肤子15g，天麻20g，败酱草45g，当归20g，木香12g（后下），升麻8g，槟榔15g，黄芪90g，竹茹12g，薏苡仁90g，陈皮12g，骆驼蓬30g，莪术45g，茯苓45g，全蝎10g，蜈蚣3条，菝葜180g，卷柏45g，三颗针120g，冬凌草120g，王不留行60g，黄连30g，水红花子30g，肿节风60g，藤梨根120g，马尾连30g，槐角45g，马齿苋50g，鸦胆子12g，白头翁30g，白芷10g，血余炭10g，蒲黄10g（包煎），蜂房10g，炒枳壳15g，鸡内金30g，生麦芽30g，补骨脂45g，丁香12g，鳖甲粉20g，吴茱萸8g，厚朴30g，生白术30g，炒白术30g，炒山药30g，炒槐米15g，甘草15g，益智仁20g，赤芍30g，浮萍12g。7剂，煎服法同前。蟾宫散同前。

其后患者未再服药，肿瘤未复发。患者于2016年9月死于脑梗死。

案例3：赵某，男，66岁。2008年3月10日初诊。

直肠癌术后11个月，放疗、化疗后。

直肠全切改道术后，低分化腺癌，LM3/11。化疗4次，放疗5周。现大便稍稀，控制不好，准备进行再次化疗，既往有腔隙性脑梗死史。喜食肉食。舌苔白腻，脉滑。诊断：直肠癌术后。中药治疗：黄芪60g，党参30g，炒白术30g，茯苓30g，白芷10g，炒蜂房10g，血余炭10g，生蒲黄10g（包煎），炒地榆15g，炒槐米15g，槐角30g，马齿苋30g，菝葜90g，藤梨根60g，虎杖30g，冬凌草60g，土茯苓30g，三颗针30g，肿节风30g，石见穿20g，木馒头30g，白花蛇舌草60g，半枝莲30g，红藤20g，白头翁30g，马尾连15g，女贞子15g，枸杞子30g，鸡内金30g，生麦芽30g，水红花子15g，炒扁豆30g，山药30g。7剂，水煎服，每剂煎8袋，每袋150ml，每日4袋，分3次服。

2008年8月5日六诊。近日查强化CT：直肠术后，远端及骶前软组织增厚，肝顶部多个小低密度灶，考虑转移。有冠心病，腔隙性脑梗死史，大便次数多，便稀，舌紫，舌苔白腻，脉弦。方药：黄芪60g，党参30g，炒白术60g，茯苓60g，白芷10g，炒蜂房10g，血余炭10g，生蒲黄10g（包煎），炒槐米15g，炒地榆15g，马齿苋30g，菝葜120g，藤梨根60g，虎杖30g，冬凌草90g，猪殃殃30g，苦参30g，土茯苓30g，三颗针30g，肿节风30g，白花蛇舌草60g，生半夏30g（先煎），生天南星30g（先煎），红藤30g，白头翁30g，马尾连30g，女贞子30g，鸡内金30g，炒山药30g，薏苡仁60g，莲子肉20g，芡实30g，炒扁豆30g，柴胡12g，鳖甲15g（先煎），白豆蔻12g（后下），杏仁15g，土鳖虫10g，石见穿20g，山茱萸15g。7剂，水煎服，每剂煎10袋，每袋150ml，每日5袋，分3次服。并服蟾宫散3g，一日3次。

2010年3月5日二十三诊。近日病情稳定，无特殊不适，检查结果正常，肝病灶消失。来电告之。方药：黄芪60g，党参30g，炒白术60g，茯苓60g，白芷10g，炒蜂房10g，血余炭10g，生蒲黄10g（包煎），炒槐米15g，炒地榆15g，马齿苋30g，菝葜120g，藤梨根60g，虎杖30g，冬凌草90g，猪殃殃30g，苦参30g，土茯苓30g，三颗针30g，肿节风30g，白花蛇舌草60g，生半夏30g（先煎），生天南星30g（先煎），红藤30g，白头翁30g，马尾连30g，女贞子30g，鸡内金30g，炒山药30g，薏苡仁60g，莲子肉20g，芡实30g，炒扁豆30g，柴胡12g，鳖甲15g（先煎），白豆蔻12g，乌梅15g，土鳖虫10g，石见穿20g，山茱萸15g，鸦胆子4g，山慈菇20g，郁金20g，全蝎15g，蜈蚣2条，木鳖子30g，儿茶10g（先煎），甘草15g，肉豆蔻15g，五味子15g，炮姜15g，吴茱萸8g。7剂，煎服法同前。并服蟾宫散3g，一日3次。

2013年4月16日六十一诊。今年1月发现患甲状腺功能亢进，消瘦，乏力，最近血压110/60mmHg，现服丙硫氧嘧啶片。最近检查CEA：1.11（0～5）μg/L，B型超声检查示：前列腺边缘散在点状致密灶，膀胱充盈不良，腹股沟小结节影，间隙清楚，肝囊肿。舌红苔白腻脉缓，左弦滑，右沉弦。方药：莲子肉60g，炒扁豆60g，芡实60g，薏苡仁120g，补骨脂30g，菝葜180g，三颗针100g，冬凌草150g，肿节风60g，马尾连45g，藤梨根60g，鸦胆子10g，炒白术45g，吴茱萸8g，甘草20g，肉豆蔻15g，五味子20g，炮姜15g，黄芪60g，茯苓60g，白芷10g，炒蜂房10g，血余炭10g，生蒲黄10g（包煎），生地黄榆15g，马齿苋45g，夏枯草60g，炒槐米15g，虎杖30g，猪殃殃30g，苦参45g，葛根45g，白花蛇舌草60g，半枝莲30g，生半夏30g（先煎），生天南星30g（先煎），白头翁30g，鸡内金30g，生麦芽30g，生山药45g，鳖甲粉15g，白豆蔻20g（后下），山茱萸15g，山慈菇20g，郁金20g，木鳖子30g，儿茶15g（先煎），蜈蚣2条，赤芍30g，茵陈30g。7剂，煎服法同前。蟾宫散3g，一日3次。

患者其后未再服药，痊愈。

（二）西医治疗

1. 治疗原则

结肠癌的治疗原则取决于临床及病理分期、患者体能状况和治疗意愿。

Ⅰ期：肿瘤浸润黏膜下层和固有肌层，无淋巴结及远处转移（$pT_{1\sim2}N_0M_0$）。$T_1N_0M_0$如果切除完全而且具有预后良好的组织学特征，则无论是广基还是带蒂，不必再行相应结肠切除加淋巴结清扫。如果带蒂且具有预后不良的组织学特征，或非完整切除、标本破碎切缘无法评价，需行相应结肠切除术加区域淋巴结清扫。$T_2N_0M_0$手术方式是相应结肠切除加区域淋巴结清扫。如果怀疑清扫范围以外的淋巴结有转移须完整切除，否则被认为姑息性手术。Ⅰ期根治性术后不需行辅助治疗，定期随访即可。

Ⅱ期：Ⅱ期结肠癌治疗以手术为主，标准术式是开腹下行相应结肠切除加区域淋巴结清扫；有条件的可选择腹腔镜下结肠癌根治术。高危Ⅱ期结肠癌应辅助化疗，其定义是具有以下任一种因素：病理分级Ⅲ～Ⅳ级（低分化癌、印戒细胞癌和黏液腺癌归属此级别）、淋巴管或血管侵犯、肠梗阻、送检淋巴结＜12枚、神经侵犯、局限肠穿孔或接近穿孔、切缘阳性或不确定。不过，具有MSI-H样病理特征的Ⅱ期结肠癌可能例外。

Ⅲ期：Ⅲ期结肠癌有ⅢA、ⅢB和ⅢC之分，它们的预后明显不同，但手术原则与Ⅱ期相同，术后6个月的辅助化疗能提高患者的5年生存率并减少局部复发率，增加治疗周期并不能明显提高疗效。旨在证实3个月辅助化疗的疗效不劣于6个月的研究还在进行中。

Ⅳ期：任何T，任何N，有远处转移。结肠癌好发转移部位为肝和肺，其他部位包括腹膜、腹膜后淋巴结、骨、脑等。和其他恶性肿瘤不同的是，部分结肠癌的肝和（或）肺转移仍可望通过手术而获得根治。手术前后的药物治疗是重要的选项。

复发、转移及不能手术：术后局部复发者，应判定是否有机会再次切除，不能手术者考虑联合化疗±放疗。转移无论是在初诊还是术后，治疗原则相似。因全身状况不能手术者，可酌情选择氟尿嘧啶类单药或联合化疗±放疗，或仅给予最佳支持治疗。

2. 手术

肠切除术加区域淋巴结清扫为结肠癌的标准术式。结肠癌肝转移手术手术适应证应该从严把握：①结肠癌原发灶能够根治性切除；②肝转移灶可完全切除，且肝脏残留容积应≥50%，如分阶段原发灶和肝转移灶切除，肝脏残留容积应≥30%；③没有不可切除的肝外转移病变。结肠癌肺转移手术的原则：①强调手术是以根治为目的，即肺转移和原发灶（如存在）能被完整切除；②肺切除后必须能维持足够功能。

腹腔镜下结肠癌根治术具有失血少、恢复快、住院时间缩短的优势，局部复发和远期生存与传统手术相当，但要满足如下条件：①手术者必须具有腹腔镜技术和大肠癌手术经验；②原发灶不在横结肠；③无严重影响手术的腹腔粘连；④无局部进展或晚期病变的表现；⑤无急性肠梗阻或穿孔。肿瘤直径＞6cm并与周围组织广泛浸润、重度肥胖者不适合腹腔镜手术。

3.化疗及新靶点药物治疗

化疗包括新辅助化疗（也称为术前化疗）、辅助化疗、姑息及挽救化疗。以5-Fu为基础的含有两种药物的新辅助化疗有效率为45%～70%。新辅助化疗一般不宜超过2～3个月。辅助化疗的基本药物为5-Fu单药配合LV或与奥沙利铂联合。5-Fu/LV的两种最常用给药方法即Mayo方案与Roswell Park方案，二者疗效相近，静脉注射与持续输注在疗效上无明显差异，但持续输注全身毒性较小，手足综合征发生率会增加。氟尿嘧啶类的口服制剂包括卡培他滨、替加氟和替吉奥（S1）等，疗效与5-Fu静脉使用相当，用药方便是其最大优势。含其他氟尿嘧啶类药物的方案治疗失败后应用卡培他滨单药挽救治疗无效。MOSAIC及NSABPC-07试验均证实，5-Fu联合奥沙利铂的总生存（OS）及无进展生存（PFS）均优于5-Fu单药。

LV作为生化调节剂能增强5-Fu的抗肿瘤作用，高剂量LV（200mg/m^2）的疗效并不优于低剂量LV（20mg/m^2），且可能增加不良反应。

辅助化疗的方案介绍如下。

- CapeOX（奥沙利铂+卡培他滨）：奥沙利铂，130mg/m^2，静脉滴注2小时，d1；卡培他滨，1000mg/m^2，每日2次，口服，d1～14。每3周重复，共24周。

- FLOX（奥沙利铂+亚叶酸钙+氟尿嘧啶）：奥沙利铂，85mg/m^2，静脉滴注2小时，第1、3、5周各1次；亚叶酸钙，500mg/m^2，静脉滴注2小时，第1～6周，每周1次；氟尿嘧啶，500mg/m^2，静脉滴注，第1～6周，每周1次。每8周重复，共3周期。

- FOLFOX4（奥沙利铂+亚叶酸钙+氟尿嘧啶）：亚叶酸钙，200mg/m^2，静脉滴注2小时，d1～2；奥沙利铂，85mg/m^2，静脉滴注2小时，d1；氟尿嘧啶，400mg/m^2，静脉注射，d1；或氟尿嘧啶，600mg/m^2，静脉滴注22小时，d1～2。每2周重复。

- Mayo方案（亚叶酸钙+氟尿嘧啶）：亚叶酸钙，200mg/m^2，静脉滴注，d1～5；氟尿嘧啶，370～400mg/m^2，静脉滴注，d1～5。每4周重复，共6个周期。

- mFOLFOX6（奥沙利铂+亚叶酸钙+氟尿嘧啶）：亚叶酸钙，400mg/m^2，静脉滴注2小时，d1；奥沙利铂，85mg/m^2，静脉滴注2小时，d1；氟尿嘧啶，400mg/m^2，静脉注射，d1；或氟尿嘧啶，1200mg/m^2，静脉滴注23～24小时，d1～2。每2周重复。

- Roswell Park方案（亚叶酸钙+氟尿嘧啶）：亚叶酸钙，500mg/m^2，静脉滴注2小时，每周1次，共6周；氟尿嘧啶，500mg/m^2，静脉注射，亚叶酸钙给药1小时后，每周1次，共6周。每8周重复，共4个周期。

- SOX（奥沙利铂+替吉奥）：奥沙利铂，130mg/m^2，静脉滴注2小时，d1；替吉奥，40mg/m^2，每日2次，口服，d1～14。每3周重复。SOX在疗效上不劣于CapeOX，患者耐受性良好。

- 简化的双周氟尿嘧啶输注/亚叶酸钙方案：亚叶酸钙，400mg/m^2，静脉滴注2小时，d1；氟尿嘧啶，400mg/m^2，静脉注射，亚叶酸钙给药后，d1；氟尿嘧啶，1200mg/（m^2·d），静脉滴注，d1～2（持续46小时）。每2周重复。

- 卡培他滨：1250mg/m^2，每日2次，口服，d1～14。每3周重复，共24周。

姑息及挽救化疗用于结肠癌多发转移无法手术、潜在可手术患者经新辅助治疗后仍然无法手术者及复发转移性结肠癌患者。复发转移性结肠癌过去未曾化疗者，上述辅助化疗方案可以使用；如果含奥沙利铂的化疗方案时间已过去12个月或由于神经毒性而停用奥沙利铂可重新使用。否则，选择原先未用过的药物，如伊立替康和（或）新靶点药物为基础的治疗方案，后者主要有贝伐珠单抗、西妥昔单抗、帕尼单抗和阿柏西普（aflibercept），单药疗效有限，通常需要与化疗联合使用。此外，雷替曲塞±顺铂、TAS-102及瑞格非尼均可以考虑。

伊立替康单药用于初治的晚期结直肠癌患者的有效率为26%～32%。在5-Fu耐药后的结直肠癌，伊立替康单药较最佳支持治疗1年生存率提高22%（36% vs 14%）。

常用的化疗及新靶点药物治疗方案如下。

● FOLFIRI方案（伊立替康+亚叶酸钙+氟尿嘧啶）：伊立替康，180mg/m²，静脉滴注30～90分钟，d1；亚叶酸钙，400mg/m²，静脉滴注30～90分钟，d1；氟尿嘧啶，400mg/m²，静脉注射，d1；或氟尿嘧啶，2400mg/m²，持续静脉滴注46小时。每2周重复。或伊立替康，180mg/m²，静脉滴注1小时，d1；亚叶酸钙，100mg/m²，静脉滴注2小时，d1～2；氟尿嘧啶，400mg/m²，静脉注射，d1～2；或氟尿嘧啶，600mg/m²，静脉滴注22小时，d1～2。每2周重复。

● FOLFOXIRI（伊立替康+奥沙利铂+亚叶酸钙+氟尿嘧啶）：伊立替康，165mg/m²，静脉滴注1小时，d1；奥沙利铂，85mg/m²，静脉滴注2小时，d1；亚叶酸钙，200mg/m²，静脉滴注2小时，d1；氟尿嘧啶，3200mg/m²，持续静脉滴注48小时。每2周重复。

● IFL方案（伊立替康+亚叶酸钙+氟尿嘧啶）：伊立替康，125mg/m²，静脉滴注90分钟；亚叶酸钙，20mg/m²，静脉注射；氟尿嘧啶，500mg/m²，静脉注射。每周给药1次，共4周，休息2周为1周期。

● TAS-102：是一种口服核苷类抗肿瘤制剂，用于标准治疗无反应的晚期转移性结肠癌，用法为35mg/m²，口服，每日2次，28日为1周期。最初2周中，连续5日给药后停用2日，然后休息14日。

● 雷替曲塞±顺铂：雷替曲塞，3mg/m²，静脉滴注15分钟，d1；在此基础上可加用顺铂，每3～4周重复，对部分患者或有一定的效果。

● 伊立替康单药：伊立替康，125mg/m²，静脉滴注30～90分钟，d1、d8。每3周重复。或伊立替康，300～350mg/m²，静脉滴注30～90分钟，d1。每3周重复。

● 阿柏西普：是一种血管生成抑制剂。阿柏西普适应证是以联合FOLFIRI方案二线治疗，或以含奥沙利铂方案治疗后，疾病呈现进展的晚期结直肠癌患者。用法为4mg/kg，静脉滴注＞1小时，d1，结束后立即开始FOLFIRI方案化疗，每2周重复。阿柏西普最常见的不良反应为中性粒细胞减少、腹泻、口腔溃疡、疲劳、高血压、蛋白尿、体重减轻、食欲减退、腹痛、头痛，有可能引起消化道出血、穿孔，影响伤口愈合。

● 贝伐珠单抗：贝伐珠单抗可联合化疗用于晚期结直肠癌的一线化疗。贝伐珠单抗常与以下化疗方案联合。①FOLFOX或FOLFIRI：贝伐珠单抗5～15mg/kg，静脉滴注，d1。输注完毕后开始FOLFOX或FOLFIRI方案化疗，每2周重复。②CapeOX：贝伐珠单抗5～15mg/kg，静脉滴注，d1；输注完毕后开始CapeOX方案化疗，每3周重复。贝伐珠单抗的主要不良反应为高血压、出血、胃肠道穿孔、动脉血栓等，这些严重不良事件的发生率较低，但如果发生可能致命。

● 帕尼单抗：帕尼单抗是第一个完全人源化抗EGFR单抗，用于化疗失败后的转移性结直肠癌。帕尼单抗单药方案：帕尼单抗，6mg/kg，静脉滴注60～90分钟，d1，每2周重复。或2.5mg/kg，静脉滴注60分钟，d1，每周1次，连续8周后休息1周。

● 瑞格非尼（regorafenib）：可通过3种途径（肿瘤血管生成、肿瘤基质、癌基因）发挥抗肿瘤作用的多靶点酪氨酸激酶抑制剂。推荐用法160mg，口服，每日1次，连续服用21日，4周为1个疗程。最常见的不良反应为疲乏无力、手足综合征、腹泻、食欲降低、高血压、口腔溃疡、感染、音量和音质改变、疼痛、体重降低、腹痛、皮疹、发热和恶心。低于1%的患者可出现严重的不良反应，包括肝损害，严重出血，皮肤发疱和剥离，需急诊治疗的极高水平的血压、心脏病发作和肠穿孔。

● 西妥昔单抗：在转移性结直肠癌的治疗中，西妥昔单抗可以单独使用，首次400mg/m²，以后每周250mg/m²，静脉滴注。

在姑息及挽救性化疗中，氟尿嘧啶或卡培他滨均可用替吉奥替代。

常规治疗失败者，后续治疗需要高度个体化。一般状况较差、广泛的远处转移或多种方案多种药物均告无效的。

4.放疗及其他治疗

放疗　在结肠癌治疗中的价值有限，主要用于晚期患者的姑息治疗，但结肠癌浸润周围脏器（T₄）时可考虑给予术后辅助放疗也可有选择地用于肺转移。

射频消融　重复进行，脏器功能损伤小，主要用于肝、肺等内脏转移。肝转移射频消融的指征：肝转移灶的最大直径＜3cm且一次消融最多3个。也有学者认为可放宽到＜5个且最大结节直径＜5cm[56]。转移灶毗邻膈肌、胃、肠道等脏器以及门静脉、下腔静脉及胆总管等大脉管时，不宜进行射频消融。

化学消融　可用于以下情况：①直径＜5cm的单个或多个转移癌，尤其是位置深在、手术困难者或其他原因不能耐受手术者；②转移性肝癌术后复发不宜再次手术者；③作为射频消融等局部治疗的补充治疗手段。具体操作：在超声引导下应用多孔注射针经皮穿刺，瘤内注射无水乙醇，一般每次3～10ml，每周2～3次。

肝动脉灌注化疗　可提高肿瘤病灶内的药物浓度，但疗效是否优于全身治疗尚有争议。

（三）中西医结合治疗

1.与手术结合

（1）**术后肠道功能恢复**：付亚杰[57]将洁肠汤（大黄20g，芒硝9g，三七15g，牡丹皮12g，枳实15g，术前1日早晚空腹各服150ml，至腹泻3～4次，若不泻再服150ml）运用于96例直肠癌围术期患者。结果显示运用洁肠汤的患者在排气、排便时间、术后进食时间、吻合口瘘发生例数，伤口感染例数等各方面的情况都优于对照组。虚寒明显者，可加参附注射液[58]。有人以八珍场加减，健脾和胃，补益气血：白参10g，黄芪20g，白术10g，茯苓15g，当归10g，白芍10g，枳壳10g，砂仁6g，鸡内金6g，鸡血藤30g，甘草5g。于术后5日可开始服用此汤剂，疗程1个月[59]。

（2）**肠癌术后腹泻**：李斯文[60]常以葛根芩连汤为基础方进行治疗。方中君以葛根，大剂量使用黄芩、黄连为臣。纳少加薏苡仁、厚朴、鸡内金健脾除湿；便脓血者加地榆、槐花、白头翁清热止血；湿盛者加虎杖、马齿苋清热利湿；里急后重者加枳实破气除胀；腹痛者加香附、瓜蒌皮、延胡索行气止痛；腹泻次数多者加芡实、莲子、罂粟壳利湿止泻；汗出甚者加生晒参、糯稻根、麻黄根、生牡蛎益气健脾止汗。同时，应注意饮食、心理及局部清洁护理，注意适度劳逸。轻者，可以予参苓白术散[61]。

（3）**术后疲劳综合征**：可予补中益气汤[62]。

2.与化疗结合

（1）**减毒增效综合作用**

● 扶正抑癌汤：薏苡仁60g，人参、灵芝、三七各10g，黄芪、白术、苦荞根、无花果、猪苓、山慈菇、山豆根各15g，丹参30g，败酱草30g。郭志雄[63]以扶正抑癌汤为主方，随症加减，每日1剂，2个月为1个疗程，共2个疗程，配合化疗治疗术后大肠癌38例，并与单纯化疗31例对照，结果示1、3、5年生存率分别为100%、82.4%、65.7%，中位生存期为31.4

个月；而单纯化疗组1、3、5年生存率分别为89.7%、61.2%、41.3%中位生存期18.0个月，差异有显著性。

● 健脾消癌饮：党参15g，白术15g，茯苓15g，黄芪20g，灵芝15g，薏苡仁30g，淫羊藿15g，丹参15g，白花蛇舌草30g，七叶一枝花30g，半枝莲30g，石见穿30g，莪术10g，法半夏10g，木香6g，（炒）枳壳6g，甘草6g。具有健脾益气、化瘀解毒的作用。蒋益兰等[64]探讨健脾消癌饮配合化疗拮抗大肠癌术后复发转移的疗效。将122例患者随机分为治疗组62例，对照组60例。对照组用CF+5-Fu方案进行化疗，治疗组在化疗同时口服健脾消癌饮6个月。结果治疗组复发转移率为25.8%，对照组为48.3%；治疗组5年生存率为63.4%，对照组为35.5%，表明健脾消癌饮配合化疗能降低大肠癌术后的复发转移率，延长生存期。

（2）减轻骨髓抑制

骨髓抑制多出现在化疗的第2周，第8～14日，此期化疗药物主要损伤骨髓功能，出现白细胞下降、血小板减少或贫血等症状，患者可有神疲、乏力，下肢乏力明显，此期胃纳渐复，中医辨证属脾肾气虚，治以健脾益肾为法，方拟芪君补菟汤加减，基本方：太子参30g，炒白术10g，茯苓10g，炙甘草6g，鸡内金30g，生麦芽30g，生黄芪30g，全当归10g，补骨脂10g，菟丝子10g，香砂仁6g，木香6g。50%以上的患者不必应用升白细胞西药[65]。尤建良对于出现骨髓抑制引起的白细胞下降、血小板下降或红细胞减少，常选用补气养血，填精益髓之品，常用药物，如当归、白芍、熟地黄、川芎、黄芪、鸡血藤等[51]，亦可用龟鹿二仙胶[66]、八珍汤[67]、贞芪扶正颗粒[68]调理。

（3）减轻神经损伤

神经损伤多出现手足综合征与周围神经炎。例如草酸铂（奥沙利铂）引起的周围神经炎，主要表现有手足末梢麻木，感觉迟钝，由冷觉触发或加重，严重者可有感觉异常而致精细运动障碍；希罗达（卡培他滨）引起的手足综合征，表现为手足麻木、感觉障碍、色素沉着、皮肤红肿或红斑，严重者可有水疱、脱屑、脱皮或疼痛等[65]。若使用铂类药物化疗后出现的四肢末梢神经感觉异常或障碍，常选用黄芪桂枝五物汤[51]、温经汤[69]。针刺治疗：以手足阳明经的输穴为主，上肢穴位合谷、手三里、曲池、八邪，下肢穴位足三里、伏兔、环跳、丰隆、阳陵泉、风市、八风。早期的患者可以加脾俞、太冲，加强活血化瘀；后期的患者可以加三阴交、太溪、血海，加强养血柔筋、补肾柔肝；仅仅在指尖或趾尖麻木的患者可以加气端、十宣局部去放血[70]。可用中药泡脚经验方（鸡血藤45g，络石藤30g，虎杖根30g，淫羊藿30g，桂枝12g，川芎12g，玫瑰花9g，红花6g）来缓解奥沙利铂化疗所致的神经毒性，效果明显高于未使用中药泡脚方的大肠癌术后奥沙利铂化疗患者[71]。

（4）减轻消化道反应

消化道反应是结直肠癌化疗最常见的不良反应之一，发生于化疗第1周内，此期化疗药主要损伤胃肠道黏膜，故以恶心、呕吐为主要症状，多同步采用5-羟色胺受体抑制剂类止吐药，此类药虽可使多数患者不呕吐或少呕吐，但仍可出现恶心、便秘、纳差或纳呆等症状，多日不可恢复，进而使患者体重下降。尤建良常用健脾益气，和胃降逆药，如党参、白术、姜半夏、陈皮、木香、茯苓、竹茹等，方以四君子汤加减[51]。王建彬[65]治宜和胃降逆，健脾止呕，以六君连苏汤加减，基本方：太子参30g，炒白术10g，茯苓10g，炙甘草6g，鸡内金30g，生麦芽30g，黄连3g，紫苏梗10g，姜半夏10g，广陈皮10g，香砂仁6g，木香6g。每次服用100～150ml，一日2～4次服，或加10ml生姜汁兑服。

对于化疗引起的腹泻，贾立群[72]通过临床证实生姜泻心汤（生姜12g，半夏9g，黄芩9g，干姜3g，党参9g，黄连3g，炙甘草9g，大枣3枚）能有效地预防伊立替康所致迟发性腹泻。邓海燕等[73,74]实验研究，推测生姜泻心汤可以保护肠黏膜结构完整性，改善肠黏膜损伤程度，从而预防迟发性腹泻的发生。偏热者可用黄芩汤（黄芩，芍药，甘草，大枣）[75]。另外参苓白术散[76]、四神丸[77]亦为常用之药。蒋云姣等[78]采用隔盐灸治疗盐酸伊立替康方案化疗所致腹泻患者收到较好的疗效。李倩[79]应用艾灸方法，李洪文[80]采用中药（诃子10g，肉豆蔻15g，炒艾叶10g，肉桂6g，公丁香10g）敷脐也取得较好的疗效。

3.与放疗结合

中医药与其配合不但可以增加肿瘤细胞的放疗敏感性，还能减轻放疗引起的一系列毒副作用和后遗症。从中医学范畴来讲，放疗属中医"热毒"。热毒聚于下焦，可出现腹泻、里急后重、肛门灼热等放射性肠炎症状。"热毒"入侵日久，易耗伤气阴，出现口渴欲饮、低热盗汗、疲倦乏力等气阴两虚证候。郭勇[81]以沙参麦冬汤为基础，药用南沙参、北沙参、天冬、麦冬、玉竹、石斛、百合等益气养阴，酌情加陈皮、谷芽、麦芽等运脾护胃，阴虚甚者加生地黄、牡丹皮、地骨皮等，可有效地减轻放疗所致的毒副作用。

五、预后及随访

（一）预后

1.临床因素

一般而言，大肠癌的预后相对较好，大肠癌的预后主要与以下因素有关。

（1）性别：男女性别由于解剖生理上的差异，预后亦有所不一。

（2）年龄：我国大肠癌发病率的中位年龄为45岁左右，较欧美早10岁左右。虽然我国大肠癌发病率低于欧美，但青年人大肠癌相对高发，预后较中老年组差。

（3）部位：结肠癌预后优于直肠癌。

（4）并发症：可不同程度地影响全身情况。肿瘤继发感染可出现黏液血便；肿瘤出血则可见果酱样或血性便或鲜血便；肿瘤梗阻则可见下消化道梗阻症状和体征。肿瘤出血往往出现极早，可发生于无症状阶段，故出血或潜血可助早期或无症状阶段诊断。虽然继发感染亦有可能出现于肿瘤早期阶段，但是梗阻、穿孔均表示肿瘤已经发展到中晚期，不仅给手术与治疗带来更多困难，增加手术死亡率，并明显影响预后。

（5）癌胚抗原：一般认为，术前患者CEA水平反映肿瘤的分期及肿瘤对周围组织的浸润，CEA水平增高也反映肿瘤的分化程度差。术前CEA水平愈高，术后复发的可能性愈大，预后不良。

（6）手术术式：手术术式的决定与多种因素有关，包括肿瘤术前分期、肿块大小、肿瘤分化及机体状况等因素。

2.病理因素

（1）组织学分化程度：按分化高、中、低程度看（产生黏液的腺癌，包括印戒细胞癌均列入低分化组），其5年生存率，高分化者71%，中分化者为60%，低分化者仅30%；10年生存率各为32%、28%及10%（$P=0.000$）。

（2）组织学类型：一般认为，黏液型腺癌的预后差。

（3）临床分期：有脉管瘤栓的患者预后差，血管瘤栓提示可能已有血行转移，淋巴管瘤栓患者的淋巴结转移率高，直肠癌患者病灶侵犯周围脂肪及周围神经，术后局部复发率明显增高，提示预后较差。

（二）随访

病史采集和体检，术后2年内每3～6个月1次，第3～5年每6个月1次；胸、腹、盆腔CT检查，每年1次，共3～5次。结肠镜检查在手术后1年进行，如术前因梗阻而未行结肠镜检查，需在术后3～6个月时进行，3年后重复结肠镜检查，然后每5年检查1次，如结肠镜发现绒毛状息肉、直径＞1cm的腺瘤或局部高级别上皮内瘤变，应1年内重复结肠镜检查。PET-CT不作常规推荐。

对T$_2$或以上的结肠癌应监测随访CEA，频率同体检。但是，CEA监测复发与转移的价值还有争议。Moertel等报道1017例患者，417例复发中仅59%CEA升高。CEA升高、CEA正常以及未用CEA监测的复发患者，经再次手术等治疗后1年以上无复发者分别为2.9%、1.9%与2.0%，因此认为CEA监测不能提高治愈率[81]。无论如何，单纯CEA水平升高不能确定为复发或转移，进一步检查包括结肠镜、胸部、腹盆腔CT扫描以及体检，也可以考虑PET-CT。当CEA水平升高而影像学检查结果正常时，则推荐每3个月重复1次CT，直至发现病灶或CEA水平稳定或下降。

结肠癌术后吻合口或腔内复发率为2%～4%，发生后多数难以切除，因此结肠镜随访并不能改善复发患者的生存率。结肠镜随访的主要目的是发现剩余结肠的复发肿瘤，早期发现的复发肿瘤仍有根治机会。

六、预防与调护

（一）预防

一级预防：在肿瘤发生之前，消除或减少大肠黏膜对致癌剂的暴露，阻断上皮细胞的癌变过程，从而防止肿瘤的发生。这些措施包括饮食干预、化学预防和治疗癌前病变。建立良好的饮食、生活习惯。大肠腺瘤性息肉提倡镜下治疗、手术及中医药治疗相结合。

二级预防：对结直肠癌的高危人群进行筛检，以期发现无症状的临床前肿瘤患者。实现早期诊断，早期治疗，提高患者的生存率，降低人群死亡率。由于筛检不仅可以发现早期结直肠癌，也可以发现大肠癌癌前病变——腺瘤性息肉，使之得以及时治疗，以防止癌变的发生。从这个意义上说，筛检既是大肠癌的二级预防措施，也是行之有效的一级预防手段。芍药汤（白芍30g，黄芩15g，黄连15g，大黄9g，木香6g，槟榔6g，当归15g，肉桂6g，炙甘草6g）具有预防癌变效果，可以常用[82]。多发结肠息肉亦可用以下经验方辨证加减：生薏苡仁60g，牛膝20g，黄柏15g，苍术20g，鸦胆子8g，马齿苋20g，白芷12g，黄连20g，吴茱萸5g，菝葜30g。

另外，中医有"四季脾旺不受邪""内伤脾胃，百病由生"之说，可常用健脾益气、养阴生津的参苓白术散、生脉散等为主方调理。瘀滞往往为癌邪产生的重要条件，平素可加丹参饮、金铃子散、水红花子、三七、赤芍等以疏缓之，复加菝葜、苦参、败酱草、天花粉等抗癌中药预防癌邪滋生。

三级预防：对临床肿瘤患者积极治疗，以提高患者的生活质量并延长生存期。

（二）调护

1.心理疏导

良好的心态是治疗癌症的良方。身体发生了肿瘤，虽然不幸，但癌症并不是不治之症，随着治疗手段的丰富和提高，许多癌症已得到了很好的治疗，许多患者不仅能长期生存，而且还能继续工作。如果在精神上有恐癌症，患了癌症，便认为"一切都完了"，消极等待死神的降临，那么预后一定不会好。古人说"哀莫大于心死"，精神的崩溃，常常使患者失去了生存的信念，反而会过早地死亡。精神状态与疾病的发展与预后是密切相关的，保持良好的精神状态，有利于包括大肠癌患者在内的所有癌症患者的康复。上海癌症康复俱乐部发挥群体抗癌的优势，患者们相互支持、相互鼓励，保持乐观的精神状态，积极与癌症做斗争，取得了良好的临床效果，就是一个成功的例子。

2. 起居有常

养成良好的生活习惯，做到定时作息，保证充足的睡眠，有利于消除疲劳，促进康复。大肠为传导之官，大肠癌患者尤其对于大肠癌行造口术的患者，除日常药物治疗外，需建立有规律的生活所形成的条件反射，能使身体各组织器官的生理活动按节律正常进行，如每日定时排便等良好规律的形成，则有利于代谢后产生的废物的排泄，有利于大肠癌患者的康复；对于大肠癌行造口术的患者应避免持重和用力过度，定期进行造口与导管接触部分的皮肤护理，防止感染，减少并发症的发生，有利于大肠癌患者的康复。

3. 饮食调养

张仲景在《金匮要略》中指出，"所食之味，有与病相宜，有与身为害，若得宜则益体，害则成疾。"合理的饮食，可以养身，不合理的饮食，反而致病。高脂肪有利于大肠癌的发生，而纤维则起相反的作用，大肠癌患者宜进食富含纤维素的食物，如麦麸等谷物、新鲜水果、蔬菜等，少食脂肪，不宜进食油煎、烟熏食物，禁食辣椒等刺激性食物。肿瘤专家徐光炜教授提出的防癌饮食要诀可供借鉴："要坚持少食多餐、少烫多温、少硬多软、少盐多淡、少糖多蜜、少酒多茶、少陈多鲜、少肉多素、少炸多炖、少熏多炒，忌烟酒、忌食霉变食物、忌偏食、忌狼吞虎咽、忌暴食、忌食不洁瓜果等原则。"肠癌患者宜常用以下保健食品：大蒜，海带，大枣，马齿苋，糯稻，无花果，茶叶，山药，扁豆，菜豆，赤小豆，绿豆，百合，海藻，大枣，菠菜，芦笋，绞股蓝，葱白，猴头菌。

对于大肠癌等消化系统肿瘤的食养食疗，金国梁最常用薏苡仁粥与菱壳汤。薏苡仁是药食两用的食疗佳品。《本草述》中记载：薏苡仁"除湿而不如二术助燥，益气而不如参术辈犹滋湿热，诚为益中气要药。"现代药理研究证实，薏苡仁含有丰富的营养物质，更有着良好的抗肿瘤、提高机体免疫力、增强肿瘤放疗、化疗作用，以及降压、降糖、解热镇痛、抗炎等一系列药用价值。薏苡仁生用时偏于渗湿利水，清热排脓；炒用则补脾止泻，利湿的作用增强。一般用生薏苡仁30～90g，可加红枣适量，水煎熟后，连汤带渣一起服食，可以早晨空腹食以代早餐。此食疗方适应人群广，老幼皆宜。菱壳为菱科植物菱或其他同属植物的果皮，始载于《本草纲目拾遗》，别名菱皮、乌菱壳、风菱壳等。味微苦、涩，性凉。入肺、脾、大肠三经。具有清热解毒、益气健脾、抗癌、防癌的作用。功效主治：①解毒疗疮，治各种疔疮，无名肿毒。②涩肠止泻，治泄泻、大便次数增多，粪质溏薄或完谷不化，甚至泻水样便。③清化湿热，治湿热肠风下血。本品的食疗方法是取新鲜或干菱角壳适量，加水，煎汤代茶饮。若觉味苦涩难下咽，尚可加冰糖适量以矫味。此药乃水乡特产，药源丰富，价廉物美，经济易得，效果良好[83]。

4. 术后康复

（1）肠癌术后患者的饮食要多样化，不偏食，不挑食，不要长期食用高脂肪高蛋白的饮食，常吃富含维生素的新鲜蔬菜及防癌食品。

（2）手术后的患者，都应在饮食中补充维生素丰富的食物，可选果汁和菜汤饮用。一般认为，每日饮食中维生素C不足100mg时，应另外用维生素C药片加入其中，以补足到100mg以上。

（3）手术中的出血和手术刺激肾上腺皮质功能分泌增加，这些因素均可导致机体排钾量增加，血钾和细胞内钾浓度减少，故在手术后患者的饮食中要注意增加含钾多的食品，如肉汁、菜汤、连皮水果等等。

（4）手术过程中患者常有不同程度的失血。有些患者虽然用输血的方式给予补充，但输血所补充的血液不如由营养自身产生的血好。所以手术后患者的饮食，应注意增加补血的成分，如含蛋白质和铁质高的食物，如动物肝、瘦肉、禽蛋类、牛奶、鲫鱼、鸭汤、桂圆、银耳、甲鱼等。

（5）术后的患者常常厌油腻的食物。虽然补充脂肪对手术后的患者也很重要，但是为了防止影响患者的食欲，饮食宜清淡少油。

（6）术后吻合口炎可以用中药结肠滴注。方法：黄芩20g，黄连20g，黄柏20g，苦参20g，侧柏炭20g，马鞭草15g，马齿苋30g，虎杖30g，葵花20g，山土瓜15g，木香10g。根据临床不同症型灵活加减，中药浓煎剂药量100～150ml。使用一次性输液器硅胶管，去除头皮钢针和末端过滤器，管端侧壁扎孔洞3个，孔间距0.5cm，制作好后连接无菌中药瓶备用。一次性中单铺垫在患者臀下。患者取左侧卧位，屈膝，暴露肛门。将改良肛管排气，用液状石蜡润滑肛管头部30cm，对准肛门动作轻柔地缓慢插入，同时嘱咐患者哈气及全身放松；插入过程中如遇有阻力可稍做退出并且小幅度地转动肛管后再缓慢插进；挂中药瓶使液面高度距肛门平面25～30cm，排空管内空气；改良细肛管插入深度为20～40cm，调节药液滴速＜40滴/分钟；灌肠中药液温度为38～40℃；中药滴注完时告知患者，轻柔缓慢地拔出肛管，同时用手纸按摩肛门，防止中药液过早排出；之后嘱患者依次取抬高臀部仰卧位—左侧卧位—膝胸卧位—右侧卧位，各体位尽量保持15～30分钟。操作中密切观察患者情况（面色、表情、呼吸、脉搏）。询问患者的感受，分散患者的注意力，同时进行心理支持护理[84]。

（7）加强体育锻炼，增强体质，提高机体抵抗力。

（8）少量多餐，细嚼慢咽。要给患者提供少纤维无刺激的饮食，以免饮食刺激伤口影响愈合。吃饭时要保持精神平静和情绪安定。每日6～7餐，干稀分食，在进餐30分钟后再喝饮料或水[84]。

参考文献

[1] 杨诚，孙少杰，薛伟山，等. VEGF-C. VEGF-D及其受体FLt-4与大肠癌淋巴转移及预后的相关性研究[J]. 河北医学，2007，13（10）：1135-1140.

[2] 何永恒，成立祥，刘丽，等. 大肠癌的中医药防治发展脉络初探[J]. 中医药导报，2010，16（3）：1-3.

[3] Hamilton SR，Bosman FT，Boffetta P，et al. Carcinoma of the colon and rectum[A]. In：Busman FT，Carneiro F，Hruban RH，et al. WHO Classification of Tumours of the Digestive System，4th edition [M]. Lyon：IARC Press，2010：134-146.

[4] Hood B，Bigler S，Bishop P，et al. Juvenile polyps and juvenile polyp syndromes in children：a clinical and endoscopic survey[J]. Clin Pediatr（Phila），2011，50（10）：910-915.

[5] Stocchi L，Fazio VW，Lavery I，et al. Individual surgeon，pathologist，and other factors affecting lymph node harvest in stage Ⅱ colon carcinoma. is a minimum of 12 examined lymph nodes sufficient? [J]. Ann Surg Oncol，2011，18（2）：405-412.

[6] 来茂德. WHO新的结直肠肿瘤分类的特点[I]. 中华病理学杂志，2003，32（2）：170-172.

[7] 徐小涵，田国庆. 中药有效成分对结直肠癌的作用机制实验研究概况[J]. 中医杂志，2014，55（4）：347-349.

[8] 刘宣，范忠泽，李琦. 中医药治疗大肠癌的实验研究进展[J]. 中华中医药杂志，2013，28（6）：1808-1811.

[9] 梁碧颜，吴煜，雒琳. 中医药防治大肠癌术后复发转移前瞻性队列研究中国中医药信息杂志，2008，15（11）：12-14.

[10] 李明，潘立群. 中医药干预大肠癌淋巴结微转移前景分析[J]. 江苏中医药，2003，24（4）：4-6.

[11] 曹洋，刘展华，陈志坚. 陈锐深教授治疗大肠癌的经验[J]. 中医药学刊，2005，23（10）：1750-1751.

[12] 唐娟，钱钧，黄芳芳. 周维顺教授治疗大肠癌的经验[J]. 云南中医中药杂志，2007，28（7）：1-2.

[13] 李艺，郭利华，李斯文. 李斯文教授治疗结直肠癌经验 [J]. 光明中医，2011，26（7）：1322-1324.

[14] 余玲. 祛瘀解毒法延长老年Ⅲ、Ⅳ期大肠癌生存期回顾性研究及预后分析 [D]. 广州中医药大学，2010.

[15] 赵景芳，尤建良，徐海锋. 中医微调治癌法 [M]. 北京. 人民卫生出版社，2004：13-202.

[16] 尤建良. 中药WD-3合剂抗转移机制实验研究 [J]. 中华实用综合医学杂志，2002，1（1）：22-23.

[17] 刘玉琴. 肿瘤的血管形成抑制与肿瘤的侵袭转移 [M]. 北京：科学出版社，2003：258-260.

[18] 尤建良，周留勇. 抗癌转移赵氏微调三号合剂的临床及实验研究 [J]. 中华中医药杂志，2003，22（4）：398-399.

[19] 尤建良，周留勇. 扶正和胃合剂治疗大肠癌48例 [J]. 药学与临床研究，2007，15（1）：60-62.

[20] 张小杰. 抑瘤宁对荷人结肠癌HCT_8裸鼠的抑癌作用及对血管内皮生长因子及微血管密度的作用 [D]. 郑州大学，2010.

[21] 石惠燕，田义洲，黄立萍. 健脾安肠方治疗晚期结直肠癌疗效观察 [J]. 浙江中医杂志，2016，51（2）：122-123.

[22] 赵海燕. 郭勇教授中西医结合治疗大肠癌的经验 [J]. 中国医药导报，2010，7（10）：138-139.

[23] 胡兵，李刚，安红梅，等. 藤龙补中汤对晚期大肠癌患者Th1型免疫反应作用 [J]. 中国中西医结合消化杂志，2014，22（8）：434-436，439.

[24] 胡兵，李刚，安红梅，等. 藤龙补中汤联合化疗治疗晚期大肠癌临床研究 [J]. 中华中医药学刊，2015，33（1）：37-39.

[25] 马海锋. 华蟾素胶囊对直肠癌放疗后气阴两虚证患者的疗效及对免疫功能的影响 [J]. 中国中西医结合消化杂志，2014，22（4）：185-188.

[26] 邝艳敏，陈小兵. 复方苦参注射液联合化疗治疗晚期结直肠癌 [J]. 临床医学，2007，14（8）：36-37.

[27] 杨立平，吴兆华，刘伟. 复方苦参素联合FOLFOX-4方案对结直肠癌术后辅助化疗的疗效观察 [J]. 临床和实验医学杂志，2010，9（16）：1224-1225.

[28] 杨宏，李慧，张英，等. 复方苦参注射液联合化疗治疗结直肠癌30例 [J]. 中国医药导报，2011，8（5）：67-68.

[29] 罗秀玲，魏万高，姚彪. 鸦胆子油乳注射液配合化疗治疗大肠癌术后临床观察 [J]. 临床医药实践，2009，18（32）：2216-2217.

[30] 蔡茂红. 金龙胶囊联合化疗治疗结直肠癌肝转移的临床观察. 四川医学，2011，32：227-229.

[31] 盖领，施兵，张秀兵. 参一胶囊联合XELOX方案与单纯XELOX方案治疗晚期结直肠癌的临床观察 [J]. 现代中西医结合杂志，2010，19（9）：1066-1067.

[32] 王振飞. 大肠癌术后化疗配合艾迪注射液临床观察 [J]. 福建中医药，2007，38（4）：9-10.

[33] 樊松，彭丽华. 艾迪注射液联合FOLFOX-4方案治疗晚期结直肠癌的临床观察 [J]. 中国当代医药，2010，17（24）：76.

[34] 张俊华，张银旭，左腾，等. 艾迪注射液对大肠癌细胞的生长抑制作用观察乃相羊和制探讨 [J]. 山东医药，2011，51（50）：46-48.

[35] 朱世杰，贾立群，李佩文. 艾迪注射液抑制肿瘤新生血管形成的实验研究 [J]. 中国实验方剂学杂志，2008，14（11）：55-57.

[36] 刘阿敏. 中西医结合治疗晚期大肠癌36例临床分析 [J]. 北方药学，2014，11（5）：37.

[37] 李侠，孟静岩. 中药抗大肠癌研究进展 [J]. 天津中医学院学报，2004，23（2）：97-98.

[38] 瞿媛媛. 中药外敷治疗结肠癌术后肠梗阻30例 [J]. 吉林中医药，2006，26（2）：31.

[39] 李斯文. 结直肠癌术后吻合口炎的中医药治疗策略. 国家中医药管理局"十一五"重点专科（专病）结直肠癌诊疗规范培训班论文资料汇编民 [C]. 2009：206-208.

[40] 庞晓辉. 中药外用在直肠癌辅助治疗中疗效的系统评价 [D]. 成都中医药大学，2010.

[41] 吴万垠. 肿瘤科专病中医临床诊治 [M]. 北京：人民卫生出版社，2013：300.

[42] 张双燕，杜业勤. 温针灸对肠癌术后患者胃肠功能及免疫功能的影响 [J]. 中国针灸，2011，31（60）：513-517.

[43] 修俊青. 中药灌肠治疗原发或转移性大肠癌肠梗阻临床研究 [D]. 北京中医药大学，2010.

[44] 陈敏. 中医辨证治疗大肠癌患者便秘24例临床观察 [J]. 国医论坛，2002，17（6）：23.

[45] 梁健，常英，郭素敏，等. 针灸快速治疗化疗所致腹胀便秘疗效观察 [J]，. 临床荟萃，2013，28（8）：895-96.

[46] 张锋利，林洪生，何庆勇. 电针治疗肿瘤患者口服硫酸吗啡控释片所致便秘的临床研究 [J] 中国中西医结合杂志，2009，29（10）：922-925

[47] 贾立群等编. 现代名中医肿瘤绝技. 北京：科技文献出版社，2002：303.

[48] 王绪鳌. 老年肠癌的中医药治疗 [J]. 浙江中医学院学报，1986（1）：21.

[49] 马吉福. 47例晚期直肠癌证治小结. 上海中医药杂志1988，（9）：7.

[50] 贾立群，等.现代名中医肿瘤绝技.北京：科技文献出版社，2002：319.

[51] 浦琼华，尤建良.尤建良教授治疗大肠癌经验[J].长春中医药大学学报，2012，28（6）：1009-1010.

[52] 张亮，李斯文.李斯文教授强脾护肝理论对结直肠癌肝转移治疗的探讨[J].光明中医，2011，26（6）：1104-1106.

[53] 叶晔，沈敏鹤，阮善明，等.吴良村治疗肠癌经验撷菁[J].中华中医药学刊，2010，28（4）：732-734.

[54] 谢鑫灵.陈培丰诊治肠癌临床经验[J].浙江中西医结合杂志，2011，21（3）：146-148.

[55] 白建平，邓宏，张海波，等.刘伟胜教授治疗大肠癌经验简介[J].新中医，2010，42（11）：132-133.

[56] 金炯.射频消融与手术切除治疗早期结肠癌肝转移的比较研究[J].北京医学，2011，33（2）：193-195.

[57] 付亚杰.洁肠汤在结直肠癌围手术期临床应用分析[J].中国医药指南，2009，7（18）：47-48.

[58] 颉东升.参附注射液对老年直肠癌患者术后恢复的影响[D].广州中医药大学硕士学位论文，2010.

[59] 侯公瑾.大肠癌术后中医治疗方案多中心临床研究[D].湖南中医药大学硕士学位论文，2014.

[60] 李艺，郭利华.李斯文运用葛根芩连汤治疗肠癌术后腹泻[J].中国中医药信息杂志，2010，17（6）：85-86.

[61] 刘晓.益气健脾渗湿法治疗大肠癌术后腹泻的临床研究[D].山东中医药大学，2011.

[62] 刘宝玲.益气养血法对老年性大肠癌术后疲劳综合征的临床研究[D].山东中医药大学，2012.

[63] 郭志雄.扶正抑癌汤在大肠癌术后治疗中的作用观察[J].中国中西医结合外科杂志，1999，5（1）：10.

[64] 蒋益兰，潘敏求，蔡美.健脾消癌饮配合化疗拮抗大肠癌术后复发转移62例总结[J].湖南中医杂志，2007，23（1）：1-3.

[65] 王建彬，杨宇飞.结直肠癌化疗不良反应的中医药防治[J].医学研究杂志，2010，39（5）：8-10.

[66] 王珏，魏瀹宁，张卫平，等.龟鹿二仙胶巴布剂辅助治疗大肠癌患者化疗后骨髓抑制的临床观察[J].中国中西医结合杂志，2014，34（8）：947-951.

[67] 魏开建.八珍汤加减对结肠癌术后气血两虚型患者辅助化疗减毒作用的临床研究[D].福建中医药大学，2015.

[68] 朱翔，方明治，黄欣，等.滋阴养血治疗结直肠癌化疗后血小板减少临床观察[J].辽宁中医药大学学报，2010，12（2）：145-146.

[69] 石璐，梁蝉，陈军刚，等.温经汤防治奥沙利铂神经毒性反应的临床观察[J].山东中医杂志，2010，29（11）：745-746.

[70] 王彬.针刺治疗大肠癌患者奥沙利铂化疗后引起周围神经病变的临床研究[D].北京中医药大学，2011.

[71] 蒋立文.郭勇教授中医治疗辅助期大肠癌经验浅析[J].中国中医急症，2013，22（12）：2055-2057.

[72] 贾立群，田鑫，李学.中药预防喜树碱衍生物引起腹泻不良反应的临床观察[J].中华中西医临床杂志，2004，4（6）：701-703.

[73] 邓海燕，贾立群，潘琳，等.生姜泻心汤预防伊立替康所致迟发性腹泻的实验研究[J].中日友好医院学报，2006，20（6）：344-347.

[74] 邓海燕，贾立群，潘琳，等.生姜泻心汤对伊立替康化疗后大鼠肠钻膜免疫屏障的影响[J].中国免疫学杂志，2007，23（7）：620-622.

[75] 任延毅，徐阳，刘兆品，等.黄芩汤预防含伊立替康方案化疗后腹泻的临床研究[J].辽宁中医杂志，2013，40（11）：2264-2766.

[76] 丁军利，许隽颖，刘超英.参苓白术散对伊立替康化疗后大鼠迟发型腹泻的的作用研究[J].中国医药导刊，2011，13（11）：1942-1943.

[77] 李利亚，贾立群，林宥任，等.中药治疗恶性肿瘤化疗所致的腹泻[J].第十届全国中西医结合肿瘤学术大会论文汇编，2006：121.

[78] 蒋云姣.隔盐灸治疗化疗相关腹泻疗效观察[J].中国中医药信息杂志，2012，19（8）：66-67.

[79] 尤建良，周留勇.中药赵氏微调三号治疗大肠癌105例临床观察[J].辽宁中医杂志，2008，36（8）：1201-1202.

[80] 李洪文.中药敷脐治疗恶性肿瘤化疗后腹泻31例[J].中国中医急诊，2003，12（1）：77-78.

[81] 李锡春.双仙胶囊在中晚期大肠癌化疗期间调节免疫功能的临床研究[D].泸州医学院硕士学位论文，2011.

[82] 林小常.芍药汤调控炎症因子改善EMT（上皮细胞间质化）防治结肠炎相关癌的机制研究[D].南方医科大学，2015.

[83] 傅裕金.金国梁教授辨治大肠癌经验介绍[J].新中医，2011，43（7）：167-169.

[84] 王新力，李德琼.77例中药结肠滴注治疗肠癌术后吻合口炎的护理体会[J].吉林医学，2013，34（6）：1186-1187.

第十一章

泌尿系统肿瘤

第一节　膀胱癌

一、概述及流行病学

膀胱癌（bladder carcinoma）是泌尿系统最常见的恶性肿瘤，在我国位居恶性肿瘤的第8位，在男性泌尿生殖系肿瘤中占第1位。在发达国家或地区发病率较高，城市多于农村。在欧美国家则仅次于前列腺癌而居第2位。膀胱癌发病年龄在40岁以上者占93%，男性多于女性，男女发病比例为10 :（3～5）。

在中医文献中有尿血、癃闭、淋病等类似膀胱癌症状的记载。如《素问·至真要大论》谓"岁少阳在泉，火淫所胜，民病溺赤，甚则血便。"《三因极一病证方论·卷之九·尿血证治》曰："病者小便出血，多因肾气结所致，或因忧劳、房室过度。此乃得之虚寒。"《丹溪心法·溺血》曰："痛者为淋，不痛者为溺血。"《明医指掌·溺血》曰："尿血者，小便血也。盖心主血，通行经络，循环脏腑，若得寒则凝涩，得热则妄行，失其常道，由溢渗于脬，小便出血也。"《医学心悟·第三卷·尿血》曰："心主血，心气热，则遗热于膀胱，阴血妄行而溺出焉。又肝主疏泄，肝火盛，亦令尿血。清心，阿胶散主之；平肝，加味逍遥散主之；若久病气血俱虚而见此症，八珍汤主之。凡治尿血，不可轻用止涩药，恐积瘀于阴茎，痛楚难当也。"

二、病因及发病机制

（一）祖国医学对膀胱癌病因及发病机制的认识

膀胱癌是内因、外因相互作用的结果，多表现为本虚邪实。

1.肾气亏虚

先天禀赋不足，肾气本虚，或饮食、劳倦、情志等伤脾，运化失调，后天不能滋养先天，导致肾气亏虚。肾与膀胱相表里，肾虚则气化不利，膀胱排浊功能不足，如有外邪侵袭，正不胜邪，外来毒邪易客居膀胱，正邪纷争，日久导致局部代谢失常，阴阳失序，生化乖张，诱发癌毒内生。

2.外邪侵袭

感受六淫之邪毒，如化学物质、烟毒、药物、寄生虫等致癌物质侵袭，如正气胜，则邪气尽得消散，不能诱生癌毒；如正不胜邪，邪毒内踞膀胱，日消月磨，局部代谢失常，生化乖逆，癌毒内生。

癌毒蕴结日久成积，与气血相搏，湿热瘀毒胶结成块，导致气机不利，尿道壅塞，甚则旁溢脏腑，变证丛生。

（二）现代医学对膀胱癌病因及发病机制的认识

膀胱癌的病因至今尚未完全明确，一般认为与下列因素有关。

1.长期接触芳香族类物质的工种，如染料、皮革、橡胶、油漆工等，可有膀胱癌的高发生率。

2.吸烟也是增加膀胱癌发生率的原因之一，吸烟者发病率比非吸烟者高2～3倍。

3.体内色氨酸代谢的异常。

4.膀胱黏膜局部长期遭受刺激。

5.药物，如大量服用非那西丁类药物，已证实可致膀胱癌。

6.寄生虫病，如寄生在膀胱壁的埃及血吸虫病患者有较高的鳞状上皮细胞癌发生率。

三、临床诊断

（一）临床表现和体征

1.症状

血尿是膀胱癌最常见的症状，也常是最早出现的症状。大多数为肉眼血尿，少数为镜下血尿，都是间歇出现。当自行停止时可造成疾病已愈的错觉。出血量多少不一。血尿严重时可出现血块，有时可发生排尿困难。位于膀胱颈部的肿瘤有时可引起排尿困难、尿频、尿急及尿潴留等症状。当肿瘤位于膀胱底部病变浸润膀胱壁深部时，可出现尿频、尿急、尿痛等膀胱刺激症状。有腰椎、骨盆转移时可引起腰骶部疼痛。晚期膀胱癌大多有大量血尿、排尿困难、尿痛、尿潴留及膀胱区严重疼痛等症状。

2.体征

肿瘤坏死组织脱落时，尿液中有组织排出。肿大的转移盆腔淋巴结压迫髂静脉及淋巴管后可引起下肢水肿。

（二）实验室检查

1.尿液常规检查

尿液常规检查是简单易行的实验室检查，可在离心后高倍显微镜视野下找到红细胞，以证实血尿的存在。

2.尿液脱落细胞学检查

尿液脱落细胞学检查是一种无创伤性的检查，对于有血尿的患者应反复检查。

3.尿液流式细胞术（FCM）

通过测定尿液中每个细胞内的RNA和DNA含量，用以评估肿瘤恶性程度。

4.肿瘤标志物检查

癌胚抗原、β-葡萄糖醛酸苷酶、类风湿因子、尿N-乙酰-β-D-氨基葡萄糖苷酶、乳酸脱氢酶同工酶和尿纤维蛋白降解产物等对诊断有一定的帮助，但均缺乏特异性。

5.膀胱镜检查和肿瘤组织活检

对于临床可疑膀胱肿瘤的病例，都应进行膀胱镜检查。膀胱镜检查不仅可以明确肿瘤的存在与否，还可观察到肿瘤的发生部位和病变为单发或多发，又可直接了解到肿瘤的形态。经膀胱镜的活组织检查，对于病理确诊有特殊价值。

（三）影像学检查

1.膀胱造影

膀胱造影不但可证实肿瘤，还对确定肿瘤是否浸润特别有价值。

2.尿路平片和静脉肾盂造影

依靠静脉肾盂造影来直接诊断膀胱癌，其阳性率很低，但静脉肾盂造影作为常规检查的价值在于能排除肾盂和输尿管的肿瘤，以便鉴别来源于肾盂、输尿管的转移性膀胱肿瘤还是原发性膀胱肿瘤。

3.B型超声检查

应用B型超声检查双侧肾脏和腹部膀胱区，一方面可排除血尿来于肾脏的病变，另一方面对于膀胱肿瘤有一定的阳性诊断率。

4.CT检查

CT检查诊断膀胱癌准确率较高，可观察膀胱壁的厚度、肿瘤的大小及侵犯范围、膀胱周围组织以及淋巴结的受侵转移情况。

5.磁共振成像（MRI）检查

MRI对膀胱癌诊断的准确率高于CT，其优点是可了解肌肉浸润的深度。

（四）病理类型、分级及分期

膀胱癌包括尿路上皮（移行上皮）癌、鳞状细胞癌和腺癌，其中，尿路上皮癌占膀胱癌的90%以上[1]，鳞状细胞癌和腺癌分别占3%～7%和2%。其他少见的病理类型还有小细胞癌、癌肉瘤、肉瘤、类癌、恶性黑色素瘤和淋巴瘤等[2]。

WHO 2004年分级法采用1998WHO/国际泌尿病理协会提出的分级标准，将非浸润性尿路上皮肿瘤分为乳头状瘤、低度恶性尿路上皮乳头状瘤、低分级乳头状尿路上皮癌和高分级乳头状尿路上皮癌[2]。

膀胱癌可分为非浸润性膀胱癌（Tis、T_a和T_1期）和浸润性膀胱癌（T_2、T_3、T_4）。

2010年美国癌症联合会（AJCC）第7版TNM分期如表11-1。

表11-1　2010年美国癌症联合会（AJCC）第7版TNM分期[3]

分期	T	N	M		T、N、M简明定义
I	T_1	N_0	M_0	T_a	非浸润性乳头状癌
				T_1	肿瘤侵及上皮下结缔组织
II	T_{2a}	N_0	M_0	T_2	肿瘤侵及固有肌层
	T_{2b}	N_0	M_0	T_{2a}	肿瘤侵及浅肌层（内侧半）
				T_{2b}	肿瘤侵及深肌层（外侧半）
III	T_{3a}	N_0	M_0	T_3	肿瘤侵及膀胱周围组织
				T_{3a}	显微镜下所见

分期	T	N	M	T、N、M简明定义
	T_{3b}	N_0	M_0	T_{3b} 肉眼所见（膀胱外肿块）
				T_{3c} 肿瘤侵犯膈上下腔静脉或侵犯腔静脉壁
Ⅳ	T_{4a}	N_1	M_0	T_4 肿瘤侵犯以下任一器官或组织：前列腺间质、精囊腺、子宫、阴道、盆壁、腹壁
		N_0	M_0	T_{4a} 肿瘤侵犯前列腺间质、子宫、阴道
	T_{4b}	$N_{1\sim3}$	M_0	T_{4b} 肿瘤侵犯盆壁、腹壁
				N_1 真骨盆内单个淋巴结转移（髂内、闭孔肌、髂外或髂前淋巴结）
	任何T	任何N	M_1	N_2 真骨盆内多个淋巴结转移（髂内、闭孔肌、髂外或髂前淋巴结转移）
	任何T			N_3 髂总淋巴结转移
				M_1 有远处转移（包括颈部以下的淋巴结转移）

膀胱原位癌分为3型。Ⅰ型为单一病灶，无侵袭性；Ⅱ型为多病灶，可引起膀胱刺激症状；Ⅲ型合并一或多个其他膀胱癌，复发、进展及死亡风险明显较前两者增加。

四、治疗

（一）中医治疗

1.膀胱癌的病证特点

膀胱癌的病证特点应从两个方面分析。

（1）在肿瘤方面，肿瘤在膀胱内肆意滋长，扎寨营垒，癌毒之邪与痰瘀胶结成块，或毒盛浸延膀胱内或局部组织、器官，或沿血道或淋巴管转移他处。

（2）对人体而言，有虚实两个方面。虚者，气虚、血虚、阴虚、阳虚；实者乃肿瘤阻滞脏腑气血运行，致湿热、气滞、血瘀。毒结日久可致五脏失和，气血衰败，阴阳失衡。

其病位在膀胱，其脏在肾，涉及脾、胃、肝、肺等脏腑。本病属本虚标实，证候多为寒热错杂、虚实并见。

2.膀胱癌治则治法

膀胱癌治疗遵从综合治疗的原则，中西医并重。中医治疗膀胱癌的治疗原则：对肿瘤为祛毒抗邪；对人体为扶正培本，纠正脏腑气血失调。具体治法：治肿瘤当以寒热之剂扫荡之，以平性之剂抑杀之，辅以消痰软坚、祛瘀散结之药以破击之；调人体则虚则补之，实者调之。气虚者益气，血不足者补血，阴虚者滋其阴，阳虚寒盛者温阳散寒。气滞者理气，血瘀者活血，湿热者除湿清热。临床注重中西医配合，根据病情，合理安排中西医治疗方法与时机，并及时纠正西医治疗中出现的毒副反应。

3.膀胱癌临床常用药物选择

现代药理证实，部分中药具有抑制肿瘤生长，诱导细胞凋亡，抗炎，抗菌和增强机体免疫等多种作用[4-6]。膀胱癌辨肿瘤论治，建议根据临床经验及现代药理，合理选择以下药物。

（1）温热药：蟾酥（有毒），过路黄，芫花（有毒）。

（2）寒凉药：苦参，鸦胆子，龙葵（有小毒），蛇莓（有毒），半枝莲，白毛藤（白英、蜀羊泉）（有小毒），冬葵子，扛板归，猪殃殃，蛇葡萄根，鸭跖草，三白草，紫茉莉根，鬼卫茅，凤尾草，金丝桃，千里光，天胡荽，乌蔹莓，猫人参，忍冬藤，葎草，山豆根，木樨草。

（3）平性药：木馒头，地锦草，肿节风（接骨木），琥珀，石燕，土牛膝，蓖麻子（有毒），大麻子（有毒）。

（4）消痰软坚药：山慈菇，生牡蛎，王不留行。

（5）祛瘀散结药：没药，番红花。

4.膀胱癌辨人体临床常用药物选择

（1）补气：灵芝，黄芪，茯苓，白术，土茯苓，棉花根（有毒）。

（2）补阳：桑寄生，螃蟹脚，补骨脂，淫羊藿。

（3）温里：紫石英，桂枝，吴茱萸。

（4）补阴：女贞子，沙苑子，南沙参。

（5）收敛：五倍子，山茱萸，五味子。

（6）理气、疏肝、养肝：柴胡，小茴香，大腹皮，乌药，甘草。

（7）活血：莪术，百部（有小毒），芍药。

（8）利湿：薏苡仁，猪苓，防己，萆薢，瞿麦，萹蓄，木通，车前子，泽泻，海金沙，白鲜皮。

（9）清热泻火：败酱草，冬葵子，黄芩，生地黄，知母，黄柏，紫花地丁，芦荟，石韦，金钱草，半边莲，竹叶，海金沙。

（10）止血：地榆，蒲黄，仙鹤草，茜草，白茅根，小蓟，大蓟，白头翁，马齿苋，三七粉。

5.膀胱癌辨证型论治

胡志敏[4]将膀胱癌辨证论治分为如下四型。①脾肾两虚型：症见无痛血尿，尿色淡红，气短乏力，口淡纳少，恶心、呕吐，形体消瘦，面色萎黄，头晕耳鸣，小便困难，腰膝酸软，舌质淡，苔白，脉沉细或细弱。治以健脾益肾，软坚散结，补中益气汤合右归丸加减。黄芪、党参、白术、当归、升麻、山药、肉苁蓉、熟地黄、山茱萸、菟丝子、枸杞子、白花蛇舌草、半枝莲、甘草等药加减。有血尿者可加仙鹤草、血余炭以止血；恶心、呕吐者可加半夏、柿蒂、砂仁、白豆蔻以降逆止呕；兼阳虚而见手足欠温、舌质淡、脉沉弱者少加干姜、肉桂以温中散寒；浮肿甚者可加泽泻、猪苓加强利水。②湿热下注型：症见尿血鲜红，尿频尿急，尿道灼热疼痛，少腹拘急疼痛，发热心烦，夜寐不安，口干、口苦，舌质红，苔黄腻，脉滑数。治以清热利湿，凉血止血，活血散结，八正散合小蓟饮子加减。瞿麦、萹蓄、石韦、滑石、木通、生地黄、淡竹叶、栀子、当归、小蓟、蒲黄、藕节、甘草梢等药。口苦呕恶者，加柴胡、黄芩以和解少阳；若见实热较盛，腹胀便秘者，加大黄、枳壳、芒硝以泄下实热；腰膝酸软者加牛膝、补骨脂、菟丝子以补肾。③瘀毒蕴结型：症见血尿，尿中有血丝或血块，或尿味恶臭或带腐肉，小腹刺痛，或下腹部肿块，疼痛或排尿困难，甚则完全不通，舌质紫暗或有瘀点、瘀斑，脉沉弦。治以化瘀散结，活血止血，桃红四物汤合失笑散加减。桃仁、红花、生地黄、川芎、当归、赤芍、生蒲黄、五灵脂、白英、龙葵、土茯苓等药。发热明显者，加大青叶、蒲公英、黄芩；尿混浊者加萆薢、萹蓄；尿血量多者加三七粉、仙鹤草、大蓟、小蓟、白及；痛甚者加延胡索；瘀热在里，口干不欲饮者，加生地黄、栀子、石斛。④肾虚火旺型：症见尿血鲜红，小便短赤不畅，腰膝酸软，头晕耳鸣，乏力盗汗，五心烦热，颧红口干，舌质红少苔，脉细数。治以滋阴降火，凉血止血，知柏地黄丸加减。熟地黄、山药、山茱萸、泽泻、茯苓、牡丹皮、知母、黄柏、小蓟、白茅根、藕节等药。午后低热，颧红口干者，加地骨皮、银柴胡；体倦乏力者，加黄芪、党参、沙参以益气养阴；大便秘结者可加肉苁蓉、玄参、麦冬等药。

6.验方汇编

（1）常用药对

● 蜂房5g，蟾皮6g：清热解毒抗癌，攻坚散结止痛。

- 桑螵蛸10g，小茴香10g：桑螵蛸为肝肾命门之药，与小茴香合用治下焦虚损，通五淋，利水道。阴虚火旺，膀胱有热者少用。
- 炒栀子10g，牡丹皮10g：清毒热，散瘀血，止尿痛。

（2）单验方

- 消癥汤：薏苡仁30g，黄芪20g，黄精15g，白花蛇舌草15g，猪苓15g，莪术9g，土贝母9g。加减：便秘者加麻仁10g，大黄6g（后下）；失眠者加首乌藤15g，远志9g；尿频、尿急者加川牛膝15g，冬葵子15g；尿血者加小蓟15g，白茅根15g，三七粉3g（冲服）；恶心者加陈皮9g，砂仁10g（后下）。中药水煎服，一日1剂。刘兵等[7]在膀胱灌注羟喜树碱的基础上，加服中药消癥汤，疗程至术后2年，来预防浅表性膀胱癌术后复发。通过对120例患者的观察发现，消癥汤联合膀胱灌注羟喜树碱能明显降低术后复发率，减少膀胱灌注后尿频、尿急、肉眼血尿、发热、恶心及尿常规异常的发生率，提高患者的生活质量。
- 抗癌复生汤：穿山甲、生牡蛎、石韦、薏苡仁、僵蚕、山慈菇、白及、蒲黄、旱莲草、参三七、半枝莲，1个月为1个疗程。若小便淋漓不尽加杜仲、菟丝子、肉苁蓉。小腹坠胀疼痛加延胡索、香附、乌药。阴虚加党参、麦冬、五味子。气虚加党参、白术、茯苓、陈皮、白扁豆。血虚加当归、阿胶、熟地黄。淋巴结转移加黄药子、泽泻、夏枯草。李东振等[8]应用自拟抗癌复生汤治疗膀胱癌，取得满意的疗效。
- 蒋益兰[9]以小蓟饮子加减（小蓟、鲜生地黄、蒲黄炭、藕节、淡竹叶、栀子、三棱、莪术、半枝莲、石见穿、三七粉、蚤休、甘草）以凉血止血、化瘀解毒，在症状改善及生活质量、瘤体稳定率、生存率、毒副作用方面明显优于化疗组。
- 张书林[10]以五苓散加减（猪苓、茯苓、白术、生黄芪、泽泻、海金沙、海藻、桂枝、生地榆、生薏苡仁、白花蛇舌草）治疗31例晚期膀胱癌，所有的病例都接受过放、化疗，收到了一定的效果。
- 张代钊[11]用生地黄、丹参、茯苓、白术、山药、萆薢、黄柏、石菖蒲、莲子心、草河车、山慈菇、泽泻、白茅根、小蓟、大蓟、车前子、白花蛇舌草、半枝莲治疗血尿伴小便困难者，症状明显好转，复查膀胱镜见肿瘤缩小，服药6月余，病情平稳，一般状况好。
- 武迎梅等[12]对30例患者进行了中药生黄芪、西洋参、白术、茯苓、当归、白芍、赤芍、生地黄炭、三七、生蒲黄、炒牡丹皮、壁虎、蜈蚣、白花蛇舌草、半枝莲、灵芝配合金龙胶囊治疗。湿热蕴结型加瞿麦、萹蓄，瘀毒蕴结型加莪术、炮穿山甲，阴虚火旺加知母、龟甲，脾肾两虚加菟丝子、枸杞子。以临床症状、肿瘤缓解率、生存质量、生存期分布情况综合分析，总有效率为86.67%。

（3）李东涛膀胱癌验方举例

薏苡仁60g，灵芝15g，茯苓30g，炒白术30g，女贞子15g，猪苓15g，苦参30g，土茯苓30g，猪殃殃30g，冬葵子30g，木馒头30g，鸭跖草15g，瞿麦15g，龙葵30g，蛇莓30g，肿节风30g，桑寄生20g。水煎服，一日1剂，分3次服。

7.膀胱癌常用中成药

（1）抗癌药

- 复方喜树碱片：由喜树果、竹茹、白茅根等组成，每片0.3g，每次2～4片，每日3次，饭后口服。
- 斑蝥酸钠注射液：用法见口腔癌。斑蝥瘤痛消：用法见胆囊癌。
- 阿魏化痞膏：用法见甲状腺癌。
- 西黄丸：用法见口腔癌。西黄胶囊：用法见口腔癌。
- 梅花点舌丸：每丸0.125g。口服，一次2丸，一日3次，小儿酌减。

- 华蟾素注射液：用法见食管癌。
- 复方苦参注射液：用法见肺癌。
- 金龙胶囊：用法见肺癌。
- 榄香稀乳：徐培玉[13]用中药莪术中提取出来的榄香稀乳治疗和预防术后复发25例，于术后10日开始膀胱灌注，复发率为4.5%。观察结果证实，榄香稀乳对术后复发有较好的预防作用，不良反应少，且能增强免疫功能。

（2）抗癌辅助药

- 八正合剂（源自《和剂局方》）：瞿麦、车前子（炒）、萹蓄、大黄、滑石、川木通、栀子、灯心草、甘草。具有清热、利尿、通淋，湿热下注，用于小便短赤，淋沥涩痛，口燥咽干。主治膀胱癌，小便赤涩或癃闭不通。口服，一次15～20ml，一日3次，用时摇匀。
- 三金片：金樱根、菝葜、预知子、金沙藤、积雪草。清热解毒，利湿通淋，益肾。下焦湿热所致的热淋、小便短赤、淋沥涩痛、尿急频数。①小片相当于饮片2.1g；②大片相当于饮片3.5g。口服，一次3片，一日3～4次。
- 分清五淋丸：木通、车前子（盐炒）、黄芩、茯苓、猪苓、黄柏、大黄、萹蓄、瞿麦、知母、泽泻、栀子、甘草、滑石。清热泻火，利尿通淋。症见小便黄赤、尿频尿急、尿道灼热涩痛。每100粒重6g，口服。一次6g（1袋），一日2～3次。
- 知柏地黄丸：知母、熟地黄、黄柏、山茱萸（制）、山药、牡丹皮、茯苓、泽泻。滋阴清热。用于阴虚火旺，潮热盗汗，口干咽痛，耳鸣遗精，小便短赤。每8丸相当于原生药3g。口服。一次8丸，一日3次。

（3）抗癌与辅助综合作用药

- 复方斑蝥胶囊（康赛迪）：用法见口腔癌。
- 艾迪注射液：用法见口腔癌。

8.其他疗法

（1）中药灌注

- 黄腊梅等[14]以自拟抗癌煎剂局部灌注治疗术后患者，药物组成：猪苓、白花蛇舌草、蚤休、半枝莲、萹蓄、制黄柏各30g，薏苡仁50g。煎取药液500～1000ml，加入膀胱冲洗机内，将药温控制在44.0℃，治疗2小时后排空。先每周1次，治疗6次，后改为每2周1次，再治疗6次，共12次为1个疗程，有一定的疗效。
- 江荣根等[15]以复方五矾溶液局部灌注膀胱癌术后患者21例，有3例复发，复发率14%，未见尿路刺激症状及毒副反应。复方五矾溶液是由中药五倍子（鞣酸）和明矾作为主药制成。
- 颜醒愚[16]用蛇毒行膀胱灌注35例术后患者，用以预防复发，其复发率为14.3%，未发现严重不良反应，且方法简单，取得一定的疗效。

（2）针灸疗法

常用隔姜灸，取膈俞、脾俞、胃俞、肾俞、足三里等穴，并结合辨证取穴以提高疗效，改善症状。

9.并发症处理

（1）尿闭

湿热瘀毒蕴结，阻塞水道而致者，方选八正散加苍术、黄柏等；脾肾两虚之证者，治宜健脾补肾、化气利水，方选补中益气汤合肾气丸加减。必要时应配合西医方法治疗。

（2）血尿

宜补肾健脾，摄血或活血止血。方选归脾汤加山药、山茱萸、肉苁蓉、三七等。

10.膀胱癌中医名家经验

（1）孙桂芝治疗膀胱癌经验

孙桂芝认为，膀胱癌为癌毒之邪蕴积于膀胱。常见基本证候为湿热、血瘀、阴虚、气滞、气虚、血虚。其病位在膀胱，涉及肾、脾、肝。湿热者，以三仁汤加减，常用杏仁、生薏苡仁、白蔻仁、竹叶、厚朴、半夏、生石膏、灯心草、海金沙、金钱草、车前草、通草、泽泻、半边莲。肝胆有热者，用龙胆草、黄芩、牡丹皮、炒栀子。血瘀肿瘤坚硬者，用地龙、炮穿山甲、凌霄花、夏枯草、鳖甲、龟甲。阴虚者，以六味地黄汤加减，药用生地黄、山萸肉、山药、牡丹皮、枸杞子、石斛、沙参、麦冬、五味子、女贞子、墨旱莲、菟丝子、黄精。气滞者，用柴胡、佛手、厚朴、炒枳壳。气虚者，以四君子汤加减，药用太子参、炒白术、茯苓、黄芪。余毒未清者，用白英、土茯苓、龙葵、蛇莓、干蟾皮、白花蛇舌草、半枝莲、金荞麦、草河车。胃脘部不适，消化道黏膜受损者，用白芷、炒蜂房、血余炭、生蒲黄。纳呆者，用鸡内金、生麦芽、九香虫、砂仁。便稀者，用炒诃子肉、禹粮石。身疼者，用延胡索、徐长卿。腰痛者，用川断、桑寄生、牛膝。尿血者，用血余炭、白茅根、阿胶、仙鹤草、生蒲黄。小腹寒痛或下焦有寒或积水者，用小茴香、橘核、荔枝核、乌药、淫羊藿、荜茇。眠不实者，用远志、炒酸枣仁、首乌藤、磁石、珍珠母、合欢皮。尿频或尿失禁用海螵蛸、桑螵蛸。尿混浊者，用萆薢。尿血出现贫血者，用当归、阿胶、何首乌。肾功能不正常者用益母草、晚蚕沙。

（2）贾堃治疗膀胱癌经验[17]

贾堃在癌症的治疗中，立法贵在于消，用药以求其平。强调以消为贵，消中寓补，补中有消，本着治病求本，本于阴阳，以平为期的原则。研制出抗癌药平消片，其组成有郁金、仙鹤草、枳壳、干漆、五灵脂、净火硝、白矾、制马钱子。源于古方硝石矾石散而来，具有化瘀除湿，软坚散结的作用，其药味平，意在于消，经实验证明具有抑制癌瘤生长，缩小瘤体，提高机体免疫力。其治疗膀胱癌转移1例，简介如下。

案例：赵某，51岁。尿血3个月，反复发作，少腹痛，腹胀，纳呆，肝区隐痛，乏力，消瘦，脉弦细，舌苔白，质绛，舌下瘀斑，B型超声及CT检查提示：膀胱后壁见菜花样肿块，大小3.1cm×1.8cm，肝左叶可见5cm×4.7cm异常区，右肝前叶可见4.3cm×3.4cm异常区。病理检查提示：膀胱移行细胞癌。诊断：膀胱癌肝转移。中医辨证：瘀痰结聚，脾肾亏虚。治法：口服抗癌药平消片，每次2片，每日3次。按中医证型辅助以化瘀散结，健脾补肾汤剂。处方：羌活、蜂房各10g，郁金、白术各15g，猪苓、仙鹤草、姜石各60g，瓦楞子、补骨脂各30g。1年多治疗过程中，血尿多加阿胶30g，少腹痛加川楝子15g，气短乏力加黄芪60g，其主要症状均明显好转。1988年4月及7月两次B超复查，肿块缩小，症状消失，恢复工作。1989年5月B超复查：膀胱肿块缩小1/2以上，肝右前叶肿块消失，肝左叶异常区亦明显缩小。后随诊，已存活4年余。

（3）雷永仲治疗膀胱癌经验[18,19]

雷永仲认为治疗膀胱癌，应以病机为中心，但应掌握癌的特点：其一者毒也，其二者结也。毒因气机阻结而生；结因毒侵而气机更涩。毒者，投以解毒之剂，结者，以软坚消癥散结之药伍之。他曾用中医药治疗膀胱癌34例，方用半枝莲、茯苓、猪苓、泽泻、车前子、滑石、知母、黄柏、生地黄、蒲黄、藕节、贯众、槐花、小蓟、大蓟，如尿血不止者加白及、荠菜花、阿胶、三七；乏力较甚者，加党参、孩儿参、黄芪。治疗结果为，生存9

年和15年者各1例。另32例，生存1年以上者19例，占59.38%，生存2年以上者11例，占34.38%，生存3年以上者6例，占18.75%，生存4年以上者4例，占10.75%，生存5年以上者3例，占9.38%。

案例：宁某。女，63岁。患者血尿4年，1966年3月经膀胱镜检查，诊断为膀胱癌。于3月24日初诊。主诉血尿不止，并伴血块。臀部作胀，苔薄黄，脉细数。治疗方药：党参、黄芪、白术、茯苓、甘草、建曲。清热利湿加知母、黄柏、猪苓、泽泻、车前子、滑石。凉血止血加大蓟、小蓟、藕节炭、蒲黄炭、贯众炭、生地黄、阿胶。软坚消瘀加半枝莲、琥珀末。治疗后血尿即止。经膀胱镜复查及活检，又发现右侧输尿管上方有膀胱移行上皮乳头状癌。自膀胱镜检查后血尿又作。服药19日后血止。其后如劳累，少寐或中断治疗后，则见尿血，持续服药后则血止。治疗随访14年11个月时，一般情况良好。

（4）孙秉严治疗膀胱癌经验[20]

孙秉严治愈1例膀胱癌患者，简介如下。

案例：陈某，女，63岁，农民。病史：患者于1967年3月出现血尿及血块，每次尿出血块时小腹及腰痛甚。同年5月经天津某医院膀胱镜检查诊为"乳头状癌"，见膀胱颈部有较大肿瘤2个，小者无法数清。医院建议手术切除，患者拒绝治疗。患者于1967年5月就诊天津孙秉严处，但见面色白中透黄，身体消瘦，舌质红，苔薄黄，脉沉细而数，十指有较大甲印。证属湿热郁滞毒结。治以清热利湿驱毒。方药：当归10g，生地黄15g，知母15g，黄柏10g，斑蝥4个，滑石15g，蝉蜕10g，半枝莲15g，海金沙10g，苦丁茶15g，木通30g，牛膝10g，陈皮10g，半夏15g，水煎服。自制新丹，日服2剂。自制化毒片，日服5片。服药至1968年4月16日，一切症状均减，医院复查示：2个较大肿瘤未发展，小肿瘤全部消失。继续服药至1980年6月28日，该医院再次复查，尿道通畅，膀胱颈部及整个膀胱均正常。经随访，已15年未复发。

（5）李岩治疗膀胱癌经验[21]

李岩认为，肿瘤患者在出现临床症状时，已多属中晚期。晚期肿瘤患者的特点，除肿瘤本身广泛扩散外，还有合并症、继发症、后遗症存在，这些都给治疗带来许多困难，比如多数45岁以上的肿瘤患者，常常有动脉硬化、高血压、心脏病、气管炎、肝炎、糖尿病、内分泌紊乱、神经官能症等。又因肿瘤采取手术、放疗、化疗后，有的引起局部溃疡、发热、出血、消瘦、贫血、精神创伤、功能障碍等后遗症。对于晚期癌症患者不能放弃治疗，同时要注意治疗合并症、后遗症，用中医治疗时要注意抓住主证。他曾治愈1例膀胱癌患者，简介如下。

案例：金某，男，64岁。病史：患者1960年4月因全程血尿，经宁夏某医院肾盂造影，诊为肾盂癌，建议做肾切除，患者未同意，即给一般对症处理。到1972年病情加重，进行膀胱镜检查，发现有片状浸润型肿瘤，并从尿中找到癌细胞，又去上海某医院诊为膀胱癌，建议手术，患者仍未同意，而服清热解毒中草药150余剂，症状有所好转。经膀胱镜检查及肛门指检，仍见膀胱颈部及三角底部水肿，间嵴肥厚，有前列腺增生、结石。治疗：患者于1976年10月11日就诊北京肿瘤防治研究所附属医院中医科李岩主任处。症见排尿困难，须弯腰成90度，加强腹压方能排出，小便涩滞，腹痛难忍，夜间更重，影响睡眠，口干舌燥，舌红脉弦。证属下焦瘀热，灼伤津液，阴虚火旺，血热妄行。治以降火滋阴，化瘀止痛。方药：降火丸，成分为苦参、山豆根、夏枯草、大黄、龙葵、青黛、干蟾皮、蜂房、半枝莲、野菊花、生甘草。犀黄丸，成分为牛黄、麝香、乳香、没药。蟾蜍酒，活蟾蜍5只，黄酒500g，共蒸1小时，去蜍取酒，珍藏备用。每日3次，每次10ml。化瘀通淋汤，成分为丹参、赤芍、桃仁、红花、土鳖虫、泽兰、龙葵、金银花、女贞子、桑寄生、刺猬皮。患者服药两个月，小便较前通畅，腹痛减轻，偶见血尿，尿常规化验阴性，未见癌细胞。同年12月11

日请泌尿科会诊检查，前列腺较大，无结节，无砂石感，诊为良性前列腺增生合并结石，患者带药回原地观察。以后17年随访，未见复发征象。

（6）常德贵治疗膀胱癌经验[22]

常德贵认为，膀胱癌患者由于湿热毒邪内蕴、毒瘀胶结而出现血尿等一派热毒之象，然毒瘀日久，伤及先天，导致肾、膀胱虚寒，乃以朱氏萆薢分清饮治疗。方中萆薢利湿而分清化浊，为君药。石菖蒲辛香苦温，化湿浊以助萆薢之力，兼可祛膀胱虚寒，用以为臣。《本草求真》谓石菖蒲能温肠胃，"肠胃既温，则膀胱之虚寒小便不禁自止"。佐入益智仁、乌药温肾散寒。益智仁能补肾助阳，且性兼收涩，故用之温暖脾肾，缩尿止遗；乌药温肾散寒，除膀胱冷气，治小便频数[23]。金樱子功能固精缩尿，涩肠止泻，与益智仁、乌药共固肾本。仙鹤草补虚止血，可用于膀胱癌血尿，标本兼治。可加扁蓄、瞿麦合用功能利尿通淋，治疗膀胱癌肿兼有热象者。白花蛇舌草、半边莲解毒清热，佐以血肉有情之蜈蚣、土鳖虫，活血通淋之琥珀等增强攻毒祛瘀之力。

另外，他根据"本虚、湿热、毒瘀"的病机，研制芪蓝胶囊。芪蓝胶囊由黄芪、绞股蓝、蜣螂、土茯苓等中药组成，黄芪味甘，性温，入脾、肺经，具有补气、利尿托毒等功效；绞股蓝，味甘、苦，性微寒，具有益气安神，清热解毒等功效；蜣螂具有破瘀、攻毒、消肿的功效。现代药理研究显示，蜣螂具有 α_1 受体阻滞剂样作用，可降低尿道梗阻的动力性因素，从而缓解排尿症状。土茯苓其性甘淡平和，入肝、胃经，是清热毒、疗疮肿、除湿浊、利关节之要药。有清热利湿、健脾止泻、利尿通淋、消散癌肿、克伐瘿瘤等功效。诸药合用具有益脾补肾以助气化，化瘀散结祛痰以利水道之功效。可用于治疗膀胱癌、前列腺癌等疾病。

（7）张亚强治疗膀胱癌经验[24]

张亚强从膀胱癌本虚标实的基本病机入手，通过健脾和胃益肾来调理气血津液，清热解毒，最大限度地祛除患者的脏腑蕴毒，达到预防肿瘤复发的目的。其辨证分型论治如下。①湿毒热毒蕴结证：临床上膀胱癌患者每多见此证型。治疗以行气利水清热解毒为法，用八正散合五苓散加入生薏苡仁、白花蛇舌草、龙葵、白英等清热解毒抗癌的药物治疗。如见腹胀、纳呆加枳壳、鸡内金；兼见血瘀可加生蒲黄、莪术、三棱、鸡血藤等。②气郁血瘀证：失常的情志状态长期存在会导致气机郁滞或逆乱，造成肿瘤的发生和发展。此类患者多见情志抑郁或烦躁易怒，小便不畅，胁痛腹胀，脉象多弦。治疗应疏肝活血，清热解毒。以沉香散加减。方药组成沉香、石韦、瞿麦、淡竹叶、生薏苡仁、猪苓、王不留行、三棱、莪术、白英、白花蛇舌草、香附、陈皮、当归、冬葵子、滑石。若气郁化火可加龙胆草、山栀子、蒲公英、苦地丁等药物清热泻火；若纳呆，不思饮食可加焦山楂、焦麦芽、焦神曲鸡内金等。③脾肾不足证：此时患者多脏腑虚损，临床常见倦怠乏力，少气懒言，食少纳呆，腰膝酸软，舌胖大，有齿痕，脉沉细无力。治法应健脾益肾清热解毒，方用四君子汤合地黄汤加解毒抗癌类药物，如白花蛇舌草、蛇莓、半枝莲、龙葵、白英等。血虚可加当归、熟地黄、阿胶等；肾阳不足者加鹿茸、肉桂、淫羊藿等；阴虚重者加女贞子、墨旱莲、枸杞子等。④气阴两虚证：膀胱癌容易复发，许多患者多次行手术及化疗、放疗，导致机体气血不足，阴液耗伤。对于此类患者，张亚强强调首先应该给患者益气养阴，调理气血，待患者气血充盈后，再根据其自身情况予以辨证论治，用八珍汤合知柏地黄汤加减。其在临床上，注重清热利湿，重视保护脾胃的功能，重视清热解毒抗癌药物的应用。

案例：患者，男，54岁。2002年经膀胱部分切除术病理证实为膀胱移行细胞癌。此后每3～6个月复查膀胱镜均复发，每年行3～4次经尿道膀胱肿瘤电切术，术后先后膀胱灌注羟喜树碱、丝裂霉素、吡柔比星等化疗药物无效。于2006年开始就诊于张亚强，予以膀胱灌注吡柔比星30mg配合中医辨证中药治疗。初诊时患者神疲乏力，气短懒言，时有自汗出，食欲减退，脘痞，二便无力，舌略胖，暗红，苔厚白，脉细弦。证属脾胃不足证，以健脾益气，解毒抗癌为法。处方：生黄芪30g，党参15g，太子参15g，焦山楂40g，焦神曲15g，炒麦芽15g，蛇莓15g，半枝莲15g，龙葵9g，白英9g，生地黄15g，当归15g，猪苓15g，薏苡仁30g，山慈菇9g，白花蛇舌草20g，每日1剂，分2次煎服。患者服药14剂后复诊，诉进食后仍时有腹胀，食欲恢复，其他症状明显缓解或消失。张亚强考虑患者脾胃功能已经逐渐恢复，所以在原方的基础上适当加大了解毒抗癌药物的用量。患者坚持口服中药配合膀胱灌注治疗，每月复诊，分别于治疗后3个月、6个月及1年复查膀胱镜，未见肿瘤复发。患者门诊间断口服中药，多年行膀胱镜检查均未见肿瘤复发。

（8）胡志敏治疗膀胱癌经验[4]

胡志敏治疗膀胱癌注重补益脾肾，固护胃气。常用中药为：人参、黄芪、茯苓、白术、当归、白芍、鸡血藤、熟地黄、枸杞子、苦参、半边莲、仙鹤草、薏苡仁、白花蛇舌草、蛇莓、甘草。常用方剂为：四君子汤、香砂六君子汤、补中益气汤、金匮肾气丸、右归丸、八珍汤合益胃汤加减。

案例： 患者王某，女，80岁，2006年3月以无痛性肉眼血尿3个月为主诉来诊。在外院行膀胱镜检查示：膀胱顶部多发肿瘤，大者3cm×3cm，小者如绿豆大小共十多个，呈菜花样改变。病理结果为乳头状癌。查CEA＞410U/L，因年龄较大，患者及家属拒绝行手术及放化疗治疗，为求中药治疗来诊。就诊时症见：尿中夹有血块，时有尿色鲜红，时小腹隐痛，食少，腰痛乏力，精神倦怠，体重下降约5kg。既往史：乙型病毒性肝炎10年。查体：面色苍白、精神倦怠、下腹压痛（+）、腹水（－）、双下肢无浮肿、舌质紫暗、苔黄腻、脉沉细无力。辩证：脾肾亏虚。治则：补脾益肾，化瘀止痛。方药：半边莲、半枝莲、白花蛇舌草、土茯苓、生薏苡仁、冬葵子、龙葵、仙鹤草、白茅根、瞿麦、萹蓄、女贞子、党参、白术、生甘草。同时运用复方苦参注射液20mg，0.9%生理盐水350ml，每日1次静脉滴注，10天为1个疗程，每月用1个疗程。用药3个月。复查膀胱镜示：病灶较前无进展、CEA＞200U/L，症状较前有所改善、体重已无下降、尿血及小腹疼痛消失。持续用药至今，已达3年，患者现在病情稳定，无特殊不适、体重无下降。查膀胱镜示：膀胱肿块无增大、CEA＞100U/L，余生化检测指标正常。

（9）李东涛治疗膀胱癌中医验案举例

案例： 潘某，男，58岁。2013年7月31日初诊。

于2013年5月15日因尿血2个月入青岛大学附属医院，并于5月16日行尿道膀胱肿瘤电切术，肿瘤有蒂，约4.6cm×3.6cm大小，病理检查示：膀胱右侧壁低级别尿路上皮乳头状癌，术后以吡柔比星30mg+5%葡萄糖60mg膀胱灌注，1周1次×8次，1个月1次×8次，3个月查1次B型超声。最近尿血、尿痛、尿频。CT检查示：膀胱壁略增厚，前列腺增生，右肾囊肿（1.3cm×1.3cm），膀胱三角区右侧区域见2.4cm×1.0cm扁平隆起腔，查尿白细胞888个/μl。痛甚则寒战，舌质淡，苔白，两侧瘀斑，脉弦。查膀胱镜：膀胱顶壁、前壁可见多处散在分布片状黏膜苔藓样改变。诊断：膀胱癌电切术后。中药治疗：生地黄30g，通草15g，甘草梢20g，竹叶20g，滑石60g，生薏苡仁60g，白英60g，土茯苓60g，蛇莓30g，龙葵60g，木馒头60g，瞿麦45g，肿节风45g，生蒲黄15g（包煎），仙鹤草30g，灵芝30g，茯苓30g，炒白术30g，女贞子30g，猪苓30g，苦参30g，猪殃殃30g，冬葵子30g，黄芪60g，三七粉10g（分冲），炒山药45g，鸡内金30g，生麦芽30g，延胡索60g，白屈菜60g，菝葜90g，陈皮15g，草薢20g，小蓟20g。7剂，水煎服，每剂煎10袋，每袋150ml，每日4～6袋，日分3次服。蟾宫散，一次3g，每日3次服。

2013年12月10日九诊。2013年11月28日查B型超声：肾膀胱未见异常，前列腺大小5.5cm×3.9cm×3.7cm。11月29日莱西人民医院查膀胱镜：未见明显异常，膀胱4点处有0.3cm突起，今天又灌洗一次，左侧腹痛，最近纳呆，左侧下肢麻木，舌质淡，苔白，脉弦滑。血压148/80mmHg。中药治疗：王不留行45g，黄药子15g，琥珀12g，蜈蚣2条，炒枳壳20g，红景天30g，花椒10g，乌药10g，小茴香10g，延胡索30g，鸡内金30g，生麦芽30g，砂仁15g（后下），白豆蔻15g（后下），杜仲20g，续断20g，生地黄30g，通草15g，甘草梢20g，竹叶20g，滑石60g，木馒头60g，瞿麦45g，肿节风45g，生蒲黄15g（包煎），仙鹤草30g，灵芝30g，茯苓30g，炒白术45g，女贞子30g，猪苓30g，苦参45g，猪殃殃45g，冬葵子45g，黄芪60g，三七粉10g（分冲），炒山药45g，白屈菜30g，菝葜100g，陈皮15g，萆薢20g，小蓟20g。7剂。蟾宫散同前。

2015年2月10日二十诊。尿道痛，淋漓6个月，憋闷不畅，今天青岛大学附属医院做B型超声检查未见复发。尿难下，服以上药不难受，下肢无力，右下腹痛，舌质淡，苔白，脉弦滑。前方加生薏苡仁60g，白英60g，土茯苓60g，蛇莓30g，龙葵60g。7剂。蟾宫散同前。

（二）西医治疗

1.治疗原则

膀胱癌以手术治疗为主，膀胱灌注、化疗、放疗为辅。非浸润性膀胱癌和局限的T_2期肿瘤，可采用保留膀胱的手术；浸润性膀胱癌以及较大的多发、反复复发的肿瘤，应行膀胱全切除术。依据影像学检查的术前分期并不十分准确，30%～50%的患者可能被低估。

膀胱癌的手术方式分为经尿道切除术、膀胱切开肿瘤切除、膀胱部分切除及膀胱全切除术。对于转移性膀胱癌患者，手术等局部治疗仅能起到止血等姑息性效果，化疗能够延长患者的生存时间并改善其生活质量。

2.非浸润性膀胱癌

膀胱癌中75%～85%为非浸润性膀胱癌（Tis、T_a和T_1期），治疗效果及预后较好。经尿道膀胱肿瘤电切术（transurethral resection of bladder tumor，TURBT）联合化疗药物或免疫调节剂膀胱内灌注为非浸润性膀胱癌的主要治疗手段。

（1）TURBT

TURBT既是非浸润性膀胱癌首选的治疗手段，又是重要的诊断方法，损伤小，恢复快，可以反复进行，并能保留膀胱排尿功能。TURBT后如有肿瘤残留或肿瘤病灶过多、过大，病理标本未含肌层或发现T_1和高分级肿瘤时，需要二次电切。T_1期膀胱癌术后2～6周再次行TURBT，可降低术后复发率。

（2）经尿道激光手术

经尿道激光手术治疗膀胱癌的疗效和复发率与TURBT相近，一般用于乳头状低级别、低分期的尿路上皮癌。由于肿瘤标本多被凝固或汽化破坏，不能够提供完整的手术标本用于准确的病理分期，不推荐用于原发的或术前病理诊断不明的膀胱癌。

（3）膀胱内灌注治疗

膀胱内灌注治疗是预防TURBT后局部复发最常用的治疗手段，对远处转移没有作用。TURBT术后24小时内即行膀胱灌注治疗，公认能明显降低肿瘤复发率。灌注策略根据复发的危险度来制定。

低危（$G_{1～2}T_a$期）：术后灌注细胞毒药物，应在术后24小时内完成，单次即可。

中危（多发G_2T_a、G_1T_1，单发的G_2T_1期）：单次灌注+诱导灌注或持续灌注，术后24～48小时内执行首次。欧洲泌尿外科学会（European Association of Urology，EAU）建议此后的灌注持续6～12个月，中华医学会泌尿外科学分会的建议是[25]：每周1次，共4～8周，随后进行膀胱维持灌注化疗，每月1次，共6～12个月。药物可以是细胞毒药物或卡介苗（BCG），两者疗效相近。

高危（G_2T_1、G_3T_a-T_1、原位癌）：首选BCG，其疗效优于细胞毒药物。SWOG建议术后第1周、2周、3周、3个月、6个月各灌注1次，后每6个月灌注1次，持续3年。化疗药物与BCG联合序贯疗法可能提高疗效，但有待深入研究。

膀胱灌注所使用的细胞毒药物有：丝裂霉素，一次40mg；吉西他滨，一次2000mg；阿霉素，一次50mg；表柔比星，一次50mg；吡柔比星，一次40～80mg[26]；羟喜树碱，一次30mg。它们的疗效相近，尿pH、化疗药物浓度与膀胱灌注化疗效果相关，药物浓度比药物剂量更重要。药物应保留30分钟至2小时，灌注前不要大量饮水，避免尿液将药物稀释。细胞毒药物膀胱灌注的主要副作用是化学性膀胱炎，程度与灌注剂量和频率相关。若出现严重膀胱刺激症状，应延迟或停止灌注，以免并发膀胱挛缩。多数不良反应在停止灌注后可以自行改善。

膀胱灌注生物调节剂中BCG最为常用。为了降低BCG的毒性，有人推荐使用BCG标准剂量（81mg）的1/3或1/4。低剂量与全剂量相比，对中危肿瘤的疗效没有明显差异，但高危肿瘤用至每次120～150mg或有更好的效果。

（4）光动力学治疗（photodynamic therapy，PDT）

光动力学治疗主要用于膀胱癌前病变、早期癌、原位癌、肿瘤多次复发、不能耐受手术或不愿手术的患者。早期使用的光敏剂为血卟啉衍生物类物质，易出现光毒性和对心血管系统的副作用，新的光敏剂5-氨基乙酰丙酸具有无变态反应、无须避光等优点，从而使光动力学治疗有望得以推广应用。

3. 浸润性膀胱癌

浸润肌层的膀胱癌（T_2、T_3、T_4），除少数分化良好、局限的T_2期肿瘤可行经尿道切除保留膀胱外，一般需要行根治性膀胱切除术或部分膀胱切除术。

4. 放疗

浸润性膀胱癌患者不愿意接受或不能耐受根治性膀胱切除术，或根治性手术已不能彻底切除肿瘤时，可选用膀胱放疗、化疗+放疗或同步放疗、化疗。照射方法包括常规外照射、三维适形及调强放疗，射线能量应选择6MV或更高能量的X线，以保证靶区剂量高于周边正常组织剂量。推荐剂量为60～66Gy，分次剂量为1.8～2Gy，整个疗程不超过6～7周。存在下列情况应慎用或禁用放疗：肿瘤导致肾盂积水；肾功能异常；易激惹膀胱；低容量膀胱。

姑息性放疗的目的是减轻因膀胱肿瘤巨大造成无法控制的症状，如血尿、尿急、疼痛等。但这种治疗可增加急性肠道并发症的风险，包括腹泻和腹部痉挛疼痛等。姑息性放疗多采用大分割剂量照射，一般为30Gy/10次/2周与30Gy/5次/6周，根据治疗反应和患者的身体状况酌情缩野加量。

5. 化疗

已有转移的晚期膀胱癌患者，全身化疗是主要的治疗方法，能延长患者的生存期，改善生活质量。化疗2～3个周期后进行评价，如肿瘤缩小或稳定，则追加2个周期化疗。如果化疗后肿瘤可手术切除，则术后继续2个周期化疗。如化疗2～3个周期后评价肿瘤无反应，则应更换化疗方案。

常用的化疗方案如下。

（1）以顺铂为基础的化疗方案：膀胱癌对含顺铂的化疗方案敏感，总有效率为40%～75%。GC方案（吉西他滨+顺铂）：被认为是目前标准一线治疗方案，吉西他滨800～1000mg/m^2，d1、d8、d15，静脉滴注30～60分钟；顺铂70mg/m^2，d2，静脉滴注1小时，每4周重复，共2～6个周期。GC方案与MVAC方案在有效率、疾病进展时间、总生存时间等方面均相近，但耐受性更好。

（2）以紫杉类为基础的化疗方案：GC方案治疗失败，或不能使用顺铂的患者，可以选择以紫杉类为基础的化疗方案。

（3）其他的化疗方案：卡铂联合紫杉醇或吉西他滨、三药方案（吉西他滨+紫杉醇+顺铂）、培美曲塞联合吉西他滨，均可作为标准治疗方案失败的二线治疗。

（三）中西医结合治疗

1. 与手术配合

（1）胡志敏[4]认为，手术常损伤元气、耗伤气血，表现为正气亏虚、阴血耗损的证候，临床表现为气短、乏力、倦怠、纳差、舌质淡、苔薄白、脉细弱等症。临床以益气补肾抗癌为法。常用药为：瞿麦、萹蓄、白英、龙葵、土茯苓、白花蛇舌草、川楝子、车前草、生黄芪、鸡血藤、白术、鸡内金、砂仁、菟丝子、女贞子、甘草。如术后营卫失调气虚自汗，治以益气固表为主、兼以敛汗，方为玉屏风散加太子参、五味子、白芍、浮小麦、煅龙骨、牡蛎、麦冬；术后体虚纳呆乏力，应以补气养血、健脾消食为主，加人参、党参、麦芽、陈皮、丹参；术后胃阴大伤、津液亏乏，口干舌燥、舌光红无苔、大便干燥，治以养阴生津为法，加沙参、麦冬、石斛、天花粉、玉竹、生地黄、玄参；术后腹胀、便秘数日不解、口干、舌苔黄厚，予以理气化滞、通腑泄热药，用增液承气汤加减；术后伤口难以愈合、流脓者，予以益气解毒中药，炙黄芪、当归、金银花、牡丹皮、连翘；术后小腹坠胀疼痛者，加用延胡索、香附、乌药。

（2）谢桐[27]用龙羊泉汤治疗本病，其组成为龙葵、白英、蛇莓、海金沙、土茯苓、灯心草、威灵仙、白花蛇舌草，有一定的疗效。

（3）徐培玉[13]用中药温莪术中提取出来的榄香稀乳治疗和预防术后复发25例，于术后10日开始膀胱灌注，复发率为4.5%。

2. 与化疗配合

（1）胡志敏[4]治疗化疗副反应的经验：①局部化疗反应的治疗。化学性膀胱炎是主要的不良反应，临床表现为尿频、尿急、尿痛等膀胱刺激症状。应用清热泻火、利水通淋之剂，以缓解症状，常用方药为八正散加减，车前子、瞿麦、萹蓄、滑石、栀子、通草、牡丹皮、甘草。伴血尿者，加大蓟、小蓟、白茅根、仙鹤草；小便浑浊者，加萆薢、石菖蒲、射干。②全身化疗反应的治疗。中药通过益气养血、滋补肝肾之法，减轻不良反应。常用方药：生黄芪、太子参、当归、鸡血藤、白术、茯苓、鸡内金、焦三仙、枸杞子、女贞子、山茱萸、黄精、炒枳壳、甘草。消化道反应出现食欲减退、恶心、呕吐等症，治疗予以健脾和胃之品，药用白术、竹茹、陈皮、半夏、旋覆花、鸡内金等；腹痛者加延胡索、香附、白芍；腹泻者加山药、白术、薏苡仁；骨髓抑制常表现为末梢血液中白细胞、红细胞、血小板数下降，以健脾补肾为法，加用党参、当归、龙眼肉、熟地黄、黄精、阿胶、大枣；一些植物性生物碱类化疗药对周围神经有明显毒性，引起肢体麻木、全身无力、膝腱反射下降、肠麻痹、便秘、共济失调等，治以活血通络、补肾益气，药用络石藤、首乌藤、丹参、桂枝、桑寄生、川芎、补骨脂；因化疗致热毒伤阴者，可发生皮疹、皮炎、红斑、色素沉着、脱发等症状，予以清热凉血、活血化瘀之法，加用牡丹皮、生地黄、赤芍、白鲜皮、地肤子、紫草、当归、何首乌。

（2）蒋益兰等[28]应用中医辨证与化疗治疗晚期膀胱癌，中药组成为小蓟、鲜生地黄、蒲黄炭、半枝莲、蚤休、石见穿、藕节、栀子、三棱、莪术、淡竹叶、三七粉、甘草。加减变化；阴虚火旺加知母、黄柏、山茱萸、牡丹皮、墨旱莲；脾气亏虚加白参、黄芪、升麻、茯苓、白术；湿热内蕴加木通、萹蓄、瞿麦、金钱草。化疗用顺铂（PDD）静脉滴注、甲氨蝶呤（MTX）肌内注射、环磷酰胺（CTX）静脉滴注，共用 2～3 周期为 1 个疗程。疗效结果为：尿血改善有效率为74.2%；尿频缓解有效率为80.9%；下腹疼痛有效率为80.1%；瘤体稳定率为86.1%。

（3）李瑞乾等[29]应用参芪扶正注射液联合化疗治疗晚期膀胱癌，结果治疗组总有效率为53.3%；能减轻血红蛋白和血小板下降，改善生活质量。

（4）崔大鹏[30]对猪苓及猪苓多糖联合卡介苗治疗膀胱癌可行性进行分析，研究显示猪苓可显著抑制大鼠膀胱癌的发生，猪苓多糖可有效地抑制卡介苗的不良反应。

3. 与膀胱灌注配合

（1）蒋松定[31]以中药内服加西药化疗药膀胱灌注治疗膀胱癌15例，中药方取张仲景《伤寒论》桃仁承气汤和《千金要方》犀角地黄汤之义。方药组成：水牛角、龟甲、桃仁、牡丹皮、厚朴、薏苡仁、泽泻、枳壳、甘草梢，西药治疗以氟尿嘧啶、塞替哌膀胱灌注并使用酚磺乙胺等止血药。治疗结果临床治愈7例，占47%；好转5例，占33%；无效3例，占20%。中西医结合治疗15例基本无胃肠道反应，无严重白细胞减少和严重贫血。

（2）张书林[10]应用加味五苓散治疗经放疗、化疗的晚期膀胱癌31例，结果，存活5年以上者3例，存活2年以上18例，不满2年残疾者10例。

（3）曾令启[32]对36例膀胱癌术后除常规膀胱灌注化疗外，加服中药参芪十一味颗粒治疗，经随访结果术后复发率、5年生存率及生活质量均较为满意。

（4）顾乃龙等[33]用中药华蟾素注射液、岩舒（苦参碱）注射液和10-羟喜树碱灌注综合治疗膀胱癌24例，结果显示中药对于，减少10-羟喜树碱灌注引起的并发症能起到较好的预防作用。

4. 与放疗结合

（1）胡志敏[4]治疗放射后损伤。①放射性膀胱炎，分为三种证型。膀胱湿热型：症见小便短赤，灼热疼痛，小腹胀满，舌质红，苔黄腻，脉滑数。治以清热利湿。常用方为八正散加减；中气下陷型：小腹坠胀，小便少而不畅，食欲缺乏，言语不利，舌质淡，苔薄脉弱。治以健脾益气。常用方为补中益气汤加减；肾阴亏虚型：症见时欲小便而不得出，五心烦热，舌红，少苔或无苔，脉细数。治以滋阴补肾。常用方为六味地黄丸加减。②放射性结直肠炎：放疗亦会造成结肠、直肠的损伤，发生放射性结直肠炎，临床表现为剧烈腹泻、腹痛、黏液样便，治以清热利湿、健脾理气，兼以温肾，予参苓白术散、白头翁汤、附子理中汤加减。③其他：如尿血不止，加用白及、苦参、阿胶、三七，必要时加西药止血；若小便淋漓不尽，加杜仲、菟丝子、肉苁蓉；放疗的患者，常合并感染、发热，出现瘀毒化热之象，多用清热解毒利湿之品，黄连、黄柏、大黄、紫草、白鲜皮、板蓝根等。

（2）放疗后继发膀胱纤维化及挛缩性膀胱者，可选气海、阳陵泉、水道、膀胱俞、三阴交、关元穴位进行针灸治疗，效果良好。

（3）金银花能治疗放疗、化疗引起的口干症[34]。

5. 综合治疗

（1）上海徐汇区天平路地段医院以蜣螂虫、白花蛇舌草、杠板归、韩信草、半枝莲、野葡萄藤为主配合小剂量穴位注射，治疗膀胱癌42例，总有效率达71.4%[4]。

（2）卢子杰[35]将浅表性膀胱肿瘤患者分为中西医结合治疗组和手术结合膀胱灌注对照组。对照组术后2周用丝裂霉素膀胱灌注；治疗组于术后1周开始给予益肾化瘀、扶正抗癌中药口服1年。基本药物：黄柏、知母、炙黄芪、白术、当归、丹参、枸杞子、半枝莲、蛇莓、白花蛇舌草、龙葵、白英。结果治疗组和对照组的复发率分别为24%、40%，并且对照组不良反应较明显。

五、预后及随访

（一）预后

预后与肿瘤分级、分期、肿瘤大小、肿瘤复发时间和频率、肿瘤数目等因素密切相关，其中肿瘤的病理分级和分期是影响预后的最重要因素。膀胱癌首诊中75%～85%为非浸润性膀胱癌，其中约70%患者处于T_a期，20%处于T_1期，10%为Tis。非浸润性膀胱癌总体预后较好，有30%～80%的患者出现复发，1%～45%的患者5年内会发展为浸润性膀胱癌。浸润性膀胱癌即使行根治性膀胱切除术，50%仍会出现转移；5年生存率：病变局限于膀胱者为75%～90%，局部外侵者为45%～60%；发生淋巴结转移者为20%～35%，局部复发和进展以及远处转移在手术后的前24个月内最高，24～36个月后逐渐降低，36个月后则相对较低。

（二）随访

非浸润性膀胱癌以膀胱镜为主要随访手段，在术后3个月接受第1次复查。低危肿瘤患者如果第1次膀胱镜检阴性，则9个月后进行第2次随访，此后改为每年1次直至5年。高危肿瘤患者前2年中每3个月随访1次，第3年开始每6个月随访1次，第5年开始每年随访1次直至终身。中危肿瘤患者的随访方案介于两者之间。

根治性膀胱癌切除应该终身随访，但是间隔多长时间进行检查仍然存在争论。pT_1期患者第1年内第3个月、第6个月及第12个月行血液生化检查、尿培养及尿脱落细胞学检查，以后每年进行1次，胸腹盆部CT或MRI检查每年1次；pT_2期患者，第1年内第3个月、第6个月及第12个月行血液生化检查、尿培养及尿细胞学检查，后每年进行1次，前2年内每6个月进行1次胸腹盆部CT或MRI，后3年内每年进行1次；pT_3及以上期别或淋巴结阳性患者，第1年内第3、6、12个月行血液生化检查、尿沉淀、尿培养及尿细胞学检查及胸腹盆部CT或MRI，第2年每6个月1次，以后每年进行1次。患者一旦出现复发或转移，则治疗后的随访方案须重新开始。

六、预防与调护

（一）预防

膀胱癌的预防主要有以下几个方面。

1.针对病因采取预防措施。如已经肯定外来致癌因素，如染料、橡胶、皮革等，能引起膀胱癌的发生，吸烟和服用某些药物，膀胱癌的发病率明显增高，这就要求改善染料、橡胶、皮革等工业的生产条件，提倡禁烟，避免大量、长期服用可致膀胱癌的药物。

2.高度重视血尿患者的密切随访，尤其对40岁以上的男性不明原因的肉眼血尿，原则上要采取严格的措施，包括膀胱镜检查等手段进行膀胱肿瘤的筛选。

3.开展群众性的普查工作，尤其对高发人群的普查。提高早期发现诊断率，早期治疗。早期症状多不明显，容易被误诊，早期发现经积极治疗后常可获得长期生存。

（二）调护

1.生活调护

保持会阴区特别是尿道口的清洁，预防感染。生活有规律，养成良好的生活习惯。避免过度劳累，适当的体育锻炼。戒烟，戒酒，不憋尿，避免风寒防外感。

2.精神调护

帮助患者解除畏惧、紧张、恐惧、失望等不良心态，鼓励患者树立战胜癌症的信心，引导其忘掉疾病，使患者相信，良好的心态可以帮助自己克服精神上的压力，使患者从精神到身体做好战胜癌症、完成任务的准备，使患者心情舒畅地配合各种治疗。平时注意起居有时，适当的体育锻炼，或练气功来调整身心。

向患者讲解清楚，膀胱癌经积极地配合治疗，是可以获得长期生存的。资料表明，有生活目标，有良好的心态，则机体的脏器功能、免疫功能相对较好，对抗癌有利。

3.饮食调护

在平素正常饮食情况下，应适当地进行饮食调理。养成良好的饮食习惯，清淡饮食，多食水果和蔬菜，忌食肥甘厚味，少食辛辣食物。平素可食芦笋、薏苡仁、无花果、甜瓜、山楂，常用茶。

常用的配方如下：

（1）**赤小豆内金粥**：赤小豆50g，鸡内金研细末1.5g，如常法煮赤小豆做粥，将熟时入鸡内金调匀。一日两次，趁热饮。有解毒通经、利小便等作用。适于膀胱癌治疗后清解余毒。

（2）**大麦米粥**：大麦75～100g，白糖或红糖少许。先将大麦加水煮粥，熟时加入白糖或红糖，调匀，作早餐或点心食。可养胃生津。适于膀胱癌治疗后脾胃虚弱者。

参考文献

[1] Ploeg M，Aben KK，Kiemeney LA. The present and future burden of urinary bladder cancer in the world [J]. World J Urol，2009，27（3）：289.

[2] Sauter G，Algaba F，Amin M，et al. Tumours of urinary system；noneds. WHO Classification of Tumours；Pathology and Genetics of Tumours of the urinary system and male genital organs[M]. Lyon：IARC Press，2004：29-34.

[3] Edge S，Byrd D，Compton C，eds. ACC Cancer Staging Manual[M]. 7th ed. New York：Springer-Verlag，2010.

[4] 高帅. 胡志敏教授治疗膀胱癌经验总结 [D]. 沈阳：辽宁中医药大学，2010.

[5] 邹鹏，赵红. 非肌层浸润性膀胱癌的中西医治疗研究进展 [J]. 亚太传统医药，2015，11（1）：46-48.

[6] 林飞. 中医药治疗膀胱癌的研究进展 [J]. 中国中西医结合外科杂志，2003，9（6）：473-474.

[7] 刘兵. 消瘤汤联合膀胱灌注羟喜树碱预防浅表性膀胱癌术后复发的临床研究 [D]. 北京：中国中医科学院，2012.

[8] 李东振，曲大伟，赵桂英，等. 抗癌复生汤治疗膀胱癌60例观察 [J]. 中医函授通讯，1999，18（4）：44-46.

[9] 蒋益兰，金红. 中医辨证与化疗治疗晚期膀胱癌56例对比观察 [J]. 湖南中医杂志，1994，10（3）：3.

[10] 张书林，阎凤艳. 加味五苓散治疗晚期膀胱癌 [J]. 四川中医，1989，7（4）：26.

[11] 周芳坚，秦自科. 膀胱癌 [M]. 广州：广东科技出版社，2008：248.

[12] 武迎梅，时水治. 中草药配合金龙胶囊治疗中晚期膀胱癌30例临床观察 [J]. 北京中医，2002，2（8）：127-129.

[13] 徐培玉，许仲聪，陈路川. 榄香烯乳对表浅性膀胱癌治疗和预防术后复发的观察 [J]. 中国肿瘤临床，2001，28（1）：50.

[14] 黄腊梅，赵怀. 抗癌煎剂膀胱灌注预防膀胱癌复发观察 [J]. 浙江中医杂志，1997，18（10）：450.

[15] 江荣根，王慎鸿. 复方五矾溶液预防膀胱癌术后复发 [J]. 北京中医药大学学报，2002，25（2）：65.

[16] 颜醒愚，邹世民，刘为安，等. 蛇毒膀胱灌注预防表浅性膀胱癌术后复发[J]. 中华泌尿外科杂志，1995，16（12）：753.

[17] 王慧川.贾堃主任医师治疗癌瘤病证经验简介[J].陕西中医,1990,11(10):433-434.

[18] 雷永仲,等.中医药治疗膀胱癌34例临床分析[J].江苏中医杂志,1981,5(6):25.

[19] 雷永仲,等.健脾和胃法治疗晚期恶性肿瘤.浙江中医杂志,1981,18(12):542.

[20] 谢文纬,编著.中医成功治疗肿瘤100例[M].北京:中国财政经济出版社,2007:134-135.

[21] 同[20]:136-138.

[22] 李结实,金星,彭成华,等.常德贵教授运用中医药治疗膀胱癌经验[J].中医学报,2012,27(2):172-173.

[23] 邓中甲.方剂学[M].北京:中国中医药出版社,2003:314.

[24] 薄海.张亚强运用中药联合膀胱灌注化疗药物预防膀胱癌术后复发经验[J].北京中医药,2012,31(10):737-739.

[25] 那彦群,孙则禹,叶章群,等.中国泌尿外科疾病诊断治疗指南[M].北京:人民卫生出版社,2007.

[26] 高建国,田涛,宋亚林,等.围手术期膀胱灌注大剂量吡柔比星预防膀胱癌复发的临床观察[J].中华外科杂志,2010,48(21):1650-1652.

[27] 谢桐,凌桂明,叶朗清.中药治疗膀胱肿瘤远期疗效观察[J].上海中医药杂志,1982,34(4):11-12.

[28] 蒋益兰,等.中医辨证与化疗治疗晚期膀胱癌56例对比观察[J].湖南中医杂志,1994,10(3):3-4.

[29] 李瑞乾,王启林.参芪扶正注射液配合化疗治疗晚期膀胱癌的临床观察[J].云南中医中药杂志,2009,30(5):41.

[30] 崔大鹏,张国伟.猪苓及猪苓多糖联合卡介苗治疗膀胱癌可行性的分析[J].中国中医药咨讯,2012,4(2):392-393.

[31] 蒋松定.中西医结合治疗膀胱癌血尿15例临床疗效观察[J].中国中医药科技,1997,4(2):126-127.

[32] 曾令启.参芪十一味颗粒用于膀胱癌术后治疗的临床观察[J].临床和实验医学杂志,2010,9(12):948.

[33] 顾乃龙,李平.中药和10-羟基喜树碱灌注综合治疗预防膀胱癌24例观察[J].新疆中医药,2003,21(3):19.

[34] 陈惠,马超英.近年来中西结合治疗膀胱癌的研究进展[J].中华中医药学刊,2014,32(4):740-741.

[35] 卢子杰,黄树纲,张亚大,等.中西医结合治疗浅表性膀胱肿瘤25例疗效观察[J].中国中医药信息杂志,2000,7(8):72.

第二节　肾癌

一、概述及流行病学

肾细胞癌（renal cell carcinoma，RCC）作为一种来源于肾实质的腺癌，占肾原发性肿瘤的85%。移行细胞癌来源于泌尿系统的内皮细胞，它们的生物学行为及对治疗的反应与膀胱肿瘤相似。其他少见的肾肿瘤包括肾嗜酸细胞瘤（一种分化良好的腺癌）、未分化癌、肉瘤及肾母细胞瘤。

世界范围内各国或各地区的发病率各不相同，总体上发达国家发病率高于发展中国家，城市地区高于农村地区，男性多于女性，男女患者比例约为2：1。近年来，我国肾癌的发病率有上升趋势，但远低于欧美国家。

在中医文献中，相关的论述散见于肾积、癥积等疾病中。《素问·脉要精微论》："腰者，肾之府，转摇不能，肾将惫矣。"《内经·四时次逆从论》："少阴……涩则病积溲血。"此处即包括肾积尿血。《金匮要略》言："肾着之病，腰以下冷痛，腹重如带五千钱。"此处肾着腰痛，可以联想到肾癌的可能。《诸病源候论》："癥者，由寒温失节，致脏腑之气虚弱，而食饮不消，聚结在内，渐染生长块段，盘牢不移者是症也，言其形状可证验也。若积引岁月，人皆柴瘦，腹转大，随致死。"《丹溪心法》记载："腰痛主湿热，肾虚，瘀血，挫闪，有痰积。"此处所言"肾虚""痰积"可以联想到肾癌之标本虚实之性质。《证治汇补·腰痛》

篇在治疗腰痛方面指出：“惟补肾为先，而后随邪之所见者以施治，标急则治标，本急则治本，初痛宜疏邪滞，理经遂，久痛宜补真元，养血气。”其治疗原则，对当代临床仍有指导意义。

二、病因及发病机制

（一）祖国医学对肾癌病因及发病机制的认识

肾癌是内外因素相互作用的结果，如《杂病源流犀烛·腰胁病源流》说：“腰痛，精气虚而邪客病也。”

1.饮食、生活不节

嗜烟好酒，不能节制，或嗜食肥腻膏粱厚味，或误食不洁、霉变食物，皆可导致外来致癌邪毒自口、肺输入，蕴积于内，诱发癌毒内生。

2.肾气亏虚

先天禀赋不足，或房室不节，或劳累过度，或年老体弱，或久病及肾，皆可致肾气亏虚。肾虚则气化不利，如有外邪侵袭，正不胜邪，外来毒邪易客居于肾，正邪纷争，日久导致局部代谢失常，阴阳失序，生化乖张，诱发癌毒内生。《灵枢·口问》云：“故邪之所在，皆为不足。”《丹溪心法》言：“肾气一虚，凡冲寒、受湿、伤冷、蓄热、血涩、气滞、水积、堕伤与失志、劳伤，种种腰痛，叠见而层出矣。”

3.七情内伤

情志不遂，肝失疏泄，气滞血瘀，易致肝脾不和，生化失常，代谢紊乱，诱发癌毒内生。

4.外邪侵袭

职业防护不周，或平素工作、生活暴露于不良环境，易接触外来邪毒，如正气胜，则邪气尽得消散，不能诱生癌毒；如正不胜邪，邪毒易内居于肾，正邪交争，日久则局部代谢失常，生化乖逆，癌毒内生。

（二）现代医学对肾癌病因及发病机制的认识

肾癌的病因至今尚不清楚。可能与吸烟、肥胖、长期血液透析、长期服用解热镇痛药等有关。有些肾盂肿瘤可能是由慢性炎症和结石病的长期刺激造成。有研究发现，重金属铅、镉与肾细胞癌的病因有关，铅可能是通过香烟烟雾污染而产生影响的。有学者在1990年提出吸烟与肾癌的关系，戒烟者比从不吸烟者患肾癌的危险性高2倍，重度吸烟者较轻度吸烟者发病率更高，吸烟时间长短与患病率直接相关，并认为吸烟者尿内各种诱变活性物质含量增高。烟草中的二甲亚硝胺导致肾癌，虽尚未得到临床证实，但动物实验证实二甲亚硝胺能诱发家兔发生肾癌，因而可以认为吸烟习惯加上其他危险因素如酗酒、职业接触等，可进一步增加发生肾癌的危险性。有报道芳香族碳氢化合物、芳香胺、黄曲霉毒素、激素、放射线和病毒可引起肾癌。石油、皮革、石棉等产业工人患病率高；少数肾癌与遗传因素有关，占肾癌总数的4%[1]。某些遗传性疾病如结节性硬化症、多发性神经纤维瘤等可合并肾细胞癌。

三、临床诊断

（一）临床表现

肾癌的临床表现变化多端，以腰痛、包块、血尿三联征为主要表现的典型病例今天已不常见。事实上25%～30%的患者没有与肾脏有关的任何症状，往往是在腹部超声或放射线检查时偶然发现。除腰痛、肿块、血尿三大典型症状外，肾癌还存在不少非泌尿系统的肾外表现，如高热、肝功能异常、贫血、高血压、红细胞增多症和高钙血症等。

1.局部肿瘤引起的症状

血尿为最常见的症状，可为肉眼血尿和（或）镜下血尿，大多数患者表现为间歇性血尿，也可有全程血尿，有时伴有条状血块，条状血块为输尿管管型。腰痛是因肿瘤长大后肾包膜张力增加或侵犯周围组织而发生，表现为持续性钝痛。肾癌患者腰部或上腹部可触及肿块约为10%，有时可为唯一的症状。精索静脉曲张常发生在左侧，由肿瘤压迫精索静脉引起，为继发性病变，平卧后曲张静脉不消失，表示静脉内有阻塞（或癌栓）。当下腔静脉受侵，可同时有下肢水肿出现。

2.全身症状

由于肾癌为一高度恶性肿瘤，不少患者求诊时已有明显消瘦、贫血、低热、食欲减退等恶病体质，也可有肺或骨骼转移。发热为肾癌常见的肾外表现之一，有低热或高热，高热者可高达$39 \sim 40℃$，持续不退。贫血可由失血引起，但临床上有些肾癌患者没有血尿病史，却有明显贫血，说明患者的贫血除血尿引起外，还有其他原因。有研究者认为贫血可能与肿瘤毒素或大量肾组织破坏抑制了造血有关。$25\% \sim 30\%$的患者可能有高血压。

3.内分泌紊乱症状

根据大量实验研究和临床报道，肾癌能分泌多种内分泌素引起系列症状，一种肿瘤分泌多种内分泌素是肾细胞癌的特征。据报告，约3%的肾癌患者红细胞增多，这实际上继发于红细胞生成素分泌增多。肾癌患者中的$3\% \sim 16.8\%$有高钙血症，且大多为晚期病变。有研究报道，肾癌组织分泌促皮质激素、高血糖素、甲状腺刺激素、胰岛素样多肽和其他激素。少数肾癌并发促性腺激素增高，在男性引起乳腺增大，乳晕色素沉着及性欲减退，女性则引起多毛及闭经等。

（二）实验室检查

当癌肿侵入肾盂、肾盏时，尿常规检查有数量不等的红细胞。但是，尿常规完全正常，也不能除外肾脏肿瘤。血常规可有贫血的表现。血生化可有血钙增高，肝功能异常的表现。红细胞沉降率、尿乳酸脱氢酶（LDH）和尿β-葡萄糖醛酸酶在肾癌患者可明显增高，但均为非特异性。

（三）影像学检查

1.X线检查

X线检查为诊断肾脏肿瘤的重要方法，特别是随着设备技术不断更新，X线检查的准确性也在明显提高。在X线平片上可见患者患侧肾影不规则增大，腰大肌影模糊，有10%的肾癌肿块内或肿块周围可见钙化。

2.B型超声显像

近年来，B型超声诊断肾脏肿瘤的重要方法之一，由于超声检查方法简便，无创伤性，因而在肾脏肿瘤的诊断中已被广泛应用。超声图像还能显示肾癌的范围、癌肿有无侵入邻近器官、肝脏或脾脏有无转移、肾蒂及腹膜后淋巴结是否肿大。因此，对肾癌的临床分期有一定帮助。

3.尿路及血管造影

静脉肾盂造影或逆行肾盂造影是诊断肾脏肿瘤的基本方法。$5\% \sim 15\%$肾癌患者的静脉内有癌栓，造影可了解下腔静脉、肾静脉内有无癌栓，下腔静脉有无受到肿瘤压迫和浸润等改变。腹主动脉-肾动脉或下腔静脉造影也是肾肿瘤早期诊断及定性诊断的一项重要手段。

4.CT及MRI检查

CT主要用来确诊肾占位性病变，对囊性和实质性肿块的鉴别，准确率达93%。MRI的优点在于：①一次扫描可获得肾脏横断面、冠状面和矢状面的图像；②无CT图像中存在的伪影；③不需注射造影剂。MRI可十分清晰地显示肾实质肿块，并与肾囊肿作鉴别。

5.放射性核素检查

放射性核素检查对脏器功能的了解有重要价值，同时也能用显像技术来达到既反映脏器功能，又能显示脏器形态。对一些不能做X线造影的患者更合适。放射性核素肾扫描是一种简便、无痛苦的检查方法，但灵敏度不高。另外，可以进行放射性核素$^{99}T^m c$动态肾显像。

（四）病理诊断和分期

1.分类

RCC是最常见的肾脏肿瘤（表11-2），有散发性和遗传性两种类型，散发性RCC绝大多数发生于一侧肾脏，常为单个肿瘤，双侧先后或同时发病者仅占2%～4%。遗传性RCC约占全部RCC的4%，常表现为多发性、双侧性肿瘤[2-4]。肾癌病理及组织学分类见表11-2、表11-3。

表11-2　肾细胞癌病理分类[2]

常见及相对常见类型	少见类型
肾透明细胞癌	多房囊性肾细胞癌
乳头状肾细胞癌	Bellini集合管癌
1型乳头状肾细胞癌	肾髓质癌
2型乳头状肾细胞癌	Xp11.2易位性/TFE3基因融合相关性肾细胞癌
肾嫌色细胞癌	神经母细胞瘤相关性肾细胞癌
	黏液样小管状和梭形细胞癌
	未分类的肾细胞癌

表11-3　WHO肾脏肿瘤组织学分类[2]

组织	名称
肾胚胎组织	胚胎癌、肉瘤、肾母细胞瘤
间叶组织	纤维瘤、脂肪瘤、纤维肉瘤、平滑肌瘤、脂肪肉瘤、平滑肌肉瘤
肾实质	肾癌、肾腺瘤
肾盂上皮	移行乳头状瘤、移行细胞癌、鳞形细胞癌、腺癌
囊肿	孤立性囊肿、多发性囊肿、囊腺瘤、囊腺癌、皮样囊肿
血管	血管瘤、淋巴瘤、错构瘤
肾包膜组织	纤维瘤、脂肪瘤、平滑肌瘤、混合瘤
神经组织	交感神经母细胞瘤
转移性肿瘤	

2.分级

以往最常用的组织学分级方法是Fuhrman四级分类。1997年，WHO推荐将Fuhrman分级中的Ⅰ、Ⅱ级合并为Ⅰ级即高分化，Ⅲ级为中分化，Ⅳ级为低分化或未分化。

3.分期

RCC的分期方法有Robson分期和AJCC的TNM分期（表11-4），以后者更为通用。

表11-4 肾细胞癌TNM分期

分期	T	N	M	T、N、M简明定义
I	T_1	N_0	M_0	T_1 最大径≤7cm，局限于肾
II	T_2	N_0	M_0	T_{1a} 局限于肾内，肿瘤最大径≤4cm
III	T_1	N_1	M_0	T_{1b} 局限于肾内，4cm＜肿瘤最大径≤7cm
	T_2	N_1	M_0	T_2 局限于肾内，最大径＞7cm
	T_3	N_0	M_0	T_{2a} 7cm＜肿瘤 最大径≤10cm，局限于肾
	T_3	N_1	M_0	T_{2b} 局限于肾内，最大径＞10cm
	T_{3a}	N_0	M_0	T_3 侵及大静脉或膈肌组织但未侵犯同侧肾上腺，且未超出Gerota包膜
	T_{3a}	N_1	M_0	T_{3a} 侵及肾静脉及其分支、肾周脂肪组织和（或）肾窦脂肪组织，但未超
	T_{3b}	N_0	M_0	过Gerota包膜
	T_{3b}	N_1	M_0	T_{3b} 侵犯膈下下腔静脉
	T_{3c}	N_0	M_0	T_{3c} 侵犯膈上下腔静脉或侵犯腔静脉壁
	T_{3c}	N_1	M_0	T_4 浸润超过Gerota包膜（包括侵犯同侧肾上腺）
IV	T_4	N_0	M_0	N_1 有淋巴结转移
	T_4	N_1	M_0	M_1 有远处转移（包括颈部以下的淋巴结转移）
	任何T	任何N	M_1	

四、治疗

（一）中医治疗

1.肾癌的病证特点

肾癌的病证特点应从两个方面分析。

（1）肿瘤方面，肿瘤在肾内肆意滋长，扎寨营垒，癌毒之邪与痰瘀胶结成块，或毒盛浸延肾内或局部组织、器官，或沿血道或淋巴管转移他处。

（2）对人体而言，有虚实两个方面。虚者，气虚，精亏，阴虚，阳虚，血虚；实者乃肿瘤阻滞脏腑气血运行，致湿阻，气滞，血瘀，热盛。毒结日久可致五脏失和，气血衰败，阴阳失衡。

其病位在肾，涉及下焦，肝、脾、胃、肺等脏腑。本病属本虚标实，证候多为寒热错杂、虚实并见。

2.肾癌治则治法

肾癌治疗遵从综合治疗的原则，中西医并重。中医治疗肾癌的治疗原则：对肿瘤为祛毒抗邪；对人体为扶正培本，纠正脏腑气血失调。具体治法：治肿瘤当以寒热之剂扫荡之，以平性之剂抑杀之，辅以消痰软坚、祛瘀散结之药以破击之；调人体则虚者补之，实者调之。气虚者益气，血不足者养血，阴虚者滋其阴，阳亏者助阳，湿阻者化湿，气滞者理气，血瘀者活血，化热化火者，佐以清热泻火。治疗本病宜分初、中、末三个阶段：初期属邪实，应祛邪消散为主；中期邪实正虚，应消补兼施；末期以正虚为主，应扶正祛邪。临床注重中西医配合，根据病情，合理安排中西医治疗方法与时机，并及时纠正西医治疗中出现的毒副反应。

3.肾癌辨肿瘤临床常用药物选择

现代研究证实，一些中药具有抑制肾癌细胞增殖、诱导细胞凋亡等作用，部分复方能提高患者的细胞免疫功能，改善患者机能及生活质量等功效[5-7]。肾癌的辨病论治，建议根据临床经验及现代药理，合理应用以下药物。

（1）温热药：天仙子，韭菜子，紫苏，沙棘（沙枣）。

（2）寒凉药：白毛藤（白英、蜀羊泉）（有小毒），龙葵（有小毒），苦参，半枝莲，冬凌草，藤梨根（猕猴桃根），白屈菜（有毒），三白草，扛板归，鬼箭羽，金银花，葎草，蛇葡萄根，白及，雷公藤（大毒），长春花。

（3）平性药：半边莲，蜂房（有毒）。

（4）消痰软坚药：土贝母，僵蚕。

（5）祛瘀散结药：郁金，姜黄，水红花子，番红花，水蛭（有毒），卷柏。

4.肾癌辨人体临床常用药物选择

（1）补气：人参，山药，茯苓，白术，灵芝，土茯苓，甘草。

（2）补阳：肉苁蓉，槲寄生，补骨脂。

（3）补阴：女贞子，龟甲，地黄，冬虫夏草，山茱萸。

（4）补血：当归，何首乌，阿胶。

（5）理气：青皮，枳实，小茴香，大腹皮，葛根。

（6）活血：莪术，丹参。

（7）止血：大蓟。

（8）利湿：薏苡仁，瞿麦，石韦，鸭跖草，防己，泽泻，萆薢，猪苓，半边莲，灯心草，金钱草。

（9）清热：紫花地丁，黄柏，黄连，黄芩。

5.肾癌辨证型论治

（1）骆彩云[8]总结各代医家经验，将肾癌分为以下几种证型。①湿热蕴结：症见腰痛或坠胀不适，腰部或上腹部肿块，血尿，色多鲜红，或尿频、尿急、尿灼热疼痛，伴有低热，倦怠乏力，纳呆，恶心，呕吐，口干苦，渴喜冷饮，舌质红，苔白腻或黄腻，脉滑数或细数。治以清热利湿，消毒散瘀。方用八正散加减。常用药：车前子、白茅根、半枝莲、栀子、猪苓、茯苓、生薏苡仁、滑石、茵陈、龙葵、蛇莓、地骨皮。②气血亏虚：症见腰部肿块，疼痛乏力，或有血尿，面色苍白或萎黄，形体消瘦，低热，心悸，自汗，头晕失眠，食欲不振，舌质淡，苔白腻或薄白，脉细弱。治宜益气养血，扶正祛毒。方选八珍汤加减。常用药：党参、黄芪、白术、白芍、当归、川芎、牛膝、茯苓、女贞子、熟地黄、仙鹤草、酸枣仁、鳖甲。③瘀血内阻：症见腰部或腹部肿块，腰痛剧烈，痛有定处，多呈刺痛或钝痛，血尿，尿中或有血块，面色晦暗，舌质紫暗，舌边尖有瘀点或瘀斑，苔薄白，脉细涩或结代。治宜行气活血，化瘀止痛。方选逍遥散合身痛逐瘀汤加减。常用药：黄芪、桃仁、红花、赤芍、白芍、当归、川芎、柴胡、茯苓、蒲黄、莪术、苏木、鳖甲。④脾肾阳虚：症见腰腹部肿块，腰痛，腹胀，血尿加重，面色㿠白无华，四肢不温，消瘦乏力，纳差，大便溏，小便清长，舌质淡，苔薄白，脉沉细。治宜温补脾肾，扶正祛邪。方选四君子汤合金匮肾气丸加减。常用药：附子、肉桂、熟地黄、山药、茯苓、牛膝、杜仲、山茱萸、白术、人参、淫羊藿、巴戟天。⑤肝肾亏虚：证见腰膝酸软，腰腹肿块日渐增大，血尿频发，消瘦，低热，五心烦热，耳鸣头晕，双目干涩，视物模糊，口干渴，虚烦失眠，大便秘结，舌质红，少苔，苔薄黄或黄腻，脉弦细或细数。治宜补益肝肾，清热解毒。方选知柏地黄汤加减。常用药：黄柏、知母、墨旱莲、女贞子、茯苓、山茱萸、熟地黄、泽泻、牡丹皮、山药、太子参、黄芪、白术、生龙牡。

（2）隋建梅等[9]总结齐元富经验，将肾癌进行辨证分型如下。①肝肾阴虚：头晕耳鸣、目眩，目睛干涩，口干唇燥，皮肤干燥，失眠多梦，腰膝酸痛，乏力，舌红少苔，脉细数等。益肝肾，清热养阴，治以六味地黄丸加减。熟地黄、山茱萸、山药、泽泻、牡丹皮、茯苓、枸杞子、女贞子、墨旱莲、杜仲、续断、狗脊等滋补肝肾的中药。②湿热下注：小便赤涩灼痛，小便浑浊如脂膏，小便频数，淋沥不尽，胁胀腹闷，烦热口渴，口苦，舌苔黄等。清热利湿，方选黄连温胆汤加减。黄连、半夏、陈皮、茯苓、白术、党参、川牛膝、赤芍。③脾胃虚弱：神疲乏力，纳呆便溏，少气懒言，语声低微，脘腹满闷，面色苍白，恶心、呕吐，舌质淡，苔薄白，脉细弱。健脾和胃，调畅气机，方以香砂六君子汤加减。木香、甘草、人参、茯苓、白术、砂仁。若胀闷较严重者，可加入枳壳、厚朴；纳呆厌食者，加入砂仁、神曲。④气滞血瘀：腹部疼痛较剧，固着不移，或痛窜两胁，肌肤枯燥，形体消瘦，痛如针刺，腹部可扪及肿块，压痛明显，小便带血丝，面色晦暗，舌质紫暗或有瘀点、瘀斑，脉细涩。理气活血化瘀，方以桂枝茯苓丸加减。桂枝、桃仁、牡丹皮、芍药、茯苓、陈皮、青皮、柴胡、香附。

（3）崔虎军[10]总结肾癌证型如下。①湿热蕴结证：尿血鲜红，或尿急、尿频、尿灼热疼痛，腰痛或坠胀不适，伴发热，口渴，纳少，舌质红，舌苔黄腻，脉滑数。治宜清热利湿。予八正散加减。②瘀血内阻证：肉眼血尿，有时尿中夹有血丝或血块，腰部或腹部可触及肿块，腰痛加剧，多呈刺痛或钝痛，痛处固定，面色晦暗，舌质紫暗，或见瘀斑、瘀点，苔薄白，脉弦或涩或沉细无力。治宜活血化瘀，兼以补虚。予桃红四物汤加减。③脾肾气虚证：无痛性血尿，腰膝酸软，畏寒肢冷，纳呆食少，腹痛便溏，小便不利，双下肢水肿，舌质淡，苔白腻，脉沉细无力或沉涩。治宜温补脾肾。予肾气丸合四君子汤加减。④气血两虚证：无痛性持续血尿，腰腹肿块日见增大，疼痛加剧，心悸气短，神疲乏力，面色苍白，形体消瘦，纳呆食少，舌质淡或见瘀斑、瘀点，苔薄白，脉沉细或虚大无力。治宜补气养血。予八珍汤加减。

6.验方汇编

（1）常用药对
- 白英（或蜀羊泉）10g，蛇莓10g：二者合用清热解毒抗癌，凉血消肿而不伤正。
- 淫羊藿10g，仙茅6g：为二仙丹，温肾补阳，强筋骨，调节免疫功能。
- 女贞子10g，墨旱莲10g：两者相合补肾养肝。
- 藕节炭10g，蒲黄炭10g：凉血止血。
- 蒲黄炭10g，郁金10g：凉血止血，治膀胱热，尿血不止。
- 桑寄生15g，桑螵蛸15g：补肾固精。
- 桑螵蛸15g，生龙骨15g：补肾缩泉。
- 晚蚕沙30g，丹参15g：除湿散结，活血止痛，尤其适用于血尿素氮升高者。
- 鹿角霜20g，白果10g：补肾缩泉，适用于夜尿多者。

（2）单验方
- 肾癌攻邪方：小蓟30g，瞿麦30g，菝葜30g，石见穿30g，白花蛇舌草30g，薜荔果30g，赤芍15g，炮穿山甲15g，补骨脂10g、续断30g、牛膝30g。名老中医段凤舞[11]自拟方，该方治以清热解毒，活血消积，可用于各期肾癌，主治肾癌证属热毒结聚于下，瘀血停滞，积于肾中发而为病者。
- 二仙汤：王晞星[12]以二仙汤平补肾中阴阳，温而不燥，寒而不凝，故作为治疗肾癌的基本方，并酌情随症加减，如偏阴虚则可加女贞子、墨旱莲等补肾阴之品，偏肾阳虚则可加补骨脂、益智仁、杜仲等，有痰凝、血瘀、毒结则加化痰活血、清热解毒之品，如瓜蒌、三棱、莪术、穿山甲等。

● 肾癌方：黄芪30g，白术15g，鹿角霜20g，鳖甲15g，菟丝子15g，女贞子15g，莪术12g，三七粉3g，赤芍15g，全蝎8g，大黄6g，生甘草3g。李真喜等[13]以健脾补肾，温阳化瘀为治则。自拟上方，腰痛剧加延胡索、乳香、土鳖虫；血尿明显去全蝎，加仙鹤草、栀子炭；肿物巨大硬实加三棱、穿山甲；腹水去鳖甲，加大腹皮、半边莲；寒湿重去女贞子，加乌药、益智仁。对稳定肿瘤有一定疗效，患者症状改善明显。

● 郁仁存以中药（黄芪、太子参各10g，茯苓、当归、赤芍、白芍、干蟾、僵蚕各10g，猪苓、干地黄、女贞子各20g，半枝莲60g）治疗肾癌证属气血双亏、毒热瘀结的晚期恶病质者，临床应用疗效确切[14]。

（3）李东涛肾癌验方举例

熟地黄20g，生山药30g，山茱萸20g，茯苓30g，炒白术30g，泽泻15g，龙葵45g，墨旱莲30g，淫羊藿30g，仙茅15g，黄芪90g，白英30g，蛇莓30g，女贞子30g，猪苓30g，半边莲30g，蛇葡萄根60g，肉苁蓉30g，灵芝30g，牡丹皮15g。水煎服，一日1剂，分3次服。

7.肾癌常用中成药

（1）抗癌药

● 斑蝥酸钠注射液：用法见口腔癌。

● 阿魏化痞膏：用法见甲状腺癌。

● 西黄丸：用法见口腔癌。西黄胶囊：用法见口腔癌。

● 梅花点舌丸：每丸0.125g，口服，一次2丸，一日3次，小儿酌减。

● 复方苦参注射液：用法见肺癌。

（2）抗癌辅助药

● 六味地黄丸（《小儿药证直诀》）：含熟地黄，山茱萸，山药，泽泻，茯苓，牡丹皮。有滋阴补肾的功效。适用于各期肾癌患者。每次6g，每日2次。

● 黄芪注射液：用法见胃癌。

● 参芪扶正注射液：用法见肺癌。

● 川芎嗪注射液：化学名称：本品主要成分为盐酸川芎嗪，2，3，5，6-四甲基吡嗪盐酸盐。以本品注射液40～80mg（1～2支），稀释于5%葡萄糖注射液或氯化钠注射液250～500ml中静脉滴注。速度不宜过快，一日1次，10日为1个疗程，一般使用1～2个疗程。

（3）抗癌与辅助综合作用药

● 复方斑蝥胶囊（康赛迪）：用法见口腔癌。

● 康莱特注射液：用法见肺癌。

● 康艾注射液：用法见肺癌。

● 艾迪注射液：用法见口腔癌。

8.其他疗法

（1）外治法

● 冰片3g，藤黄3g，麝香0.3g，生天南星20g，共研细末，酒、醋各半调成糊状，涂布腰区、腹部痛处，药干可换之。适用于肾脏肿瘤疼痛者。

● 肉桂30g，吴茱萸90g，生姜120g，葱头30g，花椒60g，共炒热，以布包裹，熨腰痛处，冷再炒热。适用于肾癌腰部冷痛者。

● 山奈、乳香、没药、姜黄、栀子、白芷、黄芩各20g，小茴香、丁香、赤芍、木香、黄柏各15g，蓖麻仁20粒。上药共为细末，用鸡蛋清调匀外敷腰区瘤块处，6～8小时更换1次。适用于肾脏肿瘤疼痛者。

（2）推拿治疗

取穴曲池、合谷、肾俞、三阴交等穴，采用擦、拿、摇、拍、击等手法，具有扶正固本，理气活血化瘀的作用。适用于肾脏肿瘤气机不畅之腰痛和血尿等症。

9.并发症处理

（1）疼痛

表现为单侧或双侧的腰部钝痛，刺痛或肾绞痛，伴有腹部或腰部肿块，可外敷药散止痛：冰片、藤黄、麝香、生天南星适量共为细末，酒醋各半调成糊状，涂敷于腰部肿块处，药干后换掉；或外用冰香止痛液：朱砂、乳香、没药、冰片适量，捣碎，装入盛有500ml米醋的瓶内，密封2日后取上清液入小瓶备用，用棉签或毛笔蘸药水涂痛处，可反复使用。一般用药后10～15分钟疼痛消失，可维持2小时以上。

（2）血尿

表现为尿血量增多或全程血尿，甚者因肾包膜破裂而大出血，伴腰痛，坠胀不适，宜清热解毒，凉血止血，方用八正散加减，水煎服。或用止血散：煅花蕊石、煅龙骨、煅牡蛎、阿胶珠、赭石、大蓟、小蓟、侧柏叶炭、焦栀子、茜草炭等量共研细末加入适量的云南白药，调匀，每次6g，每日3～4次，温开水送服。

10.肾癌中医名家经验

（1）孙桂芝治疗肾癌经验

孙桂芝认为，肾癌为癌毒之邪蕴结于肾。常见基本证候为湿热，气滞，血瘀，气虚，阴虚，阳虚，血虚。其病位在肾，涉及膀胱，肝，脾，胃，肺。湿热者，用竹叶，海金沙，灯心草等药。气滞在肝，以柴胡疏肝散加减，常用药物柴胡，白芍，枳壳，佛手等。肝热者，加牡丹皮，栀子。血瘀者，用当归，川芎，水红花子，天花粉，龟甲，鳖甲，桃仁，地龙，夏枯草，炮穿山甲，三棱，莪术等药。脾气虚者，以四君子汤加减，药用人参，太子参，炒白术，茯苓，白术，黄芪，莲子肉。胃气上逆，用半夏，陈皮。阴虚多责于肾，以六味地黄汤加减，药用生地黄，山茱萸，泽泻，茯苓，牡丹皮，枸杞子，女贞子，黄精，沙参，天麦冬，五味子，菟丝子等药。阳虚者，用补骨脂，淫羊藿。血虚者，用何首乌，当归。毒邪未清者，用白英，蛇莓，土茯苓，金荞麦，干蟾皮，壁虎，龙葵，白花蛇舌草，半枝莲等药。肝转移者，用凌霄花，茵陈，败酱草，藤梨根。肺转移者，用浙贝母，百合，郁金，九香虫，鼠妇，僵蚕，枇杷叶，金荞麦，桔梗，橘红，鱼腥草，款冬花，瓜蒌，桑白皮等药。骨转移者，用骨碎补，炒杜仲，透骨草，阿胶珠，补骨脂，鹿衔草，续断等药。纳呆，加鸡内金，生麦芽，炒山药等。腹胀痛，加小茴香，橘核。便秘者，加锁阳。便溏者，用焦薏苡仁，诃子肉。腰痛者，用杜仲，牛膝，桑寄生。小便不畅者，用桑螵蛸，海螵蛸。血尿者，用白茅根，大蓟，小蓟，生蒲黄，仙鹤草，三七粉。低热者，用青蒿。血压高者，用钩藤，炒草决明，菊花，炒栀子，杜仲，白芍等药。

（2）张纾难治疗肾癌经验[15]

张纾难治愈肾癌广泛转移1例，简介如下。

邵某，男，75岁，高干。1987年5月7日在医院行左肾切除术，术后病理切片证实为：（左）肾细胞癌（G_1胶粒细胞＋透明细胞型），体积9cm×12cm×8cm，浸润血管及肾被膜，术中出血量多。术后体温一直偏高（38℃左右），胸片示：左肺可疑转移癌。症见小便清长，夜尿多达十余次，午后发热缠绵不退，头晕乏力，不思饮食，咳嗽声怯，痰多色白，面色㿠白无华，形体消瘦，舌暗淡，苔白微腻，脉沉。X线胸片示：左肺第4、第5前肋间可见2.3cm×3cm大小的球形灶，右下肺可见两个较小的阴影，结合临床考虑肺转移癌。B型超声示：肝右叶可见两个融合的2.3cm×1.9cm×2.3cm大小的稍强回声，转移癌可能性大。骨扫描：T_{12}有一异常放射性浓聚区，考虑为转移灶改变。化验检查：碱性磷酸酶（AKP）182U/L，谷氨酰转肽酶（GGT）761U/L，甲胎蛋白（AFP）（+），尿素氮（BUN）11.21mmol/L，肌酐（Cr）0.32mmol/L。结合病史与临床，入院诊断：左肾癌切除术后广泛转移。综观脉症，为肾气不固，气血不和，阴阳失调，拟固肾培本，调和气血为治。处方：生熟地黄各15g，山药15g，山茱萸10g，熟附子6g，杏仁14g，炙甘草6g，陈皮10g，桂枝10g，当归10g，芡实10g，菟丝子10g，覆盆子10g。如此服药20余剂后，体温降至正常，咳嗽、咳痰不明显，唯夜尿仍频。前方去杏仁、炙甘草、陈皮，加炒杜仲10g，五味子10g，金樱子19g。继服2个月后，夜尿减少至4～5次，精神转佳，体重增加。1987年8月27日复查，B型超声示：肝右中叶可见2.0cm×1.9cm×2.0cm稍强回声，临床转移癌较前缩小。AKP305U/L，GGT211U/L，AFP（-）。此后于11月3日，12月2日，1988年1月13日连续3次复查B型超声，均报告肝内占位消失。1988年1月18日胸片报告：左肺第4、第5前肋间球形灶及右下肺阴影基本消失。骨扫描报告：未见异常。嘱其出院后坚持服用金匮肾气丸以巩固疗效。后多次随访，患者已恢复工作。

（3）李东涛治疗肾癌中医验案举例

案例1：高某，男，45岁。2011年11月7日初诊。

主诉：左肾癌术后7月。

现病史：患者于2011年4月23日于复旦大学附属中山医院行一侧肾脏切除术，术中于肾下极见一多形肿物，直径2.8cm，病理检查提示：左肾细胞癌透明细胞型，2级，肾门血管未见癌栓，输尿管切缘未见癌累及。术后行免疫治疗，用干扰素、胸腺喷丁、贞芪扶正颗粒等。另2011年4月15日查体有升主动脉及主动脉窦增宽。颈3～4、颈5～6椎间盘突出，颈4～5椎间盘膨隆，颈椎退变。胰头部低回声区，胆囊结石。胃镜示：十二指肠球部溃疡，轻度食管炎，慢性非萎缩性胃炎。血小板增高，全血黏度减低，乙肝"小三阳"，疱疹病毒抗体TgG阳性。8月3日查尿白细胞计数增高。PET-CT：左肾癌术后，胃体大弯侧胃壁片状糖代谢异常增高，右上肺陈旧性结核。乏力，有腰酸，鼻部不适，胃胀排气，反酸，胃火手热，服药后无效，舌质淡，苔白脉缓。中药治疗：生山药45g，熟地黄20g，山茱萸20g，茯苓30g，泽泻15g，牡丹皮15g，女贞子45g，白英60g，蛇莓30g，黄芪90g，桑寄生60g，桑螵蛸15g，龙葵60g，猪苓60g，蛇葡萄藤60g，灵芝45g，淫羊藿45g，炒白术30g，肉苁蓉45g，白芷10g，炒蜂房10g，血余炭10g，生蒲黄10g（包煎），黄连30g，吴茱萸6g，鸡内金30g，生麦芽30g，厚朴30g，炒枳壳15g，红景天30g，辛夷15g（包煎），藤梨根60g，虎杖30g，菝葜120g，生薏苡仁60g，冬凌草120g，延胡索30g，莲子肉30g，炒扁豆30g，芡实30g。14剂，水煎服，每剂煎12袋，一日4～6袋，分3次服。

2012年10月24日十四诊。复旦大学附属中山医院彩色多普勒超声检查：右肾大小118mm×48mm×42mm，外后侧见截面积约14mm×12mm占位，边界不清。CDFI示其内未见明显彩色血流，肾盂分离，左肾未显示。双侧输尿管未见扩张。右肾实质占位。乏力，舌胖大，苔腻、脉缓、胃胀。方药：山药30g，炒山药30g，熟地黄15g，茯苓30g，泽泻15g，牡丹皮15g，女贞子45g，肉苁蓉15g，淫羊藿15g，鳖甲粉20g，黄芪60g，枸杞子20g，莪术15g，白芷10g，炒蜂房10g，血余炭10g，生蒲黄10g（包煎），黄连15g，吴茱萸3g，山慈菇12g，九香虫8g，浙贝母15g，海螵蛸15g，竹茹6g，陈皮6g，莲子肉15g，炒扁豆15g，冬凌草30g，薏苡仁30g，菝葜60g，藤梨根60g，虎杖30g，红景天30g，厚朴20g，枳壳12g，鸡内金15g，生麦芽15g，山茱萸30g，猪苓30g，桑寄生30g。14剂，两日1剂，分3次服。

2014年12月2日十八诊。今年4月初在英国行右肾肿物剜除术，13mm×20mm，病理检查提示：原发透明细胞癌，舌质红、舌肿大，苔厚，有齿痕，脉缓。胃脘不适，畏寒，查有糜烂性十二指肠溃疡，HP（+），曾用三联疗法抗菌。方药：白芷10g，炒蜂房10g，血余炭10g，生蒲黄10g（包煎），黄连30g，吴茱萸8g，延胡索20g，白屈菜20g，炒枳壳20g，厚朴20g，炒白术60g，茯苓60g，干姜15g，鸡内金30g，生麦芽30g，白果12g，生山药30g，山茱萸20g，女贞子30g，淫羊藿20g，黄芪60g，枸杞子20g，浙贝母30g，海螵蛸30g，薏苡仁60g，藤梨根60g，虎杖30g，菝葜60g，灵芝30g，猪苓30g，五味子15g，夏枯草30g，芡实30g。14剂，一日1剂，分4次服。

案例2：李××，男，43岁。2009年3月28日初诊。

患者于半年前在济宁市第一人民医院行右肾癌切除术，肿瘤3.5cm×4.1cm×2.4cm大小，透明细胞癌。术后用干扰素、IL-2治疗半年。2009年3月21日CT示：右肾癌术后，未见明显转移及复发。白细胞：$3.43×10^9/L$。舌质淡红，苔白，根部稍厚，脉滑。处方：熟地黄15g，炒山药30g，山茱萸15g，泽泻10g，牡丹皮10g，茯苓20g，炒白术30g，炒槐米10g，灵芝30g，补骨脂15g，女贞子30g，韭菜子30g，桑寄生30g，蛇葡萄根30g，猪苓30g，龙葵30g，白屈菜15g，黄芪60g，白英30g，土茯苓30g，蛇莓30g，冬凌草60g，菝葜60g，白花蛇舌草60g，半枝莲30g，金荞麦60g，甘草10g，鸡内金30g，生麦芽30g，枸杞子30g，白芷10g，炒蜂房10g，血余炭10g，生蒲黄10g（包煎）。7剂，两日1剂，分3次服。

2011年2月26日十六诊。近日无特殊不适，WBC稍低，去年9月查$3.8×10^9/L$，睡眠差，乏力，大便不成形，舌质淡，苔白，脉沉缓。处方：熟地黄15g，炒山药30g，山茱萸15g，泽泻10g，牡丹皮12g，茯苓15g，炒白术45g，枸杞子20g，灵芝30g，女贞子20g，桑寄生30g，猪苓45g，龙葵45g，黄芪120g，白英45g，鸡内金15g，冬凌草60g，菝葜60g，白花蛇舌草60g，半枝莲30g，甘草10g，生麦芽15g，薏苡仁60g，莲子肉30g，补骨脂30g。7剂，水煎服，两日1剂，分3次服。

患者5年后随诊，无复发。

（二）西医治疗

1.治疗原则

所有RCC手术原则相同。由于乳头状癌、嫌色细胞癌和集合管癌少见，内科治疗的经验主要是在透明细胞为主型肾癌。

I期 首选手术，根治性肾切除术或NSS（nephron sparing surgery，保留肾单位手术）均可酌情采用。≤4cm的RCC患者手术后局部复发率为0～3%，>4cm且≤7cm者术后局部复发率约为10%，因此均不推荐术后辅助治疗，可定期观察随访。

对于孤立肾、伴有肾功能不全、双侧肾脏肿瘤和遗传性RCC的患者，推荐NSS。<4cm的RCC、遗传性RCC和双侧RCC患者可选择射频消融和冷冻治疗。老年、有严重合并症不能耐受手术、预计生存期短的患者，可以选择积极监测，病情进展时才予以细胞因子治疗或新靶点药物治疗。

Ⅱ～Ⅲ期　一般选择根治性肾切除术，尤其对肿瘤侵犯下腔静脉的患者。早期的研究主张区域或扩大淋巴结清扫术，而最近的研究结果认为这种手术仅对少部分淋巴结阳性患者有益，对淋巴结阴性者只有分期意义。术后辅助治疗并不能降低复发率，因此2013年NCCN建议只积极监测或进入临床试验。

下腔静脉瘤栓切除手术应该根据原发肿瘤局部侵犯程度和下腔静脉的侵犯程度而定，其治疗相关死亡率可能有10%。

Ⅳ期　推荐根治性肾切除术+孤立性转移灶切除术或姑息性肾切除术+内科治疗，或放疗+内科治疗。在内科治疗中，有条件者首选新靶点药物，化疗及内分泌治疗对RCC虽然不敏感但可酌情选择。

2.手术与放疗

手术　根治性肾切除术包括肾脏、肾周脂肪、肾周筋膜和同侧肾上腺。由于该术式切除范围广，创伤大，可替代NSS。NSS可切除部分肾脏或仅剔出肿瘤，可以最大限度地保留肾脏功能，临床多用于某些小的单侧肿瘤（T_{1a}或选择性T_{1b}）、孤立肾、肾功能不全、双侧肾癌、遗传性肾癌。

腹腔镜手术对年龄较大、脏器功能损害较重者，肿瘤最大径<4cm且位于肾周边者较为合适。

对于肿瘤已有远处转移但原发灶有手术切除可能者，可进行减瘤性肾切除术，最有可能获益者是仅有肺部转移灶、PS评分<2分、无脑转移。

微创手术　年老体弱者如果肿瘤较小可以选择射频消融、微波消融、高能聚焦超声、冷冻消融、组织内照射、乙醇注射疗法等微创手术，治疗的成功率与肿瘤的部位及大小有关。与NSS相比，这些方法的远处转移发生率无显著性差异，局部复发的风险却增加。

放疗　在肾癌中的价值有限，仅适用于肾床有残留肿瘤，肿瘤穿透包膜达肾周脂肪组织或肾静脉受侵，切缘阳性，有淋巴结转移，不能手术以及远处转移灶的姑息治疗。局部放疗应尽量采用三维适形放疗或调强放疗技术，推荐照射剂量为50Gy/25f/5w。放疗时要注意保护肾脏，最常见的不良反应是放射性肾炎，其临床表现包括高血压、贫血、氮质血症、蛋白尿等，从照射开始到出现肾炎表现的平均时间为8个月，致死的主要原因为恶性高血压和肾功能衰竭[16]。

3.细胞因子治疗

细胞因子治疗主要是白细胞介素-2（IL-2）和干扰素（IFN）。IL-2疗效与IFN-α相近，但疗效持续较久，中位有效时间在CR+PR的患者中为54个月，在PR的患者中为20个月。

IFN-α　9MIU/次，肌内或皮下注射，3次/周，12周为1个疗程。也可采用阶梯式递增方案，第1周每次3MIU，第2周每次6MIU，第3周以后每次9MIU。无论每次剂量多少，每周的用药次数不变。国外常用剂量：5～10MIU/m²，肌内或皮下注射，1次/周或3次/周，直到肿瘤进展。IFN-α联合IL-2并不能提高疗效而不良反应较大。

大剂量IL-2　0.6MIU/kg或0.72MIU/kg，静脉注射15min，q8h，d1～5，最多不超过14次，14d为1个疗程。该方案有较重的副反应，需要积极的对症处理，若患者可以承受，14d后可再给相同方案。如果肿瘤缩小或稳定，可每6～12周重复。

小剂量IL-2　治疗第1周0.25MIU/（kg·d），皮下注射，d1～5。其后连续5周，0.125MIU/（kg·d），皮下注射，d1～5。每6周为1个疗程。如有效，休息2～3周，再进行下1个疗程，可2～3个疗程。

4.新靶点药物治疗

新靶点药物目前仅限于复发转移性RCC，或肿瘤不可切除，或因健康原因不能耐受手术的患者。常用的新靶点药物有：舒尼替尼（sunitinib）、贝伐珠单抗（bevacizumab）、索拉菲尼（sorafenib）、替西罗莫司（temsirolimus）、依维莫司（everolimus）、帕唑帕尼（pazopanib）、阿西替尼（axitinib）等。

5.化疗及内分泌治疗

RCC的化疗效果较差，可以选用的化疗药物有吉西他滨、阿霉素、氟尿嘧啶类药物等，但单药有效率多低于10%，化疗联合IFN-α和（或）IL-2也未显示出明显优势。

（三）中西医结合治疗

中医药对放、化疗及免疫治疗的增效减毒方面是有相当优势的，因为中医药中的某些成分既能抑杀癌细胞，又能保护免疫功能，还可刺激造血功能。如尤建良等[17,18]应用中药（生地黄、白术、山茱萸、茯苓、山药、泽泻、姜半夏、桑寄生、茯神各10g，薏苡仁、半枝莲各15g，三七粉5g，炙甘草3g）联合IL-2及干扰素治疗Ⅲ、Ⅳ期肾癌患者，可提高患者细胞免疫功能，改善患者生活质量，减轻毒副作用。

五、预后及随访

（一）预后

影响RCC预后的最主要因素是病理分期和分级，其次为组织学类型。5年生存率Ⅰ期为95%，Ⅱ期88%，Ⅲ期59%，Ⅳ期20%。乳头状RCC和嫌色细胞癌的预后好于透明细胞癌，Ⅰ型乳头状RCC的预后好于Ⅱ型，集合管癌预后明显差于透明细胞癌。

RCC预后也与KPS、临床症状等因素有关。诊断时体重减轻者预后差，无症状者和有症状者的5年生存率分别为85.3%～94.7%和30%～70.1%，10年生存率分别为63%和37%。肿瘤有肉瘤样变的中位生存时间不足1年，5年和10年生存率分别为22%和13%。有报道血小板计数$< 450 \times 10^9/L$者和$> 450 \times 10^9/L$者的5年生存率分别为70%和38%。巨大肾细胞癌、肾细胞癌合并瘤栓、与周围重要血管及脏器关系密切、孤立肾肾癌（解剖性或功能性）、肾门淋巴结肿大、高龄均为不良预后因素。

分子标志物已被用来预测预后：3p染色体缺失者生存时间比没有缺失者明显长，染色体4p、9p、14q缺失者与肿瘤高分级、高分期、肿瘤较大、易出现远处转移相关。

（二）随访

第1次随访在术后2～6个月进行，主要评估肾脏功能、失血后的恢复状况以及有无手术并发症。作为复查的基线资料，应安排肺及腹部的影像学检查，此后视临床表现而定。常规随访内容包括：①病史；②体格检查；③血常规和肝肾功能、血钙、乳酸脱氢酶以及术前检查有异常的血生化指标。

各期RCC随访时限：①T_1～T_2：每3～6个月随访1次连续3年，以后每年随访1次；②T_3～T_4：每3个月随访1次连续2年，第3年每6个月随访1次，以后每年随访1次；每年进行1次中枢神经系统的MRI检查、尿儿茶酚胺测定、眼科和听力检查。

持续的碱性磷酸酶异常通常提示有骨、肝脏等远处转移或有肿瘤残留，应酌情选择胸部X片、腹部超声或胸腹部CT、骨核素扫描等影像学检查。

以上随访内容只适合于Ⅰ、Ⅱ、Ⅲ期患者，Ⅳ期患者的随访显然应根据治疗需要而定。

六、预防与调护

（一）预防

（1）**中药调理**：肾藏精，为人体先天之本，脾主运化，为人体后天之本，先天和后天可相互促进，滋养补充。肿瘤发病是渐进过程，日久多有脾肾受损，补益脾肾，扶助正气有利于正气的恢复和抗邪，预防肾癌发生，对手术、放疗、化疗也有一定的辅助治疗作用。健脾益肾的中药有党参，白术，茯苓，何首乌，山茱萸，枸杞子，紫河车等。当然肾癌的发生与发展相对而言与肾关系最密切，肾虚是关键，而现代医学研究表明肾虚往往表现为免疫功能低下，内分泌功能紊乱等。以六味地黄丸为代表的补益肝肾中药可调节内分泌功能，恢复下丘脑、垂体性腺轴各层次功能，调节促进垂体的肾上腺皮质激素的合成与分泌。提高机体的免疫功能，从而达到抑癌抗转移防复发的作用。

（2）平素可饮用绞股蓝茶、茶叶。

（二）调护

（1）**生活调节**：平素要戒烟戒酒，养成良好的生活习惯。可常听节奏欢快的乐曲，亦可通过琴棋书画陶冶情趣，适当参加户外活动，如散步、垂钓等。

（2）**心理调适**：要嘱其家属给患者营造一个"轻松"的环境，医护人员要以自信、乐观的态度与患者谈论肾癌的发展及预后，使患者在一种平稳和轻松的心态下接受治疗，要从各方面减轻患者的精神负担，鼓励患者增强战胜疾病的信心，消除恐惧心理，包括有效的治疗，亲友的安慰和鼓励，求实的态度和信心，使体内的精神状态得到调整，有利于自身免疫功能的恢复和增强。

参考文献

[1] 那彦群. 中国泌尿外科疾病诊断治疗指南 [M]. 北京：人民卫生出版社，2007：10-22.

[2] Eble J，Sauter G，Epstein J，et al. Pathology and genetics of tumours of the urinary system and male genital organs[A]. In：World Health Organization Classification of Tumours[M]. Lyon，France. IARC press，2004：12-43.

[3] Algaba F，Akaza H，Lopez-Beltran A，et al. Current pathology keys of renal cell carcinoma [J]. Eur Urol，2011，60（4）：634-643.

[4] Nickerson ML，Jaeger E，Shi Y，et al. Improved identification of von Hippel-Lindau gene alterations in clear cell renal tumors[J]. Clin Cancer Res，2008，14（15）：4726-4734.

[5] 叶璐，何若苹. 中医治疗肾肿瘤 [J]. 浙江中西医结合杂志，2010，20（10）：603-604.

[6] 张衫，龚丹霞，李世杰. 中医药治疗肾癌 [J]. 实用中医内科杂志，2013，27（2）：162-163.

[7] 马艳春，韩宇博，贾晓聪，等. 中医药治疗肾细胞癌的现状分析及展望 [J]. 中医药学报，2015，43（1）：81-83.

[8] 骆彩云. 中医药参与治疗晚期肾癌回顾性临床研究 [D]. 北京：北京中医药大学，2014.

[9] 隋建梅，李慧杰. 齐元富教授运用中医药治疗肾癌经验 [J]. 云南中医中药杂志，2014，35（9）：3-4.

[10] 崔虎军. 中医药治疗肾癌浅探 [J]. 实用中医内科杂志，2008，22（3）：39-40.

[11] 马成杰，李忠. 肾癌的中西医结合诊治 [J]. 中国临床医生杂志，2007，35（5）：10-12.

[12] 汪欣文. 王晞星教授应用二仙汤治疗肾癌的经验 [J]. 中国民间疗法，2008，16（8）：6-7.

[13] 李真喜，陈春永. 中医治疗晚期肾癌的体会 [J]. 实用医学杂志，1995，11（12）：832.

[14] 沈庆法. 中医临床肾脏病学 [M]. 上海：上海科学技术文献出版社，1997：354.

[15] 张纾难. 辨证治疗肾癌术后广泛转移1例 [J]. 上海中医药杂志，1992，24（12）：12.

[16] 刘跃平，李晔雄. 肾细胞癌 [M]// 殷蔚伯，余子豪，徐国镇，等. 肿瘤放射治疗学. 4版. 北京：中国协和医科大学出版社，2008：905-906.

[17] 张辰岑. 中药微调五号方联合白介素-2和a2b-干扰素治疗Ⅲ、Ⅳ期肾癌的临床研究 [D]. 南京：南京中医药大学，2011.

[18] 尤建良，张辰岑. 中药益肾消结方联合白介素-2和干扰素-a2b治疗Ⅲ/Ⅳ期肾细胞癌的疗效分析 [J]. 实用临床医药杂志，2013，17（7）：12-15.

第三节　前列腺癌

一、概述及流行病学

前列腺癌是发生于前列腺腺体的恶性肿瘤，主要原发部位为后侧包膜下腺体及外生部分。前列腺癌好发于老年男性，发病高峰在70～90岁，亚洲、非洲相对发病率较低，在欧美为多发病，北欧各国占男性肿瘤发病率的第1位，在美国仅次于肺癌而列第2位。近年来的资料表明前列腺癌的发病率仍呈上升趋势。在我国其发病率已跃居男性泌尿生殖系统恶性肿瘤的第3位，且在继续上升中。目前，我国约50%的前列腺癌患者一经确诊已属晚期，失去了手术根治的机会，只能姑息治疗。大多数患者最终发展为激素非依赖型前列腺癌，因无有效疗法而死于该病。

根据前列腺癌的临床症状（尿线细、尿等待、尿后滴沥、排尿不尽、排尿费力、尿痛、尿血及指诊可触及结节等），现一般将前列腺癌归于癃闭、血尿、癥瘕积聚等范畴论治。《素问·上古天真论》所述"男子七八肝气衰，筋不能动，天癸竭，精少，肾脏衰，形体皆极。"张仲景在《金匮要略·消渴小便不利淋病》中对淋证的病状做了描述："淋之为病，小便如粟状，小腹弦急，痛引脐中。"唐代王焘《外台秘要》载有治小便不通及小便难的方剂约二十首，并有"若脏中热病者，胞涩，小便不通……为胞屈僻，津液不通，以葱叶除尖头，内阴茎孔中深三寸，微用口吹之，腹胀，津液大通，便愈。"这是最早用导尿术治疗小便不通的记载。宋元时期朱丹溪《丹溪心法·小便不通》对其病因则有"小便不通，有气虚、血虚、有痰、风闭、实热。"对于前列腺癌等恶性肿瘤的预后，明代《景岳全书》有谓"小水不通，是为癃闭此最危最急证之一，不辨其所致之本，无怪其多不治也"。清·沈金鳌《杂病源流犀烛》"血淋者，小腹硬、茎中痛欲死"，又有"闭癃之异，究何如哉，新病为溺闭，点滴难通也，久病为溺癃，屡出而短少"。

二、病因及发病机制

（一）祖国医学对前列腺癌病因及发病机制的认识

1.肾精亏虚，阴阳失衡

前列腺癌病位在前列腺，其脏在肾，肾主纳水、主藏精，司气化，主骨、开窍于耳及二阴，合膀胱，为先天之本。《素问·上古天真论》所述"男子七八肝气衰，筋不能动，天癸竭，精少，肾脏衰，形体皆极。"先天禀赋不足，肾气本虚；或年老肾衰；或房劳过度，摇动肾精。肾精不足，则易致肾阴亏虚，水亏火动，扰乱局部代谢，生化逆乱，诱生本病。

2.饮食不节

过食肥甘膏粱厚味，或饮食不洁，易致致癌物蕴积，易诱生本病；或损脾伤胃，气血生化乏源，后天不能滋养先天，致肾精亏虚，阴阳失衡，癌毒内生。

3.情志抑郁

肝木不疏，克伐脾土，运化失职，内侵毒邪，气不易排泄；或气血生成不足，致肾精亏虚，阴阳失衡，癌毒内生。

4.感受外来邪毒，诱发内生癌毒

正气虚损是形成肿瘤的内在依据，而邪毒外侵是形成肿瘤的条件。患者多为老年男性，本身正气不足，外邪可乘虚而入，外感邪毒乘虚侵袭下焦，如肾气亏虚，则外邪易侵，内外合邪，扰乱局部代谢，致阴阳失序，生化乖逆，诱生本病。

癌毒既成，日久成积，阻碍气血津液运行，致气滞血瘀痰结，或积久蕴热，或外溢脏腑经络，影响脏腑经络功能，百症丛生。

（二）现代医学对前列腺癌病因及发病机制的认识

前列腺癌的确切病因尚未清楚，可能与种族、遗传、性激素、食物、环境有关。根据来自北欧瑞典、丹麦和芬兰等国的研究，很大程度上（40%）源于遗传基因变异。最近的分子生物学研究也揭示前列腺癌有多种染色体畸变。这些因素和环境致癌因子（占60%）之间有复杂而相互影响的关系。一般认为本病可能与以下因素有关。

1.内分泌异常

本病的发生可能与体内雄激素和雌激素平衡紊乱有关，无睾丸者不发生前列腺癌。

2.种族遗传和年龄增长

白种人发病率较高。

3.饮食

高脂肪饮食可增加前列腺癌的发病率。有学者发现，饮用咖啡和酒类与前列腺癌的发生有关。东方人喜食的豆类食品有一定的防癌作用。

此外，前列腺癌的发病与性活动有关，性活动较多者患前列腺癌的风险增加。

三、临床诊断

（一）临床表现和体征

前列腺癌早期多无症状，凡50岁以上男性排尿如有不适应立即就诊检查。只有当肿瘤增大至阻塞尿路时，才会出现排尿困难，小便淋沥，进而有排尿费力，尿线变细，尿潴留，尿失禁等，其时多已属晚期，常伴腰骶部疼痛、下肢浮肿、贫血、骨痛、骨折、食欲缺乏、乏力等。最常见的四大主症：小便淋沥，排尿困难，前列腺硬结，会阴部疼痛。

直肠指检可见腺体增大，坚硬结节，高低不平，中央沟消失，甚至可侵及肠壁、阴囊，可扪及条索状且向双侧骨盆伸展的肿块。

（二）实验室检查

1.前列腺特异性抗原（prostate specific antigen，PSA）的测定

一般认为，PSA超过10ng/ml已有诊断意义，其值与前列腺癌分期分级均有关。另外，前列腺特异性抗原指数（PSAI）、前列腺特异性抗原密度（PSAD）及血清游离PSA与血清总PSA测定（F/T）均有助于与前列腺增生症鉴别。

2.前列腺特异性酸性磷酸酶（PAP）

PAP是由前列腺上皮细胞酶体产生，是另外一种较为特异的肿瘤标志物，阳性率约为60%，晚期患者阳性率可高达80%～90%。

3.穿刺活检

近年，多采用B型超声引导下经直肠前列腺细针抽吸活检。

（三）影像学检查

1. B型超声

根据内部回声的不同有助于鉴别癌和前列腺结节。超声普查前列腺癌在国外应用较广，特别是高发人群。

2. CT及MRI

CT及MRI对前列腺癌Ⅲ期以上诊断阳性率可达95%左右，并可判断周围浸润程度及盆腔淋巴结转移情况。有助于前列腺癌的分期及了解前列腺区解剖关系。

3. 骨扫描或X影检查

前列腺癌常引起成骨性骨转移，骨扫描或X线检查有助于骨转移的诊断。

（四）组织学分类、分级及分期

1. 组织学分类

前列腺癌绝大多数为腺癌，少数为鳞状上皮细胞癌或移行上皮癌，75%发生于后叶，其次为前叶和侧叶，亦有部分多发性。除前列腺癌之外，前列腺原发性恶性肿瘤的其他类型包括上皮来源的导管腺癌、尿路上皮癌、鳞状细胞癌、基底细胞癌、神经内分泌分化的腺癌、小细胞癌、间叶组织来源的平滑肌肉瘤和横纹肌肉瘤以及恶性淋巴瘤。

2. 病理分级

病理分级多使用Gleason评分系统[1]。Gleason分级主要是以肿瘤的腺体分化程度和肿瘤在间质的浸润状况作为依据，分化程度从分化好到未分化分为5级。由于前列腺癌病灶中各部分之间的分化程度可能不同，因此前列腺癌的Gleason分级包括主要和次要两种生长方式，次要生长方式是指此种结构不占肿瘤的主导地位，占5%以上。将主要和次要生长方式的级别相加即为总分，如Gleason分级4+3=7。如果肿瘤仅有一种成分则为3+3=6。分级标准见表11-5。

表11-5 Gleason评分系统

分级	2005年定义
1	癌结节边界清楚，其中中等大小的腺泡排列紧密，腺体形状、大小一致，呈圆形或卵圆形
2	与Gleason 1级相似，癌结节边界仍清楚，但在边缘有少量浸润，腺体排列较疏松，大小形态不一致
3	腺体为独立的单元，大小形状不一，典型的腺体，比分级为1和2的要小，浸润性生长于非肿瘤性前列腺腺泡间；或为小而光滑的筛状腺体
4	腺体结构具有以下特征之一：①融合的微腺泡腺体；②边界不清，腺腔形成不佳的腺体；③大的或边界不规则的筛状腺体；④大而透明的癌细胞弥漫浸润，形成肾上腺瘤样结构的腺体
5	没有腺体分化，由实性的片巢、条索或单个细胞组成，或为中央坏死的粉刺癌，周围可有乳头状、筛状或实性结构

注：前列腺的小细胞癌因具有独特的组织学、免疫组织化学和临床特征，所以不进行Gleason分级。

3. 危险度分级

结合Gleason评分、PSA和肿瘤分期，可对前列腺癌的危险度进行分级（表11-6），作为决定治疗方案和判断预后的依据。

4. 临床分期

前列腺癌TNM分期（表11-7）综合了T、N、M、前列腺特异性抗原（PSA）和Gleason分级等因素，进一步提高了分期的准确性和价值。由于本病可能不需要或不能手术，因此临床分期十分重要。前列腺癌根治术后病理分期与临床分期基本相同，第7版TNM分期规定区域淋巴结为闭孔、髂内、髂外、骶前淋巴结。

表 11-6　前列腺癌危险度分级

危险度	肿瘤分期	Gleason 评分	PSA 水平
极低危险组	T_{1c}	≤6分	<10ng/ml
低度危险组	$T_1 \sim T_{2a}$	≤6分	<10ng/ml
中度危险组	$T_{2b} \sim T_{2c}$	7分	10～20ng/ml
高度危险组	T_{3a}	8～10分	>20ng/ml
极高度危险组	$T_{3b} \sim T_4$		
远处转移组	区域淋巴结或远处转移		

注：中度危险组和高度危险组三条标准符合任一条即可

表 11-7　前列腺癌TNM分期[2]

分期	T	N	M	PSA（ng/ml）	Gleason 评分（分）	T、N、M 简明定义	
I	$T_{1a\sim c}$	N_0	M_0	PSA<10	Gleason≤6	T_1	临床隐匿性肿瘤，不能触及，影像学也无法发现
	T_{2a}	N_0	M_0	PSA<10	Gleason≤6	T_{1a}	手术意外发现肿瘤，其组织占切除组织≤5%
	$T_{1\sim 2a}$	N_0	M_0	PSA X	Gleason X	T_{1b}	手术意外发现肿瘤，其组织占切除组织>5%
ⅡA	$T_{1a\sim c}$	N_0	M_0	PSA<20	Gleason7	T_{1c}	由于PSA升高，经穿刺活检证实的肿瘤
	$T_{1a\sim c}$	N_0	M_0	10≤PSA<20	Gleason≤6	T_2	局限于前列腺内
	T_{2a}	N_0	M_0	PSA<20	Gleason≤7	T_{2a}	少于或等于1/2叶
	T_{2b}	N_0	M_0	PSA<20	Gleason≤7	T_{2B}	型超声过1/2叶，但不到2叶
	T_{2b}	N_0	M_0	PSA X	Gleason X	T_{2c}	2叶
ⅡB	T_{2c}	N_0	M_0	任何PSA	任何	T_3	超出前列腺包膜
	$T_{1\sim 2}$	N_0	M_0	PSA≥20	任何	T_{3a}	腺外侵犯，单侧或双侧
	$T_{1\sim 2}$	N_0	M_0	任何PSA	Gleason≥8	T_{3b}	侵及精囊
Ⅲ	$T_{3a\sim b}$	N_0	M_0	任何PSA	任何	T_4	侵及或固定于精囊以外的其他邻近结构：如外括约肌、直肠、膀胱、肛提肌和/或盆壁
Ⅳ	T_4	N_0	M_0	任何PSA	任何	N_1	区域淋巴结转移
	任何T	N_1	M_0	任何PSA	任何	M_1	远处转移
	任何T	任何N	M_1	任何PSA	任何	M_{1a}	非区域淋巴结转移
						M_{1b}	骨转移
						M_{1c}	其他部位，伴或不伴骨转移

注：前列腺癌临床分期和病理分期基本一致，但临床分期没有T_1期，因为T_1期被定义为临床上不可触及或不能被影像学检查所发现的肿瘤；表中X分别表示PSA数值和Gleason分级无法评估；由于前列腺内并不存在脂肪组织，穿刺活检标本中发现脂肪侵犯即可诊断为T_{3a}期。

四、治疗

（一）中医治疗

1.前列腺癌的病证特点

前列腺癌的病证特点应从两个方面分析。

（1）肿瘤方面，肿瘤在前列腺内肆意滋长，扎寨营垒，癌毒之邪与痰瘀胶结成块，或毒盛侵延局部组织、器官，或沿血道转移他处，而以骨者为多。

（2）对人体而言，有虚实两个方面。虚者，气虚、阴虚、阳虚；实者乃肿瘤阻滞脏腑气血运行，致气滞、血瘀、痰结、湿阻，郁久则生热生火。毒结日久可致五脏失和，气血衰败，阴阳失衡。

其病位在前列腺，其脏在肾，主要涉及脾、肝、膀胱等脏腑。毒邪浸润，可泛滥全身。本病属本虚标实，证候多为寒热错杂、虚实并见。

2.前列腺癌治则治法

前列腺癌治疗遵从综合治疗的原则，中西医并重。中医治疗前列腺癌的治疗原则：对肿瘤为祛毒抗邪；对人体为扶正培本，纠正脏腑气血失调。具体治法：治肿瘤当以寒热之剂扫荡之，以平性之剂抑杀之，辅以消痰软坚、祛瘀散结之药以破击之；调人体则虚则补之，实者调之。气虚者益气，阴虚者滋其阴，阳亏寒盛者温阳散寒，气滞者理气，血瘀者活血，痰积者化痰，湿阻者利水除湿，化热化火者，佐以清热泻火。临床注重中西医配合，根据病情，合理安排中西医治疗方法与时机，并及时纠正西医治疗中出现的毒副反应。

3.前列腺癌辨肿瘤临床常用药物选择

现代药理及临床研究证实，部分中药具有以下作用：抑制前列腺癌细胞增殖，促进其凋亡，降低癌细胞侵袭能力，并能提高机体免疫功能[3-6]。前列腺癌的辨肿瘤论治，建议根据临床经验及现代药理，合理选择以下药物。

（1）温热药：蜈蚣（有毒），过路黄，蛇葡萄根，木樨草，蟾酥（有毒）。

（2）寒凉药：鸦胆子，薏苡仁，苦参，冬凌草，天葵子，白毛藤（白英，蜀羊泉）（有小毒），穿心莲（有小毒），龙葵，白花蛇舌草，半枝莲，赤地利（开金锁），重楼（七叶一枝花，蚤休）（有小毒），天花粉，三白草，膨蜞菊（路边菊），金丝桃，问荆，雷公藤（大毒），青蒿。

（3）平性药：全蝎（有毒），扛板归，半边莲，肿节风（接骨木），土牛膝，紫杉（红豆杉）。

（4）消痰软坚药：红车轴草，昆布，夏枯草，皂角刺，僵蚕，山慈菇，橘红、橙皮，冬瓜仁。

（5）祛瘀散结药：郁金，姜黄，王不留行，穿山甲，石见穿，三棱，红花，水红花子，没药，苏木，延胡索，泽兰。

4.前列腺癌辨人体临床常用药物选择

（1）补气：人参，黄芪，党参，灵芝，白术，茯苓，土茯苓，棉花根（有毒）。

（2）补阳：淫羊藿，肉苁蓉，巴戟天，桑寄生，槲寄生，狗脊，补骨脂，自然铜。

（3）补阴：木馒头，枸杞子，五味子，骨碎补。

（4）补血：何首乌，阿胶，当归。

（5）理气：佛手，枳壳，枳实，预知子，小茴香。

（6）活血：蜂房（有毒），莪术，山楂，丹参，银杏（有毒）。

（7）止血：仙鹤草，三七，白茅根、茜草，白及，大蓟，槐米。

（8）利湿：萆薢，蚕沙，金钱草，石韦，赤小豆，花椒。

（9）清热泻火：败酱草，紫花地丁，栀子，连翘，大黄。

（10）温里：吴茱萸，肉桂。

（11）其他：白芷，甘草，独活，羌活，牛蒡子，葛根，酸枣仁，焦山楂，焦神曲。

5.前列腺癌辨证型论治

（1）周岱翰[7]其辨证分型及治疗方法如下。①湿热蕴结：会阴不适、尿频尿短、余溺未清，朝轻暮重，大便滞下或干结，口苦不思饮，骨节酸重，纳食乏味，形体尚壮实，舌苔白厚或厚腻，舌体胖，脉滑有力或滑数，癌瘤对尿道压迫不甚，辨证要点是湿热蕴结膀胱，治宜清热解毒，利水消癥，选用丹参、两头尖、王不留行、蒲公英、败酱草、泽泻、银花、红花、土茯苓、山慈菇、白花蛇舌草、七叶一枝花。②湿毒瘀血：尿频短数，时有尿意，下腹或会阴胀痛，痛有定处，疲乏腰酸，烦躁眠差，口干、口苦，胃纳欠佳，颜面晦暗，舌苔黄厚，质红绛，脉弦数或弦滑，癌瘤浸润前列腺，脉络阻滞，辨证要点是肝热血瘀、湿毒郁积，治宜清肝解毒，祛瘀消癥，选用丹参、两头尖、王不留行、蒲公英、败酱草、泽泻、柴胡、白芍、栀子、三七、土鳖虫、七叶一枝花。③气阴两虚：下腹、会阴胀痛不适，小便滴沥或尿闭，时有尿血，或阴茎阴囊水肿，大便干结，口干、口苦，纳呆，短气，消瘦，眠差，或有咳嗽咳血，或有胁痛腹胀，或有骨痛如锥，舌干少苔，舌质红绛无津或舌质暗胖，脉弦细或细数无力，病程日久，前列腺癌可有肺、肝、骨骼等处的转移，辨证要点是肾精亏损、脾气衰败，邪毒嚣张，治宜健脾补肾，解毒消癥，选用丹参、两头尖、王不留行、蒲公英、败酱草、泽泻、三七、杜仲、生地黄、党参、黄芪、紫河车。

（2）姚劲斌[8]总结前列腺癌证型论治如下。①瘀毒互结：症见排尿困难或如线，小腹胀痛，肛门指检前列腺结节坚硬如石，舌质暗红有瘀点，脉细涩。治宜散结消肿，破瘀化痰，方选抵挡汤加味。中成药选通关口服液、冬凌草片等，针灸选水道、肾俞、三焦等以排尿通淋。②气血亏虚：症见小便不畅或尿闭，肛门指检前列腺肿大坚硬，舌暗淡少苔，脉沉弱或细弱，兼见全身消瘦，神疲乏力，面色萎黄，心悸气短，治宜大补气血，扶正祛邪，方选十全大补汤加味。中成药选扶正抑瘤注射液、参芪扶正注射液等，针灸选脾俞、足三里、气海等以益气生血，调节膀胱。③气阴两虚：症见排尿梗阻或出现尿潴留，肛门指检前列腺坚硬，或出现转移，舌暗淡，苔薄白，脉沉细数，兼见面色萎黄，形体消瘦，全身乏力，心悸气短，失眠多梦，烦躁不安。治宜益气滋阴，扶正祛邪，方选人参养荣汤合左归丸加味。中成药选参麦注射液等，针灸选关元、气海、肾俞、三阴交等以益气养阴，疏通下焦。④阴虚挟热：症见小便不畅或尿闭，小便黄赤，大便秘结，头晕耳鸣，口干咽燥，五心烦热，舌暗红，苔少，脉细涩数。治宜滋阴清热，解毒散坚，方选知柏地黄汤加味。中成药选知柏地黄丸等，针灸选膀胱俞、肾俞、三阴交、阴陵泉等以养阴清热通闭。

（3）王涛[9]辨治晚期前列腺癌泌尿系统症状如下。①小便点滴不通，或量少短赤灼热，或尿频尿急尿痛，小腹胀满，舌质红，苔黄腻，脉滑数者，为湿热蕴结证，治宜清热利湿、软坚通利，用萆薢胜湿汤或八正散加减。②小便点滴而下，或时而通畅时而不通，甚见血尿，腰痛连及少腹，舌质紫暗或有瘀点，脉涩或细数者，为瘀血阻滞证，治宜活血化瘀、散结通利，用抵挡丸加减。③小便不通或点滴不爽，排出无力，面色无华，神气怯弱，腰膝冷而酸软无力，舌质淡，脉沉细者，为肾气亏虚证，治宜温阳益气、补肾利尿，用济生肾气丸加减。④小便滴沥，排尿无力或困难，大便亦难，食少纳差，乏力自汗，舌淡边有齿痕，脉虚弱者，为脾气虚弱证，治宜健脾益气，用补中益气汤加减。

6.验方汇编

（1）单验方

● 前列消癥汤[10]：生薏苡仁40g，炙黄芪15g，黄精15g，白花蛇舌草15g，土贝母15g，莪术10g，猪苓10g。浓煎至300ml，应用真空密封分装技术分装至2袋，每袋150ml。服用方法：每次1袋，每日2次，早晚口服。

● 川龙抑癌汤[11]：壁虎3g，灵芝孢子10g（冲服），地龙15g，莪术15g，红花10g，三七粉3g（冲服），大青叶10g。用水500ml煎成150ml，每日两剂，早晚分服。

● PC-SPES复方：甘草、三七、灵芝、菊花、黄芩、大青叶、冬凌草、美洲棕榈子。国外学者对中药复方制剂"PC-SPES"研究较多[12]。药理研究表明，"PC-SPES"具有抑制肿瘤细胞增殖，诱导肿瘤细胞凋亡，减少雄激素受体数目和结合能力，提高免疫力及降低前列腺癌细胞内 PSA 水平等多方面作用。临床研究也显示，其可降低前列腺癌患者的血清 PSA 水平。

● 人参胡核汤：人参、胡桃核、灵芝孢子粉、冬葵子、喜树果、龙葵。张蜀武等[13]观察该方对人激素非依赖性前列腺癌 PC-3 细胞增殖抑制作用，认为该方可抑制 PC-3 细胞增殖，降低 PSA 表达水平等。

● 通癃启闭汤：制附子、桂枝、牡丹皮、泽泻、杏仁、川牛膝、三棱、莪术、车前子、山茱萸、山药、熟地黄、茯苓、海藻、昆布。良性前列腺增生。

● 扶正抑瘤方[14]：黄芪、太子参、龟甲、全蝎、半枝莲、泽兰、白术、茯苓、陈皮。临床据具体辨证予以加减。脾气虚者加山药、黄精、甘草；肾虚者加菟丝子、巴戟天、牛膝；阴虚者去白术、黄芪、茯苓，加枸杞子、女贞子、鳖甲、山茱萸；湿阻者加蝼蛄、车前草；热毒盛者加白花蛇舌草、黄芩；血瘀者加土鳖虫、水蛭、王不留行；气滞者加姜黄、延胡索；痰浊者去黄芪、白术，加浙贝母、天花粉；骨转移疼痛者，加文蛤、僵蚕、骨碎补。浓煎服，日服一剂。

● 前列腺癌方：龙葵、生何首乌、女贞子、生黄芪、蟾皮、莪术、夏枯草、菟丝子、补骨脂、猪苓、茯苓。本方以龙葵、女贞子为君，以蟾皮、菟丝子、莪术、黄芪等为臣，以猪苓、茯苓、夏枯草、生何首乌、补骨脂作佐使之用。厉将斌等[15]以该自制方为主加减，取得了较好的效果。

● 补肾益气方：黄精、巴戟天、枸杞子、黄芪、太子参、龟甲、炙甘草、陈皮。古炽明等[16]以 PSA 控制水平为主要参考指标，应用补肾益气法探讨中西医结合治疗前列腺癌的临床疗效。治疗组 PSA 水平控制较为理想，该法还可缓解患者骨转移痛、改善内分泌治疗后潮热等副作用。

（2）李东涛前列腺癌验方举例

骨碎补 60g，鹿衔草 30g，茯苓 30g，猪苓 45g，泽泻 15g，透骨草 30g，仙鹤草 60g，龙葵 45g，白英 60g，延胡索 30g，白屈菜 30g，鸡内金 30g，黄芪 90g，党参 30g，蛇葡萄藤 60g，木馒头 60g，炒白术 30g，半边莲 30g，熟地黄 15g，山茱萸 15g，山药 20g，花椒 10g，牡丹皮 12g，阿胶 20g（烊化），九香虫 12g，补骨脂 30g，续断 20g，杜仲 20g，鸡内金 15g，生麦芽 15g。水煎服，每剂煎 8 袋，每袋 150ml，每日 4～6 袋，分 3 次服。

7.前列腺癌常用中成药

（1）抗癌药

● 蟾酥注射液：用法见肺癌。

● 复方斑蝥胶囊：用法见口腔癌。斑蝥瘤痛消：用法见胆囊癌。斑蝥酸钠注射液：用法见口腔癌。

● 阿魏化痞膏：用法见甲状腺癌。

● 西黄丸：用法见口腔癌。西黄胶囊：用法见口腔癌。

● 梅花点舌丸：0.125g×18 丸/盒；28 丸/盒。口服，一次 2 丸，一日 3 次，小儿酌减。口服，一次 3g，一日 2 次。

（2）抗癌辅助药

康莱特注射液：用法见肺癌。康莱特注射液具有诱导肿瘤细胞凋亡、阻滞肿瘤细胞有丝分裂、杀伤癌细胞及提高免疫功能的作用，能用于前列腺癌的治疗[17]。

（3）抗癌与辅助综合作用药

艾迪注射液：用法见口腔癌。

8.其他疗法

（1）外治法

因为前列腺位置特殊，既不在内，也不在外，周围正常组织较多，外治法难以直达病所，外治法主要能够缓解尿潴留。

● 大葱白矾散：大葱白9cm，白矾15g。以上两味共捣烂如膏状贴肚脐上，每日换1次，贴至尿通为度，此方能软坚通尿，适用于前列腺癌小便不通、点滴难下。

● 蚯蚓田螺散：白颈蚯蚓5条，小田螺5个，荜澄茄15g，以上三味共捣烂，伴米饭为丸，敷脐上，此药能温肾散寒、行气利水，对前列腺癌癃闭、尿塞不通、少腹胀痛难忍者有效。

● 甘遂：甘遂2g，研为细末，用醋调膏，纱布包裹，外敷脐部，以通为度。

● 取嚏：取皂角末0.5g，吹鼻取嚏，具有开肺气，举中气，而通下焦的功效，是一种简单、有效的通利小便的方法。

（2）针灸

① 取足三里、中极、三阴交、阴陵泉等穴，实证用泻法，强刺激；虚证者灸关元、气海。

② 中药配合针灸的方法[18]，服用中药的同时，针刺足三里、三阴交、膀胱俞、关元、委中、承山、阴陵泉、中极治疗。每周针刺2次，3个月后改为每周1次。

9.并发症的处理

（1）前列腺癌骨转移痛

前列腺癌是唯一最先发生骨转移而非内脏转移的实体瘤。90%以上的晚期前列腺癌患者首发症状是疼痛。癌的骨转移不仅严重破坏骨的结构和功能，导致脊髓压迫、高钙血症、骨髓抑制性贫血和昏迷等并发症，加速患者的死亡，而且顽固性疼痛又严重降低患者有限生存期的生活质量，给患者双重打击。中医对前列腺癌骨转移痛的治疗，一般是在辨证论治的基础上加续断、骨碎补、秦艽、忍冬藤、豨莶草、乳香、延胡索、蜈蚣等。或用三七、重楼、延胡索、山慈菇、芦根、黄药子、川乌各30g，冰片5g，共研细末，每日3次，每次3g，口服。还可用红粉、轻粉各30g，全蝎、血竭、肉桂、三七粉、玳瑁各60g，蜈蚣、川乌、草乌、乳香、没药、当归、延胡索、紫河车粉各90g，蟾蜍皮20个，共研细末，装入胶囊。每日2次，每次服2粒，温水送下[9]。也有人根据"久病必瘀""十瘤九瘀"，以及晚期前列腺癌骨转移痛患者年老肾虚、阴寒之气凝结的特点，治以温肾补血、软坚消积、活血祛瘀、散寒通滞之法，用熟地黄、鹿角霜、玄参、牡蛎、浙贝母、穿山甲、半枝莲、白花蛇舌草、蜀羊泉、附子、肉桂、炮姜、麻黄、白芥子等，每日1剂，分2次煎服，连服6个月，治疗取得了明显的效果[19]。

（2）去势术后综合征

柴胡桂枝汤治疗，药物组成：柴胡15g，黄芩15g，党参10g，法半夏10g，生姜10g，大枣15g，炙甘草6g，桂枝10g，白芍10g。开水煎沸30分钟服用，每日1剂，每次150ml，2次/日，连服5日为1个疗程，一般服药1～3个疗程。显效20例，占55.6%；有效13例，占36.1%；无效3例，占8.33%[20]。

10.前列腺癌中医名家经验

（1）孙桂芝治疗前列腺癌经验

孙桂芝认为，前列腺癌为癌毒之邪蕴结于前列腺。常见基本证候为阴虚，气虚，湿热，血瘀，阳虚。病位在前列腺，主要涉及肾，脾，膀胱，肝。阴虚者责之于肾，以六味地黄汤加减，常用药物生地黄，山茱萸，山药，五味子，麦冬，沙参，桑椹，枸杞子，泽泻。气虚在脾，以四君子汤加减。常用药物太子参，炒白术，茯苓，炒扁豆。湿热者，加海金沙，土茯苓，生地黄，竹叶，车前草，白鲜皮，红藤，萆薢。血瘀者，加当归，赤芍，川芎，炮穿山甲，地龙。血热者，加生地黄，牡丹皮。阳虚者，加淫羊藿，肉桂。毒邪未清者，加白花蛇舌草，半枝莲，金荞麦，蛇莓，龙葵，土茯苓，白英，草河车。肝转移者加凌霄花，藤梨根，干蟾皮。局部疼痛者，加小茴香，橘核，乌药，川楝子。便稀者，加芡实，莲子肉。纳呆者，加鸡内金，焦三仙。小便不畅者，加桑螵蛸，海螵蛸。

（2）周岱翰治疗前列腺癌经验

周岱翰[7]认为，前列腺位于膀胱颈部，肝经的经脉包络阴部（前列腺），肾与膀胱相表里，前列腺癌的辨证常着眼于膀胱、肝、肾三脏。即病变表现在膀胱，病之根源在肝、肾。膀胱为州都之官，气化水始能出，若湿热毒邪客于膀胱，水道不利，则小便短涩难出；若肝气郁结，脉络瘀阻，气火郁于下焦，亦致膀胱气化不利，小便短涩瘀痛。中医认为肾主水液，司二便，若肾气亏损，肾精不足，可致膀胱气化无权，溺不得出遂成癃闭。辨证要点亦着重辨明邪正的盛衰，正虚侧重肝肾之阴虚；邪盛则在于火热、痰湿与瘀毒。他在临床上主要选用前列腺方（丹参、两头尖、王不留行、蒲公英、败酱草、泽泻）通络软坚、解毒通淋，并按不同分型加味论治。由于前列腺癌病程较长，病变复杂，有时可出现不同的兼症，如尿少、癃闭用生大黄、荆芥等分研末，每次12g，每日2次，或用葱白1斤、麝香少许敷脐部；如癃闭膀胱胀满难忍，必要时可导尿；尿血、尿痛可酌加生大黄、仙鹤草、小蓟；肺转移咳嗽、咯血宜用鱼腥草、葶苈子、山慈菇、壁虎；肝转移胁痛、腹胀宜用半枝莲、徐长卿、槟榔、蜈蚣；骨转移疼痛如锥可酌用三棱、莪术、威灵仙。在辨病用药上，可选用鸦胆子、紫河车。

（3）常德贵治疗前列腺癌经验

常德贵认为该病病机复杂，"气血失调、寒热错杂"是前列腺癌的重要病机，以"调气和血，寒热并用"为治法，创"芪蓝方"为自拟方，该方中药组成有黄芪、葫芦巴、绞股蓝、土茯苓和蜣螂5味，基础实验研究、临床应用均表明该方能改善前列腺癌患者排尿症状，降低PSA值，延缓肿瘤进展，提高患者生存质量[21,22]。

案例1[23]：吴某，男，81岁，2013年9月5日初诊。患者因"反复尿频、肉眼血尿3年，加重1周"于门诊就诊。3年前患者无明显诱因出现血尿、尿频，伴尿急、尿痛，夜尿10余次。初诊症见患者精神不振，少气懒言，语声低微，纳少，前列腺触诊：Ⅲ度增大，中央沟消失，扪及结节，压痛。舌质红偏暗，舌下瘀点、瘀斑，脉细弱无力。辅助检查：血清前列腺特异抗（PSA）：106.5ng/ml；最大尿流率6ml/s，膀胱内残余尿量80ml。西医诊断：前列腺癌，建议患者手术治疗，患者未采纳。纵观脉症，四诊合参，当属祖国医学为"积聚"，气血失调、寒热错杂之症。治宜气血同调、寒温并用为主，佐以益气健脾，方选"芪蓝方"加减。处方：黄芪30g，葫芦巴15g，绞股蓝20g，土茯苓20g，蜣螂10g，乌药30g，益智仁20g，土鳖虫15g，琥珀20g，升麻10g，柴胡15g，白术15g，当归尾15g。上药，水浓煎，2次/日，早、晚分服。二诊：服前方7剂后诉血尿及下尿路症状明显减轻，舌质暗淡，苔薄白，脉弱，处方原方7剂，嘱其饮食清淡，规律生活，适度户外活动，每三月复诊1次，复诊复查PSA100.5ng/ml；最大尿流率改善为15ml/s，膀胱内残余尿量30ml，随访至今，患者生活质量较就诊前明显改善，生活自理。

（4）李东涛治疗前列腺癌中医验案举例

案例1：李某，男，72岁。2015年9月19日初诊。

发现前列腺癌，多发骨转移，PSA高，一开始小便不畅，渐加重，疼痛，尿不尽，中断，大便干，血糖高，查有冠心病，纳可大便可，现服弗他胺、戈舍瑞林，身不痛，舌质淡，苔白，有小齿痕，脉缓。动甚则喘多年。2012年因胸膜粘连、胸腔积液而手术。处方：骨碎补120g，鹿衔草45g，茯苓30g，猪苓45g，泽泻15g，淫羊藿30g，透骨草45g，鸡内金30g，仙鹤草60g，龙葵60g，白英60g，延胡索30g，白屈菜30g，蛇葡萄藤60g，黄芪90g，党参30g，木馒头60g，炒白术30g，半枝莲30g，熟地黄20g，阿胶20g（烊化），山茱萸20g，炒山药30g，仙茅30g，菝葜90g，鸡内金30g，生麦芽30g，花椒10g，牡丹皮12g，九香虫12g，补骨脂30g，续断20g，杜仲20g，砂仁15g（后下），白豆蔻15g（后下），白芷15g，炒蜂房12g，生蒲黄12g（包煎），芡实30g，五味子30g。6剂，水煎服，每剂煎11袋，每袋150ml，每日5袋，分3次服。

2015年10月17日三诊。检查结果比较理想，游离前列腺特异抗原0.332ng/ml，总前列腺特异抗原1.80ng/ml，睾酮＜0.09nmol/L。小便白天疼痛减轻，晚上仍有，大便干，血糖6.2mmol/L，来人代诊。处方：上方炒白术改为生白术60g，加肉苁蓉60g，瞿麦30g，竹叶15g，王不留行30g，滑石30g，生大黄20g（后下），赤芍30g，当归30g，何首乌30g。6剂，水煎服，每剂煎13袋，每袋150ml，每日6袋，日分3次服。

2016年1月23日十诊。晚上小便仍有疼痛，余同前。前方减大黄，竹叶加至20g。8剂，水煎服，每剂煎15袋，每袋150ml，每日6袋，日分3次服。

患者用上方加减调理，于2017年9月23日复诊，稳定。

案例2：刘某，男，69岁。2013年4月15日初诊。

2011年4月查体发现前列腺占位，到青岛大学附属医院穿刺未见癌细胞，当时PSA18ng/ml以上，肛门指检有结节。其后东部市立医院2011年9月27日穿刺显示有癌细胞，术前双肾积水，在2011年10月9日行腹腔镜下微创根治术，病理检查提示：癌浸及被膜横纹肌，Gleason6.7分。出院后3个月查TPSA 0.366ng/ml。术后有尿失禁，用尿垫，尿频，夜里1.5～2小时起夜一次。患者术后服比卡鲁胺（康士得）。2012年10月查TPSA0.823ng/ml。2013年4月12日查TPSA：0.649ng/ml。便秘，乳房胀痛，吃芋头后乳房增生及胀痛症状减轻。康士得对肝有损伤，最近查大致正常。有高血压及脑供血不足病史。现腰痛，便秘，舌质淡，苔白脉弦滑。诊断：前列腺癌术后。高血压病，脑供血不足。处方：熟地黄20g，山茱萸15g，生山药30g，黄芪60g，肉苁蓉60g，灵芝30g，木馒头60g，何首乌45g，蛇葡萄根60g，萆薢30g，槲寄生60g，半边莲30g，半枝莲15g，白花蛇舌草30g，牡丹皮12g，茯苓30g，泽泻15g，益智仁15g，生白术60g，丹参60g，白芍20g，柴胡12g，王不留行30g，山慈菇20g，水红花子15g，淫羊藿30g，仙茅15g。7剂，水煎服，两日1剂，日3次服。另服加味西黄散，一次3g，一日3次。

2013年10月28日十诊。最近查TPSA：0.258ng/ml。10月24日骨扫描：未见骨转移。近期准备γ刀放疗。夜尿1小时1次。血压高、冠心病服血塞通、麝香保心丸、苯磺酸氨氯地平。舌淡暗，苔白，脉弦滑。处方：熟地黄20g，山茱萸15g，生山药30g，黄芪90g，肉苁蓉60g，白豆蔻10g（后下），灵芝30g，木馒头60g，何首乌45g，蛇葡萄根60g，萆薢30g，麦冬20g，槲寄生60g，半边莲30g，半枝莲30g，白花蛇舌草60g，牡丹皮12g，茯苓30g，泽泻15g，益智仁20g，桑螵蛸10g，生白术45g，丹参60g，柴胡15g，党参30g，太子参30g，赤芍、白芍各15g，王不留行60g，山慈菇20g，水红花子30g，淫羊藿30g，仙茅30g，五味子20g，厚朴30g，炒枳壳30g，枸杞子30g，女贞子20g，白芷15g，茵陈30g，鸡内金20g，生麦芽20g，砂仁10g（后下）。7剂，水煎服，两日1剂，日3次服。另服加味西黄散，一次3g，日3次。

患者γ刀治疗后，一直服加味西黄散至2016年5月，无复发。

（二）西医治疗

1.治疗原则

（1）初始治疗

极低度危险：预期生存＜20年，治疗原则为观察等待，其间积极监测，包括每6个月1次PSA水平检测，每年1次直肠指检（digital rectal examination，DRE）及前列腺活检。如预期生存≥20年，治疗原则同低度危险预期生存≥10年者。积极观察直到肿瘤进展或临床症状明显时才给予治疗。肿瘤进展的定义：Gleason评分≥4分或5分，穿刺阳性针数较前次增多或癌变范围较前增大。局限性前列腺癌（$T_{1\sim3}$，N_x或N_0）适合根治性手术或放疗，但因各种原因未选择也可观察等待。

低度危险：预期生存＜10年，治疗原则与极低度危险者相同。预期生存≥10年，可观察等待+积极监测，或予以三维适形/调强适形放疗，或粒子植入放疗，或根治性前列腺手术。若预期盆腔淋巴结转移率≥2%，建议进行盆腔淋巴结清扫。术后病理检查如提示切缘阳性或精囊受侵或肿瘤侵犯至腺体外，或术后PSA水平升高，可选择放疗或继续观察。

中度危险：预期生存＜10年，可观察等待+积极监测，或选择三维适形放疗，并可联合短程新辅助化疗。也可同步或序贯4～6个月雄激素剥夺治疗（androgen deprivation therapy，ADT），联合或不联合近距离放疗。预期生存≥10年，除前述治疗可供选择外，还可考虑根治性前列腺手术。

局限高度危险：外照射治疗（external beam radio therapy，EBRT）联合2～3年长疗程新辅助、同步或序贯4～6个月ADT为首选治疗，与单纯ADT相比，能降低10年总死亡率和疾病相关死亡率，降低生化复发率。也可选择外照射联合粒子植入治疗，或者再配合应用4～6个月ADT。前列腺组织与邻近器官无粘连固定时仍可进行根治性手术切除。.

极高度危险：可在下述方案中选择：①外照射联合2～3年长疗程新辅助或同步、序贯4～6个月ADT；②外照射及近距离放疗±短程新辅助化疗，或同步或序贯4～6个月ADT；③前列腺组织与邻近器官无粘连固定时可选择根治性前列腺手术；④单纯ADT。

转移性前列腺癌：N_1、M_0患者可选择ADT，或放疗联合2～3年长疗程新辅助。对于M1患者，仅予以ADT。

（2）复发与去势抵抗性前列腺癌

生化复发：在根治性前列腺切除术后，连续2次血清PSA水平超过0.2ng/ml称为术后生化复发。放疗后PSA水平达到最低值后连续3次PSA增高称为放疗后生化复发。根治性手术或根治性放疗后生化复发，可供选择的治疗包括观察等待、内分泌治疗。确认生化复发者，应行DRE及全面影像学检查，如未发现病灶，需考虑前列腺穿刺活检确认。

低危复发：仍可以观察等待，或考虑内分泌治疗。此类患者疾病发展可能较慢，从生化复发到临床复发或转移的中位时间为8年，从发生转移到死亡的中位时间为5年。

中、高危复发：如果先前没有接受放疗，可予前列腺窝局部放疗，其适应证为预期寿命＞10年，健康状况允许，前列腺窝局部复发。未曾手术的复发患者，如预期寿命＞10年，复发时临床分期≤T_2期，活检Gleason评分＜7分，PSA＜10ng/ml，可以考虑手术。已经放疗的，由于放疗可能存在的纤维化、粘连，手术难度较大。

去势抵抗性前列腺癌（castrate-resistant prostate cancer，CRPC）：是指经过初次持续雄激素去除治疗后病变复发、进展的前列腺癌，包括雄激素非依赖性前列腺癌（androgen-independent prostate cancer，AIPC）和激素难治性前列腺癌（hormone-refractory prostate cancer，HRPC）。接受去势（手术或药物）或联合ADT者，起初大多数都会有效，但经过中位时间14～30个月后，几乎所有患者都将逐渐发展为CRPC，此时中位生存期小于20个月。

HRPC的诊断标准：①血清睾酮达去势水平（＜50ng/ml）；②间隔2周连续3次PSA升高，较基础值升高50%以上；③抗雄激素撤退治疗4周以上；④二线内分泌治疗期间PSA进展；⑤骨或软组织转移病变有进展。前4项为必备条件。

HRPC的后续治疗为：维持睾酮的去势水平，药物去势者若血清睾酮未达去势水平，则应行手术去势或雌激素治疗。二线内分泌治疗适用于雄激素非依赖型前列腺癌。以多西他赛为基础的一线化疗方案也可考虑，如果治疗失败，还可采用卡巴他赛、米托蒽醌、埃坡霉素、长春瑞滨、雌莫司汀、吉西他滨、环磷酰胺等。

（3）骨转移及其他远处转移

前列腺癌最常转移的部位是骨，因前列腺癌死亡的患者在尸检中80%发生骨转移。骨转移好发于脊椎、骨盆、肋骨和长骨近端等部位，以中轴骨转移为主，且往往表现为多灶性转移。我国的前列腺癌骨转移似以溶骨性病变多见。约80%的骨转移在一定时间内无相关临床表现，骨相关事件（skeletal related events，SREs）通常在确诊前列腺癌转移后的10个月左右出现，合并病理性骨折者生存期较短。SREs定义为由肿瘤骨转移引起的病理性骨折、脊髓压迫、高钙血症以及需手术治疗或放疗的骨并发症。治疗骨转移的目标主要是缓解骨痛，预防和降低SREs的发生。

治疗骨转移的常用药物有双膦酸盐和地诺单抗（Denosumab）。双膦酸盐类药物的发展按药效学可分为3代。第1代系不含氮的双膦酸盐，以依替膦酸钠、氯屈膦酸钠为代表。第2代双膦酸盐以帕米膦酸钠为代表，阿伦膦酸钠也较常用。第3代为异环型含氮双膦酸盐，以唑来膦酸为代表，另外还有伊班膦酸钠、替鲁膦酸钠、奥帕膦酸钠、利塞膦酸钠等。三代双膦酸盐药物的疗效并无明显差异，静脉使用的双膦酸盐药物每月1次，均可能引起暂时性的发热，并有导致肾功能损害甚至肾衰竭、颌骨坏死的潜在风险。

地诺单抗是一种特异性靶向核因子-κ受体活化因子配体（RANKL）的完全人源化单克隆抗体（IgG2单抗），阻止RANKL和其受体物质结合，抑制破骨细胞活化和发展，减少骨吸收，增加骨密度。用法为每次120mg，每4周1次，皮下注射。最严重的不良反应为低钙血症和颌骨坏死，建议同时应用维生素D和钙剂治疗。

有疼痛的前列腺癌骨转移患者可酌情使用糖皮质激素、非甾体抗炎药、阿片类止痛药物治疗以及酌情外科干预。放疗也可改善局部骨痛。对于多处骨转移和多处骨痛的患者可采用放射性核素治疗，其最常见的不良反应为骨髓抑制。

其他常见远处转移的部位有肺、肝脏、淋巴结等，治疗方法包括内分泌治疗、放疗、化疗、姑息性治疗等，应根据患者既往治疗、年龄、一般情况、合并症等综合考虑来制订个体化的治疗方案。

2. 手术

根治性前列腺切除术：适用于低危和中危的局限性前列腺癌、小体积的高危局限性前列腺癌。极高危的前列腺癌经严格筛选后可以考虑。70岁以后手术并发症及死亡率会增加，手术应当慎重。预期生存＜10年者也不建议行前列腺根治术。

3. 放疗

常规根治性外照射、三维适形放疗、适形调强放疗等属于外照射，近距离放疗包括腔内照射、组织间照射等，可单独或联合应用。对于初治的局限期前列腺癌，放疗疗效与手术相当。

常规根治性外照射：一般先采用标准盆腔放射野照射前列腺、精囊和淋巴引流区，剂量45～50Gy/1.8～2.0Gy，随后缩为前列腺照射野照射前列腺及精囊。因受到副反应的限制，总治疗剂量为67～70Gy。三维适形放疗和调强适形放疗，前列腺及精囊肿瘤CTV剂量可达

74 ～ 81Gy，盆腔淋巴结引流区CTV45 ～ 50Gy，影像学明确证实的盆腔转移淋巴结剂量不能低于70Gy。建议CTV > 78Gy时采用影像引导的放疗技术以减少正常组织受量。

近距离放疗：腔内放疗因剂量分布不均匀，疗效较差，现已少用。组织间照射包括短暂组织间插植照射（放射源常用^{192}Ir）和永久粒子种植治疗（放射源常用^{125}I，处方剂量为144Gy；^{103}Pd，处方剂量为115 ～ 120Gy）。如果联合外照射，外照射的剂量为40 ～ 50Gy，而^{125}I和^{103}Pd的剂量分别为100 ～ 110Gy和80 ～ 90Gy。

4.内分泌治疗

内分泌治疗的方法包括：ADT（手术、药物、雌激素）、单一抗雄激素治疗、雄激素完全阻断治疗、新辅助内分泌治疗、辅助内分泌治疗、间歇内分泌治疗、抗雄激素撤退治疗、抗雄激素药物互换等。

ADT：去势治疗可以是睾丸切除术、LRH（luteinizing releasing hormone，促黄体生成素释放激素）类似物或雌激素。ADT可用于转移性前列腺癌，包括N_1和M_1期；局限早期前列腺癌或局部进展前列腺癌，无法行根治性前列腺切除术或放疗；根治性前列腺切除术或根治性放疗前的新辅助内分泌治疗；配合放疗的辅助内分泌治疗；治愈性治疗后局部复发、转移；雄激素非依赖期的雄激素持续抑制。

双侧睾丸切除术：可使睾酮在短期内降低至10ng/ml以下，是具有严重症状前列腺癌患者的首选治疗。

促性腺激素释放激素（luteinizing-hormone releasing hormone，LHRH）类似物：LHRH激动剂（LHRHa）和拮抗剂均可使用。LHRH类似物有许多种，可在其中任选1个，各自的用法如下：①布舍瑞林（buserelin）有注射剂和滴鼻剂两种，一次500μg皮下注射，每日3次，连续7日；一次100 ～ 200μg滴鼻腔，每日3次。②地盖瑞利（degarelix）200mg或240mg，皮下注射，第1个月，以后60mg或80mg，每月1次。③戈舍瑞林（goserelin）3.6mg，皮下注射，每月1次。④亮丙瑞林（leuprorelin）3.75mg，肌内注射，每月1次。⑤曲普瑞林（triptorelin）一次500μg皮下注射，每日1次，连续7日，然后皮下注射100μg，每日1次，作为维持剂量。

雌激素：可抑制垂体黄体生成素（luteinizing hormone，LH）和睾丸Leydig细胞功能，从而降低血清睾酮水平，达到与去势相同的效果。最常用的是己烯雌酚，1mg/d的疗效与5mg/d相近，前者可使心血管方面的不良反应明显下降。

单一抗雄激素治疗：根据化学结构的不同，可以分为甾类与非甾类两种。

甾类抗雄激素以醋酸环丙孕酮（cyproterone acetate，CPA）为代表。用法为一次100mg，2 ～ 3次/日，口服。同类药物还有醋酸甲地孕酮（megestrol acetate），一次160mg，每日1次，口服。

非甾类抗雄激素药物常用的有尼鲁米特（nilutamide，诱导剂量为口服300mg，每日1次，连续4周；维持剂量为150mg/d，1次服用或分次服用）、氟他胺（flutamide，250mg，每日3次，口服）及比卡鲁胺（bicalutamide，50mg，每日1次，口服）。

雄激素完全阻断（completed androgen blockade，CAB）：又称为"最大限度雄激素阻断"（maximal androgen blockade，MAB），是通过去势联合抗雄激素药物，达到同时去除或阻断睾丸来源和肾上腺来源的雄激素的目的。

新辅助内分泌治疗（neoadjuvant hormonal therapy，NHT）：可在术前或放疗前进行，以缩小肿瘤体积、降低临床分期、降低前列腺切缘肿瘤阳性率，进而提高生存率。NHT适合于T_2、T_{3a}期，方法有LHRHa联合的CAB，也可单用LHRHa或抗雄激素药物，但CAB疗效更为可靠。新辅助治疗时间为3 ～ 9个月。

辅助内分泌治疗（adjuvant hormonal therapy，AHT）：是指前列腺癌根治性切除术后或根治性放疗后的内分泌治疗，主要用于根治术后病理切缘阳性，术后病理淋巴结阳性（pN+），病理 pT_3 或 $\leq T_2$ 期但伴高危因素（Gleason ＞ 7 分，PSA ＞ 20ng/ml）局部晚期前列腺癌根治性放疗后。AHT 可以是 CAB，也可以是药物或手术去势、抗雄激素治疗，术后或放疗后即可开始。

间歇内分泌治疗（intermittent hormonal therapy，IHT）：主要用于无法行根治性手术或放疗的局限前列腺癌，转移前列腺癌，切缘阳性，根治术或局部放疗后复发。IHT 多采用 MAB，治疗后 PSA ≤ 0.2ng/ml 持续 3 ～ 6 个月可以停药，＞ 4ng/ml 后开始新一轮治疗。但也有认为可推迟到 10 ～ 20ng/ml 甚至大于 20ng/ml 后，或 PSA 升至治疗前水平的 1/2 时才启动。

抗雄激素撤退治疗：使用氟他胺或比卡鲁胺等抗雄激素药物治疗的患者，雄激素受体基因可能在药物作用下突变，受体特异性降低，抗雄激素药物反可作为激动剂激活下游通路，导致治疗失败。此时停用抗雄激素药物，20% ～ 25% 的患者可以观察到 3 ～ 5 个月的 PSA 下降和病灶的改善。

抗雄激素药物互换：从非甾体类抗雄激素药物更换为甾体类药物的有效率为 83%，非甾体类药物间更换的有效率为 43%，从甾体类药物更换为非甾体类药物的有效率为 13%。

其他内分泌治疗药物：①5α-还原酶抑制：如非那雄胺，通过选择性抑制 5α-还原酶而阻断睾酮转化成双氢睾酮；②细胞色素 P450 依赖抑制剂：如酮康唑、格鲁米特，由于不良反应大，现已逐渐少用；③糖皮质激素：如泼尼松（一次 5mg，口服，每日 2 次）、地塞米松、氢化可的松等，能减少垂体产生的促肾上腺皮质激素，从而抑制肾上腺激素（包括雄激素）的生成。

5. 化疗

化疗一般用于初始内分泌治疗失败的前列腺癌，即 AIPC 和 HRPC，前列腺癌晚期患者的单一化疗效果不佳，目前多主张联合用药。常用的化疗药物及方案如下。

● EM：以雌二醇磷酸酯为载体的氮芥类化合物，具有烷化剂和雌二醇的双重作用，有可能选择性地进入激素依赖性的瘤组织中，从而减轻烷化剂对全身的作用。用法：静脉注射，每日 300 ～ 500mg，连用 3 周，然后改为每周 2 次；或改为口服，每日 600 ～ 900mg，分 2 次，3 ～ 4 周为 1 个疗程，无效停用。

● MP 方案（米托蒽醌＋泼尼松）：多西他赛失败后更换米托蒽醌治疗仍有一定的反应率。如治疗后 PSA 下降 50%，无疾病进展时间可达 11.5 个月。用法：米托蒽醌 12mg/m²，每 3 周 1 次，静脉滴注；泼尼松 5mg，每日 2 次，连续 3 周，口服。

● 埃坡霉素（epothilone）：属于大环内酯类化合物，通过阻止细胞 G_2 期的有丝分裂发挥抗肿瘤作用。一般用法为 40mg/m²，d1、d21，静脉滴注 3 小时。

● 多西他赛＋泼尼松：多西他赛 75mg/m²，每 3 周 1 次，静脉滴注；泼尼松 5mg，2 次/日，连续 3 周，口服。3 周为 1 个周期，10 个周期为一个疗程。该方案是晚期前列腺癌化疗的一线方案，有效者 PSA 水平可较治疗前下降 50% 以上，但不良反应严重，尤其是骨髓毒性、心脏毒性，很多老年人难以完成整个疗程。周疗法能使不良反应明显减少，值得探索。Dosso 等认为，对于高危的前列腺癌，多西他赛可以在新辅助化疗中使用。

● 卡巴他赛（cabaztaxel）＋泼尼松：为半合成的紫杉烷衍生物，作用机制和特点与多西他赛相似，FDA 于 2010 年 6 月批准其用于多西他赛治疗失败后的二线化疗方案。用法：25mg/m²，每 3 周 1 次，静脉滴注；泼尼松 5mg，2 次/日，连续 3 周，口服。3 周为 1 个周期，10 个周期为 1 个疗程。

吉西他滨＋顺铂、多西他赛＋吉西他滨、EMP＋长春花碱和EMP＋足叶乙苷等也可用于二线化疗。

6.免疫治疗

普罗文奇（Sipuleucet-T）疫苗是第一个被FDA批准的自体治疗性肿瘤疫苗。制备方法：第0、第2、第4周分别从患者外周血中单采出有抗原提呈功能的单核细胞（主要是CD54阳性树突状细胞），将其置于前列腺酸性磷酸酶（PAP）和GM-CSF中进行培养增殖，于每次培养后的第3日回输。

Sipuleucet-T用于无症状或轻微症状、无肝转移、预期寿命＞6个月、一般情况良好的去势后复发前列腺癌患者，每月注射3次。对于疾病进展迅速、肝脏转移或预期生存＜6个月的患者不建议使用。

7.冷冻、高能聚焦超声、射频消融治疗

冷冻治疗（Cryo-surgical ablation of the prostate，CSAP）是局限性前列腺癌可考虑的治疗方法之一，与放疗相比，其优点是无放射危险、直肠损伤率较低，但术后排尿功能障碍和阳痿的发生率较高。其适应证如下。①局限性前列腺癌：不适合做外科手术或预期寿命＜10年的局限性前列腺癌；血清PSA＜20ng/ml；Gleason评＜7；前列腺体积≤40ml，以保证有效的冷冻范围。如前列腺体积＞40ml，先行新辅助内分泌治疗使腺体缩小。②姑息性局部治疗及补救性局部治疗：已发生转移的前列腺癌的姑息性局部治疗，以控制局部肿瘤的发展，缓解由其引起的症状；前列腺癌放疗、化疗、内分泌治疗后的补救性治疗手段。

高能聚焦超声（HIFU）、射频消融治疗原则与冷冻治疗相近。

（三）中西医结合治疗

1.与内分泌治疗结合

（1）协同作用

何坚等[24]研究认为，参芪能增加氟他胺加去势的临床疗效。高瞻等[25]将采用内分泌加复方苦参注射液（每日15ml）治疗，患者PSA水平、最大尿流率（MFR）、KPS评分改善明显。

（2）减轻内分泌治疗的毒副作用

去势术后因雄激素分泌骤降，血管舒缩功能失常出现烘热、出汗、头晕者可从补肾入手调整阴阳、平和气血。用生地黄、熟地黄、山茱萸、女贞子、黄精、菟丝子、枸杞子、地骨皮、菊花、茯苓、浮小麦、泽泻、甘草为基本方，依据临床不同伴发症随症加减[26]。

服用雌激素者，可同时服用中成药丹参片、丹参滴丸或益气活血化瘀中药桃红四物汤、补阳还五汤以抵抗其心血管毒性，预防心肌梗死、卒中、静脉血栓形成等心血管疾病事件发生。

2.与放疗、化疗结合

能提高患者放疗、化疗耐受力，对放疗、化疗起到减毒增效作用。

中医学认为，放射线是一种火邪热毒，患者经放疗后每多阴伤液耗、热邪内盛。临床可根据辨证的结果，放疗时辅以中医养阴益气、清热解毒、活血化瘀之法治疗[27]。热毒伤阴者用生地黄、麦冬、北沙参、玄参、天花粉、金银花、野菊花、薄荷、射干、山豆根等。脾虚湿热者用太子参、党参、瓜蒌、薏苡仁、白豆蔻、黄芩、茯苓、佩兰、苦参、白术、竹茹等。瘀血火毒内结者用苍耳子、穿山甲、白茅根、钩藤、入地金牛、土鳖虫、鳖甲、丹参、野菊花、铁包金等。

五、预后及随访

（一）预后

前列腺癌病情发展迅速，其自然生存期为31个月，有转移者中位生存期为9个月。临床分期是前列腺癌预后的独立危险因素，分期越早，预后越好。Gleason评分也是重要的预后影响因素，与Gleason评分＜7分相比，≥7分的前列腺癌患者血清PSA水平显著增高，中等以上肿瘤体积的比例增多，并且被膜外侵犯、精囊腺浸润、阳性手术切缘和淋巴结转移的发生率显著升高；8～10分者强烈提示有肿瘤淋巴结转移，前列腺癌根治术后复发率高，预后较差，应谨慎选择前列腺癌根治术作为初始治疗措施。年龄对预后的影响不能忽视，有学者认为，＜65岁比≥65岁年龄段前列腺癌特异性死亡风险增加2.1倍。病理类型、基线PSA水平、是否局部治疗也可能影响预后。

与雄激素非依赖性转移性前列腺癌预后相关的因素有：内分泌治疗过程中PSA最低值，达到PSA最低值时间，进展为雄激素非依赖性前列腺癌时PSA速率，后续治疗有效的持续时间以及体力状况（包括血红蛋白水平、血乳酸脱氢酶水平、血碱性磷酸酶水平、血清蛋白水平），有无内脏转移病灶。近年，随着早期前列腺癌的不断检出以及直肠指检及前列腺特异性抗原（PSA）等的采用，诊断治疗水平得到很大的提高。

（二）随访

内容包括PSA、血清睾酮、直肠指检、肌酐、血红蛋白、肝功能、血糖、糖耐量试验、骨密度检查、骨核素扫描等。

根治性前列腺切除术后PSA会迅速下降到检测不出，但由于原已存在的PSA需要一定的清除时间（2～4周），术后第1次PSA检查应该在术后6周至3个月，前5年每6～12个月检查1次，5年以后每年检查1次，发现PSA升高时应该再次检查以排除实验室检查的误差。

根治性放疗后前列腺腺体仍然存在，PSA水平下降缓慢，应该每6个月检查1次PSA。放疗后PSA值越低治愈率越高，3～5年内PSA水平达到1ng/ml者的预后好，放疗后10年生存者中80%的PSA水平低于1ng/ml。

虽然PSA监测能更早地发现生化复发，但是15%～34%的患者在PSA水平正常情况下病情进展。

LHRH类似物不能使所有患者血中睾酮降至手术去势水平。因此，接受药物去势的患者，有必要进行定期的血液睾酮水平监测。

DRE每年1次，若血清PSA升高则随时进行，DRE异常者考虑前列腺活检。

肌酐、血红蛋白、肝功能等检查可以发现上尿路梗阻，提示疾病进展和内分泌治疗的毒性，后者常导致治疗的中断。一般在治疗开始后头3个月每月1次，以后每3～6个月1次。对于低龄男性前列腺癌患者，上述随访频度是否适当提高还有争议。

内分泌治疗可能引起胰岛素抵抗、动脉硬化、糖尿病、骨质疏松和代谢综合征，有心血管病史、年龄＞65岁的患者接受ADT前应请心血管内科医师给予评估。所有患者都应该在内分泌治疗开始、治疗后每3个月进行糖尿病筛查，可疑患者应进行糖耐量试验，必要时请内分泌科医师会诊；定期进行骨密度检查。

骨核素扫描、PET-CT、腹部CT或MRI，不推荐作为没有症状和无生化复发证据者常规的随访手段。有骨相关症状者不必考虑血清PSA水平。疾病进展时，随访间期应缩短，随访内容及间隔因人而异。

六、预防与调护

（一）预防

在饮食预防癌症发生方面，何裕民提醒饮食防癌六个字：粗、淡、杂、少、烂、素，也许就能防止"癌从口入"[28]。

贾英杰[29]特别强调从掌握科学烹调方法上预防肿瘤的重要作用，他提出，为免烹调不得当产生致癌物，老年人在做饭时应注意以下几点：①烹调方式要科学。多使用蒸、煮、凉拌、微波烹调等方法，减少油炸、油煎、盐腌等，更不要在炉火上直接烧烤、烟熏食物，不使食品直接与炭火接触。②炒菜温度不可太高，一般油脂加热到一定高温时，就会分解产生丙烯醛，有致癌作用。油温加热在中度时就可以炒菜了。③每炒一样菜要刷一次锅。炒菜用的食油是一类含碳有机物，研究证实一切含碳有机物热解或不充分燃烧时，均会转化为强致癌物质。应提倡"炒一个菜刷一次锅"的做法，彻底清除锅底中的残留物。④绿色蔬菜的科学食用法。绿色蔬菜切后不要放置时间过长，长期搁置不仅使维生素C的含量大大地减少，而且可能使蔬菜氧化，产生致癌物质。蔬菜最好随洗、随切、随烹调、随吃，而且一次性吃完，若有剩余应放入冰箱中低温保存。从预防肿瘤的角度，他特别列出具有抗癌作用的九大类食物，提示老年人宜常吃，它们是：①洋葱类：大蒜、洋葱、韭菜、芦笋、青葱等。②十字花科类：花椰菜、甘蓝菜、芥菜、萝卜等。③坚果和种子：核桃、松子、开心果、芝麻、杏仁、胡桃等。④谷类：玉米、燕麦、米、小麦等。⑤荚豆类：黄豆、青豆、豌豆等。⑥水果类：橙子、橘子、苹果、哈密瓜、奇异果、西瓜、柠檬、葡萄、草莓、菠萝等。⑦茄科：番茄、茄子、马铃薯、番薯、甜菜等。⑧伞状花科：胡萝卜、芹菜、小茴香等。⑨其他蔬菜：黄瓜、青椒、红椒、菠菜、姜等。最后，贾英杰从养生的角度概括性地谈了对肿瘤的预防。增加机体抗癌能力有四个方面内容：①适当的体育锻炼。体育锻炼特别是做有氧运动，对于预防肿瘤意义重大。②保持乐观向上的情绪。良好的心态、乐观的情绪是增加抗体的重要方面。③平衡的生活节律。过劳、过饥、暴饮暴食、过量饮酒、抽烟、偏食、用药不当等都会使机体抵抗力减弱，增加癌症的发病机会。④扶正祛邪。"扶正"是指提高身体免疫力。"祛邪"是指祛除生存环境对机体抗体的不利影响。正确的生活方式、预防手段和定期的体检保健是扶正祛邪、增强机体抵抗癌症发生的重要保证。

有研究结果显示，番茄和其他含番茄红素的食物对预防前列腺癌可能有效。两项大规模的前列腺癌预防试验结果显示，应用非那雄胺或度他雄胺（治疗前列腺增生的药物）可使前列腺癌的患病率降低25%，但可能增加患高分级前列腺癌的风险。

（二）调护

前列腺癌为老年男性常见恶性肿瘤之一，因早期无特异症状，易与前列腺增生症相混淆，发现时多属中、晚期，预后很差，多采用根治性手术切除为主，辅以睾丸切除去势，雄激素拮抗剂、促性腺释放激素类似物、化疗、放疗以及生物疗法。因此，防止复发以及终末期的综合治疗，是提高患者生存质量的关键，发扬中医药优势，开展调护治疗可以从以下两个方面着手。

1.静心素食防复发

所谓静心，是要保持良好的心态，还要正确面对疾病，医师在确诊治疗及恢复期给予康复指导，在心理、营养、人际关系、职业需要、家庭护理等方面予以关怀。国内外调查亦显示，东方人前列腺癌发病率明显低于欧美国家可能与多种因素有关，但与饮食结构差异关系密切，东方人食品中的豆类富含植物雌激素，有防癌作用，尤其豆腐中含量甚高的黄酮类物质有抑制前列腺增生和控制前列腺癌细胞生长的作用。因此，饮食调理亦十分重要，如适当进食薏苡米、无花果、芹菜、甘山楂、甘蔗汁、黄豆、番茄、甲鱼、鲍鱼、银耳、槐花、冬瓜、马齿苋、洋葱等。

2.综合治疗终末期

此外晚期肿瘤的心理、社会问题更加值得重视，可表现为恐惧、孤独、愤怒、焦虑、抑郁等多种方式，患者家属和医务人员以及社会工作者对患者的关心和帮助也是减轻其孤独、恐惧感的重要方法之一。

参考文献

[1] Epstein JI，Allsbrook WC Jr，Amin MB，et al，The 2005 International Society of Urological Pathology（ISUP）Consensus Conference on Gleason on Grading of Prostatic Carcinoma[J]. Am J Surg Pathol，2005，29（9）：1228.

[2] Edge SB，Compton CC. The American Joint Committee on Cancer：the7th edition of the AJCC cancer staging manual and the future of TNM[J]，Ann Surg Oncol，2010，17（6）：1471-1474.

[3] 朱晓光，朱玲玲，李煜罡. 中医药疗法在晚期前列腺癌中的运用[J]. 新中医，2010，42（11）：120-121.

[4] 牛天力，张青川. 中医药治疗前列腺癌的研究进展[J]. 环球中医药，2015，8（2）：253-256.

[5] 苏淼毅，程惠华. 中医药治疗前列腺癌的新进展[J]. 环球中医药，2012，5（2）：152-156.

[6] 翟保瑞. 前列腺癌的中西医研究进展[D]. 北京：北京中医药大学，2014.

[7] 贾立群，朱世杰. 现代名中医肿瘤绝技[M]. 北京：科技文献出版社，2002：430-432.

[8] 姚劲斌. 中医药在男科疾病围手术期的应用[J]. 河南中医，2003，23（12）：33-34.

[9] 王涛. 前列腺癌的中医药治疗[J]. 光明中医，2004，19（2）：31-33.

[10] 庞然. 前列消癥汤治疗激素难治性前列腺癌的疗效观察[D]. 北京：中国中医科学院广安门医院，2012.

[11] 郭文贤. 川龙抑癌汤对激素非依赖性前列腺癌PSA的影响[D]. 广州：广州中医药大学，2010.

[12] 赵凯维，李冬梅，张华敏. 中医药治疗前列腺特异性抗原（PSA）异常研究概述[J]. 中国中医基础医学杂志，2014，20（4）：560-562.

[13] 张蜀武，张培海，常德贵. 人参胡核汤对人前列腺癌PC-3细胞增殖的抑制作用[J]. 中国男科学杂志，2007，21（6）：7.

[14] 吕立国，戴睿欣，王昭辉，等. 陈志强教授扶正抑瘤法治疗晚期前列腺癌临床经验介绍[J]. 新中医，2007，39（5）：91-92.

[15] 厉将斌，王沛. 前列腺癌中医药治疗的经验与思路[J]. 中国中西医结合杂志，2002，22（6）：425-427.

[16] 古炽明，吕立国，王昭辉，等. 中西医结合治疗前列腺癌的临床观察[J]. 广东药学院学报，2007，23（1）：92-93.

[17] 包三裕，张洪. 康莱特注射液作用机制及临床应用研究[J]. 长春中医药大学学报，2011，27（1）：139-140.

[18] 徐建国. 前列腺癌汤配合针刺治愈前列腺癌验案[J]. 吉林中医药，2004，24（9）：55.

[19] 彭煜. 泉安方治疗晚期前列腺癌骨转移痛[J]. 中医文献杂志，2004，22（3）：54-55.

[20] 许树才，黄超. 柴胡桂枝汤治疗前列腺癌去势术后综合征36例[J]. 贵阳中医学院学报，2008，30（4）：40-41.

[21] 李结实，金星，彭成华，等. 常德贵教授运用中医药治疗膀胱癌经验[J]. 中医学报，2012，27：172-173.

[22] 陈帝昂，张培海，吴天浪，等. 芪蓝胶囊联合抗雄激素治疗对前列腺癌患者尿路症状及PSA影响的临床研究[J]. 中国男科学杂志，2013，27（6）：19-22.

[23] 尤耀东，任飞强，常德贵. 常德贵教授寒温并用法治疗前列腺癌经验[J]. 四川中医，2015，33（11）：9-10.

[24] 何坚，胡建新，孙兆林，等. 参芪结合雄激素阻断治疗前列腺癌[J]. 中国实验方剂学杂志，2011，17（1）：189-191.

[25] 高瞻，邵魁卿，沈建武，等. 复方苦参注射液辅助治疗晚期前列腺癌的临床观察[J]. 中国医院用药评价与分析，2011，11（9）：821-823.

[26] 张剑. 李辅仁治疗前列腺癌睾丸摘除术后诸症的经验[J]. 中医杂志，1998，39（2）：83.

[27] 刘城林，刘健雄，刘丽萍，等. 养阴活血方对鼻咽癌放疗减毒增效的临床观察[J]. 中国中西医结合杂志，2002，22（12）：918-920.

[28] 田野. 从嘴边挡住癌[J]. 家庭科学，2011，（9）：48-49.

[29] 陈德生. 名医贾英杰教授谈肿瘤的预防[J]. 长寿，2012，（1）：4-6.

第十二章
妇科及男科生殖系统肿瘤

第一节 卵巢癌

一、概述及流行病学

卵巢癌是指发生于卵巢组织的恶性肿瘤，它是严重威胁妇女健康的常见恶性肿瘤。卵巢癌可发生于任何年龄，但多发生在卵巢功能最旺盛的时期，其次为由旺转衰的时期，以20～50岁为多见，中位年龄国外63岁，国内52岁，发病率随年龄的增高而增加，在女性的生殖器肿瘤中占27%，居于第3位。在我国，卵巢癌的发病率仅次于宫颈癌和子宫内膜癌。近20年来的卵巢癌死亡率调查显示，无论哪个国家或地区，其死亡率均位居上述三大女性生殖系统恶性肿瘤之首。世界各地的发病率有显著差异，北欧、北美最高，挪威为15/10万，日本最低，仅为3/10万。我国北京、上海等地区的发病率为（5～7）/10万。

近20年来，其发病率以每年0.1%的速度增长，并随年龄增长而升高。女性一生中患卵巢癌的危险为1.5%。由于卵巢深居腹腔两侧，卵巢癌患者早期症状不明显，目前缺乏有效的筛查方法和措施，70%的病例就诊时已属晚期。卵巢癌是妇科三大恶性肿瘤中预后最差、死亡率较高的恶性肿瘤。

中医古籍中没有卵巢癌这一病名，类似的病症记载属于癥瘕、癥积、血癥、积聚等范畴。《素问·骨空论》中有："任脉为病，男子内结七疝，女子带下瘕聚。"《说文》曰："瘕，女病也。"汉代张仲景《金匮要略方论》曰："妇人宿有癥病为癥痼害"，将其称为"癥病""癥痼"。《肘后备急方》云："凡癥瘕之起，多以渐生，如有卒觉，使牢大，自难治也。腹中癥有结积，便害饮食，转羸瘦。"《诸病源候论》中记载："若积引岁月，人即柴瘦，腹转大，遂致死。其癥不转动者，必死。"其后又曰"由饮食不节，寒温不调，气血劳伤，脏腑虚弱，受于风冷，冷入腹内，与血气相结所生。瘕者假也，其结聚浮假而痛，推移而动。"《妇人大全良方》言："夫妇人积年血癥块者……久而不差，不问积聚癥瘕，俱为恶候，切勿视为寻常等而不求医早治，若待胀满已成，胸腹鼓急，虽仓扁复生，亦莫救其万一，遭斯疾者，可不俱乎！"。明吴崑《医方考》曰："积聚癥瘕，夫人心腹之疾也"。《医学正传》中记载："其与瘕独见于肋下，是为下焦之疾，故常得于妇人。"

二、病因及发病机制

（一）祖国医学对卵巢癌病因及发病机制的认识

1.正气亏虚

先天禀赋不足，或平素体虚，或久病致虚，正气不足，无力抗邪，气血运行不畅，冲任失养，代谢失调，易生毒邪。《医宗必读》曰："积之成也，正气不足，而后邪气踞之。"

2.冲任失调

不育、少育，冲任虚弱，或药物刺激，冲任失调，天癸紊乱，生殖代谢失调，毒邪内生。

3.饮食不节

嗜食膏脂厚味，易助湿生痰，凝肝滞脾，阻碍气血，气机不利，气机逆乱，冲任失调，毒邪内生。

4.情志内伤

《灵枢·寿夭刚柔篇》曰："忧恐忿怒伤气，气伤脏乃脏病。"《灵枢·口问篇》说："悲哀忧愁则心动，心动则五脏六腑皆摇。"情志受激，或所欲不遂，情志抑郁，气机不畅，脏腑不和，冲任失调，邪毒内生。

5.感受外邪

病毒、放射线等外邪，侵袭人体，与卫气相搏，"正气存内，邪不可干"，如正气内虚，营卫失调，邪气留而不去，内在正气无力对冲抗邪，则生内乱，影响气血正常运行，内外合邪，冲任失调，阴阳失和，气机逆乱，代谢失常，癌邪内生。唐·王焘《外台秘要》曰："病源积聚者，由阴阳不和，腑脏虚弱，受于风邪，搏于腑脏之气所为也。"

毒邪内结，影响脏腑气机，阻滞气血津液运行，易致气滞血瘀，痰湿凝结，日久脏腑失常，阴阳亏虚，而成虚实夹杂之证。

（二）现代医学对卵巢癌病因及发病机制的认识

该病发病部位在卵巢表面体腔上皮及其下方的卵巢间质。发病原因尚不明确，有"持续排卵"和"高促性腺激素"等学说，但多数学者支持前者。

1.环境因素

环境对卵巢癌的发生有一定的影响。北美及欧洲发达国家卵巢癌的发病率较高，发展中国家如中国相对较低，这可能与高胆固醇饮食及绝经期推迟有关。

2.内分泌因素

妊娠、多育、晚婚、晚育、晚绝经、长期服用避孕药等可降低卵巢癌发生的危险。不育，长期服用刺激排卵药物则可增加患卵巢癌的危险。

3.遗传和家族因素

近年有些专家研究认为卵巢癌与遗传因素有关，家族中母亲或姐妹有患卵巢癌以及乳腺癌和结肠癌者，此人患卵巢癌的危险也会相对增加。

4.其他因素

饮食、放射线、病毒感染、化学、精神因素等均与卵巢癌的发病有关。

三、临床诊断

（一）临床表现和体征

1.症状

（1）下腹部不适：卵巢癌患者早期症状隐蔽，无任何不适，晚期随着肿瘤的增长和腹水的出现可有腹胀、下腹部不适、坠胀或疼痛，部分患者可触及下腹部包快，有时可伴有纳差、恶心、胃部不适等胃肠道症状。

（2）月经不调：可见月经周期及经血量紊乱，晚期见不规则性子宫出血及绝经后出血。

（3）腹水：卵巢癌常常出现腹腔或盆腔种植性转移引起的腹水，如腹水量大，则腹胀如鼓，腹内压增高，严重者可伴有心慌、气短及双下肢水肿。

（4）排便困难：如肿瘤增长迅速，进而压迫周围脏器，出现排尿困难或大便秘结，严重者可出现大便不通或肠梗阻。

（5）其他症状：晚期患者可出现进行性消瘦、贫血、发热等恶病质表现。如有远处转移可出现相应的临床表现。

2.体征

早期卵巢癌只有在体积超出盆腔时才能偶然被发现，尤其在膀胱充盈时在耻骨联合上方可扪及肿块，或在妇科检查时发现盆腔肿块。如在直肠阴道凹陷部位检查到不规则结节，提示为恶性肿瘤种植病灶。并发腹水的患者腹部可叩到移动性浊音，应与卵巢良性肿瘤的腹水相鉴别，恶性腹水多为血性。有时可在锁骨上、腹股沟处扪及肿大淋巴结。绝经后妇女扪到与绝经前妇女相同大小卵巢时也应高度怀疑肿瘤的生长，需进一步检查。

（二）实验室检查

1.细胞学检查

70%～90%的上皮癌腹水中可发现癌细胞或恶性细胞，但应与胃肠道原发性肿瘤相鉴别。肿瘤贴近腹壁或阴道前后穹隆部者，可用细针穿刺抽吸肿瘤组织液体进行病理学或细胞学检查，诊断正确率高达85%～95%。

2.肿瘤标记物检查

卵巢上皮癌相关抗原CA125水平测定是卵巢上皮癌标志物的监测方法，卵巢癌患者有80%以上CA125升高。卵巢黏液腺癌的癌胚抗原（CEA）可增高。卵巢内胚窦瘤和绒癌的患者甲胎蛋白（AFP）和人体绒毛膜促性腺激素（HCG）可增高。

（三）影像学检查

B型超声、CT、X线、MRI等检查可提示肿瘤的部位、大小、性质及累及的范围，有助于诊断、鉴别诊断及临床分期。

（四）组织学分类和分期

1.组织学分类

卵巢是全身最小的器官，其肿瘤类型却最多，在2003年WHO肿瘤组织学分类中可见一斑（表12-1）。

2.临床分期

目前，卵巢肿瘤采用的是2010年修订的国际妇产科联盟（International Federation of Gylnecology and Obstetrics，FIGO）分期和与其相对应的TNM分期（表12-2），该分期适用于除输卵管癌之外的卵巢肿瘤，包括原发性腹膜癌。

表12-1 卵巢肿瘤组织学分类[1]

上皮间质肿瘤	性索间质细胞肿瘤	生殖细胞肿瘤
（一）浆液性肿瘤 1.恶性：浆液性腺癌，表面乳头状腺癌，恶性腺纤维瘤 2.交界性：乳头状囊性肿瘤，表面乳头瘤，腺纤维瘤，囊腺纤维瘤 3.良性：囊腺瘤，乳头状囊腺瘤，表面乳头瘤，腺纤维瘤和囊腺纤维瘤 （二）黏液性肿瘤 1.黏液性腺癌：恶性腺纤维瘤 2.交界性：肠型，管颈管样 3.良性：囊腺瘤，腺纤维瘤和囊腺纤维瘤，黏液性囊性肿瘤壁上有乳头，黏液性囊性肿瘤合并腹膜假黏液瘤 （三）子宫内膜样肿瘤（包括有鳞状上皮分化者） 1.恶性：腺癌（非特异性），恶性腺纤维瘤，恶性苗勒管混合瘤（癌肉瘤），腺肉瘤，子宫内膜样间质肉瘤（低级别），未分化的卵巢肉瘤 2.交界性：囊性肿瘤，腺纤维瘤和囊腺纤维瘤 3.良性：囊腺瘤，腺纤维瘤和囊腺纤维瘤 （四）透明细胞肿瘤 1.恶性：腺癌，恶性腺纤维瘤 2.交界性：囊性肿瘤，腺纤维瘤和囊腺纤维瘤 3.良性：囊腺瘤，腺纤维瘤和囊腺纤维瘤 （五）移行细胞肿瘤：移行细胞癌（非Brenner型），恶性、交界性、良性Brenner瘤，化生类型（良性） （六）鳞状细胞肿瘤：鳞状细胞癌，表皮样囊肿（良性） （七）混合性上皮肿瘤：恶性，交界性，良性 （八）未分化和未分类的肿瘤	（一）颗粒-间质细胞肿瘤 1.颗粒细胞瘤 2.泡膜-纤维瘤 （二）支持-间质细胞肿瘤 1.Sertoli-Leydig细胞瘤组（男性母细胞瘤） 2.支持细胞瘤 3.间质-Leydig细胞瘤 （三）混合型或未分类的性索间质肿瘤 1.环管状性索瘤 2.两性母细胞瘤（注明成分） 3.性索间质瘤，未分类 （四）类固醇细胞瘤 1.Leydig细胞瘤 2.类固醇细胞瘤，非特异性	（一）原始生殖细胞肿瘤 1.无性细胞瘤 2.卵黄囊瘤 3.胚胎癌 4.多胚瘤 5.非妊娠性绒癌 6.混合性生殖细胞瘤 （二）二胚层或三胚层畸胎瘤 1.未成熟畸胎瘤 2.成熟畸胎瘤 （三）单胚层畸胎瘤及与皮样囊肿有关的体细胞瘤 （四）生殖细胞性索间质肿瘤 1.性腺母细胞瘤 2.生殖细胞-性索间质混合瘤 （五）卵巢网肿瘤 （六）其他各种肿瘤 （七）瘤样状态 （八）淋巴及造血系统肿瘤 1.恶性淋巴瘤（指明类型） 2.白血病（指明类型） 3.浆细胞瘤 （九）继发性肿瘤

表12-2 卵巢癌TNM和FIGO分期[2]

TNM	T	N	M	FIGO	T、N、M简明定义
I	T_1	N_0	M_0	I	T_1 肿瘤局限于卵巢（单侧或双侧）
					T_{1a} 肿瘤局限于单侧卵巢，包膜完整，卵巢表面没有肿瘤，腹腔积液或腹腔冲洗液无恶性细胞
I A	T_{1a}	N_0	M_0	I A	
I B	T_{1b}	N_0	M_0	I B	T_{1b} 肿瘤局限于双侧卵巢，包膜完整，卵巢表面没有肿瘤，腹腔积液或腹腔冲洗液无恶性细胞
I C	T_{1c}	N_0	M_0	I C	
					T_{1c} 肿瘤局限于单侧或双侧卵巢，并有以下情况之一：包膜破裂，卵巢表面有肿瘤，腹腔积液或腹腔冲洗液找到恶性细胞
II	T_2	N_0	M_0	II	T_2 肿瘤累及单侧或双侧卵巢，并伴盆腔播散和转移
II A	T_{2a}	N_0	M_0	II A	T_{2a} 肿瘤蔓延和（或）转移到子宫和（或）输卵管，腹腔积液或腹腔冲洗液无恶性细胞
II B	T_{2b}	N_0	M_0	II B	T_{2b} 侵及其他盆腔组织，腹腔积液或腹腔冲洗液无恶性细胞
II C	T_{2c}	N_0	M_0	II C	T_{2c} 肿瘤盆腔播散（II A或II B期肿瘤），腹腔积液或腹腔冲洗液找到恶性细胞
III	T_3	N_0	M_0	III	T_3 肿瘤位于单侧或双侧卵巢，有镜下证实的盆腔外腹膜微转移
III A	T_{3a}	N_0	M_0	III A	T_{3a} 盆腔外腹膜腔内镜下微转移
III B	T_{3b}	N_0	M_0	III B	T_{3b} 盆腔外腹膜腔内肉眼可见转移，但转移灶最大径均不超过2cm
III C	T_{3c}	N_0	M_0	III C	T_{3c} 盆腔外腹膜腔内肉眼可见转移，转移灶最大径超过2cm，和（或）区域淋巴结转移
IV	任何T	N_1	M_0		N_1 有区域淋巴结转移
	任何T	任何N	M_1	IV	M_1 有腹膜腔外的远处转移

注：肝包膜转移属于T_3或III期；肝实质转移属于M_1或IV期；出现胸腔积液必须有细胞学阳性证据才列为M_1或IV期；肿瘤局限于单侧或双侧卵巢，癌性腹腔积液为I C期。

四、治疗

（一）中医治疗

1.卵巢癌的病证特点

卵巢癌的病证特点应从两个方面分析。

（1）肿瘤方面，肿瘤在卵巢内肆意滋长，扎寨营垒，癌毒之邪与痰瘀胶结成块，或毒盛浸延局部组织，或经淋巴、血管转移他处。

（2）对人体而言，有虚实两个方面。虚者，气虚、阴虚、血虚、阳虚；实者乃肿瘤阻滞脏腑气血运行，致气滞、血瘀、湿阻、痰结、热郁。毒结日久可致五脏失调，气血衰败，阴阳失衡，以致危候。

病位在卵巢，为冲任所主，主要涉及肾、脾、肝等脏腑。本病属本虚标实，证候多为寒热错杂、虚实并见。

2.卵巢瘤治则治法

卵巢瘤治疗遵从综合治疗的原则，中西医并重。中医治疗卵巢瘤的治疗原则：对肿瘤为祛毒抗邪；对人体为扶正培本，纠正脏腑气血失调。具体治法：治肿瘤当以寒热之剂扫荡之，以平性之剂抑杀之，辅以消痰软坚、祛瘀散结之药；调人体则虚者补之，实者调之。气虚者益气，血不足者补血，阴虚者滋其阴，阳亏虚者温肾助阳，气滞者理气，血瘀者活血，痰积者化痰，水湿者行水除湿，热郁者清热泻火。临床注重中西医配合，根据病情，合理安排中西医治疗方法与时机。

孙桂芝[3]认为，卵巢癌早期西医首选手术，对放疗、化疗敏感者，应进行化疗及放疗。中医以攻邪为主，如清热解毒、化瘀散结、疏肝理气等。为减轻放疗、化疗后的副反应，还可应用健脾和胃，降逆止呕之品。此时因正气尚足，故少佐一些益气扶正之品。以上治法相互配合，相互为用，从而达到扶正、减毒、增效、抗耐药的作用。中晚期患者、老年患者等正气虚衰严重者，由于此时正气严重受损，抗邪无力，癌瘤积聚体内日久，邪毒深入，癌细胞有易转移、易复发的特点，治疗时应以扶助正气为主，加用健脾益肾之品，通过补益先天之肾精，健益后天之脾胃来扶正培本，抵抗癌毒。再应用软坚散结、抗癌消瘤等药性和缓的药物。此时忌用攻伐太过之物，否则正气渐衰，癌毒未消，人体衰危。

3.卵巢癌辨肿瘤临床常用药物选择

现代药理研究证实，一些中药具有直接杀伤肿瘤细胞，抑制肿瘤细胞增殖，诱导细胞凋亡，抑制肿瘤细胞转移，调节机体免疫功能等功效[3-7]。卵巢癌辨肿瘤论治，建议根据临床经验及现代药理，合理选择以下药物。

（1）温热药：核桃枝，棉花根（有毒），雄黄（有毒），天仙子，美登木，威灵仙，干漆（有毒），芦荟，雷公藤（大毒）。

（2）寒凉药：苦参，龙葵（有小毒），天花粉，蒲公英，白花蛇舌草，半枝莲，冬凌草，白毛藤（白英，蜀羊泉）（有小毒），粉防己，重楼（七叶一枝花）（有小毒），鸦胆子，白屈菜（有毒），北豆根（有小毒），半边旗，木槿草，凤尾草，石竹，紫茉莉根，长春花，青黛，蟾蜍（有毒），斑蝥（有毒），穿心莲，山豆根，银莲花（有小毒）。

（3）平性药：木馒头，半边莲，蜂房（有毒），紫杉（红豆杉），三尖杉，全蝎，菜豆。

（4）消痰软坚药：半夏，浙贝母，海藻，昆布，鸡内金，夏枯草，鳖甲，荔枝核，橘核。

（5）祛瘀散结药：铁树叶（有毒），墓头回，凌霄花，姜黄，穿山甲，小白薇，土鳖虫（有小毒），鸡血藤，虎杖，三棱，牛膝，益母草，泽兰，水蛭（有毒），王不留行，乳香，苏木。

4.卵巢癌辨人体临床常用药物选择

（1）补气：人参，灵芝，灵芝孢子粉，桑黄，太子参，黄精，白术，茯苓，黄芪，甘草，莲子肉，冬虫夏草，土茯苓。

（2）温阳：肉桂，补骨脂，淫羊藿，肉苁蓉，巴戟天，杜仲。

（3）滋阴、养阴：山药，熟地黄，山茱萸，麦冬，生地黄，知母，女贞子，墨旱莲，菟丝子，枸杞子，石斛，玄参，龟甲，地骨皮，芦根。

（4）补血：当归，白芍，阿胶，何首乌，桑椹。

（5）理气：预知子，陈皮，沉香，枳壳，厚朴，赭石。

（6）活血止痛：莪术，赤芍，桃仁，红花，川芎，生蒲黄，土鳖虫，蜂房，九香虫，丹参，血竭，刘寄奴，五灵脂，延胡索。

（7）利湿：薏苡仁，黄芩，玉米须，大黄，泽泻，威灵仙。

（8）清热泻火：败酱草，升麻，红藤，鱼腥草，白头翁，青蒿，黄芩，黄连，黄柏，金银花，连翘，毛冬青，紫花地丁，青黛，板蓝根，大青叶，牛蒡子。

（9）凉血止血：茜草，地榆，牡丹皮，紫草，大黄。

5.卵巢癌辨证型论治

（1）孙桂芝[8]治疗卵巢癌，分型论治如下。①肝气郁结型：心烦易怒，情志抑郁，胸胁胀满不适，时有嗳气，呃逆，口苦，纳呆，舌质红，苔薄黄，脉弦。疏肝理气，解郁化结。柴胡疏肝散加减。加减：两胁胀痛时，加川楝子10g，白梅花10g，以加强舒肝理气止痛的作用；潮热、汗出、失眠者，加牡丹皮10g，栀子10g，生地黄10g，以清热除烦，养阴凉血；口干、五心烦热、腰膝酸软者，加生地黄10g，熟地黄10g，山茱萸10g，枸杞子10g，女贞子10g，天花粉10g，以补益肝肾，养阴清热。②痰湿凝结型：腹部肿块固定不移，按之柔软，伴有身体困重，倦怠乏力，头晕，胸脘痞闷，纳谷不香，不思饮食，大便溏稀，舌质淡，舌体胖大，边有齿痕，苔白腻，脉滑。健脾燥湿，化痰散结。开郁二陈汤（《万氏女科》）加减：陈皮10g，半夏10g，太子参15g，白术10g，土茯苓30g，香附10g，川芎10g，木香10g，青皮10g，莪术10g，夏枯草10g，山慈菇10g，苦参15g，蜂房5g，焦山楂10g，焦槟榔10g，炙甘草10g。加减：伴失眠者，加远志10g，炒酸枣仁15g养血安神；面色苍白者，加何首乌15g，枸杞子10g补肾填精，养血补血。③气滞血瘀型：腹部包块，坚硬不移，伴刺痛，膀腹胀满，面色黧黑，纳差，舌质紫暗，可见瘀斑，苔薄白，脉涩。活血化瘀，消癥散结。血府逐瘀汤加减：当归10g，生地黄10g，桃仁10g，红花10g，川芎10g，白芍15g，赤芍10g，牛膝15g，桔梗10g，柴胡10g，枳壳10g，川楝子10g，莪术10g。加减：伴有少腹冷痛者，加乌药散：乌药15g，小茴香15g，木香12g，青皮10g，乌药辛温，可行气疏肝，散寒止痛；青皮疏肝理气；木香可行气止痛；小茴香暖肝散寒。此外，还可加用香附10g，疏肝行气，消积止痛；橘核10g，荔枝核10g，行气散结，祛寒止痛。若血瘀证较重者，可加用动物药，如蜈蚣2条，土鳖虫6g，地龙10g。④气血两亏型：腹痛隐隐发作，伴有少腹包块，形体消瘦，神疲乏力，面色苍白无华，心悸气短，动则汗出，纳食不香，不思饮食，舌质淡白，苔薄白，脉沉细无力或虚大无根。补气养血，解毒抗癌。十全大补汤加减：生黄芪30g，太子参15g，炒白术10g，土茯苓15g，陈皮10g，大枣12g，白芍15g，当归12g，川芎10g，熟地黄12g，白花蛇舌草15g，生甘草10g。加减：胃脘胀满者，加木香10g，砂仁10g，厚朴10g健脾理气；少腹胀者，加香附10g，小茴香10g，土鳖虫6g行气散结；伴有腹水者，加防己12g，合黄芪、白术为防己黄芪汤，可益气健脾，利水消肿。

（2）郁仁存[9]治疗卵巢癌，分型论治如下。①湿热郁毒型：证见腹部肿块，小腹胀痛，或伴有腹水、不规则阴道出血，口干苦，不欲饮，便干尿黄，舌质暗红，苔厚腻，脉弦滑或滑数。治疗当清热利湿，解毒散结。郁仁存常用方药：半枝莲30g，龙葵30g，白花蛇舌草30g，白英30g，川楝子12g，车前草30g，土茯苓30g，瞿麦15g，败酱草30g，生薏苡仁30g，大腹皮10g。水煎服。加减：毒热盛者加蛇莓、草河车、苦参，腹胀甚者加木香、槟榔、大腹皮、枳实。②气虚血瘀型：证见腹部包块坚硬固定，腹胀，腹部有时刺痛，夜间加重，面色晦暗无华，形体消瘦，肌肤甲错，神疲乏力，二便不畅，尿黄少。舌有瘀斑及暗紫，脉细涩或细弦。治当理气活血，软坚消积。郁仁存常用方药：当归15g，川芎10g，三棱10g，莪术15g，延胡索10g，川楝子12g，厚朴10g，乌药10g，鸡血藤30g，龙葵30g，生牡蛎30g，土茯苓30g，白英30g，生黄芪30g。水煎服。加减：肿块坚硬者加䗪虫、穿山甲、莪术、水蛭、桃仁、虻虫，腹痛甚者加白屈菜、白芍、炙甘草。③痰湿凝聚型：症见腹部胀满，可触及腹部坚硬肿块及腹股沟或皮下结节肿物，胃脘胀，时有恶心，面虚浮肿，身倦无力，舌淡，苔白腻，脉滑。治当健脾利湿，化痰散结。郁仁存喜用归脾二陈合方之意化裁，常用方药：党参15g，生黄芪30g，白术10g，茯苓15g，车前子15g，山慈菇15g，夏枯草15g，赤芍10g，半夏10g，猪苓15g，海藻15g，厚朴10g，鸡内金10g。加减：腹水多者加水红花子、抽葫芦、冲天草、天葵，腹胀甚者加木香、槟榔、大腹皮、枳实。④气阴两虚型：证见腹胀纳少，食后尤甚，午后低热，神疲乏力，心悸烦躁，日渐消瘦，喜凉饮，尿少便干，舌淡边尖红，或有裂纹，苔薄，脉细弱。病情已到晚期，法当益气养阴，退热除烦。郁仁存常用方药为：生黄芪20g，太子参15g，白术10g，白芍10g，麦冬15g，生地黄10g，天花粉15g，沙参30g，五味子10g，沙苑子10g，银柴胡10g，牡丹皮10g，炙甘草6g，柏子仁10g。水煎服。加减：阴虚甚者加生地黄、熟地黄、山茱萸、女贞子、墨旱莲、龟甲，毒热盛者加败酱草、白英、龙葵、蛇莓、白花蛇舌草、苦参、蒲公英。对于消化道粘连、肠道机能性梗阻疼痛加蝼蛄6g，蟋蟀6g。少腹、盆腔病变疼痛加土鳖虫[10]。

郁仁存常用于治疗卵巢癌的中草药：半枝莲、半边莲、龙葵、白英、干蟾皮、猪苓、核桃树枝、七叶一枝花、土茯苓、泽泻、莪术、䗪虫、艾叶、苦参、皂角刺、白花蛇舌草、水红花子等。

（3）施志明[11]对卵巢癌辨证论治如下。卵巢癌属本虚标实之证，既有脏腑气血亏虚，又有气滞、血瘀、痰凝、湿毒等标实的情况，实证以活血化瘀、涤痰软坚、利水导湿为主，虚证则根据个人体质不同随症加减。病久则往往虚实夹杂，治疗应扶正祛邪兼顾。①痰湿凝聚型：症见形体肥胖或水肿，身困无力，胸闷腹满，月经失调，带下增多，腹部癥块，苔白腻，舌体胖，边有齿痕，脉滑。治宜化痰散结，行气除湿。方用海藻玉壶汤加减。胃纳减退加生白术9g，党参9g，生薏苡仁30g；气滞腹胀加预知子15g，沉香9g，白梅花9g；大便不畅加全瓜蒌15g，郁李仁12g，槟榔12g。②气滞血瘀型：症见面色晦暗而无光泽，口苦咽干，烦躁易怒，肌肤甲错，少腹胀痛，癥块坚硬增大，舌质紫暗或见瘀点、瘀斑，脉细弦或沉涩。治宜行气活血，软坚散结。方用通瘀煎加减。血瘀块坚加三棱9g，莪术9g，炙穿山甲9g，土鳖虫9g；尿少加半枝莲15g，半边莲15g，葫芦巴15g；乏力神疲加生黄芪15g、太子参9g、茯苓12g。③水湿停滞型：症见胸闷腹胀，身困乏力，纳呆少寐，腹大如鼓，四肢水肿，苔白腻，质淡，脉细濡弱。治宜利水导湿。方用疏凿饮子加减。气虚乏力加生黄芪15g，太子参9g，生白术9g；阳虚肢冷加附子9g，肉桂3g，炮姜3g；大便不畅加牵牛子12g，槟榔9g，玄明粉（冲）9g，生大黄（后下）6g，皂角刺9g。④气血两虚型：症见病程日久，面色苍白，精神萎靡，困乏无力，头晕失眠，气促心悸，懒于行动，烘热盗汗，消瘦贫血，月经闭止，舌质淡，苔薄，脉弱或濡。治宜益气养血。方用人参养荣汤加减。腹水胀满加大腹皮15g，防己12g，半边莲30g，葫芦巴30g；疼痛增剧加延胡索15g，制乳香9g，制没药9g，五灵脂9g，乌药9g；腹块坚硬加土鳖虫9g，炙穿山甲9g，莪术9g，水蛭6g。

（4）杨洋博君等[7]根据患者体质不同和病因病机的不同，综合各医家见解，临床上卵巢癌辨证主要有气虚血瘀、湿热郁毒、气血两虚、气阴两虚四型。①气虚血瘀证：本证型常见临床表现为腹部包块坚硬固定，腹胀偶伴刺痛，夜间加重，面色晦暗无华，形体消瘦，神疲乏力，二便不畅。夏亲华[12]治疗此型以扶正培本、化瘀解毒为治疗原则，其运用中药：生黄芪35g，党参15g，天花粉10g，白术20g，白芍15g，仙鹤草25g，鸡血藤30g，猪苓15g，茯苓15g，丹参15g，玄参10g，半枝莲25g，白花蛇舌草30g，全方益气健脾、解毒散结，其在配合腹腔化疗治疗卵巢癌时，治疗组近期有效率为85.2%，对照组为65%，疗效有显著性差异，起到了增效减毒的作用，提高了生存质量和生存率。郁存仁[13]认为，此型无论手术前、手术后益气活血调理，均能调整脏腑生理功能，增加免疫力，延长患者寿命，提高5年生存率。②湿热郁毒证：本证型常见临床表现为腹部肿块，小腹胀痛，或伴有腹水、不规则阴道出血，口干苦，不欲饮，尿黄，大便干结，舌质暗红，苔黄厚腻，脉弦滑或滑数。沈敏鹤[14]予复方附苓丸基础上加以小柴胡汤加减治疗，取其疏利肝胆湿热之意；大便秘结者或予肉苁蓉以润肠通便兼散下焦癥瘕，或予大柴胡汤加减以内泻热结；放疗、化疗后口腔生疮破溃者予人中白咸寒泻火，水牛角片、紫珠草清热凉血解毒或加牛膝以引火下行；赤白带下，阴道不规则出血者予牛角粉、地榆炭对症治之；下焦湿热更甚者予藤梨根、水杨梅根、虎杖根清热解毒利湿。③气血两虚证：本证型常见腹部肿块伴腹胀，面色苍白，少气懒言，疲乏无力，心悸失眠，肌肤干燥，肢体麻木，爪甲不华，言语音低、呼吸短促微弱，平时易于感冒，形体消瘦，大便难解，舌质淡白。④气阴两虚证：本证型临床表现为腹部肿块，腹胀，伴消瘦，倦怠乏力，头晕，口干，纳呆，失眠，自汗或盗汗，舌质淡，苔少或薄白，脉细弱。齐聪等[4]将由党参、黄芪、白术、白芍、天冬、麦冬、天花粉、五味子、枸杞子、牡丹皮、鹿角霜、生地黄、木香、佛手组成的增免抑瘤颗粒剂（ZMYL）结合化疗运用于卵巢癌术后气阴两虚证患者，取得较好的效果。刘爱武[15]运用中药新加增免抑瘤方结合化疗治疗本证型，方药组成：党参、黄芪各12g，白术9g，生薏苡仁12g，预知子30g，半枝莲30g，枸杞子9g，天门冬12g，麦冬12g，僵蚕9g，陈皮6g，青皮6g，一日1剂，水煎分2次服用；对抗化疗毒副作用，对提高患者的生存率，改善生活质量及免疫状况，降低复发转移率均有一定的作用。

6.验方汇编

（1）常用药对
- 姜黄6g，白芷10g：行气止痛。
- 姜黄6g，没药3g：活血止痛，用于癥瘕积聚。
- 苦参15g，蜂房4g：清热燥湿，用于疔肿恶毒。
- 苏木6g，三七5g：和血散瘀，消肿止痛。苏木功用似红花，但性微寒，阳中有阴，降多升少，性能破血。本虚不可攻者加人参5g，沙参15g。

（2）单验方
- 苦参饮：孙桂芝[8]治疗妇科恶性肿瘤常用的验方。其药物组成为苦参、莪术、天花粉，此方有清热养阴、消积散结的功效。从中药药理分析，苦参饮中的药物都具有抗肿瘤、增强化疗药物活性的作用。
- 三甲汤：孙桂芝[8]治疗恶性肿瘤常用的验方。由龟甲、鳖甲、炮穿山甲三味药物组成，有补肾填精，软坚散结的作用，此方也适用于其他恶性肿瘤的中医治疗。三甲汤的应用也是孙桂芝善于运用动物类药物治疗恶性肿瘤的集中表现。动物类药物，血肉有情，厚味深沉，抗肿瘤和增强免疫力的作用较草木类药物更有优势。

● 乌药散：孙桂芝[8]治疗妇科恶性肿瘤常用的验方，具有疏肝行气，散寒止痛的功效。由乌药、小茴香、木香、陈皮组成。以上药物性味均为辛温，归经多属脾胃，故此方主要治疗因寒邪侵袭机体，寒凝经脉，气滞不畅致腹胀、腹痛、胃脘胀痛、畏寒喜温、纳呆便溏等症状为佳。

● 化瘤丸：牛黄、麝香、血竭、轻粉、冬虫夏草、朱砂、全蝎、蜈蚣、乳香、没药、白芷、金银花、连翘、栀子、白术、蟾蜍、雄黄。苗润厚[16]治疗晚期卵巢癌44例，辨证分为气滞血瘀（金铃子散和失笑散加减）、痰瘀凝结（开郁二陈汤加减）两型。同时服用化瘤丸，连服1～2年，3～5年内每年再服3个月，结果有效40例，无效4例，存活3年以上19例。

● 蛇莲地鳖汤：白花蛇舌草60g，半枝莲60g，橘核15g，昆布15g，桃仁15g，地龙15g，土鳖虫9g，川楝子9g，小茴香9g，莪术12g，党参12g，红花3g，薏苡仁30g。本方为湖北中医学院附属医院方。功效：清热解毒，化瘀软坚。主治：肝郁气滞，痰毒瘀结型卵巢癌[17]。该院用此方治疗卵巢癌及卵巢囊肿恶性病变5例，其中系统观察的4例中显效2例，有效1例，无效1例，总有效率为75%[18]。

● 曙光医院方[17]：本方为上海中医学院附属曙光医院肿瘤小组方。组成：炙穿山甲15g，鳖甲15g，白花蛇舌草30g，桃仁30g，薏苡仁30g，熟地黄15g，赤芍12g，铁树叶30g，水蛭4.5g，丹参12g，三棱15g，莪术15g，枳壳9g，香附12g，黄芪15g，小茴香9g，七叶一枝花9g。功效：活血软坚，破瘀消癥。主治：卵巢癌术后阴道转移。

● 化膏[19]：本方为上海中医学院附属曙光医院方。组成：牡蛎30g，夏枯草12g，海藻12g，海带12g，蜂房9g，天花粉9g，玄参6g，川贝母4.5g，蜈蚣4.5g。功效：软坚散结。主治：卵巢癌及乳腺癌。还可配合针灸疗法、饮食疗法、气功疗法等中医药疗法。

● 徐元山方[20]：徐元山等用自拟宫宝方［海藻30g，乌梅12g，石见穿30g，鸡内金（冲服）5g，甘草10g，三棱、莪术各15g，夏枯草、威灵仙各30g，牡蛎30g］和水蛭胶囊10粒口服加用中药（石见穿50g，红藤、败酱草、王不留行各30g，川楝子20g，肉桂10g，赤白芍各30g，桃仁、红花各15g，艾叶10g，路路通20g，乳香、没药、三棱、莪术各12g，干姜10g，海藻50g，芒硝15g），总有效率为95%，疗效明显优于对照组。

● 夏亲华方：夏亲华等[12]以扶正培本、化瘀解毒为基本方治疗卵巢癌。方药组成：生黄芪30g，党参15g，天花粉15g，白术20g，白芍15g，仙鹤草30g，鸡血藤30g，猪苓、茯苓各15g，丹参15g，玄参10g，半枝莲20g，白花蛇舌草30g。观察表明，中药联合腹腔化疗取得了较好的近期疗效，提高了化疗完成率，降低了化疗的不良反应，提高了生存质量和生存率。

（3）李东涛卵巢癌验方举例

薏苡仁60g，黄芪60g，人参15g，墓头回60g，炒白术30g，茯苓30g，木馒头60g，莪术15g，三棱12g，郁金30g，鳖甲（先煎）15g，土鳖虫10g，天花粉20g，凌霄花15g，冬凌草60g，菝葜60g，白花蛇舌草60g，半枝莲30g，苦参30g，藤梨根30g，猪苓30g。水煎服，一日1剂，分4次服。

7.卵巢癌常用中成药

（1）抗癌药

● 大黄蟅虫丸：用法见胰腺癌。

● 化癥回生口服液：用法见肝癌。

● 楼莲胶囊：用法见胃癌。

- 加味西黄丸：用法见口腔癌。
- 复方苦参注射液：用法见肺癌。复方苦参注射液联合化疗（多西他赛+卡铂）具有增效，减轻不良反应（骨髓抑制、转氨酶升高情况），改善生活质量作用[21]；联合顺铂腹腔灌注减轻骨髓抑制，减轻食欲缺乏、恶心、呕吐等消化道反应，减轻脱发等作用[22,23]。
- 华蟾素注射液：用法见食管癌。华蟾素注射液是中华大蟾蜍皮水溶性成分制成的中药抗癌制剂。联合化疗能减轻化疗引起的骨髓抑制、恶心、呕吐、肝肾毒性作用[23]。亦有学者发现华蟾素注射液具有良好的镇痛作用，其机制可能与内阿片肽在神经系统内伤害性信息传递过程中有一定的关系。

（2）抗癌辅助药

- 参麦注射液：用法见胃癌。
- 人参皂苷Rg3（参一胶囊）：用法见肺癌。
- 桂枝茯苓丸：丸剂，每丸重6g，口服，一次1丸，一日1～2次。桂枝茯苓胶囊：每粒装0.31g，口服，一次3粒，一日3次，饭后服。陈锐深[24]以活血化瘀、消癥散结为法，运用桂枝茯苓丸加减能改善妇科良性、恶性肿瘤患者临床症状，提高生存质量。邢兰瑛等[25]将60例晚期卵巢癌患者分为试验组（30例）和对照组（30例），对照组单纯化疗，试验组化疗同时口服桂枝茯苓胶囊及肌内注射奥曲肽。结果试验组疗效好于对照组，差异有显著性。证实生长抑素类似物及桂枝茯苓胶囊能够增强化疗的效果。
- 贞芪扶正颗粒：用法见胃癌。贞芪扶正颗粒成分为黄芪，女贞子。贞芪扶正颗粒可以增加化疗治疗卵巢癌的近期疗效。能减轻化疗引起的毒副反应，感染发热、口腔炎、腹泻、肝功异常等毒副反应治疗组低于对照组，但差异无统计学意义[26]。
- 参芪扶正注射液：用法见肺癌。
- 榄香稀注射液：20ml∶0.1g，静脉注射：一次0.4～0.6g，一日1次，2～3周为1个疗程。用于恶性胸腔积液、腹水治疗：一般200～400mg/m²，抽胸腔积液和腹水后，胸腔内或腹腔内注射，每周1～2次。有学者[27]报道，榄香烯注射液治疗卵巢癌腹水疗效显著。榄香烯注射液还对免疫系统有保护作用[28]。

（3）抗癌与辅助综合治疗药

- 艾迪注射液：用法见口腔癌。

研究发现艾迪注射液可抑制卵巢癌SKOV3细胞增殖，降低SKOV3细胞中VEGFmRNA及VEGF蛋白含量，具有抑制肿瘤生长的作用[29]。联合化疗能增强对肿瘤的抑制[30,31]，能提高中晚期卵巢癌患者生存质量，改善患者腹痛、腹胀、失眠、乏力减轻等症状[32-34]，能刺激骨髓使白细胞升高，增强机体免疫力，对抗化疗药物对骨髓的抑制作用[35]。

- 复方菝葜颗粒：开水冲服，一次20g，一日3次。
- 复方斑蝥胶囊（康赛迪）：用法见口腔癌。
- 康逆胶囊：人参、灵芝、冬虫夏草、党参、刺五加、茯苓、三七、苦参。癥瘕积聚，瘀结胀闷，肢体乏力，腰酸肢冷，萎黄消瘦，食欲缺乏。0.16g/粒。一次2粒，一日3次。
- 康艾注射液：用法见肺癌。实验证实[36]，艾注射液和苦参素注射液对卵巢癌细胞HO-8910有抑瘤作用。

8.其他治疗——外治法

- 外敷药物有独角莲敷剂、阿魏膏、水红花膏等，适量外敷包块局部，配合内治法，均有助于消毒散结[5]。

● 周岱翰[37]介绍用田螺肉10枚、七叶一枝花（鲜）30g。同捣如泥，作饼状，加冰片1g撒于表面，敷贴脐部，每日1次。

9.并发症处理

（1）卵巢癌肠梗阻的治疗

一般治疗包括禁食，补液支持，纠正电解质，调节酸碱平衡，预防和治疗消化道梗阻后并发的消化道感染，必要时予以胃肠减压，解痉止痛等。彭勃[38]治疗癌性梗阻以大承气汤为基本方加败酱草，气滞血瘀型加用丹参、赤芍，正虚邪实型加用黄芪、当归、生地黄。

可用生大黄、厚朴、枳实各10g，红藤、全瓜蒌、莱菔子、预知子、大腹皮、赤石脂、白芍各30g，加水浓煎至150ml，冷却至39～41℃后放入灌肠袋中，将灌肠袋与胃十二指肠管和输液器相连接，用液状石蜡将待插的胃十二指肠管润滑后，经肛门插入至少40cm，打开输液器开关，调节滴速至30～40滴/分缓慢滴注。中药滴完后，患者尽量少活动以免药液排出，使药液尽可能地吸收。一日1次，1周为1个疗程，总有效率为78.6%[39]。

（2）卵巢癌腹水的治疗

● 加味参苓白术散：太子参15g，茯苓15g，白术15g，白扁豆10g，桔梗10g，陈皮15g，山药10g，砂仁15g，薏苡仁30g，甘草10g，黄芪30g，猪苓10g，泽泻10g，莪术15g，白花蛇舌草30g。用于卵巢癌术后合并腹水患者[40]。

● 健脾益气利水方：黄芪、薏苡仁、瓜蒌皮各30g，白术、党参、茯苓、猪苓、车前草、葶苈子、郁金各15g，泽泻、姜黄各10g。本方功能健脾消肿散结、祛瘀利水，适用于卵巢癌并腹水者[41]。

10.卵巢癌中医名家经验

（1）孙桂芝治疗卵巢癌经验[8]

案例1：张某，女，47岁，2002年1月13日初诊。

患者于2001年6月出现腹部胀痛，就诊于北京某医院，B型超声和CT检查示：卵巢癌。手术切除后使用TP方案化疗。现症见全身乏力，四肢麻木，眠差，大便干，舌质淡，苔薄白，脉弱。白细胞18×10⁹/L，血红蛋白8.5g/L。辨证：心脾两虚。治则：益气健脾，养心安神，扶正抗癌。处方：人参归脾汤加减。生黄芪30g，远志10g，太子参15g，炒白术15g，龙眼肉10g，炒酸枣仁30g，首乌藤10g，炮穿山甲（先煎）10g，土鳖虫6g，何首乌15g，白梅花10g，小茴香10g，橘核10g，水红花子10g，炒枳壳10g，生麦芽30g，甘草10g。每日1剂，分2次服。加服加味西黄丸，每次2粒，每日2次。

2002年6月7日二诊：患者已化疗10次，CA125：70U/ml，白细胞2×10⁹/L，胸胁胀痛，眠可，大便调，舌边红，苔薄白，脉弦细。处方：柴胡10g，牡丹皮10g，赤芍、白芍各12g，炒栀子10g，天花粉12g，苦参15g，香附10g，地龙10g，壁虎10g，小茴香10g，乌药10g，白花蛇舌草30g，半枝莲15g，生麦芽30g，甘草10g。续服加味西黄丸。

2003年4月12日三诊：患者精神弱，纳少，腰膝酸软，大便溏，舌质淡，苔薄白，脉细。方药以四君子汤合六味地黄丸加减。药用太子参12g，炒白术12g，土茯苓15g，生地黄、熟地黄各12g，山茱萸12g，鸡血藤15g，桑寄生15g，白芍15g，莲子肉15g，生龙牡（先煎）各15g，益母草15g，牛膝12g，金荞麦15g，荔枝核12g，王不留行12g，焦槟榔15g，鸡内金15g，甘草10g。加服妇科消瘤丸6g，每日2次。

案例2：林某，女，56岁，河北人。

患者于2004年2月自觉下腹重坠不适，于当地经B型超声、CT检查拟诊左侧卵巢癌，即行手术，术中发现卵巢肿瘤与直肠粘连，盆腔转移合并子宫肿瘤，行姑息手术，病理诊断卵巢透明细胞癌，子宫平滑肌肉瘤。术后采用TC化疗方案。于2004年5月26日来诊。现症见：胸胁胀满不适，情绪郁闷，下腹疼痛不适，腰痛，腿酸软无力，舌质红，苔薄黄腻，脉弦。检查可见盆腔积液。辨证：肝肾阴虚，气虚血瘀，邪毒内蕴。治则：疏肝解郁，活血散结，清热解毒抗癌。处方：柴胡9g，郁金9g，青皮9g，陈皮9g，枳壳6g，白术9g，茯苓9g，白芍9g，白花蛇舌草30g，三棱5g，莪术5g，炮穿山甲（先煎）10g，水红花子10g，苦参15g，马鞭草15g，延胡索10g，土鳖虫5g，生甘草10g，七叶莲15g。

自2004年至2008年，一直在此方基础上加减用药，CA125从56U/ml降至4～7U/ml，一般情况良好，未出现复发和转移。

（2）郁仁存治疗卵巢癌经验[9]

案例：患者，女，59岁。2000年1月24日在北京某医院行全子宫、双附件、大网膜切除术，术中见双侧卵巢正常，右输卵管伞端直径1.0cm菜花状结节，腹主动脉旁、双腹股沟淋巴结多发肿大，片状融合。右输卵管冰冻病理为转移癌。探察肝、脾、胆、胰、胃、大网膜、结肠、回肠、回盲部、阑尾等均未见明显占位。术后病理检查示：右输卵管伞部灶状腺癌细胞浸润，并于浆膜层形成癌细胞浸润结节，可见脉管癌栓，右卵巢未见特殊。术前癌胚抗原（CEA）＞500ng/mL，糖类抗原125（CA-125）＞600U/ml，术后半个月肿瘤标志物未下降。2000年3月初开始进行化疗，应用治疗胃肠道肿瘤的方案顺铂（DDP）/全氢叶酸（LV）/氟尿嘧啶（5-Fu）/表柔比星（EPI）×3周期，CEA降至正常，但WBC下降至（1.8～2.0）×10^9/L，血小板降至（23～40）×10^9/L，2000年5月出院。此后因血象低，被迫停用化疗1年，求治于郁仁存，郁仁存用药理念是在努力提高患者免疫力的同时，加强控制肿瘤的力量，即攻补兼施。由于患者瘀象明显，攻伐之品主要为动物类活血药，如僵蚕、全蝎、蜈蚣、九香虫、䗪虫等。补益药多用生黄芪、太子参、女贞子、枸杞子、鸡血藤、山茱萸、紫河车等。患者血象逐渐恢复正常，病情稳定。2001年8月，CEA上升至24ng/ml，做PET-CT认为手术残端有复发，因无法定位未做放疗（阴道残端），经妇科会诊认为本病例符合卵巢癌特殊类型中腹膜癌特点，改用治疗卵巢癌的方案环磷酰胺（CTX）/EPI/DDP化疗7个周期，CEA下降至正常，2002年7月结束化疗。在这一阶段治疗过程中，充分发挥中药补益扶正的力量，为化疗保驾护航，方药主要为生血汤（生黄芪30g，太子参30g，鸡血藤30g，白术10g，茯苓10g，女贞子15g，枸杞子15g，菟丝子15g）加减，患者化疗期间未再发生血象下降，影响下一周期化疗的情况。其后每3个月复查1次，一直正常。在化疗结束后，郁仁存中药处方再次走回攻补兼施的路子，补益药多用生黄芪、太子参、党参、菟丝子、枸杞子、女贞子等，解毒抗癌药多用草河车、白花蛇舌草、白英、龙葵、金荞麦、土茯苓、蛇莓等。后患者服用汤药4年余，病情一直稳定，维持了良好的生活质量，生活起居如常。

（3）李东涛治疗卵巢癌中医验案举例

案例1：于某，女，62岁。2012年11月26日初诊。

患者于2012年8月20日在青岛大学附属医院行肠粘连分解＋全子宫、双附件切除术。术后病理检查提示：卵巢及肿瘤大小9.0cm×8.0cm×7.0cm，示（右）卵巢透明细胞癌（高分化）。2012年11月16日查：左肾类圆形结节影，边界欠清；大小2.8cm×2.7cm，增强后明显不均匀强化，延迟期强化程度减低。9月6日青岛大学附属医院做PET-CT检查提示：子宫及双侧附件术后，直肠前方不规则低密度影，中心为囊性密度，环状代谢增高，右侧髂血管及腰大肌内侧软组织密度结节，代谢增高；右侧髂内血管起始部后方略大淋巴结，未见异常代谢；左肾背侧实质略高密度结节，代谢与实质相似，考虑肾肿瘤。双侧颈后间隙肿大淋巴结，反应性增生；右肺下叶后基底段及左肺下叶外基底段斑片及条索状影，慢性炎症。肝上有血管瘤及多发囊肿，第5腰椎、第1骶椎退行性变；双侧放射冠及基底核区片状低密度，考虑缺血灶。曾用IL-2、干扰素联合治疗，反应重，前3次发热，其后好转。现觉乏力，下肢久站不适，疲劳感，外翻走路不适，内收能好转，睡眠差，最近醒后起立头晕，纳可，大便正常。盗汗，舌质红，苔薄少，脉左尺脉沉滑，右尺脉沉细；寸关滑。处方：薏苡仁90g，黄芪90g，太子参30g，墓头回60g，炒白术45g，茯苓45g，木馒头60g，莪术45g，三棱30g，鳖甲（先煎）20g，土鳖虫15g，凌霄花15g，冬凌草60g，菝葜120g，白花蛇舌草60g，半枝莲30g，猪苓30g，藤梨根60g，灵芝30g，桑寄生60g，熟地黄20g，生山药30g，山茱萸20g，泽泻15g，龙葵60g，牡丹皮15g，墨旱莲30g，白英60g，蛇莓30g，女贞子30g，蛇葡萄根45g，鸡内金30g，生麦芽30g，芡实30g，陈皮10g，竹茹10g，砂仁（后下）12g，白豆蔻（后下）12g，杜仲20g，续断20g，炒山药30g，升麻8g。7剂，水煎服，每剂煎13袋，每袋150ml，每日4～6袋，日分3次服。

2012年12月28日二诊。睡眠好转，左腿站立仍有疲劳感，盗汗轻，在青岛大学附属医院做左肾切除术，透明细胞癌，面色淡白，苔黄厚，脉缓。上方黄芪加至120g，女贞子加至45g，加淫羊藿30g，白屈菜30g。7剂，水煎服，每剂煎14袋，每袋150ml，每日4～6袋，日分3次服。

2013年9月25日十一诊。无特殊不适，曾腿发酸，现好转，纳可，二便调。舌质淡，苔白，有小齿痕，脉缓。处方：薏苡仁90g，黄芪120g，党参30g，太子参30g，墓头回60g，炒白术45g，茯苓45g，木馒头60g，莪术45g，三棱30g，鳖甲（先煎）20g，土鳖虫15g，凌霄花15g，冬凌草60g，蛇莓60g，蛇葡萄根45g，女贞子45g，淫羊藿30g，白屈菜30g，菝葜120g，白花蛇舌草60g，半枝莲30g，猪苓30g，藤梨根60g，灵芝30g，桑寄生60g，熟地黄20g，生山药30g，山茱萸20g，泽泻15g，龙葵80g，牡丹皮15g，墨旱莲30g，白英60g，鸡内金30g，生麦芽30g，芡实30g，陈皮10g，竹茹10g，砂仁（后下）12g，白豆蔻（后下）12g，杜仲20g，续断20g，炒山药30g，升麻8g，海藻60g，甘草30g，山慈菇30g，水红花子30g。7剂，水煎服，每剂煎16袋，每袋150ml，每日6～8袋，日分3次服。

其后大致按上方调理治疗至2016年3月停药，未复发。

案例2：陈某，女，27岁。2011年9月10日初诊。

于2010年5月29日因不孕到济南清华医院就诊，查出双侧卵巢肿瘤，双侧输卵管及盆腔内广泛粘连，病理示卵巢表面乳头状瘤，于2010年7月13日在济宁市第一人民医院行右侧附件切除＋左侧卵巢病灶切除＋大网膜部分切除＋阑尾切除术。术中见右侧卵巢见有菜花样结节状肿瘤，大小6cm×5cm×5cm，左侧一个大小1～2cm肿物，盆腹腔腹膜有散在结节样病灶，大网膜及阑尾均可见结节病灶，病理检查提示：交界性肿瘤。山东省立医院病理示：双侧交界性浆液性乳头状瘤，Ⅲc期。术后TP化疗6次，静脉与腹腔灌注。今年5月21日复查未发现复发病灶，左肾有错构瘤。近10日左侧少腹部位原插管处疼痛，易生气，纳可，睡眠好，自小裂纹舌，苔少津，脉细弱。处方：薏苡仁90g，墓头回90g，猪苓30g，山慈菇20g，鸡内金30g，生麦芽30g，柴胡12g，小茴香12g，炒白术30g，茯苓30g，木馒头120g，莪术30g，三棱30g，鳖甲粉15g，土鳖虫15g，凌霄花15g，冬凌草90g，菝葜90g，白花蛇舌草60g，半枝莲30g，藤梨根45g，赤芍、白芍各12g，蒲公英45g，芡实15g，炒山药30g，炒扁豆30g，甘草12g。7剂，水煎服，每剂煎9袋，每袋150ml，每日4袋，分3次服。

2011年10月22日三诊。最近感冒，咳嗽，痰黄，胸闷，脉细弱，舌质淡，苔白，舌裂纹。服上药月经量少。月经已过20天。薏苡仁45g，墓头回60g，猪苓30g，山慈菇15g，鸡内金15g，生麦芽15g，柴胡10g，小茴香10g，炒白术20g，茯苓20g，木馒头60g，莪术15g，三棱15g，鳖甲粉10g，土鳖虫8g，凌霄花12g，冬凌草45g，菝葜60g，白花蛇舌草60g，半枝莲30g，藤梨根30g，赤白芍各12g，蒲公英45g，芡实15g，炒山药30g，炒扁豆

15g，甘草10g，当归20g，何首乌30g。7剂，水煎服，每剂煎6袋，每袋150ml，每次2袋，每日3次。

其后大致按上方调理至2014年10月，无复发迹象。随后服用加味西黄散等善后。

（二）西医治疗

1.治疗原则

卵巢癌的初始治疗以手术为主，可行剖腹探查+全子宫及双附件切除术，同时进行全面分期手术[42]。不能手术者给予化疗，争取做肿瘤减灭术再予化疗。复发转移的卵巢癌，姑息性或挽救性化疗仍有可能让患者获益。

2.手术

卵巢癌的术式有全面分期手术、初次肿瘤细胞减灭术、中间型肿瘤细胞减灭术、二次探查术、腹腔镜手术，可根据治疗目标选择。

全面分期手术 手术包括全子宫及双侧附件、大网膜切除，盆腹腔任何可疑肿瘤的活检及切除，腹膜后淋巴结切除术。术中应常规对腹腔冲洗液进行细胞学检查，正常腹膜随机盲检。全面分期手术适用于诊断明确的早期患者，约30%的患者术后分期会上升。

初次肿瘤细胞减灭术 尽最大努力切除一切肉眼可见的盆腔原发病灶和腹盆腔转移病灶，力求使残留肿瘤病灶直径＜1cm，即可视为满意的肿瘤细胞减灭。盆腔外肿瘤病灶≤2cm者（即ⅢB期）应切除双侧盆腔及腹主动脉旁淋巴结，根据需要切除肠管、脾脏、部分肝脏、胆囊、部分胃、部分膀胱、胰尾、输尿管。当病灶累及膈下组织时，可行膈肌剥除术。减灭术适用于Ⅱ、Ⅲ和Ⅳ期患者，术后残留的小肿瘤对化疗反应性增加，无进展生存期延长，生存期改善，二次探查术阴性结果增加。

中间型肿瘤细胞减灭术 又称为间隔性肿瘤细胞减灭术，是指在初次肿瘤细胞减灭术时未实现理想减灭，经过2～3个疗程化疗后再施行的手术。据报道，化疗后实现理想减灭术的成功率为69%～77%。

二次探查术 是指接受肿瘤细胞减灭术并完成规定疗程化疗后肿瘤完全缓解时而进行的手术探查，是判断卵巢癌初次手术和化疗效果的金标准。二次探查术若发现肉眼可见的病灶，应尽可能行二次肿瘤细胞减灭术。现有临床观察显示，二次探查术不影响总生存期，即使二次探查术病理阴性的患者也不能轻言治愈，因为仍有30%～60%的患者会复发。

腹腔镜手术 Ⅰ期病例可考虑选择腹腔镜手术，其疗效与传统手术相同，但术中失血量、术后住院天数、术后疼痛评分及手术并发症发生率均低于后者。

保留生育功能的手术 有生育要求的患者，经过全面的分期术来确定肿瘤局限于一侧卵巢时（ⅠA或ⅠC），无论肿瘤分化程度如何，都可以保留子宫和健侧附件以保留生育功能。Ⅱ～Ⅳ期患者则行肿瘤细胞减灭术。对于不适合立即接受手术的患者可选择化疗，然后酌情考虑细胞减灭术。保留生育功能的手术同样要求完成全面分期手术。

3.化疗及新靶点药物

卵巢癌对化疗敏感，术前的新辅助化疗、术后辅助化疗、姑息或挽救性化疗都可使用，新靶点药物为卵巢癌的治疗增加了新的手段。

辅助化疗 除分化较好的ⅠA或ⅠB非透明细胞癌外，早期卵巢癌（Ⅰ～Ⅱ期）只要合并有任何一项高危因素，术后均应选择3个周期的卡铂联合紫杉醇或6个周期的卡铂（联合或不联合紫杉醇）辅助化疗。卵巢癌的高危因素：①无确定分期的手术；②透明细胞癌等不良组织学类型；③中分化或低分化肿瘤；④ⅠC期，如卵巢表面有肿瘤生长、肿瘤破裂或包膜不完整、腹腔积液或腹腔冲洗液细胞学阳性；⑤肿瘤与盆腔或周围粘连。ⅡB～ⅢC期术后行卡铂联合紫杉醇6个周期化疗，没有证据显示，大于6个周期的化疗能提高生存率。

初始治疗时手术不彻底者，通常3个周期化疗后酌情行肿瘤细胞减灭术，术后再序贯3个周期化疗。

生化复发 定义为CA125升高但影像学检查未发现病灶，既往可能接受或未曾接受化疗，可选择观察直至临床复发或立即按临床复发治疗。从CA125升高到出现临床复发的中位时间为2～6个月，有时甚至1～2年仍未见明显病灶。已有证据显示，CA125升高后立即开始化疗并不能改善患者的预后。对治疗有迫切要求者，他莫昔芬等内分泌治疗可作为替代。

肿瘤进展、持续存在或临床复发 初治即无效者需要考虑更换治疗手段。对铂类敏感或铂类部分敏感者，铂类药物可再次使用，而对铂类耐药或对抗者则应考虑其他二线方案化疗。顺铂、卡铂、奥沙利铂、洛铂之间并无完全交叉耐药，可交换试用。化疗停止6个月以上复发者，可考虑二次细胞减灭术，术后再予原方案或更换方案化疗。临床复发而既往未接受化疗，按初始治疗原则处理。

新靶点药物贝伐珠单抗可用于卵巢癌。美国妇科肿瘤学组（Gynecologic Oncology Group，GOG）研究证明，对于初治的晚期卵巢癌患者，紫杉醇＋卡铂＋贝伐珠单抗6个疗程静脉化疗及此后贝伐珠单抗维持治疗1年（16个疗程）较单纯化疗无进展生存时间延长（分别为14.1、10.3个月）。贝伐珠单抗单药治疗复治的持续性或复发性卵巢癌和原发性腹膜癌，21%表现出临床缓解，平均无进展生存时间为4.7个月，总生存时间为17.0个月。

姑息或挽救性化疗：对于这些患者，处理时要注意遵循个体化原则。各种二线或在一线治疗中未曾用过的药物，如多西他赛、依托泊苷（口服）、吉西他滨、脂质体多柔比星、紫杉醇周疗法或拓扑替康可以考虑。这些药物的活性相似，用药后的缓解率分别为拓扑替康20%、吉西他滨19%、脂质体多柔比星26%、依托泊苷（口服）27%、多西他赛22%、紫杉醇周疗法21%。

近期的研究结果显示，拓扑替康周疗法毒性反应的发生率及严重程度均低于5日用药、间隔3周方案。其他有效的单药还有六甲蜜胺、卡培他滨、环磷酰胺、异环磷酰胺、伊立替康、奥沙利铂、白蛋白结合型紫杉醇、培美曲塞和长春瑞滨等。

常用的化疗方案如下。

● BEP（博莱霉素＋依托泊苷＋顺铂）：顺铂，100mg/m²，静脉滴注4小时，d1；依托泊苷，100mg/m²，静脉滴注3小时，d1～3；博莱霉素，10～15mg/d，肌内注射或缓慢静脉注射，d1～3。每4周重复，3～6个周期。

● PEI（顺铂＋依托泊苷＋异环磷酰胺）：顺铂，20mg/m²，静脉滴注4小时，d1～5；依托泊苷，75mg/m²，静脉滴注3小时，d1～5；异环磷酰胺，1200mg/m²，静脉滴注1小时，d1～5（美司钠解救）。每4周重复，3～6个周期。

● 多西他赛＋卡铂：多西他赛，60～75mg/m²，静脉滴注1小时，d1；卡铂，AUC=5.0～6.0，静脉滴注1小时，d1。每3周重复，1个周期。

● 吉西他滨：1000mg/m²，静脉滴注30分钟，d1、d8。每3或4周重复，6个周期。

● 吉西他滨＋卡铂：吉西他滨，1000mg/m²，静脉滴注30分钟，d1、d8；卡铂，AUC=4.0，静脉滴注1小时，d1。每3周重复，最多治疗10个周期。

● 卡铂：AUC=5.0～6.0，静脉滴注1小时，d1。每3～4周重复，6个周期。

● 拓扑替康：1.0～1.5mg/m²，静脉滴注10～30分钟，d1～5。每3周重复，6个周期。

● 脂质体阿霉素：40～50mg/m²，静脉滴注1小时，d1。每4周重复（直到病情进展或疗程1年）。

- 紫杉醇：175mg/m², 静脉滴注3小时或维持24小时, d1, 每3周重复；80mg/m², 静脉滴注1小时, 周方案, 4～8周为1个治疗周期。共3～6个周期。
- 紫杉醇+卡铂：紫杉醇, 175mg/m², 静脉滴注3小时, d1；卡铂, AUC=5.0～7.5, 静脉滴注1小时, d1。每3周重复, 6个周期。
- 紫杉醇+顺铂：紫杉醇, 135mg/m², 静脉滴注3小时或维持24小时, d1；顺铂, 75mg/m², 静脉滴注4小时, d1或d2。每3周重复, 6个周期。
- 紫杉醇+异环磷酰胺：紫杉醇, 175mg/m², 静脉滴注3小时, d1；异环磷酰胺, 1500mg/m², 静脉滴注1小时, d2～5（美司钠解救）。每3周重复, 3～6个周期。
- 足叶乙苷：100mg/m², 口服, d1～14。每3周重复, 直到疾病进展。

腹腔内化疗：紫杉醇, 135mg/m², 静脉滴注维持24小时, d1；60mg/m², 腹腔灌注, d8。顺铂100mg/m², 腹腔灌注, d2。每3周重复, 6个周期。卵巢癌的复发与转移大多发生在腹腔, 腹腔用药提升局部药物浓度, 疗效在理论上应优于静脉用药。

但许多学者认为, 腹腔内的药物高浓度并不代表在肿瘤中达到的水平, 已报道的结果并无充分的循证医学证据。不过, 对已有腹腔积液的患者, 腹腔内用药并不麻烦, 尚不失为一种有用的给药途径。

贝伐珠单抗：15mg/kg, 首次应用在化疗后静脉滴注90分钟以上, 第2次可为60分钟以上, 若耐受良好, 以后可控制在30分钟以上, 每3周重复。

贝伐珠单抗+紫杉醇+卡铂：贝伐珠单抗, 15mg/kg, 静脉滴注, 化疗后d1；紫杉醇, 175mg/m², 静脉滴注3小时, d1；卡铂, AUC=6.0, 静脉滴注1小时, d1。每3周重复, 6个周期。

4.内分泌治疗

复发性卵巢癌是二线治疗失败或一般状态不允许化疗者, 铂类药物治疗后复发的卵巢癌, 内分泌治疗效果有限, 客观缓解率为15%。常用的内分泌治疗药物：他莫昔芬（一般从10mg, 每日3次起用, 观察数周无效可加量, 最大剂量为400mg/d）, 阿那曲唑（5mg, 每日1次）, 来曲唑（2.5mg, 每日1次）、醋酸甲地孕酮（80～160mg, 每日1次）和亮丙瑞林（3.75mg, 皮下注射, 每月1次）等。

5.放疗

对进展或复发的卵巢癌患者, 放疗可起到姑息性治疗作用。Faul报道16例对铂类耐药的卵巢癌行全腹超分割治疗的临床研究。患者有腹痛、阴道流血、腹腔积液及腹腔外病灶。给予全腹超分割放疗后, 所有患者症状均缓解, 平均缓解持续时间为22周, 平均存活3个月。

全腹照射一般肿瘤剂量22～30Gy/6～8周, 肝脏及肾脏挡铅防护。盆腔照射范围包括下腹和盆腔, 前后对称垂直照射, 肿瘤剂量40～50Gy/6～8周完成。

（三）中西医结合治疗

1.与手术结合

（1）防治术后出血：除西医常规止血外, 还可选用止血中药, 如云南白药, 三七粉, 或地榆炭, 陈棕炭等。治疗术后膀胱出血除西医常规处理外, 可配合中药加针刺。中药用补中益气汤加味；针刺取穴阴陵泉和三阴交, 每日1次, 留针14分钟[17]。

（2）术后调补气血：施志明[11]认为卵巢癌手术后多以气血亏虚为主, 当以补气血为先, 多选用归脾汤、人参养荣汤加减益气养血；腹水胀满加大腹皮15g, 防己12g, 半边莲30g, 葫芦巴30g；疼痛增剧加延胡索15g, 制乳香9g, 制没药9g, 五灵脂9g, 乌药9g；腹块坚硬加土鳖虫9g，炙穿山甲9g，莪术9g，水蛭6g。

2.与化疗结合

● 益气健脾方由黄芪、党参、炒白术、仙鹤草、补骨脂、黄精、丹参、沙参、生甘草组成，具有健脾益气，扶正固本之功，适用于卵巢癌术后化疗患者。张驰东等[43]将20例卵巢癌术后化疗患者随机分为两组，化疗后西药组给予粒细胞集落刺激因子，中药组辨证给予益气健脾方，结果化疗后第7日，两组患者血白细胞数均明显增高。中药组化疗后第3、第10日血白细胞保持正常值的总例数明显高于西药组，说明本方升白细胞作用稳定且持续时间较长。

● 参芪扶正败毒丸：党参、黄芪、当归、熟地黄、薏苡仁、白术、半枝莲、白花蛇舌草、山慈菇、夏枯草、莪术、半边莲、三棱、炙甘草。于华香等[44]治疗观察卵巢癌200例，发现参芪扶正败毒丸治疗卵巢癌可减轻症状，缓解和稳定病灶，增强化疗近期疗效及减轻化疗不良反应，调整机体免疫功能，改善患者的生存质量，延长患者的生存期，疗效显著。

● 消积煎剂：半枝莲、莪术、白花蛇舌草、鸦胆子、夏枯草、苦参、黄芪、红参。潘玉真[45]的研究显示，消积煎剂加减对顺铂化疗及热化疗均具有增敏作用，可提高低浓度小剂量化疗药物的疗效，与以往高浓度大剂量单独化疗相比，大大地减轻了化疗药物的毒副反应，从而提高化疗患者对化疗的耐受程度，显著提高化疗完成率，并可逆转肿瘤细胞对顺铂的耐药性。

● 健脾益气利水方：黄芪、苡米、瓜蒌皮各30g，白术、党参、茯苓、猪苓、车前草、葶苈子、郁金各15g，泽泻、姜黄各10g。王晶[41]用健脾益气利水方配合顺铂腹腔化疗治疗45例卵巢癌合并腹水患者，结果近期总有效率为71.1%。

● 金庆满等[46]采用中药膏剂（药物组成：黄芪80g，猪苓50g，石吊兰50g，商陆20g，千金子6g，薏苡仁50g，桃仁40g，红花30g，莪术30g，沉香10g，槟榔10g。将上述药物研细成粉末，以蒸馏水、透皮吸收剂和凡士林调匀成膏剂）外敷（方法：避开穿刺点处，在腹部均匀外敷自制中药膏剂，厚度以3～6mm为宜，敷药范围为以脐为中心，边长为15cm左右的区域。然后以保鲜膜、纱布覆盖，胶带固定）联合腹腔灌注化疗治疗卵巢癌腹水，腹水改善有效率为86.7%，临床症状改善率为80.0%。

3.与放疗结合

① 放射性直肠炎的中医调理：放疗后数日或数周出现便次增多，甚至日三四十次，里急后重，便稀或黏液便，或夹鲜血，有时如稀水，舌常有红刺，舌苔黄腻或白腻，脉细数。辨证为湿热邪毒，蕴结肠道。治以白头翁汤加减清热解毒，健脾化湿。

② 放射性膀胱炎的中医调理[17]：主要证候有尿频、尿痛、尿不尽感，血尿，舌质红，苔黄，脉细数。辨证为下焦湿热。治以八正散加减清热解毒，利尿通淋。

4.与其他疗法结合

郁仁存[9]认为，卵巢癌患者均有不同程度的免疫力低下，在免疫治疗的同时配合服用温补气血、滋补肝肾类中药，可提高免疫效果。喜用药有黄芪、党参、红参、紫河车、龙眼肉、枸杞子、补骨脂、菟丝子、仙茅、淡附子等。

五、预后及随访

（一）预后

初治卵巢癌的预后与年龄、分期、病理组织学类型、分级、术后残存瘤大小、术后化疗疗程数等有关。≤65岁比>65岁的生存期至少要长2年，Ⅰ、Ⅱ、Ⅲ和Ⅳ期5年生存率分别为86%、50%、19%和3%，分化好的5年生存率约为60%，分化差的约为7%。

复发性卵巢癌预后差的因素：无疾病（无治疗）间期＜6个月，身体状况差（ZPS：3～4分，KPS：10～40分），血清CA125＞35U/ml，多发肿瘤和（或）肿瘤体积大，黏蛋白样或透明细胞组织。预后好的因素：无疾病（无治疗）间期＞6个月，身体状况好（ZPS：1～2分，KPS：50～100分），血清CA125＜35U/ml，单一肿瘤或肿瘤体积小，乳突状的浆液性组织。

（二）随访

初始治疗达到完全缓解者（体格检查未发现异常体征、CA125阴性、CT检查未发现病灶且淋巴结最大直径＜1cm）：①前2年每2～4个月随访1次，第3～5年每3～6个月随访1次，5年后每年随访1次，主要为肿瘤标志物和影像学检查；②治疗前CA125或其他肿瘤标志物水平升高者，每次随访时复查相应指标；③必要时行全血细胞计数和生化检查；④盆腔检查；⑤酌情腹部或盆腔CT、MRI、PET-CT或PET检查；⑥有指征者行胸片检查。Ⅱ、Ⅲ和Ⅳ期患者治疗结束后达到临床完全缓解的，可选择观察随访或使用紫杉醇进行维持治疗（紫杉醇135～175mg/m^2，4周为1个疗程，共12个疗程）。部分缓解或进展者，按照持续或复发性肿瘤处理。

六、预防与调护

（一）预防

肿瘤的发生、发展过程是十分复杂的，是多种致病因素共同作用的结果，肿瘤一旦形成就会很难控制和治愈，因此对于肿瘤既要积极治疗，还要有效预防，防治结合有着重要意义。

（1）定期普查：凡35岁以上，尤其是绝经后妇女，每6个月做妇科检查或超声检查一次。

（2）剖腹探查：其对象包括下述5类：①绝经后有卵巢综合征（PMPO），即双合诊触之卵巢直径大于10cm或直径5cm左右进行性增大者；②青春前期的附件包块；③任何年龄的卵巢实性肿瘤；④生育期的大于10cm的附件囊性包块或4～8cm大小的肿瘤，持续2～3个月以上者；⑤附件炎或子宫内膜异位包块，必要时行剖腹探查。

（3）对卵巢癌高危患者，如有妇科恶性肿瘤家族史，青春期前后患过风疹，患有不孕症或经前期紧张综合征等的，要提高警惕，以便早期发现卵巢癌，及时治疗。

（4）预防性卵巢切除：预防性切除卵巢应限于下述3种情况。①有卵巢癌家族史或高危患者；②盆腔炎；③严重子宫内膜异位症等。

（5）患卵巢癌已切除单侧附件，需保留生育功能者，待完成生育后，及早切除对侧附件及子宫。

（6）鉴于卵巢包涵囊肿可能是上皮性肿瘤的前驱病变，用抗垂体功能药物抑制排卵，以避免卵巢表面上皮的损伤。

（7）其他：减少环境污染，戒烟，少接触或不接触滑石粉、石棉等有害物质。注意外阴部清洁，经期及性生活的卫生。改变饮食习惯，不吃霉变食物，少吃高脂肪食品，荤素搭配，减少精神刺激，保持心情舒畅，均可降低卵巢癌以及其他癌的发生。

（二）调护

（1）肿瘤的发生，是机体阴阳失衡，气机逆乱，代谢失常的结果。因此，肿瘤治疗以后，在身体无瘤状态，及时而长期调理身体，通过正确而科学地辨证，及时纠正阴阳的盛衰，是预防肿瘤复发的关键。通过改善机体内环境，使原来失衡的阴阳气血重新达到动态平衡，实现"阴平阳秘，精神乃治"，这也是预防肿瘤的根本大法。

（2）使患者保持积极乐观的心态，树立战胜疾病的信心，忌悲观、紧张情绪，协助患者调节心理及早适应。《素问·上古天真论》曰："恬淡虚无，真气从之，精神内守，病安从来"。做到"法于阴阳，和于术数，饮食有节，起居有常，不妄作劳，故能形与神俱，而尽终其天年，度百岁乃去"。

（3）补充营养与水分，协助患者克服治疗引发的不良反应，如骨髓功能抑制、消化功能紊乱、脱发等。多食营养丰富、易消化的食物及新鲜蔬菜、水果，保持大小便通畅。建议多食薏苡仁、大蒜、芹菜、山楂、菜豆、木耳等健康食品。

（4）注意勿使腹部受挤压，检查时动作要轻柔，要节制性生活。

（5）维持适当的活动，注意休息。

参考文献

[1] Tavassoli FA，Devilee P. WHO classification of tumours，pathology and genetics of the breast and female genital organs[M]. Lyon：IARC Press，2003.

[2] Ovary and primary peritoneal carcinoma. In：Edge SB，Byrd DR，Compton CC，Fritz AG，Greene FL，Trotti A，eds. AJCC Cancer Staging Manual[M]. 7th ed. New York：Springer-Verlag，2010：493-506.

[3] 李悦，张艳，郭滢，韩凤娟.卵巢癌的中医药研究应用进展[J]. 辽宁中医杂志，2016，43（1）：194-196.

[4] 齐聪，张勤华.中药抗卵巢癌转移机制的实验研究进展[J]. 辽宁中医杂志，2011，38（7）：1460-1463.

[5] 蒋宇光，林洪生.中医药治疗卵巢癌的当前状况[J]. 实用肿瘤学杂志，2006，20（3）：235-238.

[6] 闫秋燕，陆华，廖婷婷.中医药治疗卵巢癌研究新进展[J]. 陕西中医学院学报，2008，31（2）：63-64.

[7] 杨洋博君，李舒，陈蓉.中医药治疗卵巢癌研究新进展[J]. 辽宁中医药大学学报，2014，16（5）：121-124.

[8] 王佳.基于数据挖掘的孙桂芝教授辨治卵巢癌临床经验研究[D]. 北京：中国中医科学院，2015.

[9] 徐咏梅.郁仁存中西医结合治疗卵巢癌的经验[J]. 北京中医，2006，25（9）：534-535.

[10] 容志航.北京市名老中医治疗肺癌的经验总结与临床研究[D]. 北京：北京中医药大学，2013.

[11] 李明花，金佳鹤.施志明治疗卵巢癌的经验[J]. 河北中医，2008，30（9）：902-903.

[12] 夏亲华.中药扶正培本、化瘀解毒配合腹腔化疗治疗晚期卵巢癌[J]. 安徽中医临床杂志，1999，11（1）：5-6.

[13] 陈捷，王小红，陈丽笙，等.扶正祛邪法治疗卵巢癌27例临床观察[J]. 福建中医药，2011，42（1）：14-16.

[14] 郑丽萍，沈敏鹤，阮善明，等.沈敏鹤治疗卵巢癌经验[J]. 河南中医，2011，31（8）：846-847.

[15] 刘爱武，齐聪，胡争艳.中西医结合治疗卵巢癌疗效评估[J]. 辽宁中医杂志，2001，10（28）：618-619.

[16] 苗润厚.以中药为主治疗晚期卵巢癌44例临床疗效观察[J]. 天津中医，1992，8（3）：9.

[17] 王玉荣，谈勇.中医药在卵巢恶性肿瘤治疗中的应用思路与方法[J]. 山西中医学院学报，2005，6（2）：58-59.

[18] 陈锐深.现代中医肿瘤学[M]. 北京：人民卫生出版社，2003.

[19] 刘敏如，谭万信.中医妇产科学[M]. 北京：人民卫生出版社，2001：978.

[20] 徐元山，王桂林，张志龙，等.宫宝方配合中药离子导入治疗卵巢囊肿40例临床研究[J]. 中医杂志，2002，43（8）：604.

[21] 闻秀云.复方苦参注射液联合多西他赛＋卡铂治疗晚期卵巢癌87例临床观察[J]. 中国医院用药评价与分析，2011，11（9）：835-836.

[22] 魏刚，杜一平，雷开键，等.复发苦参注射液联合顺铂腹腔灌注治疗卵巢癌腹水的疗效观察[J]察. 四川医学，2008，9（29）：1153-1154.

[23] 杨伟伟.中医药参与治疗中晚期（Ⅲ、Ⅳ期）卵巢癌回顾性临床研究[D]. 北京：中国中医科学院，2013.

[24] 陈锐深，张玉珍，胡艳.桂枝茯苓丸治疗妇科肿瘤临证体会[J]. 广州中医药大学学报，2008，25（6）：482-484.

[25] 邢兰瑛，蔡东阁，刘星.桂枝茯苓胶囊及生长抑素类似物在30例卵巢癌化疗中的作用研究[J]. 陕西中医，2006，27（10）：1169-1170.

[26] 赵旭林，徐国昌，贺利民，等.贞芪扶正胶囊对卵巢癌化疗增效及减毒作用的临床研究[J]. 现代预防医学，2010，37（14）：2759-2760，2764.

[27] 王晶，隋丽华，娄阁.榄香烯治疗卵巢癌腹水疗效观察[J]. 中医药学报，1999，（1）：35-36.

[28]　陈剑群，吴克俭，费素娟，等. 榄香稀注射液对恶性肿瘤患者外周血 T 淋巴细胞亚群的影响 [J]. 中国肿瘤临床，1996，23（4）：299-301.

[29]　王晶，刘天伯，于丽波，等. 艾迪注射液对 SKOV3 人卵巢癌细胞作用的研究 [J]. 中国现代医学杂志，2011，21（5）：582-585.

[30]　王毅峰，宋文广，陈红. 艾迪配合化疗治疗晚期卵巢癌临床观察 [J]. 中国综合临床，2006，22（9）：855-856.

[31]　琪美格. 艾迪注射液联合新辅助化疗对晚期卵巢癌的疗效及预后分析 [J]. 辽宁中医杂志，2012，39（8）：1569-1570.

[32]　艾恒玲. 艾迪注射液治疗中晚期妇科肿瘤 25 例 [J]. 中国中医药现代远程教育，2013，11（16）：125-126.

[33]　李红，于亮，李宗宪，等. 艾迪注射液治疗晚期老年恶性肿瘤 40 例疗效观察 [J]. 山东医药，2005，45（7）：60.

[34]　田杰，贾玫，李潇，等. 艾迪注射液改善肿瘤患者生活质量的研究进展 [J]. 中国肿瘤临床与康复，2012，19（2）：187-188.

[35]　曹明溶，汤汉. 艾迪注射液联合肝动脉化疗栓塞治疗中晚期肝癌疗效观察 [J]. 中国中西医结合杂志，2003，23（9）：713-714.

[36]　黄素培，郜娜，乔海灵. 康艾注射液对 HO-8910 肿瘤细胞增殖的抑制作用 [J]. 中国医院药学杂志，2011，31（14）：1187-1190.

[37]　朱永伟. 自拟扶正升白汤防治肿瘤化疗不良反应疗效观察 [J]. 安徽中医临床杂志，1999，11（1）：7.

[38]　彭勃. 中医干预性治疗急性癌性结肠梗阻 [J]. 北京中医，2003，22（6）：25-27.

[39]　田义洲. 中药肛滴治疗癌性不完全性肠梗阻疗效观察 [J]. 浙江中西医结合杂志. 2011. 21（12）：890-892.

[40]　郝悦，张新. 加味参苓白术散对卵巢癌术后化疗减毒作用的临床研究 [D]. 沈阳：辽宁中医药大学，2011.

[41]　王晶. 健脾益气利水中药配合腹腔化疗治疗卵巢癌合并腹腔积液 45 例 [J]. 中国医学杂志，2005，3（3）：89-90.

[42]　Fader AN. Rose PG Role of surgery in ovarian carcinoma[J]. J Clin Oncol，2007，25（20）：2873-2883.

[43]　张驰东，章彦生，姜笃新，等. 中医益气健脾法对卵巢癌患者化疗后升白细胞作用的临床研究 [J]. 社区卫生保健，2004，3（2）：118-121.

[44]　于华香. 参芪扶正败毒丸合并化疗治疗卵巢癌 200 例临床观察 [J]. 山东中医杂志，2000，19（10）：592-593.

[45]　潘玉真. 联合中药消积煎剂综合治疗对顺铂耐药卵巢癌体外作用的实验研究 [J]. 中华中医药学刊，2008，26（1）：70-79.

[46]　金庆满，赵晔，欧阳玉，等. 中药外敷联合腹腔灌注化疗治疗卵巢癌腹水 30 例临床观察 [J]. 中医药报导，2011，17（9）：30-31.

第二节　乳腺癌

一、概述及流行病学

乳腺癌（breast cancer，BC）系源于乳腺上皮组织的恶性肿瘤，是女性最常见的恶性肿瘤之一。乳腺癌中 99% 发生在女性，男性仅占 1%。女性乳腺癌的发病率在世界上有较为明显的地域性差异，美国和北欧为高发地区，东欧和南欧以及南美次之，东南亚国家的发病率较低。近 60% 的乳腺癌新病例发生在发达国家。全球乳腺癌发病率自 20 世纪 70 年代末开始一直呈上升趋势。美国 8 位妇女中就会有 1 位患乳腺癌。中国不是乳腺癌的高发国家，但不宜乐观，近年我国乳腺癌发病率的增长速度高出高发国家 1 ～ 2 个百分点，特别在经济发达地区，乳腺癌已成为危害妇女生命和健康的主要恶性肿瘤[1]。据国家癌症中心和卫生部疾病预防控制局 2012 年公布的 2009 年乳腺癌发病数据显示，全国肿瘤登记地区乳腺癌发病率位居女性恶性肿瘤的第 1 位，女性乳腺癌发病率（粗率）全国合计为 42.55/10 万，城市为 51.91/10 万，农村为 23.12/10 万。

乳腺癌属于中医乳岩、乳核、乳癖、乳石痈、乳栗、翻花奶、妒乳、奶岩、石榴翻花发、石奶等类似病名。

中医学对乳腺癌的认识始于晋代葛洪《肘后备急方》"痈结坚硬如石，或如大核，色大变，或做石痈不消""若发肿至坚而有根者，名曰石痈"，描写了乳岩的石样硬度。其后，隋·巢元方《诸病源候论》曰"有下于乳者，其经络为风寒气客之，则血涩结成痈肿，而寒多热少者，则无大热，但结核如石"。又曰："石痈之状，微强不甚大，不赤……但结核如石"，把乳岩称为"乳石痈"，以区别于乳腺一般痈证。进一步描述"不痛者……其肿结确定，至牢有根，核皮相亲，不甚热，微痛"，说明乳石痈的临床特点是乳房肿块坚硬如石，不化脓。宋代陈自明《妇人大全良方》中记载："若初起内结小核，或如鳖、棋子，不赤不痛，积之岁月，渐大如巉岩，崩破如熟石榴，或内溃深洞，血水滴沥。此属肝脾郁怒，气血亏损，名曰乳岩。"明·陈实功所著《外科正宗》曰："初如豆大，渐若围棋子，半年一年，二载三载，不痛不痒，渐渐而大，始生疼痛，痛则无解。日后肿如堆栗，或如覆碗，紫色气秽，渐渐溃烂，涂者如岩穴，凸者如泛莲，疼痛连心，出血则臭，其时五脏俱衰，四大不救，名曰乳岩。"明代《外科百效全书》始有"乳癌"的记载。清·吴谦在《医宗金鉴》中曰"乳中结核梅李形，安之不移色不红，时时隐痛劳岩渐，证由肝脾郁结成"，指出乳岩"坚硬岩行引脓胸……即成败证药不灵"，说明乳岩晚期转移至胸壁和腋下时，药物效果较差。

二、病因及发病机制

（一）祖国医学对乳腺癌病因及发病机制的认识

综合古代文献和近代的研究成果，乳腺癌的病因病机可归纳为以下几点。

1.正气亏虚

先天禀赋不足，或长期过度体力劳动及房劳、手术，或久病致机体正气亏虚，正气内虚，易为外邪所侵。如《诸病源候论·妇人杂病诸候四》曰："有下于乳者，其经虚，为风寒气客之，则血涩结成痈肿，但结核如石，谓之石痈。"正气内虚、脏腑阴阳失调是乳腺癌发生的基础。

2.肝肾失和，冲任失调

《素问·上古天真论》女子"五七，阳明脉衰，面始焦，发始堕。六七，三阳脉衰于上，面皆焦，发始白。七七，任脉虚，太冲脉衰少，天癸竭，地道不通，故形坏而无子也。"指出女子35岁以后随着年龄增长出现"阳明脉衰、三阳脉衰、任脉虚、太冲脉衰、天癸竭"。中医理论认为，肾为元气之根，冲任之本。肾气充盛则冲任脉盛，冲任之脉上贯于乳，下濡胞宫。冲为血海，任主胞胎，冲任之脉系于肝肾。肝肾不足或肝肾失和，则天癸不足或代谢紊乱，冲任失调，阴阳失和，生化失常，癌邪内生，阻于乳中而成本病。《疮疡经验全书》曰："阴极阳衰……而生乳岩。"此所述阴极阳衰是指冲任失调，与现代所谓体内激素分泌失调，雌激素水平过高，雌孕激素平衡失调等导致乳腺癌发生是一致的。现代医学研究表明，35～55岁是乳腺癌的高发年龄，45～49岁是癌发高峰，可能是由于此年龄段卵巢功能下降，致使垂体前叶激素分泌增加，进而使肾上腺皮质生产出较多的雌激素。另有研究提示，经期开始得早，未生育，或晚育的女性，患乳腺癌的风险更大，可能与乳腺长时间暴露于雌激素有关。

3.情志所伤，肝脾不和

长期过度的精神刺激，或突发剧烈的精神创伤，超出了人的调节范围，出现情志内伤。

《妇人大全良方》中记载："若初起内结小核，或如鳖、棋子，不赤不痛，积之岁月，渐大如巉岩，崩破如熟石榴，或内溃深洞，血水滴沥。此属肝脾郁怒，气血亏损，名曰乳岩。"《格致余论·乳硬论》曰："忧怒郁闷，朝夕积累，脾气消阻，肝气横逆，遂成隐核，如大棋子，不痛不痒，数十年后方疮陷，名曰乳岩，以其搭形嵌凹似岩穴也，不可治矣。"《外科正宗》曰："忧郁伤肝，思虑伤脾，积想在心，所愿不得者，致经络痞涩，聚结成核。"《医宗金鉴》论乳岩："皆缘抑郁不舒，或性急多怒，伤损肝脾所致。"以上所述，皆认为本病与肝脾不和有关。根据脏腑经络学说，乳头属足厥阴肝经，肝脉络胸胁，肝宜疏泄条达。郁怒伤肝，肝失疏泄，胸胁脉络气机不利。乳房属胃，脾胃互为表里，脾伤则运化无权而致代谢失调，生化失常，生克制化失序，癌邪内生。日积月累，结滞乳中而成本病。李东垣在《脾胃论·脾胃盛衰论》中说："百病皆由脾胃衰而生也。"有调查研究表明，乳腺癌患者在确诊前所遭遇负性生活事件的频率、强度明显高于对照组，而且在遭遇负性生活事件时，乳腺癌患者多采用消极的应对方式。这就提示忧郁、思虑、悲伤等情志因素在乳腺癌发病中的重要作用。负性生活事件所带来的不良情志因素作为一种应激源，在一定时间、程度上作用于患者，如果消极应对，就会影响心、肝、脾、肾等相应脏器，造成脏腑功能失调，导致乳腺癌的发生[2]。

4.厚味所酿，痰浊凝滞

生活优渥，不思节制，恣食肥甘厚味，脾胃运化失司，以致痰浊蕴结，凝肝滞脾，阻碍气血，气机逆乱，冲任失调，生化紊乱，毒邪内生，痞塞经络而成乳癌。朱丹溪《格致余论》曰："厚味所酿，以致厥阴之气不行，故窍不得通而不得生。"现代研究表明，高脂肪饮食可以导致肥胖，绝经后肥胖妇女患乳腺癌的风险增加。脂肪组织可产生雌激素，肥胖妇女的雌激素水平高，高水平的雌激素可能正是肥胖妇女患乳腺癌风险增加的原因。一些研究显示，随着绝经后体重增加，患乳腺癌的风险也增加。

5.外来毒邪侵袭

《素问·通评虚实论》云"物之能害人者，谓之毒"。病毒、放射线、化学物质等外邪，侵袭人体，与卫气相搏，"正气存内，邪不可干"，如正气内虚，营卫失调，则邪气内侵，内在正气无力对冲抗邪，则生内乱，内外合邪，冲任失调，阴阳失和，气机逆乱，生化失常，癌邪内生，积久化火成毒，以致毒邪蕴结而成坚核。临床见局部苍肿，色紫气秽，肿块表面溃烂如石榴翻花，或溃后渗流臭秽血水。这些证候皆与毒邪蕴结有关。薛己谓："亦有二三载或五载六载方溃陷下者，皆曰乳岩，盖其形岩凸似岩穴也，最毒，填之可保十中一二也"，指出乳腺癌晚期溃烂、乳头下陷的特征。

（二）现代医学对乳腺癌病因及发病机制的认识

1.家族史与乳腺癌相关基因

乳腺癌有时表现为家族聚集的特征，即父系或母系中至少有3个亲属患乳腺癌，同时有乳腺癌和卵巢癌家族史。一般而言，家族聚集性乳腺癌的形成机制可分为两种：一种是由于多种基因的改变而导致乳腺癌的发生，另一种则是由于某单一基因突变而发生的遗传性乳腺癌。美国的研究认为，仅5%～10%的乳腺癌是由某种遗传基因突变引起。目前发现的乳腺癌易感基因分别在17号（BRCA1）、13号（BRCA2）和8号（BRCA3）染色体上。BRCA基因属于抑癌基因。目前已证实，45%的遗传性乳腺癌和80%的乳腺癌伴卵巢癌患者中有BRCA-1基因的突变。另一项研究显示，具有BRCA-1基因突变的妇女在50岁时发生乳腺癌的概率为50%，而至60岁时其概率可增加至80%，同时卵巢癌的发生率也明显增加。BRCA-2基因突变的临床意义和BRCA-1相似，但和卵巢癌发生的相关性不大。

2.生殖因素

研究表明，未婚、初潮年龄早、停经晚、月经周期短、产次少、未哺乳的女性，其发生乳腺癌的危险性较大，相反，则危险性较小。初潮年龄早于13岁者乳腺癌发病的危险性为年龄大于17岁者的2.2倍，绝经年龄大于55岁者比小于45岁的危险性增加，危险性随着初产年龄的推迟而逐渐增高，初产年龄在35岁以后者的危险性高于无生育史者。

（1）初潮和停经年龄：无论初潮早还是绝经晚，均可使妇女一生的月经时间延长。有资料报告，有40年以上月经者比30年以下月经者发生乳腺癌的概率增加1倍。

（2）月经周期：月经周期短者黄体期相对较长，而雌激素与孕激素在黄体期中均为高水平，故月经周期较长，无论是否规则，都会降低乳腺癌的危险性。

（3）第一胎足月妊娠年龄：大量流行病学调查发现，未育妇女患乳腺癌的危险性要比生育过的妇女大，而妇女第一胎妊娠年龄越小，其一生患乳腺癌的概率也越小。足月妊娠可以使乳腺上皮趋于成熟，而成熟的乳腺上皮细胞具有更强的抗基因突变能力。因此，足月妊娠年龄越早，乳腺组织受内外环境因素影响而导致突变的概率越小。一般生育后乳腺癌危险性较未育妇女下降不是立刻显现的，而是要经过10～15年后才趋明朗。

（4）产次：研究发现，高产次的妇女患乳腺癌的概率小。

（5）哺乳史：未哺乳妇女易得乳腺癌，这符合乳腺的生理特点和乳腺癌的发生学特点。

3.性激素

生殖相关的乳腺癌危险因素多与体内性激素水平有着本质的联系。

（1）雌激素：大规模的前瞻性研究证实，内源性雌激素与绝经前妇女乳腺癌的危险性相关。小于20岁的女性发生乳腺癌是十分罕见的，而小于30岁的妇女也不常见此病。从35岁起乳腺癌的发病率逐年上升，且这种发病率的增长几乎贯穿妇女一生。在45～50岁，增长略微趋向平缓，以后又陡直上升。研究表明，雌酮和雌二醇的异常增加与雌三醇的缺乏是乳腺肿瘤的发病原因之一，已得到临床检查的支持与动物实验的证明。

（2）雄激素：大部分研究证实，绝经后妇女体内雄激素水平与乳腺癌危险成正相关性。

4.其他激素

研究显示，胰岛素样生长因子（IGF-1）及其主要的结合蛋白IGFBP-3的水平与乳腺癌的发病成正相关。

5.营养饮食

脂肪、高热量饮食、饮酒、长期吸烟均使乳腺癌的危险性增加。体重增加可能是绝经期后妇女发生乳腺癌的重要危险因素。

6.其他因素

既往有乳腺良性肿瘤史，放射线、病毒、化学刺激，某些疾病如糖尿病也会引起乳腺癌的发病率增加。

三、临床诊断

（一）临床表现和体征

主要有乳房局部肿块、乳腺疼痛、乳头溢液、乳头外形改变、乳腺皮肤改变、腋窝等引流站淋巴结肿大以及远处转移所致的相关症状和体征。

1.乳腺肿块

乳腺肿块是乳腺癌最常见的症状，约90%的患者因此而就诊，部分早期乳腺癌患者因肿块较小，未能满意触及，也不会有明显的不适，需借助影像检查才能发现占位病变，通常在乳房内可触及大小不等，单个或多个肿块，质地较硬，可活动，一般无明显疼痛，少数伴有隐痛、钝痛或刺痛。若乳腺出现肿块，应对以下几个方面加以了解。

（1）部位：乳腺以乳头为中心，做一十字交叉，可将乳腺分为内上、外上、内下、外下及中央（乳晕部）5个区域。乳腺癌以外上多见，其次是内上，内下较少见。

（2）数目：乳腺癌以单侧乳腺的单发肿块为多见，单侧多发肿块及原发双侧乳腺癌临床上并不多见。随着肿瘤防治水平的提高，患者生存期不断延长，一侧乳腺癌术后，对侧乳腺发生乳腺癌的机会有所增加。

（3）大小：早期乳腺癌的肿块一般较小，有时与小叶增生或一些良性病变不易区分。但即使很小的肿块有时也会累及乳腺悬韧带，而引起局部皮肤的凹陷或乳头回缩等症状和体征，较易早期发现，中晚期乳腺癌肿块逐步增大，累及整个乳房，甚至浸润至对侧乳房，最大直径可达十几甚至数十厘米。

（4）形态和边界：乳腺癌绝大多数呈类圆形浸润性生长，边界欠清，也可呈扁平状或不规则形，表面不光滑，有结节感。需注意的是，肿块越小，上述症状越不明显，较小的肿块及少数特殊类型的乳腺癌可因浸润较轻或呈膨胀性生长，表现为光滑、活动、边界清楚，与良性肿瘤不易区别。

（5）硬度：乳腺癌肿块质地一般较硬，但富于细胞的髓样癌稍软，个别也可呈囊性，如囊性乳头状癌，少数肿块周围有较多脂肪组织包裹，触诊时有柔韧感。

（6）活动度：肿块较小时，活动度较大，随着肿瘤浸润的范围增大，则活动度逐步减小。侵及皮肤、胸大肌筋膜，则活动度减弱，晚期侵及胸壁则完全固定不移。

2.乳头改变

可见乳头糜烂、乳头不对称、水肿、湿疹样改变等，通常表现为乳头糜烂或乳头回缩。

（1）乳头湿疹样变：常见于乳腺Paget病，伴瘙痒，约2/3患者可伴有乳晕或乳房其他部位的肿块。起始，只有乳头脱屑或乳头小裂隙。乳头脱屑常伴有少量分泌物并结痂，揭去痂皮可见鲜红的糜烂面，经久不愈。当整个乳头受累后，可进一步侵及周围组织，随着病变的进展，乳头可因之而整个消失。部分患者也可先出现乳腺肿块，而后出现乳头病变。

（2）乳头回缩：当肿瘤侵及乳头或乳晕下区时，乳腺的纤维组织和导管系统可因此而缩短，牵拉乳头，使其凹陷，偏向，甚至完全缩入乳晕后方，此时，患侧乳头常较健侧高。可能出现在早期乳腺癌，但有时也是晚期体征，主要取决于肿瘤的生长部位。当肿瘤在乳头下或附近时，早期即可出现，若肿瘤位于乳腺深部组织中，距乳头较远时，出现这一体征通常已是晚期。

3.乳房皮肤改变

乳腺肿瘤引起皮肤的改变，与肿瘤的部位、深浅和侵犯程度有关。

（1）皮肤粘连：乳腺位于深浅两筋膜之间，浅筋膜的浅层与皮肤相连，深层附于胸大肌浅面。浅筋膜在乳腺组织内形成小叶间隔，即乳房悬韧带。当肿瘤侵及这些韧带时，可使之收缩，变短，牵拉皮肤形成凹陷，状如酒窝，故称为"酒窝症"。当肿瘤较小时，可引起极轻微的皮肤粘连，不易察觉。此时，需在较好的采光条件下，轻托患乳，使其表面张力增大，在移动乳房时多可见肿瘤表面皮肤有轻微牵拉、凹陷等现象。如有此症状者应警惕乳腺癌可能，良性肿瘤很少有此症状。

（2）皮肤浅表静脉曲张：肿瘤体积较大或生长较快时，可使其表面皮肤变得菲薄，其下浅表血管，静脉常可曲张。在红外线扫描时更清晰，常见于乳腺巨纤维腺瘤和分叶状囊肉瘤。在急性炎症期、妊娠期、哺乳期的肿瘤也常有浅表静脉曲张。

（3）**皮肤发红**：主要见于炎性乳腺癌或乳腺癌局部感染时。由于其皮下淋巴管全为癌栓所占可引起癌性淋巴管炎，此时皮肤颜色淡红到深红，开始比较局限，不久扩展至大部分乳房皮肤，同时伴皮肤水肿、增厚，皮肤温度升高等。

（4）**皮肤水肿**：由于乳腺皮下淋巴管被肿瘤细胞阻塞或乳腺中央区被肿瘤细胞浸润，使乳腺淋巴管回流受阻，淋巴管内淋巴液积聚，皮肤变厚，毛囊口扩大、深陷而显示"陈皮样改变"。

（5）晚期乳腺癌尚可直接侵犯皮肤引起皮肤溃疡，更可合并细菌感染。

（6）肿瘤浸润到皮内生长，在主病灶的周围皮肤形成散在的质地较硬的"皮肤卫星结节"。

4.病理性乳头溢液

乳腺癌患者有5%～10%有乳头溢液。溢液常为单管性，性状可以多种多样，如血性、浆液性、水样或无色。乳腺癌原发于大导管者或形态属导管内癌者合并乳头溢液较多见，如导管内乳头状瘤恶变，乳头湿疹样癌等均可以有乳头溢液。

5.区域淋巴结肿大

最常见的淋巴转移部位是同侧腋窝淋巴结，腋下淋巴结转移率很高，也是较早出现的转移部位，约占就诊患者的60%。此外，晚期乳腺癌尚可有同侧锁骨上淋巴结转移，甚至对侧锁骨上淋巴结转移。胸骨旁淋巴结转移率占30%～50%，但通常难于早期发现，癌细胞向内侧浸入胸骨旁淋巴结，继而达到锁骨上淋巴结。肿大的淋巴结如果侵犯、压迫腋静脉常可使同侧上肢水肿；如侵及臂丛神经时引起肩部酸痛。如果乳房内未及肿块，而以腋窝淋巴结肿大为第一症状而来就诊的比较少，若病理提示是转移性腺癌，要注意隐匿性乳腺癌可能。

6.远处转移引起的临床症状

尸检资料表明，肺、骨、肝、胸膜和脑是乳腺癌最常见的转移部位。远处转移的主要表现为转移部位的占位病变导致相应的脏器结构破坏产生的压迫和阻塞症状以及相应的脏器功能损害或衰竭导致的相关症状体征。如转移至肺可引起咳嗽、咯血、气促；转移至骨可导致局部肿块，活动时疼痛加重，甚至病理性骨折；脊椎转移可能出现腰背痛、脊椎压迫引起下肢活动障碍、二便失禁等截瘫症状。

7.疼痛

乳腺疼痛虽可见于多种乳腺疾病，但疼痛并不是乳腺肿瘤的常见症状，恶性乳腺肿瘤早期通常无疼痛不适，常常在伴有炎症时出现胀痛或压痛，晚期肿瘤浸润或侵犯压迫周围组织、神经、血管等引起疼痛，发生骨转移、肝转移、胸膜转移、皮肤转移等引起相应部位的疼痛。疼痛的严重程度和持续时间有很大的差异。

8.晚期并发症

乳腺癌晚期的患者还可表现为发热、乏力、贫血、食欲减退、消瘦及恶病质等。乳腺癌患者到中晚期可因食欲缺乏及肿瘤不断消耗导致蛋白质能量营养不良，出现"恶病质综合征"。表现为厌食、消瘦、乏力、贫血及发热等症状，严重者可引发生命危险。

（二）实验室检查

1.肿瘤标志物检测

乳腺癌缺乏特异性肿瘤标志物。

（1）**癌胚抗原（CEA）**：可手术的乳腺癌术前检查20%～30%血中CEA含量升高，而晚期及转移性癌中则有50%～70%出现CEA高值。

（2）肿瘤相关糖类抗原：CA153对乳腺癌诊断符合率为33.3%～57%，有40%的乳腺癌患者可见CA125异常升高。

2.血生化检查

血液分析、尿液检查、大便检查、肝功能、肾功能等检测有助于评估是否有贫血、感染及重要脏器功能状况，术前需评估心肺功能及出凝血时间；红细胞沉降率及C反应蛋白与肿瘤的活跃程度有一定的关系。

（三）影像学检查

1. X线检查

乳腺钼靶X线摄影敏感性高，是目前诊断乳腺疾病首选和最有效的检查方法，尤其是数字化乳腺摄影，能够清晰地显示乳腺的各个层次的微细结构，特别是微细钙化，无痛苦，简便易行，且分辨率高，重复性好，留取的图像可供前后对比，不受年龄、体形的限制，目前已作为常规的检查，对乳腺癌的诊断敏感度为82%～89%，特异度为87%～94%。肿块是乳腺癌最常见、最基本的X线征象，边缘毛刺、小尖角征、彗星尾征是确定乳腺癌的重要征象，通过局部加压放大观察肿块边缘微细结构可提高乳腺癌的检出率。

钙化是检出早期乳腺癌最重要的征象，不伴钙化的微小癌（＜1cm）容易漏诊。通过分析钙化的大小、数量、分布及形态能提高早期乳腺癌的检出率，细小钙化可通过局部加压放大提高检出率。

2.超声显像检查

高频超声具有高清晰度二维图像及彩色血流特征、检查无创、快捷、重复性强、鉴别囊实性病变准确性高优点。

3. CT检查

乳腺癌CT扫描的密度分辨率高，是横断面体层摄影，无各种影像重叠，有助于显示乳腺内的肿块。

4.磁共振成像（MRI）检查

目前，乳腺MRI对软组织具有良好的分辨率，可以清晰地显示病变的形态，较钼靶X线片有明显优势。乳腺MRI可以发现直径3mm的多发癌灶，而对乳管内浸润的敏感度达91%，所以对小于2cm的乳腺癌有优势，可作为乳腺区段切除术前的必要检查。

5.放射性核素检查（SPECT）

乳腺癌晚期患者常出现全身骨转移。乳腺癌患者骨显像异常多为弥散的，或呈现邻近切除侧骨和脊柱的区域性分布，受累骨骼以脊椎、肋骨和骨盆多见。其灵敏度和特异度都较高，分别为84.6%和82.2%。

6. PET-CT检查

PET与CT扫描结合主要用于：①乳腺肿物良性、恶性的鉴别；②淋巴结转移检查，指导乳腺癌的分期；③评价乳腺癌的远处转移与局部复发；④监测乳腺癌治疗效果。

（四）内镜检查

乳管内视镜用于乳头溢液的诊断始于20世纪80年代末，对乳腺导管内病变有较高的辅助诊断价值。乳腺导管内癌的内镜下表现：①新生物呈不规则隆起，其周围管壁增粗、变硬；②新生物表面、基底或其周围管壁有自发性出血或陈旧性凝血块；③有较粗的基底或蒂与管壁相连，从而呈半球形，区别于乳管内乳头状瘤的球形、长圆形或桑椹状；④肿瘤表面有多发性小结节状新生物，有的呈成簇乳头状或细小的淡黄色水疱状。

（五）病理学诊断

乳腺癌必须确立诊断方可开始治疗，目前检查方法虽然很多，但至今只有活检所得的病理结果方能作为唯一肯定诊断的依据。活检方法包括脱落细胞学检查、细针吸取细胞学检查、切除活检、X线立体定位或B型超声引导下空心针活检、腋窝淋巴结活检等。

1.组织学分类和分级

2012年第4版WHO乳腺肿瘤组织学分类[3]（表12-3）。

表12-3　WHO乳腺肿瘤组织学分类（2012年第4版）

组织来源	性质	肿瘤
上皮性肿瘤	良性	涎腺皮肤附属器型肿瘤、上皮肌上皮肿瘤（多形性腺瘤、腺肌上皮瘤）、导管内增生性病变、导管内乳头状瘤、良性上皮增生、硬化性腺病、大汗腺腺病、微腺管腺病、放射性瘢痕复合硬化性病变、腺瘤
	原位癌	导管原位癌、小叶原位癌、导管内乳头状癌、包膜内乳头状癌、实性乳头状癌
	恶性	微小浸润性癌、浸润性乳腺癌（非特殊型浸润性癌、浸润性小叶癌、小管癌、筛状癌、黏液癌、伴髓样特征的癌、伴大汗腺分化的癌、伴印戒细胞分化的癌、浸润性微乳头状癌、非特殊型化生性癌） 少见类型（伴神经内分泌特征的癌、分泌性癌、浸润性乳头状癌、腺泡细胞癌、黏液表皮样癌、多形性癌、嗜酸细胞癌、富于脂质癌、富于糖原透明细胞癌、皮脂腺癌）、伴癌的腺肌上皮瘤、腺样囊性癌、包膜内乳头状癌伴浸润、实性乳头状癌（浸润）
间叶肿瘤	良性	结节性筋膜炎、肌纤维母细胞瘤、良性血管病变、假血管瘤样间质增生、颗粒细胞肿瘤、良性外周神经鞘膜肿瘤、脂肪瘤、血管脂肪瘤、平滑肌瘤
	交界性	韧带样型纤维瘤病、炎性肌纤维母细胞性肿瘤
	恶性	脂肪肉瘤、血管肉瘤、横纹肌肉瘤、平滑肌肉瘤
纤维上皮性肿瘤	良性	纤维腺瘤、叶状肿瘤（良性）、错构瘤
	交界性	叶状肿瘤（交界性）
	恶性	叶状肿瘤（恶性）、叶状肿瘤（导管周围间质肿瘤，低级别）
乳头肿瘤	良性	乳头腺瘤、汗管瘤样肿瘤
	恶性	乳头佩吉特病
恶性淋巴瘤	恶性	弥漫性大B细胞淋巴瘤、Burkitt淋巴瘤、T细胞淋巴瘤、滤泡性淋巴瘤
转移性肿瘤	恶性	
男性乳腺肿瘤	良性	男性乳腺发育症
	原位癌	原位癌
	恶性	浸润性癌
临床模式	恶性	炎症性癌、双侧乳腺癌

组织学分级主要针对浸润性癌部分，多采用改良Scarff-Bloom-Richardson分级系统。根据腺管形成的比例、细胞的异型性和核分裂象计数分别评分（表12-4）。三组得分相加，3～5分为1级（G_1），低度危险，预后好；6～7分为2级（G_2），中度危险，预后中等；8～9分为3级（G_3），高度危险，预后差[4]。

表12-4　浸润性乳腺癌组织学分级方法

依据形态学特点	分级方法	
腺管形成比例	根据腺管结构百分比计算	＞75%为1分
		10%～75%为2分
		＜10%为3分
细胞核异形性	根据细胞核大小、形状与染色质一致的程度	一致为1分
		中度不规则为2分
		明显多形为3分
核分裂象数	10个高倍视野观察	0～5个为1分
		6～10个为2分
		≥11个为3分

2.临床分期和病理分期

AJCC乳腺癌TNM病理分期见表12-5。

表12-5　AJCC乳腺癌TNM病理分期（2010年第7版）

期别	T	N	M	T、N、M简明定义
0	Tis	N_0	M_0	Tis（DCIS）　导管原位癌
				Tis（LCIS）　小叶原位癌
ⅠA	T_1	N_0	M_0	Tis（Paget）　乳头Paget病，不伴有肿块
ⅠB	T_0	N_{1mi}	M_0	T_1　肿瘤最大直径≤20mm
	T_1	N_{1mi}	M_0	T_2　肿瘤最大直径＞20mm，但≤50mm
				T_3　肿瘤最大直径＞50mm
ⅡA	T_0	N_1	M_0	T_4　不论肿瘤大小，直接侵犯胸壁（a）或皮肤（b）
	T_1	N_1	M_0	T_{4a}　侵犯胸壁，不包括胸肌
	T_2	N_0	M_0	T_{4b}　患侧乳腺皮肤水肿（包括陈皮样变），溃破，或限于同侧乳房皮肤卫星结节，但不满足炎症型乳癌诊断标准
ⅡB	T_2	N_1	M_0	T_{4c}　T_{4a}与T_{4b}并存
	T_3	N_0	M_0	T_{4d}　炎症型乳腺癌
ⅢA	T_0	N_2	M_0	N_{1mi}　微转移肿瘤病灶最大径＞0.2mm但≤2.0mm，或单张组织切片不连续，抑或接近连续的细胞簇＞200个细胞
	T_1	N_2	M_0	N_1　1～3枚同侧腋窝淋巴结转移，和（或）经前哨淋巴结活检发现内乳淋巴结镜下转移，但无临床征象
	T_2	N_2	M_0	N_2　4～9枚同侧腋窝淋巴结转移；或者是有同侧内乳淋巴结转移临床征象，但不伴有腋窝淋巴结转移
	T_3	$N_{1～2}$	M_0	N_3　≥10枚同侧腋窝淋巴结转移，或锁骨下淋巴结（Ⅲ级腋窝淋巴结）转
ⅢB	T_4	$N_{0～2}$	M_0	移；或有同侧内乳淋巴结转移临床征象，并伴有至少1枚Ⅰ、Ⅱ腋窝
ⅢC	任何T	N_3	M_0	淋巴结转移；或≥3枚腋窝淋巴结转移，兼有无临床征象的内乳淋巴结镜
Ⅳ	任何T	任何N	M_1	下转移；或同侧锁骨上淋巴结转移
				cM_0（i+）临床及影像学检查未见远处转移证据及征象，而组织学或分子技术检测到骨髓血液或其他器官中直径≤0.2mm的转移灶
				M_1　临床及影像学检查发现远处转移

注：1.腋窝淋巴结分为三级：背阔肌前缘至胸小肌外侧缘为Ⅰ级，胸小肌外侧缘至胸小肌内侧缘为Ⅱ级，锁骨下为Ⅲ级。腋窝淋巴结清扫数不应＜15个，否则有低估转移的可能。

2.如分类仅依据前哨淋巴结活检结果，而其后无进一步腋窝切除淋巴结的检查结果，则应设（sn）前哨淋巴结检查，例如pN_1（sn）。

3.乳腺癌病理学诊断内容

（1）**病理类型**：根据肿瘤细胞的形态不同分为不同的病理类型。

（2）**细胞分级**：乳腺癌组织学分级主要从以下三个方面进行评估。①腺管形成的程度；②细胞核的多形性；③核分裂计数。病理医师根据三者积分之和将其分为三级：Ⅰ级分化好，预后较好；Ⅲ级细胞分化差，恶性程度高，预后差；Ⅱ级细胞形态介于Ⅰ级和Ⅲ级之间，属中等分化。

（3）**肿瘤大小和切缘状态**：肿瘤大小是影响患者预后的重要因素。切缘状态则为送检组织是否在显微镜下还有癌细胞，如报告切缘阳性者可能需要再次手术或术后放疗。

（4）**脉管癌栓情况**：若乳腺癌组织及其周围的血管和（或）淋巴管中发现成团的癌细胞，肿瘤复发、转移的风险增加。

（5）**激素受体状况**：乳腺癌激素受体，主要是指性激素受体，即雌激素受体（ER）和孕激素受体（PR），ER及PR状况指导乳腺癌内分泌治疗的策略。

（6）**HER-2基因状况**：HER-2也称为HER-2/neu，是一种调控细胞生长、分裂和自身修复的原癌基因，检测方法主要以免疫组织化学法（IHC）及荧光原位杂交法（FISH）为主。HER-2基因阳性（FISH）或高表达（IHC+++）的乳腺癌应用针对HER-2基因的单克隆抗体药物赫赛汀治疗有效。

（7）**其他生物学指标**：其他病理学常用的标志物有E-钙黏蛋白（E-Cadherin）、Ki-67、P53、CK5/6、EGFR、VEGF等对乳腺癌患者的预后都有一定的指示意义。

（8）**淋巴结转移与否**：淋巴结有无转移是影响患者预后的重要因素。腋窝淋巴结清扫手术后，检测淋巴结的数目应在10枚以上。传统的腋淋巴结清扫术术后并发症较多，随着目前前哨淋巴结活检（SLNB）技术的成熟，愈来愈多的乳腺癌病理分期，淋巴结转移状态由其提供。

四、治疗

（一）中医治疗

1.乳腺癌的病证特点

乳腺癌的病证特点应从两个方面分析。

（1）肿瘤方面，肿瘤在乳腺内肆意滋长，扎寨营垒，癌毒之邪与痰瘀胶结成块，或毒盛浸延局部组织，或经血管、淋巴管转移他处。

（2）对人体而言，有虚实两个方面。虚者，气虚、阴虚、血虚、阳虚；实者乃肿瘤阻滞脏腑气血运行，致气滞、血瘀、湿阻、痰结、热蕴。毒结日久可致五脏失调，气血衰败，阴阳失衡，而成危候。

病位在乳腺，为冲任所主，主要涉及肝、脾胃、肾，晚期影响到心、肺。本病证候总属本虚标实之证，因虚致实，虚实相兼，整体虚与局部实互见。

2.乳腺癌治则治法

乳腺癌治疗遵从综合治疗的原则，中西医并重。中医治疗乳腺癌的治疗原则：对肿瘤为祛毒抗邪；对人体为扶正培本，纠正脏腑气血失调。具体治法：治肿瘤当以寒热之剂扫荡之，以平性之剂抑杀之，辅之以消痰软坚、祛瘀散结之药；调人体则虚者补之，实者调之。气虚者益气，血不足者补血，阴虚者滋其阴，阳亏虚者温肾助阳，气滞者理气，血瘀者活血，痰积者化痰，水湿者利水除湿，蕴热化火者佐以清热泻火。临床注重中西医配合，根据病情，合理安排中西医治疗方法与时机，纠正西医治疗引起的毒副反应。

3.乳腺癌辨肿瘤临床常用药物选择

现代药理研究证实，一些中药具有抑制乳腺癌细胞增殖，促进乳腺癌细胞凋亡，抑制乳腺癌细胞侵袭、转移，逆转肿瘤多药耐药，增强机体免疫力，双向调节雌孕激素受体表达，改善肿瘤患者的血液高凝状态，改善骨髓的造血功能，提高生活质量等功效[5-11]。乳腺癌辨肿瘤根据药理与临床经验，可以选择以下药物：

（1）温热药：柠条，刺蒺藜，毛茛（有毒），紫苏，蜈蚣（有毒），白花蛇（有毒），雄黄（有毒），饭石，天仙子，威灵仙，藤黄（剧毒），凤尾蕉叶，蜂房（有毒），巴豆（有大毒）。

（2）寒凉药：龙葵（有小毒），蒲公英，穿心莲，冬凌草，蛇葡萄根，七叶一枝花（蚤休，重楼）（有小毒），拳参，苦参，贯众，鸦胆子，天花粉，白花蛇舌草，半枝莲，猫人参，猪殃殃，蛇莓（有毒），猕猴桃根，粉防己，白英（白毛藤，蜀羊泉）（有小毒），壁虎（有小毒），干蟾皮（有毒），斑蝥（有毒），鸦胆子，贯众，瑞香花，瞿麦，仙人掌，天葵子，垂盆草，败酱草，白蔹，凤尾草，香茶菜，紫草，灯心草，商陆（有毒），金莲花，雷公藤（大毒），了哥王（有毒），朱砂（有毒），胆矾（有毒），长春花，八角莲（八角连，八角金盘）（有毒），虎耳草（有小毒），瓦松，水仙（有毒），马钱子（大毒），白屈菜（有毒），商陆（有毒），青黛，毛冬瓜。

（3）平性药：菝葜（金刚藤），木馒头，三尖杉，紫杉（红豆杉），石上柏，野百合（农吉利）（有毒），半边莲，仙鹤草，老鹳草，首乌藤，桑寄生，芙蓉叶，鹿茸草，寻骨风，金刚刺，全蝎（有毒），蛇蜕，狼毒（有大毒），菜豆，蜂房（有毒）。

（4）消痰软坚药：蛇六谷（魔芋）（有毒），天南星，猫爪草，猫眼草（有毒），土贝母，浙贝母，草贝母（有毒），红车轴草，骆驼蓬子（有毒），黄药子（有小毒），夏枯草，儿茶，僵蚕，山慈菇（有小毒），鳖甲，半夏，蜥蜴，花蕊石，禹白附，龙骨，皂角刺，鸡内金。

（5）祛瘀散结药：墓头回，穿山甲，土鳖虫（有小毒），铁树叶（有毒），姜黄，石见穿，王不留行，没药，乳香，三棱，苏木，天茄子（紫花茄），茜草，虎杖，急性子（有毒），卷柏，芦荟，地龙，八角枫根（有毒），鬼箭羽，麝香，牡丹皮，延胡索，益母草，泽兰，番红花，红花，牛膝。

4.乳腺癌辨人体临床常用药物选择

（1）补气：人参，红景天，茯苓，黄芪，黄精，党参，白术，灵芝，槐耳，棉花根（有毒）。

（2）补阳：附子（有毒），肉桂，干姜，杜仲，海马，花椒，补骨脂，仙茅，淫羊藿，蛇床子（有小毒），兔耳草，海龙。

（3）补阴：天冬，龟甲，冬虫夏草，女贞子，墨旱莲，鹿角。

（4）补血：白芍，当归，何首乌。

（5）理气：郁金，川楝子，木香，青皮，预知子，甘松，橘叶，荔枝核，漏芦，白芷，枳实，柴胡，香附，紫菀，枇杷叶，旋覆花，赤芍。

（6）活血：川芎，莪术，玫瑰花，月季花，白梅花，桃仁。

（7）化痰：瓜蒌，桔梗，陈皮，白芥子，竹茹。

（8）除湿：生薏苡仁，猪苓。

（9）清热泻火：蒲公英，黄芩，黄连，知母，黄柏，紫花地丁，升麻，青蒿，寒水石，牛黄，金银花，连翘。

（10）止血：仙鹤草，白茅根，艾叶，三七，卷柏，牡丹皮。

（11）通便：决明子，大黄。

（12）睡眠不佳：五味子，首乌藤，远志，琥珀，合欢。

（13）纳呆：九香虫，神曲，谷芽。

（14）其他：蒺藜，五倍子，甘草。

5.乳腺癌辨证型论治

（1）孙桂芝[12,13]从以下四个方面对乳腺癌进行辨证治疗。①肝郁脾虚：情绪抑郁不舒，乳房肿块胀痛，胁肋胸腹胀痛或少腹胀，闷窜痛，善太息，口苦咽干，头晕目眩，月经不调，纳少，乏力，大便溏，舌体胖，舌质淡，苔薄白，脉弦细或沉弱。若兼气郁化火，则可见心烦易怒，大便干，小便短赤，舌质红，苔黄，脉弦数。疏肝解郁，健脾养血，软坚散结。逍遥散合并乳癌消加味，若气郁化火，则以丹栀逍遥散合并乳癌消加味。常用药物：牡丹皮10g，炒栀子10g，柴胡10g，薄荷10g，当归10g，赤白芍各10g，炒白术10g，茯苓15g，浙贝母10g，山慈菇9g，五味子6g，炮穿山甲6g，生龙骨15g，生牡蛎15g，白花蛇舌草30g，半枝莲15g，甘草10g。②痰瘀毒结：乳房红肿疼痛，皮肤变紫而不平，或溃破不收，乳头溢液，糜烂溃疡，甚至发热，胁肋胸部疼痛，时如火烧电灼，口干渴，大便干结，小便短赤，舌绛有瘀斑，苔薄黄或厚黄，脉涩或弦数或沉弱。清热解毒，活血祛瘀，化痰散结。四君子汤合五味消毒饮合并乳癌消加减，孙桂芝祛邪的同时不忘扶正，强调脾肾，益气养血。常用药物：太子参15g，炒白术15g，茯苓15g，山慈菇9g，浙贝母10g，炮穿山甲6g，生龙骨15g，生牡蛎15g，鳖甲10g，龟甲10g，莪术9g，金银花15g，菊花10g，蒲公英15g，白花蛇舌草30g，半枝莲15g，甘草10g。③气血两虚：形体消瘦，面色萎黄或苍白，气短乏力，动则汗出，或头晕目眩，食欲缺乏，纳差，心悸失眠，舌淡嫩，苔薄白，脉细弱。健脾宁心，益气养血。归脾汤为基础合并乳癌消加减。常用药物：生黄芪30g，太子参15g，炒白术10g，当归10g，茯苓15g，远志10g，炒枣仁30g，木香6g，龙眼肉10g，山慈菇9g，浙贝母10g，炮穿山甲6g，生龙骨15g，生牡蛎15g，赭石15g，鸡内金30g，生麦芽30g，白花蛇舌草30g，半枝莲15g，甘草10g。④肝肾亏虚：面容憔悴枯槁，头晕目眩，潮热盗汗，腰膝酸软，心悸失眠，耳鸣，五心烦热，口燥咽干，舌质红，少苔，脉细数。偏于阳虚者则见形寒畏冷，体倦乏力，口淡不渴，小便夜频，舌质淡，苔薄，脉沉弱。本型患者多为素体肝肾亏虚，或经手术、放疗、化疗，肝肾损伤，或疾病迁延日久，损及肝肾。滋补肝肾，软坚散结。自拟经验方"二黄鸡枸菟"是气血阴阳四补方。药物组成有：生黄芪30g、黄精10g、鸡血藤30g、枸杞子15g、菟丝子15g。偏于阴虚者用六味地黄丸合二黄鸡枸菟合乳癌消加减，偏于阳虚者用金匮肾气丸合二黄鸡枸菟合乳癌消加减。常用药物：生黄芪30g、黄精10g、鸡血藤30g、枸杞子15g、菟丝子15g、生熟地黄各10g、山茱萸10g、山药10g、土茯苓30g、泽泻10g、鳖甲10g、龟甲10g、五味子6g、浙贝母10g、山慈菇9g、生龙骨15g、生牡蛎15g、白花蛇舌草30g、半枝莲15g、甘草10g。

随症加减：大便溏加炒白术；大便稀，每日3次以上，加山药、莲子肉、炒扁豆、儿茶、金樱子；大便先干后稀加晚蚕沙、皂角刺；大便干，无力排便，加生白术，重者再加急性子；大便干，阳虚便秘，加肉苁蓉、木香、枳壳，孙桂芝很少用大黄；大便黏滞而不爽加藤梨根、虎杖；大便有脓血，则加红藤、败酱草、地榆炭、炒槐花、赤石脂等；里急后重加木香、黄连。小便频，特别是夜尿甚，加鹿角霜、灵芝；小便频急，时有疼痛，热感，加瞿麦、金钱草；尿频尿急加车前草、蚕茧；小便清长，加牛膝、桂枝、益智仁、仙茅、淫羊藿。顾护胃气常加赭石、生麦芽、鸡内金等；胃纳差，腹胀加焦山楂、焦槟榔；呃逆，加赭石；胃脘嘈杂，反酸，加黄连、吴茱萸；胃脘痛，喜热食，加香附、高良姜；胃脘部不适，疼痛，加生蒲黄、蜂房、白芷、血余炭；恶心、呕吐，加竹茹、陈皮；舌胖，苔白腻加白蔻仁、生薏苡仁、杏仁。咳嗽，咳黄痰，加浙贝母、黄芩；干咳加百合、川贝母；咳血，加仙鹤草、白及、阿胶、花蕊石；咳嗽，有黏痰，加海浮石、旋覆花。眠差，心悸，加远志、酸枣仁；睡眠不实，易惊，加珍珠母、酸枣仁。胸腹疼痛明显加延胡索、生蒲黄、莪茋、花椒；肢体疼痛明显加全蝎、蜈蚣等。乳房、胁肋部胀痛，加柴胡、郁金、香附、延胡索。胸腔积液，加葶苈子、水红花子、猪苓、龙葵、蟋蟀。痈肿破溃，流脓水者，加金银花、连翘、蒲公英、生薏苡仁。或局部涂用玉红膏。低热，加青蒿、地骨皮、白薇。阴虚盗汗，手足心热，加鳖甲、地骨皮、锻牡蛎、浮小麦。潮热汗出用龙骨、牡蛎、莲心；气短，乏力明显，加生黄芪、太子参、茯苓、白术。重者偏阴虚用西洋参，偏阳虚用红参。加生黄芪、苏木等，以增加放疗药的敏感度。加马蔺子、姜黄、补骨脂等，以增强化疗时机体耐药。有血管瘤则加黄连、黄芩、知母、浙贝母。子宫内膜增厚加夏枯草、海藻、当归、生地黄；有囊肿则加苍术、黄柏，白带多加白果、芡实固涩止带；肝功能轻度异常用垂盆草、五味子、虎杖；肿瘤出现肺转移加用僵蚕、鼠妇、九香虫、金荞麦、川、浙贝母，功效活血解毒、化痰散结、理气止痛、润肺止咳。肿瘤出现肝转移加用炮穿山甲、龟甲、鳖甲、九香虫、预知子、凌霄花，活血软坚，理气止痛。肿瘤出现脑转移加用"加味慈桃丸"，该方由山慈菇、胡桃肉、全蝎、蜈蚣、僵蚕、天麻、菊花、五味子等药，以毒攻毒、息风止痉、化痰活血、通络止痛、软坚散结。肿瘤出现淋巴结转移加用浙贝母、生龙骨、生牡蛎、夏枯草等，功效软坚散结。肿瘤出现骨转移属气阴虚者予鹿衔草、透骨草，非气阴虚者予骨碎补、补骨脂，防止骨转移则用川续断。骨转移疼痛，则予芍药甘草汤、延胡索、细辛、椒目。化疗时出现恶心、呕吐、胃纳差，加陈皮、清半夏、枇杷叶以清降止呕；化疗引起白细胞下降则加黄芪、阿胶等以益气养血；引起血小板下降则加石斛、石韦等以凉血止血；对放疗中的乳腺癌患者，常适当给予活血化瘀药增敏，如莪术、赤芍、红花等，并配以生地黄、沙参、石斛等滋阴抗热邪伤正；放疗引起放射性肺炎而出现咳嗽、痰少，则加百合、麦冬、桔梗等以养阴止咳；手术后，上肢肿胀活动受限，给予丝瓜络、路路通、王不留行、壁虎等。

（2）周维顺[14,15]辨证分型治疗如下。①肝郁气滞型：此型临床上多见于乳腺癌初期，症见乳房胀痛，情绪抑郁，烦躁易怒，口苦口干，头晕胀痛，舌苔薄白，脉弦。治疗上当以疏肝理气、化痰散结为主，药用柴胡、枳实、青皮、郁金、山慈菇、半夏、陈皮、夏枯草等，他根据"肝体阴而用阳"这一特点，还常佐以白芍、当归、枸杞子等养血柔肝之品，既能助疏肝行气之功，又能制疏肝药物的温燥之性。②气滞血瘀型：此型多由肝郁气滞发展而来，症见乳房刺痛，皮色青紫，脉络显露，胸闷不舒，舌有瘀斑，脉涩。治以行气散结，活血化瘀为主，用药除疏肝行气之品外，还应配以漏芦、王不留行、当归、川芎、延胡索、川楝子等活血化瘀、散结止痛。③热毒蕴结型：此型为乳腺癌中期常见证型，症见乳房红肿溃烂，疼痛剧烈，渗液流脓，舌质暗红，苔黄，脉弦数。治以清热解毒、化瘀散结为主，药用猫爪草、半枝莲、白花蛇舌草、蒲公英、山慈菇、夏枯草、胆南星等以清解热毒。④肝肾亏虚型：此型多见于乳腺癌晚期，症见乳房溃烂，坚硬如石，疼痛绵绵，腰膝酸软，潮热盗汗，舌质红少苔，脉细数。治以调理冲任，滋补肝肾为主，药用熟地黄、女贞子、枸杞子、黄精、墨旱莲、石斛等。此外，他认为乳腺癌晚期还常伴有气血亏虚之象，故常加黄芪、白术、猪苓、茯苓、当归、白芍等益气养血。用药气血双补、滋养肝肾正切合乳腺癌晚期当以补虚为要的治则。

6.验方汇编

（1）常用药对

- 地龙6g，鸡血藤30g：活血化瘀，通络消肿，用于术后上肢肿胀。
- 凌霄花6g，预知子10g，龟甲15g，鳖甲15g：养肝柔肝，破瘀消癥，用于乳腺癌肝转移。

- 骨碎补10g，补骨脂10g：用于乳腺癌骨转移疼痛非阴虚者。
- 鹿衔草20g，透骨草20g：用于乳腺癌骨转移属气阴虚者。
- 山慈菇5g，蜂房4g：用于防止乳腺癌转移与复发。
- 夏枯草，草河车：夏枯草味苦辛，性寒，归肝、胆经，平肝解郁，散结消肿；草河车味苦，性微寒，小毒，归肝经，清热解毒，消肿止痛[16]。
- 白花蛇舌草，半枝莲：白花蛇舌草味苦、甘，性寒，归心、肺、肝、大肠经，清热解毒，利湿；半枝莲味辛、苦，性寒，归肺、肝、肾经，清热解毒，散瘀止血，利尿消肿[16]。
- 蒲公英，夏枯草：蒲公英清热解毒，又善消肿散结；夏枯草平肝解郁积，且长清热散结，两药配伍，清热平肝，解郁散结，常用于肝郁火旺之乳癖，经前乳痛[16]。
- 猫爪草，昆布：两药咸寒，猫爪草解毒散结，昆布消瘿散瘤，用于乳癖结块之顽症。
- 山慈菇，浙贝母：山慈菇味甘、微辛、寒，有小毒，有化痰散结，解毒消肿功效，其鳞茎及叶、茎、种子含秋水仙碱，浙贝母味辛、苦，性微寒，可散郁清热，消痰散结，用于各个阶段的乳腺癌[16]。
- 虎杖，徐长卿：抗癌解毒[17]。
- 夏枯草，浙贝母：软坚散结，清热化痰[17]。
- 虎杖，鸡血藤：增加放疗敏感性，升白细胞[17]。
- 生牡蛎，炮穿山甲：活血化瘀，消痈肿，性善走窜，能直达病所。

（2）单验方

- 生蟹壳10只。置瓦上焙干研末，每次2g，每日2～3次。破瘀散积，治疗乳痈。
- 龟甲数块，炙黄研末，黑枣肉捣烂为丸。每日10g，白开水送下。滋阴潜阳，补肾健骨，破癥瘕。
- 狼毒500g，大枣500g，共煮，去狼毒，食红枣。每次5个，每日2～3次。破积聚，疗痰饮癥瘕。
- 慈菇雄黄散：山慈菇15g，雄黄6g，蜂房15g，先分别研末，再和匀共研。每次1.5g，每日2次。清热解毒抗癌，消肿散结。
- 马钱子0.1g，活蜗牛0.5g，蜈蚣1.5g，蜂房0.5g，全蝎0.3g，乳香0.1g（以上为每日量），共研细末，水泛为丸，分3次服。清热解毒抗癌，消肿散结。
- 人工牛黄10g，制乳没各15g，海龙15g，黄芪300g，山慈菇300g，香橼30g，炒三仙30g，夏枯草60g，三七粉60g，炙何首乌60g，薏苡仁60g，紫花地丁60g，莪术60g，淫羊藿60g。共研细末，水泛为丸，每次3g，每日2次。清热解毒抗癌，软坚散结，治疗多种肿瘤。
- 乳癌消：是孙桂芝[12]治疗乳腺癌的常用方，该方由山慈菇9g，浙贝母10g，炮穿山甲6g，生龙骨15g，生牡蛎15g五味药组成，功效清热解毒、化痰活血、软坚散结。
- 乳移平：莪术、生薏苡仁、山慈菇、蜂房各12g，预知子9g。陆德铭和刘胜认为[18]，乳腺癌术后复发的最基本因素还是"余毒"。动物实验和临床研究证明，乳移平具有防乳腺癌术后复发转移的作用。配伍桔梗治疗乳腺癌肺转移[19]。
- 鹿仙散结汤[20]：鹿角霜、生牡蛎、瓦楞子各30g，仙茅、淫羊藿、土贝母、郁金各15g，山慈菇、全蝎、蜂房、炙甘草各10g。伴上肢肿胀疼痛者，加半边莲20g，没药10g，赤芍、桂枝各15g；恶心、呕吐者，加竹茹、生姜、半夏各10g；神疲乏力者，加黄芪30g；腹胀甚者加枳壳30g，厚朴15g；食少纳差者，加神曲10g，炒麦芽30g。
- 复方消岩液[21]：柴胡、板蓝根、王不留行、山慈菇、黄药子、夏枯草、穿山甲、丝瓜络、瓜蒌。

- 扶正消瘤汤[22]：西洋参、灵芝、百合、黄芪、白花蛇舌草、山慈菇、半枝莲、仙鹤草、三棱、莪术、黄药子、薏苡仁、法半夏、陈皮、猪苓、生甘草。益气养阴、清热解毒、活血化瘀、软坚散结。临床研究表明本方具有改善骨髓造血功能，增强患者对放疗、化疗的耐受性及敏感性，迅速恢复患者体质，提高患者自身免疫力，从而有效地降低乳腺癌复发转移的概率。

- 乳岩方：柴胡6g，郁金10g，浙贝母10g，夏枯草10g，枳壳10g，当归10g，白术10g、白芍10g。疏肝解郁。崔骥等[23]采取疏肝解郁之乳岩方对乳腺癌术后患者进行治疗，结果显示治疗组对于抑郁症状的改善较对照组明显，且无明显毒副反应。

- 柴胡疏肝散加减方[24]：柴胡15g，炒枳壳15g，川芎10g，制香附15g，当归15g，白芍15g，赤芍15g，陈皮10g，法半夏15g，胆南星10g，浙贝母20g，郁金15g，桃仁10g，制乳香15g，制没药15g，瓜蒌15g，川楝子10g，山慈菇15g，甘草10g。水煎服，每日1剂。用于乳腺癌肝气郁结。

- 消核丹：白芥子、王不留行、蚤休、八角金盘、薏苡仁、全瓜蒌、香附、淫羊藿、仙鹤草、炮穿山甲、黄芪、当归。潘苏白[25]用之治疗乳腺癌，共治疗49例，痊愈2例，显效21例，有效24例，无效2例，有效率为95.92%。

- 扶正祛毒方[26]：黄芪，浙贝母粉，姜黄，苦参及天冬各30g。

- 益气活血方：黄芪、苏木、生蒲黄、蜂房、炮穿山甲。孙桂芝[13]防乳腺癌血道转移方。研究发现，"黄芪30g、苏木6g、蜂房6g、炮穿山甲6g"临床经验剂为基础，2倍剂量作用于人乳腺癌MCF-7细胞，细胞活力抑制最佳。

- 李丽清等[27]以下方治疗三阴乳腺癌：山慈菇30g，龙葵30g，柴胡15g，郁金15g，三棱15g，莪术15g，清半夏12g，夏枯草15g，牡蛎20g，甘草10g，当归15g。同时根据病情随症加减，有一定的疗效。

- 卞卫和[28]认为气虚血瘀是乳腺癌发生、发展和复发转移的病机关键，其以"益气扶正治其本，活血化瘀治其标"为法，临床上多选用黄芪、党参、白术、茯苓、炙甘草益气健脾扶正；桃仁、红花、当归、莪术等活血化瘀；蒲公英、白花蛇舌草、半枝莲等清热解毒抗癌。

- 沈晔华等[29]以下方为主随症加减治疗乳腺癌：党参、黄芪、白术、薏苡仁、茯苓、预知子、青皮、橘叶、橘核、山慈菇、冰球子、白花蛇舌草、半枝莲、鳖甲。57例术后即以中西医结合治疗，复发2例（3.5%），转移6例（10.5%），此8例的中位无病生存期5.9年；另14例术后仅以西医治疗，复发、转移后方开始中药治疗，中位无病生存期3.5年。两者有显著性差异。

- 金静愉[30]认为乳腺癌以痰瘀阻络、化热成毒为主要病机，其运用解毒通络、化瘀散结治法，以解毒散结抗癌的夏枯草、山慈菇为君，以瓜蒌、连翘、炮穿山甲、皂角刺化痰散结为臣，土鳖虫、路路通、鸡血藤化瘀通络为佐，蒲公英解毒消肿而引药直达病所为使，组成抗乳癌专方，临床疗效颇佳。

（3）李东涛乳腺癌验方举例

- 乳疾散：柴胡10g，白芍10g，甘草6g，茯苓15g，炒白术30g，夏枯草15g，鸡内金15g，山慈菇15g，蒲公英45g，穿山甲12g，龙葵30g，穿心莲30g，王不留行20g，冬凌草60g，百合20g，贯众15g，天冬30g，猫爪草30g，猫眼草30g。水煎服，每日1剂，每日早9点、中午2点、晚9点服药。

- 新制加味西黄散：人工牛黄，麝香，制乳香，制没药，山慈菇，鸡内金，灵芝孢子粉，砂仁，水红花子，珍珠粉，僵蚕，海马，蟾酥，斑蝥，薏苡仁，三七粉。制成粉剂，每次3g，一日3次服。

7.乳腺癌常用中成药

（1）抗癌药

● 小金丸：每瓶0.6g。口服，一次1.2～3g，一日2次。

● 西黄丸（《外科证治全生集》）：用法见口腔癌。

● 醒消丸（明代陈实功《外科正宗》）：方由乳香、没药、明雄黄、麝香组成。具有消肿散结、解毒活血的功效。主治痈毒初起，乳痈乳岩，瘰疬鼠疮，疔毒恶疮，无名肿毒，坚硬疼痛等。每100粒重6g。用黄酒或温开水送服。一次1.5～3g，一日2次。

● 金龙胶囊：用法见肺癌。

● 蟾酥注射液（佳素）：用法见肺癌。

（2）抗癌辅助用药

● 平痛宁片：用法见食管癌。

● 槐耳颗粒：用法见肝癌。

（3）抗癌与辅助综合作用药

● 艾迪注射液：用法见口腔癌。

● 复方斑蝥胶囊：用法见口腔癌。

8.其他疗法

（1）外治法

● 蟾雄膏：大黄100g，乳香、没药、血竭各50g，蟾酥、雄黄、冰片、铅丹、皮硝各30g，硇砂10g，麝香1g。共研细末，用米醋或温开水或猪胆汁调成糊状，摊在油纸上（或将粉末撒在芙蓉膏药面上）贴敷患处，每日换1次。

● 麝香硼砂散：冰片、硼砂、硇砂、珍珠母、樟脑、糠谷老各5g，麝香1g。上药共研细末，用鸡蛋清调和成糊状备用。用时将药糊装入油纸袋内，背面刺几个小孔，置癌肿面上，并予以固定，干则更换。适用于乳癌疼痛剧烈者。

● 珍珠膏：珍珠0.2g，炉甘石3g，生龙骨3g，轻粉1.5g，冰片0.6g。上药共研细末，麻油调匀，外敷于溃疡面，每日换1次。适用于乳腺癌溃烂，久不收口者。

（2）针灸治疗[31]

临床研究表明，针灸可以减轻肿瘤患者的疼痛、发热、腹胀、便秘、尿闭、失眠多梦、月经失调等症状，针灸还可以减轻放疗、化疗、内分泌治疗的不良反应。在欧洲第6届乳腺癌会议上，挪威Vestfold中心医院的一项研究表明，针灸可有效地减轻术后服用他莫昔芬的乳腺癌女性的面部潮红50%以上。

针灸治疗同样遵循整体观念与辨证论治，循经取穴为主，配合适当手法，收到减轻症状的效果。①处方：以足厥阴肝经、足阳明胃经、任脉经穴为主；屋翳、膻中、天宗、肩井、期门、三阴交、丰隆。②辨证配穴：冲任失调加肝俞、肾俞、关元；肝郁气滞加肝俞、太冲；热毒蕴结加内庭、行间点刺放血；气血两虚加灸脾俞、膈俞、足三里可健运脾胃，益气养血。③随证配穴：乳腺癌术后上肢水肿加极泉、青灵通络消肿；乳腺癌放疗后放射性肺炎加尺泽、孔最泻肺止咳；潮热者加百劳、膏肓；失眠心烦加大陵、神门。④刺灸方法：毫针刺，补泻兼施。每日1次，每次留针30分钟，10次为1个疗程。虚证可加灸。同时也可以配合耳针、耳穴压豆、穴位注射、拔罐等综合治疗。

9.并发症处理

乳腺癌疼痛

● 章永红[32]常以补虚化毒方（全蝎、九香虫、绞股蓝、炒白芍、生甘草、透骨草、灵芝、冬虫夏草）为主方治疗乳腺癌疼痛。如见口渴、便秘、舌红绛、脉数等热毒内蕴之候，配伍清热解毒药如白花蛇舌草、漏芦、紫花地丁、半枝莲、龙葵、蒲公英等；如见结核色白、疼痛得温减轻，配伍化痰软坚药如浙贝母、莱菔子、海藻、山慈菇、续断等；如见胁下刺痛或胀痛、嗳气、呃逆、舌质暗，或舌边有瘀斑，脉弦细等则加用醋柴胡、土鳖虫、失笑散、桃仁、三棱、莪术、预知子等；如后期气虚乏力、面色萎黄、腹胀便溏则配伍黄芪、太子参、白术、茯苓、薏苡仁以健脾益气；见出血、咳嗽、舌红苔少等阴虚火热证候，则加用南沙参、北沙参、川楝子、麦冬、生地黄、西洋参等。

- 刘枫等[33]研究锶（[89]Sr）和[89]Sr联合中药骨瘤方（黄柏，薏苡仁，丹参，杜仲，牛膝，桑寄生，知母，生地黄，鹿角霜，桂枝，女贞子，墨旱莲）治疗乳腺癌多发性骨转移瘤，可加强治疗骨痛的作用，提高患者的生存质量。

10. 乳腺癌中医名家经验

（1）孙桂芝治疗乳腺癌经验[13]

案例1：吴某，女，40岁。2001年12月5日初诊。

患者于1998年10月在中国医学科学院肿瘤医院行右乳腺癌根治术，肿块大小3cm×3cm，术后病理：浸润性导管癌，腋下淋巴结5/5，锁骨下淋巴结1/5，雌激素受体（+），孕激素受体（−）。术后行CAF方案化疗6个周期，放疗30次，并服用三苯氧胺。2001年5月发现骨转移。ECT示：左第5肋骨异常浓聚。当地医院给予博宁针剂12次，后慕名来京就医。症状：神疲乏力，面色㿠白，骨骼疼痛，头晕目眩，易出汗，口干，失眠，便秘，舌质淡，苔白腻，脉濡细。白细胞计数$32×10^9$/L。辨证：脾肾两虚，脾失健运，气血不足，心失所养，痰瘀结滞于经络骨骼。治则：健脾益气，补肾壮骨，养心安神，解毒化浊，祛瘀生新。处方：生黄芪30g，太子参30g，白术15g，茯苓15g，黄精18g，鹿角片（先煎）9g，龟甲（先煎）9g，灵芝12g，淫羊藿15g，补骨脂15g，骨碎补15g，杜仲15g，肉苁蓉15g，薏苡仁15g，白花蛇舌草15g，龙葵10g，猫爪草30g，蜂房9g，莪术15g，五味子10g，炒酸枣仁20g，延胡索10g，枳实10g，陈皮10g，姜半夏10g，紫苏梗12g，红枣20g，生甘草6g。治疗期按症状、四时加减用药，病情稳定，外周血白细胞恢复正常，无骨痛、病理性骨折和高钙血症，体质增强，病情稳定近8年，未发现新的转移和复发。

按语：骨转移是最常见的乳腺癌术后并发症，表现为骨骼疼痛、病理性骨折、高钙血症等。西医治疗的主要方法是放疗、同位素内照射治疗、手术、双膦酸盐药物治疗等。骨痛无非"不荣则痛""不通则痛"，一为虚，一为实，整体为虚，局部属实。肾主骨生髓，肾虚则骨弱，痰瘀易乘虚而入，胶着于经络骨骼之上，致疼痛缠绵。因此，常用淫羊藿、补骨脂、骨碎补、杜仲、延胡索补肾壮骨止痛，疗效满意。

案例2：张某，女，52岁。

1984年6月因乳腺癌在某医院行左侧乳房改良手术，肿瘤大小3cm×2cm，腋下淋巴结4/17，术后接受CAF方案化疗6个疗程。服三苯氧胺5年后，双侧腹股沟淋巴结、骨、脑转移，因拒绝接受进一步化疗，于1989年5月就诊。症状：双下肢肿胀，不能行走，上肢疼痛，胃纳可，大小便正常，体胖，舌质淡，苔白，脉沉细。辨证：脾肾亏虚，瘀阻络脉。处方：仙茅10g，淫羊藿10g，骨碎补10g，菟丝子15g，女贞子12g，墨旱莲12g，巴戟天10g，太子参10g，白术10g，地龙10g，当归10g，川芎10g，桃仁10g，蜈蚣2条，皂角刺10g，猪苓15g，扁豆10g。服用15剂后自觉下肢肿胀减轻，嘱患者将药渣煎水洗下肢，更觉下肢轻松。自此后患者间断治疗5年，以初诊时处方为基础加减，现在每年春季仍服药3～4个月，病情稳定。

按：该患者患病日久，脾肾亏虚为本，瘀阻络脉为标，以仙茅、淫羊藿、骨碎补、菟丝子、女贞子、墨旱莲、巴戟天、太子参、白术健脾补肾，当归、川芎、桃仁活血通络，蜈蚣、皂角刺、地龙疏通经络，猪苓、扁豆淡渗利湿。全方标本结合，攻补兼施，疗效显著。

案例3：肖某，女，38岁。

1977年6月发现左乳腺肿物，同年8月行左乳腺癌改良根治术，病理报告为腺癌。术后未进行其他治疗。1982年3月发现手术部位皮下有多个肿块隆起，边界不清，中等硬度，小者0.5cm×0.5cm，大者1.0cm×1.5cm，活检病理诊断为转移性腺癌。因恐惧化疗，于1982年4月8日来诊。症状：心烦急躁，纳食少，胸胁胀痛，苔薄黄，脉弦细。辨证：肝郁气滞。治则：疏肝理气，软坚散结。处方：炒柴胡7g，当归10g，白芍12g，香附7g，郁金10g，青陈皮各9g，草河车15g，夏枯草15g，白花蛇舌草15g，山慈菇10g，生牡蛎（先煎）15g。另服西黄丸。每次2粒，每日2次。服药半年肿物未见长大，症状缓解，自行停止治疗。

1983年2月5日二诊：自1月份开始咳嗽、胸痛、腰疼，活动后加重，心烦面红，阵发潮热，小便短赤，舌质暗，有瘀斑，脉弦数。正侧位胸片示双肺转移癌。证属瘀毒壅肺，治以活血化瘀、清热解毒抗癌法。处方：桃红四物汤合银花甘草汤加减。桃仁7g，红花10g，赤芍12g，延胡索12g，郁金12g，金银花30g，甘草3g，浙贝母10g，鼠妇6g，蒲公英15g，草河车15g，半枝莲15g。水煎服24剂。

1983年3月5日三诊：服药2剂后疼痛减轻，但仍有咳嗽，痰稀色白，气促浮肿，腹胀便溏，四肢无力，舌质暗红，苔厚，脉濡。证属肺脾两虚，治以益肺健脾，解毒祛邪。处方：党参30g，白术12g，茯苓15g，清半夏12g，桑白皮10g，桔梗6g，生薏苡仁15g，苇茎15g，冬虫夏草3g，草河车12g，川贝母12g，焦神曲、焦山楂各15g。另服加味西黄胶囊，每次2粒，每日3次。服药6个月病情稳定，拒绝化疗。

1985年2月3日四诊：停药12个月后于1984年12月开始头痛，恶心、呕吐。脑CT检查示颅内占位病变，脑转移。行全脑放疗，放疗中口干头晕，纳呆便干，脉数，苔黄，伍用扶正解毒冲剂养阴清热，凉补气血，减轻了化疗反应，使放疗顺利完成。放疗后肿瘤缩小，症状缓解，但仍有头晕目眩，心悸气短，神疲乏力，纳少腹胀，舌质淡，脉沉细无力。证属气血双亏，予以补气养血，佐以抗癌。处方：益气养荣汤合当归补血汤加减。党参15g，炒白术12g，茯苓15g，炙甘草3g，陈皮9g，当归10g，熟地黄12g，白芍10g，香附6g，川贝12g，黄芪30g，全蝎5g，蜈蚣2条，白花蛇舌草15g，山慈菇10g。另服加味西黄丸，每次2粒，每日3次。连续服药2年，带瘤生存5年。1987年1月12日，患者左胸壁溃烂，双肺、脑及骨转移，全身衰竭死亡。

按：此例患者乳腺癌术后5年复发转移，开始接受中医治疗。在双肺转移后生存4年，脑转移后生存2年1个月，提示乳腺癌即使早期做根治术也应定期检查。很多学者认为，肿瘤局部复发和远处转移都说明患者虽经各种治疗后仍难保证体内没有残存的癌细胞，为防止万一，术后应接受其他治疗。临床许多中晚期患者经中医治疗后，带瘤生存多年，有的在姑息术后亦生存多年，未见复发或转移，也有的患者在术后或放疗、化疗后不久即出现复发或转移。这些除与手术的彻底性、肿瘤的病理类型和生物学特性有关外，还与患者自身的防御机能及整体机能的下降和失调有关。因此，有效地防止复发和转移，除了做彻底的根治术，尽可能地使体内无残留的瘤细胞外，更重要的是提高机体的抗病能力，保持内环境的稳定和平衡。采用中医中药进行辨证施治，可取得较理想的效果。

（2）贾英杰治疗乳腺癌经验[34]

贾英杰认为，乳腺癌放疗、化疗之后的调治，以健脾和胃、疏肝调冲任、解毒祛瘀为原则，特别应该注重脾胃在整个调理过程中的地位。①虚虚相得，治取中焦：乳腺癌的发病机制为"正气内虚，毒瘀并存"，治疗应以健脾和胃、平衡阴阳为大法，可采用三步健脾法：化疗前1周以健脾益气为主，化疗中以降逆止呕为主，化疗后以健脾开胃为主。临证往往用香附、浙贝母等理气化痰，红花、益母草等调理冲任，陈皮、半夏等和胃止呕，沙参、麦冬、石斛等养阴生津，蜂房、半枝莲、半边莲等清热解毒。②调理冲任，治疗并发症：疏肝解郁、益肾养肝、调和冲任对于乳腺癌术后出现的内分泌紊乱诸症具有非常重要的临床价值。贾英杰常以柴胡疏肝散合归芍地黄丸加减，为加强疏肝解郁的疗效，多加用合欢花、远志、酸枣仁等镇静安神。③谨守病机，提高远期疗效：体内残留之癌毒及临床治疗之放射线、化疗药物等均属热毒之邪，以解毒祛瘀法祛除体内余毒，防止癌毒复燃是重要的治疗理念之一。贾英杰常以黄连解毒汤和复元活血汤加减，解毒与祛瘀并举。为进一步提高疗效，临床常加山慈菇、莪术、半枝莲、半夏、浙贝母等软坚化痰抗癌之品。

　　案例： 李某，男，67岁。病史：患者2006年5月因自检发现左乳肿物就诊于肿瘤医院确诊为左乳癌，行左乳改良根治术。术后病理示：（左乳腺）浸润性导管癌，区域淋巴结转移——外侧组1/14。术后予紫杉醇方案化疗6周期，具体用药不详。2010年4月，出现咳嗽、痰中带血，于肿瘤医院查PET-CT示：右肺下叶软组织肿物，考虑转移；双肺多发淡薄小结节，高度可疑转移。后间断行化疗10周期，放疗30次。既往史及家族史无特殊。2011年8月10日初诊。刻症：咳嗽、痰中带血，乏力，右腋下牵扯样疼痛，傍晚潮热，无汗出，纳可，夜寐尚安，小便调，大便可，舌暗红苔白，脉沉弦细。辨证为痰浊壅肺，癌毒蕴结；治以宽胸涤痰、解毒散结为主，佐以健脾利湿、止血。处方：瓜蒌、炒莱菔子、仙鹤草各30g，百部20g，百合、冬瓜子、连翘、苦参、白花蛇舌草、茜草、猫爪草、预知子、石斛、生薏苡仁、炒白术各15g，川贝母、苏子、枳壳各10g。7剂，水煎服，一日1剂。

　　2011年8月17日二诊：咳嗽明显减轻，乏力、右腋下牵扯样疼痛减轻，痰中带血较前减少，傍晚潮热，无汗出，纳可，夜寐尚安，小便调，大便偶不成形，舌暗红，苔白，脉沉弦细。处方：上方去枳壳；加：胆南星10g，半夏15g，夏枯草15g，三七粉3g（冲服）。三诊：服药14剂后，咳嗽、痰中带血愈，乏力、右腋下牵扯样疼痛、傍晚潮热减轻，纳可，夜寐安，二便调，舌红苔黄，脉沉弦。处方：二诊方去石斛、胆南星；加地骨皮15g，川楝子10g，浙贝母15g。服药14剂后诸症改善，病情基本稳定，患者坚持每2周复诊以调整汤药。

　　2012年7月14日复诊：乏力、咳嗽，少痰，无血，咽部不适，时有胸部憋闷，纳可，夜寐欠安，二便调，舌质红，苔白，脉沉弦。辨证为痰气交阻、癌毒蕴结，治以宽胸理气，解毒散结，润肺止咳。处方：瓜蒌、生黄芪各30g，百部20g，百合、紫菀、白花蛇舌草、预知子、酸枣仁、莪术、鸡内金、苦参、麦冬、猫爪草、前胡、白前、石斛各15g，桔梗12g，枳壳、五味子、紫苏子各10g，生大黄5g。因咳嗽、胸部憋闷于2012年7月17日住院治疗，查胸部CT示：①左乳术后改变；②右肺门区、右肺上叶、右肺下叶软组织密度影并右肺阻塞性炎症、阻塞性肺不张；③双肺多发结节（考虑转移瘤），右肺中叶条索；④右侧胸膜增厚并右侧胸腔积液、左侧胸膜稍厚。在服用中药汤剂的同时，予综合调理，并对于肺部转移瘤及胸腔积液予局部微波热疗治疗。治疗10天后患者乏力、咳嗽、咽部不适、胸部憋闷等症状缓解，好转出院。之后患者一直坚持以中药汤剂（上方加减）为主，配合参一胶囊治疗，随访至2013年10月，精神状态良好，除偶有咳嗽，余未诉明显不适。

　　按： 该患者为男性乳腺癌伴肺转移放疗、化疗后，以肺部症状为著，属本虚标实，扶正与祛邪应贯穿始终。该患者为放疗、化疗后期，初诊时出现咳嗽、痰中带血、潮热，除与肺部转移瘤的癌毒相关外，还与放疗后热毒灼伤肺络、热毒伤津有关。故贾英杰选用百部、百合、川贝母以清热润肺化痰止咳，石斛以益胃生津、滋阴清热，猫爪草以解毒散结、养阴清热，预知子以清热解毒、疏肝理气，连翘以清热解毒散结，瓜蒌、枳壳以理气宽胸，苏子、莱菔子以降气润肠，生薏苡仁、炒白术以健脾利湿，苦参以清热燥湿。患者痰中带血、舌暗红，予仙鹤草、茜草、三七粉以祛瘀止血。男性乳腺癌患者心理压力较大，在治疗中注意情志疏导，使其调整心态配合治疗也是非常重要的。

（3）章永红治疗乳腺癌经验[35,36]

单永红以扶正为主、祛邪为辅，用药方面重用扶正药，辅以祛邪药，擅用虫类药，慎用活血化瘀药。在治法方面，主要有以下几个方面。

① 疏肝解郁法：肝气郁结是乳腺癌形成的重要机制，治疗乳腺癌当从疏肝理气解郁入手。具体的选方用药上，可以逍遥散或丹栀逍遥散为基本方，常用药有：醋炒柴胡、白芍、当归、茯苓、白术、枳壳、陈皮、香附、郁金、橘叶、牡丹皮、焦栀子、蒲公英、夏枯草等。

案例1：田某某，女，36岁。2009年5月26日初诊。乳腺癌术后化疗后，乳房时有疼痛感，胸闷胁胀，情绪不佳时为甚，嗳气频频，大便不调，睡眠不佳，心烦口干，月经周期短，舌尖红，苔薄黄，脉弦。证属肝郁脾虚，气郁化火。治以疏肝健脾，解郁清热。处方：醋炒柴胡6g，炒白术10g，白芍10g，当归10g，川芎6g，牡丹皮6g，青皮6g，陈皮6g，枳壳6g，香附10g，茯苓10g，焦栀子10g，蒲公英15g，夏枯草15g，炙甘草3g。

② 养血柔肝法：女性由于各种生理因素导致耗血较多，乳房失养，无力抗邪，成为发生病变的基础。加上患者经历了手术、化疗、放疗、内分泌等治疗过程后，一些不可避免的不良反应加重了气血的耗伤，故中医药治疗中应配合养血柔肝之法，以防肝失所养而失其柔顺之性。养血柔肝常从滋水涵木、补气生血入手，常用方如滋水清肝饮、当归补血汤等，待血得所养，正气得复，再稍佐疏肝而不伤阴之品，以达调理肝气、疏畅气机的目的，此实为治其本而标自解之法。

案例2：李某某，女，47岁。2007年1月10日初诊。右侧乳腺浸润性导管癌，已行手术并已完成化疗6个疗程，心烦失眠，潮热盗汗，头晕耳鸣，两目干涩，手足心热，腰酸乏力，大便干结，舌质淡红，苔薄黄，脉沉细。证属阴血亏虚，肝肾失养。治以滋水涵木，养血清热。处方：熟地黄10g，山茱萸10g，茯苓10g，山药15g，黄芪20g，当归10g，牡丹皮6g，焦栀子10g，柴胡6g，泽泻10g，蒲公英15g，夏枯草15g，女贞子10g，陈皮6g，炒麦芽15g。

③ 健脾益气法：各脏腑组织均依赖于气血津液的濡润滋养才能保持自体健康，并抵御外邪的入侵及邪气的深入扩散。健脾益气法的代表方如香砂六君子汤、补中益气汤，另加灵芝、薏苡仁以加强健脾益气之力，此二味补而不腻，久用药效愈佳。

案例3：汤某某，女，53岁。2008年6月16日初诊。乳腺癌术后9年，发现骨转移3月，患者要求中药治疗。刻下面色不华，倦怠乏力，全身关节酸痛，动则气短，食欲缺乏，大便稀溏，夹有不消化物，夜寐不实，时有心慌，舌质淡，有紫气，舌边有齿印，苔薄白腻，脉细弱。证属心脾两虚，气血不足。治以健脾益气，养心安神。处方：炙黄芪15g，太子参15g，炒白术10g，茯苓10g，法半夏10g，陈皮6g，木香10g，砂仁3g（后下），山药15g，炒薏苡仁30g，灵芝15g，蒲公英15g，三棱10g，莪术10g，炙甘草5g。

④ 解毒散结法：局部的邪气日盛不仅给患者带来疼痛等临床症状，而且不断耗损气血津液，还可能发生转移，因而治疗时在扶助正气的基础上，应配合化痰湿、散瘀毒、软坚散结的治法，以防止局部病变加重及转移他处。若能有效地消散局部结块，使乳房气血流畅，则邪气无所附着，不能化痰成癌，亦使病变的致癌性下降，不会侵袭、转移。选药时可用既能活血解毒，又擅长软坚散结之品，如夏枯草、山慈菇、漏芦、桃仁、凌霄花、干漆、三棱、莪术、天南星、昆布、海藻、蒺藜、阿魏、苏子、魔芋、天葵子等，根据患者证情适当选用，灵活变通，避免久用某些药物引起毒性，用量亦根据患者服药后的反应及时加减。若

为病至晚期，单以中药姑息治疗者，还当加上具有搜剔、消癥除积作用的虫类等动物药以力起沉疴，可选用如：全蝎、蜈蚣、僵蚕、水蛭、壁虎、干蟾皮、蜂房、九香虫、土鳖虫、鳖甲、龟甲、穿山甲、山蚤虫、蟑螂、斑蝥、地龙、海龙、牡蛎等。

案例4：柴某，女，47岁。2007年2月13日初诊。乳腺癌术后化疗后2年，目前行内分泌治疗中，发现同侧腋下淋巴结肿大，病理检查提示增生活跃，自觉神疲乏力，局部肿块有触痛，胸胁胀痛，全身关节酸痛，心烦易怒，夜寐不安，食欲一般，大便偏干，腰膝酸软，面色不华，舌质暗红、苔薄黄，脉沉细涩。证属正气亏虚，癌毒留滞。治以扶正解毒，化瘀散结。处方：太子参15g，炙黄芪30g，茯苓15g，炒白术10g，灵芝10g，炒薏苡仁30g，熟地黄10g，山茱萸10g，当归10g，牡丹皮6g，焦栀子10g，鳖甲15g（先煎），穿山甲6g（先煎），全蝎3g（另包），蜈蚣1条（另包），蒲公英15g，炒麦芽15g，陈皮6g，炙甘草6g。在服药方法上，嘱患者每日分4次服药，每次100～150ml，时间分别为上午7:00、11:00、下午15:00及晚上睡觉前，这样可以让药物利用度最高而不会出现胃肠道不适。全蝎、蜈蚣另包，嘱患者研粉吞服，从每日1g开始，视患者耐受程度逐渐加量，以发挥最佳的攻毒散结、消肿止痛的作用。用药后患者诸症减轻，一直在门诊随访，定期检查未见进展。

（4）黄建生治疗乳腺癌经验[2]

民间医学仍保留着古代医学朴素的疾病观与治疗原则，认为疾病的产生，多为邪气加身的结果。正如《黄帝内经》所谓"邪之所凑，其气必虚"，是指疾病的发生与否而言的，一旦得病，应以祛邪为要。黄建生治疗乳腺癌在祛邪法上常用疏肝解郁、清热解毒、活血化瘀、软坚散结等方法，使癌毒软化消散，如疏肝解郁多用陈皮、柴胡、川楝子、郁金、香附、预知子、佛手等；清热解毒常用金银花、白花蛇舌草、半边莲、蒲公英、七叶一枝花等；活血化瘀多用川芎、益母草、丹参、三棱、莪术、当归、红藤、乳香、没药等；软坚散结多用穿山甲、猫爪草、山慈菇、牡蛎、浙贝母、夏枯草等。但为尽量减少攻邪药物药性的不良反应，达到治疗最佳效果，黄建生对多味中药药量进行反复调整。如猫人参，味苦涩，性凉，入肝经。汤剂服用一般用量为15～30g，但治疗乳腺癌时最佳治疗药效用量可加大至90～100g。红藤，味苦、性平，归大肠、肝经。一般用量为9～15g，而在乳腺癌治疗中用量可加大至50g。当然，多数药物还是遵循古训应用。

黄建生治疗乳腺癌首先从调整阴阳平衡入手，治疗上亦重视扶正，特别是对于乳腺癌晚期和乳腺癌手术、放疗、化疗后的患者，以扶正为主，祛邪为辅，扶正以益气健脾贯穿始终，祛邪以疏肝、理气、祛痰、散结辨证选用。临床上常用人参、黄芪、党参、白术、白芍、茯苓、山药、陈皮、半夏等行益气养血、滋阴健脾之功，在方中会重用黄芪，每日用量多者可达60g；常用青皮、陈皮、香附、预知子、浙贝母、白芥子、蜂房、王不留行、穿山甲、夏枯草、三棱、莪术、薏苡仁、白花蛇舌草、山慈菇、全蝎、蟾酥、蒲公英等行疏肝、化痰、软坚、活血、通络之功，根据不同病情辨证施治，随症加减。如肝气郁结者，重用疏肝理气药；气滞痰瘀者，加用理气化痰药；兼有瘀血者，加用活血化瘀药。采用内服和外敷相结合治疗，在调理情志的配合下，发挥益气养血、疏肝理气、活血化瘀、化痰软坚等作用。最终通过调整机体阴阳、气血、脏腑、经络的功能平衡，来调动机体内在的防御机制，化解体内癌肿或杀伤残留的癌细胞，使肿块软化、变小，甚至化解或阻断癌肿复发转移。

（5）郑卫琴治疗乳腺癌经验[37]

郑卫琴遵从肝"体阴用阳"之特性，临床上常用白芍、当归养血柔肝；柴胡、郁金行气疏肝；并随证配以预知子、佛手、青皮、香附、合欢皮等治之。补气健脾常用黄芪、太子参、当归、白术、猪苓、茯苓、薏苡仁、大枣等。冲任失调亦为乳腺癌复发转移的重要因素。肾、脾二脏又为人体先、后天之本，此二脏虚，则人体俱亏。故其常于健脾方剂之中加入补肾之药，如山药、生地黄、菟丝子、肉苁蓉、补骨脂、枸杞子等。对于阴虚内热，症见潮热汗出，五心烦热者则加用知母、鳖甲、地骨皮、白薇等。祛邪当以化痰消瘀、解毒散结贯穿全程。辨证选药时，选择具有抗癌抑癌作用的药物。常用浙贝母、杏仁、瓜蒌等化痰散结；漏芦、野荞麦根、香茶菜、大青叶等清热解毒，其中漏芦还可疏通乳络，但久服易耗阴伤正。香茶菜又名冬凌草，兼具活血散瘀消肿之功，还可健胃助消化，适用于纳差者；穿山甲、石见穿活血化瘀，穿山甲性咸寒，善祛瘀散结、通经下乳，其性善走窜，功专行散，凡血凝血聚之病兼能散之，药理实验还发现穿山甲具有升高白细胞的作用；枳实理气散结，该药善理气消积、散郁破结，尤适用于兼见胸脘胀满、胃纳欠佳者。

（6）卞嵩京治疗乳腺癌经验[38]

卞嵩京认为该病正虚以气阴两虚为主，邪实则以痰、瘀、毒胶结为主。治疗则以益气养阴、化痰活血、解毒散聚为基本治则。基本方剂：生黄芪、党参、生白术、茯苓等益气健脾，生鳖甲、枸杞子、熟地黄、女贞子、麦冬等滋阴生津，当归、丹参、白蒺藜、川芎等养血活血，生半夏、生天南星、生牡蛎、白蔹、白毛藤、柴胡、合欢皮等化痰解郁，壁虎、蜈蚣、半枝莲、蜂房等解毒散聚，鹿角片、肉苁蓉、巴戟天、补骨脂等温肾补阳，麦芽、神曲、玉米须等顾护脾胃。术后患侧上肢水肿者，症见患肢肿胀，甚则手背、手指亦肿，抬举不利，此多为术后上臂淋巴回流受阻，宜加用通经活络消肿之品，药如鬼箭羽、桑枝、益母草、忍冬藤、豨莶草等；化疗后消化道症状明显者，症见恶心、呕吐、胃纳减少，口苦，舌苔厚腻，加用和胃降逆之品，药如旋覆花、厚朴、莱菔子、降香、吴茱萸等；化疗后骨髓抑制，血象下降者，症见神疲乏力，面色无华，宜加用滋阴养血之品，药如阿胶、何首乌、黄精、山茱萸等；若见肺转移者，症见咳嗽、咳痰、胸闷、气短，宜加用宽胸理气、养阴清肺之品，药如南沙参、百合、瓜蒌、葶苈子、杏仁、川浙贝母等；若见骨转移者，症见骨痛难耐，甚则彻夜不寐，宜加用补骨强髓止痛之品，药如全蝎、地龙、骨碎补、补骨脂、杜仲、桑寄生等。

案例：患者，女，58岁。初诊日期：2009年6月22日。左乳房癌术后1年，左上肢抬举不利，左手稍肿，烘热汗多，腰背、肢节酸痛，舌边红润，苔薄腻，脉细涩。方用：生鳖甲15g，当归12g，生黄芪12g，熟地黄15g，白毛藤30g，生牡蛎30g，壁虎9g，地龙9g，生半夏9g，生天南星9g，枸杞子12g，连翘9g，黄柏9g，白薇9g，白蔹9g，蒺藜9g，玉米须15g，蟹爪7枚。7剂。二诊（2009年6月29日）：左上肢抬举不利，左手稍肿，仍有头昏，睡眠困难，舌边红润，苔薄腻，脉细涩。处方：上方减枸杞子、连翘、黄柏，加延胡索12g，天麻9g，黄连3g，川芎3g。7剂。三诊（2009年7月3日）：左上肢抬举不利，烘热已少，胃纳未馨，大便稍有秘结，舌脉同前。处方：上方减黄连、延胡索、川芎，加生地黄15g，枳实9g，防风9g，防己9g。7剂。四诊（2009年7月10日）：左上肢抬举不利较前好转，左手肿胀已消，稍肿，饮食、睡眠亦有好转，舌质淡，舌体胖，苔薄腻，脉细涩，效不更方。处方：上方加蚕沙30g，鬼箭羽15g。7剂。坚持服用中药1年余，患者左上肢抬举已利，左手肿胀消退，精神、体力、饮食、睡眠都较前明显好转，生活质量提高。

按：患者初诊时症见烘热汗多、肢节酸痛、苔薄腻、脉细涩，一派气阴两虚之证，故用生鳖甲、生黄芪、熟地黄、生牡蛎、白薇等益气养阴为主，顾护正气；左手稍肿，左上肢抬举不利者，乃经络不通，故加用白毛藤、蒺藜、地龙等活血通络。方用半夏者，因半夏除可平胃降逆之外，更具化痰散瘀之功[39]，此清代吴仪洛独具只眼，谓"半夏能散血""破伤仆打皆主之"。南星亦有此效[40]，因其味苦而温，辛烈有余，善能开泻，有"治痰功同半夏"之说，且《本经》明指南星主"积聚伏梁"，积聚伏梁者，指心腹处积聚形同横梁一条，是南星主风痰、湿痰外，力能化痰散结、破癥瘕积聚，于乳腺癌尤擅专长。半夏、天南星生用，乃卞师授业恩师刘民叔先生用药经验，主张"以中医处方用药当以天生原药以求原效"[41]，以生药一经炮制，徒损药性，几经炮制，药效全失，则于药治一无补益也。蟹之一味，今用之临床者甚少。然《本经》载"味咸寒，主胸中邪热结痛。"《名医别录》"主解结散血。"蟹爪，《名医别录》"主破胞坠胎。"《日华子》"主破宿血，止产后血闭。"故蟹有解结、化瘀、散血之功，蟹爪其效尤显。先贤清代邵澍亦有经验，其在《外科辑要》云"乳岩……初起须服逍遥八珍等汤，专服蟹壳散，敷以鲫鱼膏，以冀内消。"刘师则每用蟹爪7枚同煎，主破瘀血癥结，颇有奇功。卞师曰："七者，奇数，走而不守也。"

（7）林丽珠治疗乳腺癌经验[42]

林丽珠临证治疗恶性肿瘤提倡辨病与辨证结合，用药独特且不乏灵活，其运用中医药治疗乳腺癌，常以柴胡疏肝散为基础方加减，在临床各证型中配伍使用，取得良好的疗效。其辨病，酌加蜂房、山慈菇、壁虎、苦参等抑瘤药物。其辨证，舌质淡，舌体胖有齿印，苔白，证属脾虚痰湿者加党参、茯苓、白术、薏苡仁、法半夏、陈皮、泽泻；痰结者加猫爪草、僵蚕、海藻、皂角刺、浙贝母等；舌暗或兼见瘀点，舌下静脉迂曲，证属气滞血瘀者加桃仁、红花、预知子、当归、莪术、三七等；经行不畅者加益母草、泽兰、红花、桃仁、香附等；舌质红、苔黄，肝郁化火者加蒲公英、夏枯草、牡丹皮、栀子；热甚伤阴，口干舌燥者加麦冬、女贞子、墨旱莲；腰背酸软，证属肾虚者加山茱萸、墨旱莲、女贞子、杜仲、桑寄生等。

（8）郭勇治疗乳腺癌经验[43]

郭勇常从病因病机出发，以补益脾气、疏肝解郁为治则，方拟逍遥散合四君子汤加减，常用药炒党参15g，白术12g，茯苓15g，郁金9g，预知子12g，柴胡6g，夏枯草、佛手片、白梅花、神曲各12g，鸡内金6g。同时，郭师常嘱咐患者保持心情舒畅，以助疾病恢复。对于脾虚湿困型患者，郭勇常以健脾益气，利湿化痰为治法，强调苦温燥湿，方用二陈汤和四君子汤加减[44]，常用药：党参15g，白术12g，茯苓15g，陈皮、制半夏、郁金各9g，预知子12g，炒薏苡仁15g，厚朴、苍术、神曲各12g，鸡内金6g。对于化疗引起的消化道反应，以理气健脾、降逆止呕为主，药用太子参、白术、茯苓、陈皮、半夏、薏苡仁、山药等；舌苔厚腻酌加清热理气化湿之品，如苍术、黄连、青蒿等；若口腔溃疡，兼舌质红绛，则加养阴清热之品，如玉竹、沙参、麦冬、玄参等；腹痛加白芍、佛手等。对化疗引起的血象"三系减少"者，临床表现以气虚为主，兼见血虚，可见头晕乏力、多汗、面色苍白等症状，应用补气养血法，方以四君子汤为主，加黄芪、山药补气生血，鸡血藤、当归、仙鹤草、丹参、大枣等养血。用药时不可滋腻碍胃，可酌加陈皮、佛手，使中焦气机顺畅。鸡血藤等补血兼行血之品，使血得补而又不留邪。放疗易损伤阴精，对人体造成邪热伤阴、气阴两虚之证，配合应用沙参、麦冬、天冬、玉竹、石斛、百合等滋阴之品。

（9）顾氏外科第四代传人治疗乳腺癌经验[45]

① 辨病求因，审证论治。唐汉钧将其归为4个证型论治：肝郁痰凝证，治宜疏肝解郁、化痰散结，拟逍遥散加减；冲任失调证，治宜调摄冲任、行气活血，拟二仙汤合逍遥散加减；气血两虚证，治宜滋补气血、解毒散瘀，拟香贝养营汤加减；毒邪蕴结证，治宜解毒扶正、化痰散结，拟化岩汤合香贝养营汤加减。术后上肢瘀肿，应加用活血通络、化瘀消肿之品；乳腺癌术后肝转移，加用养肝柔肝、破瘀消癥之品；肺转移加用清肺化浊、逐痰散结之品；骨转移加用益肾壮骨、祛瘀解毒之品；脑转移加用平肝醒脑、搜风解毒之品。陆德铭临证时如果患者出现更年期症状，加仙茅、当归、知母、黄柏等；子宫内膜增厚、月经不来，加当归、益母草、水蛭、红花等[46]。

② 扶正祛邪为治疗总则。陆德铭临床以益气健脾加生黄芪、茯苓扶助气血、顾护后天；

养阴生津加南沙参、枸杞子、玄参等；滋阴养血加当归、白芍、熟地黄；补益肾气、调摄冲任、固摄先天加淫羊藿、肉苁蓉、巴戟天、鹿角片、补骨脂、枸杞子等，使先后天平衡，正气得固，防止或延缓癌肿复发转移[47]。乳腺癌复发转移患者，治疗时应祛邪务尽，廓清余邪，使邪去正安，否则余邪未尽，死灰复燃。临证祛邪有三：一者活血化瘀以祛邪，常用香附、柴胡、延胡索和王不留行、丝瓜络、路路通等具有理气和通络作用的药物，使气血通畅则肿块消散于无形；临床选用当归、赤芍、桃仁、红花、三棱、莪术、泽兰、益母草活血养血化瘀类药使祛瘀不伤正，补血不留瘀；选用水蛭、土鳖虫、全蝎、乳香、没药、僵蚕、壁虎、蜈蚣等破瘀攻坚。二者解毒化浊以祛邪，处方常以柴胡、夏枯草、白芥子、半夏、山慈菇、海藻、昆布、浙贝母、牡蛎、僵蚕等疏肝理气，化痰软坚，散结消肿，防止乳腺癌的复发与转移。三者清热解毒以祛邪，常用药物：半枝莲、天南星、山慈菇、龙葵、石上柏、干蟾皮、蜂房等清热解毒药物[48]。

唐汉钧认为应扶正与祛邪相结合。扶正选用黄芪、太子参、白术、茯苓等补益气血；生地黄、肉苁蓉、菟丝子、补骨脂、淫羊藿等滋养肝肾，扶助正气，调整阴阳，防止复发、转移。祛邪选用半枝莲、石见穿、七叶一枝花、白花蛇舌草、鹿衔草、凤尾草、蜂房等清热解毒；三棱、莪术、桃仁、丹参、川芎、赤芍等活血化瘀；浙贝母、莱菔子、海藻、山慈菇化痰软坚，虫类等峻猛药抑制或杀灭残留癌细胞，防止死灰复燃[49]。通常术后放疗、化疗期间正虚甚而邪滞轻，扶正与祛邪可9：1；放疗、化疗结束，内分泌治疗期间，扶正与祛邪可8：2；术后2年正气日渐恢复而虚邪有所长，可调整为7：3等。临证千变万化，还得按实际情况，辨证设定[50]。

顾乃强教授对于晚期扩散乳腺癌的患者则强调扶正固本，扶助脾胃。善用生晒参、黄芪、茯苓、白术、山药、大枣、炙甘草健脾益气；生地黄、玄参、麦冬、南沙参、北沙参、石斛、天花粉、百合、鳖甲、白茅根、芦根养阴生津；当归、熟地黄、何首乌、枸杞子、鸡血藤、龙眼肉、阿胶等益精养血[51]。

③ 药量考究，善用对药。陆德铭认为药物用量轻重与疗效关系密切。所谓"大剂方能起疴，量小不易应手"。陆德铭教授尤喜用生黄芪30～60g，天南星60g。因生黄芪为"内托阴证疮疡必用之药"，具有补气升阳、益气固表、益气活血、补气调肝等功效，不仅可增强机体免疫功能，而且可抗癌、抑癌。天南星辛温有毒，败毒抗癌、消肿散结，临床多用15～30g。但对邪实深重的患者加至60g，可嘱患者久煮（30分钟以上）以缓其毒性。几十年来在临床中大剂量应用此药尚未发现明显不良反应[52]。

④ 重视情志，善于引导。顾氏外科传人，均强调心理调摄。认为病不只是在于形体而且在于心神；常用甘麦大枣汤、百合知母汤、擅用生铁落、灵磁石、灵芝等。

（10）李东涛治疗乳腺癌中医验案举例

案例1：葛某，女，54岁。2009年4月29日初诊。

左侧乳腺肿瘤半年，化疗两次，年底发现左乳房肿物，2009年1月12日，CT检查提示：左乳房肿物41mm×44mm×68mm，左侧腋窝淋巴结肿大，双肺多结节灶，考虑感染。左肾上腺肿块影，脂肪瘤？肝低密度灶，不除外转移。穿刺活组织病理检查提示：乳腺浸润导管癌，已化疗4次，相对稳定。咳嗽，胸闷，乏力，腰痛。查白细胞稍低，舌苔白腻，脉缓。诊断：乳腺癌化疗后。处方：柴胡12g，白芷15g，甘草10g，茯苓30g，蒲公英90g，炒白术30g，夏枯草30g，鸡内金30g，山慈菇20g，炮穿山甲粉10g（分冲），龙葵30g，王不留行20g，冬凌草60g，百合30g，贯众30g，天冬45g，鱼腥草60g，黄芪90g，芦根60g，杏桃仁各15g，生薏苡仁60g，冬瓜仁30g，连翘20g，橘红20g，生半夏30g（先煎1小时），黄芩15g，生麦芽30g，干姜15g，白豆蔻12g（后下），猪苓45g，炒扁豆30g，党参30g，吴茱萸

8g，白花蛇舌草60g，半枝莲30g，菝葜60g，金荞麦90g，芡实30g。7剂，每剂煎11袋，每袋150ml，一日4～6袋，分3次服。并嘱其尽量手术。

2009年9月18日二诊。上次服药后，于5月7日手术，术后病理：硬化性腺瘤，伴肉芽组织增生及钙化；乳头基底切除及周围皮肤切除未见肿瘤残留，ER（－），PR（－），P53（－），Cerb13-2（++），Ki-67：50%，淋巴结转移0/7。术后肺功能差，2009年9月15日CT检查提示：双肺无玻璃样改变，盆腔CT检查提示：左肾上腺区可见约4cm×4cm类圆形低密度影边缘较清，考虑肾上腺脂肪瘤，肝、胆、胰、脾未见异常。CA15-3检查正常范围。咳嗽，吐白痰，时胸闷，不发热，乏力。舌质淡，苔白厚腻，脉缓。处方：柴胡15g，白芷15g，甘草10g，夏枯草30g，山慈菇20g，蒲公英60g，王不留行20g，龙葵30g，山豆根15g，三七粉10g（分冲），炮穿山甲粉10g（分冲），菝葜45g，冬凌草60g，金荞麦60g，鱼腥草60g，枇杷叶30g，浙贝母20g，炒白术30g，茯苓30g，橘红20g，百部30g，杏仁、桃仁各15g，芦根30g，生薏苡仁60g，冬瓜仁20g，党参30g，黄芪60g，黄芩15g，生半夏30g（先煎1小时），白花蛇舌草45g，当归20g，炒扁豆30g，丹参60g，川芎30g。7剂，水煎服，每剂煎9袋，每袋150ml，一日4～5袋，分3次服。加味西黄散3g，一日3次。

2010年11月28日二十四诊。11月18日查CT示：双下肺毛玻璃样改变，纵隔内见多个小淋巴结影，较前片（2010年6月10日）变化不大。左侧肾上腺异常密度影，较前片变化不大，B型超声检查提示：甲状腺多发结节，考虑结节性甲状腺肿。咳嗽，无痰，舌淡紫，苔白，脉沉缓。另查血脂高。近日期前收缩（早搏）多发。处方：羌活20g，白芷15g，鱼腥草45g，百部30g，桑叶45g，枇杷叶30g，石菖蒲20g，全瓜蒌20g，柴胡15g，赤白芍各15g，茯苓30g，炒白术30g，夏枯草45g，防风15g，鸡内金30g，山慈菇30g，蒲公英90g，龙葵60g，炒蜂房10g，王不留行60g，红景天60g，五味子15g，冬凌草150g，百合30g，贯众45g，天麦冬各20g，蛇葡萄藤30g，珍珠母30g（先煎），郁金30g，浙贝母30g，木鳖子30g，苦参30g，石见穿20g，甘草12g，猪殃殃30g，鹿衔草30g，菝葜45g，鳖甲粉15g。7剂，水煎服，每剂煎11袋，每袋150ml，一日4～6袋，分3次服。另服加味西黄散3g，一日3次。

2014年3月31日五十六诊。最近下肢疲劳无力，看小孩力不从心，以下半身为重，肾上腺占位去年底查体未见明显变化。甲状腺处有时如外刺样疼痛，蹲着干活腰酸痛，时心慌，偶有早搏，易感冒，睡眠好，舌质淡，苔白，脉缓。处方：木瓜30g，冬凌草60g，金荞麦90g，杜仲30g，续断30g，怀牛膝30g，桑寄生60g，马齿苋60g，刺五加30g，红景天30g，黄芪90g，熟地黄20g，夏枯草60g，山慈菇30g，黄药子15g，海藻60g，甘草30g，柴胡15g，赤白芍各15g，茯苓30g，炒白术30g，蒲公英90g，鸡内金30g，龙葵60g，王不留行30g，枇杷叶30g，百合30g，贯众30g，天冬30g，菝葜90g，浙贝母30g，生薏苡仁60g，煅牡蛎30g（先煎），穿心莲30g，木鳖子30g，郁金30g，炒山药30g，山茱萸20g，石见穿30g，猪殃殃45g，鹿衔草30g，鳖甲粉20g，蛇葡萄藤45g，生麦芽30g，猫眼草30g，猫爪草30g，白芷15g，防风15g，陈皮15g，竹茹15g。7剂，水煎服，每剂煎15袋，每袋150ml，一日4袋，分3次服。另服加味西黄散3g，一日3次。

患者随访至2016年5月，病愈。

案例2：姚某，女，52岁。2014年3月20日初诊。

左乳癌术后4年余。

于2009年10月10日在青岛市立医院行左乳癌改良根治术，术后病理：ER（+）、PR（+）、EGFR+，浸润性导管癌，术后化疗6次，未进行内分泌治疗。右上肢肿胀，今年1月查腹部B型超声检查提示正常。最近咳嗽咽干，音哑，有痰，无吐血，脉细数，舌稍肿有齿痕，苔薄黄腻。有右输卵管囊肿切除术史。诊断：左乳CAN术后。处方：肿节风30g，麦冬20g，沙参30g，桔梗20g，连翘20g，鱼腥草60g，白茅根60g，芦根60g，黄芩15g，橘红20g，柴胡12g，赤白芍各12g，茯苓30g，炒白术30g，夏枯草30g，鸡内金30g，山慈菇20g，蒲公英90g，龙葵45g，穿心莲30g，王不留行20g，百合30g，贯众20g，天冬20g，猫爪草30g，黄连30g，吴茱萸6g，冬凌草60g。7剂，水煎服，每剂煎7袋，每袋150ml，一日4袋，分3次服。加味西黄散3g，一日3次。

2014年4月17日二诊。青岛市立医院3月31日上腹增强扫描提示：肝顶部见一不规则斑片影，截面约2.3cm×1.8cm，强化不均，边界不清，边缘强化明显。考虑肝转移，脂肪肝。中下腹部双肾多发小囊肿。2014年4月2日入青岛市立医院，住院查CA199、CA153正常。4月16日在青岛四零一医院查PET-CT示：右髂骨骨质破坏，FDG升高，考虑骨转移。肝右叶顶低密度影，1.1cm×1.6cm，FDG增高，肝转移可能性大。双侧颌下及双侧胸锁乳突肌侧多发淋巴结，葡萄糖代谢增高，考虑炎性淋巴结可能性大。时有右下腹疼痛，音哑，咽有痰，舌质淡，苔白，脉数紧弦。近期准备化疗及抗骨转移治疗，骨转移灶计划行CT定位下人工气胸+肝转移瘤消融术。处方：虎杖45g，藤梨根90g，鳖甲粉20g，冬凌草20g，柴胡15g，赤芍、白芍各15g，茯苓30g，红景天30g，马齿苋45g，炒白术60g，夏枯草45g，鸡内金60g，山慈菇30g，蒲公英120g，龙葵60g，穿心莲30g，茵陈60g，王不留行30g，百合30g，贯众30g，木鳖子30g，菝葜60g，天冬30g，麦冬30g，五味子30g，猫眼草30g，猫爪草30g，白芷15g，炒蜂房10g，血余炭12g，生蒲黄12g（包煎），生薏苡仁60g，肿节风30g，桔梗20g，炮穿山甲粉8g（分冲），橘红15g，仙鹤草30g，白英30g，骨碎补60g，阿胶20g（烊化），透骨草30g，鹿衔草30g，生麦芽30g，竹茹15g，芡实30g。4剂，水煎服，每剂煎13袋，每袋150ml，一日4～6袋，分3次服。加味西黄散服法同前。

2014年9月29日六诊。髂骨转移灶已放疗12次，预计15次。骨扫描提示：骨转移灶处明显减轻，右侧上腹部不适，时窜痛，不咳，上痰，咽干，舌质淡，苔白，脉细数弱。处方：川芎30g，野葡萄藤60g，海藻30g，甘草15g，预知子15g，浙贝母20g，柴胡20g，金荞麦90g，芦根30g，冬瓜仁15g，鱼腥草45g，生薏苡仁60g，赤芍、白芍各20g，杏仁、桃仁各12g，藤梨根90g，虎杖45g，鳖甲粉20g，冰草120g，茯苓60g，红景天30g，马齿苋45g，白芷10g，炒蜂房10g，血余炭10g，生蒲黄10g（包煎），黄连20g，吴茱萸5g，炒白术60g，夏枯草60g，鸡内金60g，山慈菇30g，蒲公英120g，骨碎补60g，阿胶20g（烊化），透骨草30g，鹿衔草30g，龙葵60g，穿心莲30g，王不留行45g，茵陈60g，麦冬20g，五味子30g，百合30g，贯众30g，木鳖子30g，菝葜120g，天冬30g，猫眼草45g，猫爪草45g，肿节风30g，桔梗120g，陈皮20g，竹茹20g，炮穿山甲粉8g（分冲），生麦芽60g，芡实30g，炒山药30g，白英30g，仙鹤草30g，延胡索20g，白屈菜20g，炒枳壳30g，厚朴30g。7剂，水煎服，每剂煎20袋，每袋150ml，一日6～8袋，再浓缩成3～4袋量，分3次服。加味西黄散服法同前。

2016年4月6日二十四诊。患者最近于2016年3月16日复查胸部、腹部CT显示：较前变化不大。查肿瘤标志物：CA724：26.22（0.00～7.00）U/ml，铁蛋白：197.30（13.00～150.00）g/L，CA199：25.61U/ml，CA242：13.49U/ml，较之前正常。骨扫描显示：未发现异常。睡时心慌，则难再入睡，时好时差。右侧胁肋隐痛不适，左乳疼痛减轻，纳食可，大便2～3次/日，不成形，小便正常。时因饮食或睡眠差致胃脘部烧灼感，近几日睡眠欠佳，越劳累睡眠越差。舌质红苔白，脉寸滑余沉。方药：龙葵150g，瓜蒌皮30g，生半夏30g（先煎1小时），沙参20g，海螵蛸30g，防风20g，伸筋草30g，薏苡仁60g，橘红20g，竹茹20g，延胡索30g，鱼腥草60g，仙鹤草30g，连翘20g，黄精30g，酸枣仁60g，柏子仁60g，红景天30g，浙贝母30g，吴茱萸6g，茵陈45g，川芎60g，预知子30g，黄连30g，全蝎15g，蜈蚣3条，天麻15g，莲子肉30g，牡丹皮20g，浮小麦90g，芡实60g，蛇葡萄根60g，柴胡20g，海藻30g，甘草15g，金荞麦90g，芦根30g，冬瓜仁15g，赤芍20g，白芍20g，藤梨根90g，虎杖45g，制鳖甲20g，冬凌草180g，茯苓60g，马齿苋45g，白芷10g，炒蜂房10g，血余炭10g，生蒲黄10g（包煎），炒白术60g，夏枯草60g，鸡内金60g，山慈菇30g，蒲公英120g，骨碎补60g，阿胶20g（烊化），透骨草30g，鹿衔草30g，穿心莲30g，王不留行45g，麦冬30g，五味子30g，百合30g，贯众30g，木鳖子30g，菝葜120g，天冬30g，猫爪草15g，猫眼草15g，肿节风45g，穿山甲粉8g（分冲），生麦芽60g，炒山药30g，白英45g，禹粮石30g（先煎），黄芩15g。7剂，水煎服，每剂煎24袋，每袋150ml，一日6～8袋，浓缩成3～4袋量，分3次服。加味西黄散同前。

患者大致按上述方案治疗，至2017年5月3日第三十四诊仍在服用中药，病情稳定无复发。

（二）西医治疗

1.治疗原则

乳腺癌的治疗包括手术、化疗、内分泌治疗、放疗、新靶点药物治疗以及对症支持治疗，治疗原则取决于原发肿瘤的病期和病理类型、激素受体及分子分型、年龄和是否处于绝经状态、合并症和患者的治疗愿望。

（1）根据病期

乳腺癌据此分为五类：①非浸润性乳腺癌；②可手术的局部浸润性乳腺癌；③不可手术的局部进展期浸润性乳腺癌；④局部复发性乳腺癌；⑤转移性乳腺癌。

非浸润性乳腺癌 定义为$TisN_0M_0$，0期。包括小叶原位癌（lobular carcinoma in situ，LCIS）和导管原位癌（ductal carcinoma in situ，DCIS）。

小叶原位癌进展缓慢，随访20年只有约18%发展为同侧浸润癌，14%发展为对侧浸润癌，有些可在绝经后自行消退。治疗上首选随访观察，如有乳腺癌家族史，或BRCA1/2突变，或为侵袭性较强的变异性小叶原位癌等高危因素，可考虑全乳切除，酌情进行乳房重建，术后随访。绝经前可考虑服用他莫昔芬，绝经后选用他莫昔芬或雷洛昔芬，以降低发生浸润性乳腺癌的风险。

导管原位癌亦称为"导管内癌"，发展为浸润性癌的风险较小叶原位癌高。治疗可选择：①全乳切除，不建议行腋窝淋巴结清扫。②局部肿块切除，术后全乳放疗或观察。无论哪种处理模式，均可考虑术后他莫昔芬等内分泌治疗。

可手术的局部浸润性乳腺癌 定义为ⅠA、ⅠB、ⅡA、ⅡB和个别的ⅢA期（$T_3N_1M_0$）。

无论保乳与否，肿瘤＞1cm或腋窝淋巴结宏转移，应行辅助化疗±抗HER-2药物治疗±辅助内分泌治疗。肿瘤＜1cm和（或）腋窝淋巴结微转移，可酌情选择各种辅助治疗。

有保乳意愿和保乳指征的，肿块切除加外科腋窝分期：腋窝淋巴结阳性，术后全乳放疗±瘤床推量照射+锁骨上、下区域放疗，考虑内乳淋巴结放疗；腋窝淋巴结阴性，全乳放疗±瘤床推量照射。肿块较大的T_2（2cm＜T≤5cm）或T_3（T＞5cm），参照不可手术局部进展期浸润性乳腺癌进行新辅助治疗。70岁以上、病理Ⅰ期、激素受体阳性、切缘阴性的患者，可以考虑行单纯内分泌治疗而不放疗。

如果行全乳切除加外科腋窝分期±乳房重建：腋窝淋巴结阳性，胸壁及锁骨上下区域放疗，考虑内乳淋巴结放疗；腋窝淋巴结阴性，肿瘤＞5cm或切缘阳性，考虑胸壁±锁骨上下淋巴结者、内乳淋巴结放疗；肿瘤≤5cm，切缘距肿瘤＜1mm化疗后胸壁放疗，切缘距肿瘤≥1mm伴有脉管癌栓考虑行胸壁放疗，不伴有脉管癌栓不做放疗。

不可手术的局部进展期浸润性乳腺癌　定义为部分ⅢA（$T_{0\sim3}$，N_2，M_0）、ⅢB、ⅢC期，首先以蒽环类和（或）紫杉类药物为主行新辅助化疗3～4周期，HER-2阳性者联合曲妥珠单抗。绝经后激素受体阳性患者可考虑单用新辅助内分泌治疗2～3个月。

化疗或内分泌治疗后病情缓解有手术指征的，则行全乳切除＋腋窝淋巴结清扫，后续进行辅助治疗。术前未完成的化疗周期术后应继续进行，如果HER-2阳性，完成至多1年的曲妥珠单抗治疗。

化疗后病情不能缓解或持续进展，考虑更换方案化疗±放疗，或进行个体化治疗。

局部复发性乳腺癌　初始治疗为保乳的局部肿块切除或放疗的全乳切除；已行全乳切除及放疗者，酌情手术；全乳切除未行放疗者，酌情手术＋胸壁锁骨上/下淋巴引流区放疗。单纯手术切除的后续再次复发率可达60%～75%，放疗可以显著降低再次复发率。术后均应辅助治疗。如果局部复发发生在放疗之后，综合考虑首次放疗后复发时间及患者耐受情况可以谨慎地选择再程放疗。

弥漫性复发患者，需要先行全身治疗，根据局部病变的退缩情况再行胸壁和区域淋巴结的放疗。

（2）根据分子标志物

ER、PR、HER-2为基础的分子标志物分型对乳腺癌治疗的指导意义与分期同等重要，但它主要应用于：①可手术的局部浸润性乳腺癌的辅助治疗；②不可手术的局部进展期浸润性乳腺癌的辅助/姑息治疗；③复发转移性乳腺癌的姑息治疗。

辅助治疗：

ER和（或）PR阳性，HER-2过表达　根据淋巴结转移及肿瘤大小作如下处理：

淋巴结阴性或微转移：①原发肿瘤直径≤0.5cm（pT_{1a}），或原发肿瘤直径为0.6～1.0cm（pT_{1b}），但高分化且无不良预后因素：pN_0不进行辅助治疗，pN_{1mi}（腋窝淋巴结转移灶≤2mm）考虑辅助内分泌治疗。②原发肿瘤直径为0.6～1.0cm（pT_{1b}），中/低分化或有不良预后因素：辅助内分泌治疗±辅助化疗。③原发肿瘤直径＞1cm（pT_{1c}，pT_2，pT_3）：辅助内分泌治疗＋辅助化疗＋曲妥珠单抗。

淋巴结阳性（1个或多个同侧腋窝淋巴结＞2mm的转移灶）：无论肿瘤大小，辅助化疗±曲妥珠单抗＋辅助内分泌治疗。

ER和（或）PR阳性，HER-2低或不表达　除不使用曲妥珠单抗外，其余均同上述。

ER和PR阴性，HER-2过表达　除不考虑内分泌治疗外，其余均同上述。

ER和PR阴性，HER-2低或不表达　不考虑内分泌治疗及曲妥珠单抗，酌情选择观察或化疗。

复发或转移的治疗：

ER和（或）PR阳性　无论HER-2表达状态，绝经前考虑药物或手术去势，再予原先未用过的内分泌药物治疗；绝经后他莫昔芬及芳香化酶抑制剂均可考虑，后者的效果更好。有内脏危象者应优先考虑化疗，新靶点药物酌情选择，病情稳定后改用内分泌治疗。

ER和PR阴性，或阳性但内分泌治疗耐药　仅有骨或软组织转移或无症状的内脏转移，可试用一次原先未用过的内分泌治疗。连续2～3个月的内分泌治疗无效或病情进展，改用化疗或姑息治疗。有内脏危象者同样应优先考虑化疗±新靶点药物。

在ER、PR、HER-2的基础上，结合Ki-67的分子标记物分型模式对诊断和治疗也有一定的意义。腔上皮A型预后明显好于B型，术后可仅辅助内分泌治疗，如有高危因素考虑放疗。新辅助化疗和新辅助内分泌治疗的疗效相似。腔上皮B型10年生存率明显低于A型（79% vs 92%），其中ER和（或）PR、HER-2三阳性者推荐化疗、内分泌治疗和抗HER-2药物治疗；ER和（或）PR阳性、HER-2阴性、Ki-67＞14%者推荐使用内分泌治疗和（或）细胞毒化疗。不同分子亚型新辅助治疗后的pCR率也有差别：腔上皮A型为8.3%；腔上皮B型的三阳性乳腺癌为18.7%；HER-2（+）型为38.9%；基底样型为31.1%，但预后最差。

（3）根据病理类型

乳腺癌中有些发病率不高，但肿瘤行为良好的特殊类型，如小管癌、黏液癌、髓样癌和腺样囊性癌，它们大多HER-2不表达或低表达，因此有不同的治疗原则。一般，ER和（或）PR阳性、$pT_{1\sim3}$、pN_0或pN_{1mi}：肿瘤＜1cm不进行辅助治疗，肿瘤≥1cm辅助内分泌治疗。无论肿瘤大小，淋巴结宏转移辅助内分泌治疗±化疗。ER和PR阴性按照普通乳腺癌的原则治疗。

2.手术

乳腺切除术术式有根治性全乳切除术、改良根治术和单纯乳腺切除术。保乳术适用于患者有真实的保乳意愿，肿瘤位于乳晕区以外的部位，病灶为单个，最大径≤3cm（也有人认为最大径≤4cm），肿块不与皮肤及胸肌粘连，组织学检查无广泛的导管内癌成分，肿瘤的分化程度较好，腋窝无肿大淋巴结或有单个可活动的肿大淋巴结，能保证切缘阴性、乳房外形无明显畸形。乳房重建术适用于乳房切除术后或保乳术后乳房严重变形的患者，分为即刻重建（Ⅰ期，乳腺切除的同时完成）和延期重建（Ⅱ期，术后数月或数年后进行）两种。

3.化疗及新靶点药物治疗

化疗模式有术前新辅助化疗、术后辅助化疗、转移或复发的化疗，早先的最大耐受剂量治疗已被最低有效剂量的治疗所取代。新辅助化疗可降低肿瘤分期，使不可手术的局部晚期乳腺癌转变为可切除，原本不能保乳的患者肿瘤缩小后争取保乳。辅助化疗主要是清除亚临床转移灶，提高生存率，降低复发和死亡率。转移或复发的化疗如激素受体阴性、伴有症状的内脏转移，激素受体阳性但对内分泌治疗耐药的患者，均应给予化疗。联合化疗通常较单药有更好的客观缓解率和疾病无进展时间，只是毒性较大，因此转移部位少、肿瘤进展较慢、无重要器官转移者可选择序贯单药化疗，病变广泛需要迅速控制者可选择联合化疗。

在转移或复发乳腺癌的化疗中，常用药物及方案的有效率分别为：阿霉素38%～50%，紫杉醇32%～56%，多西紫杉醇54%～67%，氟尿嘧啶26%，甲氨蝶呤34%。环磷酰胺+甲氨蝶呤+氟尿嘧啶（CMF）一线治疗的有效率为45%～80%（CR5%～25%），中位有效时间为4～8周，中位缓解期为5～13个月，有效病例的中位生存期为15～33个月。紫杉醇、多西紫杉醇、长春碱与阿霉素或顺铂组成的化疗方案，有效率一般为45%～80%[53]。

新靶点药物治疗常用的药物有抗HER-2的单抗、酪氨酸激酶抑制剂和血管生成抑制剂。

抗HER-2的单抗有曲妥珠单抗，是乳腺癌治疗中第一个针对HER-2过表达的重组人源化单抗，单药治疗复发转移乳腺癌的有效率为15%～30%。拉帕替尼（Lapatinib）是一种口服的小分子酪氨酸激酶抑制药，用于HER-2阳性，且已使用过抗HER-2单抗的复发或转移性乳腺癌。帕妥珠单抗（pertuzumab）与HER-2受体胞外结构域Ⅱ区结合。2012年，FDA批准其作为HER-2阳性转移性乳腺癌一线治疗，2013年，FDA批准用作HER-2阳性乳腺癌的术前新辅助治疗。贝伐珠单抗是重组的血管内皮生长因子受体（vascular endothelial growth factor receptor，VEGFR）的人源化单抗，对三阴性乳腺癌有较大的价值。依维莫司是mTOR抑制剂。mTOR是一种蛋白激酶，可以调控一系列介导细胞生长和细胞增殖的信号旁路。用于来曲唑或阿那曲唑治疗后出现肿瘤复发或进展的激素受体阳性、HER-2阴性的绝经后乳腺癌。

常用化疗方案 依据HER-2状态，有不含曲妥珠单抗化疗和联合曲妥珠单抗一线化疗方案。此外，还有含或不含其他新靶点药物的治疗方案，它们通常用于一线治疗失败之后，少数可作为一线治疗中的替代药物。

不含曲妥珠单抗的一线化疗方案如下。

- AC方案：多柔比星，60mg/m²，静脉滴注，d1；环磷酰胺，600mg/m²，静脉滴注，d1。每3周重复，共4个周期。

- AC序贯紫杉醇（密集方案）：多柔比星，60mg/m²，静脉滴注，d1；环磷酰胺，600mg/m²，静脉滴注，d1。粒细胞集落刺激生长因子（G-CSF）支持，每2周重复，共4个周期。序贯紫杉醇175mg/m²或225mg/m²，静脉滴注3小时，d1，每2周重复（G-CSF支持），共4个周期。

- AC序贯紫杉醇：多柔比星，60mg/m²，静脉滴注5～15分钟，d1；环磷酰胺，600mg/m²，静脉滴注30～60分钟，d1。每3周重复，共4个周期。序贯紫杉醇，80mg/m²，静脉滴注1小时，每周1次，共12周。

- AC序贯多西他赛：多柔比星，60mg/m²，静脉滴注，d1；环磷酰胺，600mg/m²，静脉滴注，d1，每3周重复。共4个周期。序贯多西他赛，100mg/m²，静脉滴注，d1，每3周重复，共4个周期。

- CEF：环磷酰胺，75mg/m²，口服，d1～14；表柔比星60mg/m²，静脉滴注，d1、d8；5-Fu，500mg/m²，静脉滴注，d1、d8。予复方磺胺甲噁唑片支持，每4周重复，共6个周期。

- CMF四周方案：环磷酰胺，100mg/m²，口服，d1～14；甲氨蝶呤，40mg/m²，静脉滴注，d1、d8；5-fu，600mg/m²，静脉滴注，d1、d8。每4周重复。

- CMF 3周方案：环磷酰胺，600mg/m²，静脉滴注，d1；甲氨蝶呤，40mg/m²，静脉滴注，d1；5-Fu，600mg/m²，静脉滴注，d1。每3周重复。

- CMF序贯多柔比星：环磷酰胺，600 mg/m²，静脉滴注，d1；甲氨蝶呤，40mg/m²，静脉滴注，d1；5-Fu，600mg/m²，静脉滴注，d1。每3周重复，共8个周期。序贯多柔比星，75mg/m²，静脉滴注，d1，每3周重复，共4个周期。

- EC：表柔比星，75mg/m²，静脉滴注，d1；环磷酰胺，600mg/m²，静脉滴注，d1。每3周重复。

- FAC：5-Fu，500mg/m²，静脉滴注，d1、d8或d1、d4；多柔比星，50mg/m²，静脉滴注，d1；环磷酰胺，500mg/m²，静脉滴注，d1。每3周重复，共6个周期。

- FEC：5-Fu，500～600mg/m²，静脉滴注，d1；表柔比星，50～100mg/m²，静脉滴注，d1；环磷酰胺，500～600mg/m²，静脉滴注，d1。每3周或每2周重复，G-CSF支持。

- TAC：多柔比星，50mg/m²，静脉滴注15分钟，d1；环磷酰胺，500mg/m²，静脉滴注，d1；间隔1小时后多西他赛75mg/m²，静脉滴注1小时，d1。每3周重复，共6个周期。

- 紫杉醇：175～200mg/m²，静脉滴注3小时，d1，或持续24小时。每3周重复。或者紫杉醇80～100mg/m²，静脉滴注1小时，每周1次。

- 紫杉醇+多柔比星：紫杉醇，175mg/m²，静脉滴注3小时，d1；多柔比星，60mg/m²，静脉滴注，d1。每3周重复，G-CSF支持。

- 白蛋白结合型纳米紫杉醇（纳米紫杉醇）：260mg/m²，静脉滴注30分钟，d1，每3周重复。

- 表柔比星序贯改良CMF：表柔比星，100mg/m²，静脉滴注，d1，每3周重复，共4个周期。序贯环磷酰胺，750mg/m²，静脉滴注，d1；甲氨蝶呤，50mg/m²，静脉滴注，d1；5-Fu，600mg/m²，静脉滴注，d1。每3周重复，共4个周期。

- 多西他赛方案一：60～100mg/m²，静脉滴注1小时，d1，每3周重复。

- 多西他赛方案二：35～40mg/m²，静脉滴注1小时，每周1次。每个周期包括化疗3

周休息1周，或化疗6周休息2周。

- 多西他赛+多柔比星：多西他赛，75mg/m²，静脉滴注1小时，d1；多柔比星，50mg/m²，静脉滴注，15分钟，d1。每3周重复，共8个周期。
- 多西他赛+环磷酰胺：多西他赛，75mg/m²，静脉滴注30～60分钟，d1；环磷酰胺，600mg/m²，静脉滴注30～60分钟，d1。每3周重复，共4个周期。
- 多西他赛+卡培他滨（XT）：多西他赛，75mg/m²，静脉滴注1小时，d1；卡培他滨，1250mg/m²，每日2次，d1～14。每3周重复。

含曲妥珠单抗的一线化疗方案如下。

- 曲妥珠单抗：首剂4mg/kg，静脉滴注90分钟，以后2mg/kg，静脉滴注30分钟，每周1次。或首剂8mg/kg，静脉滴注90分钟，以后6mg/kg，静脉滴注90分钟，每3周1次。
- 曲妥珠单抗+多西他赛方案一：曲妥珠单抗首剂4mg/kg，静脉滴注90分钟，d1；以后2mg/kg，静脉滴注30分钟，每周1次；多西他赛，100mg/m²，静脉滴注1小时，d1。每3周重复。
- 曲妥珠单抗+多西他赛方案二：曲妥珠单抗，4mg/kg，静脉滴注90分钟，d1；以后2mg/kg，静脉滴注30分钟，每周1次；多西他赛，35mg/m²，静脉滴注1小时，第1、2、3、5、6、7周，每8周为1个周期。
- 曲妥珠单抗+长春瑞滨：曲妥珠单抗，首剂4mg/kg，静脉滴注90分钟；以后2mg/kg，静脉滴注30分钟，每周1次。长春瑞滨，30mg/m²，静脉滴注6～10分钟，每周1次。
- 曲妥珠单抗+紫杉醇方案一：曲妥珠单抗，4mg/kg，静脉滴注90分钟，d1；以后2mg/kg，静脉滴注30分钟，每周1次；紫杉醇175mg/m²，静脉滴注，d2，每3周重复，至少6个周期（加或不加卡铂，AUC=6）。
- 曲妥珠单抗+紫杉醇方案二：曲妥珠单抗，4mg/kg，静脉滴注90分钟，d1，以后2mg/kg，静脉滴注30min，每周1次；紫杉醇，80mg/m²，静脉滴注1小时，每周1次。

其他治疗方案如下。

- 拉帕替尼：500mg，每日2次，口服；或1500mg，口服，每日1次。直到疾病进展或因其他原因取消。
- 拉帕替尼+卡培他滨：拉帕替尼，1250mg，口服，每日1次；卡培他滨，1000mg，口服，每日2次，d1～14。每3周重复。
- 拉帕替尼+来曲唑：拉帕替尼，1500mg，口服，每日1次；来曲唑，2.5mg，每日1次。
- 帕妥珠单抗+曲妥珠单抗+多西他赛：帕妥珠单抗首剂840mg，静脉滴注60分钟，之后420mg，静脉滴注30～60分钟，每3周重复；曲妥珠单抗首剂8mg/kg，静脉滴注，之后6mg/kg，静脉滴注，每3周重复；多西他赛首剂75mg/m²，静脉滴注，如可耐受以后剂量可增加至100mg/m²，每3周重复，至少6个周期。
- 伊沙匹隆（ixabepilone）：40mg/m²，静脉滴注3小时，d1。每3周重复。
- 伊沙匹隆+卡培他滨：伊沙匹隆，40mg/m²，静脉滴注3小时，d1；卡培他滨，2000mg/m²，口服，d1～14。每3周重复。
- 依维莫司：10mg，口服，每日1次。
- 长春瑞滨+吉西他滨：长春瑞滨，30mg/m²，静脉滴注，d1、d8；吉西他滨，1200mg/m²，静脉滴注d1、d8。每3周重复。
- 长春瑞滨+顺铂：长春瑞滨，30mg/m²，静脉注射，d1、d8；顺铂，80mg/m²，静脉滴注，d1。每3周重复。
- 长春瑞滨+异环磷酰胺：长春瑞滨，25mg/m²，静脉滴注，d1、d8；异环磷酰胺，

$2000mg/m^2$，持续静脉滴注d1～3（美司钠解救）。每3周重复。

● 紫杉醇+贝伐珠单抗：紫杉醇，$90mg/m^2$，静脉滴注，d1、d8、d15；贝伐珠单抗，10mg/kg，静脉滴注30～90分钟，d1、d15。每4周重复，直到疾病进展或发生严重毒性反应。

4. 放疗

放疗是乳腺癌综合治疗中的重要组成部分，包括乳腺癌保乳术后、乳腺切除术后的胸壁和区域淋巴结的辅助放疗，局部晚期患者的放疗以及转移或复发患者的姑息性放疗。放疗还可作为内分泌治疗的手段应用（预防性放射去势）。由于乳腺癌药物治疗的有效性较高，术前放疗已很少用。

术后辅助放疗指征如下：①原发肿瘤最大直径≥5cm，或肿瘤侵及乳腺皮肤、胸壁。②腋窝淋巴结转移≥4个。③1～3个淋巴结转移的$T_{1～2}$伴下列复发高危因素一项以上：年龄≤40岁，腋窝淋巴结清扫数目＜10且转移比例＞20%，激素受体阴性，HER-2过表达。④保乳术后原则上都具有术后放疗指征，但70岁以上、Ⅰ期激素受体阳性的患者可以考虑选择单纯内分泌治疗。术后放疗应在末次化疗后2～4周内开始。有辅助化疗禁忌证的患者可以在术后切口愈合、上肢功能恢复后开始术后放疗。

5. 内分泌治疗

内分泌治疗前，必须了解患者病期、激素受体和绝经与否情况。激素受体阴性的转移性乳腺癌也可试用内分泌治疗，因为受体阴性的患者仍然有10%左右内分泌治疗有效；内分泌治疗如果有效，缓解期较化疗长（中位缓解时间12个月 vs 5个月），更能为患者所耐受。绝经与否影响内分泌治疗手段的选择。内分泌治疗的手段有：①抗雌激素治疗；②消除激素治疗；③附加激素治疗。

（1）抗雌激素治疗

主要有他莫昔芬、托瑞米芬、氟维司群。

他莫昔芬 属于非甾体类药物，作用机制主要是通过与血循环中雌激素竞争结合肿瘤细胞的ER，抑制其随后的DNA转录和复制，使肿瘤细胞停滞于G_1期，减少S期细胞的比例。他莫昔芬是一种雌激素部分激动剂，对乳腺癌有拮抗作用，但是对子宫内膜、脂肪以及骨有激动作用。

他莫昔芬不受绝经状态影响，可用于：①各种治疗后的辅助治疗。根治术后他莫昔芬用药第1、第2、第5年，复发危险性降低的比率分别为21%、28%和50%。②复发转移者的治疗。其中，软组织、淋巴结转移的有效率为35%～40%，脑转移最差。③特殊患者的主要治疗，Horobin曾报道130例70岁以上因各种原因不能手术的患者仅用他莫昔芬治疗，5年生存率为49.4%。研究显示他莫昔芬可降低对侧乳腺癌风险40%～50%。

他莫昔芬的剂量一般为10mg，口服，每日2次。但有学者认为，$T_{3～4}$或淋巴结转移≥4个的高危患者，肿瘤负荷比低危患者高，他莫昔芬应为20mg，口服，每日2次。

托瑞米芬 疗效及作用机制与他莫昔芬相似，主要优点是引发子宫内膜癌的危险更小。有报道他莫昔芬耐药者使用本药的有效率为6.3%～15%。用法为60mg，口服，每日1次或每日2次。

氟维司群（fulvestrant） 与天然雌激素有相似的结构，能够结合、阻断、降低ER，下调细胞的ER水平，并使得PR表达减少。氟维司群与他莫昔芬之间无交叉耐药，初始使用他莫昔芬治疗后进展的激素敏感型乳腺癌，氟维司群与阿那曲唑疗效相当。芳香化酶抑制剂进展后氟维司群治疗，也有一定数量的患者（28%～46%）获益。用法：250mg肌内注射，d1，每月1次，直到客观疾病进展或因其他事件需要停用。或500mg肌内注射，d0、d14、 d28，以后250mg，每28天1次。

（2）消除激素治疗

手术或药物均能达到目的。手术有双侧卵巢切除与双侧肾上腺切除术或垂体切除术，现在这两种手术已很少使用。常用的药物有来曲唑、阿那曲唑、依西美坦等芳香化酶抑制剂、戈舍瑞林、诺雷德、亮丙瑞林等促性腺激素释放激素类似物，还有氨鲁米特。芳香化酶抑制剂对HER-2阳性的肿瘤比他莫昔芬更有效，可以从一开始就应用5年，也可以在他莫昔芬治疗2～3年后再转用芳香化酶抑制剂5年，或直接换芳香化酶抑制剂用5年；也可以在他莫昔芬用满5年之后再继续应用5年，还可以在芳香化酶抑制剂应用2～3年后换用他莫昔芬用满5年。芳香化酶抑制剂对绝经前妇女价值不大。药物性卵巢去势的治疗时间是2～3年[54]。

来曲唑用法为2.5mg/d，口服。阿那曲唑用法为1mg/d，口服。依西美坦用法为25mg，口服，每日1次[55]。

促性腺激素释放激素（LHRH）类似物通过负反馈作用抑制垂体，减少卵泡刺激素（follicle stimulating hormone，FSH）和LH的产生，起到药物性垂体功能抑制并进一步抑制卵巢功能的作用。LHRH可单用或与他莫昔芬及芳香化酶抑制剂合用于绝经前晚期乳腺癌，单药疗效与外科去势相同，联合他莫昔芬与含蒽环类辅助化疗相近。常用的药物：戈舍瑞林，3.6mg；亮丙瑞林，3.75mg和曲普瑞林3.75mg，可任选一种，每4周注射1次。

氨鲁米特（又称为氨基导眠能、氨苯哌酮、氨基乙哌啶酮，Aminoglutethimide，AG）为第一代芳香化酶抑制剂。本药能抑制所有甾体内分泌激素的前体产生；氨鲁米特还抑制周围组织中的芳香化酶，进而抑制雄激素转化为女性激素。使用时多从小剂量开始，即250mg，每日2次。2～3周内逐渐增量至每日1次。由于其不良反应同双侧肾上腺切除，目前已经少用。

附加激素治疗用于常规内分泌治疗失败患者的二线治疗，孕激素或雌激素可任选一种，雄激素也可使用。皮质醇类药物适用于脑转移昏迷、肺部癌性淋巴管炎、肝转移合并黄疸等[56]，可选用氢化可的松100mg静脉滴注，每日1次；或泼尼松100mg，口服，每日1次。

（三）中西医结合治疗

1.与手术结合

（1）术后皮瓣血运障碍

● 陈鹊汀等[57]拟用桃红四物汤煎剂口服治疗皮瓣血运障碍或坏死，重在改善自身血液循环状态，纠正低血压，解除毛细血管痉挛及水肿并取得较好的疗效。

● 陈海滨[58]等采用术后第3日常规服用血府逐瘀汤预防术后皮瓣坏死，43例患者全部服用血府逐瘀汤，部分使用湿润烧伤膏外用，无一例植皮，全部痊愈。可见中医内治重在活血祛瘀生肌，补益正气，扶正祛邪，疗效肯定。

● 王建丽等[59]用中药湿敷治疗乳癌术后皮瓣坏死，方用金银花30g，当归15g，黄柏15g，诃子15g，乌梅15g。1剂浸泡于500ml的75%乙醇中，48小时后取适量药液浸湿无菌纱布敷伤口，有一定的疗效。

● 蔡剑虹[60]对23例乳腺癌术后皮瓣坏死的患者使用自制的二龙膏合白蜡散进行外治，总有效91.3%。二龙膏制备：生血余10g，当归12g，生地黄15g，九牛子15g，汉防己15g，白芷10g，象皮10g，白蜡60g，熟石膏150g，炉甘石150g，广丹30g，香油500g。上药除熟石膏、炉甘石、广丹研极细末，余药俱入香油煎枯，去渣滤净，加白蜡化开，再将上3味药末加入搅匀，装罐备用。使用时，薄而均匀地摊在消毒纱布上，敷贴患处。白蜡散：熟石膏10g，煅甘石10g，煅龙骨10g，儿茶6g，轻粉2g，珍珠母6g，冰片1g，上药研成极细末，掺于疮面。八二丹：红升丹2份，熟石膏8份。共研极细末，掺于疮面。

● 蔡炳等[61]用生肌玉红膏（炉甘石、珍珠层粉、冰片等）外敷治疗20例乳腺癌术后皮瓣坏死，与10例用凡士林纱布条者作对照。结果，治疗组溃疡全部愈合，溃疡平均收缩率为0.17，对照组为0.11，有显著差异。

（2）术后上肢水肿

● 五苓散：罗崇谦等[62]用五苓散为基础方加减治疗48例患者，15日为1个疗程，连用2个疗程，其有效率明显高出口服地奥司明片（爱脉朗）对照组。

● 通络消肿方[63]：黄芪30g，水蛭10g，桔梗10g，当归10g，白芍10g，生地黄15g，川芎10g，桂枝10g，桑枝30g，伸筋草15g，防己15g，姜黄10g，益母草15g，海桐皮15g等。患者服用通络消肿方，每日1剂，分2次服，早、晚餐后1小时温服，14日为1个周期，2个周期为1个疗程。并随症加减，阳气虚甚者加红参片；瘀血停滞甚者加丹参、三七、红花；水肿明显加泽泻、猪苓、茯苓皮；患肢疼痛持续者加威灵仙、延胡索、赤芍；患肢红肿热痛则加连翘、蚤休、紫花地丁等。

● 朱世杰[64]采用外洗消肿两方，临床取得显著疗效。①方由苦参、蛇床子、地肤子、黄柏各20g组成，水煎200ml，与0.1%依沙吖啶交替湿敷，每日2次，每次1小时。②方由骨碎补20g，桃仁15g，红花20g，细辛10g，姜黄15g，透骨草30g，伸筋草30g，鸡血藤30g组成，水煎1000ml，先熏后洗，每次30分钟。

● 袁昌荣[65]采用内服外敷法治疗乳癌术后上肢水肿，药用生黄芪30g，桃仁10g，红花6g，川芎6g，赤芍15g，川牛膝10g，皂角刺20g，桑枝10g，桂枝6g，路路通10g，泽泻10g，鸡血藤15g，生甘草5g。每日1剂，水煎2次，早晚口服，将剩余药渣热敷患肢30分钟，2周1个疗程。治疗30例，有效率为90.9%。

2.与化疗结合

（1）骨髓抑制

● 当归补血汤：严苏纯等[66]研究当归补血汤不同制剂对骨髓抑制小鼠造血调控亦发现相似的结果：骨髓抑制小鼠造模后G_0/G_1期细胞比例相较于空白组明显增加，而G_2/M期和S期的比例则明显下降。骨髓抑制小鼠经当归补血汤煎剂、颗粒配方治疗后，发现骨髓G_0/G_1期细胞比例下降，进入增殖周期的G_2/M期和S期细胞比例增加。严苏纯等[66]实验证明，当归补血汤煎剂、颗粒配方通过平衡骨髓微环境中EPO、TPO、GM-CSF的表达，提高骨髓抑制小鼠外周血象和骨髓象。

● 四物汤：陈志伟等[67]研究四物汤配方颗粒与四物汤对骨髓抑制小鼠外周血象及骨髓有核细胞的影响，结果发现模型组三系造血祖细胞集落相比于正常对照组明显减少，而四物汤配方颗粒与四物汤组和阳性对照组的三系造血祖细胞集落明显高于模型组。

● 大补元煎：姬广伟等[68]运用大补元煎（人参、炒山药、杜仲、熟地黄、枸杞子、当归、山茱萸、炙甘草）防治乳腺癌化疗致骨髓抑制，对照组化疗后使用粒细胞集落刺激因子，治疗组则在对照组基础上服用大补元煎，结果显示两组在化疗第2周后治疗组白细胞减少发生率为19%，对照组为43.0%，差异有统计学意义。

● 十全大补汤：日本安达勇[69]用十全大补汤作为支持疗法对进行性乳腺癌的研究结果显示：十全大补汤有抑制白细胞尤其是颗粒细胞和淋巴细胞减少的效果和保护骨髓作用，并且自觉症状也得到改善。

● 补肾健脾方[70]：黄芪30g，党参30g，鸡血藤15g，熟地黄15g，菟丝子15g，鹿角胶10g，补骨脂15g，白术15g，当归10g，女贞子15g。用于治疗乳腺癌化疗所致白细胞减少症。呕吐者加半夏10g，竹茹10g；呃逆者加赭石20g，沉香6g；纳差者加山楂10g，麦芽30g，陈皮6g；失眠者加首乌藤20g，远志10g，茯苓神15g，五味子10g，酸枣仁10g；余有不适可随症辨证加减。中药一日 1 剂，水煎服，分两次服用，从化疗当日服至化疗第 20 日。

● 益气生血汤：黄芪 30g，当归 15g，肉桂 6g，鸡血藤 25g，生地黄 10g，女贞子 15g，仙鹤草 10g，山药 30g，山茱萸 30g。祝东升[71]等根据中医辨证施治原则，用益气生血汤在化疗阶段进行辅助治疗，治疗组疗效明显优于对照组。

（2）消化道反应

● 胡永春等[72]应用六君子汤加味（党参、白术、茯苓、甘草、半夏、陈皮、旋覆花、灵芝）治疗化疗所致的恶心、呕吐有确切的作用，治疗组有效率达 90%，疗效明显优于对照组。

● 林毅[73]认为脾虚及湿阻是化疗后恶心、呕吐等消化道反应的主要病因病机，治疗应以健脾利湿、理气和胃为法，药用白术、山药、白扁豆、薏苡仁、紫苏、半夏、砂仁、厚朴。

（3）脏器损伤

● 朱月娇等[74]对 73 例手术后，中医辨证属气阴两虚型的乳腺癌、胃癌、肺癌患者行含阿霉素的联合方案的辅助化疗，治疗组 42 例加用参麦注射液，并与对照组 31 例辅助化疗作比较。结果显示：治疗组治疗后的心脏毒性、骨髓抑制、胃肠道反应等不良反应均明显少于对照组；缓解率及生活质量优于对照组。其中重度粒细胞降低明显少于对照组。

● 石璐等[75]将 60 例手术后中医辨证属气虚的乳腺癌、胃癌、肺癌、膀胱癌患者，分为 2 组各 30 例，均行含阿霉素联合方案辅助化疗，治疗组加用黄芪注射液治疗，观察 2 组毒副反应发生情况及生活质量等。结果显示，治疗组治疗后发生心脏毒性反应 8 例，对照组为 21 例，组间比较差异有统计学意义。

（4）其他

① 化疗引起的手足综合征：张卫平等[76]对卡培他滨化疗患者从化疗第 1 日开始使用加味桂枝汤（桂枝 12g，白芍 18g，生姜 10g，威灵仙 30g，蒺藜 30g，红花 6g，连翘 30g，生甘草 10g）煎剂熏洗手足，使用 2 个以上化疗周期，能明显降低手足综合征发生率。

张若燕等[77]将应用希罗达的乳腺癌化疗患者在化疗同时口服加味黄芪桂枝五物汤（黄芪 20g，桂枝 10g，大枣 10g，生姜 10g，白芍 15g，鸡内金 15g，白术 10g，地龙 10g，陈皮 10g，木瓜 10g，当归 12g，鸡血藤 20g，茯苓 12g），能明显降低手足综合征的发生率。

万冬梅等[78]主张在化疗期间服用的中药中可稍加活血通络的中药，如威灵仙、延胡索、川芎、红花、郁金、鸡血藤、水蛭、穿山甲等，五藤一仙汤（络石藤、海风藤、鸡血藤、钩藤、首乌藤，威灵仙）活血通络，防治紫杉醇相关肌肉神经毒性，效果显著。

② 脱发：李福莲等[79]运用自制中药洗剂防治乳腺癌化疗脱发（主要成分：何首乌、黄精、肉苁蓉、当归、白芍、丁香、熟地黄、黑芝麻、鸡血藤、太子参、皂角刺、菟丝子、生姜汁），有一定疗效。

③ 口腔溃疡：侯凤娟等[80]采用温生理盐水漱口后，用黄五漱口液（黄柏、五倍子各 15g，马鞭草、儿茶、连翘各 10g，加水 400 ～ 500ml 浸泡 20 分钟后煎成）漱口的方法，治疗 53 例化疗所致口腔溃疡患者，有效率达到 96.2%。

3.与放疗结合

放射性皮炎临床表现为皮肤灼热，疼痛，进而脱皮屑，脱皮毛，瘙痒难忍，重则皮肤皲裂，渗水，舌质红，少苔或无苔或舌苔黄或腻，脉细数。许芝银[81]认为放疗主要损伤人体阴液，治疗应着重滋养阴液为主。恒以麦冬 10g，天冬 10g，太子参 10g，制五味子 6g，玉竹 10g，天花粉 10g，石斛 10g，制黄精 10g，芦根 15g 为其基本用药，随症加减。张莹等[6]常以益气养血，清热解毒之品，药用金银花、野菊花、蒲公英、生地黄、黄芪、当归、白鲜皮等；治疗放射性肺炎或肺纤维化常在辨证的基础上加用清热解毒，益气养阴，活血化瘀之品，如黄芪、丹参、莪术、金荞麦、鱼腥草。姚礼珑[82]以"清热活血解毒"法治疗放射性皮炎,由金银花、生大黄、地榆炭、槐花炭、马齿苋、乳香、没药由制剂室加工为粉末,以1：2.5比例添加蜂蜜所制。于每日放疗之后,用生理盐水清洗局部皮肤后,涂抹药物,1mm厚度,1次/日,并以纱布久敷,外加日常护理。疗程:涂抹药物直至放疗结束后2周。

4.与内分泌治疗结合

● 赵丽平等[83]运用调和阴阳营卫之法,以小柴胡汤合桂枝汤加龙骨、牡蛎组成柴胡桂枝龙牡汤,经临床观察明显改善或缓解了潮热、出汗等症状,且未发现对TAM治疗作用产生不利影响。另外,有学者研究发现,温补肾阳的中药复方可升高体内雌激素水平。患者体内雌激素升高会促进激素依赖性乳腺癌的复发,且中药对雌激素的影响研究较少,尤其是温补肾阳中药如淫羊藿、肉苁蓉、山茱萸等对于乳腺癌患者服用是否安全还待进一步研究。

● 知柏地黄丸[84]:熟地黄15g,山茱萸15g,牡丹皮15g,山药15g,茯苓15g,泽泻6g,知母15g,黄柏12g。用于乳腺癌内分泌治疗引起的面部潮红、五心烦热、失眠及腰膝酸软等,属于肝肾阴虚、虚热内生表现。随症加减:失眠多梦加炒酸枣仁15g,首乌藤30g,远志15g;急躁易怒加合欢皮15g,煅龙骨15g,煅牡蛎15g,红枣15g,淮小麦30g,甘草10g;潮热汗出加地骨皮15g,鳖甲15g,青蒿12g;皮肤感觉异常如麻木、瘙痒及蚁走感加地肤子15g,木瓜12g;口干口渴加太子参15g,麦冬15g,生地黄15g,生玉竹15g;体虚乏力加仙鹤草20g,羊乳参15g;情绪抑郁不舒者加预知子15g,白梅花15g;手术清扫有淋巴结转移者加猫爪草30g,山慈菇15g,夏枯草15g;怕冷畏寒者加桑寄生15g,怀牛膝15g;纳差、食少者加炒薏苡仁30g,炒白术15g。

● 甘麦大枣汤[13]:乳腺癌雌激素受体阳性的患者,多接受三苯氧胺、阿那曲唑等内分泌治疗,另有患者处于更年期,内分泌紊乱,常见心烦、急躁、烘然汗出的"脏躁",除调理冲任之外,当予甘麦大枣汤,并配生黄芪、紫草、生龙骨、生牡蛎、夏枯草以配合激素治疗,平肝断经、软坚防癌。

● 滋水清肝饮:陈艳等[85]采用滋水清肝饮改善乳腺癌三苯氧胺治疗的不良反应。治疗组84例口服滋水清肝饮,对照组使用维生素B$_1$、维生素B$_6$和谷维素各10mg,每日3次。两组均治疗30日。结果显示,潮热、多汗、心悸、失眠的改善治疗组均优于对照组。

五、预后及随访

(一)预后

乳腺癌的自然生存期没有直接的证据,Bloom等早先报道过尸检250例未曾治疗的乳腺癌患者,自症状出现的平均生存期为3年,中位生存期为2.7年,仅2%的患者生存期长于10年。

乳腺癌的预后与淋巴结转移情况、肿瘤大小及范围、组织学分级、激素受体、HER-2状态、年龄等有关。建立在这些指标基础上的危险度分级能大致反映预后:①低危。淋巴结阴性,肿瘤≤2cm,Ⅰ级,肿瘤周围没有血管受侵,HER-2阴性,年龄≥35岁。②中危。淋巴结阴性但有下列一项:肿瘤>2cm,Ⅱ~Ⅲ级,肿瘤周围血管受侵,HER-2阳性,年龄<35岁;1~3个淋巴结阳性,HER-2阴性。③高危。1~3个淋巴结阳性,HER2阳性;≥4个淋巴结阳性。Ki-67、PCNA均是与细胞增殖有关的核抗原,可反映细胞的增殖活性,与乳腺癌的组织学分级、核分裂指数和淋巴结转移情况密切相关。P120核仁抗原与乳腺癌患者的存活时间有关。无论淋巴结是否转移,P120阴性患者的5年存活率要高于P120阳性的患者。预后最好的是淋巴结和原发癌P120均为阴性的患者,5年存活率高达90%以上,而淋巴结和P120均阳性的患者5年存活率仅为27%。乳腺癌患者Her-2/neu的高水平表达不仅可提示预

后，而且对临床治疗方案的选择也有指导意义。Her-2/neu 基因在乳腺癌组织中的过度表达与生存期长短、肿瘤进展及转移有关，是乳腺癌的不良预后因素。

其他需进一步说明的预后因素如下。

1.肿瘤大小。在没有区域淋巴结转移和远处转移的情况下，原发肿瘤愈大，局部浸润愈严重，预后愈差。

2.肿瘤部位。在没有腋下淋巴结转移的情况下，生长在乳腺外侧的癌比生长在内侧者预后好。如已有腋下淋巴结转移，这种差别就不复存在。

3.腋下淋巴结。腋下淋巴结有转移者，10 年生存率仅为 30%，而腋下淋巴结无转移的患者，10 年生存率可达 75%。腋下淋巴结转移的数目 > 10 个，预后很不理想。有淋巴结转移者，肿瘤复发转移多在 10 年内，发生在 10 年后不到 10%。淋巴结无转移者，10 年后肿瘤复发和转移仍有 30%，提示淋巴结无转移的患者的随访时间应更长。仅腋下与仅内乳淋巴结转移，生存率无显著性差异，两处淋巴结均有转移时预后差[86]。

4.间质内白细胞聚集。间质内白细胞（包括淋巴细胞、浆细胞、中性粒细胞等）聚集愈多，预后可能较好。

5.组织学类型。小管癌、小管小叶癌、浸润性筛状癌和黏液癌，10 年生存率 > 80%；混合型小管癌、腺泡型小叶癌、非特殊类型浸润性导管癌与特殊类型的混合癌，10 年生存率为 60% ～ 80%；髓样癌、非典型髓样癌、经典型小叶癌、浸润性乳头状癌，10 年生存率为 50% ～ 60%；非特殊类型浸润性导管癌、实体型小叶癌、混合性小叶癌、非特殊类型浸润性导管癌和小叶癌的混合癌则预后较差，10 年生存率 < 50%[86]。

6.转移部位。单纯的骨转移，特别是在老年人，获得长期生存并不出人意料。而肝转移患者预后不良，化疗敏感性差，化疗缓解期短。有人回顾性分析 1996—2005 年 98 例乳腺癌肝转移，化疗总有效率为 45.9%，中位无疾病进展时间为 6 个月（0 ～ 50 个月），中位生存期为 17 个月（3 ～ 56 个月）；1、2、3、4 年生存率分别为 36.0%、19.0%、13.0% 和 3.0%[87]。眼及眶内转移由于诊断和治疗上的困难，预后更为恶劣。

7.分子标志物状况。和预后的关系只在中晚期病例中有意义，早期患者是否如此，需要更深入的观察。有报道 HER-2 阳性乳腺癌的脑转移，中位生存期明显长于阴性者（17.1 个月 vs 5.2 个月）。

8.年龄 < 35 岁者预后差，老年人预后较好，但 TNBC 及 IBC 除外；< 40 岁的绝经前妇女，化疗后闭经较未闭经者预后好。

需要特别指出，上述预后因素没有考虑到患者的心理状态和身体健康状况，这应该引起临床医生的关注。

（二）随访

一般认为早期发现复发和转移灶及时治疗能延长生存时间，然而 ASCO 在对 14 项近年发表的相关研究进行系统回顾后发现，频繁的随访并未带来生存的获益，建议随访策略：体检在最初两年每 3 个月 1 次，其后 2 年每 6 个月 1 次，第 5 年后每年 1 次；乳腺钼靶每年 1 次。乳腺自我检查每月 1 次，有乳腺癌复发转移相关症状，如新的包块、腹痛、胸痛、呼吸困难和持续的头痛，应及时就诊。血常规、乳腺癌标志物、胸部 X 片、骨扫描、CT 或 MRI 等可用于有症状的患者，但不推荐无症状患者常规应用。接受芳香化酶抑制剂治疗或出现有治疗所致的卵巢功能衰退的患者，应在基线状态及之后定期检测骨密度。应用他莫昔芬的患者，若子宫仍保留，每年进行 1 次盆腔及妇科检查。

没有证据显示生育会影响预后，对于要求生育者，原位癌患者建议在手术和放疗结束之后，淋巴结阴性的浸润性癌患者在术后2年，淋巴结阳性的术后5年。需要辅助内分泌治疗者，孕前3个月即应停止内分泌治疗，直至生育后哺乳结束。

BRCA1或BRCA2突变携带者患乳腺癌的终身风险分别为65%和45%，因此BRCA1突变外显率高于BRCA2。就乳腺癌而言，BRCA1突变在成人之前风险并不增加，40岁后风险随年龄而增长，80岁时危险高达82%。就卵巢癌而言，40岁前的风险为17%，70岁时增加到39%，80岁时高达54%。有下列1个或多个风险因素者，推荐参加肿瘤遗传学评估：①50岁或以下浸润性乳腺癌或原位导管癌患者；②双侧原发性乳腺癌或乳腺癌和卵巢癌同发；③家族中（父系或母系）同系成员同时患原发性乳腺癌或成员中有乳腺癌与卵巢癌；④同系家族成员中患有男性乳腺癌、甲状腺癌、肉瘤、肾上腺皮质癌、子宫内膜癌、胰腺癌、脑肿瘤、皮肤病或白血病、淋巴瘤；⑤已知有乳腺癌易感基因突变的家庭成员。

六、预防与调护

（一）预防

1.严密监测乳腺癌高危人群

乳腺癌的严重高危妇女是有明显乳腺癌家族倾向，一级亲属绝经前患乳腺癌以及乳腺癌相关基因阳性的妇女。另外，既往有乳腺癌、乳腺导管内癌、小叶原位癌或非典型性增生者亦列入此类。乳腺癌的预防有手术和化学预防等方法，乳腺癌的常见化学预防方法包括饮食成分的改变及内分泌药物的应用等。

2.纠正成年妇女的不良生活及行为习惯

美国科学家研究发现，常吃煎炸类、烧烤类食品的女性患乳腺癌的概率高，原因是这类食品含有较多的苯并芘、丙烯酰胺等致癌物。日常应多食牛奶、鱼类、肉类、家禽类、豆制品等蛋白质含量高的食物，多食含维生素丰富的水果及新鲜蔬菜，多食谷物，少食高脂肪食物。高危人群应尽量避免这些行为与不良习惯。精神长期抑郁易患乳腺癌，应保持良好的精神状态。

3.普及妇女自我检查法

检查者站立在穿衣镜前，仔细观察两乳房外观有无改变，然后平卧于床上，将枕头垫于肩下，使肩部抬高，将手臂举过头，左手指并拢，平放在右乳房表面，利用指端掌面轻柔地进行乳房各部位的触摸。检查从乳房外上象限开始，沿顺时针方向依次进行，然后用右手以同样方法检查左侧乳房。该检查最好在月经干净后的1周左右进行。

4.避免环境致癌因素侵袭

现在的各种致癌物，包括射线等都属于中医的邪毒范畴。若正气不足，邪毒侵袭人体，并可长期盘踞，相互交结凝聚形成癌瘤。研究发现，受污染空气中含有致癌物质如3，4-苯并芘等，高档化妆品中含有致癌物质如邻苯二甲酸酯等，施用农药的蔬菜和水果上也含有致癌物质如二噁英等，再加上主动或被动吸烟而吸入的致癌物质如焦油等，这些因素都使当今女性患乳腺癌的危险性大大地增加，要远离这些因素。另有研究表明，长期的电离辐射在体内累积，如核辐射、X线、长期接触电脑、手机等也可以提高女性患乳腺癌的风险。因而，女性朋友都应尽量避免长期接触一些放射性物质和电离辐射。但也有调查分析显示，X线对40岁以后女性诱发乳腺癌的危险性很小，所以40岁以后的女性不必担心X线片检查会给自己增加乳腺癌发病危险。

5.养成良好的生活习惯

如今，随着科学技术和经济的不断进步，人们的工作量也随之增加，生活节奏加快的同时，作息时间也发生了很大的改变，尤其对于女性而言，精神压力大、过度劳累、人工流产、夜班、睡眠不足等都可以导致生物钟的紊乱而引起激素分泌的失调，引起卵巢功能失调或卵巢早衰，并增加女性患各种妇科疾病的概率。中医学认为，这些行为因素均可损伤气血，导致气血郁滞或不足，甚至耗伤肾精，特别是佩戴文胸过紧或睡觉不脱文胸等不良习惯可以阻滞乳络，加重乳络的瘀滞状态，为乳腺癌的发生提供了合适的土壤。因此，养成良好的生活习惯，做到起居有常，劳逸结合，顺应自然界阴阳变化，合理安排作息时间，能使脏腑调和，肾精内守，气血充足，经脉通畅而降低乳腺癌发病概率。在对乳腺癌的防治工作中，应该应用各种途径和方法加强对健康生活习惯的宣传力度[88]。

（二）调护

1.心理调护

肿瘤患者伴发抑郁是常见的，至少有25%的住院患者伴有精神抑郁。有报道，在不同肿瘤患者的SDS和SAS评定结果中，乳腺癌抑郁反应排第1位、焦虑反应排第2位。具体来讲，担心形体改变、担心手术影响性功能、担心治疗效果及预后、担心住院费用等对乳腺癌患者术后影响较大。因此，在临床工作中应重视并及时发现患者心理障碍，有针对性地进行心理干预措施，减轻患者负性情绪，提高治疗效果和生活质量。在护理中应注意以下几点：①了解患者的心理状态。从患者入院起，就应以优质的服务赢得患者的信赖，以文明的语言、丰富的知识与患者进行广泛的交谈，并注意收集各方面的信息资料，包括患者对疾病的担心，以采取针对性措施。如患者常担心治疗的效果及预后，应该向患者解释肿瘤并非不治之症，并向其介绍同类病友和治愈病例，或向其介绍一些相关书籍，增强治疗疾病的信心。针对患者对住院费用、事业工作受影响等担心，应告知患者，目前的任务是治病，并告知家属及单位，多关心和探望患者，帮助其减轻心理负担。②心理疏导。患者常由于自己形体的改变而产生自卑心理，不敢面对现实，不愿与他人接触，甚至厌恶自己，并对健康的身体有强烈的渴望。根据这些心理特点，应进行耐心细致的心理疏导，尤其是年轻、文化层次较高的患者，容易受外界和家属情绪的影响，所以应理解、安慰和鼓励患者，建议其多与性格开朗、积极乐观的病友接触，同时说明术后形体的改变只是暂时的，待病情稳定以后，可戴义乳或重塑乳房，恢复形体，使患者看到希望，提高自尊意识。③营造良好的家庭环境。肿瘤不仅给患者个人造成痛苦，也会影响其家庭成员的正常生活，破坏家庭的正常秩序。因此，患者家庭同样经历了一个强烈的应激和适应阶段，同样需要关心和指导。乳腺癌患者能否改善消极情绪与其家庭的支持程度密切相关。所以，应注意引导患者家属，不仅要给予患者精心适度的生活照顾，还要给予精神鼓励，尤其是患者的丈夫，应帮助患者树立战胜疾病的信心和意念。④采取多种措施，减轻患者的疼痛。疼痛是乳腺癌术后的常见症状，疼痛与患者的情绪密切相关。疼痛达到一定程度可伴有某种生理变化和情绪反应，多表现为痛苦、焦虑。此时，可给予止痛剂，并采用转移注意力、积极的语言暗示、深呼吸训练等措施，减轻患者的疼痛。让患者做到清心寡欲，保持舒畅，心态平和。避免不良情绪刺激，特别是生气影响。

2.饮食调护

宜多样化合理平衡饮食，粗粮与杂粮搭配，热能、蛋白适量，富含纤维素及维生素A、维生素C、维生素E、维生素K、叶酸等易于消化吸收的食物。饮食要有节制，不暴饮暴食，不嗜食肥甘厚味，戒烟酒，拒绝熏烤、油炸、油腻、荤腥厚味、腐败变质和含有致癌物质的食物，对乳腺癌的患者可以通过利用食物的不同性味对其进行全面的调理，以恢复正气，祛邪外出[88]。

乳腺癌常用食疗中药保健食品主要有：百合，大蒜，芹菜，葡萄，海藻，薏苡仁，南瓜子，海参，芋头，菱角，茄子，茶叶，糯稻，菜豆，槐耳，绞股蓝。另外可用以下配方食疗：①茄子拌蒜：茄子70g，大蒜1头，煮茄子，拌蒜。②百合海藻汤：百合30g，海藻30g，薏苡仁60g，芋头45g。③糯菱粥：菱角30g，糯稻45g，菜豆15g。上为一日量，煮粥。④海参银耳汤：海参1条，银耳30g，做汤。⑤饮品：茶叶15g，泡水服。绞股蓝茶30g，泡水服。如对于偏阴虚者可多食用性味平淡甘凉的食物，如枸杞子、银耳、大豆制品、甲鱼、桑葚、白菜、南瓜等；伴有痰湿症状者应吃一些具有健脾化湿功效的食物，如海带、海藻、冬瓜、荷叶、山楂等；而有气滞血瘀症状者除保持心情舒畅外，可增加具有理气活血作用的食物，如佛手、玫瑰花、山楂、黑木耳、韭菜等，从而配合药物更好地达到治疗目标[88]。

3. 运动调护

多做运动，锻炼身体以增强体质，改善机体的内环境，能预防乳腺癌的复发与转移。除了局部运动，以减轻手术、放疗等带来的诸多不良反应外，还可以选择一些与患者相适宜的运动形式。但无论何种运动，都应以中医的阴阳、脏腑、气血、经络等理论为基础，以养精、练气、调神为运动的基本要点，注重意守、调息、身心共修，以达形神统一协调的目的。建议做气功，如郭林气功。八段锦或太极拳也是很好的运动方法，建议在专家指导下进行。

4. 生活调护

生活调护包括起居作息顺应四时气候变化，生活起居有节，睡眠的时间与质量正常，劳逸适度，性生活节制，二便正常等内容。建立并养成良好的生活规律可以重建、改善机体的内环境，有利于提高机体免疫力，五脏安和，乳癌则难再找复发转移的土壤与温床。正如《素问·上古天真论》提到"上古之人，其知道者，法于阴阳，和于术数……起居有常，不妄作劳，故能形与神俱，而尽终其天年，度百岁乃去"。

5. 上肢肿胀的护理

上肢肿胀是乳腺癌根治术后或放疗后较常见的并发症，其发生率高达63.3%。腋窝淋巴结切除、放疗等可使结缔组织纤维化，并累及该区域毛细血管间隙和淋巴管结构，使腋静脉受到疤痕压迫，造成上肢淋巴液或血液回流障碍。此外，放疗可引起腋静脉内膜炎症，造成血管内壁纤维增生及管壁增厚、闭塞，从而加重上肢肿胀。①生活护理：卧位时应以枕头垫高患侧上肢，使其高于胸骨平面。术后3周内患侧手臂不要上举或推拉超过1公斤重的物品，伤口愈合后不要上举超过体重1/4的物品；术后3个月内要避免推拉过重的物品，避免从事重体力劳动或较剧烈的体育活动。保持患侧（胸部及手臂）皮肤清洁，不要在患侧手臂测血压、抽血、注射和输液，缝纫时要用顶针，洗碗时可带宽松的手套，不要让带刺植物扎伤，避免蚊虫叮咬，不要撕拉手指表皮或倒刺，不要将手表或首饰带于患侧手臂，避免穿腕部、肘部或上臂有弹性的衣服等以防止感染。做饭、洗碗及吸烟时避免烫伤，不要手持香烟，勿将患侧手臂伸进热烤炉，不要空手端热锅，患侧手臂不要做热敷，沐浴时水温不要过高，避免洗桑拿浴，避免强光照射和高温环境等。②肢体按摩：可由远端向近端按摩患侧上肢以帮助淋巴回流，每日3次，每次15分钟。③功能锻炼：术后1周内或腋窝引流管未拔除的患者可进行伸指握拳、屈伸和旋转腕关节、屈伸肘关节等活动。术后1周以上并已拔除腋窝引流管的患者可加做上臂的前伸、外展及肩关节的旋转活动。上述活动每日4次，每次20分钟。

附：乳腺增生的治疗

1. 加减丹栀逍遥散[89]：当归12g，白芍10g，柴胡12g，茯苓10g，白术18g，薄荷4g，牡丹皮12g，香附15g，夏枯草15g，青皮10g，荔枝核10g，橘核仁12g，丹参15g，生牡蛎

18g，路路通10g，益母草20g，甘草6g。

2.十四味融结汤[90]：柴胡12g，赤芍25g，丹参25g，当归15g，郁金10g，青皮10g，木香6g，皂角刺15g，昆布15g，海藻15g，鹿角霜15g，穿山甲15g，延胡索15g等组成。加工提取后制成浸膏液，服用。

3.协定乳腺方[91]：生薏苡仁30g，夏枯草、红枣各15g，茯苓、郁金、仙茅、淫羊藿、三棱、莪术、白术各12g，醋柴胡10g，青皮、陈皮各9g。每日1剂，水煎，混合得药汁400ml，早晚两次温服。外用：用上药药渣，布袋装好，加醋50g，上锅蒸热不烫手，大概15分钟，乘热敷于乳房患处，每日1次，每次敷药时间30分钟。

4.蒲慈逍遥散：蒲公英30g，山慈菇12g，柴胡12g，赤芍、白芍各12g，猫爪草15g，王不留行15g，天门冬15g，炒枳壳15g，炒白术30g，茯苓30g，生薏苡仁45g，冬凌草30g，夏枯草15g，川芎12g。水煎服，一日1剂，每年春秋天服2个月。

5.小金丸[92]：按常规量服用即可。

6.红金消结胶囊：每粒0.4g，口服，一次4粒，一日3次。

7.汝快欣（乳块消片）：口服，一次4～6片，一日3次。

8.乳疾灵胶囊：每粒装0.55g。一次3～6粒，一日3次。

参考文献

[1] 唐金海.乳腺癌综合治疗[J].南京：江苏科学技术出版社，2008：1-2.
[2] 黄宏.中医治疗乳腺癌的历史发展与现代价值[D].杭州：浙江大学，2013.
[3] Lakhani SR，Ellis I，Schnitt S，et al. WHO classification of tumours of the breast：Intermational Agency for Research on Cancer，2012.
[4] Robbins P，Pinder S，de Klerk N，et al. Histological grading of breast carcinomas：a study of interobserver agreement[J]. Hum Pathol，1995，26（8）：873-879.
[5] 唐镔镔，蒋樱，张喜平，等.中药对乳腺癌新辅助化疗调节作用的研究概况[J].中华中医药学刊，2013，31（8）：1674-1677.
[6] 张莹，彭卫卫，贾英杰.益气扶正解毒祛瘀疗法在乳腺癌治疗中的运用[J].河南中医，2009，29（10）：986-988.
[7] 李澜，蒋时红.中医药干预乳腺癌实验研究进展.中医研究，2015，4（28）：71-73.
[8] 刘旭，章永红.中医药抗乳腺癌细胞实验研究进展[J].辽宁中医药大学学报，2010，12（12）：125-127.
[9] 王琦，张仲海，岳双冰.中医药防乳腺癌复发治疗的研究进展[J].陕西中医，2010，31（3）：376-378.
[10] 孙放，孙行云，刘占春，等.中医药治疗乳腺癌的现代生物学研究进展[J].云南中医学院学报，2014，37（6）：85-92.
[11] 范洪桥，刘丽芳，等.中医药治疗乳腺癌临床与实验研究进展[J].中医药信息，2014，31（4）：178-181.
[12] 陈建华.孙桂芝教授病证结合治疗乳腺癌经验整理与临床研究[D].北京：中国中医科学院.2012.
[13] 王辉.益气活血法抗乳腺癌血道转移的基础与临床转化研究[D].北京：中国中医科学院，2012.
[14] 周维顺，郭勇，谢长生.略论乳腺癌的诊治原则[J].浙江中医学院学报，1995，19（4）：3.
[15] 张峰，卢静.周维顺教授治疗乳腺癌经验总结[J].陕西中医学院学报，2013，36（3）：35-36.
[16] 卢雯平，陈长怀，花宝金，等.乳腺癌的中医治疗思路及方法[J].中国肿瘤，2003，12（6）：331-333.
[17] 陈洁琼.基于信息采集和分析技术探索名老中医米逸颖治疗乳腺癌经验[D].北京：北京中医药大学，2012.
[18] 刘胜，花勇强，孙平，等.乳移平抗乳腺癌术后复发转移的临床研究[J].中西医结合学报，2007，5（2）：147-149.
[19] 刘玲琳，刘胜.乳移平配伍肺经引经药桔梗抗乳腺癌肺转移作用及机制的实验研究[J].上海中医药杂志，2010，44（10）：61-65.
[20] 李增战，陈捷，苗文红，等.鹿仙散结汤治疗晚期乳腺癌30例[J].陕西中医，2007，28（5）：526-527.
[21] 王永恒.中药复方消岩液对乳腺癌的抑制作用及其机制研究[D].青岛：中国海洋大学，2010.
[22] 王琦.扶正消瘤汤对乳腺癌术后抗复发转移治疗的队列研究[D].深圳：南方医科大学，2010.
[23] 崔骥，吴丽英.乳岩方治疗乳腺癌术后抑郁[J].中国实验方剂学杂志，2012，18（6）：263-264.

[24] 李艺，李俊.柴胡疏肝散在乳腺癌治疗中的应用体会 [J].临床医药文献杂志，2015，2（26）：5561.

[25] 潘苏白.消核丹治疗乳腺癌49例报告 [J].江苏中医，2000，21（9）：24.

[26] 张玉人.扶正祛毒方及其单体成分浙贝母素经干预乳腺癌干细胞诱导上皮-间质转化防治乳腺癌转移 [D].北京：北京中医药大学，2014.

[27] 李丽清，孙兴华，洪月光.三阴乳腺癌的中医药治疗 [J].中国误诊学杂志，2010，10（19）：4566-4567.

[28] 张卫红.卞卫和教授治疗乳腺癌经验举隅 [J].南京中医药大学学报，2007，23（2）：126-128.

[29] 沈晔华，宋明志，黄雯霰.中西医结合治疗71例乳腺癌术后患者的疗效分析 [J].中西医结合学报，2003，1（1）：30-31.

[30] 武自力.金静愉治疗乳腺癌经验 [J].四川中医，2007，25（8）：5-6.

[31] 林丽珠主编.肿瘤中西医治疗学 [M].北京：人民军医出版社，2013：166.

[32] 黄春香.章永红教授辨治乳腺癌疼痛经验 [J].中国中医急症，2010，19（3）：459-460.

[33] 刘枫，刘淑华，任志刚，等.89锶联合中药骨瘤方治疗乳腺癌多发性骨转移瘤的临床观察 [J].中国中西医结合杂志，2003，23（4）：265-267.

[34] 王金秀.中医药立体疗法治疗男性乳腺癌伴肺转移胸腔积液1则 [J].四川中医，2014，32（3）：138-139.

[35] 王坚，章永红.章永红治疗乳腺癌用药特点浅谈 [J].河北中医，2012，34（10）：1450-1451.

[36] 彭海燕，章永红，叶丽红，等.乳腺癌中医证治四要法——附验案4则 [J].江苏中医药，2012，44（1）：60-61.

[37] 熊慧生，徐建众.郑卫琴主任医师治疗乳腺癌经验 [J].中国中医急症，2010，19（5）：805-806.

[38] 杨强，杨富荣，等.卞嵩京辨治乳腺癌经验撷英 [J].时珍国医国药，2015，（8）：3-4.

[39] 杨强，卞嵩京.卞嵩京治疗肺癌验案赏析 [J].新中医，2014，46（2）：225.

[40] 杨强，卞嵩京.卞嵩京主任运用温运化瘀通幽法治疗噎膈经验简介 [J].新中医，2011，43（7）：171.

[41] 杨强，黄进秋，卞嵩京.刘民叔先生学术思想撷菁 [J].中华中医药学刊，2011，29（4）：692.

[42] 陈汉锐，李阳.林丽珠教授运用疏肝养肝法治疗乳腺癌经验介绍 [J].新中医，2010，42（6）：136-137.

[43] 郑丽丹，郑贤炳，等.郭勇应用中医药治疗辅助期三阴性乳腺癌临床经验 [J].浙江中西医结合杂志，2016，26（2）：99-101.

[44] 郭勇.恶性肿瘤及并发症中西医结合治疗 [M].北京：人民军医出版社，2014：65-71.

[45] 张玉柱，陈红风.顾氏外科第四代传人治疗乳腺癌术后经验浅析 [J].中华中医药杂志，2015，30（11）：3968-3970.

[46] 郑丽丹，高秀飞.乳腺癌术后的中医辨证论治 [N].上海中医药报，2009-11-13（11）.

[47] 唐汉钧.唐汉钧学术经验撷英 [M].上海：上海中医药大学出版社，2010：43-44.

[48] 胡升芳，谷焕鹏，陈红风，等.陆德铭教授扶正祛邪法治疗乳腺癌经验 [J].中华中医药学刊，2013，31（12）：2732-2734.

[49] 秦海洸.唐汉钧教授治疗乳腺癌辨证思路与用药经验 [J].中西医结合学报，2004，2（4）：297-298.

[50] 唐汉钧.乳腺癌术后的中医药治疗 [N].中国中医药报，2009-3-6（4）.

[51] 唐新.顾乃强诊治乳癌经验谈 [J].上海中医药杂志，1997（8）：28-30.

[52] 陆德铭.益气养阴法为主调治乳腺癌术后患者 [J].上海中医药大学学报，2008，22（1）：1-3.

[53] 陈振东，程怀东.乳腺癌常规治疗失败后的替代药物 [J]中华临床医师杂志（电子版），2011，2：027.

[54] 江泽飞，徐兵河，宋三泰，等.乳腺癌内分泌治疗的基本共识 [J].中华肿瘤杂志，2006，28（3）：238-239.

[55] 周力恒，柳光宇，狄根红，等.他莫昔芬序贯依西美坦治疗绝经后内分泌敏感性乳腺癌患者的安全性 [J].肿瘤，2012，31（4）：354-358.

[56] S Vaidya J，Baldassarre G，A Thorat M，et al. Role of glucocorticoids in breast cancer[J]. Current pharmaceutical design, 2010, 16（32）：3593-3600.

[57] 陈鹊汀，胡庚坤，王振东，等.桃红四物汤治疗乳腺癌术后皮瓣血运障碍40例 [J].河北职工医学院学报，2003，20（1）：29.

[58] 陈海滨，应声闻.血府逐瘀汤预防乳腺癌术后皮瓣坏死体会 [J].现代中西医结合杂志，2008，17（5）：731.

[59] 王建丽，郭燃，杜慧莹，等.中药湿敷用于乳腺癌术后皮瓣坏死的观察及护理 [J].中国民康医学，2007，19（4）：311.

[60] 蔡剑虹.二龙膏合白蜡散治疗乳腺癌后皮瓣坏死23例 [A].2009年全国中医外治发展论坛暨全国中医外治学术会议论文集 [C].2009.

[61] 蔡炳，郭勤，郭智涛，等.生肌玉红膏对乳腺癌术后皮瓣坏死溃疡的疗效观察[J].中医外治杂志，1997，（5）：11.

[62] 罗崇谦，黄霖.五苓散加减治疗乳腺癌术后上肢水肿的临床观察[J].辽宁中医杂志，2006，33（9）：1132.

[63] 金宇，杨赶梅，等.通络消肿方治疗乳腺癌术后上肢淋巴水肿的临床研究[J].深圳中西医结合杂志，2011，21（6）：358-360.

[64] 朱世杰.李佩文治疗乳腺癌经验撷英[J].北京中医药，2008，27（3）：173.

[65] 袁吕荣.中药内服外敷治疗乳腺癌术后上肢淋巴水肿30例[J].长春中医药大学学报，2011，27（5）：790.

[66] 严苏纯，祝彼得，韩英光，等.当归补血汤不同制剂对骨髓抑制小鼠造血调控的实验研究[J].天津中医药，2008，25（3）：229-231.

[67] 陈志伟，祝彼得，许惠玉，等.四物汤配方颗粒与四物汤对骨髓抑制小鼠造血损伤恢复作用的比较研究[J].现代预防医学，2007，34（16）：3058-3059，3062.

[68] 姬广伟，何宏涛，孙见新.大补元煎防治乳腺癌化疗后骨髓抑制的疗效观察[J].中国药物与临床，2009，9（10）：988-989.

[69] 张瑾.乳腺癌患者淋巴细胞功能相关抗原表达水平的临床研究[J].中国中西医结合杂志，2000，20（2）：110-112.

[70] 赖米林.补肾健脾方对乳腺癌CE（A）T化疗所致白细胞减少症的影响[D].广州：广州中医药大学，2010.

[71] 祝东升，赵立娜，钟馨，等.益气生血汤防治乳腺癌化疗期间骨髓抑制35例[J].中医杂志，2011，52（2）：159-160.

[72] 胡永春，雷秋模，潘志欣.中药治疗乳腺癌化疗后恶心呕吐60例[J].实用中西医结合临床，2010，10（3）：60.

[73] 中华中医药学会.第十一届全国中医及中西医结合乳腺病学术会议论文集[C].2009.

[74] 朱月娇，周月芬，胡喜兰.参麦注射液对含阿霉素方案治疗癌症毒副反应的疗效观察[J].浙江中西医结合杂志，1999，9（3）：157-159.

[75] 石璐，陈军刚，严啸薇.黄芪注射液对含阿霉素方案化疗毒副反应的影响[J].中医药临床杂志，2005，17（1）：12-14.

[76] 张卫平，冉冉，王珏，等.加味桂枝汤熏洗防治卡培他滨所致手足综合征的临床观察[J].浙江中医药大学学报，2011，35（2）：195-197.

[77] 张若燕，李利亚，呙清临.加味黄芪桂枝五物汤防治希罗达相关性手足综合征的临床观察[J].辽宁中医杂志，2007，34（6）：783-784.

[78] 李润泽.中医药干预乳腺癌类围绝经期综合征临床研究[D].北京：北京中医药大学，2014.

[79] 李福莲，张克伟，张春生，等.自制中药洗剂防治乳腺癌化疗脱发30例效果观察[J].齐鲁护理杂志.2007，13（13）：24-25.

[80] 王春玲.中医药防治放疗、化疗所致口腔溃疡的研究现状[J].南京中医药大学学报，2011，18（3）：16-19.

[81] 罗玉昂.许芝银教授治疗乳腺癌临证思辨特点探析[J].中华中医药杂志，2014，29（3）：768-770.

[82] 姚礼珑."清热活血解毒"法治疗乳腺癌患者急性放射性皮炎临床研究[D].北京：北京中医药大学，2014.

[83] 赵丽平，周海虹.运用和法治疗乳腺癌服用他莫昔芬所致类更年期综合征体会[J].中医药通报，2009，2（8）：49.

[84] 王兰，王彬彬.吴良村治疗乳腺癌内分泌治疗后经验总结[J].陕西中医药大学学报，2016，39（1）：42-44.

[85] 陈艳，毋光明.滋水清肝饮改善乳腺癌三苯氧胺治疗副反应84例分析[J].中国中西医结合杂志，2007，27（5）：469.

[86] 郑杰.重视乳腺癌规范的常规病理学检查[J].中华病理学杂志，2009，38（1）：5-7.

[87] 朱美琴，张东生，苏争艳，等.98例乳腺癌肝转移患者的回顾性研究分析[J].癌症，2007，26（4）：423-426.

[88] 边静，马科，等.中医药防治乳腺癌策略体系探讨[J].中国中医基础医学杂志，2012，18（4）：412-413.

[89] 董豹珍.丹栀逍遥散加减治疗乳腺增生症[J].中国民间疗法，2015，23（10）：45-46.

[90] 赵钰.十四味融结汤对乳腺增生模型大鼠血清中雌二醇及孕酮含量的干预研究[D].河南：河南中医学院，2013.

[91] 金利家.协定乳腺方治疗乳腺增生病36例临床观察[J].浙江中医杂志，2014，49（7）：514.

[92] 黄慧琳，曾幼波，林川等.小金丸治疗乳腺增生的临床观察[J].海峡药学，2004，16（3）：96-97.

第三节　宫颈癌

一、概述及流行病学

　　宫颈癌（cervical cancer）是女性生殖系统中最常见的恶性肿瘤，在世界范围内，其发病率在女性恶性瘤中仅次于乳腺癌，年轻患者发病率呈上升趋势。据世界卫生组织估计，20世纪80年代，全世界子宫颈癌每年新发病例为45.9万例，而我国则为13.15万例，约占新发病例的1/3。子宫颈癌的发病率有明显的地域差异，世界卫生组织通报的每年新发病例，主要分布在发展中国家，占75%以上，尤其在亚洲、非洲和南美洲地区。我国宫颈癌高发区主要分布在中部地区，且农村高于城市，山区高于平原。在内蒙古、山西、陕西、湖北、湖南、江西、西藏等地发病率较高。宫颈癌在年轻及年老妇女中均可发病，发病年龄相差较大，20～80岁之间均有发病，发病率一般随年龄的增长而显著上升，发病高峰多在40～60岁，其中原位癌为35～55岁，浸润癌为40～70岁。宫颈癌主要为鳞癌，占90%～95%；腺癌次之，5%左右；少数为腺鳞癌。宫颈癌的发病部位，在子宫颈阴道部，或移行带鳞状上皮细胞和宫颈内膜柱状上皮细胞的交界处，好发于鳞状上皮部分称为子宫颈鳞状上皮癌。发于子宫颈管的柱状上皮部分称为子宫颈腺癌。

　　宫颈癌属于中医癥瘕、阴疮、积聚、五色带下的范畴。《内经》有云："任脉为病，女子带下瘕聚"。《千金要方》曰："妇人崩中漏下，赤白青黑，腐臭不可近，令人面黑无颜色，皮骨相连，月经失度，往来无常……阴中肿如有疮之状。"其描述与宫颈癌晚期的临床表现相近。

二、病因及发病机制

（一）祖国医学对宫颈癌病因及发病机制的认识

1.正气亏虚

　　先天禀赋不足，后天失养，或房劳过度、胎产失养，伤及冲任，皆可致脏气亏虚，正气无力抗邪而生本病。

2.七情所伤

　　长期过度的精神刺激，或突发剧烈的精神创伤，出现情志内伤。造成脏腑功能失调，肝脾不和，肾虚不充，正气亏虚，正虚无力抗邪则生本病。

3.感受外邪侵袭

　　正气虚损是形成肿瘤的内在依据，而邪毒外侵是形成肿瘤的条件。本病多由外来湿热之邪侵袭所致。房事不洁，胎产失养，外感邪毒乘虚侵袭胞宫，"正气存内，邪不可干"，如正气内虚，则邪气内侵，内在正气无力对冲抗邪，则生内乱，内外合邪，冲任失调，阴阳失和，气机逆乱，生化失常，癌邪内生。积久癌毒内结，化火生热，阻碍气血津液运行，癌毒与气血津液相搏，而成癌肿、血瘀、痰阻、湿聚之症。

　　本病是正虚邪袭相互作用的结果，正气亏虚，加之外邪侵袭，致癌毒之邪内生，蕴结宫颈所致。由于产后经行不慎，风寒湿热之邪内侵，或七情饮食内伤，导致脏腑功能失常，气血失调，冲任损伤，癌毒之邪相生，留滞胞宫，积结不解日久渐成，尤其与产后、经期不注意调摄有关。不注意性生活卫生、早婚、早产、多产及性生活紊乱亦是导致宫颈癌发生的重要原因。《医宗必读》曰："积之成也，正气不足而后邪气踞之"。《妇人大全良方》又云："产后血气伤于脏腑，脏腑虚弱为风冷所乘，搏于脏腑，与气血相结，故成积聚块也。"

（二）现代医学对宫颈癌病因及发病机制的认识

1.人乳头瘤病毒（HPV）感染

大量研究表明，生殖道HPV感染在子宫颈癌发病中起着重要的作用，也是宫颈癌的主要危险因素。目前，已确定其中的HPV-16、HPV-18、HPV-31、HPV-45为最常见。大约85%的宫颈癌患者有上述HPV感染。单纯疱疹病毒2型（HSV-2）、巨细胞病毒（CMV）等病毒的感染也可导致。

2.与性生活、婚姻有关

性生活过早（18岁以前）的妇女，其发病率较18岁以后开始性生活的高4倍。研究认为，初次性交的年龄代表HPV感染的时间，也是潜伏期的开始，表明HPV传播的危险期是宫颈受到损伤的时期。若性生活开始早又患有梅毒、淋病等性传播疾病，其发病率较正常妇女高6倍。宫颈癌的发病与其一生中的性伴侣数有关。性伴侣数在3～5个以上与仅有1个性伴侣的妇女相比，前者患宫颈癌的危险要大得多。国外报道15岁以前开始性生活或有6个以上性伴侣者，子宫颈癌的发病危险增加10倍。男性性伴侣生殖器不卫生，对诱发该病也起一定的作用。未婚及未产妇女患宫颈癌的极少。早婚是指妇女在20岁前结婚，宫颈癌患者约50%有早婚史。多次结婚也是发病的因素之一。

3.慢性炎症

现在HPV感染基本上被公认为宫颈癌流行病学的关键病因，但是如果同时有多种感染存在，患宫颈癌的危险就会增加。曾有人提出宫颈炎、宫颈糜烂、滴虫阴道炎等慢性炎症可以增加HPV感染的致癌性。

4.其他因素

有人认为吸烟与宫颈癌有关，因为在宫颈黏液中查出了尼古丁。由于吸烟和性行为有协同关系，所以认为吸烟与宫颈感染HPV的危险性有关。此外，宫颈癌的发生可能与部分地区妇女的社会经济地位低下，营养不良，免疫力低下，不良的精神因素有关。

三、临床诊断

（一）临床表现和体征

子宫颈癌早期可无任何症状及特殊体征，常难以和慢性宫颈炎等一些妇科疾病鉴别，容易导致漏诊或误诊。也有少量有接触性出血或粉色白带。随着病情的发展，症状可逐渐明显。主要表现为不规则阴道流血，阴道分泌物增多和疼痛。

1.症状

（1）阴道流血：是宫颈癌患者的主要症状，占80%～85%，尤其是老年绝经后的妇女，阴道流血更应引起注意。

（2）阴道分泌物增多：也是宫颈癌的主要症状，多发生在阴道出血之前，也有发生在阴道出血之后。最初量不多，无臭，随着病情加重，可产生浆液性分泌物，晚期多因感染出现大量脓性或米汤样恶臭白带。

（3）疼痛：是晚期宫颈癌的症状，多因肿瘤沿宫旁延伸，侵犯骨盆壁，压迫周围神经所致。常常表现为坐骨神经痛或一侧骶、髂部位的持续性疼痛。

（4）其他症状：如肿瘤侵犯到膀胱，患者可出现尿频、尿急、尿痛、下坠和尿血，常常被误诊为泌尿系统感染，严重的可形成膀胱-阴道瘘。如肿瘤侵犯直肠，可有下坠，排便困难，里急后重，便血等症状，进一步发展可出现阴道-直肠瘘。晚期常常伴有消瘦，贫血，发热等症状。也可因出现不同部位的远处转移而出现相应的症状。

2.体征

早期宫颈癌患者多无明显体征。晚期患者可有远处转移，转移的部位不同，则出现的体征也不同，较常见的是锁骨上及腹股沟淋巴结转移，在其部位可出现结节或肿块。肿瘤可以通过血管或淋巴系统扩散到远处器官而出现相应部位的转移灶。

（二）实验室及病理活检检查

1.宫颈细胞刮片检查

宫颈细胞刮片检查是发现早期宫颈癌有效的检查方法。对已婚妇女，妇科检查或人群普查时，都常规进行宫颈细胞刮片检查作为筛查手段。过去宫颈刮片多用小脚板，目前则采用双取器，很大程度上提高了细胞学的诊断率。

2.碘试验

碘试验是将碘溶液涂在宫颈和阴道壁上，观察其染色的情况。不着色处为阳性，在该处取活检。

3.阴道镜检查

阴道镜检查主要用于检查宫颈癌及癌前病变。检查时主要观察血管形态，毛细血管间距，上皮表面，病变界限等，在异常部位进行定位活检即可提高诊断的准确性。

4.活体组织检查

活体组织检查是用宫颈活检钳从宫颈上夹取组织送病理检查，是诊断宫颈癌最可靠的依据。

5.宫颈锥切术

当宫颈刮片多次检查为阳性，而宫颈活检为阴性或活检为原位癌，临床不能排除浸润时，可行宫颈锥切术，以明确诊断。

（三）其他检查

另外，根据具体情况可进行膀胱镜、直肠镜、肾图、肾盂造影、胸片、骨盆相等检查，必要时可进行CT扫描或MRI检查，有助于确定病变范围及临床分期，选择恰当的治疗方法，提高治愈率和判断预后。

（四）病理学诊断

1.大体分型

子宫颈癌大体可分为糜烂型、外生型、内生型、溃疡型。

2.组织学分类

（1）不典型增生：可分为轻度、中度和重度增生。

（2）原位癌：鳞状上皮全层皆为癌细胞，但基底膜完整，间质不受侵犯。

（3）早期浸润癌：在原位癌的基础上，少量癌细胞侵入间质。

（4）浸润癌：癌细胞侵入间质的范围更广，根据细胞分化程度，一般分为高、中、低三级。

3.转移复发趋势

宫颈癌的转移途径主要是直接蔓延和淋巴转移。肿瘤直接向邻近组织和器官蔓延，侵犯宫体、两侧宫旁、盆壁、阴道，晚期也可侵犯结肠和直肠。淋巴转移，肿瘤可转移至闭孔、宫内外淋巴结、髂总动脉、腹主动脉旁，腹股沟深部等淋巴结，晚期可见锁骨上淋巴结转移。血行转移较少见。盆腔、子宫残端是宫颈癌易复发的部位。

4.病理分型及分级

宫颈癌的主要类型是鳞状细胞癌和腺癌，但其他类型的上皮癌和肿瘤也时可见到，它们的治疗及预后并不完全相同，见表12-6。

表12-6　WHO宫颈上皮性肿瘤组织学分类（2003年）[1]

鳞状上皮肿瘤及其癌前病变	腺上皮肿瘤及其癌前病变	其他
鳞状细胞癌，非特殊类型	腺癌	腺鳞癌
角化型	黏液腺癌	毛玻璃细胞亚型
非角化型	宫颈管内膜型	腺样囊性癌
基底细胞样	肠型	腺样基底细胞癌
疣状	印戒细胞型	神经内分泌肿瘤
湿疣状	微偏型	类癌
乳头状	绒毛腺型	非典型类癌
淋巴上皮瘤样	子宫内膜样腺癌	小细胞癌
鳞状上皮移行细胞癌	透明细胞腺癌	大细胞神经内分泌癌
早期浸润性鳞状细胞癌	浆液性腺癌	
鳞状上皮内肿瘤	中肾管型腺癌	
宫颈 CIN III 级	早期浸润性腺癌	
原位鳞状细胞癌	原位腺癌	
良性鳞状上皮病变	腺体不典型增生	
尖锐湿疣	良性腺上皮病变	
鳞状上皮乳头状瘤	苗勒管源性乳头状瘤	
纤维上皮性息肉	宫颈管内膜息肉	

5.临床分期

TNM分期是目前应用最广泛的一种恶性肿瘤分期系统，绝大多数实体瘤均采用此种分期方法，但就妇科肿瘤而言，更常用的却是基于临床检查来判断肿瘤解剖学范围的国际妇产科联盟（FIGO）的临床分期[2]，见表12-7。

表12-7　宫颈癌TNM分期与FIGO分期

期别	T	N	M	FIGO		T、N、M简明定义
I A	T_{1a}	N_0	M_0	I A	T_{1a}	仅在显微镜下可见的浸润癌。所有肉眼可见的病灶，即使是表浅的浸润
I A1	T_{1a1}	N_0	M_0	I A1		都归为IB/T_{1b}期
I A2	T_{1a2}	N_0	M_0	I A2	T_{1a1}	间质浸润深度≤3mm，水平浸润≤7mm
I B	T_{1b}	N_0	M_0	I B	T_{1a2}	间质浸润深度>3mm，但不超过5mm，水平浸润≤7mm*
I B1	T_{1b1}	N_0	M_0	I B1	T_{1b}	局限于宫颈的临床可见病灶，或是镜下肿瘤的病变范围>IA2/T_{1a2}期
I B2	T_{1b2}	N_0	M_0	I B2	T_{1b1}	最大直径≤4cm的临床可见病灶
II A	T_{2a}	N_0	M_0	II A	T_{1b2}	最大直径>4cm的临床可见病灶
II A1	T_{2a1}	N_0	M_0	II A1	T_{2a}	病灶超出子宫，无宫旁组织浸润
II A2	T_{2a2}	N_0	M_0	II A2	T_{2a1}	最大直径≤4cm的临床可见病灶
II B	T_{2b}	N_0	M_0	II B	T_{2a2}	最大直径>4cm的临床可见病灶
					T_{2b}	有宫旁组织浸润

期别	T	N	M	FIGO		T、N、M简明定义
ⅢA	T_{3a}	N_0	M_0	ⅢA	T_{3a}	肿瘤侵及阴道下1/3，未侵及盆壁
ⅢB	T_{3b}	任何N	M_0	ⅢB	T_{3b}	肿瘤侵及盆壁和/或导致肾盂积水或无功能肾
	$T_{1\sim3a}$	N_1	M_0	ⅣA	T_4	肿瘤侵及邻近器官（膀胱或直肠黏膜的泡样水肿不足以作为诊断Ⅳ期的依据，必须活检证实）和/或超出真骨盆
ⅣA	T_4	任何N	M_0	ⅣB	N_1	区域淋巴结有转移
ⅣB	任何T	任何N	M_1		M_1	远处转移（包括腹膜播散、纵隔或锁骨上淋巴结转移及肝、肺、骨转移）

注：*间质浸润深度定义为邻近最表面的上皮乳头的上皮间质交界到肿瘤浸润最深处的距离，脉管间隙受侵不影响分期，这是因为病理科医师对于组织标本中是否存在淋巴血管间隙受侵有时候不能达成一致意见。

四、治疗

（一）中医治疗

1.宫颈癌的病证特点

宫颈癌的病证特点应从两个方面分析。

肿瘤方面，肿瘤在宫颈内肆意滋长，扎寨营垒，癌毒之邪与痰瘀胶结成块，或毒盛浸延局部组织、器官，或沿淋巴管、血管转移他处。

对人体而言，有虚实两个方面。虚者，气虚、阴虚、血虚、阳虚；实者乃肿瘤阻滞脏腑气血运行，致气滞、血瘀、湿阻、痰结、热郁。毒结日久可致五脏失调，气血衰败，阴阳失衡，而成危候。

病位在宫颈，为冲任所主，主要涉及脾、肝、肾等脏腑。本病属本虚标实，证候多为寒热错杂、虚实并见。

2.宫颈癌治则治法

宫颈癌治疗遵从综合治疗的原则，中西医并重。中医治疗宫颈癌的治疗原则：对肿瘤为祛毒抗邪；对人体为扶正培本，纠正脏腑气血失调。具体治法：治肿瘤当以寒热之剂扫荡之，以平性之剂抑杀之，辅之以消痰软坚、祛瘀散结之药；调人体则虚者补之，实者调之。气虚者益气，血不足者补血，阴虚者滋其阴，阳亏虚者温肾助阳，气滞者理气，血瘀者活血，痰积者化痰，水湿者利水除湿，化热化火者，佐以清热泻火。临床注重中西医配合，根据病情，合理安排中西医治疗方法与时机，及时纠正西医治疗引起的毒副反应。放疗为火毒，易伤气阴，易致瘀滞，中药应兼顾益气养阴，兼以活血散瘀。

3.宫颈癌辨肿瘤临床常用药物选择

现代药理研究证实，一些中药具有抑制宫颈癌细胞生长，促进细胞凋亡作用；一些中药具有免疫增强作用，在放疗、化疗时配合中药，能增强放射治疗效果，减轻放疗、化疗毒副反应，对骨髓及肠黏膜具有保护作用。[3,4]宫颈癌辨肿瘤论治，建议根据临床经验及现代药理，合理选择以下药物。

（1）温热药：核桃枝，水杨梅根，蜈蚣（有毒），砒霜（有毒），雄黄（有毒），瓦松，马尾松，九节龙，苍耳子（有小毒），南瓜子，白降丹（有毒），藤黄（剧毒），花椒，鬼臼（有小毒），百部（有小毒），附子（有毒），猪牙皂（有小毒），雷公藤（大毒），毛茛（有毒），黄花夹竹桃（有毒），硇砂（有毒）。

（2）寒凉药：苦参，白花蛇舌草，半枝莲，蚤休（重楼，七叶一枝花）（有小毒），龙葵（有小毒），鸦胆子，金荞麦，猪殃殃，草河车（拳参，紫参）（有小毒），冬凌草，白毛藤（白英，蜀羊泉）（有小毒），贯众，石燕，朝天罐，扁枝槲寄生，东风菜，凤尾草，山豆根，锡生藤，喜树（有毒），虎掌草（有小毒），冰片，石竹，自消容，芦荟，白屈菜（有毒），苦楝皮（有毒），轻粉（有毒），水银（有大毒），马钱子（大毒），木槿草，火炭母草，苣荬菜，马鞭草，硼砂，秋水仙（有毒），八角莲（八角连，八角金盘）（有毒）。

（3）平性药：马蔺子，木馒头，臭椿皮，山桃叶，肿节风（接骨木），菝葜（金刚藤），老鹳草，铁包金，猫人参，菜豆，农吉利（野百合）（有毒），蓖麻子（有毒）。

（4）消痰软坚药：山慈菇（有小毒），浙贝母，龙骨，牡蛎，海藻，天花粉，夏枯草，半天南星（有毒），骆驼蓬子（有毒），土贝母，甜瓜蒂（有小毒），半夏（有毒），黄药子（有毒），杏仁（有小毒），牛蒡子，射干，瓜蒌，石菖蒲，阿魏，蜥蜴，白矾（明矾，枯矾）（有毒）。

（5）祛瘀散结药：石打穿，石见穿，石上柏，穿山甲，郁金，姜黄，铁树叶（有毒），墓头回，皂角刺，土鳖虫（有小毒），凤仙花，泽兰，没药，三棱，苏木，乳香，山茶花，珍珠菜，大麻药（有小毒），小白薇，小天蒜（小藜芦）（有大毒）。

4.宫颈癌辨人体临床常用药物选择

（1）补气：黄芪，黄精，灵芝，人参，党参，茯苓，白术，龙眼肉，棉花根（有毒）。

（2）温阳、散寒：海龙，桂枝，吴茱萸，附子（有毒），鹿角片，补骨脂，续断，杜仲，牛膝，桑寄生。

（3）滋阴：女贞子，枸杞子，山茱萸，麦冬，山药，柠条。

（4）养血：当归，何首乌，阿胶，地黄，紫河车，白芍。

（5）理气：预知子，凤尾蕉叶，柴胡，川楝子，山油柑，青皮，香附，陈皮。

（6）活血：益母草，牛膝，牡丹皮，莪术，赤芍，丹参，血竭。

（7）清热泻火：败酱草，蒲公英，升麻，贯众，青蒿，鱼腥草，栀子，黄连，连翘，知母，黄柏，牛黄，马尾连。

（8）利湿：猪苓，泽泻，茵陈，蚕沙，桑白皮，车钱子，生薏苡仁，苍术，田基黄，大黄，佩兰，商陆（有毒），白头翁，土茯苓。

（9）护皮止痒：白鲜皮，辛夷，椿根皮。

（10）敛疮：儿茶，乌梅，诃子，五倍子。

（11）止血：三七，卷柏，艾叶，大蓟、小蓟，墨旱莲，茜草，仙鹤草，槐角，花蕊石，紫草。

（12）其他：雷丸，首乌藤，火麻仁，甘草，决明子，五加皮。

5.宫颈癌辨证型论治

（1）孙桂芝[5]宫颈癌辨证型论治如下。①肝郁气滞证：胸胁胀满，情绪郁闷或心烦易怒，少腹胀满，口苦咽干，白带多，阴道流血夹有瘀块，舌暗红苔黄，脉弦。疏肝理气，散郁化结。逍遥散（《太平惠民和剂局方》）加减。柴胡10g，白芍15g，当归10g，茯苓15g，白术10g，生甘草6g，郁金10g，青皮10g，白英10g，蛇莓10g，黄柏10g，生黄芪30g，炒薏苡仁30g，川楝子10g，枳壳12g，陈皮10g。加减：胸胁痛加延胡索10g，香附10g。②肝肾阴虚证：头晕目眩，耳鸣腰酸，心烦易怒，夜眠不安，口燥，手足心热，白带稍多，有时阴道流血，舌质红或有裂纹，苔少，脉弦细或细弱。滋养肝肾，解毒散结。一贯煎（《柳州医话》）加味。生地黄12g，麦冬12g，沙参15g，枸杞子15g，川楝子10g，当归10g，黄柏12g，女贞子15g，墨旱莲15g，夏枯草12g，黄芩12g，马鞭草15g，生龙牡（先煎）各15g，炮穿山甲（先煎）10g。加减：腰酸腿软加桑寄生15g，川续断15g。③湿热瘀毒证：白带多，色黄如米泔，味臭，身重体倦，纳呆，尿黄，大便黏滞，舌红苔黄腻，脉滑数。利湿化瘀，清热解毒。二妙散（《丹溪心法》）合止带方（《世补斋不谢方》）加减。黄柏12g，苍术20g，茯苓15g，猪苓15g，泽泻15g，栀子10g，牡丹皮12g，赤芍10g，牛膝10g，清半夏9g，陈皮10g，枳壳12g，夏枯草15g，藿香10g，佩兰10g，银花12g，黄芩12g，连翘12g，白花蛇舌草30g。加减：白带多，口苦纳呆者，加茵陈30g，知母10g，砂仁（后下）6g，生麦芽30g，生薏苡仁30g。④脾肾阳虚证：身倦乏力，腰膝冷痛，纳差，白带多，质清稀，或有大量阴道流血，舌质淡苔薄白，脉沉细无力。健脾温肾，燥湿止带。双和饮（《太平惠民和剂局方》）合完带汤（《傅青主女科》）。熟地黄12g，枸杞子15g，山茱萸15g，甘草10g，杜仲10g，菟丝子30g，补骨脂12g，生黄芪30g，肉桂6g，太子参20g，炒白术15g，苍术15g，陈皮10g，柴胡10g，山药12g。加减：形寒肢冷者，加制附子10g，淫羊藿12g，鸡血藤30g。

（2）林丽珠[6]宫颈癌辨证型论治如下。①肝郁气滞：善叹息，少腹胀痛，口苦咽干，白带微黄或夹血性，阴道流血夹瘀块。舌质暗红，苔薄白或微黄，脉弦。疏肝理气，解毒散结。逍遥散（《和剂局方》）加减。柴胡12g，当归15g，白芍12g，青皮10g，郁金12g，川楝子10g，蚤休10g，半枝莲15g，白花蛇舌草15g，茯苓20g，白术15g，薄荷6g，生姜3片，炙甘草6g。加减：纳少腹胀者，加炒麦芽、鸡内金以消食助运；神疲、乏力者，加黄芪、党参以健脾益气。②湿热瘀毒：带下量多，色黄，赤白或如米泔（或黄水，或如脓似血），气臭，少腹胀痛，纳呆脘闷，便秘溲黄，阴道流血量多色暗有瘀块。舌质暗红，苔黄腻，脉弦数。清热利湿，化瘀解毒。四妙丸（《成方便读》）加味。黄柏12g，苍术15g，半枝莲15g，蒲公英20g，败酱草12g，蚤休12g，土茯苓30g，莪术15g，预知子15g，薏苡仁15g，猪苓15g，怀牛膝12g，甘草6g。加减：大便秘结者，加大黄、厚朴以行气通便；阴道出血较多者，可加用三七粉（冲服）、牡丹皮以凉血止血。③肝肾阴虚：形体消瘦，眩晕目涩，耳鸣，腰膝疲软，潮热，颧红，五心烦热，盗汗，口苦咽干，心烦失眠，便秘尿赤，阴道不规则流血，量多色红，白带色黄夹血。舌质红，苔少，脉弦细数。滋补肝肾，解毒散结。六味地黄丸（《小儿药证直诀》）合二至丸（《医方集解》）加味。生地黄20g，山茱萸15g，山药15g，女贞子15g，墨旱莲15g，草河车12g，半枝莲15g，牡丹皮15g，知母10g，泽泻12g，茯苓15g，甘草6g。加减：少腹痛，痛如针刺，口干欲频频少饮者，加鳖甲（先煎）、乳香、没药以滋阴活血祛瘀；胸闷心烦易怒者，加郁金、柴胡以疏肝清热。④脾肾阳虚：神疲乏力，腰膝酸冷，小腹坠胀，纳少便溏，白带清稀而多，阴道流血量多如崩，或淋漓不净，色淡。舌质淡胖，苔白润，脉细弱。健脾温肾，补中益气。参苓白术散（《太平惠民和剂局方》）加减。人参9g，补骨脂15g，附子10g，黄芩12g，白术15g，茯苓15g，桑寄生12g，吴茱萸12g，砂仁6g，桔梗12g，生龙骨20g，生牡蛎20g，甘草6g。加减：腰痛者，加狗脊、续断以补肝益肾。纳差，腹胀者，加神曲、鸡内金以行气助运。

6.验方汇编

（1）常用药对

- 三棱10g，莪术6g：破血行气，消积止痛，可用于多种肿瘤。
- 槐花10g，苦参10g：清热燥湿，用于白带多，色黄如米泔，味臭，大便黏滞。
- 蜈蚣2条，蜂房4g：清热解毒，散结抗癌。
- 三棱10g，莪术6g，太子参15g，生黄芪30g：益气破瘀，消癥瘕结块，用于气虚明显而又兼有瘀结者。

（2）单验方

- 愈黄丹方：龙胆草15g，牡丹皮12g，全蝎、蜂房、黄柏、水蛭、人指甲、黄连、乳香、没药各6g，白花蛇3条，海龙1条，共研细末，用金银花煎水为丸，外用雄黄为衣，每次3～4.5g，每日2次，温开水吞服。雷永仲[7]用治疗宫颈癌81例，其中Ⅰ期19例，Ⅱ期45例，Ⅲ期17例，结果3年存活率分别为78.95%、22.22%、29.41%。

● 信枣散：白信石、明腰黄、铜绿、红枣。配制方法：先将白信石纳入大枣内，放置在盆内密封煅制，以大枣焦黑后取出，去枣留信。以白信石一两，加腰黄五钱，铜绿五钱，研末，将红枣去核，量枣之大小，嵌入上药3～4分。放置盆内扎紧，以泥固封火煅，反复煅制出黑烟（人畜避之，防中毒），以烟尽为度，取下埋土内三日，存性研细末，临用时加入人中白1/3或2/3，量病之轻重而定，再加冰片少许，鼓吹患处。

● 白花蛇蜜饮：白花蛇1条，炙蜈蚣2条，蜂房10g，蜂蜜50g。将白花蛇宰杀，去内脏后洗净，与拣杂的炙蜈蚣、蜂房一起晒干或烘干，共研成细末，瓶装，防潮，备用。每日2次，每次10g，用少许蜂蜜调服。具有清热解毒，散结抗癌之功效。治疗各型宫颈癌。

● 四核清宫丸：山楂核、荔枝核、橘核、桃核各30g，共研为细末，制成蜜丸，每次15g，每日3次口服，1个月为1个疗程。姚九香[8]用之共治18例宫颈癌，结果显效4例，有效8例，无效6例。

● 败酱草、夏枯草、半枝莲、生薏苡仁各30g，土贝母、炒槐花、川楝子炭、青陈皮各15g，土茯苓、金银花各20g，灵脂炭10g，甘草3g。水煎服，一日1剂，适用于早期子宫颈癌。

● 生黄芪、天花粉、土茯苓、白花蛇舌草、益母草、水红花子、抽葫芦各30g，党参、山药、熟地黄、蚤休、夏枯草、白芍、茯苓、杜仲、枸杞子、丹参、柴胡各15g，当归、生牡蛎（先煎）各20g。水煎服，一日1剂，适用于宫颈癌气血亏虚，肝肾不足者。

● 槐耳灵芝茶：槐耳15g，灵芝30g。将槐耳、灵芝洗净，切片，入锅，加水适量，煎煮40分钟即可。上、下午分服，饮汤吃槐耳、灵芝。具有健脾益气、扶正抗癌之功效，通治各型宫颈癌。

（3）李东涛宫颈癌验方举例

薏苡仁60g，莪术30g，败酱草45g，苦参30g，杏仁15g，乌梅15g，天南星30g（先煎1小时），半夏30g（先煎1小时），山豆根12g，墓头回30g，木馒头30g，茯苓30g，炒白术30g，菝葜60g，土茯苓30g，灵芝30g，白花蛇舌草60g，肿节风30g，升麻30g，石见穿30g，鸡内金30g，生麦芽30g，柴胡12g，郁金30g，夏枯草30g，浙贝母15g。水煎服，隔日1剂，分6次服。

7.宫颈癌常用中成药

（1）抗癌药

● 大黄䗪虫丸：用法见胰腺癌。

● 马蔺子胶囊：具有清热利湿解毒功效，口服，每次120mg，每日2次。马蔺子胶囊为近年来研制的一种具有抗肿瘤活性的放射增敏剂。乔乃安[9]用马蔺子素配合放疗与对照单纯放疗组比较。近期治疗有效率86.4%，明显高于对照组。

● 化癥回生口服液：用法见肝癌。

● 榄香烯乳注射液：20ml∶100mg。用法用量：静脉注射：一次400～600mg（4～6支），溶入5%葡萄糖注射液400～500ml或10%脂肪乳注射液中静脉滴注，每日1次。连用2～3周为1个周期。体外试验发现它对宫颈癌Hela细胞的DNA、RNA合成有抑制作用，尤以RNA减少更为显著，可使肿瘤细胞核酸含量降低，并且此抑制效应随着药物浓度升高而增强[10]。

（2）抗癌辅助药

● 康逆胶囊：用法见卵巢癌。

- 康艾注射液：用法见肺癌。

（3）抗癌与辅助综合治疗药

- 复方菝葜颗粒：用法见卵巢癌。
- 复方斑蝥胶囊（康赛迪）：用法见口腔癌。

8.其他治疗

（1）外治法

- 三品一条枪：《外科正宗》方，由明矾、砒霜、雄黄、没药组成。诸药经适当炮制，制成药条，插入患处，适用于子宫颈癌早期。杨学志[11]用"三品一条枪"（明矾60g，白砒45g，雄黄7.2g，没药3.6g，明矾及白砒分别研成细粉，混合后煅成白色块状物，研细加雄黄、没药粉，混合均匀，压制成型，紫外线消毒后备用）辅以双紫粉治疗早期宫颈癌243例，近期有效治疗率为100%。
- 制癌粉：蟾蜍15g，雄黄3g，白及12g，明矾60g，砒霜1.5g，五倍子1.5g，紫硇砂0.3g，三七3g，消炎粉60g，共研细末外用。适用于宫颈癌热毒甚者。
- 黑倍膏：蛋黄20个，置入适量头发熬油。蛋黄油60g，加五倍子15g，冰片60g，苦参15g，调匀外用。适用于子宫颈癌湿毒明显，局部渗液臭秽者。
- 黄中槐[12]根据子宫颈癌早、中、晚期分期不同，自拟抗子宫颈癌Ⅰ号、Ⅱ号、Ⅲ号方分别治疗。抗子宫颈癌Ⅰ号：轻粉、藤黄各6g，冰片3g，硼砂、川楝子各15g；抗宫颈癌Ⅱ号：鲫鱼粉30g，生穿山甲10g，冰片、火硝各3g，朱砂6g；抗子宫颈癌Ⅲ号：海螵蛸24g，冰片3g，麝香适量。以上三方都将中药研成细末，另用蚕茧壳1个，挖一个小孔将药粉装入，上于宫颈糜烂处，隔日冲洗换药1次。另外内服方药（炮穿山甲15g，当归30g，三棱、莪术各10g，鸡内金12g，天花粉60g）加以配合，疗效较单一治疗时显著。
- 梁勇才[13]用具有活血抗癌作用的中药"506"粉剂（白硇砂、三七各15g，生贯众5g，红升丹、麝香、梅片各0.25g，硇砂经醋制后与其他生药混合研磨成细粉，过筛拌匀后即可）治疗宫颈鳞状细胞癌34例，近期治愈15例，总有效率为82.4%。
- 上海第一医科大学妇产科医院[14]通过内服半夏片（肠溶片，每片含生药0.3g，每日服2次，每次服4～5片或鲜南星煎汤代茶饮，每日1剂），同时外用鲜南星或鲜半夏根（每6g加75%乙醇0.5ml，捣碎，用纱布包好，塞紧宫颈癌灶处，阴道外口再塞一棉球，每日或隔日1次），共治宫颈癌53例，近期治愈11例，显效20例，有效14例，有效率84.9%。

（2）艾灸

有学者报道艾灸能显著提高子宫颈癌放疗患者血清免疫调节因子白细胞介素IL-2、IL-6、IL-8的含量，能提高红细胞免疫黏附功能及T细胞亚群及其比值，具有抗肿瘤免疫作用[15-17]。

9.宫颈癌中医名家经验

（1）孙桂芝治疗宫颈癌经验

案例1：倪某，女，71岁，河北人。

患者闭经20年后出现阴道不规则流血，伴有下腹部坠胀。于1989年2月诊断为子宫颈癌，浸及阴道后壁，行放疗。放疗后，出现大便脓血，里急后重，下腹坠胀，诊为放射性直肠炎，遂就诊于我处。脉细数，舌质红苔黄腻。辨证：湿热下注。治则：清热利湿，解毒抗癌。处方：槐花地榆汤加味。槐花10g，地榆10g，败酱草10g，马齿苋15g，白鲜皮10g，土茯苓15g，白花蛇舌草15g，杭白芍15g，橘核10g，焦六曲30g，炙甘草10g，浮萍15g，蜂房4g，三棱10g，莪术10g。连服7剂后症状减轻。

二诊：大便脓血好转，肛门仍灼热、刺痛，脉舌同前，原方加炒黄柏10g，蛇床子10g，加用加味西黄丸，每次2粒，每日3次，饭后服。治疗2个月症状明显减轻，可以坚持家务劳动，随访3年，无明显不适。

案例2：曹某，女，64岁，北京市人。

患者于1998年3～4月偶尔发现接触性出血而就诊，于某医院诊断为宫颈癌Ⅱa期，经手术切除后进行了放疗，于同年6月24日来我处就诊。现症：胸胁胀满，心烦易怒，少腹重坠，大便次数多带脓血，口苦咽干，尿痛，脉细弦，舌苔薄黄腻。为放射性直肠炎。辨证：肝郁气滞，湿热下注。治则：疏肝理气，散郁化结，清热利湿。处方：柴胡9g，赤白芍各12g，当归10g，土茯苓15g，白术10g，生甘草6g，黄芩12g，白英12g，川楝子10g，太子参20g，枳壳12g，陈皮10g，郁金12g，龙葵20g，蜈蚣2条，蜂房5g，浮萍15g，地榆炭10g，槐花10g，苦参15g，金银花20g，蒲公英12g，茯苓20g。水煎服，每日1剂。连服3个月。外用：苦参50g，蛇床子30g，黄柏30g，蒲公英30g，败酱草30g，白鲜皮20g，野花椒10g。加水1500ml，急火煎20分钟，取汁800ml。清洗外阴。

1998年10月16日二诊：初诊症状基本消失，仍头晕腰酸，心烦，夜眠不安，口燥，手足心热，舌质红苔少，脉细弱。辨证：肝肾阴虚。拟滋养肝肾，清热解毒抗癌法。方药：生地黄12g，麦冬12g，黄柏12g，知母12g，山药15g，牡丹皮10g，山茱萸10g，地骨皮12g，女贞子15g，墨旱莲15g，阿胶（烊化）10g，夏枯草12g，黄芩12g，赤白芍各12g，蜈蚣2条，蜂房4g，浮萍15g，苦参15g，龟甲（先煎）15g，鳖甲（先煎）20g，生甘草10g。每日1剂，加用复方斑蝥胶囊2粒，日服3次。

1999年3月26日三诊：眠、纳差，腰酸腿软，脉沉，舌微红。证属肝肾阴虚。拟方：生地黄12g，麦冬12g，黄柏12g，知母12g，山药15g，牡丹皮10g，山茱萸10g，地骨皮12g，女贞子15g，墨旱莲15g，阿胶（烊化）10g，蜈蚣2条，蜂房4g，木瓜30g，桑寄生15g，鸡内金30g，生麦芽30g，炒枣仁30g，五味子10g，炒柏子仁30g，生甘草10g。隔日1剂，连服3个月，诸症基本消失。

按：随着人民生活水平的提高，提倡晚婚晚育，加强对子宫颈糜烂、不典型性增生等常见癌前疾病的治疗，使宫颈癌的发病率大大地降低。广泛开展宫颈癌的普查工作，做到了早发现、早诊断、早治疗，所以目前就诊于中医的患者大多已经做过手术、放疗、化疗，中医中药的优势在于减低放疗、化疗的毒副反应及抗转移防复发。该例患者在手术后行放疗，引起放射区域损伤，出现诸多放射损伤的症状，在经过养阴清热等治疗后患者症状消失，生活质量得到提高。这提示，中医中药对减轻放射损伤具有很好的作用。

（2）李东涛治疗宫颈癌中医验案举例

案例1：宋某，女，45岁。2012年11月5日初诊。

发现宫颈占位7月，手术化疗后。

因接触性出血2年，阴道不规则流血1月，于2012年4月13日入青岛大学附属医院。B型超声：子宫后壁1.7cm×1.6cm×1.4cm低回声，病理：宫颈鳞癌，中分化鳞癌，Ⅰb2期G₂。于2012年4月16日，双侧子宫动脉介入化疗栓塞，奈达铂100mg+博莱霉素30mg。于2012年5月3日在全麻下行广泛性全子宫切除加盆腔淋巴结清扫术加左侧卵巢移位术加右侧附件切除术加双侧卵巢活检术。术后病理：子宫颈管低分化鳞状细胞癌（溃疡型，直径2.5cm）浸达宫颈深层（＞1/2），淋巴结转移（－），Ⅰb2G3。2012年5月29日LFP方案化疗一次DDP 60mg，d1～2，5-FU 1.0，d1～5。6月22日始放疗，5000cGy/25f/5W。6月29日DDP 60mg，d1～2，单药。2012年8月15日奈达铂120mg，d1。化疗后出现肝功能损伤，骨髓抑制。10月25日谷丙转氨酶78U/L，白蛋白53.4g/L，消化差，吃萝卜加重，睡眠差，烦躁，脚后跟痛发凉，手足心热，大便频，稍稀，服双歧杆菌能好转，烘热汗出，牙凉，甲印多而大。舌苔白，有小瘀点，脉沉细缓。诊断：宫颈癌术后，放疗、化疗后。中药治疗：乌梅15g，生天南星30g（先煎1小时），生半夏30g（先煎1小时），生薏苡仁90g，墓头回30g，木馒头30g，鸡内金30g，生麦芽30g，炒白术30g，菝葜60g，土茯苓30g，桑黄30g，莪术30g，败酱草30g，苦参30g，白花蛇舌草60g，肿节风30g，升麻30g，石见穿30g，夏枯草30g，浙贝母15g，山豆根12g，茯苓30g，郁金30g，砂仁12g，白豆蔻12g（后下），陈皮10g，竹茹10g，生炒山药各30g，芡实60g，五味子30g，禹粮石30g（先煎），骨碎补60g，补骨脂30g，炒扁豆30g，莲子肉30g，淫羊藿30g，仙茅15g，菟丝子30g，百合30g，肉豆蔻12g。7剂，每剂煎10袋，每袋150ml，每日5袋，分3次服。蟾宫散，每次3g，一日3次。

2013年3月20日七诊。睡眠差，上楼梯时胸闷气喘，大便近3～4日一行，不干，胃脘不适减轻，常呃逆，舌苔白腻，脉虚弱。中药治疗：旋覆花15g（包煎），赭石30g（先煎），马齿苋60g，红景天30g，酸枣仁60g，柏子仁60g，儿茶15g（先煎），黄连30g，肉豆蔻15g，黄芪90g，厚朴45g，白芷10g，蒲黄10g（包煎），血余炭10g，蜂房10g，威灵仙30g，鸡内金45g，生麦芽45g，吴茱萸10g，生半夏30g（先煎1小时），全瓜蒌15g，柴胡15g，赤白芍各20g，炒白术60g，茯苓60g，炒枳壳30g，刺五加30g，五味子30g，土茯苓60g，乌梅20g，生天南星30g（先煎1小时），生薏苡仁120g，墓头回45g，木馒头60g，菝葜90g，桑黄30g，莪术30g，败酱草45g，苦参45g，白花蛇舌草60g，肿节风45g，升麻30g，石见穿30g，夏枯草45g，浙贝母20g，山豆根20g，郁金30g，砂仁15g（后下），白豆蔻15g（后下），陈皮10g，竹茹10g，生炒山药各30g，芡实60g，禹粮石30g（先煎），骨碎补60g，补骨脂30g，炒扁豆30g，莲子肉30g，干姜15g，百合30g，淫羊藿30g，仙茅15g，急性子30g，7剂，每剂煎18袋，每袋150ml，每日6袋，分3次服。蟾宫散服法同前。

2013年5月25日九诊。睡眠改善，大便改善，血糖高，昨日测空腹9.28mmol/L，脂肪肝（中度），谷氨酰转移酶48U/L，低密度脂蛋白高，呃逆消，脉细弱，舌质淡，苔白腻。上方加玉米须60g，枸杞子30g，茵陈120g，7剂，每剂煎18袋，每袋150ml，每日6袋，分3次服。蟾宫散服法同前。

患者大致按上方调理至2017年4月19日，病愈。

案例2：山某，女，37岁。2009年3月14日初诊。

宫颈癌术后，近日白细胞低，中性粒细胞低，雌激素低，放疗后2月，下肢水肿，查血管通，考虑淋巴管回流不畅，睡眠不佳，情绪不稳，手指麻。舌淡，苔白，脉虚。益母草30g，败酱草45g，莪术30g，车前子30g（包煎），黄芪90g，女贞子30g，枸杞子30g，淫羊藿30g，苦参60g，猪苓90g，山慈菇15g，水蛭12g，党参30g，炒白术30g，茯苓30g，陈皮15g，桂枝10g，泽兰30g，白花蛇舌草60g，半边莲30g，泽泻20g，炒山药30g，补骨脂15g，金荞麦60g，冬凌草60g，甘草10g，鸡内金15g，生麦芽15g，牛膝20g，木瓜30g。7剂，每剂煎8袋，每袋150ml，每日4袋，分3～4次服。

2009年5月1日四诊。发生右下肢丹毒，局部暗红、疼痛，肿胀，足疼痛，舌红，苔少，裂纹，脉数。处方：①牛膝15g，黄柏15g，苍术30g，金银花30g，地丁15g，连翘30g，黄芩15g，板蓝根30g，牡丹皮15g，赤小豆30g，生薏苡仁60g，当归20g，赤芍15g，七叶一枝花30g，石斛20g，玄参30g，制乳没各10g，芦根30g，太子参30g，黄芪60g。7剂，水煎服，每剂5袋，每袋150ml，每次1袋，一日4次。②全蝎20g，炮穿山甲30g。1剂，共研细末，每次服5g，一日1次。③蒲公英120g，黄柏30g，白矾30g，冰片4g。用法：每日1剂。前三味放入瓷盆中，加水2500ml，煎40分钟，候凉至40℃左右时，加冰片1g，搅拌后，用干净白毛巾反复湿敷患处，每次30分钟。每日4次，每次用药时加温，并放冰片1g。

2010年12月16日十二诊。仍有腿肿，睡眠差。生薏苡仁90g，败酱草90g，莪术60g，苦参60g，生半夏30g（先煎1小时），乌梅30g，生天南星30g（先煎1小时），车前子30g（包煎），山豆根15g，茯苓45g，珍珠母30g（先煎），酸枣仁60g，木馒头45g，薏头回45g，百合30g，白花蛇舌草45g，蒲公英45g，炒白术30g，桑叶30g，甘草15g，合欢花、皮各15g，猪苓60g，泽泻15g，鸡内金15g，生麦芽15g，白芷10g，炒扁豆30g。7剂，每剂煎8袋，每袋150ml，每次1袋，日4次。

患者大致按上方调理至2012年4月，停药。随访5年未复发。

（二）西医治疗

1.治疗原则

在选择子宫颈癌的治疗方案时，不仅要考虑到疗效，还要兼顾患者的生育要求和生活质量，应根据肿瘤大小、分期、组织学类型、有无淋巴结转移、治疗后并发症发生的风险及患者的意愿来决定最佳治疗方案。一般情况下，手术适用于原位癌、Ⅰ期及ⅡA期患者；放疗适用于所有期别的宫颈癌患者，单独放疗可治愈早期子宫颈癌，局部晚期患者可进行联合放疗、化疗；已有远处转移的患者应以姑息性化疗或放疗为主。

2.手术

手术方式主要根据病期及患者对生育的要求来选择，主要手术方式如下。

筋膜外子宫切除术　该手术适用于ⅠA1期宫颈癌患者。

改良式广泛子宫切除术　该手术适用于ⅠA2期宫颈癌患者。

广泛子宫切除术　该手术适用于ⅠB～ⅡA期宫颈癌患者。

根治性宫颈切除术　该手术适用于有生育要求的ⅠA期及肿瘤直径小于2cm的ⅠB1期宫颈癌患者。

辅助性子宫切除　因子宫纤维化或其他解剖学异常而无法给予足够放疗剂量的患者以及有子宫基底部受侵的患者考虑进行辅助性子宫切除术。

保留神经的手术　宫颈癌根治术中对盆腔自主神经的损伤常引起膀胱功能障碍，因此有研究提出保留神经的宫颈癌根治术，术中注意保护腹下神经、盆腔内脏神经及盆丛膀胱支。接受保留神经手术的患者术后尿潴留的现象明显减少。

腔镜手术　可用于腹主动脉旁淋巴结活检分期，也可辅助经阴道手术用于清扫淋巴结或在腔镜下进行完全的子宫颈癌根治术。腹腔镜下进行根治术的技术难度较大，医师的学习曲线较长，Chong等认为至少应进行50例手术的训练。目前，多数研究选择的是ⅠA2～ⅠB1期患者，只有少数研究将病例扩展到ⅡA期，且多在新辅助放疗、化疗后进行手术[18]。

电凝治疗　适用于低级别CIN（cervical intraepithelial neoplasia，宫颈上皮内瘤变）患者，且各种形状的电极可用于处理不同轮廓的宫颈病灶，治疗可达到宫颈管内，且出血少[19]。

激光治疗　适用于低级别CIN患者，可分为激光气化和激光锥切，对于宫颈管诊刮阳性或CIN面积大不宜做激光气化的患者应选择激光锥切。

冷冻治疗　冷冻治疗适用于病灶位于宫颈外口的低级别CIN患者，宫颈管诊刮阳性或病灶表面凹凸不平难以和冷冻探头完全接触者不宜进行该治疗。

宫颈环形电切除术（loop electrosurgical excisional procedure，LEEP）　LEEP的适应证包括：①细胞学为意义不明确的不典型鳞状细胞或腺细胞，但阴道镜检查无明显异常者；②细胞学或阴道镜检查怀疑为高度SIL者；③细胞学异常且阴道镜检查不满意者；④阴道镜和活检证实的低级别CIN，经保守治疗后病灶持续存在且无随诊条件者；⑤高级别CIN患者。LEEP治疗CIN安全有效，易于掌握，术后并发症如出血和感染都不常见，宫颈管粘连梗阻的发生率为0.5%～4%，主要见于切除病变较深或行LEEP锥切的患者。

冷刀锥切（cold knife conization，CKC）术　同LEEP一样，CKC术既可以用于诊断也

可以用于治疗CIN。相比于LEEP，CKC术切除范围更大，对组织没有热损伤，可以更充分地评价切缘情况，对手术的彻底性进行比较准确地评估，因此对原位癌（尤其是宫颈管原位腺癌）或可疑浸润癌的患者应行CKC术。

3.放疗

根治性放疗 ⅠA期如无法手术或不愿手术可行单独放疗。

术后放疗、化疗 盆腔淋巴结阳性、手术切缘阳性或宫旁组织阳性的患者，术后必须给予盆腔放疗以及化疗。盆腔淋巴结阴性者，若合并原发肿瘤体积大、间质浸润深和（或）脉管间隙受侵等高危因素，盆腔放疗可降低局部复发率，延长生存期，而联合化疗则有可能降低远处转移发生率。如果手术分期发现腹主动脉旁淋巴结转移，术后应行延伸野放疗（包括盆腔和腹主动脉旁淋巴结）加化疗，放疗时需注意保护肾脏。

局部晚期宫颈癌的同步放疗、化疗 局部晚期宫颈癌患者，同步放疗、化疗可以明显地延长其无病生存期和总生存期，降低局部复发或远处转移的风险；而且含铂的化疗较不含铂的化疗更有效；相比于Ⅲ～ⅣA期的宫颈癌患者，ⅡB期患者更能从同步放疗、化疗中获益。

姑息性放疗 对转移性宫颈癌患者而言，放疗的目的是减轻肿瘤所致的症状，提高生活质量。姑息性短程大分割放疗可有效地减轻骨转移、脑转移或淋巴结转移产生的症状，但缓解持续时间较短。

腔内放疗 对于ⅠA期宫颈癌而言，腔内放疗是主要治疗手段。而对于局部晚期宫颈癌患者，单独体外照射由于受膀胱和直肠的放疗耐受量的限制而难以达到根治量。由于宫颈、宫体和阴道对放射线耐量高，可以联合腔内放疗对原发肿瘤局部加量照射。

组织间近距离放疗 因解剖或肿瘤位置异常而导致腔内放疗困难的患者以及放疗后盆腔复发但无法手术的患者，可考虑行组织间插植近距离放疗，放射源常选用^{192}Ir。可选择经直肠超声、CT、MRI或腹腔镜引导下插植。

4.化疗及新靶点药物治疗

同步放疗、化疗 应用最普遍的化疗方案为单药顺铂，每周剂量40mg/m²，其他单药包括紫杉醇、氟尿嘧啶、羟基脲、卡铂、奈达铂，但效果都不及顺铂；每3～4周给予顺铂联合氟尿嘧啶的方案与每周单药顺铂方案相比疗效无明显提高，但其毒副反应增大。另有一项关于局部晚期宫颈癌同步放疗、化疗的随机试验表明，相比于顺铂单药化疗，吉西他滨＋顺铂方案化疗可延长无进展生存期及总生存期，但毒性反应也明显增加。

巩固性化疗 多个关于放疗、化疗后是否需继续给予化疗的研究显示，放疗、化疗后再进行巩固性化疗可使患者获益。

姑息性化疗 顺铂是治疗转移性宫颈癌最有效的药物。此外，有许多研究证实顺铂＋紫杉醇及顺铂＋托泊替康的联合方案较顺铂单药可提高缓解率、延长无进展生存期。吉西他滨＋顺铂方案同样可用于治疗转移性宫颈癌，但由于其毒性反应明显，因此NCCN指南推荐用于无法耐受紫杉醇及托泊替康的患者。有报道显示，顺铂＋紫杉醇方案在缓解率、无进展生存期及总生存期方面都优于顺铂＋吉西他滨、顺铂＋托泊替康及顺铂＋长春瑞滨方案。还有研究显示紫杉醇＋托泊替康方案化疗可取得54%的有效率，无进展生存期和总生存期分别为3.7个月和8.6个月，但血液学毒性较大。单药治疗方面除顺铂外，紫杉醇、卡铂、托泊替康都可选择，但托泊替康的毒副反应更大。其他可选择的单药包括多西他赛、紫杉醇、氟尿嘧啶、卡铂、托泊替康、伊立替康、吉西他滨、异环磷酰胺、丝裂霉素、培美曲塞和长春瑞滨。

宫颈癌常用的同步放疗、化疗和姑息化疗方案如下。

● 吉西他滨＋顺铂：吉西他滨，1000mg/m²，静脉滴注30分钟，d1、d8；顺铂，50mg/m²，静脉滴注，d1。每3周重复。

● 吉西他滨+顺铂：吉西他滨，1250mg/m²，静脉滴注，d1；顺铂，40mg/m²，静脉注射，d1。同步放射治疗，每周1次，共6次。

● 顺铂：顺铂，40mg/m²，静脉注射，d1，同步放射治疗。每周1次，共5次。

● 顺铂：顺铂，50mg/m²，静脉滴注（1mg/min），d1。每3周重复。

● 顺铂+氟尿嘧啶：顺铂，75mg/m²，静脉滴注4小时，d1；氟尿嘧啶，1000mg/(m²·d)，持续静脉滴注，d1～4。同步放射治疗，每3周重复，共3次。

● 顺铂+异环磷酰胺：顺铂，50mg/m²，静脉注射，d1；异环磷酰胺（同时给予美司钠），5000mg/m²，静脉滴注24小时，d1。每3周重复，最多化疗6周期。

● 托泊替康+顺铂：托泊替康，0.75mg/m²，静脉滴注30分钟，d1～3；顺铂，50mg/m²，静脉注射，d1。每3周重复。

● 依托泊苷+顺铂（用于宫颈小细胞癌）：依托泊苷，40mg/m²，静脉注射，d1～5；顺铂，25mg/m²，静脉注射，d1～5。每2周重复，共4个周期，第15日开始盆腔放射治疗。如果要进行全颅放射治疗，在第46日开始。

● 紫杉醇+卡铂：紫杉醇，175mg/m²，静脉滴注3小时，d1；卡铂，AUC=5，静脉滴注1小时，d1。每3周重复。

● 紫杉醇+顺铂：紫杉醇，135mg/m²，静脉滴注24小时，d1；顺铂，75mg/m²，静脉滴注（1mg/min），d2；每3周重复。

● 紫杉醇+顺铂+异环磷酰胺：紫杉醇，175mg/m²，静脉滴注，3小时，d1；顺铂，50mg/m²或75mg/m²，静脉滴注1小时，d2；异环磷酰胺（同时给予美司钠），5000mg/m²，静脉滴注24小时，d2。每3周重复（对于新辅助化疗者治疗3个周期）。

● 紫杉醇+托泊替康：紫杉醇，175mg/m²，静脉滴注3小时，d1；托泊替康，1mg/m²，静脉滴注，d1～5。每3周重复。

新靶点药物 NCCN推荐贝伐珠单抗单药用于复发或转移性宫颈癌的二线治疗。用法：15mg/kg，静脉滴注，每3周重复。用药直至疾病进展或患者出现不可耐受的毒副反应。

（三）中西医结合治疗

1. 与手术结合

（1）术前可以补益脾胃，调补气血为主，佐以清热祛湿解毒，软坚散结，活血化瘀等法，且忌滥施攻伐，可选用完带汤或止带方等[20]。

（2）宫颈癌术后表现气血亏虚为主，注意以补气血为先，可选用归脾汤、人参养荣汤等[20]。

2. 与放疗结合

（1）宫颈癌放疗治疗中常用的中医治法及方药[5]：①养阴清热、解毒抗癌法。治疗放疗所致的局部反应：症见带下黄白、腥臭、阴部疼痛，黏膜粘连、萎缩，伴口干、口渴、五心烦热、大便干结、舌红少苔或苔黄浊、脉数。药用生地黄10g，沙参20g，枸杞子20g，麦冬15g，川楝子10g，天花粉20g，苦参15g，金银花20g，蒲公英15g，浮萍15g，水煎服。舌苔黄腻，湿热重者，加黄连10g，黄柏10g；大便干结者，加生大黄10g，玄参10g；阴伤重，潮热盗汗者，加龟甲（先煎）15g，鳖甲（先煎）20g，银柴胡10g。②健脾补肾清热。治疗放疗后气血亏虚。药用党参15g，黄芪20g，白术10g，枸杞子20g，熟地黄15g，山茱萸15g，金银花20g，蒲公英12g，茯苓20g，水煎服。③升阳止血。治疗放疗后大便下血。药用补中益气汤加三七根15g，桔梗6g，阿胶（烊化）10g，地榆炭10g，水煎服。④放疗阴道黏膜损伤的中药预防与治疗：于放疗开始之日，每日进行 1～2 次阴道冲洗。用药：苦参 50g，蛇床子 30g，黄柏 30g，蒲公英 30g，败酱草 30g，白鲜皮 20g，野花椒 10g，加水 1500ml，急火煎 20 分钟，取汁 800ml。可预防阴道黏膜损伤并治疗损伤后伴发感染。⑤对放疗增敏：如补中益气汤，用于脾肾两虚，乏力下血者；三才封髓丹，用于肾虚乏力，带下清稀者，有提高免疫力并助抗癌的作用；四君子汤，用于脾胃气虚，有提高免疫力，减轻放射线损伤及抗癌的作用。

（2）莪术芍药汤：芍药、半枝莲、白花蛇舌草各 15g，当归、莪术、黄连、大黄、黄芩各 10g，槟榔、木香各 6g，肉桂 2g。吴晓春[21]用莪术芍药汤随症加减。每日 1 剂，水煎服，7 日为 1 个疗程，一般连服 2～4 个疗程。治疗 45 例宫颈癌放疗后并发直肠炎患者，结果治愈 33 例，好转 9 例，未愈 3 例，总有效率为 93.3%。

（3）参芪二胶汤与金虎洗剂：张晔[22]用此二方内服外用治疗放疗后毒副反应，有一定的疗效。参芪二胶汤（内服方）：生晒参、白英各 20g，生黄芪、生白芍、熟地黄、白花蛇舌草、半枝莲各 30g，鹿角胶（烊化）、阿胶（烊化）、当归、甘草各 10g，白术 60g。日 1 剂，水煎分 2 次服。出血加芥穗炭、三七参；大便黏滞加冬瓜仁、车前子；久泻久痢加罂粟壳、石榴皮；痛甚加延胡索、乌药等。1 个疗程 30 日，连用 3 个疗程。金虎洗剂（外洗方）：金钱草、虎杖、土茯苓、苦参、薏苡仁、白头翁、马齿苋各 30g，百部 15g，木贼、制附子各 20g。每剂水煎 2 次，浓缩取液 1000ml，每日 2 次坐浴，每次用药液 500ml，坐浴 15 分钟。1 个疗程 30 日，连用 3 个疗程，后 2 个疗程可视病情坐浴改为每日 1 次。

3.与化疗结合

（1）加减八珍汤：党参 15g，黄芪 15g，白术 12g，茯苓 10g，熟地黄 12g，川芎 12g，当归 15g，枸杞子 12g，甘草 6g[23]。保护骨髓，改善患者的细胞和体液免疫状态。

（2）十一味参芪片、地榆升白片：具有保护骨髓，升高白细胞的功能[24]。

五、预后及随访

（一）预后

就宫颈鳞状细胞癌而言，影响预后最主要的因素是 FIGO 分期，微浸润癌患者 5 年生存率超过 95%，而有远处转移者 5 年生存率降至 20% 以下。肿瘤大小是另一个预后因素，肿瘤直径大于 4cm 者预后明显变差。另外一些间接反映肿瘤大小的因素，如宫旁或盆壁受侵为单侧或双侧同样也与预后相关。临床分期虽未考虑淋巴结因素，但毫无疑问有无淋巴脉管间隙受侵、淋巴结转移及转移淋巴结的数目对预后有重要的影响，研究显示同样的 FIGO 分期里，淋巴结阳性者 5 年生存率明显下降。如术后病理发现宫颈间质中存在强烈的炎症反应则提示预后较好。对于放疗患者，贫血是影响肿瘤局控率和总生存期的独立因素。但除输血外，在放疗期间能否使用促红细胞生成素来纠正贫血尚有争议。有研究显示，贫血患者在放疗期间不宜使用促红细胞生成素，否则会导致血栓栓塞发生率增加，甚至生存期缩短。

宫颈腺癌，尤其是 I B2 期或以上的宫颈腺癌患者，其手术或放疗后的盆腔复发率和远处转移率都高于鳞状细胞癌患者，生存期也较短。虽然鳞状细胞癌的组织学分级是否与预后有关尚有争议，但对于腺癌来说，分化程度越差则治疗效果及预后越差。宫颈小细胞癌的预后很差，即便给予积极治疗，与同期别宫颈鳞状细胞癌和腺癌相比，小细胞癌患者的生存时间显著缩短，5 年生存率为 20%～30%。

宫颈复发癌的总体预后较差，但积极治疗仍会取得一定的效果。Ijaz 等报道复发宫颈癌放疗后的 5 年生存率约为 33%，孤立性阴道复发者预后明显优于盆壁复发或有淋巴结转移者。

Morley等报道复发患者接受盆腔淋巴结清除术后5年生存率甚至可达到60%，预后与是否存在区域淋巴结转移、治疗后至复发的时间长短及病理学类型有关。

多数研究认为宫颈残端癌的预后与普通宫颈癌相同。妊娠合并宫颈癌的预后尚有争论，虽然有研究认为妊娠期的高雌激素水平会促进肿瘤发展，但多数文献显示妊娠期和非孕期宫颈癌的预后相似。

（二）随访

常规体格检查、宫颈/阴道涂片细胞学检查：头2年每3～6个月1次，第3年每6～12个月1次，然后每年1次。NCCN指南中未给出随访持续时间，ESMO指南建议终身随访。胸片：每年1次，共5年。血常规、肾功能：每6个月1次。对于治疗后病灶持续存在或复发的患者应进行相应部位的影像学检查。

考虑到放疗的影响，涂片细胞学检查应在治疗结束3个月后进行。有研究认为，对于Ⅰ～Ⅱ期治疗后无症状的患者，巴氏涂片不能及时检出肿瘤的复发。还有研究显示，在肿瘤复发前7个月血清鳞状细胞癌抗原水平即有升高，可酌情选择。PET-CT可能有助于早期发现一些无症状的肿瘤复发或转移。此外，放疗后长期存活的宫颈癌患者可能会发生放射诱发的第二原发肿瘤，尤其多见于受照射剂量较高的部位，如结直肠、子宫、卵巢和膀胱，平均潜伏期约10年，对此也要给予必要的监测。

六、预防与调护

（一）预防

近年来，由于采用普查普治的措施，宫颈癌的发病率和死亡率在一些地区已有明显下降，这表明只要提高警惕，可以做到早期发现、早期诊断和早期治疗。

1.普及防癌知识，尽量每年进行一次妇科检查。HPV感染者，如病毒量较高，应中西医结合抗病毒治疗[25]。对于宫颈上皮内瘤变者，应做锥切术等相应处理，并可给予中药抗病毒、防癌治疗[26]。对宫颈炎、宫颈糜烂及息肉白斑等应积极治疗。徐如意等[27]研究81例宫颈上皮内瘤变Ⅰ并HPV阳性伴宫颈炎的患者，随机分为空白对照组、鱼腥草组、干扰素组，鱼腥草组给予鱼腥草粉涂抹宫颈，并配合中药汤剂（鱼腥草、黄芪、党参、白术、薏苡仁、甘草）口服，发现鱼腥草组HPV转阴率与CIN有效率与干扰素组无明显差异，对宫颈糜烂的有效率则高于另外两组。

2.提倡晚婚晚育少育，应节制性生活，杜绝性乱交。

3.开展性卫生教育，男性包茎或包皮过长建议到医院行包皮环切术。

4.患病后尽量到专科医院就诊，切忌乱投医，避免误诊和漏诊。

5.宫颈癌的发生与七情因素有密切关系，所以患病后应该有平和、乐观的心态，树立战胜疾病的信心，积极配合治疗。

6.适当参加体育锻炼，调节身心健康，如散步、打太极拳、练气功等。

7.治疗结束后仍需定期回院复查，以便早期发现复发和转移。

8.适时服用中药，能够起到增强免疫力和预防肿瘤复发转移的作用。

（二）调护

1.多食含有丰富维生素的食物及高蛋白低脂肪食物，适当补充一些微量元素，如动物的肝脏、蛋类食品，忌烟酒。宫颈癌建议常服以下保健食品：大蒜，薏苡仁，芡实，冬瓜，红小豆，乌梅，葱白，胡萝卜，龙眼肉，海龙，槐耳，芦笋，胡桃肉，茄子，无花果，海藻，山楂，大枣，菱角，白果，番杏，菜豆，槐花，茶叶。

2.掌握宫颈癌患者的心理特点，实施相应的心理治疗，减轻患者的精神负担，树立战胜疾病的信心，积极配合治疗，争取早日康复。

3.宫颈癌患者在治疗期及治疗后应注意阴部卫生，放疗后的患者应进行阴道冲洗，积极治疗放射性炎症，以免阴道粘连。

4.电针结合中医康复护理技术能促进宫颈癌根治术后生活质量及膀胱功能恢复[28]。

手术或放疗会对患者的性功能造成一定的影响，而且在放疗期间及放疗刚结束后进行性生活会加重放疗反应，但在治疗结束2～3个月后患者身体状况已基本恢复，可逐渐恢复性生活。阴道扩张器可减轻放疗引起的阴道粘连闭锁，但不主张以扩张器代替阴道性交。有些患者出现性生活障碍更主要的是由于心理因素问题，应给予必要的心理咨询。

参考文献

[1] 王展宏，范娜娣.子宫体肿瘤分类（2003）[J].诊断病理学杂志，2005，12（1）：78.

[2] Pecorelli S. Revised FIGO staging for carcinoma of the vulva, cervix, and endometrium[J]. Int J Gynaecol Obstet, 2009, 105（2）：103-104.

[3] 刘伟，梁晓春.中医药治疗宫颈癌研究进展[J].环球中医药，2013，6（7）：554-558.

[4] 米合勒阿衣·艾克帕，艾斯克尔·吐拉洪，阿不都热依木·玉苏甫.中医药黄酮类化合物的抗宫颈癌作用机制研究进展[J].中国民族民间医药，2014，（12）：14-15.

[5] 孙桂芝.孙桂芝实用中医肿瘤学[M].北京：中国中医药出版社，2009：313-315.

[6] 林丽珠.肿瘤中西医治疗学[M].北京：人民军医出版社，2013：268-269.

[7] 蒋玉洁.中国肿瘤秘方全书[M].北京：科学技术文献出版社，2004：128.

[8] 姚九香，王明义.自拟四核清宫丸治疗宫颈癌18例临床观察[J].甘肃中医，1998，（2）：35.

[9] 乔乃安.马蔺子素合并应用放射治疗晚期子宫颈癌的近期疗效观察[J].现代妇产科进展，2006，7（1）：83.

[10] 李佃芹.中医药治疗子宫颈癌的研究进展（综述）[J].中国城乡企业卫生，2007，22（6）：87-90.

[11] 杨学志."三品一条枪"治疗早期宫颈癌243例[J].中西医结合妇产科情报资料，2005，（2）：65.

[12] 贾立群.现代名中医肿瘤绝技.北京：科学技术文献出版社，2005：110.

[13] 梁勇才.当代癌症妙方[M].北京：人民军医出版社，2005：96.

[14] 梁勇才.当代妇科妙方[M].北京：人民军医出版社，2001：88.

[15] 徐兰凤，喻志冲，詹臻，等.艾灸对宫颈癌放疗患者免疫调节因子的影响[J].中国针灸，2003，23（1）：41-43.

[16] 袁红香，喻志冲，成慧珍，等.艾灸对宫颈癌放疗患者血红蛋白的影响[J].上海针灸杂志，2003，22（7）：33-34.

[17] 于玲，徐兰凤.艾灸对宫颈癌放疗患者免疫功能的影响[J].针灸临床杂志2004，20（3）：47-49.

[18] Colombo PE, Bertrand MM, Gutowski M, et al. Total laparoscopic radical hysterectomy for locally advanced cervical carcinoma（stages ⅡB，ⅡA and bulky stages ⅠB）after concurrent chemoradiation therapy：surgical morbidity and oncological results[J]. Gynecol Oncol, 2009, 114（3）：404-409.

[19] Petry KU. Management options for cervical intraepithelial neoplasia[J]. Best Pract Res Clin Obstet. Gynaecol, 2011, 25（5）：641-651.

[20] 杨燕贤，曾灏，谢孜，等.宫颈癌的中西医结合诊治[J].中医临床研究，2011，3（19）：36-37.

[21] 吴晓春.术术芍药汤治疗宫颈癌放疗后并发直肠炎45例的临床观察[J].浙江临床医学，2006，2（7）：486.

[22] 张晔.中医药治疗宫颈癌放疗、化疗后毒副反应报道[J].内蒙古中医药，2013，32（9）：49.

[23] 孙红，刘伟伟，姜红伟.八珍汤对宫颈癌术后化疗患者血清肿瘤坏死因子及免疫球蛋白水平的影响[J].国际中医中药杂志，2011，33（8）：722-723.

[24] 高雪.中医药干预对妇科恶性肿瘤放疗、化疗患者生存质量的影响研究[D].成都：成都中医药大学，2012.

[25] 殷洁，曹佩霞.HPV感染相关宫颈病变的中西医治疗研究[J].长春中医药大学学报，2012，29（1）：144-146.

[26] 王晶，卢苏.宫颈上皮内瘤变中医药治疗的研究近况[J].江西中医药，2009，2（40）：74-75.

[27] 徐如意，李丹，李力，等.鱼腥草联合中药汤剂治疗宫颈上皮内瘤变、HPV感染并宫颈炎的临床观察[J].甘肃中医，2010，23（6）：38-40.

[28] 胡先锋.电针结合中医康复护理技术对宫颈癌根治术后生活质量及膀胱功能恢复影响研究[J].中医药导报，2015，21（20）：108-110.

第四节　子宫内膜癌

一、概述及流行病学

　　子宫内膜癌（endometrial cancer）是女性生殖器官最常见的恶性肿瘤之一，占女性生殖道恶性肿瘤的20%～30%，也称为宫体癌。在欧美发达国家，年发病率平均为（15～23）/10万。其发病率上升的原因可能与女性平均寿命的延长、医疗检查水平的提高和外源性雌激素的应用有关。子宫内膜癌的发病与地域有关，经济发达国家发病率高于经济落后国家，城市人口发病率高于农村人口。本病可发生于任何年龄，但多发于老年妇女，平均发病年龄为55岁。大约有75%的子宫内膜癌患者在诊断时病灶局限于子宫，其症状出现早，如不规则阴道流血，促使患者较早就医。因此，子宫内膜癌有较高的生存率。

　　本病属于中医崩漏、五色带下、癥瘕、瘤积等范畴。隋代巢元方《诸病源候论》认为"带下病者，有劳伤血气，伤动冲任脉，致令血与秽液兼带而下也。"宋代陈自明《妇人大全良方》中明确指出"妇人癥痞，由饮食失节，脾胃亏损，邪正相搏，积于腹中，牢固不动，故名曰瘕"。清代吴谦《医宗金鉴·妇科新法要诀》述五色带下云："更审其带之淋沥之物，或臭或腥秽，乃败血所化，胞中病也"。

二、病因及发病机制

（一）祖国医学对子宫内膜癌病因及发病机制的认识

　　本病与冲任失调有关。早在《内经》中即有"任脉为病，女子带下癥结"的记载。

1.素体亏虚

　　禀赋不足或后天失养，或久病伤脏，致肝肾不和，冲任诸脉失养，导致阴阳失调，气机逆乱，生化失常，癌毒内生。

2.七情内伤

　　情志为病，肝气不舒，脾气郁结，气机阻滞，由气及血，血行不畅，经隧阻滞，气机逆乱，代谢失常，冲任失调，生化失序，癌毒内生。

3.饮食不节

　　嗜食肥甘厚味，肥腻膏脂内聚，痰浊内生，或饮食不节，损伤脾胃，脾失健运，湿浊内结，痰浊阻滞，代谢失常，冲任失调，生化失常，癌毒内生而致癥瘕。

4.经孕失调

　　当孕未孕，或经脉当断未断，天癸运行受抑，冲任失调，易致气血逆乱，阴阳失调，生化失常，易致癌毒内生。

　　癌毒内生，如正气内虚，无力抗邪，癌邪渐积，郁久化热，伤阴耗气；癌邪与瘀血痰浊结聚，日久气血不通，瘀血、痰湿、热毒内聚，而成虚实夹杂之证。热性喜动，热毒走窜，易于扩散。

（二）现代医学对子宫内膜癌病因及发病机制的认识

　　子宫内膜癌的病因及发病机制目前尚不明确，主要与以下几个方面有关。

1.雌激素水平

雌激素和子宫内膜癌的发生有着密切的关系。雌激素可以引起子宫内膜的过度增生、不典型增生，进而发生内膜癌。外源性雌激素的应用如雌激素替代治疗导致子宫内膜癌发生危险性明显增高。而使用口服避孕药却对绝经前妇女的子宫内膜有着明显的保护作用。

2.肥胖

目前有很多研究表明，子宫内膜癌的发病风险随着体重指数的增加而增高。其主要原因可能和血中雌激素水平较高有关。肥胖可使皮下脂肪组织中的雄烯二酮芳香化增多，导致雌酮增加，从而增加雌激素的产生。另外，肥胖常伴有体内激素结合球蛋白水平下降，导致血中游离雌激素升高。超出正常体重9～20kg者危险性增加3倍，超出20kg以上者增加10倍，体质指数（BMI）≥30kg/m² 者危险性为BMI≤20 kg/m² 者的7.56倍。

3.未孕和不孕

不孕，特别是由于卵巢不排卵所致的不孕会导致雌激素的持续作用，并缺乏孕激素的对抗，引起子宫内膜增生和癌变。子宫内膜癌患者有不育史者占26.7%。

4.绝经迟

绝经迟与雌激素的作用延长有关，并且绝经迟的妇女在绝经前的几年多半并无排卵，只是延长了雌激素的作用时间，而缺乏孕激素的对抗。

5.糖尿病和高血压

糖尿病患者患子宫内膜癌的危险比正常人增加2.8倍，而高血压患者的患病危险性增加1.5倍。

6.多囊卵巢综合征

表现为不排卵，子宫内膜处于高水平的、持续的雌激素作用下。

7.产生雌激素的卵巢肿瘤

如卵巢颗粒细胞瘤、卵泡膜细胞瘤等，因此病理为以上两种类型的卵巢肿瘤时，应行子宫内膜活检。

三、临床诊断

（一）临床表现及体征

1.阴道出血

阴道出血不是子宫内膜癌的特异症状，但各类型的阴道出血是本病最多见、最突出的症状。本病的发病平均年龄为55岁，因此绝经后阴道出血更应重视。对于未绝经患者，则表现为不规则出血、淋漓性出血或经量增多、经期延长。

2.阴道排液

阴道排液是子宫内膜癌的常见症状，是肿瘤渗出或继发感染所致。可表现为单纯阴道排液或同时伴发阴道出血。

3.下腹痛

子宫内膜癌患者下腹痛并不常见，但当宫腔形成积血或积脓时发生疼痛。当癌症发展到晚期，肿瘤压迫神经丛引起腰腿痛、下腹痛。

4.其他症状

当肿瘤扩散或转移到身体其他部位，有相应的症状。

（二）实验室检查

血清CA-125对晚期患者的随访有一定价值。另外，血清CA-125升高是内膜癌已经扩散至子宫外的预测指标。

（三）影像学检查

1.阴道超声

当子宫内膜厚度在5mm以下时，超声的阴性预测价值较高。当子宫内膜增厚超过10mm时，有10%～20%为癌。另外，阴道超声还可以比较准确地诊断内膜癌肌层浸润。

2.MRI和CT

术前最准确评估病变深度和宫颈侵犯的手段是MRI扫描。在评估淋巴结转移方面，CT和MRI作用相同，但是两者均不能替代手术评估。

（四）内镜检查

对于诊断性刮宫为阴性但不能排除内膜病变时可采用宫腔镜检查，镜下对可疑部位进行活检。

（五）病理学诊断

1.病理分型、分级

子宫内膜癌及上皮相关病变的病理分型参照WHO标准，见表12-8。

表12-8　WHO子宫内膜癌和上皮相关性病变的病理分型[1]

子宫内膜癌	① 子宫内膜样腺癌：伴鳞状分化亚型，绒毛腺型亚型，分泌型亚型，纤毛细胞型亚型；②黏液性腺癌；③浆液性腺癌；④透明细胞腺癌；⑤混合细胞腺癌；⑥鳞状细胞癌；⑦移行细胞癌；⑧小细胞癌；⑨未分化癌；⑩其他
子宫内膜增生症	① 伴非典型性增生：单纯性，复杂性（腺瘤性）；②伴非典型性增生：单纯性，复杂性
子宫内膜息肉	
他莫昔芬相关病变	

子宫内膜癌绝大多数是腺癌，其中最常见的是子宫内膜样腺癌。黏液性腺癌为高分化癌，预后与子宫内膜癌相似；其他如分泌型腺癌、绒毛腺型腺癌及纤毛细胞型腺癌同样也是预后较好的类型；子宫内膜原发性鳞癌极罕见；子宫内膜小细胞癌非常罕见，Ⅰ期患者5年生存率可达60%；浆液性腺癌和透明细胞癌约占子宫内膜癌的10%，但侵袭性强，预后差[2]。

子宫内膜癌的病理诊断中应有组织分化程度的内容，见表12-9；其中浆液性腺癌、透明细胞癌和癌肉瘤都属于G_3。

表12-9　子宫内膜癌的组织学分级

分级	分化程度	病理描述
G_x	无法评估	
G_1	高分化	非鳞状或非桑葚实体状生长形态≤5%
G_2	中分化	非鳞状或非桑葚实体状生长形态6%～50%
G_3	低分化或未分化	非鳞状或非桑葚实体状生长形态>50%

子宫内膜癌的临床分型十分重要，Ⅰ型子宫内膜癌与高雌激素水平有关，雌、孕激素受体表达常为阳性，年龄多在绝经前后，病理多为$G_{1～2}$内膜样腺癌、黏液性腺癌，占子宫内膜癌的70%～80%，预后较好；Ⅱ型常与雌激素无关，雌、孕激素受体表达为阴性，患者

多为绝经后，平均年龄较Ⅰ型年长6～10岁，病理多为浆液性腺癌、透明细胞癌、癌肉瘤、G_3 内膜样腺癌，占子宫内膜癌的20%～30%，预后较差[3]。

2.临床分期

子宫内膜癌最常使用国际妇产科联盟（FIGO）制定的分期系统，见表12-10。

表12-10　子宫内膜癌FIGO分期和TNM分期[4]

TNM分期	T	N	M	FIGO分期		基本定义
ⅠA	T_{1a}	N_0	M_0	ⅠA	ⅠA	肿瘤无肌层浸润或浸润深度＜肌层的50%
ⅠB	T_{1b}	N_0	M_0	ⅠB	ⅠB	肿瘤浸润深度≥肌层的50%
Ⅱ	T_2	N_0	M_0	Ⅱ	Ⅱ	肿瘤侵犯宫颈间质，但仍局限于子宫
ⅢA	T_{3a}	N_0	M_0	ⅢA	ⅢA	肿瘤累及子宫浆膜层和（或）附件（直接侵犯或转移）
ⅢB	T_{3b}	N_0	M_0	ⅢB	ⅢB	阴道（直接侵犯或转移）和（或）宫旁受累
ⅢC1	$T_{1\sim3}$	N_1	M_0	ⅢC1	ⅢC1	盆腔淋巴结转移
ⅢC2	$T_{1\sim3}$	N_2	M_0	ⅢC2	ⅢC2	腹主动脉旁淋巴结转移（无论有无盆腔淋巴结转移）
ⅣA	T_4	任何N	M_0	ⅣA	ⅣA	肿瘤侵及膀胱或直肠黏膜
ⅣB	任何T	任何N	M_1	ⅣB	ⅣB	有远处转移（包括腹股沟淋巴结转移）

四、治疗

（一）中医治疗

1.子宫内膜癌的病证特点

子宫内膜癌的病证特点应从两个方面分析。

肿瘤方面，肿瘤在子宫内肆意滋长，扎寨营垒，癌毒之邪与痰瘀胶结成块，或毒盛冲破子宫内膜浸延局部组织、器官，或经血管、淋巴管转移他处。

对人体而言，有虚实两个方面。虚者，气虚、阴虚、血虚、阳虚；实者乃肿瘤阻滞脏腑气血运行，致气滞、血瘀、湿阻、热结。毒结日久可致五脏失调，气血衰败，阴阳失衡，而成危候。

病位在子宫，为冲任所主，主要涉及肝、脾、肾等脏腑。本病属本虚标实，证候多为寒热错杂、虚实并见。

2.子宫内膜癌治则治法

子宫内膜癌治疗遵从综合治疗的原则，中西医并重。中医治疗子宫内膜癌的治疗原则：对肿瘤为祛毒抗邪；对人体为扶正培本，纠正脏腑气血失调。具体治法：治肿瘤当以寒热之剂扫荡之，以平性之剂抑杀之，辅之以消痰软坚、祛瘀散结之药；调人体则虚者补之，实者调之。气虚者益气，血不足者补血，阴虚者滋其阴，阳虚者助阳，气滞者理气，血瘀者活血，水湿者利水除湿，化热化火者，佐以清热泻火。临床注重中西医配合，根据病情，合理安排中西医治疗方法与时机，及时纠正西医治疗毒副反应。《景岳全书·积聚》云："凡积聚之治，如经之云者，亦既尽矣。然欲总其要，不过四法，曰攻，曰消，曰散，曰补，四者而已。"《医宗金鉴》曰："积聚，胃强攻可用，攻虚兼补正邪安。"

3.子宫内膜癌辨肿瘤临床常用药物选择

现代药理研究证实，一些中药具有抑制内膜癌细胞增殖、诱导内膜癌细胞凋亡、抑制肿瘤血管生成、调节机体免疫功能、逆转多药耐药等作用[5]。子宫内膜癌辨肿瘤论治可以根据临床经验及现代药理，合理应用以下药物。

（1）温热药：满山香，干漆（有毒），毛茛（有毒），芫花（有毒）。

（2）寒凉药：苦参，白花蛇舌草，半枝莲，腹水草，虎耳草（有小毒），紫茉莉根，马齿苋，四叶律，仙人掌，黄独零余子（有小毒），雷公藤（大毒），远志。

（3）平性药：紫杉（红豆杉），三尖杉，桦菌芝，寻骨风。

（4）消痰软坚药：半夏，山慈菇（有小毒），僵蚕，杏仁（有小毒）。

（5）祛瘀散结药：姜黄，猫眼草（有毒），苏木，水蛭（有毒），三棱，延胡索，红花，牛膝。

4.子宫内膜癌辨人体临床常用药物选择

（1）益气：党参，人参，黄芪，灵芝，茯苓，白术，土茯苓，棉花根（有毒）。

（2）养阴：女贞子，沙参，天冬，麦冬。

（3）温阳、补肾：附子（有毒），肉桂，紫石英，桑寄生。

（4）养血：当归，熟地黄。

（5）理气：青皮，柴胡，陈皮，枳实。

（6）活血：莪术，桃仁，川芎，土鳖虫，鳖甲。

（7）清热泻火：苦参，黄连，青蒿。

（8）化湿：薏苡仁，猪苓。

（9）止血：三七，仙鹤草，茜草，墨旱莲，地锦草，海螵蛸，五倍子。

（10）止呕：橘叶，枇杷叶。

（11）消食药：麦芽，鸡内金，砂仁。

（12）其他：甘草。

5.子宫内膜癌辨证型论治

林丽珠[6]对子宫内膜癌辨证型论治如下。①肝郁血热：阴道突然大出血或出血淋漓，伴胸胁胀满，心烦喜怒，口干口苦。舌质红，苔薄黄，脉弦数。疏肝清热，凉血止血。丹栀逍遥散加减（《太平惠民和剂局方》）。仙鹤草30g，阿胶15g（烊服），茯苓15g，柴胡12g，赤芍12g，生地黄12g，益母草12g，牡丹皮12g，栀子3g，白术3g，薄荷3g（后下），三七末3g（冲服）。加减：胁痛甚者，加茵陈20g，延胡索15g，白芍15g；发热，带下黄白者，加败酱草20g，半枝莲15g，金银花15g。②湿热蕴毒：阴道不规则出血，带下黄赤，阴户肿痛，脐腹疼痛，胸闷纳呆，腰膝酸软，口黏口苦，小便黄或短赤，大便干燥。舌质红，苔黄腻，脉弦滑或细数。清热利湿，解毒散结。四妙丸加减（《成方便读》）。生薏苡仁30g，半枝莲30g，龙葵30g，白花蛇舌草30g，土茯苓30g，车前草30g，白英30g，苦参20g，黄柏10g，怀牛膝10g，黄连6g。加减：阴道出血过多者，加仙鹤草30g，阿胶15g（烊服），三七末3g（冲服）。③气滞血瘀：阴道不规则出血，时崩时止，淋漓不净，或突然量多。挟有瘀块，少腹疼痛拒按，腹痛如针刺刀割，部位固定。舌质紫暗，边有瘀点，苔薄，脉沉涩或弦细。行气活血，祛瘀散结。少腹逐瘀汤加减（《医林改错》）。当归15g，五灵脂15g，小茴香12g，延胡索10g，香附10g，川芎10g，赤芍10g，蒲黄10g，肉桂6g，干姜6g。加减：少腹痛甚者，加延胡索15g，乌药12g，青木香6g。④脾肾阳虚：阴道出血淋漓不尽，色淡质清稀，神疲乏力，气短懒言，纳少，腰膝酸软，小腹冷痛，浮肿肢冷，小便清长，大便溏。舌质淡，苔白，脉沉细无力。温肾健脾，固摄止血。右归丸合举元煎加减（《景岳全书》）。山药30g，党参15g，黄芪15g，杜仲15g，熟地黄15g，阿胶15g（烊服），艾叶12g，白术12g，鹿角胶12g，制附子10g，山茱萸10g，补骨脂10g，菟丝子10g，升麻6g，肉桂6g。加减：潮热盗汗、口干者，加鳖甲30g（先煎），女贞子15g，墨旱莲15g，山茱萸10g。⑤肝肾阴虚：阴道不规则出血，量多少不一，色鲜红，形体消瘦，头晕目眩，耳鸣心悸，五心烦热，两颧红赤，腰膝酸软。舌质红，苔少，脉细数。滋肾养肝，固冲止血。左归丸加减（《景岳全书》）。熟地黄20g，山药20g，枸杞子12g，山茱萸12g，菟丝子12g，鹿角胶12g（烊化），龟甲胶12g（烊化），知母10g，黄柏10g，川牛膝9g。加减：少腹痛甚者，加延胡索15g，乌药12g，青木香6g；若腹胀纳呆者，加麦谷芽各30g，党参15g。

6.验方汇编

（1）常用药对

● 白英60g，大枣30g。水煎服，一日1剂，分2次服。

● 紫草根60g，白英60g。水煎服，一日1剂，分2次服。

● 七叶一枝花60g，大枣30g。水煎，一日1剂，分2次服。

（2）单验方

● 连花汤：黄连、苦参、白花蛇舌草、半枝莲、生黄芪[5]。

（3）李东涛子宫内膜癌验方举例

菝葜30g，土茯苓30g，木馒头30g，墓头回30g，败酱草30g，薏苡仁30g，白花蛇舌草30g，苦参30g，灵芝15g，石见穿15g，半枝莲15g，夏枯草15g，莪术15g，鸡内金15g，鳖甲15g（先煎），猫眼草15g，三棱10g，柴胡10g，肉桂12g，花椒10g，红景天15g。7剂，水煎服，一日1剂，分3次服。

7.子宫内膜癌常用中成药

（1）抗癌药

● 大黄䗪虫丸：用法见胰腺癌。

● 化癥回生口服液：用法见肝癌。化癥回生丹（《温病条辨》）：由人参、肉桂、两头尖、麝香、姜黄等组成。具有活血祛瘀、消癥散结功效。适用于子宫内膜癌正虚邪实、下腹隐痛不适者。

● 楼莲胶囊：用法见胃癌。

● 少腹逐瘀丸（《医林改错》）：由当归、川芎、赤芍、五灵脂、蒲黄、没药、小茴香、干姜、肉桂、延胡索等药物组成。具有行气活血，祛瘀散结的作用。每次服1丸，早晚各1次，用温黄酒送服。

● 复方苦参注射液（岩舒）：用法见肺癌。崔鹤仙等[7]将子宫内膜癌Ⅳ期患者在常规治疗的基础上给予岩舒注射液（苦参、白茯苓等）静脉滴注。有效率为72.7%，CA125水平明显降低。

● 华蟾素注射液：用法见食管癌。华蟾素口服液：用法见胃癌。华蟾素胶囊：用法见胰腺癌。华蟾素片：用法见食管癌。华蟾素可通过降低子宫内膜IshiKawa癌细胞株中核糖核苷酸还原酶亚单位（RRM2）的表达，抑制人体癌细胞DNA及RNA合成，并使细胞周期阻滞于G1期，有效抑制细胞增殖；亦有研究发现华蟾素可通过下调子宫内膜癌HHUA细胞芳香化酶mRNA的表达和雌二醇的合成，抑制子宫内膜癌细胞的增殖[8]。

（2）抗癌辅助药

● 康逆胶囊：用法见卵巢癌。

● 康艾注射液：用法见肺癌。

● 香菇多糖：用法见肺癌。研究发现香菇多糖通过升高Bax表达，降低Bcl-2、PCNA表达，从而诱导子宫内膜癌细胞凋亡[9]。

（3）抗癌与辅助综合治疗药

● 复方菝葜颗粒：用法见卵巢癌。

● 复方斑蝥胶囊（康赛迪）：用法见口腔癌。

8.其他疗法

（1）外治法

双柏散：黄耀燊经验方。由侧柏叶60g，大黄60g，黄柏30g，薄荷30g，泽兰30g组成，共研细末，水、蜜调制外敷。功能活血祛瘀、消肿止痛。可用于子宫内膜癌因肿物坏死或合并感染，表现为局部红肿，或有发热、小腹疼痛，证属毒瘀互结者。

（2）针灸

① 取穴截根、下脘、天枢、石门、关元、中极、足三里，用补泻结合手法，每日1次，每次15～30分钟，适用于子宫内膜癌患者。

② 取穴腰俞、命门、带脉、次髎、三阴交等穴，用补泻结合手法，每日1次，每次15～30分钟，适用于晚期子宫内膜癌疼痛者。

③ 取穴带脉、五枢、气海、三阴交、中极、阴陵泉等穴，用泻法，每日1次，每次15～30分钟，适用于子宫内膜癌带下较多者。

9.并发症处理[6]

（1）阴道出血：子宫内膜癌的急症首数崩中，以阴道突然大出血为临床特点，若不快速、有效地止血，常会导致气随血脱，甚至危及生命，因而，止血防脱为当务之急。止血治疗，宜"急则治其标"，采用中西医结合的方法，中药可用独参汤、冰冻紫地合剂、云南白药等止血固脱，在此基础上，再以辨证止血以治其本。临床上，属血热者，为阴道出血，量多势急，色鲜红或紫红，或夹有血块，质黏稠，有味，常伴身热心烦，口渴引饮，大便秘结，舌质红，苔黄而干，脉滑数或弦数。以清热凉血、固经止血法，选用生地黄15g，地骨皮15g，炒栀子10g，黄芩10g，龟甲10g，地榆15g，藕节10g，阿胶（烊化）10g，棕榈炭10g，生甘草10g，煅牡蛎（先下）30g。若血块多，小腹疼痛者加三七粉（分冲）3g，茜草10g以化瘀止痛。属阴虚火旺者，为阴道突然下血，色鲜红、质黏稠，伴潮热汗出，五心烦热，头晕耳鸣，口咽干燥，夜间尤甚。舌质红或嫩红，少苔，脉细数。治宜滋阴清热、固冲止血法，选用清热地黄汤加地骨皮、黄柏，或四生丸（生荷叶、生艾叶、生柏叶、生地黄）加减。属脾肾两虚者，为阴道突然大出血，色淡、质稀，伴面色㿠白，腰膝酸软无力，心悸失眠，精神不振，唇爪色淡，舌质淡，苔白，脉沉细无力。治宜补益脾肾、固冲止血，选用红参（另煎）10g，炙黄芪30g，杜仲炭10g，山茱萸10g，熟地黄15g，鹿角胶（烊化）10g，升麻10g，炙甘草10g，茜草10g，海螵蛸25g，阿胶（烊化）10g，何首乌15g或用补中益气汤合无比山药丸加减。

（2）腹痛：因肿物侵及周围盆腔组织，或腹腔积脓或积液所致。若表现以胀痛为主的，以香附、乌药理气止痛；以刺痛为主的，用益母草、当归、五灵脂、蒲黄祛瘀止痛；看影像学检查提示有积液或积脓者，可加用木通、车前子、萆薢、茯苓皮等利尿渗湿。

（3）发热：热象明显，口干尿黄，或伴带下黄稠腥臭，舌红苔黄，脉数，证属实热者，以疏肝清热、除湿解毒法，可用止带汤加减（清代陆懋《世补斋·不谢方》：猪苓、车前子、泽泻、茵陈、赤芍、牡丹皮、黄柏、栀子、牛膝）。可酌加金银花、连翘、蒲公英等，并可静脉滴注穿琥宁、清开灵等中成药。若属虚热者，热势可高可低，发热缠绵。阴虚发热则伴手足心热，或骨蒸颧红，心烦盗汗，口干舌燥，舌红少苔，脉细数。以滋阴清热法，方用清骨散或知柏地黄丸加减。若为气虚血亏者，伴头晕目眩，面色无华，心悸不宁，舌淡，苔白，脉细弱。可用益气生血、甘温清热法，选用补中益气汤或当归补血汤或归脾汤加减。

10. 李东涛治疗子宫内膜癌中医验案举例

案例1：于某，女，60岁。2013年5月6日初诊。

子宫内膜癌术后9年，发现腹膜后转移9月。患者于2004年4月1日在青岛大学附属医院行子宫内膜切除术，术后病理示：中分化子宫内膜癌，淋巴结转移0/11，术后未放疗、化疗。2012年2月出现腹胀、腹痛，2012年6月6日B超检查提示：左上腹膜后不均匀质肿块，大小6.6cm×4.5cm×4.8cm；CT示：腹膜后淋巴结转移，病理示低分化腺癌。自2012年6月26日、7月17日、8月8日及8月27日化疗，其后于10月在青岛大学附属医院放疗，共放疗6周。另PET-CT示：左侧腹膜后肿物大小3.9cm×4.5cm，故化疗后给予放疗。2013年3月19日CT增强检查示：双肾囊肿，腹膜后淋巴结肿大，较2012年9月19日CT有所缩小。肠鸣，小腹时疼，大便质稀，多则3次，纳可，最近感冒，头胀，甲印多，舌红苔薄黄，脉细弱。诊断：子宫内膜癌术后，腹腔淋巴结转移，放疗、化疗后。中药治疗：白芷10g，炒蜂房10g，血余炭10g，生蒲黄10g（包煎），黄连30g，吴茱萸6g，炒白术30g，茯苓30g，花椒10g，小茴香10g，乌药10g，炒山药30g，柴胡15g，莲子肉30g，延胡索30g，白屈菜30g，山慈菇20g，九香虫12g，鸡内金30g，生麦芽30g，木鳖子30g，白花蛇舌草60g，半枝莲30g，铁树叶30g，砂仁12g（后下），白豆蔻12g（后下），木馒头60g，墓头回60g，赤白芍各15g，猫爪草30g，猫眼草30g，墨旱莲20g，芡实30g，桃仁15g，鳖甲粉20g，五味子15g。7剂，水煎服，每剂煎7袋，每袋150ml，每次1袋，日4次。另开加味西黄散2剂，每次3g，一日3次。

2013年6月19日三诊。6月17日青岛大学附属医院动态增强CT检查示：双肾可见囊状未强化灶，边界清，大者40mm，腹膜后肿大淋巴结，较2013年9月19日未见明显变化，提示：多发肾囊肿，腹膜后淋巴结转移。有时腹部不适。处方：上方加山慈菇30g，煎服法同前。加味西黄散2剂，每次3g，一日3次。

2013年12月8日九诊。病情稳定，不适症状亦轻。中药治疗：山慈菇30g，木香12g，槟榔15g，菝葜60g，炒枳壳15g，厚朴30g，炒白术60g，夏枯草30g，吴茱萸10g，白芷10g，蒲黄10g（包煎），血余炭10g，蜂房10g，黄连30g，茯苓30g，花椒10g，小茴香10g，乌药10g，炒山药30g，柴胡15g，莲子肉30g，延胡索30g，白屈菜30g，九香虫12g，鸡内金30g，生麦芽30g，木鳖子30g，白花蛇舌草60g，半枝莲30g，铁树叶30g，砂仁12g（后下），白豆蔻12g（后下），木馒头60g，墓头回60g，赤白芍各15g，猫爪草30g，猫眼草30g，墨旱莲20g，芡实30g，桃仁15g，鳖甲粉20g，五味子15g。每剂煎9袋，每袋150ml，日4袋。加味西黄散2剂，服法同前。其后按上方加减，服药2年无复发。

案例2：李××，女，65岁。2014年7月28日初诊。

子宫内膜癌术后半年，病理为内膜样腺癌并鳞状上皮分化，大小1.5cm×1.3cm，侵及浅肌层，术后未做特别处理，现时有腹部隐痛，舌质淡，苔白，脉弦。处方：菝葜30g，土茯苓30g，木馒头30g，墓头回30g，败酱草30g，薏苡仁45g，灵芝15g，白花蛇舌草30g，苦参30g，石见穿15g，半枝莲15g，夏枯草15g，莪术15g，鸡内金15g，鳖甲15g（先煎），猫眼草15g，三棱10g，柴胡10g，肉桂8g，花椒8g，红景天15g，生麦芽15g，白芷12g，陈皮10g，马齿苋30g，炒白术30g，茯苓30g。12剂，水煎服，每剂煎5袋，每袋150ml，日4袋，分3次服。

2014年9月28日三诊。出虚汗，盗汗，自汗，舌质淡，苔白，脉弱。方一：菝葜60g，土茯苓60g，木馒头60g，墓头回60g，败酱草45g，三棱15g，薏苡仁60g，灵芝30g，半枝莲30g，夏枯草30g，莪术30g，鸡内金30g，猫眼草30g，红景天30g，生麦芽30g，马齿苋

30g，炒白术30g，茯苓30g，五味子30g，浮小麦120g，石见穿20g，鳖甲粉20g，牡丹皮20g，苦参30g，白花蛇舌草60g，地骨皮20g，银柴胡30g，知母20g，柴胡12g，白芷12g，肉桂8g，花椒10g，小茴香10g，陈皮10g。9剂，水煎服，每剂煎9袋，每袋150ml，日4袋，分3次服。方二：五倍子60g，打粉，晚间适量敷脐。

2015年7月4日十一诊。阴痒，关节疼痛，体重太重，舌红苔白，脉缓。菝葜60g，土茯苓60g，木馒头60g，墓头回60g，败酱草45g，三棱15g，薏苡仁60g，灵芝30g，半枝莲30g，夏枯草60g，莪术30g，鸡内金30g，猫眼草45g，红景天30g，生麦芽30g，马齿苋45g，炒白术30g，茯苓30g，五味子45g，浮小麦90g，石见穿20g，鳖甲粉20g，牡丹皮20g，苦参45g，白花蛇舌草60g，地骨皮20g，蒲公英60g，银柴胡15g，知母20g，白芷15g，小茴香10g，肉桂8g，花椒10g，陈皮10g，芡实30g，泽泻30g，天麻15g，地肤子30g，白鲜皮30g，蛇床子30g，白蒺藜30g，浮萍15g，紫草30g，茵陈45g，苦参30g。6剂，水煎服，每剂煎12袋，每袋150ml，一日5袋，分3次服。其后按上方调理2年，病愈。

（二）西医治疗

1.治疗原则

子宫内膜癌治疗以手术为主，在准确手术分期的前提下辅以放疗、内分泌治疗及化疗。基本治疗原则如下。

Ⅰ期：首选手术，术后除ⅠA期且无复发危险因素者可观察外，其余患者皆可考虑行辅助放疗，恶性度高者可考虑联合化疗；无法手术者可行单纯放疗；对于部分经选择的有生育要求的患者可行内分泌治疗。

Ⅱ期：首选手术，术后都应行辅助放疗，必要时化疗；部分患者可先行新辅助放疗；无法手术者可行单纯放疗。

Ⅲ～Ⅳ期：应争取行减瘤术，术后以化疗为主，辅以放疗；不可手术者行姑息性化放疗或内分泌治疗。

以上原则多建立在最常见的子宫内膜样腺癌的基础上，对其他少见病理类型并不一定适用，它们往往争议较多而且缺乏明确的证据。

2.手术

Ⅰ期：手术治疗。手术方式采用全子宫＋双侧附件切除术＋腹盆腔冲洗液细胞学检查。

Ⅱ期：由于病变已累及宫颈，应按宫颈癌手术原则采用经腹广泛性全子宫切除＋双附件切除＋盆腔及腹主动脉旁淋巴结清扫术＋腹盆腔冲洗液细胞学检查。

Ⅲ～Ⅳ期：癌灶已发生局部（膀胱、直肠黏膜、阴道）侵犯和（或）远处转移（淋巴结、腹腔或腹腔外脏器），对于可手术者，手术的目的是进行肿瘤细胞减灭，为进一步行化疗或放疗创造条件。

3.放疗

以往认为子宫内膜癌放疗效果差，但随着放疗技术的进步，其疗效已与手术相近。Ⅰ期患者单纯放疗的5年生存率超过70%，Ⅱ期也超过50%。只是子宫内膜癌手术并不困难，腔内放疗开展又不普及，且术前放疗影响病理诊断、分期及预后的判断，故放疗一般不作为首选治疗[10]。

单纯放疗　对于Ⅰ～Ⅱ期子宫内膜癌，放疗与手术效果相似，但不良反应大于手术，仅用于盆腔肿瘤难以切除或身体状况不允许手术的患者[10]。单纯放疗包括腔内放疗及体外照射两部分。对于子宫不大、宫腔不深、非特殊病理类型、分化好及无肌层受累的Ⅰ期病例，可考虑单纯腔内治疗。

术后辅助放疗 GOG将子宫内膜癌术后复发的危险度分为三类。①低危组：肿瘤限于子宫，侵犯肌层<50%，高、中分化（ⅠA期$G_{1\sim2}$）；②中危组：子宫肌层浸润≥50%、G_3或宫颈受侵（ⅠB期、G_3、Ⅱ期）；③高危组：子宫外或淋巴结转移。低危者术后不需放疗，复发后再用放疗仍可得到缓解，而高危者则需加辅助放疗。中危者，一般认为病变超出子宫、有可疑或肉眼可见的宫颈病变、特殊病理类型、分化差、淋巴脉管间隙受侵或肌层浸润≥50%者均应考虑放疗[11]。

术后放疗的主要目的是减少盆腔及阴道复发。通常为全盆照射，剂量40～50Gy/4～6周。对有腹主动脉旁淋巴结转移或可疑转移者加腹主动脉旁区域照射。

同步放疗、化疗 即便是早期子宫内膜癌，也有部分患者在辅助放疗后会出现远处转移，因此许多研究探讨联合化疗的作用。结果表明，同步顺铂化疗可提高$G_{2\sim3}$、肌层浸润≥50%及有宫颈间质受侵患者的疗效[12,13]。

4.内分泌治疗

内分泌治疗主要用于：①晚期、复发转移或因严重合并症等不适宜接受手术及放疗患者的姑息治疗；②对年轻、病理取材满意、无肌层侵犯、G_1的ⅠA期子宫内膜癌患者，如其有强烈的生育要求，可用内分泌治疗保留患者的生育能力和卵巢功能（需告知患者激素治疗替代手术的风险），在用药期间应每3～6个月复查评估子宫内膜病灶的病理变化，一旦证实肿瘤消退应让患者尽快完成生育。

内分泌治疗的常用药物有孕激素、三苯氧胺和芳香化酶抑制剂等。

孕激素 为首选药物，醋酸甲地孕酮（160mg/d，口服）或醋酸甲羟孕酮（200～500mg/d，口服）均可应用，分化好、雌激素受体和孕激素受体（progestin receptor，PR）阳性的子宫内膜癌患者反应率高。PR阳性时，孕激素治疗有效率为60%～72%；PR阴性时，有效率仅为12%～19%。

他莫昔芬 因肥胖、高血压病、糖尿病、有血栓风险等不宜行孕激素治疗的患者可以使用他莫昔芬（20～40mg/d，口服）。

芳香化酶抑制剂 对高分化、激素受体阳性的子宫内膜癌有一定效果，对于其他治疗失败的患者，不失为一种治疗选择。有报道阿那曲唑治疗23例复发性子宫内膜癌，部分缓解2例，病情稳定2例。

其他 曲普瑞林对于晚期子宫内膜癌也是一种安全的治疗药物，还有研究提示达那唑以及氟维司群对晚期复发内膜癌有微弱疗效。

内分泌治疗的时间与治疗目标相关。作为辅助治疗，孕激素用药自6个月至3年都有报道，通常认为应至少持续12个月[14]作为姑息治疗，可连续使用直至病情进展或出现不能耐受的毒副反应。

5.化疗及新靶点药物治疗

无法手术的Ⅳ期子宫内膜癌患者，化疗是主要的治疗手段，顺铂和阿霉素仍是最常用的药物，单药的有效率分别为22%和37%，联合化疗的有效率明显提高。

常用化疗方案如下：

● 阿霉素+顺铂：阿霉素，$60mg/m^2$，静脉滴注，d1；顺铂，$60mg/m^2$，静脉滴注，d1。每3周重复。

● 阿霉素+紫杉醇：阿霉素，$50mg/m^2$，静脉滴注，d1；紫杉醇，$150mg/m^2$，持续静脉滴注24小时，d1。每3周重复，最多7个周期。

● 环磷酰胺+阿霉素+顺铂（术后辅助）：环磷酰胺，600mg/m²，静脉注射，d1；阿霉素，45mg/m²，静脉滴注，d1；顺铂，50mg/m²，静脉滴注，d1。每4周重复，共5个周期。

● 顺铂[12]：顺铂，50mg/m²，静脉滴注，d1、d28，同步放射治疗。

● 异环磷酰胺+紫杉醇（用于癌肉瘤）：紫杉醇，135mg/m²，静脉滴注3小时，d1；异环磷酰胺（需美司钠解救），1.6g/m²，静脉注射，d1～3。每3周重复，共8个周期。

● 紫杉醇+卡铂：紫杉醇，175mg/m²，静脉滴注3小时，d1；卡铂，AUC 5～7，d1。每4周重复，共6个周期。

● 紫杉醇+顺铂+阿霉素：紫杉醇，160mg/m²，静脉滴注3小时，d2；顺铂，50mg/m²，静脉滴注1小时，d1；阿霉素，45mg/m²，静脉滴注，d1。每3周重复，最多7个周期。

一项Ⅱ期研究显示贝伐珠单抗治疗晚期子宫内膜癌的有效率为13.5%，OS为10.5个月，NCCN推荐其用于化疗失败的患者，具体用法同宫颈癌。

（三）中西医结合治疗

中医治疗子宫内膜癌还可以弥补手术治疗、放射治疗、化学治疗的不足。

手术耗气伤血，术前及术后施以中药辅助治疗，既可增加患者对手术的耐受，还可促进术后恢复。手术固然能切除癌肿，但还有残癌区域淋巴结转移、血管中癌栓存在等可能，运用中药长期治疗，可以预防复发和转移。

另外，放疗和化疗对患者消化系统及造血系统均有一定的毒副作用，运用中药调理，既能减轻其毒副作用，又能通过调节机体免疫力对放疗、化疗起到增效的作用。对于晚期内膜癌患者或不能耐受手术和放疗、化疗的患者，可以通过中药调理、稳定瘤体、改善症状来达到"带瘤生存"的目的[5]。

张玉荣等[15]将子宫内膜癌术后患者106例，随机分为两组。中药干预组予自拟中药汤剂（黄芪20g，灵芝10g，白花蛇舌草10g，薏苡仁30g，煅牡蛎10g，红花6g）治疗1～3个疗程。结果：中药干预组3年复发率为9.43%，对照组复发率为66.4%，两组复发率具有显著性差异。

徐凤秦[16]将子宫内膜癌术后化疗患者70例，随机分为两组。治疗组35例，在化疗的同时配合自拟中药方人康煎［黄芪30g，党参15g，白花蛇舌草15g，半枝莲15g，夏枯草20g，当归12g，三棱15g，莪术10g，三七粉3g（冲），延胡索12g，枳壳12g，青皮15g，半夏10g，砂仁6g，生麦芽30g，鸡内金15g，天冬15g，麦冬15g，牛膝15g，甘草5g］治疗；对照组35例，单纯化疗。结果：治疗组治疗后1年、治疗后2年生活质量评分较对照组均显著提高；治疗组外周血白细胞计数、5年生存率、满意度较对照组均显著提高；治疗组胃肠道反应、疼痛度、复发转移率较对照组均显著降低。

五、预后及随访

（一）预后

子宫内膜癌的预后与肿瘤组织学分级、分期、病理类型、肌层浸润程度、有无淋巴结转移及年龄有关。子宫内膜癌ⅠA期和ⅡB期的5年生存率可达到89.6%和77.6%，而Ⅲ期5年生存率仅为50%左右，Ⅳ期更低；随着组织学分级和肌层浸润深度增加，发生淋巴结转移的风险也变大，生存率下降；特殊病理类型肿瘤如浆液性腺癌和透明细胞癌的预后明显差于子宫内膜样腺癌，5年生存率分别为53%、62%和83%；60～70岁以上者的5年生存率亦低于60岁以下者。

（二）随访

子宫内膜癌的复发大多发生于初次治疗后的3年内，因此前3年的随访最为重要：前2年每3～6个月1次，接下来每6个月或1年1次，更密切的随访并不能带来更多的好处或降低患者的死亡风险，反而会增加患者的经济和心理负担。随访项目应包括详细的问诊、体格检查和胸片，必要时进行CT或MRI等影像学检查，CA125作为可选项目，阴道脱落细胞学检查似乎并不能早期发现无症状的肿瘤复发。58%的患者在复发时都有症状，如阴道流血、血尿、便血、疼痛、食欲下降、体重减轻、水肿、咳嗽或气促等，应嘱患者在有相关症状时及时就诊。

子宫内膜癌患者往往有高血压病和糖尿病等合并症，在随访的过程中应予关注。30～35岁以上的Lynch综合征患者在没有接受全子宫及双侧附件切除术之前，应每年行子宫内膜活检。

六、预防与调护

（一）预防

有研究证实，三棱、莪术、鸦胆子、延胡索等中药，有降低雌激素水平、抑制子宫内膜增生作用[17,18]。

（二）调护

食养方面，可食绞股蓝、菜豆、甜瓜等食品。

参考文献

[1] Tavassoli FA，Devilee P. 乳腺及女性生殖器官肿瘤病理学和遗传学 [M]. 程虹，戴林等译. 北京：人民卫生出版社，2006：272-273.

[2] 孙维纲. 子宫内膜癌的病理及病理组织学分类[J]. 实用妇产科杂志，2008，24（5）：259-262.

[3] Prat J，Gallardo A，Cuatrecasas M，et al. Endometrial carcinoma：pathology and genetics[J]. Pathology，2007，39（1）：72-87.

[4] Edge SB，Byrd DR，Compton CC，et al. ATCC cancertaging manual. 7th ed[M]. New YorkSpringer-Verlag，2010：361-368.

[5] 崔良慧. 连花汤抗裸鼠子宫内膜癌的作用及对TLR4_MyD88信号通路的影响 [D]. 北京中医药大学，2013：19-21.

[6] 林丽珠. 肿瘤中西医治疗学 [M]. 北京：人民军医出版社，2013：277-278.

[7] 崔鹤仙，刘增辉，牛红梅，等. 岩舒注射液辅助治疗晚期子宫内膜癌疗效观察[J]. 山东医药，2011，（51）：63-64.

[8] 胡宏年. 岩舒注射液治疗Ⅳ期非小细胞肺癌的临床观察[J]. 肿瘤防治研究，2001，28（5）：392.

[9] 郑琼. 香菇多糖对人子宫内膜癌细胞HEC-1B增殖的影响[J]. 临床合理用药2009，2（15）：19-21.

[10] 高永良，俞华. 子宫内膜癌的放射治疗[J]. 实用妇产科杂志，2008，24（5）：266-268.

[11] Scholten AN，van Putten WL，Beerman H，et al. Postoperative radiotherapy for stageI endometrial carcinoma：long term outcome of the randomized PORTEC trial with central pathology review[J]. Int J Radi Oncol Phys，2005，63（3）：834-838.

[12] Greven K Winter K，Underhill K，et al. Final analysis of RTOG 9708：adjuvant postoperative irradiation combined with cisplatin/paclitaxel chemotherapy following surgery for patients with high-risk endometrial cancer[J]. Gynecol Oncol，2006，103（1）：155-159.

[13] Kim JH，Lee SJ，Bae JH，et al. Adjuvant therapy in high-risk early endometrial carcinoma：a retrospective analysis of 46 cases[J]. J Gynecol Oncol，2008，19（4）：236-240.

[14] 王志启，王建六. 子宫内膜癌内分泌治疗 [J]. 中国实用妇科与产科杂志，2011，27（11）：820-823.

[15] 张玉荣，付淑秀，王建军. 中药对阻止子宫内膜癌术后复发的治疗作用 [J]. 中国美容医学，2012，7（21）：266-267.

[16] 徐凤秦，朱小朝，等. 人康煎对子宫内膜癌术后化疗的增效减毒作用研究 [J]. 江苏中医药，2012，（44）：31-32.

[17] 贺丰杰，袁宁霞，郝玉凤. 从"治未病"思想探讨中医药防治 EH 相关子宫内膜癌的研究意义 [J]. 辽宁中医杂志，2009.36（10）：1696-1697.

[18] 贺田芳媛. 凋膜止崩膏宫腔应用对子宫内膜癌前病变相关抑癌基因 Rb2/p130 表达的影响 [D]. 咸阳：陕西中医药大学，2015.

第五节　睾丸癌

一、概述及流行病学

睾丸肿瘤（testicular cancer）原发于睾丸生殖细胞或其附属组织的肿瘤，约占男性肿瘤的9%，其中90%是生殖细胞肿瘤，其余是性索/间质肿瘤和非特异性间质肿瘤。睾丸生殖细胞肿瘤（testicular germ cell tumor，TGCT）分为精原细胞肿瘤（简称"精原细胞瘤"）和非精原细胞瘤性生殖细胞肿瘤（non-seminomatous germ cell tumors，NSGCT）两大类，是20～34岁最常见的恶性肿瘤，亦为男性生殖系统肿瘤中最常见者。睾丸肿瘤可以生于任何年龄，但三个年龄段多见：0～10岁，15～40岁和60岁以上，睾丸肿瘤的发病有地区和种族差异，欧美地区白种人中的发病率为（2.0～6.3）/10万男性，其中德国、瑞士、丹麦发病率最高，东欧及亚洲国家（包括我国）发病率稍低（约为1.0/10万男性），黑种人少见该病。

本病属于祖国医学囊痈、子痈、肾囊痈等疾病的范畴。

二、病因及发病机制

（一）祖国医学对睾丸癌病因及发病机制的认识

睾丸肿瘤的发生可因先天禀赋不足或后天失调所致。如《华佗神医秘传·卷四》云："本症（囊痈）由肝肾阴虚，湿热下注所致。"

1. 正气不足，阴阳失调

天生禀赋不足，肾气不足，阴阳易伤；或房劳伤肾，肾气亏虚；或睾丸不降，隐于腹壁或腹中，致其经脉壅滞，肝肾之阴不能下达，肾子失养，阴阳失调；或久病失养，肝肾亏虚；或情志失调，肝郁脾虚，气机逆乱，气血运行失常，或脾虚后天不能滋养先天，肾经失养。以上因素皆可致肾气亏虚，肾中阴阳失和，代谢失常，生化逆乱而癌毒内生。

2. 外邪侵袭，毒邪内蕴

病毒、放射线等外邪，侵袭人体，或阴阳直折，或邪气留而不去，则易生内乱，气血逆乱，阴阳失和，代谢失常，癌邪内生。唐·王焘《外台秘要》曰："病源积聚者，由阴阳不和，腑脏虚弱，受于风邪，搏于腑脏之气所为也。"《医宗金鉴·卷六十九·肾囊痈》亦云："肾囊红肿发为痈，寒热口干焮痛，肝肾湿热流注此，失治溃深露睾凶。"

3. 跌扑碰撞，经脉瘀阻

损伤睾丸，致瘀阻经脉，气血失养，代谢失常，肾脏失养而肾精亏虚，肾中阴阳失衡，生化逆乱而癌毒内生。

癌毒既成，积久成块，阻碍气血运行，甚泛溢脏腑，而影响脏腑经络功能，变症多端。

（二）现代医学对睾丸癌病因及发病机制的认识

睾丸肿瘤的病因还不十分清楚，其发生可能与睾丸创伤、内分泌障碍、遗传及感染等因素有关，而最有说服力的病因是隐睾恶变。据文献报道，隐睾发生恶性肿瘤的机会比正常睾丸多20～40倍。隐睾恶变可能与睾丸所处的环境温度偏高、血供障碍、内分泌失调、性腺发育不良等因素有关。另有报道认为与家族遗传因素有关，如在双胞胎、兄弟和同一家族中发病率较高。此外，睾丸局部创伤可能是一促癌因素，可导致睾丸肿瘤病情加重或癌细胞扩散。在分子生物学方面，有人发现大部分成年患者有12号染色体变异即等臂染色体[i（12P）]；有报道指出，在瘤细胞培养中发现80%瘤细胞存在上述等臂染色体。此外，还有p53基因缺失等表现。

睾丸肿瘤常见腹股沟及腹膜后等处淋巴结转移，亦可经血行转移播散到肺、肝、骨骼、脑及腹腔脏器等处。在各组织类型中，精原细胞瘤、婴儿型胚胎瘤及幼儿畸胎瘤大多生长较慢，预后较好；成人胚胎瘤、成人畸胎瘤及绒毛膜上皮癌则恶性度较高，预后较差。

三、临床诊断

（一）临床表现和体征

1.症状

（1）局部症状：无痛性睾丸肿物是睾丸癌的典型病症。睾丸肿瘤在早期症状多不明显，约50%患者常有睾丸下坠感，有时觉阴囊或下腹部、腹股沟有牵拉感，在跳跃、跑步时或劳累后明显。少数患者可有不同程度的疼痛。若发生瘤内出血、坏死或血管栓塞，可表现为剧痛，类似急性睾丸炎或附睾炎的表现。

（2）转移引起的症状：睾丸肿瘤在临床上较易发生转移，有5%～10%的睾丸肿瘤以转移症状为初始症状。淋巴结转移常首先发生于腹主动脉旁淋巴结。血行转移则常先出现在肺部，亦可见肝转移。如腹腔内淋巴结转移灶压迫下腔静脉及乳糜池可引起下肢水肿或腹水；腹膜后淋巴结转移可以引起腹痛、背痛；转移到锁骨上或腹股沟淋巴结会引起该处淋巴结肿大和疼痛；纵隔淋巴结转移时可引起上腔静脉压迫综合征；转移到肺部可出现咳嗽、咯血等；转移到肝脏可引起肝区疼痛和（或）肝大；转移到骨骼会出现骨痛；转移到眼眶内会引起视觉障碍；颅脑转移以绒毛膜上皮癌常见，可出现头痛、呕吐等颅内高压症或精神神经症状。

（3）其他症状：睾丸肿瘤偶可引起诸如男性乳房发育、性早熟或女性化等内分泌失调的症状，多见于滋养叶细胞癌、间质细胞癌及胚胎性癌的患者；个别可伴不育，以自幼有双侧隐睾的睾丸肿瘤患者多见。

2.体征

（1）睾丸肿大、弹性消失：典型的临床表现为阴囊内逐渐增大的无痛性肿块，多在无意中或体检时偶然发现。隐睾的患者则多表现为逐渐增大的腹内或腹股沟区肿块，而同侧睾丸缺如。患病的睾丸虽可光滑，而触摸时弹性消失，且由于肿瘤侵蚀睾丸组织致质地硬实、体积稍大，检查时往往比健侧睾丸更有沉重感。患睾一般无明显压痛；肿瘤表面大多无结节，但晚期瘤灶向睾丸外发展时可呈结节状，与阴囊粘连，甚至溃破。

（2）透光试验阴性、无波动感：少数晚期患者可并发积液或血肿而有波动感。

（3）其他部位体征：除检查阴囊局部外，尚需注意检查身体其他部位，如腹股沟及腹部有无肿块，下肢有无水肿，肝脏是否增大，锁骨上窝淋巴结有无肿大等，均有助于诊断和判别肿瘤有无他处转移。

（二）实验室检查

（1）绒毛膜促性腺激素β亚单位（β-HCG）：β-HCG是一种糖蛋白，正常值血清浓度低于1mg/L，生殖细胞肿瘤患者的β-HCG常常增高，其中绒毛膜上皮癌患者100%增高，胚胎瘤患者40%～60%升高，纯精原细胞瘤患者仅5%～10%增高。当病灶切除后β-HCG会下降，而肿瘤复发时又会升高。β-HCG的生物半衰期是18～24小时，如手术后β-HCG下降缓慢或反而持续升高表示手术不彻底或已转移。

（2）甲胎蛋白（AFP）：AFP是一种单链糖蛋白，在胚胎期由卵黄囊、肝、胃肠上皮产生，正常血清含量小于25mg/L，绒毛膜上皮癌和精原细胞瘤患者血清AFP不升高，卵黄囊肿瘤和胚胎癌AFP含量升高者占75%～90%。AFP升高比临床症状及体征要早几个月出现。AFP的生物半衰期是5日，如手术后AFP下降缓慢或反而持续升高表示手术不彻底或已转移。

（3）乳酸脱氢酶（LDH）：LDH有5种同工酶，其中任何一种升高均有意义。在Ⅰ期患者LDH升高者占8%，Ⅱ期32%，Ⅲ期81%，可作为睾丸肿瘤的临床分期参考。另外，治疗前LDH升高与否亦可提示预后，如Ⅰ、Ⅱ期患者治疗前LDH已升高者，则治疗后复发率达77%，而治疗前LDH正常者其治疗后复发率仅40%。不过由于LDH普遍存在于不同组织的细胞中，因而特异性差，易造成假阳性。

（4）癌胚抗原（CEA）：在睾丸畸胎癌患者中行血清或尿液CEA检测，CEA增高者约占80%。故CEA测定对睾丸畸胎癌的诊断有一定的参考价值。

临床上可见精原细胞瘤患者血清HCG和LDH升高，而AFP的升高则提示为非精原细胞瘤。

（三）影像学检查

1. B型超声检查

B型超声检查不仅能直接而准确地测定睾丸大小、形态、有无肿块，还可探测腹膜后肿块、肾蒂转移性淋巴结、腹腔脏器转移灶，有助于肿瘤分期和疗效观察。B型超声检查也是探查性腺外生殖细胞瘤和睾丸肿瘤筛选诊断的重要手段。

2. X线检查

（1）胸部X线检查：可观察有无肺及胸廓、纵隔的肿瘤转移。

（2）静脉肾盂造影：可观察肾盂和输尿管有无移位或梗阻，以判断有无腹主动脉旁和肾周围淋巴结转移。

（3）淋巴管造影：双侧下肢或经精索淋巴管造影可观察淋巴结有无转移，推测转移的范围和程度，亦有助于制订治疗方案。

（4）骨骼X线片：了解有无骨转移。

3. CT及MRI检查

腹部CT可显示肿瘤三维大小及与邻近组织的关系。MRI软组织的对比度较好，可显示血管结构。如果腹盆腔CT示腹膜后病变或胸部X线片示异常结果应行胸部CT检查。

（四）病理学诊断

一般不主张行睾丸穿刺活检，因睾丸肿瘤容易发生转移，且穿刺所得的部分组织标本不能完全显示混合型病变。病理组织学诊断只能在睾丸切除术后对标本进行多处连续切片和完整的阅片后方可获得。

1. 病理分类

生殖细胞肿瘤中约60%是单一组织类型，余为两种或两种以上组织的混合型。目前，睾丸肿瘤目前采用的是2004年WHO分类[1]（表12-11）。

表 12-11　2004 年 WHO 睾丸肿瘤组织学分类

一、生殖细胞肿瘤	2. 恶性间质细胞肿瘤
1. 曲细精管内生殖细胞肿瘤（睾丸原位癌）	3. 支持细胞肿瘤（Sertoli 细胞瘤）
2. 精原细胞瘤（包括伴有合体滋养层细胞者）	4. 恶性支持细胞瘤
3. 精母细胞型精原细胞瘤	5. 颗粒细胞瘤
4. 胚胎癌	6. 泡膜细胞瘤 / 纤维细胞瘤
5. 卵黄囊瘤（内胚窦瘤）	7. 其他性索 / 间质肿瘤
6. 绒毛膜上皮癌	8. 包含生殖细胞和性索 / 间质细胞的肿瘤（性腺母细胞瘤）
7. 畸胎瘤（成熟型、未成熟型、伴恶变成分型）	三、其他非特异性间质肿瘤
8. 超过一种以上组织类型的肿瘤（混合性）	1. 卵巢上皮型肿瘤
二、性索 / 间质肿瘤	2. 集合管和睾丸网肿瘤
1. 间质细胞肿瘤（Leydig 细胞瘤）	3. 非特异间质肿瘤（良性和恶性）

10%～20% 的 NSGCT 包含精原细胞瘤成分，仅有不到 10% 的 NSGCT 为单一组织类型，所有组织学类型均需描述。尽管肿瘤的分类主要依据组织学检查，但若血清 AFP 明显升高，仍应考虑 NSGCT 并要求复审病理诊断。

2.TNMS 分期

与绝大多数肿瘤不同，睾丸肿瘤没有 Ⅳ 期，但有血清肿瘤标志物分期（S 分期），血清 AFP、HCG、LDH 浓度升高提示预后不良。其具体定义是：LDH 的 S_1、S_2、S_3 分别为＜1.5 倍正常值、1.5～10 倍正常值、＞10 倍正常值；β-HCG 的 S_1、S_2、S_3 分别为＜5000mU/ml、5000～50000mU/ml、＞50000mU/ml；AFP 的 S_1、S_2、S_3 分别为＜1000ng/ml、1000～10000ng/ml、＞10000ng/ml。它们与 T、N、M 结合形成 TNM-S 分期（表 12-12）。

表 12-12　睾丸肿瘤 TNMS 分期[2]

分期	T	N	M	S	T、N、M、S 简明定义
Ⅰ	$pT_{1\sim4}$	N_0	M_0	S_x	pTis 曲细精管内生殖细胞肿瘤（睾丸原位癌）
Ⅰ A	pT_1	N_0	M_0	S_0	pT_1 局限于睾丸和附睾，无血管和淋巴管浸润；肿瘤可以侵犯白膜
Ⅰ B	pT_2	N_0	M_0	S_0	但未侵犯鞘膜
	pT_3	N_0	M_0	S_0	pT_2 局限于睾丸和附睾，伴有血管和淋巴管浸润，或者肿瘤侵犯白
	pT_4	N_0	M_0	S_0	膜并累及鞘膜
Ⅰ S	任何 pT/T_x	N_0	M_0	$S_{1\sim3}$	pT_3 精索受侵，有或无血管和淋巴管浸润
Ⅱ	任何 pT/T_x	$N_{1\sim3}$	M_0	S_x	pT_4 阴囊受侵，有或无血管和淋巴管浸润
Ⅱ A	任何 pT/T_x	N_1	M_0	S_0	N_1 转移淋巴结≤2cm，或最大直径＜2cm 的多个淋巴结转移
	任何 pT/T_x	N_1	M_0	S_1	N_2 单个或多个 2～5cm 的转移淋巴结
Ⅱ B	任何 pT/T_x	N_2	M_0	S_0	N_3 转移淋巴结＞5cm
	任何 pT/T_x	N_2	M_0	S_1	M_1 有远处转移
Ⅱ C	任何 pT/T_x	N_3	M_0	S_0	M_{1a} 非区域淋巴结或肺转移
	任何 pT/T_x	N_3	M_0	S_1	M_{1b} 其他部位的远处转移
Ⅲ	任何 pT/T_x	任何 N	M_1	S_x	LDH 的 S_1、S_2、S_3 分别为＜1.5 倍正常值、1.5～10 倍正
Ⅲ A	任何 pT/T_x	任何 N	M_{1a}	S_0	常值、＞10 倍正常值；β-HCG 的 S_1、S_2、S_3 分别为＜5000mU/ml、5000～50000mU/ml、
	任何 pT/T_x	任何 N	M_{1a}	S_1	＞50000mU/ml；AFP 的 S_1、S_2、S_3 分别为＜1000ny/ml、1000～10000ny/ml、
Ⅲ B	任何 pT/T_x	$N_{1\sim3}$	M_0	S_2	＞10000ng/ml
	任何 pT/T_x	任何 N	M_{1a}	S_2	
Ⅲ C	任何 pT/T_x	$N_{1\sim3}$	M_0	S_3	
	任何 pT/T_x	任何 N	M_{1a}	S_3	
	任何 pT/T_x	任何 N	M_{1b}	任何 S	

注：S，血清肿瘤标志物；S_x，无法评价；S_0，标志物水平在正常范围。

四、治疗

（一）中医治疗

1.睾丸癌的病证特点

睾丸癌的病证特点应从两个方面分析。

肿瘤方面，肿瘤在睾丸内肆意滋长，扎寨营垒，癌毒之邪与痰瘀胶结成块，或毒盛浸延局部组织、器官，或转移他处。

对人体而言，有虚实两个方面。虚者，气虚、阴虚、血虚；实者乃肿瘤阻滞脏腑气血运行，致气滞或气逆、血瘀、痰结、湿聚水停，郁久可以化热化火。毒结日久可致五脏失和，气血衰败，阴阳失衡。

其病位在睾丸，其脏在肾，主要涉及肝、脾等脏腑。毒邪浸润，可泛滥全身。本病属本虚标实，证候多为寒热错杂、虚实并见。

2.睾丸癌治则治法

睾丸癌治疗遵从综合治疗的原则，中西医并重。中医治疗睾丸癌的治疗原则：对肿瘤为祛毒抗邪；对人体为扶正培本，纠正脏腑气血失调。具体治法：治肿瘤当以寒热之剂扫荡之，以平性之剂抑杀之，辅之以消痰软坚、祛瘀散结之药以破击之；调人体则虚者补之，实者调之。气虚者益气，血不足者补血，阴虚者滋其阴，气滞者理气，血瘀者活血，痰积者化痰，水湿者利水除湿，化热化火者，佐以清热泻火。临床注重中西医配合，根据病情，合理安排中西医治疗方法与时机，并及时纠正西医治疗中出现的毒副反应。

3.睾丸癌辨肿瘤临床常用药物选择

睾丸癌辨肿瘤论治可以根据个人经验及现代临床药理选择以下药物。

（1）温热药：苍耳（有小毒）。

（2）寒凉药：猪殃殃，白花蛇舌草，半枝莲，蚤休（重楼，七叶一枝花）（有小毒），冰片，轻粉（有毒），白毛藤（白英，蜀羊泉）（有小毒），长春花。

（3）平性药：扛板归，石打穿，半边莲，红娘子（有毒）。

（4）消痰软坚药：海藻，夏枯草，皂角刺，昆布，天花粉，白矾（有毒），橘叶。

（5）祛瘀散结药：地龙，没药，牡丹皮。

4.睾丸癌辨人体临床常用药物选择

（1）益气：茯苓，党参，白术，木馒头，土茯苓，棉花根（有毒）。

（2）养阴：生地黄，山药，山茱萸。

（3）养血：当归，熟地黄。

（4）除湿：泽泻，木通，车前子，薏苡仁。

（5）活血：琥珀，赤芍，蒲黄。

（6）清热：柴胡，龙胆草，黄芩，金银花，栀子。

（7）收敛：儿茶，乌梅。

5.睾丸癌辨证型论治

林丽珠[3]睾丸癌辨证型论治如下。

（1）肝经郁热：平素性情抑郁或急躁易怒，睾丸肿硬胀痛，伴胁肋或少腹串痛，遇情志不畅或恼怒则加重，心烦失眠，口干、口苦，舌边尖红，苔薄黄或黄腻，脉弦滑。清肝泄热，解毒散结。龙胆泻肝汤（《太平惠民和剂局方》）加减。龙胆草15g，黄芩12g，栀子12g，柴胡12g，泽泻15g，木通12g，车前子15g，当归12g，生地黄20g，夏枯草12g，海藻

12g，昆布12g。加减：疼痛较甚可加徐长卿、青皮；心烦失眠加丹参、莲子心；腹胀便秘可加大黄（后下）、芒硝。

（2）**瘀毒结聚**：睾丸肿块，疼痛重坠，少腹疼痛，阴囊皮色青紫，甚或腹股沟或腹部结块，舌质紫暗或有瘀点瘀斑，苔薄白或薄黄，脉涩。活血化瘀，解毒散结。少腹逐瘀汤（《医林改错》）加减。蒲黄12g，五灵脂12g，没药15g，当归15g，川芎12g，赤芍15g，小茴香15g，延胡索12g，白花蛇舌草15g，夏枯草12g，昆布12g，海藻12g。加减：疼痛较甚者可加制乌药、三七；腹股沟或腹部结块者可加三棱、莪术。

（3）**阴虚毒聚**：有外感温毒史或隐睾史，睾丸逐渐增大，质地变硬，有下坠感或疼痛感，可伴午后低热、腰背酸软、失眠多梦、口干咽燥等症，小便黄，大便干，舌质红，苔薄黄或少苔，脉细数或弦细。滋阴清热，解毒散结。六味地黄汤（《小儿药证直诀》）合滋阴内托散（《外科正宗》）加减。熟地黄20g，山药20g，山茱萸15g，牡丹皮15g，泽泻15g，茯苓15g，蚤休12g，半枝莲15g，夏枯草15g，白芍15g，川芎12g，当归15g，皂角刺15g。加减：如睾丸疼痛明显可加延胡索、青皮；虚火甚者可加知母、黄柏；腰膝酸软可加牛膝、续断；口干便秘可加玄参、玉竹。

（4）**气血两虚**：睾丸肿大，质地坚硬，表面凹凸不平，面色苍白或萎黄，神疲乏力，气短懒言，心悸怔忡，食欲缺乏，舌质淡暗，苔薄白，脉细无力。此型多见于病久失养或经多程放化疗后未及调养者。益气养血，解毒散结。八珍汤（《正体类要》）加味。党参15g，熟地黄15g，白术15g，茯苓20g，炙甘草6g，当归12g，白芍15g，川芎12g，半枝莲15g，白花蛇舌草15g，海藻12g，昆布12g。加减：如气短乏力较甚可加黄芪，用生晒参易党参；心悸较甚可加酸枣仁、柏子仁；食欲缺乏较甚者加山楂、鸡内金。

6.验方汇编

单验方

- 薜荔果60g，水煎，每日1剂。
- 土贝母30～60g，水煎，每日1剂。
- 薜荔果30g，棉花根30g，王不留行15g，小茴香9g。水煎，每日1剂。
- 棉花根30g，桔梗10g，乌药9g，枳壳10g。水煎，每日1剂。
- 蟾蜍煎汁[4]：每天取1只中等大小的蟾蜍，除去五脏后洗净，清水煮烂，取其煎汁分2次于饭后30分钟口服，另取其渣外搽体表肿物局部，每日2次。有解毒消肿止痛等功效，适用于睾丸肿瘤术后并发局部或远处转移者。
- 益气活血解毒方[5]：党参、白术、茯苓、薏苡仁、天花粉、莪术、大青叶、淡竹叶各12g，半枝莲、皂角菌、白花蛇舌草各30g，露蜂房10g，甘草3g，蟑螂4～6个（焙干、碾细、冲服）。将上药煎水约1000ml作茶饮，1～3日1剂，连续服用。适用于睾丸恶性肿瘤并腹部转移者。
- 茴香橘核丸：药物组成主要为茴香（盐制）、橘核（盐制）、肉桂、荜茇、乌药、桃仁、昆布、海藻等。对于睾丸癌表现为烦躁、胁肋疼痛、小腹疼痛、阴囊肿胀、睾丸肿大坚硬者较为适宜。本药为水丸，每次9g，每日2次，空腹时温水或淡盐水送服。
- 川楝子、橘核、荔枝核各12g，白花蛇舌草、半枝莲、半边莲各30g，忍冬藤、紫花地丁、蒲公英各15g，延胡索10g，石见穿25g，连翘、海藻各9g。水煎服，每日1剂。

7.睾丸癌常用中成药

- 六味地黄丸：每次9g，每日2次。适用于睾丸肿瘤辨证属肝肾阴虚型患者。

● 龙胆泻肝丸：主要成分为龙胆草、柴胡、泽泻、车前子、木通、生地黄、当归、黄芩、栀子，制成蜜丸。用法用量：每次9g，每日2～3次。有清肝泄热功效，适用于睾丸肿瘤辨证属肝经郁热型患者。

● 小金丹（《外科证治全生集》）：主要成分为白胶香45g，草乌45g，五灵脂45g，地龙45g，马钱子（制）45g，乳香（去油）22.5g，没药（去油）22.5g，当归身22.5g，麝香9g，墨炭3.6g。各研细末，用糯米粉和糊打千锤，待融合后，为丸如芡实大，每料约250丸每服1丸，陈酒送下，每日2次。有破瘀通络、祛痰化湿、消肿止痛等功效。可用于睾丸肿瘤。

● 西黄丸：用法见口腔癌。适用于睾丸肿瘤辨证偏热者。

8.其他疗法

（1）外治法

● 如意金黄散（《外科正宗》）：主要成分为天花粉120g，黄柏、大黄、姜黄、白芷各90g，厚朴、陈皮、甘草、苍术、天南星各24g。各药切成薄片，晒极干燥，各研极细净末，每样称准合和再研，瓷器收藏，勿令泄气。适用于睾丸肿瘤，红赤肿痛、发热坠重而未成脓者，用葱汤同蜜调敷，夏月温热红肿甚者改用温茶汤同蜜调敷。

● 雄黄藜芦散（《实用抗癌验方》）：主要成分为雄黄3g，葱管藜芦6g，鳖头3g，轻粉3g，冰片0.6g。用法用量：共为细末，外敷患处。

注：葱管藜芦即百合科植物黑藜芦，又称为山葱、鹿葱。

（2）针灸治疗

① 取穴：三焦俞，肾俞，阴谷，气海，委阳，太冲，行间。用平补平泻手法，每日针刺1次，2周为1个疗程。适用于睾丸肿瘤证属肝郁气滞者。

② 取穴：三阴交，阴陵泉，中极，肾俞，脾俞。用泻法，每日1次，10日为1个疗程。用于睾丸癌症属湿热蕴结者。

（二）西医治疗[3]

1.治疗原则

睾丸肿瘤的治疗以综合治疗为原则。无论哪一类睾丸肿瘤均应先做病侧睾丸高位切除术及精索结扎。因为可能存在多种成分，故手术标本应进行连续切片。依不同组织类型决定进一步治疗，如为混合性肿瘤，则按恶性程度最高的一种治疗。Ⅰ期精原细胞瘤术后常需进行预防性放疗；Ⅱ期以后者术后均需进行放疗、化疗，以预防肿瘤复发和转移。患者在进行任何可能影响生育能力的治疗性干预之前应考虑保存精子。

2.手术治疗

（1）根治性睾丸切除：确立睾丸肿瘤临床诊断之后，应及时行患侧根治性睾丸切除，切除范围应包括睾丸、附睾和精索，精索要切至腹股沟内环口部位。如果患者原来有隐睾手术史，应同时做该侧腹股沟淋巴清扫。

（2）腹膜后淋巴结清扫：腹膜后淋巴清扫主要用于Ⅰ期和Ⅱ期的非精原细胞瘤生殖细胞肿瘤患者，Ⅱb期以上精原细胞瘤化疗后以及Ⅱ期以上非精原细胞瘤生殖细胞肿瘤化疗后腹膜后残余病灶的清除。淋巴清扫范围依不同侧睾丸肿瘤和肿瘤分期不同而异。

3.化学治疗

精原细胞瘤在睾丸切除术后无论是加用化疗或放疗，或化疗联合放疗的疗效均好；非精原细胞瘤在睾丸切除术前后行辅助化疗可提高远期生存率；对于晚期病例，化疗属主要治疗手段。

（1）**化学治疗的适应证**：①不宜手术或不愿手术的Ⅱ、Ⅲ期患者；②局部肿瘤限于睾丸内，但腹膜后淋巴结清扫术后组织中有癌浸润者；③手术、放疗后，或化疗完全或部分缓解后的维持、挽救治疗。

（2）**化学治疗的禁忌证**：①心、肝、肾等重要器官功能障碍者；②有感染以及发热等严重并发症者；③年老体衰或呈恶病质者；④有严重的骨髓抑制者。

（3）**常用化疗药物**：顺铂（PDD）、依托泊苷（VP-16）、博来霉素（BLM）。

（4）**常用联合化疗方案**：睾丸肿瘤的全身联合化疗比较有效，其完全缓解率和长期生存率较高。

第一组方案：适用于既往未曾治疗的低危患者

● EP方案

依托泊苷（VP-16）100mg/m²，静脉滴注，d1～5

顺铂（DDP）20mg/m²，静脉滴注，d1～5

每21日为1个周期，共4个周期

● BEP方案

博来霉素（BLM）30U/d，静脉注射，d2、d9、d16

依托泊苷（VP-16）100mg/m²，静脉滴注，d1～5

顺铂（DDP）20mg/m²，静脉滴注，d1～5

每21日为1个周期，共3～4个周期

二线解救：

● VIP（PTX+IFO+DDP）

依托泊苷（VP-16）75mg/m²，静脉滴注，d1～5

异环磷酰胺（IFO）1200mg/m²，静脉滴注，d1～5

顺铂（DDP）20mg/m²，静脉滴注，d1～5

● TIP（TAX+IFO+DDP）

泰素帝（TAX）135～175mg/m²，静脉滴注，d1

异环磷酰胺（IFO）1500mg/m²，静脉滴注，d1～3

美司那400mg，静脉滴注，d1～3（在IFO化疗后0、4、8小时）

顺铂（DDP）70mg/m²，静脉滴注，d1

● GEMOX（GEM+OXA）

吉西他滨（GEM）1000mg/m²，静脉滴注，d1、d8

奥沙利铂（OXA）130mg/m²，静脉滴注，d2

三线解救：大剂量DDP/CBP+VP-16±CTX/IFO

4. 放射治疗

（1）**精原细胞瘤**：精原细胞瘤术后应行放射治疗和（或）氮甲（NF）化疗，如经放疗或氮甲化疗失败可选用联合化疗，大多数患者仍可治愈。预防性照射的范围一般主张根据淋巴引流区域照射1～2站。如腹膜后无转移，可以只照射腹主动脉旁及髂淋巴结区；如腹膜后已有转移，需加照纵隔及锁骨上区。

（2）**胚胎癌及畸胎瘤/癌**：术前放疗适应于较晚期的病例，可在淋巴结清扫术前，一般取全腹或腹主动脉旁淋巴结照射组织量2000～2500cGy/4周，放疗结束的10日内行腹膜后淋巴结清扫术，术后再给予2500cGy的纵隔及锁骨上区预防性照射。术后放疗主要适应于经淋巴结清扫术后病理检查阳性或切除不彻底者以及已有腹腔转移者，在姑息性切除术后作为补充治疗。由于胚胎癌和畸胎瘤对放疗的敏感性不如精原细胞瘤，所以照射量应大于精原细胞瘤，达4000～5000cGy/4～5周，对肿块较大者还应适当提高剂量。

（3）绒毛膜上皮癌：不做腹膜后淋巴结清扫术或放射治疗，在睾丸切除术后应行药物治疗。精原细胞瘤合并绒毛膜上皮癌的患者则可做术后放疗，剂量约4000cGy/4周。

五、预后及随访

（一）预后

预后和随访因肿瘤类型、分期及治疗而有不同。根据肿瘤的组织类型、病理分期以及肿瘤标志物的情况，国际生殖细胞癌协作组将睾丸肿瘤预后分为良好、中等以及不良3个等级（表12-13）。

表12-13　国际生殖细胞癌协作组生殖细胞肿瘤预后分类系统

预后	精原细胞瘤	非精原细胞瘤
良好	原发肿瘤位于任何部位，没有肺外的内脏转移，AFP正常，任何β-HCG和LDH	肿瘤位于睾丸及腹膜后，没有肺外的内脏转移，AFP＜1000ng/ml，β-HCG＜5000mU/ml，LDH＜1.5倍正常值
中等	原发肿瘤位于任何部位，有肺外的内脏转移，AFP正常，任何β-HCG和LDH	肿瘤位于睾丸及原发腹膜后，没有肺外的内脏转移，AFP 1000～10000ng/ml，β-HCG 5000～50000ng/ml，LDH 1.5～10倍正常值
不良	没有预后不良者①	肿瘤位于纵隔，有肺外的内脏转移，AFP＞1000～10000mg/ml，β-HCG＞50000mU/ml，LDH＞10倍正常值

① 表示睾丸精原细胞瘤预后较好，无预后不良因素。

（二）随访

（1）精原细胞瘤Ⅰ期：随访主要内容如下。术后2年内每3～4个月临床体格检查及肿瘤标志物水平监测，第3～4年每6～12个月1次，以后每年1次；腹部/盆腔CT术后2年内每6个月、第3年每6～12个月、第4～5年每年1次。胸片第1～5年根据临床需要。经化疗完全缓解的Ⅰ期精原细胞瘤，15%～20%将在随访中复发。行腹膜后淋巴结清扫术（retroperitoneal lymph node dissection，RPLND）后，持续升高的肿瘤标志物常提示仍存在腹膜后淋巴结或其他部位的转移，应立即开始治疗。

接受化疗后，第1年每3个月临床体格检查及肿瘤标志物监测，第2年每4个月1次，第3年每6个月1次，以后每年1次，直至5年随访结束；腹盆腔CT连续3年每年1次。胸片复查根据临床需要。

接受放疗后，包括ⅠS期，腹主动脉旁淋巴结放疗后2年内每4个月临床体格检查及肿瘤标志物监测，第3年起每年复查1次直至第10年。腹盆腔CT连续3年内每年1次。胸片复查根据临床需要。

（2）NSGCTⅠ期：术后2年内尤其是第1年需密切监测。第1年每1～2个月进行临床体格检查、肿瘤标志物和胸片检查，第2年每2个月1次，第3年每3个月1次，第4年每4个月1次，第5年每6个月1次，第6～10年每年1次；腹部CT术后第1年每3～4个月1次，第2年每4～6个月1次，第3～4年每6～12个月1次，第5年每12个月1次。以后每年1次临床体格检查、肿瘤标志物和胸片检查，每1～2年腹部CT检查。Ⅰ期NSGCT患者仅行睾丸切除术，复发率约为30%，若同时存在血管周围浸润，复发的危险率将增加至50%，故应增加随访次数。

术后化疗和保留神经的腹膜后淋巴结清扫术（nerve-sparing retroperitoneal lymphnode dissection，NS-RPLND）后患者，第1～2年每2～3个月进行临床体格检查、肿瘤标志物和胸片检查，第3年每3～6个月1次，第4年每6个月1次，第5年每6～12个月1次，第6～10年每年1次；腹盆腔CT检查，第1年每6个月1次，第2年每6～12个月1次，第3～5年每12个月1次。以后每年1次做临床体格检查、肿瘤标志物和胸片复查，根据临床需要做腹盆腔CT检查。

（3）转移性生殖细胞瘤：包括ⅡA/B期、ⅡC期和Ⅲ期，推荐第1～2年每3个月进行临床体格检查、肿瘤标志物和胸片检查，第3～5年每6个月1次，5年以后每年1次；腹盆腔CT检查第1～2年每6个月1次，第3～5年每年1次，以后每年1次。如果胸片提示异常，应做胸部CT检查，如果出现头痛等症状，应做头颅MRI检查[6]。

六、预防与调护

（一）预防

1.避免或消除可能的诱发或促发因素如出生后睾丸异位或隐睾，或有睾丸及附睾炎症者，应及早诊治；避免睾丸外伤，受损后应及早诊治并注意随访；宜选用透气良好、柔软宽松的内裤，以避免导致睾丸局部温度过高等等。

2.戒烟忌酒，尽量避免辛辣、油炸或变质食物。

（二）调护

1.心理调护

因本病的治疗以手术摘除睾丸为主，术后患者有可能产生被阉割感和自卑感，有一部分患者需进一步行术后放疗、化疗，这些疗法均可损害患者的性器官、性功能和生育能力，令其感到巨大的心理压力，个别患者可产生急躁易怒甚或悲观失望等不良情绪，以至于影响康复、加重病情。医务人员应与患者亲友一起，耐心细致地开展说理开导工作，鼓励患者正视疾病，树立战胜疾病的信心，并可利用多种娱乐方式，如音乐歌舞、琴棋书画、观光旅游等，以达到减轻患者的异常情志反应，消除病理性情志因素的目的，从而有利于疾病的痊愈和身心的康复。

2.生活调护

作息有常、合理锻炼。经常提醒患者注意保证休息时间，并指导患者根据自身具体情况，选择合适的锻炼方式，以期促进身体康复。

3.治疗期间的调护

在放、化疗期间，注意观察有无因消化道反应或骨髓抑制等毒副作用所引致的不适症状，以便及时处理。

4.饮食调理

睾丸癌患者建议多食菜豆、菜花、萝卜、西红柿、芦笋等保健食品。

参考文献

[1] Eble JN，Sauter G，Epstein JI，et al. World Heath Organization classification of tumours：Pathology and genetics，the urinary systerm and male genital organs[M]. Lyon：IARC Press，2004.

[2] Edge SB，Byrd DR，Compton CC，et al. AJCC cancer staging manual[M]. 7th ed. New York：Springer-Verlag，

2010.

[3] 林丽珠.肿瘤中西医治疗学[M].北京：人民军医出版社，2013：261-262.

[4] 严泽承，王群红.蟾蜍煎汁治疗术后转移性睾丸胚胎癌1例[J].中医杂志，1984，（6）：51.

[5] 谭厚生.中西医结合治疗平滑肌肉瘤和乏特氏壶腹周围癌各1例[J].中西医结合杂志，1987，（5）：320.

[6] Schmoll HJ，Jordan K，Huddart R，et al. Testicular seminoma：ESMO Clinical Practice Guidelins for diagnosis，treatment and followup[J]. Ann Oncol，2010，21（Suppl 5）：v140-146.

第六节　阴茎癌

一、概述及流行病学

阴茎癌（carcinoma of penis）是原发于阴茎龟头、冠状沟、包皮内板、包皮系带或外尿道口边缘的恶性肿瘤，是男性泌尿生殖系统常见的肿瘤。阴茎癌的发病年龄为19～80岁，以31～60岁最常见。其发病率受国家、地区、民族、宗族、卫生习惯等因素影响。亚洲、非洲、拉丁美洲各国发病率较高，而犹太民族及信奉伊斯兰教的国家，发病率很低。

本病属于祖国医学肾岩、肾头生疮、蜡烛花、风飘烛、包茎疮、肾癌翻花等范畴。肾岩是发生于阴茎部的岩肿。因其溃后如翻花，故又名肾岩翻花、翻花下疳。对本病论述最为详尽的是清代高秉钧所编著的《疡科心得集》，书中提到："本病初起马口之内，生肉一粒，如竖肉之状，坚硬而痒，即有脂水，延至一二年后……时觉疼痛应心，玉茎肿胀，竖肉翻花，如石榴子样，渐至龟头破烂，凸出凹进，气味异臭，痛楚难胜，或鲜血液注，斯时必脾胃衰弱，饮食不思，形神困惫，则玉茎尽为烂去"，这种肾岩晚期症状描述，颇似现代医学的阴茎癌。

二、病因及发病机制

（一）祖国医学对阴茎癌病因及发病机制的认识

中医学认为本病的发生与机体内外多种致病因素有关。如清代高秉钧《疡科心得集》认为肾岩翻花疮"由其人肝肾素亏，或又郁虑忧思，相火内灼，水不涵木，肝经血燥，而络脉空虚，久之损者愈损，阴精消涸，火邪郁结，遂遘疾于肝肾部分。"

1.先天不足，肝肾素亏

足厥阴肝经走行绕阴部，肝主筋，阴茎为宗筋之所聚，肾主二便，阴茎为肾之外窍，故阴茎为肝肾所属。如先天不足，素体肝肾阴虚，相火内灼，水不涵木，阴阳失衡，代谢失常，生化逆乱而癌毒内生。

2.忧思郁虑，相火内燔

患者情志不遂，郁怒伤肝，肝气郁结，气有余便是火，相火内燔，火邪伤津耗血，肝经血燥，络脉空虚，火邪灼阴而致阳气独盛，阴阳失衡，生化逆乱，致癌毒内生，郁结于阴茎部而发本病。

3.下身不洁，外邪侵袭

足三阴之脉皆从足走腹，湿气先自下受，外来湿毒之邪乘虚侵袭，结聚肝肾，内外合邪，代谢失常，生化逆乱，癌毒内生郁结于阴茎部遂成此恶疾。

（二）现代医学对阴茎癌病因及发病机制的认识

阴茎癌与包茎和包皮过长关系密切，包皮垢的长期刺激是主要病因，临床上所见患者中50%左右有包茎。犹太民族新生儿即行包皮环切术，几乎无发生阴茎癌者。伊斯兰教民在儿童时期行包皮环切术，其阴茎癌发病率明显低于其他民族，成人再行包皮环切术并不能降低阴茎癌的发病率。此外，吸烟者患阴茎癌的风险较不吸烟者大2.8倍。关于外伤、性病与阴茎癌发病的关系无定论。有关资料表明，人乳头状病毒与阴茎癌发病有关。

阴茎癌起自阴茎头或包皮内板。阴茎癌的转移以淋巴转移为主：①包皮、系带和阴茎皮肤及皮下组织淋巴引流至腹股沟浅淋巴结后汇入腹股沟深淋巴结系统；②阴茎头和海绵体的淋巴引流至耻骨上淋巴丛，由此可至两侧腹股沟深淋巴结及髂外淋巴结；③尿道和尿道海绵体的淋巴引流至腹股沟深淋巴结及髂外淋巴结。

三、临床诊断

（一）临床表现和体征

1.症状

（1）包皮能翻转者早期在龟头或包皮内板可见阴茎小疮、丘疹、湿疹、疣、溃疡、白斑及鳞屑状斑疹，发展缓慢，常缺乏自觉症状。肿物逐渐增大呈菜花型或结节样，或溃疡型，表面可有脓血性分泌物，恶臭，继而侵及龟头大部，尿道口移位发生疼痛和尿流变形，并可能触及肿块。病程长短不定，平均从发病至就诊1～2年。

（2）包皮不能翻转者开始仅感包皮内瘙痒、烧灼、疼痛，继而能触及包皮内肿块。溃疡时流出恶臭脓性分泌物，排尿疼痛等。

（3）可伴食欲缺乏、胃纳差、消瘦、贫血、恶病质等全身症状。

2.体征

如晚期癌瘤侵及尿道可致尿瘘。癌瘤扩散和溃疡形成，也可侵犯阴囊导致阴囊局部缺血坏死。晚期可转移至腹股沟淋巴结或腹膜后淋巴结。

（二）实验室检查

长期病变和局部感染可见贫血或血象白细胞升高。部分有腹股沟淋巴结转移但无骨转移的患者中血清钙升高，手术切除淋巴结后血清钙恢复正常。

（三）影像学检查

X线、B型超声对于了解患者是否有肺、肝转移有意义。CT、MRI对明确患者腹股沟及盆腔淋巴是否有转移较为有效。

（四）病理学诊断及临床分期

1.对临床可疑患者，需做病灶部刮片检查或活体组织检查以明确诊断。

2.组织学分类与分级

肉眼形态可分为乳头状癌及浸润性癌两类，前者外生为主，晚期菜花状，浸润性癌生长快，易发生溃疡，并迅速向深部浸润，浸润性癌恶性度高。镜下主要为鳞癌，分化大多为Ⅰ、Ⅱ级。阴茎癌的癌前病变有阴茎白斑、干燥性闭塞性龟头炎和疣状癌。WHO阴茎肿瘤组织学分类见表12-14。阴茎主要以鳞癌为主，其恶性程度分级主要为Broders分级（见表12-15）与Maiche分级（见表12-16），可参照应用。

表12-14 WHO阴茎肿瘤组织学分类[1]

阴茎恶性上皮性肿瘤	其他恶性肿瘤
鳞状细胞癌：基底样癌，湿疣状癌，疣状癌，乳头状癌肉瘤样癌，混合性癌，腺鳞癌	恶性黑色素瘤
Merkel细胞癌	间叶性肿瘤
神经内分泌型小细胞癌	造血系统肿瘤
皮脂腺癌	继发性肿瘤
透明细胞癌	
基底细胞癌	

表12-15 阴茎鳞状细胞癌Broders分级

分级	组织学特征
1（高分化）	明显的细胞间桥，明显的角化珠形成，细胞核轻度异形，核分裂象少
2/3（中分化）	偶见细胞间桥，少数角化珠，细胞核中度异形，核分裂象增多
4（低分化）	细胞核明显多形性，大量核分裂象，肿瘤坏死，无角化珠

表12-16 阴茎鳞状细胞癌Maiche分级①

评分	角化程度	核分裂象（HPF）	细胞非典型增生（HPF）	炎细胞渗出
0	无角化珠，角化细胞<25%	≥10个	所有细胞非典型增生	无炎细胞出现
1	无角化珠，角化细胞25%～50%	6～9个	多数非典型细胞	炎细胞（淋巴细胞）出现
2	不完整的角化珠或角化细胞占50%～75%	3～5个	中等量非典型细胞	
3	角化珠形成或角化细胞>75%	0～2个	少数非典型细胞	

① 角化程度、核分裂象、细胞非典型增生、炎细胞渗出每项均有效0～3分，总分8～10分者为1级，5～7分者为2级，3～4分者为3级，0～2分者为4级。

3.临床分期

TNM分期是应用最广泛的阴茎癌分期系统。美国癌症联合会（AJCC）第7版阴茎癌分期中将区域淋巴结分期分为临床分期和病理分期[2]（表12-17）。

表12-17 阴茎癌TNM分期

分期	T	N	M	T、N、M简明定义
0	Tis～T_a	N_0	M_0	T_a 非浸润性疣状癌
				T_{1a} 肿瘤侵犯皮下结缔组织，无淋巴血管浸润，且分化良好
I	T_{1a}	N_0	M_0	T_{1b} 肿瘤侵犯皮下结缔组织，伴淋巴血管浸润或分化差
				T_2 肿瘤侵犯阴茎海绵体或尿道海绵体
II	T_{1b}～T_3	N_0	M_0	T_3 肿瘤侵犯尿道
				T_4 肿瘤侵犯其他邻近结构
IIIa	$T_{1\sim3}$	N_1	M_0	cN_1 可触及活动的单个腹股沟淋巴结
				cN_2 可触及单侧多个活动的或双侧活动的腹股沟淋巴结
IIIb	$T_{1\sim3}$	N_2	M_0	cN_3 可触及固定的腹股沟淋巴结或发现单、双侧盆腔淋巴结
				pN_1 单个腹股沟淋巴结转移
IV	T_4	$N_{1\sim3}$	M_0	pN_2 单侧腹股沟多个或双侧腹股沟淋巴结转移
	$T_{1\sim4}$	N_3	M_0	pN_3 淋巴结包膜外侵犯或有单、双侧盆腔淋巴结转移
	$T_{1\sim4}$	$N_{1\sim3}$	M_1	M_1 远处转移

四、治疗

（一）中医治疗

1.阴茎癌的病证特点

阴茎癌的病证特点应从两个方面分析。

肿瘤方面，肿瘤在阴茎内肆意滋长，扎寨营垒，癌毒之邪与痰瘀胶结成块，或毒盛浸延局部组织、器官，或沿血道转移他处。

对人体而言，有虚实两个方面。虚者，气虚、阴虚、阳虚；实者乃肿瘤阻滞脏腑气血运行，致血瘀、痰结、湿阻，郁久可以化热化火。毒结日久可致五脏失和，气血衰败，阴阳失衡。

其病位在阴茎，其脏在肾，主要涉及肝、脾等脏腑。本病属本虚标实，证候多为寒热错杂、虚实并见。

2.阴茎癌治则治法

阴茎癌治疗遵从综合治疗的原则，中西医并重。中医治疗阴茎癌的治疗原则：对肿瘤为祛毒抗邪；对人体为扶正培本，纠正脏腑气血失调。具体治法：治肿瘤当以寒热之剂扫荡之，以平性之剂抑杀之，辅之以消痰软坚、祛瘀散结之药以破击之；调人体则虚者补之，实者调之。气虚者益气，阴虚者滋其阴，阳亏寒盛者温阳散寒，气滞者理气，血瘀者活血，痰积者化痰，湿热者除湿泻火清热。临床注重中西医配合，根据病情，合理安排中西医治疗方法与时机，并及时纠正西医治疗中出现的毒副反应。

3.阴茎癌辨肿瘤临床常用药物选择

阴茎癌辨肿瘤论治可根据临床经验，及现代药理，合理选择以下药物，或其他中药。

（1）温热药：铁树叶（有毒），猫爪草，藤黄（剧毒）。

（2）寒凉药：龙葵（有小毒），干蟾皮（有毒），白英（白毛藤，蜀羊泉）（有小毒），藤梨根（猕猴桃根），白花蛇舌草，蚤休（重楼、七叶一枝花）（有小毒）马鞭草，冰片，猪殃殃，轻粉（有毒），长春花。

（3）平性药：半边莲，扛板归，石打穿，红娘子（有毒）。

（4）消痰软坚药：海藻，昆布，天花粉，夏枯草，皂角刺，玄参，凉白矾（有毒）。

（5）祛瘀散结药：六方藤，地龙，没药，牡丹皮。

4.阴茎癌辨人体临床常用药物选择

（1）益气：党参，茯苓，白术，木馒头，棉花根（有毒），土茯苓。

（2）养阴：女贞子，墨旱莲，生地黄，山药，山茱萸。

（3）养血：当归，白芍，熟地黄。

（4）除湿：瞿麦，萹蓄，滑石，马鞭草，泽泻，木通，车前子，薏苡仁。

（5）活血：川芎，琥珀，赤芍，蒲黄。

（6）清热泻火：黄柏，知母，川楝子，龙胆草，黄芩，金银花，栀子，柴胡。

5.阴茎癌辨证型论治

林丽珠[3]阴茎癌辨证型论治如下。①湿热下注：食少纳呆，身倦困重，口渴不思饮，小便疼痛，龟头有恶臭性分泌物，局部肿块或破溃，舌体胖大，苔白腻中黄，脉滑数。清热利湿，通淋散结。八正散（《太平惠民和剂局方》）加减。木通9g，瞿麦9g，萹蓄9g，车前子12g，滑石15g，金银花15g，马鞭草10g，龙葵20g，白花蛇舌草12g，半枝莲15g，白茅根12g，生地黄15g。加减：血热出血可加三七、藕节、蒲黄；疼痛明显则可加延胡索、徐长卿等。②热燔毒结：阴茎结节或溃疡，肿胀疼痛，有恶臭性分泌物，刺痛灼热，痛甚难忍，排便加重，溃烂穿通可成尿瘘。舌质红，苔黄，脉弦数。清热降火，解毒散结。龙胆泻肝汤（《太平惠民和剂局方》）加减。龙胆草15g，柴胡10g，栀子15g，木通15g，黄柏10g，知母12g，半边莲15g，马鞭草15g，龙葵15g，紫草12g，莪术15g，夏枯草20g，石见穿15g，白英20g，干蟾皮6g。加减：疼痛明显则可加延胡索、徐长卿、五灵脂等；出血明显者可加三七、藕节、蒲黄等。③正虚毒蕴：头晕目眩，失眠多梦，腿软肢肿，龟头肿块，破溃脓臭分泌物，包皮内瘙痒、灼痛。舌体消瘦或肿大有齿痕，脉沉细或沉缓。补虚扶正，攻邪解毒。大补阴丸（《丹溪心法》）加减。知母12g，黄柏12g，生地黄15g，天花粉15g，玄参15g，女贞子15g，墨旱莲12g，杭白芍15g，丹参15g，莪术15g，白花蛇舌草15g，白英15g，龙葵20g，藤梨根15g。加减：小便淋漓不通者可加土茯苓、薏苡仁、泽泻；腰酸明显者可加牛膝、鸡血藤等。④气血两亏：龟头溃烂，凸出凹进，痛楚难胜，脓血流注，恶臭难闻，饮食不思，形神困惫，脉沉细，舌瘦，苔少。益气养血，扶正抗癌。八珍汤（《正体类要》）加减。党参15g，白术15g，茯苓25g，熟地黄20g，当归15g，川芎12g，白芍15g，炙甘草6g，蚤休15g，猫爪草15g。加减：血虚明显者，可加阿胶、红枣、鸡血藤等，出血明显者可加三七、藕节。

6.验方汇编

（1）单验方

● 苓花汤：土茯苓60g，苍耳子15g，金银花12g，白鲜皮、威灵仙各9g，丹参6g。另用茶叶加食盐适量煎汁后，供局部冲洗。本方主治湿热下注型阴茎癌患者。

● 土茯苓60g，金银花12g，威灵仙9g，白鲜皮9g，甘草、苍耳子各15g，水煎服，每日1剂。另用茶叶加食盐煎汁供局部冲洗。

● 六方藤50g，煎水内服，每日1剂。

● 铁树叶、白花蛇舌草、半边莲、金银花、川楝子各500g，水煎浓缩，乙醇、活性炭处理过滤，分装灭菌。每日2次，每次2～4ml，肌内注射。

（2）李东涛阴茎癌验方举例

黄芪30g，熟地黄12g，炒山药20g，山茱萸15g，茯苓15g，泽泻10g，牡丹皮10g，木馒头30g，土茯苓45g，猪殃殃30g，石打穿15g，蛇莓15g，半枝莲15g，浙贝母15g，玄参20g，白花蛇舌草30g，甘草10g，龙葵30g，山豆根15g，鸡内金20g，生麦芽20g，制半夏12g，党参30g，炒白术30g，生薏苡仁45g，冬凌草30g。水煎服，每日1剂，分3次服。

7.阴茎癌常用中成药

● 小金丹：每次0.6～1.2g，每日2次，口服，或小金片，每次3～4片，每日3次，口服。具有逐寒湿、消肿痛、通血络、祛痰毒的功能。适用于早中期阴茎癌。

● 大补阴丸：每次9g，每日2～3次，口服。具有养阴益精、扶正祛毒的功能。适用于晚期阴茎癌。

● 龙胆泻肝丸：用法见睾丸癌。适用于阴茎癌下焦湿热较甚者。

8.其他疗法

（1）外治法

● 八湿膏：煅石膏、硼砂各30g，樟丹9g，密陀僧6g，冰片1g，将各药混合研为细末，用凡士林调和消毒备用。八湿膏生肌抗感染，主治阴茎癌。

● 皮癌净：碱发白面30g，红砒3g，指甲、头发各1.5g，大枣去核1枚。功能：祛腐消瘤。主治：阴茎癌。用法用量：先将红砒研末，再与指甲、头发放入去核大枣内，外用碱发白面包好，然后放入木炭中煅烧炭即成。每日1次或隔日1次，敷于癌肿局部，平均3～4次，即可使癌肿结焦痂，坏死组织自行液化脱落。

- 方一：鸦胆子、硇砂、砒石、草乌各6g，吴茱萸、轻粉各9g，硼砂、枯矾各30g，麝香15g，冰片3g。方二：白及、象皮、紫草各15g，炉甘石30g。方三：樟丹9g，梅片0.9g，煅石膏、硼砂各30g、密陀僧6g。方一、方二两方各药研为细末，分别加入合霉素（消旋氯霉素）5～10g，混合均匀，制成外用散剂。方三各药共研细末，加凡士林调和均匀经高温灭菌后，即得。外用，散剂供撒布于癌肿创面，软膏供局部涂敷均匀，每日1～2次。方一用于解毒去腐、消肿抑癌；方二用于生肌收敛，愈合创面；方三用于癌块消失后久不愈合的创面，有生肌、抗感染的作用。上方配合手术治疗阴茎癌有较好的疗效。

（2）针灸疗法

针灸治疗取穴足三里、三阴交、肾俞、肝俞、太冲，配以内关、昆仑等，补泻兼施，每日1次，每次留针20～30分钟。用于各期肿瘤。

9.阴茎癌中医名家经验

李东涛治疗阴茎癌中医验案举例

案例：朱某，男，54岁。2009年7月14日初诊。

阴茎肿瘤术后。于2009年5月5日在青岛大学附属医院行阴茎部分切除术，鳞状细胞癌与恶性组织纤维瘤，当时肿瘤大小为4cm×3cm×2.5cm。局部经常发炎，易长脓疱，体虚，易出虚汗，出汗后感觉舒服，平素血压低，有咽炎病史，有抽烟史。查有肺气肿，肺大泡。舌淡苔白，脉缓。处方：黄芪60g，熟地黄12g，炒山药20g，山茱萸15g，茯苓15g，泽泻10g，牡丹皮10g，黄芩15g，淫羊藿20g，木馒头30g，土茯苓45g，猪殃殃30g，石打穿15g，金银花30g，蛇莓15g，半枝莲15g，浙贝母15g，玄参20g，桔梗15g，白花蛇舌草30g，连翘20g，鱼腥草30g，橘红15g，甘草10g，龙葵20g，山豆根15g，鸡内金20g，生麦芽20g，制半夏12g，党参30g，炒白术30g，生苡仁45g，冬凌草30g，炒扁豆30g。7剂，两日1剂，水煎服，分6次服。

2010年2月7日十六诊。最近查B型超声：腹股沟淋巴结两个较为稳定，复生两个较小，常易感冒，感冒后头晕，头痛，血压低，舌瘦小，舌淡，苔白，脉沉缓。嘱其可以考虑放化疗。并服中药。方一：熟地黄15g，生山药30g，山茱萸15g，茯苓15g，泽泻12g，牡丹皮12g，山慈菇20g，女贞子20g，龙葵30g，木馒头45g，土茯苓45g，猪殃殃45g，生白术60g，乌梅15g，石打穿15g，蛇莓30g，半枝莲30g，玄参30g，白花蛇舌草60g，冬凌草60g，黄芪90g，水蛭12g，金荞麦90g，葛根45g，生苡仁30g，白芷15g，三颗针30g，川芎30g，防风20g，甘草15g，菝葜90g，肿节风30g，党太参各30g，浙贝母20g，苍耳子30g。6剂，水煎服，2日一剂，分6次服。方二：全蝎30g，蜈蚣20条，壁虎90g，炮山甲粉15g，干蟾皮45g，鳖甲粉30g，地龙30g。研细粉，冲服，每次3g，一日3次。

2010年9月5日三十一诊。放疗、化疗已结束。B型超声检查右侧腹股沟未见异常，左侧腹股沟见0.4cm肿大淋巴结，常发疖肿，左臀部有一肿疖，疼痛，近日腹胀重，查有胀气，感冒，身疼，头痛，打喷嚏，咳嗽，无痰，左脉滑，右脉沉，舌苔薄黄。甲印多。曾发热，服解热止痛片好转。方一：龙葵30g，木馒头60g，土茯苓30g，猪殃殃45g，乌梅20g，石打穿20g，蛇莓30g，白芷30g，半枝莲15g，白花蛇舌草45g，冬凌草45g，党参30g，黄芪90g，山慈菇15g，菝葜45g，防风15g，肿节风30g，金荞麦45g，炒白术30g，生麦芽20g，三颗针30g，川芎30g，黄连10g，柴胡8g，升麻8g，鸡内金20g，女贞子20g，炒蜂房10g，苍耳子30g，枸杞子20g，陈皮12g，连翘30g，蒲公英60g，厚朴30g，炒枳壳15g。6剂，水煎服，2日一剂，分6次服。方二：全蝎20g，蜈蚣15条，壁虎60g，炮山甲粉15g，干蟾皮

30g，鳖甲粉30g，地龙30g，甘草30g，山慈菇30g。上为1个月量，研粉，装胶囊，日分3次服。

2014年8月17日八十三诊。查无复发，无异常，生化指标各项正常，常感冒，右后背疼痛，查有胆囊炎症，常服利胆片。另有过敏性鼻炎。舌苔黄腻，脉细弱。方一：龙葵60g，猪殃殃60g，木馒头60g，乌梅30g，白芷30g，土茯苓60g，蛇莓60g，白花蛇舌草60g，冬凌草60g，石打穿30g，黄芪90g，菝葜60g，生白术60g，肿节风60g，金荞麦60g，山慈菇30g，金钱草90g，肉苁蓉60g，三颗针60g，鸡内金15g，郁金45g，生薏苡仁60g，连翘30g，生半夏30g（先煎1小时），黄连30g，川芎30g，鹅不食草30g，防风20g，当归20g，刺五加30g，鱼腥草60g，赤芍15g，龙胆草15g，陈皮15g，柴胡15g，竹茹12g，白豆蔻20g（后下），升麻8g，吴茱萸6g，血余炭10g，杏仁15g，苍耳子20g，辛夷12g（包煎），薄荷10g（后下）。8剂，水煎服，每剂煎14袋，每袋150ml，每日5袋，分3次服。方二：全蝎30g，蜈蚣15条，壁虎90g，炮山甲粉30g，干蟾皮30g，鳖甲粉30g，三七粉30g，山慈菇30g，九香虫30g。1剂，上为1个月量，研粉，装胶囊。

（二）西医治疗

1.治疗原则

应根据原发灶的侵犯范围和区域淋巴结转移情况来决定阴茎癌的治疗方案，兼顾治疗给患者生理和心理上带来的影响。总体上以手术为主，阴茎部分或全部切除术及淋巴结清扫术现在仍然是阴茎癌的标准治疗模式，放疗和化疗也有较好的效果。

（1）原位癌和非浸润性疣状癌

阴茎原位癌和非浸润性疣状癌一般采取较保守的手术方案。如病变位于包皮处可只行包皮环切术，如病灶累及龟头可行肿瘤局部切除术或龟头切除术，皮肤切除过多者可进行皮瓣移植。单独放疗也可达到根治效果，且可保留阴茎外形。此外，氟尿嘧啶或咪喹莫特乳膏局部涂敷、激光治疗同样可取得理想的效果。有报道非浸润性疣状癌放疗后转化为恶性度高的浸润性癌，因此一般也不推荐。

（2）浸润性癌

浸润性阴茎癌的治疗可分为原发灶的处理和区域转移淋巴结的处理。

① 原发灶的处理

T_1期：肿瘤分化较好的（1～2级）可选择肿瘤局部切除术或龟头切除术。分化差的（3～4级）T_1期阴茎癌，肿瘤侵犯龟头范围不超过1/2且能密切随访，可行肿瘤局部切除术或龟头切除术。

$T_{2～4}$期：至少应行阴茎部分切除术，如切缘不足或病变侵犯尿道海绵体，应行阴茎全切除术及会阴尿道造瘘术。对于侵犯周围组织的T_4期，如直接手术可能难以根治，且创伤大，也可先进行新辅助化疗，待病灶缩小后再行阴茎全切除术[4]。

② 区域淋巴结的处理

除原发灶外，淋巴结的处理决定着阴茎癌治疗的成败，因为阴茎癌发生腹股沟淋巴结转移后，仍有可能仅通过淋巴结清扫术而治愈。包括腹股沟区可触及肿大淋巴结处理与腹股沟区未触及肿大淋巴结清扫。

③ 远处转移及复发的治疗

已有远处转移的阴茎癌以化疗为主，也可联合姑息性放疗。

接受保留阴茎治疗原发灶复发的，如肿瘤没有侵犯尿道海绵体，仍可考虑再次行保留阴茎的治疗，否则应行阴茎部分或全切除术。对于腹股沟淋巴结复发者，如既往未行手术治疗则可行清扫术，已手术者可行放疗，皆可联合全身化疗。

2. 手术

手术根据病情可施行包皮环切术、阴茎部分切除术、阴茎全切除术、莫氏显微手术等手术。淋巴结清扫有腹股沟淋巴结清扫术、盆腔淋巴结清扫术。前哨淋巴结活检或能减少不必要的淋巴结清扫术。

有研究显示，腔镜下淋巴结清扫术后并发症发生率约为15%，明显低于常规手术，且其能清扫的淋巴结数目不比开放手术少。由于缺乏关于腔镜下淋巴结清扫的大样本研究，目前开放手术仍是首选。

对于癌前病变、原位癌、非浸润性疣状癌及组织学分级 1～2 级的 T_1 期肿瘤，可选择激光治疗。常用的触媒包括 CO_2 激光和 Nd：YAG 激光。激光治疗一般不用于 $T_{2～4}$ 期阴茎癌。

3. 放疗

阴茎癌对放疗敏感，术后放疗、新辅助放疗、根治性放疗、姑息性放疗均可酌情考虑。放射治疗是阴茎癌的一种传统的治疗方法，就早期阴茎癌而言，放疗在局控率上虽略逊于手术，但在总生存期方面和手术相近。其优点在于通过根治性放疗可能保留阴茎，保持患者站立排尿和性能力。放疗后的局部复发率明显高于手术治疗，为20%～50%，因此一般不作为阴茎癌的首选治疗，多用于病变分期早且要求保留性功能的年轻患者或晚期患者的姑息性治疗。放疗可采用外照射和近距离照射。

4. 化疗

已有的结果表明，阴茎癌对化疗并不敏感，故多用于新辅助治疗以及晚期患者的姑息治疗，但尚未有随机对照实验证明能够延长生存期。阴茎癌对以顺铂为基础的化疗有一定的敏感性，但多为小样本研究。

阴茎癌常用的化疗方案如下：

● 长春新碱+博莱霉素+甲氨蝶呤：长春新碱，1mg，静脉注射，d1；博莱霉素，15mg，肌内注射，d1、d2※；甲氨蝶呤，30mg，po，d3。每周重复，连续12周。[※第一次在长春新碱后6小时，第二次在长春新碱后24小时]

● 顺铂+氟尿嘧啶：顺铂，100mg/m²，静脉滴注1小时，d1；氟尿嘧啶，1000mg/（m²·d），持续静脉滴注，d1～5。每3～4周重复。

● 顺铂+甲氨蝶呤+博莱霉素：顺铂，75mg/m²，静脉滴注1小时，d1；甲氨蝶呤，25mg/m²，静脉注射，d1、d8；博莱霉素，10U/m²，静脉注射，d1、d8。每3周重复。

● 紫杉醇+顺铂+氟尿嘧啶：紫杉醇，120mg/m²，静脉滴注＞3小时，d1；顺铂，50mg/m²，静脉滴注，d1～2；氟尿嘧啶，1000mg/m²，持续静脉滴注，d2～5。每3周重复。

● 紫杉醇+异环磷酰胺+顺铂：紫杉醇，175mg/m²，静脉滴注＞3小时，d1；异环磷酰胺，1200mg/m²，静脉滴注＞2小时，d1～3；顺铂，25mg/m²，静脉滴注＞2小时，d1～3。每3周重复。

五、预后及随访

（一）预后

阴茎癌患者总体的5年生存率约为52%。原发灶的侵犯范围、有无淋巴结转移、转移数目和有无远处转移是重要的预后因素，0期和 Ⅰ 期阴茎癌的5年生存率接近100%，Ⅱ 期约90%，Ⅲ 期只有20%，Ⅳ 期基本为0。有无淋巴结转移的5年生存率分别为27%和66%。肿瘤生长方式、组织学分级、浸润深度、病灶大小和有无淋巴脉管受侵与转移发生的风险也密切相关，肿瘤呈垂直生长或表浅播散样生长者的腹股沟淋巴结转移率分别为82%和42%；高、中、低分化肿瘤发生淋巴结转移的风险分别为15%、67%和75%；肿瘤浸润愈深、有淋巴脉管受侵则愈易发生淋巴结转移。在鳞状细胞癌的各种亚型中，肉瘤样癌的预后最差。

（二）随访

部分阴茎癌即便出现复发，特别是阴茎原发灶复发，仍可通过手术治愈，因此定期随访尤其重要。接受保守治疗的阴茎癌患者，局部复发率和淋巴结转移率较接受根治术者明显升高，所以应根据对原发病灶和区域淋巴结的初始治疗情况来决定阴茎癌的随访策略。根据NCCN指南，接受保留阴茎治疗的患者前2年应每3个月随访1次，第3～5年每6个月随访1次，第6～10年每年1次；接受阴茎部分切除或全部切除的患者2年内每6个月随访1次，第3～5年每年随访1次；Nx者前2年每3个月随访1次，第3～5年每6个月随访1次；$N_{0～1}$者前2年每6个月随访1次，第3～5年每年随访1次；$N_{2～3}$者前2年每3～6个月随访1次，第3～5年每6～12个月随访1次。

随访内容包括体检和相关影像学检查。初始治疗时无腹股沟淋巴结肿大者，在随访中如体检发现肿大淋巴结，尤其是肥胖或既往行腹股沟淋巴结清扫术的患者，应考虑行超声、CT、MRI及穿刺细胞学检查；$N_{2～3}$期者除体检外还应行胸部X线片或CT（前两年每3～6个月1次，第3～5年每6～12个月1次）以及腹盆腔CT或MRI检查（第1年每3个月1次，第2年每6个月1次）。此外，还可应用国际勃起功能指数问卷对患者的性生活质量进行评估。接受阴茎部分或全部切除术的患者虽然保留了睾丸，男性第二性征不会丧失，但是患者心理仍会受到一定的负面影响，患者可能会担心因性生活不良而影响夫妻感情，医师应给性伴侣双方以必要的指导。

六、预防与调护

（一）预防

1. 讲究个人卫生，经常洗澡。
2. 包皮过长者早行包皮环切术。
3. 积极预防和治疗阴茎癌前驱性疾病如包茎、龟头包皮炎、性病、乳头状瘤等。

（二）调护

1. 保持局部清洁、卫生，定期消毒，积极预防感染。
2. 饮食宜多食新鲜蔬菜、水果，忌食辛辣油腻之品，保证营养供应。
3. 鼓励患者提高勇气，树立信心，配合治疗。
4. 阴茎癌患者建议常用苡米、荠菜、菜豆、芦笋、菜花、马齿苋、莲子等保健食品。

参考文献

[1] Eble JN，Sauter G，Sesterhen IA，et al. World Health Organization classification of tumors. Pathologyand genetics，the urinary system and male genital organs[M]. Lyon：IARC Press，2004，279-298.

[2] Edge SB，Byrd DR，Compton CC，et al. cancer staging manual[M]. 7th ed. New York：Springer Verlag，2010：401-403.

[3] 林丽珠.肿瘤中西医治疗学[M].北京：人民军医出版社，2013：256-257.

[4] Delacroix SE Jr，Pettaway CA. Therapeutic strategies for advanced penile carcinoma[J]. Curr Opin Support Palliat Care，2010，4（4）：285-292.

第十三章

皮肤癌及恶性黑色素瘤

第一节　皮肤癌

一、概述及流行病学

皮肤癌（skin cancer）是赘生在人体肌肤表面的一种恶性肿瘤。皮肤癌包括原位癌、鳞状细胞癌（squamous cell carcinoma，SCC）、基底细胞癌（basal cell carcinoma，BCC）和少见的附件癌、湿疹样癌等。皮肤癌的发病有地区和种族差异。在白色人种中皮肤癌是常见的恶性肿瘤之一。我国皮肤癌的发病率不同于西方，相对较低，与日本、泰国、菲律宾、越南和非洲几内亚和乌干达相似。在我国沿海和高山地区多见，发病率占全身恶性肿瘤的第11位。皮肤癌大多数发生在50～60岁，其次为61～70岁，40岁以下少见。男女比例为（1.5～2.2）：1。好发于头面部，特别是鼻翼、面颊部最多见，少数在四肢手足，而躯干部较少。

本病属中医的翻花疮（古谓反花疮）、石疔、恶疮、石疳、失荣、赘瘤等病症范围。隋代巢元方在《诸病源候论》中就详细论述了"反花疮"的特征和症状，指出："反花疮者…初生如饭粒。其头破则血出，便生恶肉，渐大有根，脓汁出，肉反散如花状，因名反花疮。凡诸恶疮，久不瘥者，亦恶肉反出，如反花形"。

二、病因及发病机制

（一）祖国医学对皮肤癌病因病机的认识

1.脏腑失和，气血败坏

先天禀赋不足，易感外邪；或慢病、久病，致皮肤卫外不足，或脏腑内虚。肺主气，外合皮毛，火毒外侵，闭阻皮肤经络，气血败坏，以致肺气失调，皮毛不润；肝藏血，调节血量，肝肾阴虚，肝火血燥，皮肤难荣；脾为后天之本，气血生化之源，脾胃虚弱，肌肤失养。如感外邪，卫外不足，营卫稽留，日久致气血逆乱，阴阳失序，生化失常，变化癌毒，癌毒蕴积皮肤，形成皮肤癌。祖国医学强调"邪之所凑，其气必虚。"《灵枢·百病始生》曰："壮人无积，虚则有之。"《景岳全书·杂病谟》指出："少年少见此证，而惟中哀耗伤者多有之"。

2.六淫侵袭，火聚痰凝

中医认为皮肤为人之藩篱，易受外邪侵袭，其病不仅与脏腑功能失调相连，亦与外感六淫有关。外因多责风、湿、燥、火、热邪侵袭肤腠，加之内虚卫外不固，邪郁日久，气血逆乱，代谢失常，阴阳失和，生化乖张，恶化成癌毒，癌毒蕴结皮肤营卫，火聚痰凝血瘀，而成皮肤癌。如《灵枢·九针论》说："四时八风之客于经络之中，为瘤病者也"。《诸病源候论》曰"反花疮者，由风毒相搏所为"。《普济方》曰："由于体虚受于风湿，邪毒与气血相搏，故发疮也。甚者焮肿满痛，或形体为之壮热，稽缓不治，则毒气内攻，固不可以常法治之"。

（二）现代医学对皮肤癌病因及发病机制的认识

皮肤癌好发于老年人，以50～60岁的发病数为高峰。因环境因素（如阳光曝晒）和种族因素（如遗传、皮肤色素多少）的影响而异。

1.紫外线暴露

阳光气候在本病病因中有重要性，本病的发病率越接近赤道越高，这种地理上的差异反映阳光和不同种族皮肤感受性（如皮肤色素多少的影响）之间的病因关系。动物实验已证实阳光中紫外线的致癌性。故本病好发于头皮、面部等暴露部位以及多见于户外工作者。

2.化学因素

一些化学品如砷、多环碳氢化合物和沥青等可以致癌，长期接触沥青工人皮肤癌的发病率较一般工人高12倍左右。

3.瘢痕、外伤和其他慢性皮肤病

如寻常狼疮、慢性局限性盘状红斑狼疮、慢性溃疡，甚至银屑病或扁平苔藓等慢性皮肤疾病容易发生癌变。

4.其他

角化病、X线和镭射线性皮炎或溃疡以及着色性干皮病等与发病率有密切关系，被称为癌前期病变的皮肤病。本病的易感性与种族有关，白色人种发病率比有色人种显著增高。遗传，有报告称某些家族倾向于发生本病。

三、临床诊断

（一）临床表现和体征

各类皮肤癌的早期表现多为红斑状皮损，伴有鳞片状脱屑或痂皮形成。不同的细胞类型有不同的临床表现。

（1）鳞状细胞癌好发于颞、颊、额、鼻、眼睑、手背、头皮等部位。临床通常有两型：①菜花型（或乳头状），初起为浸润性小斑块、结节或溃疡，继而隆起成乳头状以致菜花样，淡红至暗红色，底宽，质硬，表面可见毛细血管扩张，附以鳞屑和结痂，顶部常有钉刺样角质，若将其强行剥离，底部容易出血，此型多见于面部和四肢。②深在型，初起为淡红色坚硬小结节，表面光滑，有光泽，渐增大，中央呈脐形凹陷，周围有新发结节，结节破溃后，形成火山口样溃疡，边缘坚硬，高起并外翻，溃疡底面高低不平，有污垢坏死组织和恶臭，脓性分泌物，发展较快，向深处浸润，可达肌肉和骨骼。

（2）基底细胞癌较为少见，好发于颜面部如眼睑周围及鼻部。表现的形态多种多样，大致有五型：①结节溃疡型，较常见，损害一般为单个，初起为针尖至绿豆大、非炎症性、淡黄褐或淡灰白色、半球形、蜡样或半透明小结节或似红斑而不隆起，质硬，表皮菲薄伴浅表毛细血管扩张，稍受轻微外伤，即易出血，以后缓慢发展增大，中心部发生侵蚀性溃疡，表面扁平坚硬呈珍珠样或蜡样外观，边缘不齐如鼠咬状，参差不齐并向内卷起。②浅表型，少见，多见于男性。损害一般为单发，也可多发，甚至百个以上，表现为淡红色斑，边界清楚，表面表皮菲薄，常有极薄糠状鳞屑，生长极慢，以后相继发生糜烂或愈合。较大损害除面部外，常有线形、匐行性蜡样边缘，中央部分糜烂或浅表破溃，颇似湿疹样癌。愈后可有瘢痕。患者有时自觉瘙痒。③局限性硬皮病样或硬化型，罕见，多发生于青年人，也见于儿童，好发于面部特别是颊部、前额、鼻部、眼睑、颞部、颈或胸部也可发生。损害单发，发生于外观正常皮肤或原先不适当治疗的基础上，表现为扁平或稍隆起的限界性浸润的斑块，边缘清楚，呈不规则或匐行状，从数毫米直径至占据整个前额，灰白至淡黄白色，表面平滑，常可透见毛细血管扩张，触之硬化，似局限性硬皮病，生长缓慢。④瘢痕性基癌，相当罕见，常发生于面部。损害为浅表性结节状斑块，生长缓慢，数年后可扩展至成人手掌大甚或儿童头大，中央或周围部分虽可产生萎缩性瘢痕，但病理检查证明肿瘤仍然存在。⑤色素性基癌，在上述各型中出现色素沉着，自灰至深黑色，但不均匀，边缘部分常较深，中央部分呈点状或网状分布。

（3）原位癌有两种。①皮肤原位癌（Bowen病），损害一般为单发，少数为多发，可多达60个以上，初起为淡红或暗红色丘疹，表面有少量鳞屑或结痂，逐渐增大，并常融合成大小不一的斑块，边境清楚，且稍隆起，呈圆形、多环形、匐匍形或不规则形，覆以棕色或灰色厚的结痂，不易剥离，若强行剥离，则露出红色颗粒状或肉芽状湿润面，或少量出血。口腔黏膜损害可表现为点状、线状或不规则形斑疹，呈乳白色或息肉样增厚，偶或糜烂，应注意癌变。女阴损害多位于皮肤黏膜交界处或皮肤上，上皮增生，粗糙，为白色、红色或棕色斑块，表面粗糙不平，逐渐增大，若有糜烂或破溃，也应注意癌变。无明显自觉症状。病程缓慢。②乳腺外Paget病，损害一般为单个，初起为小片红斑，有结痂和间歇性渗液，为皮肤湿疹样，但边缘鲜明并隆起，呈不规则形，将痂剥去，露出潮红而湿润的肉芽面，基底较硬，有增厚感，多数有刺痒，少数有局部出血和疼痛。

（二）实验室检查

对皮肤癌敏感性高、特异性强的生物标志物仍在研究寻找中。甲胎蛋白、癌胚抗原、EB病毒对皮肤癌患者作用主要在于判定有无转移及随访观察。近年来，DR70（人血液中纤维蛋白/纤维蛋白原的降解产物FDP）、TSGF（肿瘤特异性生长因子）的检查有一定的潜在应用价值。

（三）影像学检查

结合病情选择应用影像学诊断是必要的。如头皮的基底细胞癌，为排除骨转移，可做X线片或核素扫描。

对晚期鳞状细胞癌，需做肺部X线片、B型超声或CT检查，以了解有无远处转移。

（四）病理学诊断

病理检查是确诊皮肤癌的重要依据。小的皮损可通过切除性活检达到治愈，大的皮损可先行活检，在活检后根据肿瘤类型、分化程度、累及深度等来指导切除范围及深度。术中做冷冻病理检查。

皮肤癌一般分为鳞状细胞癌、基底细胞癌和原位癌3种。

1.鳞状细胞癌

鳞状细胞癌约占全部皮肤癌的90%，病理检查提示表皮不典型角朊细胞瘤性增生，早期有角化珠，核分裂多见，呈不规则的团块状或束条状。癌细胞大致有3种：分化好的鳞状细胞、形成角化细胞的鳞状细胞、分化不好即不典型或异型的鳞状细胞。

2.基底细胞癌

基底细胞癌起源于表皮或皮肤附属器的多能性基底细胞，组织病理检查提示瘤实质主要由基底样细胞组成，细胞核大，胞浆较少，胞界不清，细胞间桥常不明显，边缘部分瘤细胞排列成栅状，瘤实质与间质之间有对PAS染色呈阳性反应的基底膜带。基底细胞癌大体分型可分为结节溃疡型、色素型、局限性硬皮病样或硬化型、浅表型、纤维上皮瘤型5型。基底细胞癌因发展阶段、分化程度和方向不同，从组织学又分为未分化和分化两大类。未分化型又分为实性、色素性、浅表性、硬化性4种；分化型又分为角化性、囊性、腺样3种。在大多数肿瘤中常表现不止一种。

3.原位癌

组织病理示表皮失去正常形态而代之以异型上皮细胞增生，后者均较大，排列紊乱，还可见瘤巨细胞和异常核分裂象和个别角化不良细胞，20%～30%可演变为浸润癌。原位癌分为鲍温病（早期皮肤癌）和帕哲病（湿疹样癌）。

（五）临床分期

TNM分期与分类：皮肤BCC和SCC现采用美国癌症联合会（AJCC）第7版分期[1]（表13-1、表13-2）。

表 13-1　皮肤基底细胞癌和鳞状细胞癌 TNM 分期

分期	T	N	M	T、N、M简明定义
I	T_1	N_0	M_0	T_1 最大直径≤2cm，且少于2个高危因素
II	T_2	N_0	M_0	T_2 最大直径＞2cm，或任何大小肿瘤具有≥2个高危因素
III	T_3	N_0	M_0	T_3 侵犯上颌骨、下颌骨、眼眶或颞骨
	$T_{1\sim3}$	N_1	M_0	T_4 侵犯脊柱或四肢骨，或侵犯颅底神经
IV	$T_{1\sim3}$	N_2	M_0	N_1 同侧单个淋巴结转移，最大直径≤3cm
	任何T	N_3	M_0	N_{2a} 同侧单个淋巴结转移，最大直径＞3cm，≤6cm
	T_4	任何N	M_0	N_{2b} 同侧多个淋巴结转移，每个淋巴结最大直径≤6cm
	任何T	任何N	M_1	N_{2c} 双侧或对侧淋巴结转移，每个淋巴结最大直径≤6cm
				N_3 转移淋巴结直径＞6cm
				M_1 有远处转移

表 13-2　皮肤肿瘤 Clark 分级

分级	肿瘤侵犯的解剖学深度
I级	局限于表皮的基底膜内
II级	穿透基底膜，但仅侵犯真皮乳头层
III级	广泛累及真皮乳头层
IV级	侵犯真皮网状层
V级	侵犯皮下组织

四、治疗

（一）中医治疗

1.皮肤癌的病证特点

皮肤癌的病证特点应从两个方面分析。

肿瘤方面，肿瘤在皮肤肆意滋长，扎寨营垒，癌毒之邪与痰瘀胶结成块，或毒盛浸延局部深层组织，或入血管或淋巴管转移他处。

对人体而言，有虚实两个方面。虚者多气虚，阴虚，阳虚；实者乃肿瘤阻滞脏腑气血运行，致生风，血瘀，湿阻，痰结，郁热。毒结日久可致五脏失调，气血衰败，阴阳失衡，而成危候。

病位在皮肤，与肺、肝、脾、肾等脏关系密切。初期以标实为主，久病本虚标实。本病属本虚标实，证候多为寒热错杂、虚实并见。

2.皮肤癌治则治法

《素问·至真要大论》提出："坚者削之""客者除之""结者散之""留者攻之""坚者软之""虚则补之"等，可谓详尽。皮肤癌治疗仍需遵从综合治疗的原则，中西医并重。中医治疗皮肤癌的治疗原则：对肿瘤为祛毒抗邪；对人体为扶正培本，纠正脏腑气血失调。具体治法：治肿瘤当以寒热之剂扫荡之，以平性之剂抑杀之，辅之以消痰软坚、祛瘀散结之药；调人体则虚则补之，实者调之。气虚者益气，血不足者补血，阴虚者滋其阴，阳亏虚者温肾助阳，风动者祛风，血瘀者活血，痰结者化痰，湿阻者利水除湿，热郁者清热泻火。临床注重中西医配合，根据病情，合理安排中西医治疗方法与时机，并纠正西医放疗、化疗的毒副反应。

3.皮肤癌辨肿瘤临床常用药物选择

药理研究证实，部分中药具有抑制皮肤癌细胞增殖及诱导细胞凋亡作用[2, 3]。皮肤癌辨肿瘤论治，建议根据临床经验及现代药理，合理应用以下药物，或其他药物。

（1）温热药：核桃枝，砒霜（有毒），蜈蚣（有毒），木鳖子（有毒），蟾酥（有毒），雄黄，大蒜，百草霜，小百部（有小毒），毛茛（有毒），藤黄（剧毒），鬼臼（有小毒），白降丹（有毒），硫黄，花椒，凤尾蕉叶，硇砂（有毒）。

（2）寒凉药：紫草，鸦胆子，山慈菇（有小毒），斑蝥（有毒），穿心莲，葎草，鬼针草，牛耳大黄，鼹鼠，自消容，板蓝根，芦荟，木槿花，水老鼠簕，天胡荽，五倍子，秋水仙（有毒），商陆（有毒），喜树（有毒），轻粉（有毒），八角莲（八角连，八角金盘）（有毒），了哥王（有毒），马钱子（大毒），熊胆，九里光。

（3）平性药：紫杉（红豆杉），秋葵，农吉利（野百合）（有毒），蓖麻子（有毒）。

（4）消痰软坚药：禹白附，娃儿藤（有小毒），儿茶，白矾（有毒），胆矾（有毒）。

（5）祛瘀散结药：郁金，姜黄，铁树叶（有毒），土鳖虫（地鳖）（有小毒），水蛭（有毒），菊三七，地龙，马陆（有毒），博落回（有毒）。

4.皮肤癌辨人体临床常用药物选择

（1）补气：人参，茯苓。

（2）补阳：海马，桑寄生，桑螵蛸。

（3）补阴：女贞子。

（4）理气：青皮，甘松，厚朴，威灵仙。

（5）活血：莪术，红花，桃仁，丹参。

（6）止血：蒲黄。

（7）清热：黄柏，知母，薄荷，冰片，菊花，金银花，地骨皮。

（8）祛湿：苦参，寒滑石，芒硝。

（9）收敛：乌梅，五倍子，花蕊石。

（10）清肺：桑白皮，前胡。

5.皮肤癌辨证型论治

林丽珠[4]皮肤癌辨证型论治如下：

（1）血热湿毒：皮肤红斑样皮损或糜烂潮红，伴有渗液、渗血，恶臭，触之出血，溃而难收，口苦咽干，心烦易怒、小便黄赤，大便秘结，舌质红，苔黄腻，脉滑数。清热凉血，除湿解毒。银花解毒汤（《疡医心得集》）合萆薢渗湿汤（《疡科心得集》）加减。金银花20g，地丁20g，黄连9g，夏枯草15g，连翘15g，水牛角30g（先煎），赤芍15g，牡丹皮15g，萆薢5g，薏苡仁30g，泽泻15g，滑石30g，甘草6g。加减：溃疡流血不止，加仙鹤草、墨旱莲、白茅根、蒲黄炭等，并用云南白药外敷；溃疡肿痛剧烈加延胡索、三七、乳香、没药；发热者，加柴胡、石膏。临床上白花蛇舌草、半枝莲、七叶一枝花等清热解毒药亦可适量加入。

（2）肝郁血燥：皮肤丘疹或小结节，逐渐扩大，质地坚硬，边缘隆起，中有溃疡，溃后不愈，伴情志不畅，急躁眠差，胸胁苦满，口唇干焦，大便干涩，舌红苔薄黄或薄白，脉弦细。疏肝理气，养血润燥。丹栀逍遥散（《内科摘要》）加减。柴胡12g，当归9g，白芍15g，牡丹皮12g，栀子9g，郁金12g，川楝子12g，生地黄30g，玄参15g，甘草6g。加减：皮肤干燥或瘙痒者，加防风、荆芥、地肤子、蝉蜕、白癣皮；口干口渴者，加天花粉、芦根、麦冬；大便秘结者，加火麻仁、大黄。

（3）瘀毒内结：皮肤丘疹或结节，中央糜烂或边缘隆起，色暗红，坚硬不平，局部刺痛，伴肌肤甲错，面色晦暗，口唇暗紫，舌质暗红，有瘀斑，脉细涩。活血祛瘀，清热解毒。桃红四物汤（《医宗金鉴》）合四妙勇安汤（《验方新编》）加减。桃仁12g，红花10g，当归9g，赤芍15g，生地黄20g，玄参15g，三七粉3g（冲服），蜈蚣2条，人工牛黄1g（冲），白花蛇舌草30g，蒲公英20g，金银花15g。加减：胸闷胁痛，加柴胡、郁金、延胡索、川楝子；肿块坚硬，痛处不移加三棱、莪术、乳香、没药；兼有气滞者，加香附、佛手、乌药。

（4）气血两虚：患病日久，神疲乏力，面色萎黄，骨瘦如柴，纳差腰酸，头晕目眩，少气懒言，皮肤肿块腐溃，恶肉难脱，稍有触动则污血外溢，舌质淡白，边有齿印，苔薄白，脉细无力。补益气血，扶正祛邪。八珍汤（《正体类要》）加减。黄芪30g，党参30g，当归9g，熟地黄30g，茯苓15g，白术15g，白花蛇舌草30g，七叶一枝花30g，金银花15g，甘草6g。加减：兼见腰酸肢冷，头晕耳鸣酌加补骨脂、杜仲、续断；兼五心烦热，口干咽燥，失眠多梦者加女贞子、墨旱莲、山茱萸；纳呆、脘腹痞闷者酌加山药、薏苡仁、陈皮、半夏，或加服香砂养胃丸。

6.验方汇编

栀子清肝汤（《外科正宗》）：组成：牛蒡子3g，柴胡3g，川芎3g，白芍3g，石膏3g，当归3g，栀子3g，牡丹皮3g，黄芩1.5g，黄连1.5g，甘草1.5g。用法：用水400ml，煎取320ml，食后服。主治：肝火风热上攻，遂成鬓疽，痛连颈项、胸乳、太阳等处，或寒热晡甚，胸胁满闷，口苦舌干者。

7.皮肤癌常用中成药

- 醒消丸：每服9g，热、陈酒送服，醉，盖取汗。
- 小金丹：每丸重0.6g，打碎后口服，一次1.2～3g，一日2次，小儿酌减。实验研究证实，本方可抑制小鼠肉瘤和梭形细胞肉瘤的生成；对癌细胞的有丝分裂有抑制作用。适用于皮肤癌初起，皮色不变或肿硬作痛等属寒湿痰瘀者。

- 大黄䗪虫丸：用法见胰腺癌。
- 如意金黄散：姜黄、大黄、黄柏、苍术、厚朴、陈皮、甘草、生天南星、白芷、天花粉。清热解毒，消肿止痛。每袋装12g。外用。红肿，烦热，疼痛，用清茶调敷；漫肿无头，用醋或葱酒调敷；亦可用植物油或蜂蜜调敷。一日数次。王京红[5]通过如意金黄散治疗皮肤疮疡肿毒具有良好的疗效。
- 湿润烧伤膏：黄连、黄柏、黄芩、地龙、罂粟壳。清热解毒，止痛，生肌。每支装40g。外用。涂于创面（厚度薄于1mm），每4～6小时更换新药。换药前，须将残留在创面上的药物及液化物拭去。暴露创面用药。王乡宁等[6]采用湿润烧伤膏（MEBO）治疗2例皮肤癌患者单纯原发癌灶切除后的创面，结果2例患者手术创面均自行修复愈合，未出现肿瘤复发。

8.其他疗法

（1）外敷法

- 秋葵：金忠浇[7]用川秋葵花叶外治同时煎服秋葵花治疗额部等皮肤癌取得满意疗效。
- 苍耳草膏[8]：夏日嫩苍耳草茎叶、冰片，将苍耳草洗净切细，武火煎至浓，去滓，文火收膏，入适量研细之冰片调匀，消毒密贮。用法将药膏均匀涂布于油纱上，以覆盖溃疡面为度，1～2日换药1次，2个月为1个疗程，视病情轻重，使用1～5个疗程。
- 改良硇砂散：硇砂9g，轻粉、雄黄、大黄、西月石各3g，冰片0.15g。用法：以上各药共研细末。外用，用獾油或香油调成糊剂，每日于局部涂搽1次。本方具有祛腐、解毒等功效，加之外用，直达病所，故对皮肤癌有一定的疗效。
- 五烟丹：胆石、磁石、丹砂、白矾、雄黄各30g。用法：用升华法煅烧72小时制成粉剂。外用，每日或隔日换药1次。本方具有攻毒祛腐，拔毒蚀疮作用，为一种强烈腐蚀药，经病理检查确认对皮肤肿瘤效果满意。
- 皮癌净：碱发白面30g，红砒3g，指甲、头发各1.5g，大枣（去核）1枚。用法：制成粉末。外用。每日1次或隔日1次，将药粉直接撒在瘤体创面上或用芝麻油与药物按1：1配比调成糊状，涂于瘤体创面。本方具有蚀败肉、杀虫枯痔、抗癌作用，用于治疗皮肤癌。
- 五虎丹：本方具有拔毒祛腐抗癌作用，适用于皮肤鳞状上皮癌。由水银、白矾、青矾、牙硝各180g，食盐90g组成。用法：将上药研成粉末，撒布于癌肿局部；或用浆糊调成糊状外敷，隔日换药1次。肿瘤已溃烂者，用五虎丹糊剂（五虎丹研细末调适量糯米浆而成），均匀涂布肿瘤表面，约0.2cm厚，外贴神仙膏（广丹、黄栀子、麻油煎熬成膏药）密封。否则药力不佳，药物流散而损伤正常组织。癌瘤未溃烂者，用五虎丹针（又名拔毒钉，五虎丹研细末与米饭调研均匀后，搓成钉状干燥备用）1支（根据肿块大小或用2～3支）。先用三棱针直刺肿块1～2cm（进出针要快），然后取拔毒钉1支，顺针眼插入肿块，外贴神仙膏。肖毅良等[9]报道外用五虎丹治疗皮肤癌162例，总有效率为95%。
- 白砒芩甲散：活性炭3～6g，白砒、穿山甲（代）、黄芩素粉各1g。用法：调成糊剂，外用在肿瘤表面。涂药前须先涂几日消炎药膏。本方有蚀败肉、消溃痈、清热解毒作用，治疗皮肤癌。
- 枯矾散：枯矾30g，煅石膏20g，黄柏粉10g，黄升丹10g。用法：共研细末，用熟菜油调成糊状。外敷，每日2次。本方具有燥湿除毒作用，用于皮肤鳞癌。
- 三品一条枪粉：明矾60g，白砒45g，雄黄7.2g，没药3.6g。用法：研细制成粉剂。将本品0.3～0.6g撒布于癌灶，用凡士林纱布覆盖，加盖纱布后固定，每日换敷料1次，3～5日上药1次。本方具有蚀疮腐、解毒消肿作用，用于皮肤瘢痕癌。刘申等[10]除应用三品一条枪（粉剂或锭剂）为主药外，根据局部情况适当换用红升丹和艾灸疗法，并参合体质和癌灶色泽、质地、脓液的不同情况，辨证施用中药内服，使疗效显著提高。

● 三虫膏：硫黄30g，鲜马陆、鲜斑蝥、埋葬虫（锤甲虫）、皂角刺、威灵仙各20g，红砒、冰片各15g，麝香5g。用法：三虫捣烂，余药研细，混合调匀。外敷在癌肿上。本方蚀疮祛腐，破血散结，用于体表恶性肿瘤。

● 皮癌灵：①大罗伞根、鸡骨香、两面针各6g，威灵仙、石菖蒲各3g，土细辛、黄樟根各1.5g。②生天南星、生半夏、生草乌、陈皮各6g，乳香、没药、朴硝、樟脑粉各3g。③金沙牛20只，梅片、蟾酥各3g，樟脑粉0.3g。用法：以上3组药物，分别研成细末，充分混合均匀。将药末置于癌肿表面，然后铺上敷料，包紧固定，每3～5日换药1次。本方具有清热燥湿、祛腐杀癌作用，主治皮肤癌。

● 白砒条：由白砒少许，白及30g，甘草20g等药物研末制成长为10cm，其直径为0.1cm线条状，待自然干燥后备用。局部常规消毒后，于肿瘤边缘刺入白砒条，深达肿瘤基底部，每个药条间隔1cm左右，外敷一效膏（滑石、炉甘石、冰片以3：2：1比例，研末后麻油调成膏状），72小时后肿瘤组织形成坏死灶，与健康组织分离，剪除坏死组织，创面每日换一效膏1次，直至愈合。田素琴等[11]报道外用白砒条治疗皮肤癌50例，鳞状细胞癌34例，基底细胞癌12例，乳头状瘤恶变2例，皮肤原位癌2例。结果治愈48例占96%；显效1例占2%；有效1例占2%。总显效率为98%，总有效率为100%，复发率为2%。

● 砒钱散：明矾6g，白砒5g，马钱子3g，普鲁卡因2g，小檗碱（黄连素）1g。用法：将白砒、明矾研成细末在瓦罐上煅至青烟尽，白烟出，上下通红为度；24小时后与小檗碱、马钱子（研粉）、普鲁卡因等混合制成外用散剂。外用，撒布于癌肿创面，每日或隔日换药1次。本方具有腐蚀拔毒、攻毒止痛作用，治疗皮肤癌。

● 九一丹[12]：石膏（煅）7g，黄灵药3g(现升药：煅石膏=1：9)。共研极细，撒于患处，或用纸捻蘸药插入疮内，上用膏药盖贴。提脓生肌。疮疡溃后，脓腐将净，欲生肌收回者。

● 猪屎豆：取鲜品适量，捣成糊状，敷患处，日2次。

（2）针灸治疗

① 体针：[主穴]肺俞、中府、脾俞、太渊、曲池、合谷、足三里、解溪、阳陵泉、委中、阴陵泉。[配穴]大肠俞、胃俞、风池、血海、绝骨、尺泽、膈俞等。每次选4～5穴，每日1次，用泻法或补泻兼施。

② 耳穴：取神门、内分泌、皮质下、肝、脾、面颊等。每日1次，每次留针20～30分钟，或王不留行胶布固定穴上，反复按压。

③ 穴位注射：取肺俞、足三里、曲池、丰隆、风门及病变发生部位经络之穴等。每取2～3穴，选用维生素B$_{12}$ 100μg或异丙嗪（非那根）25mg或0.25%普鲁卡因溶液穴位注射，隔日1次。

（二）西医治疗

1.治疗原则

皮肤基底细胞癌（BCC）和皮肤鳞状细胞癌（SCC）的治疗模式相同，手术是清除及根治肿瘤的最好方法。一般低危肿瘤可通过标准切除术（即足够的手术切缘，缺口能直接缝合）或局部毁损性方法（如刮除术/电子干燥或冷冻疗法）治疗，高危肿瘤需显微外科手术切除。治疗目标为根治肿瘤并最大限度地保留器官功能，取得良好的美容效果。如手术不能实现此目标，可选择放射治疗作为主要治疗方式。

（1）局限性疾病

定义为无区域淋巴结及远处转移，治疗根据有无高危因素而定。

低危组：肿瘤位于非毛发覆盖区域，推荐行刮除术联合烧灼/电子干燥法治疗；如肿瘤侵犯皮下脂肪，则选择外科手术切除；根据术后切缘评估（postoperative margin assessment，POMA），BCC切缘需距肿瘤＞4mm，SCC切缘需距肿瘤4～6mm。若术后病理切缘阳性，则采用"莫氏"显微外科手术，或术后放射治疗。躯干或四肢部位的肿瘤可再次选择POMA手术；手术禁忌或不愿接受手术者行放射治疗（较适合60岁以上老年人）。

高危组：躯干或四肢部位的肿瘤，仅存在肿瘤直径≥2cm一个高危因素，切缘能距肿瘤＞1cm，可采用POMA手术。术后切缘阳性者处理原则同上，其余高危组推荐Mohs显微外科手术或环状切缘和深切缘全面评估（complete circumferential and peripheral deep margin assessment，CCPDMA）手术，切缘阳性或切缘阴性但侵犯周围神经者行放射治疗，手术禁忌或不愿接受手术者行放射治疗（较适合60岁以上老年人）。高危皮肤SCC可考虑行前哨淋巴结活检（sentinel lymph node biopsy，SLNB），但是否临床获益目前尚未明确；若肿瘤侵犯腮腺筋膜，需行腮腺切除术。

（2）区域淋巴结转移

BCC很少伴区域淋巴结转移，如发生多为SCC。

头颈部孤立的区域淋巴结转移，直径≤3cm（N_1），切除原发灶联合同侧选择性淋巴结切除术，术后观察或放射治疗；直径＞3cm，或同侧多个淋巴结转移，切除原发灶联合同侧颈部淋巴结清扫术，术后放射治疗；双侧颈部淋巴结转移，切除原发灶联合双侧颈部淋巴结清扫术，术后同步放化疗；病灶累及腮腺淋巴结，行原发灶、腮腺表面及同侧颈部淋巴结清扫术，术后同步放化疗。

躯干和四肢部位的区域淋巴结转移，推荐原发灶切除联合区域淋巴结清扫，术后行局部淋巴结放射治疗±同步化疗，尤其是伴多个淋巴结转移，或存在广泛淋巴结外浸润（extensive extracapsular extension，ECE）者。不能接受手术者，行放射治疗±同步化疗（放射治疗期间行顺铂100mg/m²，每3周1次；或顺铂30mg/m²，每周1次）。

（3）复发和转移

局部复发：治疗原则同高危组皮肤癌。

区域复发：新的区域复发，治疗原则同上；原先接受过治疗的区域复发，治疗原则同转移性疾病。

转移性疾病：考虑以顺铂或卡铂为基础的双药联合方案化疗。

2. 手术

标准手术：肿瘤获得足够的手术切缘，且缺口能直接缝合或植皮。手术切缘并无统一标准，临床可根据肿瘤边界及类型决定手术切缘的大小。

Mohs显微外科手术：将肿瘤组织切成蝶形后，在显微镜下行冷冻病理检查，处理标本时下压标本侧壁使其与底面处于同一平面以完整地观察切缘，以精确判断切除组织的哪一侧有肿瘤残留，进而只在相应部位扩大切除，直至切缘阴性为止。Mhos显微外科手术的适应证，与肿瘤相关的有：组织学呈侵袭性生长如硬化型BCC，复发的肿瘤，肿瘤边界不清，肿瘤≥2cm，周围神经、血管侵犯；与部位相关的有：需要重建且要求组织大面积保留的位置如鼻、唇、眼睑，复发率较高的部位如面中部、眼睑、耳。有资料显示，Mohs显微外科手术相比于其他手术治疗皮肤SCC的复发率明显降低。

3.局部毁损

局部毁损包括刮除术/电子干燥法、冷冻疗法、二氧化碳激光等，这些技术侵袭性小，遗留瘢痕小，实施简单快速，主要用于浅表型皮肤癌和部分有手术禁忌证的患者。

刮除术/电子干燥法：用于＜1cm浅表型或结节型BCC、躯干和四肢原位鳞状细胞癌（squanous cell carcinoma in sutu，SCCIS），不能用于毛发覆盖区域、眼睑、外生殖器、唇和耳部的肿瘤。具体方法是局部麻醉下先用刮匙刮除病变组织，继之对治疗区域（包括2～4mm正常组织边缘）施以电灼，3个周期的治疗能最大限度地减少肿瘤复发。据报道，BCC治疗后5年复发率在颈部、躯干、四肢为8.6%，面部为17.5%～22%。此术美容效果好，缺陷是肿瘤再次复发时多为多灶性，且侵袭性增强，故有学者认为若肿瘤需要行3个周期刮除术/电子干燥治疗，则不如选择Mohs显微外科手术。如术中发现肿瘤侵及皮下脂肪，应更换为标准手术切除。

冷冻：用于浅表型和结节型BCC，也适用于一般状况差不能耐受手术的及低危皮肤SCC。由于结缔组织、骨、软骨组织对低温有较好的耐受性，发生在耳郭、鼻翼的肿瘤，更适合用冷冻疗法。冷冻疗法5年治愈率基底细胞癌可达到99%，SCCIS超过95%。并发症包括局部疼痛、水肿、渗出、色素脱失。冷冻治疗后没有标本可供病理检查，治疗前必须做活检证实。

二氧化碳激光：适应证与冷冻疗法相同，尤其适用于躯干部位肿瘤及多发性病灶。侵袭性肿瘤激光治疗后复发率较高，结节型BCC疗效次于浅表型，应加强随访。

光动力学治疗（PDT）：欧盟已批准局部使用光敏剂甲基氨基酮戊酸酯的光动力学方法（methyl aminolevulinate-photodynamic therapy，MAL-PDT）治疗浅表型BCC。PDT治疗侵袭性皮肤SCC、皮肤淋巴瘤、痤疮、人乳头状瘤病毒相关的疾病等也有报道。

4.放疗

皮肤癌单纯放射治疗可达到治愈目的，但为避免远期后遗症，放射治疗一般只用于60岁以上、不能和（或）不愿手术的患者。术后切缘阳性、神经侵犯、区域淋巴结转移及术后有残留的患者亦可选择放射治疗。放射线通常使用浅表X线或电子束，BCC和SCC放射治疗方法相同。

5.局部药物治疗

氟尿嘧啶：浅表型BCC推荐为5%乳剂，涂患处，每日2次，连用2～12周，治愈率约为93%。

双氯芬酸钠凝胶：特别适用于病灶多发者。皮肤SCC冷冻治疗后给予3%双氯芬酸钠凝胶外涂90d有效，且耐受性良好，仅有局部轻微瘙痒、皮肤干燥和炎症反应。

咪喹莫特：是一种免疫调节剂。2004年被FDA批准用于治疗躯干、四肢、颈部的浅表型BCC（直径＜2cm），患者需免疫功能正常。咪喹莫特用法为外涂，每日1次，每周治疗5～7日，连用6周，12周后可望获得82%～94%的病理缓解率，85%的患者5年后无复发。

6.全身用药

干扰素：病灶内注射IFN-α可作为高选择性皮肤BCC和SCC非手术患者的替代治疗。最小推荐剂量为每次150万IU，每周3次（平均推荐剂量为每次300万IU）。对BCC的缓解率为70%～100%，SCC高达98%。IFN-β、IFN-γ对皮肤癌也有效。

细胞毒药物：一般用于高危、复发或转移性皮肤癌，可选择的药物包括顺铂、卡铂、阿霉素、环磷酰胺、紫杉醇、多西紫杉醇、氟尿嘧啶和甲氨蝶呤，推荐以顺铂为基础的联合方案。

新靶点药物：FDA于2012年1月30日批准vismodegib（一种具有选择性Hedgehog信号通路的新型口服类药物）用于治疗晚期未扩散但不适宜进行手术或放射治疗和已有远处转移的成人BCC，有效率在30%～43%。用法为150mg，每日1次。该药不良反应明显，主要有肌肉痉挛、脱发、体重减轻、恶心、腹泻、倦怠、味觉异常、食欲减退、便秘、呕吐、舌头味觉功能减退等。对不能手术切除的局部晚期和转移性皮肤SCC患者，可试用西妥昔单抗[13, 14]。

（三）中西医结合治疗

（1）肿瘤术后应用中药可以减少复发和转移：术后辅助中药治疗，可减少肿瘤复发、转移、延长生存时间。如清热解毒、软坚散结类中药抗肿瘤作用明显，毒副作用小。中医辨证用药能调节人体的内环境，具有多部位、多靶点的作用[15]。

（2）中药合并放化疗的减毒增效作用：应用健脾补肾、补气养血、养阴清热的中药可以减轻和改善这些不良反应[16]。现代药理研究证实，黄芪、人参、冬虫夏草、女贞子、枸杞子等皆可提高免疫功能；补骨脂用于治疗因放疗、化疗后的毒性反应及白细胞减少等有较好的升高白细胞及调整免疫功能的作用；石韦对放疗、化疗引起的白细胞减少，能使一部分人得到恢复[15]。

五、预后及随访

（一）预后

BCC远处转移的发生率不到1%，出现转移的中位年龄是59岁，从原发肿瘤到转移发生的时间平均为9年。远处转移的危险因素包括肿瘤直径＞2cm、肿瘤位于面部"面具位置"或耳和慢性损伤部位、既往切除不完全、侵袭性病理学类型、侵犯周围神经或血管等。最常见的转移部位依次为区域淋巴结、骨、肺和肝脏，远处转移后的中位生存期为8个月到3.6年。

皮肤SCC远处转移的5年发生率为5%，远处转移的危险因素包括：肿瘤直径＞2cm（转移率为30%）；肿瘤深度：2.1～6.0mm（转移率为4%），超过6mm（转移率为16%）；肿瘤位置：唇、耳及其他部位包括头皮、前额、鬓、眼睑、鼻、黏膜、手背、阴茎、睾丸和肛门（转移率为10%～25%）；肿瘤发生在慢性损伤部位（转移率为40%）；复发性肿瘤、免疫缺陷患者更易发生远处转移而预后更差。组织学因素包括：肿瘤侵犯血管或神经，分化差，肿瘤深部或四周伴结缔组织增生或浸润等。最常见的远处转移部位依次是肺（21%）、骨（18%）、中枢神经系统（6%）和肝脏（4%）。转移性皮肤SCC预后很差，3年总生存率为56%。

（二）随访

再发皮肤癌的风险比普通人群高10倍，5年内30%～50%的患者可能再发，再发皮肤黑色素瘤的风险也增加。因此，必须对这些患者进行长期的随访监测，主要内容包括对患者进行健康教育，避免日晒和定期皮肤自检。NCCN指南推荐的随访计划如下：局限性病症第1～2年每3～6个月1次，第3～5年每6～12个月1次，之后每年随访1次，随访内容为全身皮肤检查；区域性疾病第1年每1～3个月1次，第2年每2～4个月1次，第3～5年每4～6个月1次，之后每6～12个月随访1次，随访内容为全身皮肤和区域淋巴结检查。

六、预防与调护

（一）预防

（1）平时避免过度日光曝晒和避免紫外线、X线等各种射线照射。宣传使用遮阳器具，并加强对职业性毒害的高风险人群的普查。

（2）避免长期接触煤焦油物质、砷剂和化学致癌物。

（3）对长期不愈的慢性溃疡或黏膜白斑等要积极治疗并定期检查，有助于防止皮肤癌的发生。

（二）调护

1.生活调理

不要随便抓搔患处，以免引起感染。避免强日光照射和长时间在阳光下工作。经常换洗衣服，保持皮肤清洁，防止感染。皮肤癌患者应戒烟酒。

2.饮食调适

皮肤癌手术后，耗气伤血，宜多食用补气养血之品，选用粳米、扁豆、大枣、龙眼、荔枝、香菇、鹌鹑蛋、胡萝卜、山药、藕粉粥、豆类等。放疗时耗损阴液，宜多食滋阴养液之物，选用新鲜蔬菜、水果，如菠菜、水白菜、藕、白梨、香蕉、葡萄。化疗时气血两伤，宜常服养气养血之品，选用核桃仁、桑椹、银耳（白木耳）、香菇、菱角、苡米粥等。

平素宜食香菇，黑木耳，蘑菇，茶，大蒜，甜瓜，核桃，山药，猕猴桃，百合，山楂，小麦，杏仁，芦笋，绞股蓝，生姜和富含维生素C、维生素A、维生素E的食物。维生素C大量存在于橘子、鲜枣、鸭梨等水果和许多新鲜蔬菜中；维生素A在鱼肝油、动物肝脏、蛋、奶、鱼中含量较多；黄豆、玉米、小米及瓜类蔬菜中含有进入人体后可转变为维生素A的胡萝卜素。维生素E在植物油、麦芽、花生、猪肉中含量较高。

3.精神调理

人的情绪过度变化可影响五脏六腑的功能，会导致气滞血瘀、湿痰凝聚而加重病情，因此要善于调节情绪，使情绪稳定，精神乐观，机体阴阳平衡，从而更好地配合治疗，以利康复。

参考文献

[1] Edge SB，Compton CC. The American Joint Committee on Cancer：the 7th edition of the AJCC cancer staging manual and the future of TNM[J]. Ann Surg Oncol，2010，17（6）：1471-1474.

[2] 罗国良，石年，陈用军.中医药治疗皮肤恶性肿瘤研究进展[J].湖北中医杂志，2013，35（4）：79-81.

[3] 魏国清，耿耘.近年来中医药治疗皮肤癌的研究概况[J].中华中医药学刊，2014，32（2）：269-270.

[4] 林丽珠.肿瘤中西医治疗学[M].北京：人民军医出版社，2013：388-389.

[5] 王京红.如意金黄散治疗皮肤疮疡肿毒32例[J].中国现代药物应用，2009，3（9）：78.

[6] 王乡宁，张东成，付子俊.湿润烧伤膏治疗皮肤癌切除创面的临床观察[J].中国烧伤创疡杂志，2008，20（2）：152-154.

[7] 金忠浇.治疗皮肤癌的苗头中草药—秋葵的摘要[A].上海：2010全国中西医结合皮肤性病学术会议论文汇编[C]，2010.

[8] 母则力，夏东臣，郭坚.苍耳草膏治疗皮肤癌38例临床观察[J].甘肃中医学院学报，1999，16（1）：25.

[9] 肖毅良.五虎丹治疗皮肤癌162例[J].中国中西医结合外科杂志，1997，3（3）：208.

[10] 刘申，刘心吾，胡宝华.治疗老龄皮肤癌19例临床观察[J].中医杂志，1994，35（1）：37.

[11] 田素琴，李国强，张永志，等.中药白砒条治疗皮肤癌50例[J].辽宁中医杂志，1996，23（8）：352.

[12] 张欣，贾英杰，陈军，等.中医药内服外敷治疗皮肤癌性溃疡一例[J].江苏中医药，2010，（7）：40.

[13] Kim S，Eleff M，Nicolaou N. Cetuximab as primary treatment for cutaneous squamous cell carcinoma to the neck[J]. Head Neck，2011，33（2）：286-288.

[14] Maubec E，Petrow P，Scheer-Senyarich I，et al. Phase Ⅱ study of cetuximab as first-line single-drug therapy in patients with unresectable squamous cell carcinoma of the skin[J]，J Clin Oncol，2011，29（25）：3419-3426.

[15] 李丽.中医药抗皮肤恶性肿瘤研究进展[J].辽宁中医药大学学报，2008，10（4）：161-163.

[16] 姜延良.我国抗癌中草药研究现状和展望[J].中西医结合杂志.1986，6（11）：698.

第二节　恶性黑色素瘤

一、概述及流行病学

恶性黑色素瘤是来源于表皮黑色素或色素痣的高度恶性肿瘤。全世界各地区发病率年均（1～2）/10万，占恶性肿瘤的1%～3%。恶性黑色素瘤好发于白色人种。澳大利亚的昆士兰是世界上著名的恶性黑色素瘤高发地区发病率达16/10万，黑种人和亚洲人很少患此病。本病好发于30～60岁。发生在躯干者以男性居多，发生在肢体者女性多于男性，尤以面部雀斑型黑色素瘤多见于老年妇女。我国恶性黑色素瘤的发病率不高，但由于医师及患者对其严重性认识不足，一般在就诊时往往已为时太晚，治疗效果极不理想。恶性黑色素瘤多发于皮肤，也可见于接近皮肤的黏膜（如结膜、口腔、鼻腔、肛管、直肠、子宫颈、阴道、阴茎、龟头等），还可发生于眼脉络膜和软脑膜等处。皮肤恶性黑色素瘤在皮肤恶性肿瘤中居第3位。有恶性黑色素瘤家族史者患此病的概率高2～8倍。

恶性黑色素瘤，它一部分是从黑痣（特别是交界痣和复合痣）演变而来；另一部分则发源于皮肤或雀斑。此病女性患者较男性患者的预后为佳，但妊娠期黑色素瘤的恶性程度可加重。

恶性黑色素瘤是一种恶性程度相当高的恶性肿瘤，又称为恶性黑瘤，发展迅速，容易广泛转移。其生物行为也有很大变异性，病变可以静止多年，或仅缓慢增大；也可以很快增大，并在短期内转移。早期可发生转移，转移部位多为肺、脑。一旦诊断，应尽早做广泛肿瘤切除，并辅助免疫治疗等综合措施。

恶性黑色素瘤属中医黑痣、恶疮范畴。

二、病因及发病机制

（一）祖国医学对黑色素瘤病因及发病机制的认识

中医认为正气内虚，脏腑功能失调为发病的内在因素。先天禀赋不足，或忧思恼怒、情志不遂伤肝，或饮食不节伤脾，或久病伤肺，皆可导致正气内虚，卫外不固，复有外来邪毒侵袭、日光灼伤等，如正虚无力抗邪，则外来邪毒循经络入里，日久影响皮肤局部代谢失常，阴阳失序，生化乖张，诱发癌毒内生，积久则出现气血瘀滞，痰阻热盛等证。如癌邪扩散，则可影响全身脏腑经络，变症丛生。

（二）现代医学对黑色素瘤病因及发病机制的认识

恶性黑色素瘤的确切病因尚不清楚。

1.最近有研究者指出，二级日光灼伤（有水疱形成）较之一般性日晒在本病的致病因素中作用更大。

2.白发、蓝眼、苍白皮肤，白人易患。黑人或肤色暗深的人鲜患此病，若发生亦以足、手掌发白处皮肤为主。

3.多数学者认为，恶性黑色素瘤近50%发生在已有的黑痣基础上。

4.痣发育不良综合征，这是一种常染色体遗传病，患此症者周身布满大、扁、外形不整、菲薄、颜色不一的痣，其中的一个或几个在多数患者可以衍生为恶性黑色素瘤。有些人有此综合征，但无遗传倾向者，亦应密切观察，警惕恶性黑色素瘤的出现。

5.大型先天性痣，超过2cm者恶变危险性增高。

三、临床诊断

（一）临床表现和体征

恶性黑色素瘤有原发和从交界黑色素痣恶变为恶性黑色素瘤之分。发病部位以头面部、四肢多见。从黑色素痣恶变为恶性黑色素瘤的过程几个月到数十年不等。色痣分为雀斑、胎斑、蓝痣和幼年痣，均属于色素细胞的良性改变，很少有恶性变化。见到局部黑色素痣长大，色素加深，隆起呈丘状或结节状，色调不匀，周围出现炎性反应或散在深黑色斑点，易结痂或溃破出血，均要考虑恶变的可能性。摩擦和损伤后恶性黑色素瘤可形成溃疡，溃烂处可流出略带黑色的血性渗出物，四周皮肤可有色素沉着。随着病情的发展，周围淋巴结可有区域性肿大，个别病例可出现早期肺转移或其他器官转移。

恶性黑色素瘤不同的分型各有相应的表现：

（1）结节型：此型临床最为多见。其特征为肿瘤呈结节状突出皮肤表面，颜色较为一致，为黑褐色或灰红色，亦偶见无色。肿块表面多规则，或菜花状，或息肉状，或菌状。其表面常发生溃疡，肿块于短期内迅速增大至数厘米。

（2）蔓延型：呈表浅湿疹样外观，多由原位黑色素瘤浸润发展而来，肿瘤周围皮肤具有湿疹样变化。蔓延型湿疹样恶性黑色素瘤的边缘不规则，表面凹凸不平，呈灰黑色、灰白色或淡红色等杂色。

（3）雀斑型：此型我国少见。常是在老年面部雀斑病变的基础上发展而来，肿块附近皮肤具有雀斑样特征，其边缘极不规则，表面呈扁平状，颜色多呈不同程度的棕色，亦可与蔓延型相似。

（4）特殊型：肿瘤位于真皮深部或皮下组织，呈小结节状，边缘清楚，无包膜，呈灰白色或灰蓝色，质硬，常伴有局部淋巴结转移。

（二）病理诊断和分期

Clark等[1]（1969年）根据恶性黑色素瘤的不同形态、部位及生物行为等将其分为11型：雀斑型、表浅蔓延型、结节型、肢端色斑型、肢端生长的未分型恶性黑色素瘤、巨大毛痣恶变的恶性黑色素瘤、口腔阴道肛门黏膜来源的恶性黑色素瘤、原发部位不明的恶性黑色素瘤、起源于蓝痣的恶性黑色素瘤、内脏恶性黑色素瘤、起源于皮内痣的儿童恶性黑色素瘤。最常见的有四型：雀斑型、表浅蔓延型、结节型、肢端色斑型。临床上根据肿瘤浸润深度、肿瘤垂直厚度，对恶性程度进行分级，见表13-3。

恶性黑色素瘤的TNM分期可参考美国癌症联合会制定的标准，见表13-4。

表13-3　恶性黑色素瘤的分级

级别	肿瘤浸润深度（Clark分级）	肿瘤垂直厚度（Breslow[2]分级）
Ⅰ级	局限于表皮的基底层内	≤0.75mm
Ⅱ级	穿透基底层，但仅侵犯真皮乳头层内	0.76～1.50mm
Ⅲ级	广泛累及真皮乳头层	1.51～4.00mm
Ⅳ级	侵犯真皮网状层	＞4.00mm
Ⅴ级	侵犯皮下组织	

表13-4　恶性黑色素瘤美国癌症联合会（AJCC）TNM分期第7版[3]

期别	T	N	M		T、N、M简明定义
0	Tis	N_0	M_0	T_{1a}	厚度≤1mm，无溃疡，有丝分裂率＜1/mm²
				T_{1b}	厚度＞1mm，无溃疡，有丝分裂率＜1/mm²
ⅠA	T_{1a}	N_0	M_0	T_{2a}	1.01～2mm，不伴溃疡
ⅠB	T_{1b}、T_{2a}	N_0	M_0	T_{2b}	1.01～2mm，伴溃疡
				T_{3a}	2.01～4mm，不伴溃疡
ⅡA	T_{2b}、T_{3a}	N_0	M_0	T_{3b}	2.01～4mm，伴溃疡
ⅡB	T_{3b}、T_{4a}	N_0	M_0	T_{4a}	＞4mm，不伴溃疡
ⅡC	T_{4b}	N_0	M_0	T_{4b}	＞4mm，伴溃疡
				N_1	1个淋巴结转移
ⅢA	$T_{1\sim4a}$	$N_{1\sim2a}$	M_0	N_{1a}	隐性转移（病理诊断）
ⅢB	$T_{1\sim4b}$	$N_{1\sim2a}$	M_0	N_{1b}	显性转移（临床诊断）
ⅢC	$T_{1\sim4a}$	$N_{1\sim2b}$、N_{2c}	M_0	N_2	2～3个淋巴结转移
				N_{2a}	隐性转移（病理诊断）
Ⅳ	$T_{1\sim4b}$	$N_{1\sim2b}$、N_{2c}	M_0	N_{2b}	显性转移（临床诊断）
	任何T	N_3	M_0	N_{2c}	非簇样移行转移或卫星灶（但无移行转移）
	任何T	任何N	M_1	N_3	≥4个淋巴结转移，或簇样转移结节/移行转移，或卫星灶合并区域淋巴结转移
				M_{1a}	皮肤、皮下组织或远处淋巴结转移
				M_{1b}	肺转移
				M_{1c}	其他内脏转移或任何远处转移伴LDH升高

黑色素瘤的区域淋巴结随病变部位不同而有不同的定义：下肢（包括足）的区域淋巴结为同侧腹股沟淋巴结，上肢的区域淋巴结为同侧腋窝淋巴结。

黑色素瘤有临床分期，Ⅱ期之前的分期规则与病理分期完全相同，Ⅲ期定义为任何T $N_{1\sim3}M_0$，Ⅳ期定义为任何T任何NM_1。

四、治疗

（一）中医治疗

1.恶性黑色素瘤的病证特点

黑色素瘤的病证特点应从两个方面分析。

肿瘤方面，黑色素细胞恶性肆意滋长，在周围扎寨营垒，癌毒之邪与痰瘀胶结成块，或毒盛浸延局部组织、器官，或沿血道转移他处。

对人体影响而言，有虚实两个方面。虚者，气虚、阴虚、血虚、阳虚；实者乃肿瘤阻滞脏腑气血运行，致血瘀、湿聚、痰阻。毒结日久可致五脏失调，气血衰败，阴阳失衡，而成危候。

病位在表，涉及肺、脾、肝、肾等脏。本病属本虚标实，证候多为寒热错杂、虚实并见。

2. 黑色素瘤治则治法

黑色素瘤治疗遵从综合治疗的原则，中西医并重。中医治疗黑色素瘤的治疗原则：对肿瘤为祛毒抗邪；对人体为扶正培本，纠正脏腑气血失调。具体治法：治肿瘤当以寒热之剂扫荡之，以平性之剂抑杀之，辅之以消痰软坚、祛瘀散结之药破击之；调人体则虚则补之，实者调之。气虚者益气，血不足者补血，阴虚者滋其阴，阳亏虚者温肾助阳，血瘀者活血，痰阻者化痰，湿聚利水除湿。临床注重中西医配合，根据病情，合理安排中西医治疗方法与时机，纠正西医治疗的毒副反应。

3. 黑色素瘤辨肿瘤临床常用药物选择

中药对黑色素瘤的治疗作用，主要通过增强巨噬细胞吞噬功能和细胞免疫功能，抑制肿瘤细胞的增殖，诱导肿瘤细胞凋亡，诱导人黑色素瘤细胞分化，抑制黑色素瘤高转移等方面来实现的[4]。建议黑色素瘤的辨肿瘤论治，可以根据临床经验与药理，合理选择以下药物。

（1）温热药：美登木，荔枝核，沙棘（沙枣），天仙子。

（2）寒凉药：天花粉，白花蛇舌草，半枝莲，苦参，穿心莲，冬凌草，三颗针，鸦胆子，斑蝥（有毒），喜树（有毒），芦荟，连翘，蒲公英，白头翁，长春花。

（3）平性药：紫杉（红豆杉），三尖杉，露蜂房（有毒），仙鹤草，南蛇藤，狼毒（有大毒），藤黄（剧毒）。

（4）消痰软坚药：浙贝母，石蒜（有毒），常山（有毒），白矾（有毒）。

（5）祛瘀散结药：郁金，姜黄，乳香，红花，鸡血藤，虎杖，满山红。

4. 黑色素瘤辨人体临床常用药物选择

（1）补气：黄芪，人参，灵芝，黄精，白术，茯苓。

（2）补阳：刺五加。

（3）补阴：菟丝子，枸杞子。

（4）补血：当归，何首乌。

（5）活血：莪术，川芎，赤芍。

（6）止血：三七，槐米，茜草，银杏（有毒），白及。

（7）理气：香附，厚朴。

（8）祛湿：薏苡仁，猪苓。

（9）清热：大黄，黄芩，黄连。

（10）其他：甘草，首乌藤。

5. 黑色素瘤辨证型论治

（1）李佩文等[5]将恶性黑色素瘤分为热毒炽盛型、痰湿蕴结型、气滞血瘀型、气血两虚型、肝肾阴虚型及脾肾阳虚型共6型。热毒炽盛型以五味消毒饮加减以清热解毒；痰湿蕴结型用二陈汤合消瘰丸加减以化痰散结；气滞血瘀型用身痛逐瘀汤加减以活血化瘀，理气止痛；气血两虚型用八珍汤加减以补益气血；肝肾阴虚型用六味地黄汤加减以滋补肝肾；脾肾阳虚型用理中汤合肾气汤加减以温补脾肾。

（2）郑玉玲等[6]将恶性黑色素瘤分为肝肾两虚、脾肾阳虚、湿热蕴结、脾虚湿盛、血虚风燥及阴虚内热6证。分别治以六味地黄丸加减、肾气丸合四物汤加减、除湿胃苓汤加减、养血润肤饮及大补阴丸加减。

6. 验方汇编

（1）常用药对

● 皂角刺10g，生黄芪30g：《本草汇言》曰："皂荚刺，拔毒祛风。凡痈疽未成者，能引之以消散，将破者，能引之以出头，已溃者能引之以行脓。于疮毒药中为第一要剂。又泄血中风热风毒，故厉风药中亦推此药为开导前锋也。"与生黄芪同用则可达化痰散结之功。

- 浙贝母10g，白芥子10g：二药合用清热化痰，散结解毒，通络止痛。

（2）单验方

- 土鳖虫丸：由土鳖虫、金银花各100g，猪苦胆75ml，马钱子、桃仁、红枣各50g，冰片18g组成。诸药炼蜜为丸。每丸6g，早晚各服1丸。具有清热解毒抗癌，软坚祛瘀作用。

- 菊藻加味丸：由菊花、海藻、三棱、莪术、党参、黄花、金银花、山豆根、山慈菇、漏芦、黄连各100g，马蔺子75g，制马钱子、制蜈蚣各50g，紫草25g，熟大黄、蚤休各15g组成。水泛为桐子大小水丸，早晚各20～30粒，温水送服。具有清热解毒抗癌，软坚散结，祛风止痛作用。

- 髓清丸：由灵芝、土鳖虫、白花蛇舌草、赤芍、生地黄、白术组成。该方对裸小鼠黑色素瘤B16自发性肺转移有影响，可能通过下调血管内皮生长因子（VEGF）和基质金属蛋白酶2（MMP2）基因的表达，抑制肿瘤血管的生成，起到抗肿瘤转移的作用[7, 8]。

- 紫元丹、六神丸、补阳还五汤加减方：牛黄6g，七叶一枝花根60g，菊叶三七根60g，薏苡仁60g，赤芍60g，当归60g，红花30g，昆布30g，海藻30g，制马钱子25g，珍珠粉20g，麝香3g，雄黄3g，蟾酥400mg，上为末蜜丸，制400粒，每次一粒，每日2次。上方以清热解毒、活血化瘀、扶正固本为法，段桂卿[9]以之随症加减治疗3例恶性黑色素瘤，获得治愈和显效。

- 宣肺汤[10]：麻黄、白芷、杏仁、藁本、白薇、前胡。

- 微调三号合剂[11]：党参、炒白术、茯神、茯苓、枇杷叶、制半夏、紫苏梗、薏苡仁、莱菔子各10g，焦谷芽、焦麦芽各30g，焦山楂40g，神曲、木香各20g。

- 四君子汤：四君子汤提高脾虚黑色素瘤B16动物巨噬细胞的吞噬功能，提高免疫功能[12]。

- 加味四君子汤[4]：人参，白术，茯苓，甘草，半枝莲，浙贝母，莪术。

（3）李东涛黑色素瘤验方举例

生黄芪30g，皂角刺10g，浙贝母10g，白芥子10g，灵芝30g，三颗针60g，仙鹤草30g，天花粉30g，虎杖30g，人参15g，生薏苡仁30g，甘草10g。水煎服，一日1剂，分3次服。

7.黑色素瘤常用中成药

- 艾迪注射液：用法见口腔癌。艾迪活性成分中斑蝥素发挥抑杀肿瘤细胞的祛邪作用，其他活性成分调整机体免疫功能，提高抗癌潜能，起到扶正作用[13]。应用艾迪注射液配合中药外用临床取得满意效果。

- 鸦胆子油乳注射液及鸦胆子油口服乳液：用法见脑瘤。10%鸦胆子油乳注射液及鸦胆子油口服乳液结合中医药及化疗综合治疗黑色素瘤肝转移1例患者，并进行了临床对比观察，取得较好的近期疗效[14]。

- 康莱特注射液：用法见肺癌。康莱特注射液对小鼠B16黑色素瘤肺转移有明显的抑制作用；而且随剂量增加，抗肿瘤作用更加明显，显示明显的量效关系[15]。

- 复方生脉注射液：用法见肺癌。汤铭新等[16]研究表明，该注射液瘤周和静脉注射对小鼠移植性M-HP黑色素瘤均有显著的抑制作用，其抑制作用主要是通过增强巨噬细胞吞噬功能和细胞免疫功能而实现的，同时局部免疫功能亦起重要作用。

8.其他疗法——外治法

- 鸦胆子：研粉，外敷病灶上，每日1～2次。

- 农吉利（野百合）：研粉，外敷病灶上，每日1～2次。

● 五烟丹粉剂：胆石、磁石、朱砂、白矾、雄黄，用升华法煅烧72小时而成。李长信[17]用五烟丹粉剂治疗恶性黑色素瘤患者3例，根据肿瘤部位、大小、形态的差异来选取不同的上药方式，如由顶部开始层层蚕食，或从基底围蚀，或以药线插入坏死组织中，或在剪除坏死组织的基础上于瘤体上弹撒五烟丹粉并外敷生肌玉红膏。结果：治愈2例，好转1例。

● 茯苓拔毒散：茯苓、雄黄、矾石各等份，研成细粉，过七号筛，混合均匀备用，在常规消毒患处后外敷此粉，每日换药1～2次。患处出血较多者，撒少许三七粉。若用散剂外敷感到干痛，则制成软膏，用熟麻油调敷。张永祥等[18]用茯苓拔毒散治疗恶性黑色素瘤10例，内治则配合用连翘、金银花，浓煎代茶饮，每日1剂。结果：5例手术切除后未转移，随访2年未复发；另5例采用保守治疗，生存5年者2例，生存3年、2年、1年者各1例。

● 三品一条枪：白砒、明矾煅制成白色块状物，加雄黄、没药共研细末直接撒敷患处，用凡士林纱布覆盖。每日换药1次。

● 五虎丹：水银、明矾、青矾、牙硝、食盐。祝柏芳[19]以之外敷加BCG前臂划痕治疗皮肤恶性黑色素瘤，不仅见效快、作用肯定、安全可靠、不良反应少，而且可免除手术痛苦，多能保存肢体完整，少有毁容。

9.黑色素瘤中医名家经验

（1）郁仁存治疗黑色素瘤经验[20]

案例：患者，男，29岁，2010年12月9日行右足第3、第4足趾恶性黑色素瘤切除术。术后未行放疗和化疗。此后定期复查，2011年8月CT检查提示两肺多发结节，大者约1.5cm×1.0cm，纵隔内肿大淋巴结，大者约1.0cm×0.8cm，9月自行发现右腹股沟肿大淋巴结，行B型超声检查提示大者约1cm×1cm，遂行化疗（卡莫司汀+紫杉醇+卡铂）3周期，复查肺内病灶及腹股沟淋巴结未见明显变化。2011年11月24日，患者咳嗽带血，色鲜，左大腿根部有两肿块，肿物较前增大，大者约2cm×3cm。脉细滑数，舌淡红，有齿痕，薄褐苔（有染苔）。辨证：脾肾两亏，痰毒瘀阻。治法：健脾补肾，化痰散结解毒。方药组成：夏枯草15g，浙贝母10g，海藻30g，蜂房10g，仙鹤草30g，土茯苓15g，生黄芪30g，太子参30g，党参15g，茯苓10g，炒白术10g，土贝母15g，焦三仙30g，鸡内金10g，砂仁10g，冬凌草15g，白英30g，龙葵20g，蛇莓15g。30剂，水煎服，日1剂，每日2次。2011年12月30日复诊，患者服药后自觉无明显不适，咳血量逐渐减少，在上方基础上加三七粉3g冲服，复查左大腿根部肿物大者约0.8cm×0.5cm，坚持口服上方加减治疗，病情稳定。

按：此患者为足部黑色素瘤，手术后未行放疗和化疗。2011年发现远处转移，已为黑色素瘤晚期，患者在接受化疗后出现咳嗽、咯血。郁仁存以夏枯草、海藻、浙贝母、土贝母、露蜂房化痰散结抗癌，土茯苓利湿解毒。从辨病的角度看，患者属于癌症晚期，但从体质上看，患者年纪尚轻，正气尚可支持。郁仁存认为，此时要在扶正的基础上使用抗癌解毒药物，故以生黄芪、太子参、党参、茯苓、炒白术等药补脾扶正，同时以仙鹤草补气止血，冬凌草入肺及龙蛇羊泉汤抗癌解毒，从肺脾两脏入手，配合西医治疗，使患者正气得以恢复，癌毒基本得到控制，局部肿物缩小，患者症状减轻，复诊时加用三七粉活血止血，化瘀而不伤正气，使疾病得到控制。

（2）尤建良治疗黑色素瘤经验[21]

① 阳和温肾，治病求本

姜某，女，68岁。患者2002年10月大便夹少量黏液脓血，有肛门下坠感；直肠指检：肛管直肠后壁有一个2cm×1.5cm肿块，指套染少量暗红色血液；直肠镜活检病理证实：肛管直肠恶性黑色素瘤。在无锡市第四人民医院连续硬膜外麻醉下行Miles术，见病变侵及肠壁肌层，淋巴结无转移。术后以氮烯咪胺（DTIC）为主方案化疗6个周期。2004年2月，患者前胸壁及两腋下出现多发性肿块，并逐渐增大，其中最大的一个5cm×8cm大，色青黑并可见到青丝血缕；患者时有呛咳，痰夹血丝；胸片及胸部CT检查发现双肺多发性转移灶，病灶大小不一。患者畏寒、低热、消瘦、厌食，舌淡紫，苔薄白腻，脉细。卡氏（卡诺夫斯基）生活质量评分60分。证属脾肾两虚，寒痰瘀结。先予健脾开胃法入门，半月后患者食欲开、腻苔渐化，再主与阳和温肾：制附子（先煎45分钟）从4g开始逐渐增至10g，生地、熟地均从10g增至20g，鹿角霜10g，桂枝4g，姜炭6g，炙麻黄6g，白芥子10g，青蒿15g，姜黄6g，参三七粉6g，山慈菇10g，夏枯草10g，海浮石30g，苍术8g，生甘草6g。治疗中曾出入延胡索30g、黄柏10g、浙贝母10g、栀子10g、玄参10g，配合支持疗法。1月半后胸部肿块均有不同程度缩小，主病灶缩小至3cm×4cm，并一直稳定至今，咳嗽、咯血止，双肺未出现新的转移灶，卡氏（卡诺夫斯基）生活质量评分80分。

按： 该患者手术后化疗6次可谓积极，但肛管直肠恶性黑色素瘤高复发转移的特性导致广泛扩散之证候。故治疗恶性黑色素瘤，当紧抓阴寒之关键，下温肾重剂，同时注意以补肾阴药之腻来制温药之燥，达到"善补阳者当于阴中求阳，善补阴者当于阳中求阴"之妙。同时兼以化瘀解毒，利湿散结。阳和汤乃治疗恶性黑色素瘤之首选，并常获奇效。该方具有温通和阳作用，主治一切阴疽。阴疽者，以局部漫肿，色白或黑、酸痛为特征，常兼见全身虚寒表现。治之宜温阳补血、散寒通滞。尤建良擅在原方基础上按实际情况出入之，尤于方中增附子益温肾之力，重用熟地黄制附子过燥，补而不腻又温补营血；鹿角胶性温，为血肉有情之品，生精补髓、养血助阳、强壮筋骨为辅；姜炭、肉桂破阴和阳，温经通脉；麻黄、白芥子通阳散滞而消痰结，合用能使血气宣通，且又使熟地黄、鹿角胶补而不腻，于是补养之用，寓有温通之义；甘草生用者，解脓毒而调诸药。该方用于阴疽恶性黑色素瘤之症，犹如离照当空，阴霾自散，可化阴凝而使阳和。

有胃气则生，无胃气则死。恶性黑色素瘤的特点是发展迅速，如不按照肿瘤专科的观念进行思考，不强健胃气，所施之药根本无法获效。本案先采用健脾的方法，使患者产生明显的饥饿感，再进行第二阶段的阳和温肾治疗。健脾治疗需要多少时间呢，以患者获得明显的饥饿感为准。常用的香砂六君子汤、保和丸均可达到开胃醒脾的效果，山楂、神曲、木香的剂量须大胆加量，山楂可用50g，木香可用20g。该案治疗时紧紧抓住脾肾两虚与寒痰瘀结，分步骤、有节奏地进行调治，温阳逐寒、化痰祛瘀而获良效。

② 内服外治，相得益彰

周某，男，76岁。患者2001年5月因左足趾内侧与足底交界处出现0.5cm×0.5cm大黑痣在无锡市第一人民医院行左趾切除及植皮术，活检证实为黑色素瘤，术后2个月局部复发，皮肤破溃，表面不热、不红，溃疡面蔓延至多个足趾间及足底大部，疮面白色脓性分泌物层出不穷，并有少量黑色分泌物，腐烂奇臭，痒痛难忍。慢性病容，形体消瘦，神疲倦怠，畏寒肢冷，四肢浮肿，下利清谷。舌苔厚白腻，舌体胖嫩，舌质有紫气，脉沉迟。证属脾肾营血虚寒，寒凝痰滞瘀阻。治疗：内服温补脾肾之剂；同时以解毒利湿、收敛止痒之中药泡足，日2次，每次30分钟。内服方药为理中汤合阳和汤加减：党参12g，白术12g，干姜10g，制附子8g，鹿角霜8g，生熟地黄各15g，炙麻黄6g，炮姜炭6g，煨葛根20g，白芥子10g，苍术15g，金银花30g，木瓜15g，玄参10g，当归6g，肉桂4g，茯苓10g，生甘草15g。外治泡足方：生大黄30g，龙胆草50g，苦参50g，黄柏50g，五倍子30g，枯矾10g，冰片10g（另冲），蛇床子20g，土槿皮30g。经上述内外合治1个月后，患者痛苦奇臭之症大见好转，厚腻苔渐化，全身不适也见改善。3个月后溃疡面逐渐收敛，但一直有滋水不断渗出。嗣后中药增大黄芪剂量托毒排脓，加川芎、穿山甲活血化瘀、软坚散结，皂角刺引药直达疮所；泡足方坚持使用，病情基本治愈。手术后一直单纯以中药治疗，未使用任何针对肿瘤的西药，已生存整整4年，未出现任何转移灶，80岁老人，健康如常人，卡氏（卡诺夫斯基）生活质量评分＞90分。

按：先天禀赋不足，脏腑虚寒，卫外失固，毒邪乘搏于血气，羁留肌肤，变生恶疮、黑疔。凡此腐烂渗水败症，患者常常痛不欲生，如能在内服基础上配合外治，往往能减轻患者的痛苦以提高疗效。恶性黑色素瘤正虚阴寒凝滞于内，即使恶疮在外已化脓感染有典型热毒之象，也不能用大苦之品内服，否则必伤及后天之本，尤其伤及中焦脾胃，从而错失以自身免疫力抵御黑疔浸淫之良机。而若能以内服健脾温肾之剂治病求本，以生大黄、龙胆草外用苦寒杀毒，苦参、黄柏清热燥湿，五倍子、枯矾收敛溃疡，蛇床子止痒，就能内外相得益彰。病情改善后适时加入大剂黄芪扶正托毒，调节机体免疫功能，提高机体杀伤肿瘤细胞的活性，能干预着床癌细胞的增殖，有利于抑制癌细胞的生长。恶性黑色素瘤局部紫黑，为瘀血之重症，当归、川芎、穿山甲活血化瘀、软坚散结，为治瘀血阻滞之要药；皂角刺能直达疮所，以治恶疮。

③ 三步周期，配合化疗

支某，男，67岁。患者2004年6月发现右足趾明显增粗，皮肤色黑，趾尖有一黄豆大小的更黑的硬结肿核，高低不平，边缘不齐，压痛。在无锡市中医院活检证实为恶性黑色素瘤后，2004年7月9日行截肢术。术后连续以干扰素及白细胞介素进行免疫治疗。2004年11月22日右股内侧上1/3发现直径2cm转移性结节，质硬，境界清，固定不移。胸部X线片、CT检查示左第3肋转移，骨质呈虫蚀样改变。患者左胸隐痛、胃纳欠佳、体瘦、乏力，舌淡胖，边有齿印，苔薄白，脉缓。即予DVB（氮烯咪胺＋环己亚硝脲＋长春新碱）方案化疗4个周期，同时配合二膦酸盐（伊班膦酸钠，4mg/次）2个疗程，抑制破骨细胞生长，右股内侧转移灶先缩至0.5cm，直至全部消失；左第3肋虫蚀样改变呈钙化灶。整个4个周期化疗过程始终配合"中药三步周期疗法"：①化疗前益气养阴，扶正培本：药用潞党参、天冬、麦冬各10g，五味子6g，黄芪、猪苓各20g，女贞子、炒白术各10g，砂仁3g，薏苡仁20g，鸡内金10g，炙甘草3g。每日1剂，两煎分服。②化疗中降逆和胃，醒脾调中：药用橘皮、竹茹、旋覆花各10g，赭石30g（先煎），丁香6g，干姜3g，姜半夏12g，枳壳、茯苓各10g，炒谷麦芽各15g。每剂浓煎2次，分4次服。③化疗后补气生血，温肾化瘀：药用肉桂1.5g（捣），熟地黄10g，黄芪、黄精各30g，当归6g，川芎、赤芍、白芍、女贞子、枸杞子、菟丝子、补骨脂各10g，鸡血藤30g，炒谷麦芽各15g。每日1剂，两煎分服。患者未出现Ⅱ度及以上的胃肠反应及骨髓抑制，肝肾功能均正常，能保证化疗准时顺利地进行。4个疗程化疗后一直中药调理，初用健脾和胃、益气养血法，后坚持补肾化瘀大法配合随证施治，病情完全缓解，卡诺夫斯基生活质量评分85分。

按：尤建良在长期中西医结合治疗恶性黑色素瘤临床实践经验中总结出了"中药三步周期疗法"，可减轻化疗的毒副反应，同时可以提高机体的免疫力，增强化疗药对恶性黑色素瘤的敏感性。化疗药物为阴毒之邪，最易耗伤人体阳气。如果能防患于未然，化疗前益气培土、补阴敛阳，使藩篱致密，后天之本巩固，就能提高机体的应激能力，建立有效的免疫防御机制，避免出现过于强烈的胃肠反应（化疗中）和骨髓抑制（化疗后）。即使出现反应，在化疗期及时给予和胃降逆、醒脾调中剂，就能使化疗引起的消化道反应控制在可耐受的Ⅱ级之内。黄芪、女贞子、猪苓等能提高机体免疫功能，尤其对细胞免疫功能有作用，同时能提高胃肠道黏膜细胞的应激能力，使其有很好的修复作用，防止消化道反应的发生。此外，这些药物对骨髓造血系统和肾上腺皮质功能有一定的保护作用[22]；补骨脂、菟丝子等又能刺激骨髓造血机能，具有直接提升血象的作用[23，24]；活血化瘀药赤芍、鸡血藤与温肾药协同作用能促进血液循环，推陈出新。中药三步周期疗法贯穿健脾消导于始终，药后常可使患者脾气得醒，中州得运，饮食倍增，精神改善，对化疗的耐受性提高。故化疗剂量不宜过大，且应强调化疗的敏感性，若第一、第二次化疗无效，即应果断放弃，改用中医药治疗。

（3）李东涛治疗黑色素瘤中医验案举例

案例： 患者张某，男，85岁，2014年12月30日初诊。

患者因左拇指黑痣变色于2014年9月15日在青岛市中心医院行左拇指截肢术。诊断为恶性黑色素瘤，肿物大小0.8cm×0.5cm×0.3cm。术后未做特殊治疗。最近发现左腋下有一鸡蛋大小肿物，质硬，活动可，PET-CT示腋窝肿物约2.5cm×3.2cm大小，PDF代谢增高，考虑淋巴结转移。另患者有冠心病及肺纤维化病史。有腹主动脉瘤支架术史。现患者无特别不适，舌下脉络曲张，舌淡苔白，脉弦滑。诊断：恶性黑色素瘤术后，腋下淋巴结转移。处方：皂角刺30g，黄芪90g，浙贝母20g，白芥子15g，人参20g，灵芝30g，三颗针60g，仙鹤草45g，茯苓60g，炒白术60g，何首乌30g，当归20g，白芍20g，女贞子20g，枸杞子20g，生薏苡仁60g，刺五加30g，山茱萸15g，炒山药30g，马齿苋45g，猪苓45g，马蔺子30g，鳖甲粉20g，夏枯草45g，麦冬20g，五味子15g，白花蛇舌草60g，半枝莲30g，蛇六谷60g，砂仁15g（后下），白豆蔻15g（后下），芡实30g，橘皮15g，竹茹15g，白芷20g，鸡内金30g，生麦芽30g，红景天30g。5剂。另开蟾宫散（由蟾酥、斑蝥、壁虎、全蝎、蜈蚣、三七、穿山甲等组成）2剂。

2015年1月20日二诊：在青岛中心医院已做生物治疗一次。纳呆，舌淡苔白，脉弦滑。CT示：未见肿物增大。处方：上方枸杞子加至30g，女贞子加至30g，生麦芽加至60g，鸡内金加至60g，砂仁加至20g（后下），白豆蔻加至20g（后下）。5剂。加蟾宫散2剂。

2015年2月10日三诊。最近生物免疫治疗一次。纳呆，大便稀，一日1～2次，舌淡苔白，脉弦滑。上方加炒山楂、神曲各30g，九香虫12g，芡实加至60g。蟾宫散同前。

2015年6月3日四诊。述服中药影响饮食，CT示左侧腋窝肿物41mm×32mm。消瘦。处方：黄芪60g，人参15g（另炖），麦冬20g，灵芝30g，猪苓30g，女贞子20g，枸杞子20g，鸡内金45g，生麦芽45g，砂仁15g（后下），白豆蔻15g（后下），炒山楂、神曲各30g，九香虫15g，生薏苡仁60g，炒山药30g，白芷20g，炒蜂房10g，刺五加30g，马齿苋30g，山茱萸20g，淫羊藿30g，补骨脂30g，鳖甲粉15g，三颗针30g，菝葜60g，白花蛇舌草30g，半枝莲15g，仙鹤草30g，龙葵30g，红景天30g，升麻8g，橘皮15g，竹茹15g，莲子肉30g。14剂，每剂煎8袋，每袋150ml，每日4袋，分3次服，早上2袋，中午1袋，晚上1袋。蟾宫散同前。

2015年9月16日：左腋窝肿物自觉比之前稍大，稍硬，舌淡暗，苔白，脉缓。处方：上方加防风15g，生白术、炒白术各30g，龙葵加至60g，冬凌草60g，芡实60g，五味子30g，连翘20g。

2016年3月16日：病情稳定，无复发迹象。蟾宫散6剂。

2017年1月13日：肝功正常，血糖8.7mmol/L，CA724：12.43U/ml，CA199：36.79U/ml，铁蛋白493ng/ml，CT检查提示：右肺上叶胸膜下微小结节，右肾上腺结节。蟾宫散6剂。

2017年4月17日：最近检查提示病情稳定。蟾宫散6剂。自2016年3月后期患者一直用蟾宫散维持，病情稳定无进展。

（二）西医治疗

1.治疗原则

治疗根据分期而定，ⅠA期为低危，ⅠB～ⅡA期为中危，ⅡB～ⅢA期为高危，ⅢB～Ⅳ期为极高危。

【0期（原位黑色素瘤）】标准治疗是行原发灶扩大切除术，切除边缘距病灶或术前活检出现的瘢痕0.5cm，不建议行前哨淋巴结活检（sentinel node biopsy，SNB）及术后辅助治疗，可定期随访检查。

ⅠA期：无不良预后因素者，可仅行原发灶扩大切除术。有不良预后因素者，可考虑原发灶扩大切除术加SNB，应尽量达到1cm的边缘。不良预后因素包括厚度＞0.75mm、高有丝分裂率、年轻、切缘阳性、脉管侵犯等。若SNB结果阳性，应进一步行区域淋巴结清扫，此后可选择随访观察或IFN-α治疗。

ⅠB期～Ⅱ期：厚度≤1mm的病灶，切除时应尽量达到1cm的边缘；厚度1.01～2mm的病灶，切除尽可能争取1～2cm的边缘；厚度2.01～4mm的病灶，建议切除2cm的边缘；对于厚度＞4mm的病灶，建议切除边缘超过2cm。≤1.0mm伴有溃疡，ClarkⅣ/Ⅴ级或病变≥1.0mm的黑色素瘤，应该进行SNB。SNB阴性者应用大剂量IFN-α1年。对于临床高度怀疑淋巴结受侵或SNB证实淋巴结受侵的患者，建议在切除原发灶的同时进行区域淋巴结清扫。术后辅助应用大剂量IFN-α1年，也可应用长效IFN-α5年[25]。切缘不净、淋巴结受侵数目较多、淋巴结较大者可考虑术后辅助放疗。辅助化疗在ⅠB期、Ⅱ期同样不能取得生存获益，因此不推荐。

Ⅲ期：应进行原发灶扩大切除术加区域淋巴结清扫，但彻底的淋巴结清扫对于局部控制率及远期生存的影响尚不清楚。术后辅助应用大剂量IFN-α1年，也可应用长效IFN-α5年。切缘不净、淋巴侵犯、淋巴结受累≥3个、淋巴结直径≥3cm者需行术后辅助放疗。对Ⅲ期高危黑色素瘤或已行彻底的转移淋巴结清扫术的患者，可行辅助化疗，但至今尚无通用的标准方案。随机研究结果显示，无论CVD方案（顺铂+长春花碱+达卡巴嗪）或Dartmouth方案（达卡巴嗪+卡莫司汀+顺铂+他莫昔芬）在生存方面均未优于达卡巴嗪单药。紫杉醇单药或联合化疗可使部分患者获益，但有效时间短（2～7个月）。

移行转移：移行转移灶小且数目有限的优先行切缘阴性的手术切除，由于隐性淋巴结转移可能性大，切除孤立移行转移灶时可考虑SNB。存在移行转移合并前哨淋巴结阳性者预后不佳。如移行转移灶数目有限，特别是皮肤病灶，不易完全切除的可疑病灶内注射卡介苗（BCG）或IFN-α治疗，激光消除对部分患者有效。如移行转移灶数目较多，不适合做局部治疗者，可选择全身姑息化疗。局限于肢端的移行转移病灶且无法手术者，可行肢体隔离热灌注化疗。

Ⅳ期：治疗取决于病变局限（可切除的）还是播散（不可切除的）。局限转移灶推荐手术切除，然后接受大剂量IFN-α。部分内脏孤立转移者，可短期观察后复查，如果仍未出现新转移灶，可考虑手术，术后可应用大剂量IFN-α。Ⅳ期或不能手术切除的黑色素瘤，可使用化疗、生物化疗（IL-2、IFN-α、易普利单抗等）和新靶点药物（威罗菲尼、达拉非尼、曲美替尼、伊马替尼、恩度）治疗。局限转移切除后的残留病灶可按照播散性病变来处理。

脑是黑色素瘤的常见转移部位，发生率为8%～46%，而尸检报告的发生率为55%～75%。发生脑转移者预后差，其放疗疗效与病变的位置和转移数量有关。对于孤立或引起急症的颅内病灶，手术在缓解症状或对病灶的局部控制上似乎有效。对于多发脑转移者，应给予放疗，可能有缓解症状和延长生存期作用。

可通过血脑屏障并对黑色素瘤有效的药物较少，目前标准的脑转移化疗方案为单药替莫唑胺，替莫唑胺等与放疗联合治疗黑色素瘤可以试用。有报道BRAF抑制剂达拉非尼（dabrafenib）应用于黑色素瘤脑转移，10例患者中有9例病灶缩小，生存期均在5个月以上，其中2例达12个月，1例在第19个月时仍在应用且安全性良好。

局部复发：局部瘢痕复发（原发灶切除不足）常表现为局部持续病变，局部复发（原发灶已切净）通常表现为皮肤淋巴疾病与扩大切除的瘢痕接近，初次复发应经细针穿刺细胞学或活检病理证实。对原发灶切除不足而局部复发者，应行扩大切除，加或不加前哨淋巴结活检。原发灶完全切除后复发可根据病灶厚度和健康状况行前哨淋巴结活检，并行切缘阴性的外科手术切除，辅助治疗多选用高剂量IFN-α或临床观察。

移行复发，外科切除须做到切缘阴性，还应考虑前哨淋巴结活检。

不能切除的复发病灶，可选择：①瘤体内注射BCG或白细胞介素-2（interleukin-2，IL2）；②CO_2激光切除；③肢体隔离热灌注美法仑；④全身治疗。少数情况下，放疗可加强局部控制。如果应用以上方法达完全缓解，可行高剂量IFN-α辅助治疗或临床观察。术后辅助放疗可减少局部复发可能。多处复发者治疗效果和预后均较差，治疗方法可按照Ⅳ期黑色素瘤的方案处理。

2. 手术

手术是黑色素瘤的基本治疗方法，包括切除原发灶，根据需要行前哨淋巴结的处理、区域淋巴结清扫。

3. 化疗及化学免疫治疗

尽管化疗的缓解率低，但化疗仍是治疗黑色素瘤的手段之一。单药化疗主要使用达卡巴嗪或替莫唑胺。顺铂、紫杉类、长春碱类、博莱霉素或亚硝基脲类药物，近期有效率为15%～20%。较常用的联合化疗方案为：Artmouth方案、CVD方案、GeT方案、BOLD方案（博莱霉素+长春新碱+洛莫司汀+达卡巴嗪）等，有效率为35%～45%，但其毒性也更明显。除少数情况外，联合化疗在总生存方面与单药化疗相比无明显优势。

化学免疫治疗是指化疗联合生物制剂如IFN-α和IL-2。高剂量静脉滴注IL-2的总有效率为15%～21%，但毒性高。早期的单中心Ⅱ期临床试验研究CVD方案联合IL-2、IFN-α治疗晚期黑色素瘤，有效率为27%～64%，CR为15%～21%。一项小规模的Ⅲ期随机研究比较CVD序贯IL-2、IFN-α与单纯CVD，有效率分别为48%和25%，中位生存期分别为11.9个月和9.2个月。近期荟萃分析发现生物化疗可提高有效率，但并未延长生存期。以顺铂为主的化疗联合IFN-α和（或）IL-2，有效率、疾病进展时间及生存期的研究结果并不一致，且毒副反应发生率都较高。

常用的治疗方案如下。

● CGT（顺铂+吉西他滨+苏消安）：顺铂，40mg/m²，静脉滴注，d1、d8；吉西他滨，1000mg/m²，静脉滴注，d1、d8。苏消安，2500mg/m²，静脉滴注，d1、d8。每5周重复，直至病情进展或不可耐受。

● CVD（顺铂+长春花碱+达卡巴嗪）：顺铂，20mg/m²，静脉滴注30分钟，d1～4；长春花碱，1.2mg/m²或2mg/m²，静脉注射，d1～4；达卡巴嗪，800mg/m²，静脉滴注1小时，d1。每3周重复，直至病情进展或不可耐受。

● Dartmouth（顺铂+卡莫司汀+达卡巴嗪+他莫昔芬）：顺铂，25mg/m²，静脉滴注30～45分钟，d1～3；卡莫司汀，150mg/m²，静脉滴注2～3小时，d1；达卡巴嗪，220mg/m²，静脉滴注1小时，d1～3；他莫昔芬，20～40mg，口服，每日1次。卡莫司汀在每个奇数疗程使用，他莫昔芬在治疗前1周开始使用。每3周重复，客观缓解者持续治疗直至病情进展，18周后仍未获缓解者停止本方案治疗。

● GeT（吉西他滨+苏消安）：吉西他滨，1000mg/m²，静脉滴注，d1、d8；苏消安，3500mg/m²，静脉滴注，d1、d8。每4周重复，共6个周期。

● IFN-α：20MIU/m²，静脉注射或肌内注射，每周5天。4周后改为10MIU/m²，皮下注射，每周3次，共48周。

● IL-2有两种具体方案可选：①IL-2，600000U/kg或720000U/kg，输注15分钟，每8小时1次，连续5日，共14次。休息1～2周后进行下一个周期的14次治疗，以上为1个疗程。通常间隔6～12周后开始下一个疗程，最多治疗5个疗程。②IL-2，9MIU/m^2，皮下注射，每日2次，第1～2日，第1周和第3周；2MIU/m^2，皮下注射，每日2次，d1～5，第2周和第4周。每6周重复，12个月内完成，最多8个周期。

● 达卡巴嗪有两种具体方案可选：①达卡巴嗪，250mg/m^2，静脉滴注30分钟，d1～5。每3周1次，最多12个周期。②达卡巴嗪，1000mg/m^2，快速静脉滴注，d1。每3周重复。

● 达卡巴嗪+IFN-α：达卡巴嗪，800mg/m^2，快速静脉滴注，d1；IFN-α，9MIU，皮下注射，每周3次。每3周重复，最多6个周期。

● 达卡巴嗪+顺铂+IL-2+IFN-α：达卡巴嗪，250mg/m^2，静脉滴注30分钟，d1～3；顺铂，25mg/m^2，静脉滴注1小时，d1～3；IL-2，18MIU/m^2，滴注15分钟，d6～10，d13～15；IFN-α，5MIU/m^2，皮下注射，d6、d8、d10、d13、d15。每4周重复，4～6个周期。

● 达卡巴嗪+顺铂+长春碱+IL-2+IFN-α同时递减生物化疗：达卡巴嗪，800mg/m^2，静脉滴注1小时，d1；顺铂，20mg/m^2，静脉滴注1小时，d1～4；长春碱，1.5mg/m^2，静脉注射，d1～4；IFN-α，5MIU/m^2，皮下注射，d1～5；IL-2，18MIU/m^2，静脉滴注24小时，d1或9MIU/m^2，静脉滴注24小时，d2或4.5MIU/m^2，静脉滴注24小时，d3～4。每3周重复，应用粒细胞集落刺激因子支持（d6开始，500μg/d，连用10d），4～6个周期后病情无进展者进入维持生物治疗：IL-2，2MIU，皮下注射，d1～5，每4周重复，共12个周期，应用粒细胞集落刺激因子支持（d1～14，250μg/d）。其中在第1～6、8、10、12周期需增加剂量，可在以下给药方式中选择一种：①18MIU/m^2，静脉滴注6小时，d1；②18MIU/m^2，静脉滴注12小时，d1；③18MIU/m^2，静脉滴注24小时，d2。

● 聚乙二醇化IFN-α：聚乙二醇化IFN-α，6μg/kg，皮下注射，每周1次。8周后改为3μg/kg，皮下注射，每周1次，共5年。或者8周后加量至450μg，皮下注射，每周1次，共24周。

● 替莫唑胺：替莫唑胺，150～200mg/m^2，口服，d1～5，每4周重复，最多治疗1年。

● 替莫唑胺+IFN-α：替莫唑胺，200mg/m^2，口服，d1～5；IFN-α，5MIU/m^2，皮下注射，每周3次。每4周重复，直至病情进展或不可耐受。

● 易普利单抗：是抗细胞毒T淋巴细胞抗原（cytotoxic T lymphocyte autigen-4，CTIA-4）的单克隆抗体。易普利单抗剂量为3mg/kg，90分钟内滴注完毕，每3周重复，连续4个周期。

4.放疗

一般认为黑色素瘤对放疗不敏感，但在某些特殊情况下放疗仍是一项重要的治疗手段。患者拒绝手术或一般情况差不能耐受手术，可考虑行局部放疗。放疗还可用于治疗病变位于面部或年龄小、大手术可极大地影响面容而拒绝手术的患者。不能手术的局部晚期、转移或复发的黑色素瘤病变也可进行放疗。放疗在原发灶切除不净且难以实施二次切除的肿瘤治疗中有提高局部控制率的作用。

姑息放疗适应证：骨转移，姑息止痛或预防病理性骨折；脑转移首选立体定向放疗，如转移灶＞5个，直径≥3cm，可考虑全脑放疗。脑转移灶切除后可行全脑放疗。

5.新靶点药物治疗

威罗菲尼（vemtlrafenib）：是BRAF丝氨酸-苏氨酸激酶、BRAF V600E的某些突变形式的抑制剂。用法为960mg，口服，2次/日。有适应证的患者超过50%有效，且多数治疗后数天至数周自觉症状明显好转，治疗后2周能观察到肿瘤缩小或消失，中位无进展生存期6.8个月，中位总生存期15.9个月。

达拉非尼（Dabrafenib）：同样是一种BRAF基因抑制剂，于2013年5月被FDA批准用于BRAF V600E基因突变的黑色素瘤。用法为150mg，口服，每日2次。

曲美替尼（trametinib）：是第一个获批的治疗肿瘤细胞外信号调节抑制剂（MEK抑制剂），用于BRAF V600E或V600K基因突变的黑色素瘤。用法为2mg，口服，每日2次。

甲磺酸伊马替尼：我国的一项多中心Ⅱ期临床研究报道，43例c-kit基因突变或扩增的晚期黑色素瘤患者接受伊马替尼治疗，结果显示10例（23.3%）获部分缓解（PR），13例（30.2%）稳定（SD），20例（46.5%）进展（PD）。相比其他外显子突变的患者，11号或13号外显子突变患者的中位PFS更长，多种c-kit突变者较单个突变者的PFS长。

恩度：联合达卡巴嗪较达卡巴嗪单药一线治疗晚期黑色素瘤，可能延长中位无进展生存期和中位预计总生存期[26]。

（三）中西医结合治疗

中药可配手术、放、化疗，可以减轻不良反应、炎症反应、胃肠道毒副反应，还能防治肝肾功能损害，提高生存率等[27-29]。如化疗前，以补益脾肾、抗癌解毒为主；化疗时，以运用旋覆代赭汤为主减轻患者消化道反应，以升血汤益肾填精防治骨髓抑制；化疗后，在辨证的基础上加用现代药理研究证实有抗癌作用的中草药[20]。

五、预后及随访

（一）预后

病期是最重要的预后因素，5年生存率在Ⅰ期患者约为90%，Ⅱ期约为70%，Ⅲ期约为50%，Ⅳ期约为10%。局限性黑色素瘤中，肿瘤的厚度和溃疡是独立预后因素，厚度≤0.75mm者，5年生存率为89%，＞4mm者仅25%。其他预后因素包括原发部位、侵袭范围、年龄和性别。发生于躯干者预后最差，头部次之，四肢则相对较好，发生于黏膜的黑色素瘤预后则更差。一般认为女性患者明显好于男性，年轻者比年老者为好。

对于存在淋巴结转移的患者，主要的预后因素包括：转移淋巴结的数量、转移淋巴结诊断为镜下所见还是大体所见、原发病灶是否有溃疡。远处转移的预后与部位有关，皮肤、皮下、远处淋巴结转移的患者预后明显优于内脏转移的患者，而内脏转移的患者中，肺转移患者预后优于其他内脏转移患者。另外，血清乳酸脱氢酶的水平也是影响预后的重要因素之一。少数黑色素瘤表现为惰性，即使是Ⅳ期患者，也有可能长期生存。

KIT基因和BRAF基因突变为皮肤黑色素瘤的独立预后不良因素，KIT基因突变为黏膜黑色素瘤的独立预后不良因素[25]。

（二）随访

0期患者至少每年1次询问病史和查体（重点为皮肤和淋巴结）。对于可疑色素痣，可定期拍照以作对照。有高危因素者，如有家族史、发育不良痣和非黑色素瘤皮肤肿瘤病史等，应至少每半年1次。ⅠA期患者，应根据临床情况每3～12个月询问病史和做体格检查，重点检查皮肤和区域淋巴结，共5年，此后每年1次。ⅠB～Ⅳ期患者前2年每3～6个月1次，后3年每3～12个月1次，以后至少每年1次。胸片、LDH等检查每6～12个月复查1次，CT、MRI和（或）PET-CT可根据临床症状酌情应用。

大部分患者的复发风险在5年之内，但有少部分患者在10年后复发。据统计，发生第二原发黑色素瘤的风险为2%～8%，因此建议对黑色素瘤患者的皮肤进行终身监测。

六、预防与调护

（一）预防

加强对一般群众和专业人员的教育，特别是对那些高危人群的防癌宣教，是提高"三早"，即早发现、早诊断、早治疗的关键，对于提高恶性黑色素瘤的治愈率和降低死亡率至关重要。

1.避免过度日光暴晒和紫外线、X线等各种射线照射，加强对职业性毒害的高风险人群的普查。

2.避免长期接触煤焦油物质和化学致癌物。

3.提高医患对恶性黑色素瘤的警惕性，身上出现黑痣不能过度刺激，特别是对早期恶性黑色素瘤及癌前病变的识别能力。

4.平时多食新鲜蔬菜、水果，节制烟酒，控制情绪，加强体育锻炼。平素可服一些蜂制品如蜂胶、蜂王浆等。

（二）调护

在调护方面，注意生活、饮食等方面的调摄，对于提高恶性黑色素瘤的疗效有非常积极的意义。

1.生活调理对于明确诊断的恶性黑色素瘤的患者，要做好身体和心理护理，要求患者适当运动，不可过劳，保持局部皮肤清洁。生活环境舒适，生活习惯要改善，杜绝不良嗜好。

2.饮食调理提倡多吃一些香菇、黑木耳、蘑菇、海参、绞股蓝茶等具有防癌作用的食物及饮料，做到荤素搭配。

（1）手术后饮食：恶性黑色素瘤手术后，耗气伤血，宜多食补气养血之品，选用粳米、扁豆、大枣、龙眼、胡萝卜、山药、豆类等。

（2）化疗中饮食：化疗药物多伤及脾胃，饮食应以清淡、易消化为宜，可选用新鲜蔬菜，如白菜、菠菜等，适当进食一些高蛋白的食物，如鲫鱼、鲤鱼、豆制品等，以增强营养。

参考文献

[1] Clark WH，From L，Bernardino EA，et al. The histogenesis and biologic behavior of primary human malignant melanomas of the skin[J]. Cancer Res，1969，29（3）：705-727.

[2] Breslow A. Thickness，cross-sectional areas and depth of invasion in the prognosis of cutaneous melanoma[J]. Ann Surg，1970，172（5）：902-908.

[3] Edge SB，Byrd DR，Compton CC，et al. AJCC Cancer Staging Manual[M]. 7th ed. New York：Springer，2010.

[4] 周昕欣.加味四君子汤治疗恶性黑色素细胞瘤作用及机制的研究[D].沈阳：辽宁中医药大学，2013.

[5] 李佩文.中西医临床肿瘤字[M].北京：中国中医药出版社，1996：969-970.

[6] 郑玉玲，韩新巍.中西医肿瘤诊疗大全[M].北京：中国中医药出版社，1996：754-755.

[7] 邱侠，杨振江，赵霞，等.髓清丸对黑色素瘤VEGF MMP-2基因表达的影响[J].中医药学刊，2004，22（6）：1042-1043.

[8] 杨振江，赵霞，刘兵.髓清丸对裸小鼠黑色素瘤B16自发性肺转移影响的研究[J].成都中医药学报，2004，27（2）：30-32.

[9] 段桂卿.中医治疗恶性黑色素瘤三例[J].南京中医学院学报，1986，3（4）：22.

[10] 李如辉，朱乔青，包素珍，等.宣肺汤对小鼠B16黑素瘤细胞代谢的影响[J].中国中医药科技，17（2）：102-104.

[11]　尤建良. 中医治疗恶性黑色素瘤之我见 [J]. 辽宁中医杂志，2005，32（11）：1130-1132.

[12]　吴强，姚立人. 脾虚对 B16 黑色素瘤肺转移的影响 [J]. 安徽医科大学学报，1991，26（2）：81-84.

[13]　姜毅，朱丽文. 治疗恶性黑色素瘤 1 例体会 [J]. 中国民间疗法，2000，8（4）：6-7.

[14]　刘少翔，侯浚，高良. 鸦胆为主综合治疗晚期恶性肿瘤疗效观察 [J]. 河北中医，1991，18（6）：4.

[15]　李炳生，陈秀华，任文龙. 康莱特注射液的抗肿瘤作用 [J]. 中国医药工业杂志，1998，29（10）：456-458.

[16]　汤铭新，余桂清，张代钊，等. 复方生脉注射液治疗恶性黑色素瘤一例 [J]. 中医杂志，1982，10（12）：67-69.

[17]　李长信. 五烟丹治疗皮肤肿瘤 [J]. 中西医结合杂志，1984，4（1）：26-27.

[18]　张永祥，梁喜爱. 茯苓拔毒散等治疗溃疡性黑色素瘤 10 例报告 [J]. 中西医结合杂志，1986，6（11）：697.

[19]　祝柏芳. 五虎丹外敷加 BCG 前臂划痕治疗皮肤恶性黑色素瘤 9 例 [J]. 辽宁中医杂志，1992，19（2）：32-33.

[20]　程培育，李辰慧，张青. 郁仁存治疗恶性黑色素瘤经验 [J]. 北京中医药，2013，32（7）：515-517.

[21]　尤建良. 恶性黑色素瘤验案三则 [J]. 四川中医，2006，24（1）：69-71.

[22]　李晶. 中医药对恶性肿瘤放化疗后骨髓抑制的治疗概况 [J]. 河北中医，1999，21（3）：183-185.

[23]　杨同华. 中药抗化疗药物所致骨髓抑制实验概况 [J]. 中国中西医结合杂志，1999，19（8）：506-508.

[24]　赵景芳，尤建良. 中医微调治癌法 [M]. 北京：人民卫生出版社，2004：71-73.

[25]　CSCO 黑色素瘤专家委员会. 中国黑色素瘤诊治指南（2011 版）[J]. 临床肿瘤学杂志，2012，17（2）：159-171.

[26]　崔传亮，迟志宏，袁香庆，等. 重组人血管内皮抑制素联合化疗一线治疗晚期黑色素瘤的 II 期临床研究 [J]. 临床肿瘤学杂志，2009，14（1）：74-79.

[27]　王硕，刘杰，林洪生. 中医药在癌症治疗中的作用 [J]. 环球中医药，2013，6（1）：31-33.

[28]　刘巧，胡俊媛，王俭，等. 中西医结合治疗恶性黑色素瘤的研究进展 [J]. 中医药学报，2014，42（1）：103-104.

[29]　刘巧，胡俊媛，王俭，等. 中医药治疗恶性黑色素瘤临床概况 [J]. 河北中医，2015，37（6）：934-937.

第十四章

骨肿瘤及软组织肿瘤

第一节　骨肉瘤

一、概述及流行病学

骨肉瘤也称为成骨肉瘤，是指肉瘤性成骨细胞及其骨样组织为主要结构的原发性恶性肿瘤。骨肉瘤约占骨恶性肿瘤的1/3。可发生于各年龄人群，男性略高，大约60%的骨肉瘤发生在25岁以下的青壮年。发生部位一般多为四肢长骨和干骺端，以股骨下端最多见。其次是胫骨上端、肱骨上端和股骨上端。其余骨骼均可发生，但为数很少。骨肉瘤易通过血道转移至肺、肝等脏器。

该肿瘤早期通常以无痛性肿块形态出现，不影响肢体活动，容易被忽视，随着病情的发展，可逐渐出现肿胀、疼痛、功能障碍等。因此，一旦出现上述情况，千万不可麻痹大意，应立即进行X线、B型超声、CT等检查。骨肉瘤多发生在骨骼生长发育的旺盛时期，其恶性程度又较高，因此早期诊断及早期治疗具有特别重要的意义。

近20年来，骨肉瘤在诊断、治疗和预后判断方面取得了巨大的进步，5年生存率由过去的15%左右上升到现在的80%，但骨肉瘤仍是一种病死率及致残率极高的肿瘤。手术、化疗、免疫治疗及与中医中药的相互配合使用，可望最大限度地提高患者的生存期，改善患者的生活质量。

骨肿瘤属中医骨瘤、骨疽、石疽、肉瘤、瘿瘤等范畴。在中国古代文献中，《灵枢·刺节真邪》中曰"有所结，气归之，津液留之，邪气中之，凝结日以易甚，连以聚居，为昔瘤，以手按之坚。有所结，深中骨，气因于骨，骨与气并，日以益大，则为骨疽。"唐·孙思邈《千金翼方》："瘿瘤及骨瘤、石瘤、肉瘤、脓瘤、血瘤，或大如杯盂，……致有瘘溃，令人骨消肉尽，或坚或软或溃，令人惊惕寐卧不安"，记录了恶性骨肿瘤破溃、晚期全身衰竭的证候。《外科正宗·瘿瘤论第二十三》云："肾主骨，患欲伤肾，肾火郁遏，骨无荣养而为肿曰骨瘤……骨瘤者，形色紫黑，坚硬如石，疙瘩高起，推之不移，昂昂坚贴于骨，治当补肾气，养血行瘀，散肿破坚，利窍调元，肾气丸是也。"

二、病因及发病机制

（一）祖国医学对骨肉瘤病因及发病机制的认识

骨肉瘤的病因病机不外正气内虚，脏腑失调，感受外邪，癌毒内生，留滞于骨，日久毒邪与痰浊、瘀血凝结成块而致本病。

1.正气亏虚

肾主骨生髓，肾气亏虚，肾精不足，骨髓空虚，外邪乘虚而入，日久蕴结成毒。肾精亏虚易致阴虚阳亢，虚热内生，化火为毒。毒攻于内，腐骨蚀骼，聚结成瘤[1]。薛己在《外科枢要》中记载"若伤肾气，不能荣骨而为肿者，其自骨肿起，按之坚硬，名曰骨瘤。"

2.感受外邪

外因指大自然中的一切致病因素，如外感六淫，饮食不节等，现在指物理、化学、生物、遗传、激素、营养、免疫等各种外在因素。如《诸病源候论》曰："石疽者，亦是寒气客于肌肉，折于血气，结聚而成。"寒邪热毒等邪陷肌肤，毒攻于内，伤筋蚀骨，气血不和，脏腑功能失调，经络受阻，毒邪与痰浊、瘀血结聚而成形，发为骨瘤。

3.暴力伤骨

或暴力损伤骨骼，易致气滞血凝，经络闭阻，如复感外邪，易诱发毒邪内生，毒邪蕴结，耗伤阴液，腐骨蚀骼，聚结成瘤。

（二）现代医学对骨肉瘤病因及发病机制的认识

西医对本病的病因尚未完全清楚，有人指出放射性核素镭和创伤刺激为诱发因素。另外，与遗传、接触放射性物质、病毒感染等有一定的关系，也可继发于畸形性骨炎、骨纤维异样增殖症，还有部分病例为其他良性肿瘤恶变而成。

其发生与下列因素有关：

1.骨骼的活跃生长

2.放射线

实验证明，凡能在骨骼内积存的放射性物质均可诱发骨肉瘤；某些骨疾患如骨巨细胞瘤，动脉瘤性骨囊肿或骨外肿瘤如乳腺瘤、视网膜母细胞瘤等的局部放射线照射治疗，偶尔可引起继发性骨肉瘤。

3.遗传

视网膜母细胞瘤基因（Rb基因，位于染色体13q14，目前已知它是一种抑癌基因）突变或缺失的遗传性视网膜母细胞瘤患者，发生骨肉瘤的危险性远远高于一般人。近年发现一些骨肉瘤患者也有Rb基因的突变。

4.病毒

实验证明，动物的骨肉瘤与病毒感染有关，但对人类的骨肉瘤，尚无确切的证据说明其与病毒的关系。

5.良性骨疾病的恶变

多发性骨软骨瘤、Paget骨病、骨纤维结构不良等可恶变而发生骨肉瘤，亦称为继发性骨肉瘤。

三、临床诊断

（一）症状和体征

疼痛和肿胀为常见的临床表现。起初为间断性疼痛，渐转为持续性剧烈疼痛，尤以夜间为甚。局部触诊压痛明显，表面皮肤发热变红，伴有静脉怒张。患者全身症状明显：贫血、消瘦、乏力、食欲减退等，常伴有肺部转移。X线片有特异性改变。实验室检查：贫血、血沉快、碱性磷酸酶增高。

1.症状

（1）疼痛：是本病的主要症状，初起时呈间歇性隐痛，不久即转变为持续性剧痛，最后疼痛呈跳动性，夜间尤甚，影响患者睡眠，应用一般止痛药无效。

（2）功能障碍：由于肿瘤邻近关节，常可引起相邻关节的疼痛而活动受限，也可引起关节积液，或出现肌肉萎缩，肿胀明显，常伴有关节的活动困难，并发病理性骨折时功能障碍更加明显。若肿瘤压迫神经、血管，可出现相应症状。如颈椎受罹则可造成高位截瘫，甚至导致死亡。

（3）全身症状：全身情况在初期尚佳。在后期或肿瘤生长迅速时，由于消耗、中毒两方面的原因，患者很快出现消瘦、贫血、发热、乏力，眩晕也常见，全身不适，体重减轻与肿瘤消耗及恶病质有关。如并发胸痛、咯血、咳嗽，可能是肺转移的征象。

2.体征

（1）肿块：一般在发病2～3个月后可见到肿块，常较大，随着肿瘤的增大和扩展，可形成偏心性纺锤状肿块，硬度不一，有的坚硬如石，如为溶骨性，质地如橡皮，有压痛，肿块表面皮肤常紧张、光亮、肤温较高，并可见静脉充盈曲张，偶尔可听到血管杂音。

（2）畸形：常在发生病理性骨折之后见到明显畸形。也可因疼痛废用及消耗而见肌萎缩。

（3）其他：可见贫血征象、恶病质及血管神经受压迫征象等，约10%的患者可有肢体近端淋巴结转移性硬结形成。

（二）实验室检查

1.血清碱性磷酸酶（AKP）

对骨肉瘤的诊断意义较大。一般都有升高，尤其在溶骨性骨肉瘤增高明显。当血清碱性磷酸酶正常时，它对骨肉瘤的诊断不起否定作用，但当它经常超过6～7U（甘油磷酸钠法）时，结合其他征象，对骨肉瘤的诊断却起着一定的支持作用。手术截除肿瘤后常逐渐降低，肿瘤复发时再度增高。肿瘤经过彻底手术切除或放疗后，增高的碱性磷酸酶不见降低，或一度降低又再增高，应考虑有肿瘤复发或转移的可能。

2.其他

血液一般检查可见白细胞计数升高，红细胞计数降低，红细胞沉降率常增快。还有血清微量元素分析，铜锌比等作为动态观察指标。骨髓瘤患者血清蛋白增高，尿中可查出Bence-Jones蛋白。

对骨肉瘤患者而言，最有价值的实验室检查为血清碱性磷酸酶（AKP）和乳酸脱氢酶（LDH）的测定。AKP和LDH值是肿瘤活性的重要生物学标志物，对判断患者的预后和治疗的有效性有一定的参考价值。有研究发现，骨肉瘤患者治疗前LDH越高，预后越差，此酶升高者6年生存率为41%；此酶正常者6年生存率为69%。发现46%的患者术前有正常的AKP；2年生存的患者中，85%有正常的AKP；10年生存者中，93%有正常的AKP。

（三）影像学检查

1. X线检查

骨肿瘤的X线检查在诊断中占重要地位，不仅能显示肿瘤的准确部位、大小、邻近骨骼和软组织的改变，对多数病例还能判断其为良性或恶性，原发性或转移性。这对制订治疗方案和估计预后很重要。

2. 放射性核素骨扫描及γ闪烁照相

放射性核素骨扫描及γ闪烁照相为临床所采用的检查骨肉瘤的重要方法。核素骨扫描在骨肉瘤中的应用有两个功能：①判断肿瘤在骨髓内的边界；②寻找跳跃灶。

3. 血管造影

血管造影可以提供骨外的肿瘤部位的轮廓以及肿瘤周围血管受压的情况。

4. CT检查

CT检查可提供身体横断面的影像，因而对骨肉瘤可以确定髓内及软组织病变的范围。如果髓腔内组织的CT值增加，一般指示为肿瘤的发展，或是"跳跃"转移。CT提供图像有助于医师设计手术方案，特别是在切除肿瘤而保留肢体的病例中更为有用。

5. 磁共振成像（MRI）

MRI对肿瘤在髓内及周围软组织中的范围所显示的图像更清楚，但在钙化灶中CT较MRI清楚。

6. 超声诊断技术

近年来，超声诊断技术也开始应用于骨肉瘤的诊断，并取得了初步的结果。

（四）病理诊断和分期

由于骨肉瘤的临床表现不一致，病理表现很复杂，因此不论从病理角度或临床角度，都有不少分类及分型，现简介如下。

1. 按肿瘤细胞分化类型特点，将骨肉瘤分成5种

（1）骨母细胞型骨肉瘤：占44.5%，肿瘤成分以异型成骨细胞、肿瘤性骨样组织和骨组织为主。

（2）软骨母细胞型骨肉瘤：占26.6%，特点为大片软骨组织，但仍可见瘤细胞直接生成骨组织，软骨细胞区有向骨化移行的趋向。

（3）纤维母细胞型骨肉瘤：占8.6%，主要成分为类似成纤维细胞的梭形细胞，但仍可见它所产生的少量肿瘤性骨组织。

（4）混合型：占3.1%。

（5）再造变异型：占17.2%。一般分为纤维母细胞型、骨母细胞型、血管型。尚有一些学者将骨肉瘤分为骨母细胞型、软骨母细胞型和纤维母细胞型三种。

2. 按肿瘤骨生成的情况分类

（1）硬化性骨肉瘤：肿瘤性成骨细胞较成熟，肿瘤内含大量骨样组织和骨组织，又称为成骨型骨肉瘤。

（2）溶骨性骨肉瘤：瘤细胞分化原始，肿瘤骨较少，肿瘤内血管扩张，有时称为血管扩张型骨肉瘤。

（3）混合型骨肉瘤：在同一肿瘤中兼有硬化性和溶骨性者。

3. 临床分期

骨肿瘤AJCC分期见表14-1，该分期不包括原发性恶性淋巴瘤及多发性骨髓瘤。

表14-1　骨肿瘤AJCC分期系统（2010年）

期别	T	N	M	G	T、N、M概述
				G_1	T_1　肿瘤最大径≤8cm
ⅠA	T_1	N_0	M_0	G_2	T_2　肿瘤最大径＞8cm
				G_x	T_3　原发骨出现多个肿瘤
				G_1	N_1　区域淋巴结有转移
ⅠB	T_2	N_0	M_0	G_2	M_1　有远处转移
				G_x	M_{1a}　肺转移
				G_1	M_{1b}　其他部位转移
	T_3	N_0	M_0	G_2	病理组织学分级（G）
				G_x	G_x　分级无法评估
ⅡA	T_1	N_0	M_0	G_3	G_1　高分化-低度恶性（低级）
				G_4	G_2　中度分化-低度恶性（低级）
ⅡB	T_2	N_0	M_0	G_3	G_3　分化差-高度恶性（高级）
				G_4	G_4　未分化-高度恶性（高级）
Ⅲ	T_3	N_0	M_0	G_3	
ⅣA	任何T	N_0	M_{1a}	任何G	
ⅣB	任何T	N_1	任何M	任何G	
	任何T	任何N	M_{1b}	任何G	

注：由于肉瘤的淋巴结转移很罕见，当没有淋巴结浸润的临床证据时，采用N_x可能不合适，应使用N_0表示。尤文肉瘤的分级归为G_4。

四、治疗

（一）中医治疗

1.骨肉瘤的病证特点

骨肉瘤的病证特点应从两个方面分析。

（1）肿瘤方面：为骨组织恶性肆意滋长，扎寨营垒，癌毒之邪与痰瘀胶结成块，或毒盛浸延局部组织、器官，或由血道转移他处。

（2）人体方面：有虚实两个方面。虚者，气虚、阴虚、血虚；实者乃肿瘤阻滞脏腑气血运行，致气滞、血瘀、湿阻、痰积。毒结日久可致五脏失调，气血衰败，阴阳失衡，化火生寒皆可有之，既可能郁久生热，亦可气亏生寒。

病位在骨，其脏在肾，主要涉及肝、脾等脏腑。本病属本虚标实，证候多为寒热错杂、虚实并见。

2.骨肉瘤治则治法

骨肉瘤治疗遵从综合治疗的原则，中西医并重。中医治疗骨肉瘤的治疗原则：对肿瘤为祛毒抗邪；对人体为扶正培本，纠正脏腑气血失调。具体治法：治肿瘤当以寒热之剂扫荡之，以平性之剂抑杀之，辅之以消痰软坚、祛瘀散结之药破击之；调人体则虚补之，实者调之。气虚者益气，血不足者补血，阴虚者滋其阴，气滞者理气，血瘀者活血，并注重补肾养肝，痰积者化痰，湿阻者行水除湿。寒凝者，佐以温里祛寒，化热化火者，佐以清热泻火。临床注重中西医配合，根据病情，合理安排中西医治疗方法与时机，纠正西医治疗出现的毒副反应。

3.骨肉瘤辨肿瘤临床常用药物选择

现代药理证实，部分中药具有抑制骨肉瘤细胞增殖、诱导凋亡、诱导分化、调节信息传递、逆转多药耐药、抗转移等作用[2]。骨肉瘤的辨肿瘤论治，建议根据临床经验及现代药理，合理应用以下药物。

（1）温热药：蜈蚣（有毒），蟾酥（有毒），雄黄（有毒），木鳖子（有毒），硇砂（有毒）。

（2）寒凉药：苦参，七叶一枝花（蚤休，重楼）（有小毒），白毛藤（白英，蜀羊泉）（有小毒），半枝莲，扁枝槲寄生，鬼针草，长春花，水仙，卤碱，雷公藤（大毒）。

（3）平性药：菝葜（金刚藤），乌梢蛇，马蔺子，蜂房（有毒），全蝎（有毒），半边莲，番木瓜，土茯苓，菜豆。

（4）消痰软坚药：山慈菇（有小毒），僵蚕，儿茶，王不留。

（5）祛瘀散结药：郁金，土鳖虫（土鳖虫，地鳖）（有小毒），姜黄，自然铜，七叶莲，六方藤，三棱，茜草根，穿山甲。

4.骨肉瘤辨人体临床常用药物选择

（1）补气：人参，黄芪，刺五加，党参。

（2）补阳、益肾壮骨：锁阳，肉苁蓉，补骨脂，骨碎补，巴戟天，牛膝，续断，杜仲，桑寄生，狗脊，槲寄生。

（3）温里：川乌（有大毒），附子，细辛。

（4）补阴：山药，菟丝子，麦冬，鳖甲，沙苑子。

（5）补血：地黄，墨旱莲，何首乌。

（6）活血、定痛：莪术，红花，桃仁，川芎，丹参，白芷。

（7）除湿、疏络：五加皮，秦艽，寻骨风，徐长卿，木瓜，防己，萆薢，薏苡仁，桂枝。

（8）清热泻火：知母，银柴胡，青蒿，黄连，黄芩，黄柏，白鲜皮。

（9）其他：山油柑树皮，枳实，大黄。

5.骨肉瘤辨证型论治

（1）孙桂芝[3]对骨肉瘤辨证型论治如下。①阴寒凝滞证：骨瘤初起，酸楚疼痛，局部肿块，皮色不变，遇寒加重，压痛不著，病程较长。舌淡，脉细沉迟。温阳开凝，通络化滞。阳和汤（《外科全生集》）加减。熟地黄30g，麻黄1.5g，白芥子6g，鹿角胶10g（烊化），炮姜1.5g，肉桂3g，生甘草3g，补骨脂20g，路路通10g，威灵仙20g，透骨草15g，川乌2g，草乌2g。加减：疼痛明显者加延胡索10g，川芎15g，细辛3g；刺痛甚者加水蛭5g。②湿毒留着证：身困倦怠，四肢乏力，虚肿，病变局部肿胀，疼痛，或破溃流液，功能失常，大便溏薄或不爽利。舌体胖，有齿痕，舌质暗，苔白滑腻，脉滑。健脾利湿，解毒止痛。六君子汤（《医学正传》）加减。太子参15g，白术15g，茯苓15g，陈皮10g，半夏10g，白芥子10g，炒薏苡仁15g，制乳香5g，制没药5g，透骨草30g，全蝎10g，甘草10g。加减：湿重，症见全身酸痛明显，舌苔厚腻，脉滑甚，可用羌活胜湿汤加秦艽、威灵仙等。③瘀血内阻证：患部持续疼痛，肿块固定不移，质硬，表面色紫暗或血管曲张，面色晦暗，唇暗红（紫），舌质紫暗（或瘀斑点），脉涩或弦细。活血散瘀，行气止痛。身痛逐瘀汤（《医林改错》）加减。桃仁10g，红花10g，当归15g，川芎10g，牛膝10g，延胡索15g，地龙6g，制乳香10g，制没药10g，补骨脂10g，赤芍15g，土鳖虫5g，蜈蚣2条，片姜黄10g。加减：伴肢体麻痹疼痛者加木瓜30g，伸筋草15g。④脾肾气虚证：面色苍白无华，疲倦无力，唇甲淡白，动则出汗，纳差，消瘦，贫血。舌质淡，苔薄白，脉沉细无力。健脾补肾，扶正消瘤。归脾汤（《济生方》）合右归丸（《景岳全书》）加减。太子参15g，生黄芪30g，当归

10g，白术15g，茯苓15g，木香10g，龙眼肉10g，补骨脂10g，骨碎补10g，山茱萸10g，杜仲10g，菟丝子30g，鹿茸3g，熟地黄10g，枸杞子15g。加减：伴腰膝酸软者，加桑寄生15g，牛膝10g，续断15g；肾阳虚者，加肉桂10g，仙茅6g。⑤阴虚火旺证：局部肿块肿胀疼痛，皮色暗红，疼痛难忍，朝轻暮重，身热口干，咳嗽，贫血消瘦，全身衰弱，舌暗唇淡，苔少或干黑，脉沉细无力而数。滋补肾阴，解毒抗癌。知柏地黄丸（《医宗金鉴》）加减。知母10g，黄柏10g，生地黄20g，山茱萸15g，牡丹皮15g，女贞子30g，骨碎补15g，透骨草20g，续断15g，制乳香10g，制没药10g，土鳖虫5g，蜈蚣2条。加减：湿重者，可用羌活胜湿汤加秦艽15g，威灵仙15g；热毒内结而发热甚者，加生地黄30g，牡丹皮30g，砂仁10g。

（2）林丽珠[4]骨肉瘤辨证型论治如下。1）寒凝络阻：骨痛初起，酸楚轻痛，时痛时止，逐渐加重，有如针刺刀割，遇寒加重，局部肿块，皮色不变，舌淡，苔薄白或白滑，脉细沉迟。温经散寒，通络止痛。乌头汤（《金匮要略》）加减。制川乌12g，麻黄6g，当归12g，桂枝12g，丹参15g，三七10g，威灵仙15g，土鳖6g，乳香10g，甘草6g。加减：伴头晕、气短者加北芪30g，党参30g；阳虚寒凝重者酌加补骨脂、鹿角霜、紫河车、杜仲。2）热毒蕴结：局部迅速灼痛，坚硬如石，逐渐加重，刺痛拒按，局部烘热暗红，难溃难消，时如火烧，肢体活动障碍，转侧困难，时伴有发热、口干、咽塞，大便干结，小溲短赤，舌红有瘀斑，脉涩或数。通腑泄热，行气活血。五香连翘汤（《备急千金要方》）。青木香10g，沉香6g，乳香5g，丁香5g，麝香0.5g（另兑入），升麻10g，桑寄生10g，独活10g，连翘10g，射干10g，木通10g，大黄15g，竹沥40ml（另兑入）。每日1剂，分3次空腹热服，半日以上未利再服，以利下恶物为度。加减：大便秘结者，加芒硝。3）瘀毒内结：局部肿块、肿胀，疼痛难忍，皮色青紫，肢体活动障碍，身热口干，咳嗽，贫血，消瘦，全身衰竭，舌暗苔腻或苔少或干黑，脉沉细。活血祛瘀，通络止痛。身痛逐瘀汤（《医林改错》）加减。桃仁12g，红花6g，当归12g，川芎12g，五灵脂12g，没药12g，香附12g，牛膝12g，土鳖6g，地龙12g。加减：若气虚乏力者，酌加党参30g，黄芪30g；有发热者酌加石膏30g，黄柏12g，苍术15g。4）脾肾两虚：上肢或下肢隆起包块，胀痛，纳差，四肢乏力，腰膝酸软，面色萎黄，舌淡或淡胖苔薄白，脉细弱。补肾散坚、行瘀利窍。阳和汤（《外科全生集》）。熟地黄30g，鹿角胶（烊化）6g，肉桂1.5g，麻黄3g，炮姜1.5g，白芥子6g，甘草3g。加减：纳呆、脘腹痞闷者，酌加砂仁、陈皮。

6.验方汇编

（1）常用药对

● 骨碎补10g，透骨草10g：两药合用舒筋强骨，活血止痛。

● 鹿衔草15g，补骨脂10g：补肾壮阳，强筋健骨，治筋骨疼痛。

（2）单验方

● 三棱祁甲汤：三棱、莪术、黄芪、紫河车、蚂蚁、穿山甲、蕲蛇、鳖甲、生地黄、丹参、川芎、地龙、半枝莲、当归、三七、补骨脂。潘万刚[5]用之针对各期骨肉瘤，拟活血化瘀、清热解毒、软坚散结、补肾健腰法辨证施治，结果显示三棱祁甲汤对早、中期骨肉瘤治疗，具有较好的临床疗效，并能明显提高患者的生存质量。

● 化岩胶囊：补骨脂、薏苡仁、当归、白芍、黄芪、白术、大黄、天南星、白芥子、三棱、莪术、郁金。李东升等[6]实验证实，化岩胶囊对骨肉瘤细胞具有杀灭作用。古建立等[7]动物实验结果显示化岩胶囊对U－20S细胞有抑制及诱导凋亡作用。

● 骨瘤消胶囊：制斑蝥、生黄芪、海金沙、白及等。黄金昶[8]根据中医骨肉瘤属于中医"骨疽""肾主骨"等内容，应用补肾温阳、解毒除湿通络法治疗22例骨肉瘤患者，采用骨瘤消胶囊及汤剂（药物组成为熟地黄、山药、山茱萸、土茯苓、泽泻、牡丹皮、菊花、土鳖、补骨脂、透骨草、骨碎补、海金沙、鳖甲、蜂房、蜈蚣）联合使用，方药随症加减，部分患者同时进行放化疗，其中13例术后复发患者11例保肢成功，仅1例截肢，1、2、3年生存率分别为89.6%、57.3%、37.3%，取得了很好的疗效。

（3）李东涛骨肉瘤验方举例

补骨脂15g，杜仲12g，核桃肉15g，山楂15g，牛膝12g，续断12g，巴戟天10g，骨碎补30g，阿胶15g（烊化），菟丝子15g，鳖甲15g，槲寄生30g，土茯苓15g，丹参50g，桃仁10g，自然铜10g，皂角刺10g，红花10g，王不留行12g，狗脊30g，木瓜30g，五加皮12g，蜈蚣1条，蜂房10g，木鳖子10g，全蝎5g，土鳖虫12g，刺五加15g，菝葜30g，炒白术15g，鸡内金15g。水煎服，一日1剂，分3次服。

7.骨肉瘤常用中成药

● 片仔癀胶囊：每粒装0.3g。一次2粒，1～5岁儿童一次1粒；一日3次，或遵医嘱。有文献报道[9]，20%片仔癀含药血清对大鼠骨肉瘤U-20S细胞的增殖抑制作用最佳，透射电镜观察染色质沿皱缩的核膜下凝聚，细胞表面出现凋亡小体。证明中药片仔癀胶囊对骨肉瘤U-20S细胞有抑制增殖和诱导凋亡作用。

● 艾迪注射液：用法见口腔癌。实验证明艾迪可通过上调Fas表达诱导骨肉瘤细胞凋亡[10]。

● 八宝丹：牛黄、蛇胆、羚羊角、珍珠、三七、麝香等。清利湿热，活血解毒，祛毒止痛。每粒装0.3g。口服，1～8岁，一次0.15～0.3g；8岁以上一次0.6g，一日2～3次。有文献报道，八宝丹具有诱导骨肉瘤细胞U-20S的凋亡的作用，能调控凋亡相关基因Survivin、Bcl-2和Bax，随着药物浓度的升高和作用时间的延长，Survivin、Bcl-2表达减少，Bax表达增高[11]。

8.并发症处理

中医药在骨肉瘤治疗中除具有减毒增效、控制术后复发作用外，对于并发症的治疗，亦有报道。例如用黄连上清丸治疗骨肉瘤离断术后重症幻觉痛1例，服药1日后，疼痛减轻，3日后，疼痛消除，效果甚佳[12]。

9.骨肉瘤中医名家经验

（1）孙桂芝治疗骨肉瘤经验

案例：杨某，男，15岁，吉林省人。2005年4月12日就诊。

患者就诊前2个月因右侧小腿间歇性疼痛、夜间尤甚，肿胀，于当地医院经X线诊断为胫骨骨肉瘤，血清碱性磷酸酶（AKP）20U，经X线、CT等检查未见肺转移，遂于当地行截肢手术，病理诊断为骨肉瘤，术后进行了化疗。术后5个月因咳嗽，经CT检查发现双肺多个结节，拟诊骨肉瘤肺转移遂来京治疗，同时就诊中医。现症见：骨肿瘤术后5个月，双肺转移，截肢残端间歇性疼痛，身困乏力，大便黏而不爽利，胸闷咳嗽，无痰。检查：右腿假肢，需挂双拐，CT见多个结节，大者1.5cm×1.8cm，小者1cm×0.9cm，舌体胖，质暗有齿痕，苔白腻，脉滑。辨证：湿毒留着。治则：健脾利湿，解毒止痛。处方：六君子汤加减。太子参15g，炒白术15g，茯苓15g，陈皮10g，半夏10g，天南星10g，白芥子10g，川贝母10g，杏仁10g，当归10g，薏苡仁30g，制乳香5g，制没药5g，忍冬藤30g，全蝎6g，补骨脂10g，骨碎补10g，七叶莲15g，秦艽15g，细辛3g，白花蛇舌草30g，生甘草10g。水煎服，每日1剂，早晚分服，并建议接受放化疗。服药90天后，于2007年7月12日再次就诊。身困乏力、疼痛消失，纳、眠佳，二便调，轻微咳嗽，无痰，舌质淡，苔薄白。处方：太子参

15g，生黄芪30g，熟地黄10g，山茱萸15g，山药20g，牡丹皮15g，茯苓15g，菟丝子20g，皂角刺10g，补骨脂10g，骨碎补10g，七叶莲15g，秦艽15g，细辛3g，杏仁10g，白花蛇舌草30g，生甘草10g。回家继续服用，一年后复查CT示双肺转移灶明显缩小，病情稳定，健康状况好。

（2）李东涛治疗骨肉瘤中医验案举例

案例：纪××，女，26岁。2010年5月12日初诊。

患者于2002年始发现左大腿内侧似鸡蛋大小肿块，质硬，大小约4.5 cm×4.5 cm×4cm。在海阳当地医院手术切除，怀疑良性，未做病理检查。2008年3月局部复发，局部肿物在海阳市中医院手术，术后病理示低分化原始神经外胚层瘤，术后在烟台毓璜顶医院放化疗。化疗4次，放疗30余次。今年4月16日MRI检查提示：左大腿肉瘤术后，放疗后。与2009年7月14日片比较：左股骨下端异管信号范围减少，上方异常信号灶增强，周围软组织水肿减轻。ETC未见明显异常。X线片示：左股骨股质未见明显异常。胸片平扫未见异常。甲印少，面色淡白舌尖红，口角糜烂，脉弦滑。左下肢有时浮肿，伤口有时如针刺感，月经延后1～10天，量多，有血块，4月30日末次。诊断：左下肢骨肉瘤术后。方药：骨碎补45g，薏苡仁45g，白花蛇舌草60g，半枝莲30g，黄芪60g，桑寄生45g，肿节风30g，土茯苓60g，虎杖30g，赤芍15g，牛膝20g，贯众20g，苦参30g，蜈蚣2条，熟地黄15g，炒山药30g，山茱萸15g，透骨草30g，鹿衔草30g，菝葜60g，炒白术30g，茯苓15g，泽泻15g，阿胶15g（烊化），菟丝子30g，白茅根45g，肉桂8g，石见穿15g，淫羊藿30g，连翘20g，鸡内金15g，生麦芽15g，白芷12g，蜂房10g，蒲黄8g（包煎），血余炭8g，冬凌草60g，龙葵30g，当归20g，何首乌20g。14剂，水煎服，每剂煎8袋，每袋150ml，一日4袋，早上2袋，中午1袋，晚上1袋。

2010年10月18日六诊。病情无进展，近日感冒，舌淡苔白脉滑。处方：上方骨碎补加至90g，菝葜加至90g，阿胶加至20g，加三棱50g，土鳖虫30g，全蝎15g。14剂，水煎服，每剂煎9袋，一日4袋，早上2袋，中午1袋，晚上1袋。

2012年1月12日。患者各项检查无异常。2个月未来月经。前天来潮，量偏少，近日感冒，来电告知。方药：骨碎补90g，菝葜120g，阿胶20g（烊化），全蝎15g，薏苡仁60g，桑寄生45g，肿节风30g，土茯苓60g，虎杖30g，赤芍15g，白芍15g，苦参30g，蜈蚣2条，熟地黄30g，炒山药30g，山茱萸20g，透骨草30g，鹿衔草30g，炒白术30g，茯苓30g，肉桂10g，石见穿20g，鸡内金20g，生麦芽20g，白芷12g，生大黄10g（后下），血余炭10g，冬凌草120g，龙葵45g，当归20g，何首乌30g，川芎15g，党参30g，制附子15g，炒扁豆30g，花椒10g，小茴香10g，香附20g。14剂，每剂煎10袋，一日4袋。其后大致按上方服汤药及中药蟾宫散至2015年5月未复发。

（二）西医治疗

1.治疗原则

根据肿瘤级别及病期安排治疗方案。

（1）低级别骨肉瘤（不含去分化骨膜外肉瘤）需行扩大切除术，保证其手术切缘达到肿瘤阴性。术后病理如为高级别骨肉瘤，需行术后辅助化疗；术后病理如为低级别骨肉瘤，定期随访。

（2）骨膜骨肉瘤考虑新辅助化疗后再行扩大切除术，术后处理同低级别骨肉瘤。

（3）高级别骨肉瘤肿瘤同时侵犯骨髓内及表面者，行新辅助化疗后，通过胸片、病灶局部X线（酌情考虑PET及骨扫描）进行重新分期后再予以相应处理。对再分期后不能切除的肿瘤，行放疗联合化疗。对于再分期后可以切除的肿瘤行扩大切除术。如新辅助化疗的反应性好，无论切缘阳性与否均继续化疗，同时可考虑其他局部治疗；如术后切缘阳性但新辅助化疗的反应性差，考虑局部治疗，更换新的化疗方案。新辅助化疗和辅助化疗可通过静脉或动脉内给药，联合化疗常用的药物有阿霉素、顺铂、异环磷酰胺、高剂量甲氨蝶呤，至少要选用其中的两种。

（4）复发患者可行化疗，尽可能地手术切除肿瘤。有效患者继续监测和随访。效果差的患者，在以下方法中选一种进行治疗：①手术切除；②最佳支持治疗；③试用新的治疗方案；④姑息性放疗。

2. 手术

手术是治愈骨肿瘤的唯一方法，化疗及放疗及中药可作为其重要补充。

骨肉瘤具体手术方案应根据术前化疗的效果和外科分期而定，能在安全的外科边界内完整切除病灶是保肢手术适应证之一。有时为获得手术切缘阴性，必须进行截肢[13]，截骨平面根据MRI确定的最大范围外延1.5cm即可，以利于被保留肢体的功能恢复。ⅡB期尤其是化疗不敏感的，以及Ⅲ期不伴有肺外转移的骨肉瘤，可以首先截肢，术后可尽快施行化疗和其他辅助治疗。

保肢术是骨肉瘤治疗的主要术式，但保肢手术必须掌握严格的适应证：①骨骼发育基本成熟，年龄最好>15岁；②Enneking外科分期ⅡA、ⅡB期患者如果化疗反应良好也可适当考虑，但应从严掌握；③无主要血管神经累及、无病理性骨折和局部感染、无弥漫性皮肤浸润；④能在肿瘤外完整切除肿瘤；⑤保肢重建后的功能预计优于安装假肢；⑥保肢术后的局部复发率和生存率估计不高于截肢；⑦患者和其家属有强烈保肢愿望，心理和经济上均有承担能力者。骨肉瘤的好发部位是股骨远端、胫骨近端和肱骨近端，故最常施行的是上述3个部位的瘤段切除术。

骨肿瘤肺转移发生率高，对于数目不多并且没有侵犯胸膜的肺转移灶，手术若能将转移灶完全切除，可使5年生存率达到35%。

3. 化疗

至20世纪70年代进行辅助化疗之前，单独接受手术治疗的患者中只有不到20%的人存活超过5年。采用联合化疗后，骨肉瘤的长期生存率得到显著提高。但复发转移患者的化疗目前仍存有争议。有学者认为，初次手术1年内发生肺转移的病例，说明化疗效果不良，应改用其他药物和治疗方案；对于术后1年以上发生的肺转移可沿用原化疗方案和药物。

常用的骨肉瘤主要化疗方案如下。

● MAP（甲氨蝶呤+多柔比星+顺铂）：甲氨蝶呤，$8mg/m^2$，静脉滴注6小时，d1；亚叶酸钙，15mg，每6小时1次，共11次，d2；多柔比星，$60mg/m^2$，静脉滴注8小时，d9；顺铂，120mg/d，静脉滴注72小时，d7。每4周重复，2个周期后手术治疗。

● 甲氨蝶呤+顺铂+多柔比星+异环磷酰胺[14]：①手术前。甲氨蝶呤，$12mg/m^2$，静脉滴注4小时，d1；亚叶酸钙，15mg，q6h，共11次，d2；顺铂，$120mg/m^2$，静脉滴注48小时，d8；多柔比星，$75mg/m^2$，静脉滴注24小时，d10；异环磷酰胺，$3g/m^2$，静脉滴注24小时，d29～33。每6周重复，2个周期后手术治疗。②手术后。多柔比星，$90mg/m^2$，静脉滴注24小时，术后d8；异环磷酰胺，$3g/m^2$，静脉滴注24小时，术后d29～33；甲氨蝶呤，$12g/m^2$，静脉滴注4小时，术后d43；亚叶酸钙，15mg，每6小时1次，共11次，术后d44；顺铂，$120mg/m^2$，静脉滴注48小时，术后d50。每9周重复，共2个周期。

● 顺铂+多柔比星[15]：顺铂，$100mg/m^2$，静脉滴注24小时，d1；多柔比星，$25mg/m^2$，

静脉滴注，d1～3。每3周重复，术前2个周期，术后4个周期。

- 异环磷酰胺+顺铂+表柔比星[16]：表柔比星，90mg/m²，静脉滴注，d1；顺铂，100mg/m²，静脉滴注，d1；异环磷酰胺，2g/m²，静脉滴注，d2～4。每3周重复，3个周期后手术治疗，术后继续3个周期治疗。

4.放疗

骨肉瘤对放疗不太敏感，对大多数骨肉瘤患者，放疗不作为骨肉瘤的常规治疗。但下述情况可考虑：患者拒绝手术；缺乏良好的手术条件（如病变位于颅底）；病灶大体切缘或镜下切缘阳性；手术切缘的宽度不足或组织学类型提示化疗效果差；原发灶位于术后复发风险高的区域，包括头颈部、脊柱、骨盆；存在病理性骨折且局部复发的风险高；需姑息性放疗的患者。

（三）中西医结合治疗

1.与化疗结合

- 杨舒瑾[17]针对化疗患者出现消化道毒副反应者按以下证型用药。脾胃虚弱型：党参10g，陈皮10g，砂仁10g，白术10g，半夏10g，扁豆20g，薏苡仁20g，山药15g，茯苓15g，炙甘草5g；肝胃不和型：赭石30g，半夏10g，旋覆花10g，竹茹10g，吴茱萸10g，厚朴15g，黄连6g，甘草5g；胃阴不足型：天花粉15g，芦根15g，紫苏梗15g，葛根15g，麦冬10g，枇杷叶10g，竹茹10g，太子参20g，甘草5g。散剂不分辨证类型，均给予白及10g、海螵蛸10g。结果治疗组86例总改善率90.70%。
- 张代钊[18]用香砂六君子汤加减治疗化疗引起的消化道反应疗效显著，并认为属胃热者宜用橘皮竹茹汤加减，胃寒者宜用丁香柿蒂散加减，腹泻可用参苓白术散及四神丸治疗。
- 张葆青[19]以健脾补肾处方：炙黄芪60g，太子参、大枣各30g，熟地黄20g，当归、白术、补骨脂、郁金、丹参各15g，鹿角胶（烊化）、炙甘草各10g。胃纳差，舌淡苔白浊，脉沉细者，加鸡内金、薏苡仁、神曲各15g，麦芽30g消食化积健脾渗湿之品；面色无华、少气乏力、舌质淡、边有齿痕明显、脉沉者，去太子参，加熟附子10g（先煎），阿胶15g（烊化），红参5g（另炖）；烦躁，夜寐差加黄连、连翘心各10g。
- 蒋沈君[20]以柴胡垂盆汤治疗化疗肝损伤，处方如下：柴胡12g，垂盆草、平地木各20g，茯苓、炒山楂、焦六曲各10g，姜半夏、炙甘草各6g。每日1剂，水煎分早晚2次服。在化疗给药后24小时服用，一般连用7剂。对骨肉瘤化疗肝损伤有保护作用。

2.与放疗结合

（1）骨恶性肿瘤疾病本身和放化疗均会引起机体免疫功能降低，实验研究表明，黄芪、人参、女贞子、当归、鸡血藤等多种中药都可提高机体免疫力，增强NK细胞的数量及攻击力，提高T淋巴细胞群的功能[21]。

（2）董德全等[22]报道了2例在应用大剂量化疗和放疗的同时加用中药汤剂甘露I号方（药物组成为黄芪、党参、白术、茯苓、甘草、木香、砂仁、枳实、仙鹤草、杜仲、续断、菟丝子、补骨脂）的骨肉瘤患者，治疗后多次病理检查均未发现肿瘤细胞，因此认为该组方能与放、化疗起协同作用，对杀灭成骨肉瘤细胞或促使其凋亡有作用。另外，服用该组方可避免或减少化、放疗对骨髓的抑制和对消化道、肝、肾功能的损害。

（3）榄香烯乳：刘妙玲等[23]比较研究了60例骨转移癌患者榄香烯乳加放疗与单放射治疗的疗效，结果榄香烯乳并用放射治疗骨转移癌与单放组的有效率分别为20%和10%，治疗止痛时间与单放组比较明显缩短，免疫指标CD3、CD4、CD4/CD8及IgA、IgM、IgG均与单放组比较明显提高，说明榄香烯乳对放疗有增敏作用，是一种高效低毒的放射增敏剂。

五、预后及随访

（一）预后

我国骨肉瘤患者的2年生存率为37.5%～77.6%。骨肉瘤的预后因素包括：肿瘤病理类型、肿瘤部位和大小、转移病灶、对新辅助化疗的反应及外科手术的切除边界。成纤维细胞型化疗反应最好，软骨母细胞型对化疗反应最差。组织坏死率可用来衡量化疗的反应，坏死率＞90%属于反应良好。对于没有转移的患者，约70%可以长期生存，其余患者多在第1个5年内复发，复发后的平均生存期＜1年。

（二）随访

治疗完成后每3个月随访1次，共1～2年，第3年每4个月随访1次，第4～5年每6个月随访1次，此后每年1次。随访的内容包括：体检、胸部影像学检查、全血细胞计数、病灶局部影像学检查、PET-CT和（或）骨扫描。每次随访均需酌情重新评价肿瘤分期。

骨肉瘤多见于年轻人，与生育相关的问题应予重视，应给患者以必要的咨询。

六、预防与调护

（一）预防

1.及早治疗可能会恶变为骨肉瘤的良性肿瘤或低度恶性肿瘤，根据病情，及早根治。

2.保护环境，减少生活环境污染，避免接触放射性物质。

3.对有骨肿瘤家族史及肿瘤高发区的人群要定期检查，关键做到"三早"。

4.实行肿瘤免疫预防，可能会有一定的价值和可行性。

（二）调护

（1）疼痛护理：与患者加强交流，准确判断患者的疼痛程度及疼痛规律，教给患者对疼痛的评估方法，用药注意事项等，提高患者的自控能力，缓解疼痛，使患者的休息得到保证。

（2）心理护理：训练患者使用放松法，分散注意力法，减轻患者对疾病的关注程度，基本能够保持稳定的心态，配合治疗。在自己不能完全调节的情况下，必要时可以咨询职业心理医师。

（3）化疗的护理：预先向患者说明化疗时可能发生的症状，帮助患者克服对化疗的恐惧感，能主动配合。化疗过程中，加强对穿刺部位的局部护理，观察并发症的发生和护理，如患者主要表现为胃肠道反应，针对这一情况，常规给予止吐药物，调节患者的饮食，多进高蛋白、高热量、高维生素、无刺激易消化的食物。经常复查血常规，肝、肾功能等，观察患者的病情变化。

（4）食疗：采用补肾生髓、益气健脾原则，以食疗或药疗方式预防复发。不同治疗阶段（如手术，放疗，化疗）采用特定的饮食方式及食物，总体上应该吃优质蛋白类食物，如牛奶、鸡蛋、豆制品，平衡饮食；多吃绿色蔬菜与水果，增加维生素。常食核桃，芝麻，薏苡仁，香菇，萝卜，苋菜，大蒜、番木瓜，山楂，生姜，菜豆、蜂王浆等。骨肉瘤常用食疗方：桑寄生60g，煎汤取汤液，加薏苡仁30～60g，银耳10g，大枣10枚煮粥吃，隔日1次，常服能提高免疫功能，并有抗癌作用。适用于放疗、化疗期肿瘤患者的辅助食疗。

（5）体能锻炼：适度的体育运动，可促进新陈代谢，增强体质，有利于患者各种功能的尽快恢复。另外，也是控制焦虑、恐惧心理的有效手段。因此，在康复期，患者的体能锻炼是必不可少的。

（6）定期复查：3个月复查一次胸部X线片，局部X线片，复查血清碱性磷酸酶。

（7）行为干预：戒烟戒酒，不要暴饮暴食，不要过度疲劳，不要大喜大悲，改变既往的不良生活方式，养成良好的生活习惯。

（8）家庭社会：环境因素对肿瘤的康复有很大的影响，家庭社会应给予足够的情感支持，帮助患者适应正常的日常生活和社交活动。建议患者参加"癌友协会"之类的组织，走群体抗癌之路。正确引导、树立正确的人生价值观，支持患者康复。

参考文献

[1] 周维顺，谢长生.略论骨肿瘤的诊治原则[J].浙江中医学院学报，1997，21（3）：10-11.

[2] 李德华，刘明轩，李琦.中医药治疗骨肉瘤研究进展[J].江西中医学院学报，2008，20（4）：98-100.

[3] 孙桂芝.孙桂芝实用中医肿瘤学[M].北京：中国中医药出版社，2009：370-372.

[4] 林丽珠.肿瘤中西医治疗学[M].北京：人民军医出版社，2013：371-372.

[5] 潘万刚.中药三棱祁甲汤治疗骨肉瘤22例临床疗效分析[J].中华临床医学杂志，2005，6（9）：88-90.

[6] 李东升，古建立，张志勇，等.化岩胶囊对成骨肉瘤细胞生长抑制作用的实验研究[J].四川中医，2003，21（3）：13-14.

[7] 古建立，杜志谦，李东升，等.化岩胶囊对骨肉瘤细胞系诱导凋亡作用的实验研究[J].中医正骨，2002，14（12）：13-14.

[8] 黄金昶.中药为主治疗骨肉瘤22例浅析[J].中医药学刊，2004，22（10）：1952.

[9] 张俐，于波，林建华.中药片仔癀胶囊对骨肉瘤L-20S细胞诱导凋亡的作用[J].中国骨伤，2009，22（4）：265-267.

[10] 黄涛，吕刚，高大新，等.中药制剂艾迪联合顺铂诱导骨肉瘤细胞凋亡[J].中国骨伤，2005，18（6）：349-351.

[11] 周忠，林建华.八宝丹对骨肉瘤细胞L-20S的抑制增殖和诱导凋亡实验研究[J].中国中医骨伤科杂志，2006，14（11）：93-95.

[12] 潘青海.黄连上清丸治疗骨肉瘤离断术后重症幻觉痛1例[J].中国中药杂志，1990，15（9）：56.

[13] 董扬，马小军，张春林，等.骨肉瘤安全外科边界与保肢适应证[J].中国肿瘤临床，2010，37（17）：998-1001.

[14] Bacci G，Briccoli A，Rocca M，et al. Neoadjuvant chemotherapy for osteosarcoma of the extremities with metastases at presentation：recent experience at the Rizzoli Institute in 57 patients treated with cisplatin，doxorubicin，and a high dose of methotrexate and ifosfamide[J]. Ann Oncol，2003，14（7）：1126-1134.

[15] Lewis IJ，Noon MA，Whelan J，et al. Improvement in histologic response but not survival in osteosarcoma patients treated with intensified chemotherapy：a randomized phase Ⅲ trial of the European Osteosarcoma Intergroup[J]. J Natl Cancer Inst，2007，99（2）：112-128.

[16] Basaran M，Bavbek ES，Saglam S，et al. A phase Ⅱ study of cisplatin，ifosfamide and epirubicin combination chemotherapy in adults with nonmetastatic and extremity osteosarcomas[J]. Oncology，2007，72（3-4）：255-260.

[17] 杨舒瑾.中医辨证论治对抗恶性肿瘤化疗后消化道毒副作用反应的临床观察[J].成都中医药大学学报，2003，26（4）：11-12.

[18] 张代钊.癌症放化疗副反应中的中医药防治研究[J].中医杂志，1994，35（8）：498.

[19] 张葆青，杨伟毅，石宇雄.健脾补肾法治疗骨肉瘤化疗后白细胞减少症17例[J].陕西中医2007，28（7）：841-843.

[20] 蒋沈君，刘云霞，杨洁文.自拟柴胡垂盆汤预防骨肉瘤化疗肝损伤43例疗效观察[J].浙江中医杂志，2012，47（4）：266.

[21] 王式鲁，刘杰，毕荣修.四肢骨恶性肿瘤保存肢体的治疗[J].中国中西医结合外科杂志，2003，9（3）：247-249.

[22] 董德全，庄稼，贾斌，等.甘露Ⅰ号配合大剂量放、化疗治疗成骨肉瘤2例[J].中国中西医结合杂志，1998，18（9）：572.

[23] 刘妙玲，邹丽娟，崔桂敏.榄香烯乳放射增敏治疗骨转移癌60例临床研究[J].中国肿瘤临床，2001，28（12）：889-891.

第二节　软组织恶性肿瘤

一、概述及流行病学

凡起源于黏液、纤维、脂肪、平滑肌、横纹肌、间皮、滑膜、血管、淋巴管等间叶组织并且位于软组织部位（内脏器官除外）的恶性肿瘤，称为软组织肉瘤（soft tissue sarcoma，STS）。不同类型与发生部位不同的肿瘤各具特点，每例患者的临床表现也颇不一致。经常有广泛的血行播散，可转移至肺、骨、皮肤、皮下、脑等脏器。

软组织肉瘤的发病率为（0.75～1.85）/10万，仅占全部恶性肿瘤的1%左右。它可以发生于任何年龄，但在儿童是常见肿瘤之一。它可以出现在全身各部位，但60%以上在四肢及臀部。在软组织肉瘤中最常见的是恶性纤维组织细胞瘤、平滑肌肉瘤、滑膜肉瘤、横纹肌肉瘤、脂肪肉瘤和间皮肉瘤等。纤维肉瘤大多发于躯干，滑膜肉瘤发生于关节附近，横纹肌肉瘤好发于下肢肌肉。晚期肉瘤溃破，可继发感染、出血，病久出现贫血、消瘦等恶病质。在儿童，国内外资料均认为横纹肌肉瘤的发病率最高，其次是纤维肉瘤。

祖国医学对软组织肉瘤很早就有一定的认识，将之称为筋瘤、肉瘤、胎瘤等。《内经》中提到筋瘤"筋屈不能伸，邪气居其间而不反。"《诸病源候论》中论："瘤者，皮肉中忽肿起，初如梅李大，渐长大，不痛不痒，又不结强。言留结不散，谓之为瘤。"描述类于肉瘤。唐代《备急千金要方》谓："肉瘤勿疗，疗则杀人，慎之慎之。"已初步认识到肉瘤为软组织的恶性肿瘤，治疗困难。北宋时期陈无择进一步将其归纳为五瘿六瘤，并作了较为详细的描述："坚硬不可移者，名曰石瘿；皮色不变者，名曰肉瘿；筋脉露结者，名曰筋瘿；赤脉交结者，名曰血瘿；随忧愁消长，名曰气瘿……瘤则有六，骨瘤、脂瘤、气瘤、肉瘤、脓瘤、血瘤。"

二、病因及发病机制

（一）祖国医学对软组织恶性肿瘤病因及发病机制的认识

1.正气亏虚

《灵枢》谓："虚邪之入于身也深，寒与热相搏，久留而内着，寒胜其热，则骨疼肉枯……有所疾前筋，筋屈不得伸，邪气居其间而不反，发为筋瘤。……久者，数岁乃成，以手按之柔，已有所结，气归之，津液留之，邪气中之，凝结日以易甚，连以聚居，为昔瘤。……有所结，中于肉，宗气归之，邪留而不去，有热则化而为脓，无热则为肉疽。"正如古人所说"正气存内，邪不可干""邪之所凑，其气必虚"。若先天禀赋不足，肾精亏虚，或后天失调，脾气不足，则外邪侵袭时卫外之功不足，邪毒内生是肿瘤的发病原因之一。

2.六淫邪气侵袭

《医学入门》中说"肉瘤"是由于"郁结伤脾，肌肉消薄，外邪搏而为肿曰肉瘤。"这说明肉瘤的发生与六淫之邪有密切关系。六淫之邪，侵犯机体，引起人体内阴阳气血失调，导致经脉闭阻，邪毒内生，蓄积而久聚成块。这里的"六淫"不应仅仅是"风、寒、暑、湿、燥、火"六者，而应指代一切超过人体正常接受能力的环境因素，如空气污染、水污染、噪音污染、多种辐射、生活压力等一切不利于健康的因素。《内经·九针论》曰："四时八风之邪客于经络之中，为瘤病者也。"

3.情志失调

人的精神因素、饮食偏嗜、年龄等因素对肿瘤的发生发展和预后关系密切。明代陈实功《外科正宗》认为："忧郁伤肝，思虑伤脾，积怒伤心，所愿不得志者，致经络痞塞，聚结成核。"喜、怒、忧、思、悲、恐、惊的七情变化，五脏六腑功能失调，气血阴阳失衡的正气亏虚，经络气血功能障碍为癌毒的形成创造了条件。《丹溪心法》谓："忧怒郁闷，蕴久积累，脾气消阻，肝气横逆，遂成隐核。"

（二）现代医学对软组织恶性肿瘤病因及发病机制的认识

软组织肉瘤病因至今未明。但国内外学者一致认为软组织肉瘤的病因不是孤立的，在发病机制上是多种因素相互交叉、相互促进、相互影响的作用结果。虽然通过动物实验证明某一因素能单独诱发肿瘤，但在临床上都不是单一因素造成的。可能与下列因素有较密切关系。

1.化学因素

流行病学的调查已经发现长期接触某些化学物质，如氯乙烯、苯氧乙酸、二氧化钍、氯酚等，其人群中软组织肉瘤的发生率远高于普通人群。

2.病毒因素

动物实验表明，将多瘤病毒注射到新生的小鼠、大鼠、仓鼠、豚鼠和兔子等动物中，可诱发多部位的肉瘤。已证明Kaposi肉瘤的发生与艾滋病病毒（HIV）的感染有密切的关系。

3.物理因素

在新英格兰、英格兰和南非有石棉接触史者70%患间皮瘤。在Ruiffie收集的一组弥漫性胸膜间皮瘤病例中，有石棉接触史者占44%。

4.其他因素

放射损伤可诱导肉瘤的发生，例如放射后产生纤维肉瘤。此外，先天性畸形、家族性遗传、异物刺激、内分泌紊乱等因素都可能诱发。近年来，分子生物学研究已表明间叶干细胞的基因突变与肉瘤的发生有关，p53基因在多种类型肉瘤中具有调节细胞分化的功能。

三、临床诊断

（一）临床表现和体征

软组织肉瘤是一种实质性肿块，呈离心性球状增大，其周围正常组织受压排列，形成"受压区"，使肉瘤成为有"边界（假包膜）"的肿块。假包膜由肿瘤细胞和炎性反应组织及纤维血管组成，是一种反应区。反应区组织中有各种不同的炎性成分，与周围正常组织交错在一起。反应区的厚度因肉瘤组织来源类型和病理分级不同而异。高度恶性的肉瘤反应区边界不清，局部有肉瘤浸润，或突破包膜在肿瘤所在的筋膜室内形成转移瘤"卫星灶"，称为"跳跃式转移灶"。由于存在跳跃式转移灶，单纯实施局部肉瘤切除，即使切除缘为阴性，肉瘤在局部仍然会复发。低度恶性的肉瘤很少形成跳跃式转移灶。

肉瘤的生长受解剖边界的限制，筋膜是强有力的人体内天然屏障，肉瘤难以穿透，是肉瘤扩散的自然屏障。肌腱附着处，一般不易被肉瘤侵犯。一般来说，初期肉瘤沿着阻力最小的方向生长，局限于初始生长的筋膜内，只有到了晚期才能穿透筋膜到达邻近的间室中。缺乏屏障的疏松组织，如腹股沟、腋窝、腘窝等处，由于没有天然屏障的阻挡，肉瘤极易向表面及深处生长。发生在此部位的肉瘤，手术及治疗效果较差。

与癌不同，软组织肉瘤绝大多数经过血行转移。肢体肉瘤早期即可出现肺转移、骨转移。腹腔和盆腔的软组织肉瘤通常转移至肺和肝。低度恶性的软组织肉瘤转移率小，而高度恶性的软组织肉瘤转移率相当高。局部淋巴结转移较少，有局部淋巴结转移者的预后与全身转移的预后相似。

软组织肉瘤可发生于全身各个部位，随其病理类型的不同，各有一定的好发部位，如滑膜肉瘤易发生于关节附近及筋膜等处；纤维源性肿瘤多发生于皮肤及皮下组织；平滑肌源性肿瘤好发于躯干及体腔；脂肪源性肿瘤好发于腹膜后；横纹肌肉瘤则好发于四肢。

无痛性肿块是最主要的临床症状和体征。深部的软组织肉瘤边界不清，或生长迅速，常伴一些压迫症状或骨侵犯。从发现肿瘤到就诊，一般几个月以内的多见，但也有少数患者数年甚至10余年才发现肿瘤。临床上，可以看见生长多年的肿块突然增大或出现疼痛，提示肿瘤恶变可能性大。全身性症状，如发热、体重下降等则少见。

（二）影像学检查

大部分软组织肉瘤的影像学可以提供肿瘤的深度、界限、与周围组织的关系、肿瘤本身的密度值和血供情况等。根据以上信息可以判断肿瘤性质，同时为手术方案的设计和放疗和化疗的效果评估提供依据。

1. X线检查

对于软组织肉瘤，X线检查主要是了解肿瘤的部位及其与邻近骨质的关系。如边界清晰，常提示为良性肿瘤；如边界不清楚并见有钙化，则提示为高度恶性肉瘤，该情况多发生于滑膜肉瘤、横纹肌肉瘤等。应常规做胸部X线片检查是否有肺转移。

2. B型超声检查

超声检查的目的是确定肿瘤的存在及肿瘤本身和周围的关系。该法可检查肿瘤的体积范围、包膜边界和瘤体内部肿瘤组织的回声，帮助区别良性还是恶性。恶性者体积大而边界不清，回声模糊。超声检查还能引导做深部肿瘤的针刺吸取细胞学检查。临床上，对于深部的软组织肉瘤，触诊不易发现，或者触诊不清时，常需做B型超声检查。

3. CT检查

由于CT具有对软组织肿瘤的密度分辨力和空间分辨力的特点，可以从横断面上显示肿瘤并摄片。CT可显示肿瘤所在部位：皮下、肌肉间还是肌肉内，与周围器官、血管、神经及骨的关系及接近程度。通过CT值可以知道肿瘤内部质地，肿瘤的组织密度，如肿瘤的分叶情况，肿瘤内有无骨化、钙化影、有无出血。对确定诊断有帮助。增强扫描可见到肿瘤与重要血管的关系，对指导手术的设计、切除的范围有帮助。对术前放疗的患者可以从CT上明确放疗的范围、照射的方向，根据肿瘤对周围的浸润强度决定照射野的大小。另外，在肿瘤化疗和放疗结束后，可以通过CT检查判定化疗、放疗是否有效。另外，对早期的骨破坏，CT比X线发现早。CT对软组织肉瘤骨转移的早期诊断有帮助。

4. MRI检查

用MRI诊断软组织肿瘤可以弥补X线及CT的不足，与CT相比由于MRI可以在矢状面上成像，对肿瘤从立体角度进行观察。MRI对各种软组织的分辨率很高，优于超声及CT，图像与组织成分密切相关，组织定性优于CT，对于腹膜后软组织肿瘤、盆腔向臀部或大腿根部伸展的肿瘤、腘窝部的肿瘤以及肿瘤对骨质或骨髓侵袭程度的图像更为清晰。由于MRI的特点，在软组织肿瘤的诊断上，可清楚地显示肿瘤的范围，肿瘤周围的水肿组织。了解肿瘤的内部结构，是否有出血、囊变及坏死，对鉴别诊断有帮助。MRI同样可以指导手术的设计，切除的范围，是制订治疗计划的很好依据。对化疗、放疗后的患者，MRI检查对判定是否需血管移植或行人工血管替代有指导意义。

5.血管造影

血管造影的目的是了解血管和肿瘤的关系，是否与较大血管有粘连。从影像上可见到的肿瘤血管变化可以有动脉偏位，动脉扩张，肿瘤内血管网增生，动静脉短路，动脉狭窄，血管闭塞，血管池等。从治疗意义上看，血管造影的同时可以行（介入）化疗，并将供瘤血管栓塞以减少手术时的出血。在治疗后的血管造影如显示肿瘤血管影像减少提示治疗有效。

（三）病理学检查

软组织肉瘤的诊断最终由病理学检查来确定，根据病理结果了解肿瘤的生物学特性，推测患者的预后。根据病理诊断指导临床治疗。对于临床医师，正确的病理取材是十分重要的。

1.细胞学涂片检查

细胞学涂片检查是一种简单、快速、准确的病理学检查方法，适用于以下几种情况：①已破溃的软组织肿瘤，用涂片或刮片的采集方法取得细胞，在显微镜下检查以确定诊断。②软组织肉瘤引起的胸腔积液、腹水，用刚取到的新鲜标本，立即离心沉淀浓集，然后涂片镜检确诊。③细针穿刺涂片适用于肿瘤位置较深拟行诱导化疗或放疗的晚期肿瘤，也适用于肝、肺、骨、淋巴结转移病灶以及在手术后原部位复发的病例。这种检查要求操作熟练，穿刺准确，否则穿刺材料不对，有误诊的可能。对较深的肿物可在超声或CT的引导下穿刺。细针穿刺涂片对组织损伤小，相对安全，其适应证较粗针活检明显扩大。操作时，需要有专业人员施行或外科医师配合。注意避免误取坏死组织及囊壁组织，避免损伤肿瘤表面的神经血管束。

2.粗针穿刺活检——穿刺枪活检

粗针穿刺的适应证与细针穿刺的适应证相同。在CT或B型超声引导下到达肿瘤表浅部位穿刺取出条形组织少许送病理检查。穿刺中切勿突破肿瘤的厚度，避免损伤邻近部位重要结构。此法准确性高，损伤较小。

3.钳取活检

对于表浅的软组织肿瘤已破溃，细胞学涂片又不能确诊时，可做钳取活检。

4.切取活检

多在手术中采用切取活检。如较大的肢体肿瘤，需截肢时，在截肢前做切取活检，以便得到确切的病理诊断。肿瘤位于胸、腹或腹膜后不能彻底切除时，可做切取活检，确诊后采用放疗或化疗。

5.切除活检

切除活检适用体积较小的软组织肿瘤，可连同肿瘤周围部分正常组织整块切除送病理检查。切除活检的概念：必须切除整个肿瘤送检，切除肿瘤时尽可能地附带正常组织少许一并切除，能达到诊断和治疗的双重目的。如为良性肿瘤可结束手术。如恶性肿瘤则根据不同病理类型决定是否需扩大手术范围。病理检查是诊断软组织恶性肿瘤重要的手段之一。术中冷冻切片对软组织肉瘤诊断有一定的难度，最好等待石蜡切片的结果出来后再做确诊。

6.分子生物学诊断技术

在软组织肉瘤的研究中，近几年发现一些肿瘤中出现的染色体相互易位，其中滑膜肉瘤、黏液型脂肪肉瘤、尤因肉瘤等发生频率较高，可以被用来作为辅助诊断。滑膜肉瘤的t（X，18），SYT/SSX融合基因、尤因肉瘤的t（11，22）EWS/FLI1融合基因、透明细胞肉瘤的EWS/ATF1融合基因等。在组织学鉴别诊断困难时可以通过基因检测的方法明确诊断。

（四）病理组织学类型分类

软组织肉瘤的病理组织学类型分型，见表14-2。

表14-2　病理组织学类型分类

腺泡状软组织肉瘤	纤维肉瘤
小圆细胞肿瘤	平滑肌肉瘤
上皮样肉瘤	脂肪肉瘤
透明细胞肉瘤	恶性纤维组织细胞瘤
骨外软骨肉瘤	恶性血管周瘤
骨外骨肉瘤	恶性周围神经鞘膜瘤
胃肠间质瘤	横纹肌肉瘤
尤因肉瘤/原始神经外胚层瘤	滑膜肉瘤
	未知起源肉瘤

（五）临床分期

软组织肉瘤的临床分期参考美国癌症联合会（AJCC）分期，见表14-3。

表14-3　AJCC 2010年第七版临床分期[1]

期别	T	N	M	G		T，N，M，G简明定义
ⅠA	T_{1a}或T_{1b}	N_0	M_0	G_1或G_x	T_1	肿瘤最大径≤5cm
					T_{1a}	肿瘤位于深筋膜浅层
ⅠB	T_{2a}或T_{2b}	N_0	M_0	G_1或G_x	T_{1b}	肿瘤位于深筋膜浅层但侵犯深筋膜层，或位于深筋膜深层；腹膜后、纵隔、盆腔肿瘤
ⅡA	T_{1a}或T_{1b}	N_0	M_0	G_2或G_3	T_2	最大径＞5cm
					T_{2a}	肿瘤位于深筋膜浅层
ⅡB	T_{2a}或T_{2b}	N_0	M_0	G_2	T_{2b}	肿瘤位于深筋膜浅层但侵犯深筋膜层，或位于深筋膜深层；腹膜后、纵隔、盆腔肿瘤
Ⅲ	T_{2a}或T_{2b}	N_0	M_0	G_3	N_1	区域淋巴结有转移
					M_1	有远处转移
Ⅳ	任何T	N_1	M_0	任何G	G_1	1级
	任何T	任何N	M_1	任何G	G_2	2级
					G_3	3级

四、治疗

（一）中医治疗

1.软组织肉瘤的病证特点

软组织肉瘤的病证特点应从两个方面分析。

肿瘤方面，软组织细胞在体内肆意滋长，扎寨营垒，癌毒之邪与痰瘀胶结成块，或毒盛浸延局部组织、器官，或沿血道或淋巴管转移他处。

对人体而言，有虚实两个方面。虚者多为气虚、血虚、阴虚、阳虚，而以气虚、血虚多见；实者乃肿瘤阻滞脏腑气血运行，致气郁、血瘀、湿阻、痰聚、热结。毒结日久可致五脏失调，气血衰败，阴阳失衡，而成危候。

病位在软组织，主要涉及脾、胃、肝、肾等脏腑。其中与脾关系最为密切，如《医学入门·卷五》认为："郁结伤脾，肌肉消薄，外邪搏而为肿曰肉瘤。"本病属本虚标实，证候多为寒热错杂、虚实并见。

2. 软组织肉瘤治则治法

软组织肉瘤治疗遵从综合治疗的原则，中西医并重。中医治疗软组织肉瘤的治疗原则：对肿瘤为祛毒抗邪；对人体为扶正培本，纠正脏腑气血失调。具体治法：治肿瘤当以寒热之剂扫荡之，以平性之剂抑杀之，辅之以消痰软坚、祛瘀散结之药破击之；调人体则虚则补之，实者调之。气虚者益气，血不足者补血，阴虚者滋其阴，阳虚寒盛者助阳散寒，气郁者理气，血瘀者活血，痰聚者化痰，湿阻者利水除湿，热结者清热泻火。临床注重中西医配合，根据病情，合理安排中西医治疗方法与时机。纠正西医治疗的毒副反应。

3. 软组织肉瘤辨肿瘤临床常用药物选择

现代药理学研究发现，许多中药具有抑制肉瘤细胞增殖，诱导肿瘤细胞凋亡和分化功效[2, 3]。软组织肉瘤的辨病论治，建议根据自己的临床经验及现代药理，合理地选择以下药物。

（1）温热药：南蛇藤，蜈蚣（有毒），蛇床子（有小毒），昆明山海棠，沙棘（沙枣），天仙子，美登木，长春花，藤黄（剧毒），千金子（有毒），罂粟（有毒），芫花（有毒）。

（2）寒凉药：蚤休（重楼，七叶一枝花）（有小毒），龙葵（有小毒），贯众，山豆根，壁虎（有小毒），斑蝥（有毒），泽漆，青黛，鸦胆子，贯众，半枝莲，凤尾草，五爪龙，连钱草，板蓝根，松萝，唐松草，卫矛，芦荟，狗舌草（血癌草），金边兔耳，水杨梅根，雷公藤（大毒），秋水仙（有毒），喜树（有毒），虎掌草（有小毒），牛黄。

（3）平性药：菝葜（金刚藤），肿节风（接骨木），土茯苓，马蔺子，半边莲，三尖杉，紫杉（红豆杉），乌梢蛇，农吉利（野百合）（有毒），大麻子（有毒），狼毒（有大毒），全蝎（有毒）。

（4）消痰软坚药：生半夏（有毒），生天南星（有毒），黄药子（有小毒），猫爪草，蛇六谷（魔芋）（有毒），蛤壳，土贝母，骆驼蓬子（有毒），娃儿藤（有小毒），瓜蒌，石菖蒲，杏仁（有小毒），甜瓜蒂（有小毒），红车轴草，常山（有毒），石蒜（有毒），禹白附，凤仙花。

（5）祛瘀散结药：姜黄，小红参，牛膝，虎杖，没药，苏木，水红花子，水蛭（有毒），小白薇，麝香，藏红花，大黄，蓖麻子（有毒），大麻药（有小毒）。

4. 软组织肉瘤辨人体临床常用药物选择

（1）补气：人参，茯苓，黄芪，灵芝，西洋参，红景天，棉花根（有毒）。

（2）补阳、温里：天山雪莲，红豆蔻，红毛五加，乌头（有毒），附子（有毒），干姜，桂枝，益智仁，桑寄生，槲寄生，刺五加。

（3）补阴：玉竹，石斛，地黄，龟甲，女贞子，枸杞子，天门冬，菟丝子。

（4）补血：何首乌，紫河车，当归。

（5）活血：三棱，莪术，赤芍。

（6）清热泻火：马尾连，葛根，青蒿，山豆根，黄连，黄芩，升麻，鱼腥草，天花粉。

（7）利湿：猪苓，壶卢（葫芦子），扁枝槲寄生，苦参，木通，佩兰，商陆（有毒），寻骨风。

（8）理气：青木香，陈皮，柴胡，山油柑。

（9）止血：茜草，仙鹤草，紫草，地榆。

（10）其他：甘草，酸枣仁，五倍子。

5. 软组织肉瘤辨证型论治

裴正学[4]认为本病之发生多与先天禀赋不足，气滞血瘀，痰湿凝聚有关，手术及放化疗后多为气阴两虚。其辨证型论治如下。①肝郁化火、气滞血瘀：肿块疼痛，局部灼热红肿青紫，伴有心烦急躁，失眠头昏，舌质紫暗，脉弦。疏肝理气，活血化瘀。丹栀逍遥散加五尾大戟合剂。②寒凝血瘀、痰湿凝聚：单发或多发肿块，疼痛肿胀，四肢怕冷，倦怠乏力，胸腹胀满，舌苔白腻，脉滑。温阳散寒，化痰除湿。四妙散，阳和汤，五尾大戟合剂。③气血两虚或气阴两虚：肿块逐渐增大，或有淋巴结转移，疲乏无力，形体消瘦，潮热盗汗，舌质淡红，脉沉细。益气养阴，扶正固本，辅以活血化瘀，软坚散结。兰州方加味，桂枝茯苓丸。

6.验方汇编

（1）单验方

● 五尾大戟合剂[4]：五倍子15g，当归尾10g，大戟3g，血竭3g，透骨草15g，制乳香6g，制没药6g，山慈菇10g，苏木10g，青风藤15g，海风藤15g，桃仁10g，红花6g，汉三七3g，水蛭10g，紫草30g，忍冬藤15g，夏枯草10g，党参15g，白术10g，黄芪15g，甘草6g。适应证：软组织肉瘤，神经纤维瘤，横纹肌肉瘤，平滑肌肉瘤，脂肪瘤，血管瘤等。手术后的瘢痕体质亦可应用。临症加减：肿块坚硬加三棱、莪术、海藻、昆布、黄药子以软坚散结；下肢酸困沉重加四妙散；寒凝血瘀肿块青紫加阳和汤；火毒蕴结，肿块红肿加五味消毒饮；体虚肿块溃破不收口加托里透脓散；白细胞降低加丹参、黄芪、补骨脂、鸡血藤、苦参、白蒺藜。手术后瘢痕红肿硬结，五尾大戟合剂中加入麝香2g，冰片2g，食醋2000ml浓缩至膏，加入上述药粉熬膏外用，有消肿破瘀，化腐生肌之功。

● 温中消痰方[5]：半夏，天南星，全蝎，蜈蚣。

● 抑瘤宁[6, 7]：冬凌草、刺五加、蛇莓、龙葵。

（2）李东涛软组织肉瘤验方举例

薏苡仁30g，黄芪30g，槲寄生30g，肿节风30g，土茯苓30g，虎杖15g，赤芍15g，牛膝20g，贯众15g，苦参30g，蜈蚣2条。水煎服，一日1剂，分3次服。

7.软组织肉瘤常用中成药

● 大黄䗪虫丸：用法见胰腺癌。

● 鳖甲煎丸：服量每次9～12g，每日3次。

● 小金丹（《外科证治全生集》）：每粒0.6g，成人每次0.6g；病重者每服1.2g，每日2次，捣碎，温黄酒或温开水送下，醉，盖取汗。7岁以上小儿每服0.3g，7岁以下小儿每服0.15～0.2g。

● 平消胶囊：用法见肺癌。

8.其他治法

（1）外治法

● 麝香回阳膏：麝香、梅片、红花、儿茶、乳香、没药、黄连、黄柏、白芷、血竭、独脚莲、自然铜、黄芩等共研细末，蜜、陈醋调匀成膏状，外敷患处。适用于局部红肿，烘热，疼痛或溃破，腐臭者。

● 黑消膏：生川乌、生草乌、生天南星、生半夏、生磁石、公丁香、肉桂、制乳香、制没药各15g，制松香9g，冰片、麝香各6g，上药除冰片、麝香外，各药研末和匀，再将冰片、麝香研细后加入和匀，瓶装密封。用时将药粉撒在膏药或油膏上敷患处。适用于各种软组织肿瘤阴证未溃者。

● 蟾酥止痛膏：由蟾酥、生川乌、细辛、红花、七叶一枝花、冰片等20余味中药组成，用橡胶氧化锌为基质加工成中药橡皮膏，外贴患处。适于软组织肉瘤疼痛剧烈者。

● 方一：胆矾30g，丹砂30g，雄黄30g，白矾30g，磁石30g。方二：火硝60g，水银60g，白矾60g，皂矾60g，食盐60g。用法：方一研细末，置于大砂锅内，上盖大瓷碗，将热石膏粉调成糊状封口。四周用黄沙埋没，仅露碗底，以重物压之，用炭火烧，先文火后武火，烧之昼夜，取出后研细收贮备用。方二研细末，以不见水银为度。两方均以少量或制成药捻外用。本方有解毒消结、软坚腐蚀的作用。适用于血管肉瘤。上述药物腐蚀性极强，应用时应小心。

（2）针灸疗法

① 疼痛是肿瘤患者最痛苦的症状之一，针灸抑制癌症疼痛具有疗效好、无毒副作用等优点，辨证选穴为主，酌加合谷、内关、足三里、三阴交、梁丘、曲池等。

② 缓解放化疗副作用：放疗、化疗过程中常产生胃肠反应，神经系统及全身症状等副反应，严重影响治疗计划，针灸可缓解放疗、化疗过程中出现的上述不良反应，保障治疗计划的完成，辨证选穴为主，化疗后针刺中脘、足三里、建里等，或足三里穴位注射甲氧氯普胺、内关穴注射甲氧氯普胺和维生素B_6等，疗效良好。

9.软组织肉瘤中医名家经验

（1）刘伟胜治疗软组织肉瘤经验

刘伟胜治疗肉瘤提倡：①"癌毒"治疗需以毒攻毒。刘教授还善用全蝎，蜈蚣治疗恶性肿瘤，他认为，肿瘤毒陷邪深，非攻不克，故以毒攻毒。《临证指南医案·积聚》云："辄仗蠕动之物，松透病根。"虫类药物具有搜剔走窜、破瘀行血、通络止痛、搜风拔毒、抑制癌细胞生长等功效，其走窜灵动，对于深伏经络之邪，具有草木之药不可比拟的优势，且具有用量少，见效快的特点[8]。常用虫类药物有全蝎、蜈蚣、乌梢蛇、水蛭、土鳖虫、僵蚕、地龙等。刘教授用量范围为蜈蚣2～4条，全蝎6～12g。②中西医结合治疗减毒增效。在肉瘤治疗中放射治疗的辐射损伤为热损伤，易造成人体气阴两虚，津液损伤。化疗后多损精又耗血。刘教授认为此多脾肾不足，气血亏虚，治宜健脾补肾，填精生髓，常于方中加用女贞子、菟丝子、枸杞子、桑椹、黄精、熟地黄、党参、黄芪等。中药的运用有效地减轻了放疗、化疗的毒副作用，使患者渡过难关，提高生活质量。③注重"养正除邪"。刘教授在临床诊治时，无论证属何型，均不忘顾护脾胃之气。另外，刘教授在肉瘤的治疗中注重补肾应用，如续断、补骨脂、淫羊藿、枸杞子等。现代药理学研究发现，淫羊藿具有抑制肿瘤细胞增殖，诱导肿瘤细胞凋亡和分化功效[2]。④强调"人瘤共存"，注重生活质量。

（2）裴正学治疗软组织肉瘤经验

案例1：患者，女，16岁，因左眼视力下降伴头痛恶心，遂来就诊。在某医院做头颅CT检查诊为左眼球后视神经纤维瘤，X线片肺部未见异常，因家贫无钱医治，故请裴正学诊治。诊查：左眼视力为零；血压120/80mmHg。头痛，左眼胀痛，心烦急躁，失眠口苦，小便黄溺，舌质红，苔白腻，脉弦紧。西医诊断：左眼球后视神经纤维瘤。中医辨证：肝郁化火，气滞血瘀。治则：疏肝解郁，活血化瘀。方药：丹栀逍遥散加五尾大竭合剂[9]。牡丹皮6g，栀子10g，当归尾10g，白芍10g，柴胡10g，白术10g，茯苓10g，五倍子10g，大戟3g，血竭3g，透骨草10g，青风藤15g，海风藤15g，制乳没各6g，山慈菇10g，苏梗20g，桃仁10g，红花6g。二诊，上方服用30余剂后头痛减轻，眼睛视力0.2，精神好转，上方去牡丹皮、栀子、柴胡、白术、茯苓。加三棱10g，莪术10g，海藻10g，昆布10g，三七3g（分冲），水蛭10g（分冲）。三诊，上方坚持服用半年，左眼视力恢复至0.8，头痛症状完全缓解，脑部CT扫描，球后肿瘤缩小，精神食纳俱佳，为巩固疗效，将上方共为细末，每服7g，每日2次，服用1年病情稳定，能参加日常工作，继续守方治疗。

案例2：患者，男，55岁，左下肢股骨内侧肿块术后3个月。术后化疗3周期，患者下肢酸困麻木乏力怕冷。患者平素嗜好烟酒，体胖多脂，血压偏高140/90mmHg，舌质红，苔黄厚而腻，脉弦滑。西医诊断：左下肢股骨内侧滑膜肉瘤。中医辨证：寒凝血瘀，痰湿凝聚。治则：化痰除湿，温阳散寒。方药：四妙散，阳和汤，兰州方。苍术10g，黄柏10g，牛膝10g，生薏苡仁30g，木瓜10g，鹿角胶10g，肉桂10g，白芥子10g，麻黄10g，炮干姜6g，熟地黄10g，附子6g，白芍10g，白术10g，茯苓10g，北沙参15g，太子参15g，人参须15g，潞党参15g。二诊，服用上方14剂后，下肢冰凉酸困沉重感减轻，血压下降至130/80mmHg，效不更方；原方加三七3g，水蛭10g。守方服用半年余，诸证平稳，将上述药物，共研细末，每次服8g，一日3次。继续服用，巩固疗效。

病案三：患者，女，22岁，2009年6月就诊，因右肩胛骨横纹肌肉瘤手术治疗，术后化疗3个周期，现右前臂麻木疼痛，气短乏力，出汗，脱发，恶心、呕吐，失眠烦躁，面色苍白，舌质红苔少，脉细弱。白细胞$3.2×10^9$/L，血红蛋白（HGB）98g/L，血小板（PCT）$46×10^9$/L；诊断：右肩胛骨横纹肌肉瘤术后。中医辨证：肿瘤术后化疗后气阴两虚。治则：益气滋阴，扶正固本。方药：兰州方[10]加味。北沙参15g，太子参15g，人参须15g，党参15g，生地黄12g，山药10g，山茱萸30g，桂枝10g，白芍10g，甘草6g，生姜6g，大枣6g，浮小麦30g，麦冬10g，五味子3g，生龙牡各15g，黄芪15g，鸡血藤15g。二诊，上方服用30余剂，血液一般检查基本正常，右肩胛骨仍疼痛，以活血化瘀，软坚散结佐以扶正固本治疗。拟方：五尾大竭合剂加兰州方，加三棱、莪术、海藻、昆布、三七、水蛭，配合裴正学研制的裴氏扶正生血颗粒[11]（基本药物：北沙参、太子参、党参、生地黄、山药、山茱萸、桂枝、白芍、甘草、生姜、大枣、麦冬、浮小麦、五味子）。三诊，上方服用一年以上，右肩胛骨酸痛麻木好转，血液一般检查正常，全身淋巴结未见肿大，未见肿瘤复发征象，将上述药物，共研细末，每次服8g，每日3次。继续服用，巩固疗效[4]。

（3）和贵章治疗软组织肉瘤经验[12]

李某，男，58岁。2009年4月2日初诊。2月中旬，发现右侧股骨内侧有一肿块，大如馒头，中等硬度，边界尚清晰，漫肿无头，不热不红，胀而少痛，走路行动稍有不便，即在省某医院手术治疗。14日后在原位又发现一肿块，皮肤光亮，较前质硬，推之不移，边界不清，不热稍痛，感觉稍木而迟钝，腿难伸直，活动不便，心情烦躁，舌暗苔白，脉弦滑。3月31日病理检查结果显示：高分化脂肪肉瘤。据其见证，肿物皮色不变，漫肿无头，不热少痛，应属痰湿阴邪，蓄积体内，阻络滞气，凝血恶变。治宜温经活血，散寒化痰。方用：回阳玉龙膏加味。组成：炮姜10g，酒当归30g，赤芍10g，白芍10g，胆南星15g，制川乌10g，白芷30g，炮穿山甲9g，制乳香10g，制没药10g，白芥子10g，草果仁15g，皂角刺30g，川牛膝9g，花椒9g，炒桃仁10g，五加皮10g，蛇蜕10g，鸡血藤15g，透骨草30g，石见穿30g，伸筋草30g，蟾皮6g，蜈蚣3g，木香10g，萹草30g，生姜3片，大枣5枚。外敷药：阿魏30g，硫黄30g，苏合香20g，麝香1.5g。用法：打粉，装瓶，密封。用时取出适量，老陈醋调成糊状，敷肿块处，油纸盖贴，纱布外敷固定。嘱其常食猴头菇、海参（辽宁红旗参）以助消肉瘤之力。4月14日复诊：用药后大腿肿块处见软，但口腔下侧牙龈处，有一赤色绿豆大小乳头状瘤，略有疼痛。舌暗苔白，脉弦滑。故加六神丸，磨碎醋调成糊，涂于牙龈瘤体，每日3～5次。同时每日口服两次，每次6粒。5月12日三诊：腿部肿瘤见软见消，其伸直功能亦明显改善，但牙龈小肿块消减仍不明显，大小同前。舌质暗，苔白薄，脉弦。因腿部肿瘤消减较理想，故主方药不变。口腔在上，或可兼加热毒，故原方加野菊花30g，硫黄（吞服）0.2g，7剂。另加梅花点舌丹，每日1～2丸，磨碎同六神丸及麝香研粉外涂牙龈瘤体，同时每日黄酒化服2粒，早晚各1粒。8月18日四诊：腿部肿瘤基本消失，牙龈肿瘤仍有病灶，舌暗，苔薄白，脉缓。因腿部肿瘤势在消减，牙龈肿瘤尤显突出，故原方减野菊花、制川乌、鸡血藤、透骨草、石见穿、伸筋草，加海螵蛸24g，生半夏（煮2小时）50g，生地黄（煮2小时）24g，胆南星易为10g。7剂再进。其他外用药及中成药服用法不变。11月24日五诊：腿及牙龈肿瘤已消，患者精神情绪特好。唯口腔经常化脓，但可以自愈。舌红，苔薄白，脉缓。原方加野菊花30g。7剂，以资巩固。另取硼砂100g，每用5g，温开水冲化，口试之以不觉温凉为宜，每每漱口，以愈为度。并嘱其用药时间长短，可自己根据实际情况决定。饮食：应多食抑癌食品，以避害趋利；劳逸：不可过劳伤身；情绪：应以平常心对待一切，不激动，不生气；环境：要避污染，不适宜做的工作一定不做，防患于未然。2010年7月其他患者告之：一切良好，已外出打工。

按：本例患者因长期过劳，饮食不节，环境污染，寒湿侵体，伤阳聚阴，湿凝成痰，留伏组织经络而发恶瘤。药用炮姜、肉桂温经生血，化寒克积；制川乌、胆南星破恶气，消结块，回阳除阴，化湿开痰；赤芍、白芷通络化瘀；乳香、没药、桃仁、鸡血藤、皂角刺、穿山甲化瘀生新，驱毒化瘤；白芥子、草果仁化湿痰；花椒温解抗毒；蛇蜕解毒消瘤；石见穿、蟾皮、蜈蚣化坚消瘤；五加皮、木香扶正通化，消痰化湿；川牛膝通经络，引药下行，使药力直达病所；透骨草、伸筋草通经活络，散风除湿。病深邪重，故药多量亦重，以势压邪，克敌制胜。外用诸药亦在局部施药，化湿痰，消结聚，解毒除瘤。腿部肿瘤在下，符合阴寒湿痰为患，故用温阳制冷之剂以驱邪；牙龈肿瘤在上，多挟热合邪而发病，故用六神丸、梅花点舌丹泻火解毒，化痰活血以消肿。重用生地黄、半夏凉血解毒，以消癌瘤。下寒上热，温下清上，药病相合，故症减病消。

（4）李东涛治疗软组织肉瘤中医验案举例

案例1：范某，女，58岁。2012年3月10日初诊。

子宫肉瘤术后17年，盆腔复发术后9月，肿瘤3cm×5cm，为血管平滑肌肉瘤，肠系膜浸润或转移性平滑肌瘤肉瘤结节，最近CA199：44.6U/ml，球蛋白35.5g/L，A/G 1.3，尿素氮8.7mmol/L，糖6.61mmol/L，面色白，舌红苔白，脉虚弱，睡眠差，服黛力新（氟哌噻吨美利曲辛片），无特殊不适，最近盆腔查出1.5cm×0.5cm占位。处方：薏苡仁120g，玉竹30g，贯众30g，土茯苓45g，蜈蚣2条，肿节风30g，黄芪45g，虎杖30g，苦参30g，菝葜60g，山慈菇20g，鸡内金30g，生麦芽30g，冬凌草60g，水红花子20g，橘皮10g，竹茹10g，炒白术30g，茯苓15g，白花蛇舌草60g，半枝莲30g，莪术20g，鳖甲粉12g，甘草10g，炒山药30g。14剂，水煎服，每剂煎6袋，每袋150ml，每次2袋，一日3次。

2012年3月24日二诊。上次服药3日后查原占位已消失，无特殊不适，时心悸，现已好转，舌有瘀斑，苔薄腻，脉沉细缓，面白，甲印少而大。薏苡仁120g，玉竹30g，贯众30g，土茯苓45g，蜈蚣2条，肿节风30g，黄芪45g，虎杖30g，苦参30g，贯众30g，菝葜60g，山慈菇20g，鸡内金30g，生麦芽30g，冬凌草60g，水红花子20g，橘皮10g，竹茹10g，炒白术30g，茯苓15g，白花蛇舌草60g，半枝莲30g，莪术20g，鳖甲粉12 g，甘草10g，炒山药30g，麦冬20g，五味子15g。14剂，水煎服，每剂煎6袋，每袋150ml，每次2袋，一日3次。

2016年1月9日三十七诊。查有风湿性心瓣膜病二尖瓣关闭不全，入住北京安贞医院，右侧少腹部不适，服中药后好转，血糖控制不佳，空腹血糖12mmol/L左右，用诺和龙，脉细，舌淡，苔灰暗。睡眠差，用黛立新。薏苡仁60g，玉竹30g，贯众30g，菝葜120g，黄芪60g，土茯苓60g，虎杖30g，苦参45g，肿节风30g，鸡内金15g，生麦芽15g，半枝莲30g，灵芝30g，炒白术60g，冬凌草60g，白花蛇舌草90g，生山楂30g，莲子肉15g，鳖甲粉30g，莪术60g，芡实45g，丹参60g，麦冬30g，葛根45g，五味子30g，黄精20g，酸枣仁60g，赤芍30g，炙甘草20g，枸杞子30g，益智仁30g，山茱萸30g，益母草30g，三棱30g，生牡蛎30g（先煎），海藻60g，浙贝母20g，桃仁15g，蜈蚣2条，柴胡15g，当归20g，川芎30g，天花粉20g，茯苓60g，黄连30g，乌梅15g，柏子仁60g，木香12g（后下），槟榔20g，大青叶45g，马齿苋60g，玉米须60g。5剂，水煎服，每剂煎17袋，每袋150ml，每次2袋，一日3次。

按：患者前三年服药基本未间断，肿瘤未复发。第四年服药按每年春秋天服药各2个月。但在2016年4月左右，患者述其腹部有肿物，未引起重视，但自觉不断增大。于2016年5月到千佛山医院就诊，检查后回电话，述盆腔肿物直径约为12cm。嘱其化疗后手术。其后失联。

（二）西医治疗

1.治疗原则

对软组织肉瘤的治疗特别强调多学科综合治疗，又由于软组织肉瘤各种类型生物学特性差异明显，更需要考虑个体化治疗。软组织肉瘤治疗手段主要包括手术、放疗和化疗。根据肿瘤生物学特性、肿瘤分期分别采用以手术为主、辅以放化疗的综合治疗。近年来，随着对恶性肿瘤生物学特性的多一些认识和了解，采用新的化疗药物及生物靶向药物治疗软组织肉瘤也逐渐增多。通过动脉导管介入治疗也取得了一定的疗效，使总体治疗效果有了较大的提高。

2.手术治疗

软组织肉瘤的手术切除是重要的治疗方法。但单纯手术切除的局部复发率较高，单纯广泛切除者，局部复发率为50%，而局部切除者复发率高达80%。为了降低复发率，经常需要截肢或对受累的肌肉群进行彻底切除。随着放化疗的进展及患者对生活质量要求的提高，目前采用得越来越多的是进行局部广泛的清扫术，术后根据切缘情况进行辅助性放化疗，此法提高了局部控制率，生存率与截肢术相仿，但大部分患者治疗后保存了良好的功能。

（1）根治性手术（局部广泛清扫术）：所有位置的肿瘤必须是连同周围包绕的正常组织一并切除，为了保证完整的切除，常常不得不割舍一些正常的组织结构，手术切除亦应包括活检的部位，皮肤及其附近的部分肌肉。对于肌肉肿瘤，受累肌肉应将首尾完全予以切除。只有在临床显示淋巴结已受累时，才实施淋巴结清扫术。

（2）减积手术：是针对一些无法完全切除的软组织肿瘤而采用的方法，术后再继以其他非手术治疗，以期改善患者的生活质量并延长患者的生命。如恶性腹膜后巨大的脂肪肉瘤等先行减积手术，术后再辅加放射治疗，也可取得较好的疗效。

（3）截肢术：适用于晚期的巨大肿瘤伴有溃疡大出血，或伴发严重感染，如脓毒血症、破伤风等危害患者生命安全；或肿瘤生长迅速并引起剧烈疼痛，难以用药物控制；或肢体已有病理性骨折，失去活动能力等严重状况下，无法用其他方法挽救时，可考虑截肢术。

3.放射治疗

放疗的主要目的是完善肿瘤的局部控制。既往认为，软组织肉瘤对放射治疗不敏感，但近年随着放射治疗学的发展，上述观念已发生了变化。美国国立癌症研究所进行的一项随机研究结果表明，接受放疗的患者10年局部控制率为98%，而未接受放疗的患者10年局部控制率为70%。放疗对软组织肉瘤的治疗有效性已经得到肯定，特别是对于高度恶性软组织肉瘤。目前，大约70%的软组织肉瘤，其治疗需要放疗辅佐。术前放疗可使巨大肿瘤体积缩小，使原认为不能切除的肿瘤得以切除，并且可降低瘤细胞的活力，从而降低术后复发及转移概率。术后放疗则能补充手术的不足，使复发率降低，而保肢率上升，使一些既往被认为必须截肢的病例免去了致残之苦。但如果单纯放疗，则只能达到姑息治疗的目的。放射治疗可以与手术联合、也可以与化疗联合应用。

对于儿童的放疗要慎重，放疗后继发性恶变和抑制骨骺的生长是严重的晚期并发症。

（1）术前放疗：术前放疗有时会优于手术后放疗，因为手术前放疗可使巨大肿瘤的体积缩小，并常会在肿瘤组织与正常组织之间产生一层组织反应区，有轻度水肿，易于手术分离，可以提高肿瘤的切除率，使原来不能切除的肿瘤得以切除；其次是大部分肿瘤细胞经放射治疗后已失去活力，即使在手术野内留有肿瘤细胞，也无生存和复发的能力。另外，软组织肉瘤经过放射治疗后，其周围的脉管大多萎缩变细，甚至纤维化闭塞，失去循环能力，既减少了手术操作时挤压肿瘤向外扩散的机会，又减少了术中出血利于手术操作。术前放疗最大的缺点是手术后创面不易愈合，要特别注意。

（2）术后辅助放疗：主要是针对那些残留在手术野内的微小亚临床病灶起到了抑制作用，也能取得与包括截肢术在内的根治性手术相仿的疗效，而且还保存了肢体。术后放疗可以达到降低复发率的作用。

（3）组织间放射治疗及术中放疗：对于有血管、神经侵犯的患者，手术无法分离并彻底切除肿瘤时，行组织间放射治疗和术中电子束照射，对切缘阳性的亚临床病灶一次给予15Gy；对残存的肿瘤区一次给予25Gy。

（4）单纯放疗：一般不推荐单纯放疗。当肿瘤巨大，与重要器官无法分离不能切除，或有手术禁忌证及患者拒绝手术时才施行单纯放疗，照射剂量60～70Gy/6～8周。

（5）快中子放射治疗：对放射抗拒或分化好、生长慢的软组织肉瘤，及一些晚期不能手术的患者，如滑膜肉瘤、纤维肉瘤等，可使用光子束和快中子混合照射技术，照射野应尽量包括肿瘤区，采用光子治疗过程中穿插快中子治疗，或先大野光子束治疗后局部快中子治疗，快中子照射总剂量为8～10Gy，视光子治疗剂量大小而定。

（6）放射性粒子植入治疗：在术中发现生长在神经、血管束旁的软组织肉瘤，往往达不到满意的切缘，或姑息性治疗局部肿块巨大者，可采用放射性粒子^{125}I组织间植入的方法治疗。

4.化学治疗

化疗是软组织肉瘤综合治疗重要的组成部分。对软组织肉瘤有效的化疗药物很多，如阿霉素（ADM）、异环磷酰胺（IFO）、达卡巴嗪（DTIC）、长春新碱（VCR）及顺铂（DDP）等。新药紫杉醇、多西紫杉醇、吉西他滨、替莫唑胺、培美曲塞及拓扑异构酶抑制药等都有较好的疗效。

根据治疗目的不同，化疗也分为术后辅助化疗、新辅助化疗（术前化疗）及姑息性化疗三种。

常用化疗方案：常用的软组织肉瘤化疗方案介绍如下。

● AI方案

阿霉素25mg/m^{2}静脉滴注，24小时×3天

异环磷酰胺2.5g/m^{2}静脉滴注×3天

美司钠2g/m^{2}于IFO起0，2，4，8小时×3天

21天重复

● MAID方案

阿霉素60mg/m^{2}静脉滴注，72小时

异环磷酰胺6g/m^{2}静脉滴注，72小时

美司钠10g/m^{2}静脉滴注，96小时

达卡巴嗪1g/m^{2}静脉滴注，72小时

21天重复

● CYVAD方案

环磷酰胺750mg/m^{2}静脉注射，d1

长春新碱1.4mg/m^{2}静脉注射，d1

阿霉素60mg/m^{2}静脉注射，d1

达卡巴嗪250mg/m^2×3～5天，静脉滴注

21天重复

● VIP方案

依托泊苷100mg/m^2，3～5天，静脉滴注

异环磷酰胺2.5g/m^{2}静脉点滴×3天

美司钠2g/m^{2}于IFO起0，2，4，8小时×3天

顺铂80～100mg/m^2，分3～5天，静脉滴注

21天重复

● AD方案

阿霉素25 ～ 40mg/m², 静脉注射, d1

达卡巴嗪200 ～ 400mg/m², 静脉注射, d1 ～ 5

21天重复

● GD方案

吉西他滨900mg/（m²·d）, 静脉注射, d1、d8

多西他赛100mg/m², 静脉注射, d8

21天重复

5.分子靶向治疗

● 甲磺酸伊马替尼（imatinib mesylate, STI-571, 格列卫）：该药是恶性肿瘤分子靶向治疗最早也是最成功的范例。2001年5月和2002年2月美国FDA分别批准伊马替尼治疗Bcr-Abl基因错位的慢性粒细胞白血病（Chronic myeloid leukemia, CML）和胃肠道间质瘤（gastrointestinal stromal tumors, GIST）。

● AP-23573：是由Ariad制药公司开发的一种新型mTOR（mammalian target of rapamicin, 一种丝氨酸/苏氨酸蛋白激酶）抑制剂。AP-23573是一种小分子药物, 可通过抑制mTOR, 抑制肿瘤生长, 缩小肿瘤, 同时也抑制血管平滑肌细胞的增殖和迁移。2007年4月20日AP-23573已被美国FDA指定为治疗骨及软组织肉瘤的快通道产品。

● 贝伐单抗（bevacizumab, avastin）：是世界上第一个批准上市的针对血管内皮生长因子（VEGF）的单克隆抗体, 能结合并中和VEGF的活性, 阻断其活化而产生抗肿瘤作用。与化疗配合用于治疗大肠癌、肺腺癌、乳腺癌等恶性实体瘤疗效肯定。现也用于治疗复发难治的软组织肉瘤。

● 苹果酸舒尼替尼（sunitinib, sutent）：是一种多靶点小分子酪氨酸激酶抑制药。2006年1月, 美国FDA批准其作为晚期肾透明细胞癌的一线药物和GIST伊马替尼治疗失败后的二线药物。其在软组织肉瘤中的治疗作用值得进一步期待。

6.经动脉插管（介入）治疗

介入和手术、放化疗联合, 可以最大限度地降低肿瘤负荷, 改善患者预后。单纯应用介入治疗软组织肉瘤的适应证：术后复发的患者, 常规放化疗无效的患者, 初诊患者不能耐受手术或常规放化疗治疗的患者, 邻近重要血管、肠管或其他重要结构, 不能实施手术治疗的、合并血管、肠管狭窄等合并症, 需尽快解除症状者。软组织肉瘤介入治疗注意事项：不是所有的患者都适合介入治疗, 同手术治疗一样, 介入治疗前也应进行详细的术前检查, 包括重要器官的功能状态、代偿储备情况及准确而又清晰的影像检查资料。

（三）中西医结合治疗

1.与化疗的结合

化疗方案及周期与对照组相同, 在化疗前同样静脉给予昂丹司琼4mg减轻恶心、呕吐症状, 同时加用扶正健脾中药。方药组成：鲜芦根、谷稻芽、建曲、草豆蔻、木香、砂仁、焦山楂、鸡内金、黄精、炙黄芪、生地黄、熟地黄、枸杞子、女贞子、生山药、阿胶珠、龙眼肉、大枣等。加减用药：①气血亏损, 肝胃不和：加半夏、陈皮、生姜等。②气血两虚、脾不统血：加鲜茅根、牡丹皮、仙鹤草、侧柏炭等。③兼有外感发热症状：加金银花、菊花、生石膏、薄荷、连翘等。④呕吐较重：加鲜芦根、竹茹、陈皮、生姜等。服用汤剂较困难的小儿或因一些原因不能持续服用中药汤剂者, 可选用中成药复方阿胶浆、黄芪精口服液、健脾生血冲剂、升血小板胶囊、参术儿康口服液等。上述药物可以配合使用，也可单独使用[13]。

经过化疗后多损精又耗血，患者化疗后期往往有神疲乏力、头晕、心悸、腰膝酸软、食欲不振等症状，同时可能出现白细胞下降、贫血、血小板降低、免疫功能等生理指标低下，刘伟胜认为多因脾肾不足，气血亏虚，治宜健脾补肾，填精生髓，常于方中加用女贞子、菟丝子、枸杞子、桑椹、黄精、熟地黄、党参、北芪等。中药的运用有效地减轻了放疗和化疗的毒副作用，使患者渡过难关，提高生活质量[3]。

2.与放疗的结合

放射治疗的辐射损伤为热损伤，易造成人体气阴两虚，津液损伤，临床上常表现为口干、咽喉疼痛、吞咽困难等一派阴虚内热之象，故治疗应清热滋阴为主[3]。

五、预后及随访

（一）预后

影响软组织肉瘤预后的因素如下。①肿瘤大小。较大的肿瘤预后更差。②完全的手术切除且切缘阴性的患者预后较好，不完全切除和不能切除的患者预后相同。③肿瘤深度。表浅肿瘤（真皮和皮下组织）好于深部肿瘤（肌间/肌肉，后腹膜）。④组织学类型及分级。低级别优于高级别，某些类型有较好的预后。⑤转移部位。肝转移的预后明显恶劣。⑥复发转移距离首次治疗的时间。术后或术后不久即复发转移的，预后较差。⑦年龄及健康状态。一般地，同一类型肿瘤，年轻、健康状况好的患者预后优于年龄大、健康状况差的患者。⑧DNA倍体。异倍体肿瘤有更高的细胞增殖率，但是作为一个独立的预后因素，其作用有待确认。⑨细胞增殖指数。Ki-67可用于评价细胞增殖活性和预后的关系[14, 15]。

（二）随访

（1）软组织肿瘤：随访内容及时间因部位、病期、病理类型而异。高级别、体积大的肿瘤转移风险较高，尤其是手术后3年内，需要密切随访。10年以后，复发的风险很小，随访应该个体化。MRI、CT用于监测复发转移可能更早发现复发或转移，但是暂时没有数据证明它们比传统的体检和X线更有益或更经济，留待病变不能确定时应用可能更为合适。

（2）四肢、躯干STS（已有转移的腺泡状软组织肉瘤）：Ⅰ期肿瘤，体检和病史回顾于术后2～3年内，每3～6个月1次，之后每年1次。胸部影像学检查每6～12个月1次。对于原发病灶应进行一些基础的影像学检查，之后每年1次。Ⅱ～Ⅲ期肿瘤，体检、病史回顾和胸部影像学检查于术后2～3年内，每3～6个月1次，之后2年内，每6个月1次，再往后每年复查。这些患者的复发转移风险不可能降至零，所以应该进行长期随访。

（3）腹腔/腹膜后STS：低级别的肉瘤，体检及影像学检查（胸部/腹部/盆腔CT）于术后2～3年内每3～6个月1次，之后每年1次。高级别肉瘤，术后2～3年内每3～6个月体检及影像学检查（胸部/腹部/盆腔CT）1次，此后2年内每6个月1次，之后每年1次。

（4）硬纤维瘤：术后2～3年内，病史回顾和体检及必要的影像学检查，每3～6个月1次，之后每年1次。

六、预防与调护

（一）预防

1.建立软组织肿瘤的普查机制

对软组织肿瘤争取做到"三早"：早发现、早诊断、早治疗。对外伤后局部出现包块者，要高度警惕。对有肿瘤家族史的人要定期检查。

2.制定环境保护法规

减少和控制环境污染，净化空气，绿化环境。

3.提倡戒烟

虽然吸烟与软组织肿瘤的关系不像和肺癌的关系那样密切，但烟草中有害物质的吸收和刺激，与软组织肿瘤的发病之间可能具有的潜在影响，不容忽视。

4.职业防护

对有可能接触放射性物质及化学致癌物的职业人员，必须采取相应的防护措施，减少或避免与致癌物质的接触。

5.增强体质，固护肾气，防邪外侵

（二）调护

1.心理调适

强调"人瘤共存"，注重生活质量。癌症不是一般躯体疾病，肿瘤患者需要面对死亡的威胁、经济负担、治疗的痛苦、生活前景等各方面的恐惧和担忧，心理压力较大，时常会出现情绪波动，他们的情志状况对疾病的转归有重要影响。因此，注重精神调摄与沟通，给予患者及家属倾诉的机会，为他们树立积极的生活态度，提高治疗信心与生活信心，使他们明白肿瘤治疗是个长期"人瘤共存"过程，提高生活质量是治疗的关键。建议肿瘤患者在精神与体力允许的情况下，尽量做到如常人般生活起居，做力所能及的劳动或工作，减轻心理负担，有利于生活质量的保证和身心的康复[3]。

2.饮食调理

软组织恶性肿瘤患者可服用以下保健食品：薏苡仁，香菇，银耳，黑木耳，芦笋，绞股蓝，海参，胡桃肉，昆布，芋头，珍珠菜，灵芝。

参考文献

[1] Edge SB，Byrd DR，Compton CC，et al. AJCC Cancer Staging Manual[M]. 7th ed. New York：Springer，2010.

[2] 王雨，李亦婕，王越，等.淫羊藿苷在肿瘤细胞抑制方面的研究进展[J].中国医药指南，2015，13（4）：50.

[3] 赵越洋.刘伟胜教授中医辨证论治肉瘤经验点集[J].时珍国医国药，2015，26（9）：2255-2256.

[4] 展文国.裴正学教授自拟五尾大竭合剂治疗软组织肉瘤经验[J].甘肃医药，2011，30（10）：605-607.

[5] 党海珍，魏品康，张霄峰，等.温中消痰方对白细胞介素8在S_{180}荷瘤小鼠肿瘤组织表达的影响[J]，中西医结合学报，2007，5（4）：437-441.

[6] 陈雪姣.抑瘤宁对不同类别化疗药物增效作用的实验研究[D].郑州：郑州大学，2011.

[7] 张孟伟.抑瘤宁及其组方各提取液对S_{180}荷瘤小鼠的抗癌作用和细胞动力学研究[D].郑州：郑州大学，2012.

[8] 邓宏，吴万垠，柴小妹，等.刘伟胜教授辨治癌痛经验介绍[J].新中医，2009，41（3）：15.

[9] 裴正学.裴正学医学笔记[M].兰州：甘肃科学技术出版社，2008：325.

[10] 裴正学.裴正学医话医案集[M].兰州：甘肃科学技术出版社，2004：24-25.

[11] 裴正学.裴正学医学经验集[M].兰州：甘肃科学技术出版社，2003：234-246.

[12] 和瑞欣.和贵章教授治疗脂肪肉瘤验案[J].中医学报，2012，27（170）：795-796.

[13] 史学，祝秀丹，王焕民，等.中医药减轻实体瘤患儿化疗不良反应的临床观察[J].中国中西医结合杂志，2009，29（5）：466-467.

[14] Carneiro A，Bendahl PO，Engellau J，et al. A prognostic model for soft tissue sarcoma of the extremities and trunk wall based on size，vascular invasion，necrosis，and growth pattern[J]. Cancer，2011，117（6）：1279-1287.

[15] Beck AH，West RB，van de Rijn M Gene expression profiling for the investigation of soft tissue sarcoma pathogenesis and the identification of diagnostic，prognostic，and predictive biomarkers[J]. Virchows Arch，2010，456（2）：141-151.

第十五章

血液及淋巴系统肿瘤

第一节　白血病

一、概述及流行病学

　　白血病是一种造血系统的恶性肿瘤，其主要表现为异常的白细胞及其幼稚细胞（即白血病细胞）在骨髓或其他造血组织中进行性、失控制地异常增生，浸润各种组织，使正常血细胞生成减少，外周血白细胞有质和量的变化。按病程缓急以及细胞分化程度分类，可将白血病分为急性白血病和慢性白血病。急性白血病（acute leukemia，AL）是一类造血干祖细胞来源的恶性克隆性血液系统疾病，发病时骨髓中异常的原始细胞及幼稚细胞（白血病细胞）大量增殖并抑制正常造血，广泛浸润肝、脾、淋巴结等全身组织器官，临床以感染、出血、贫血和髓外组织器官浸润为主要表现，病情进展迅速，自然病程仅有数周至数月，具有发病急、进展快、自然病程短的临床特征。急性白血病分为急性髓系白血病（acute myeloid leukemia，AML）和急性淋巴细胞白血病（acute lymphoblastic leukemia，ALL）两大类。AL是儿童及青少年最常见的恶性肿瘤。AML或称急性非淋巴细胞性白血病（acute non-lymphocytic leukemia，ANLL）约占小儿急性白血病的25%，可发生于任何年龄，无明显的年龄发病高峰，男女之间无差异。ALL在15岁以下人群最多发，发病率高峰在3～7岁，约占儿童急性白血病的80%。ALL也可发生于成年人，占所有成年人白血病的20%。慢性白血病分为慢性淋巴细胞白血病（chronic lymphocytic leukemia，CLL，简称慢淋）、慢性粒细胞白血病（简称慢粒，CGL或CML）、慢性粒单核细胞白血病（chronic myelo-monocyte leukemia，CMML）、慢性单核细胞白血病（chronic monocytic leukemia，CML）、慢性中性粒细胞白血病（chronic neutrophilic leukemia，CNL）、毛细胞白血病（hair cell leukemia，HCL）和幼淋巴细胞白血病（pro lymphocytic leukemia，PLL）。

　　白血病是我国常见十大恶性肿瘤之一，占恶性肿瘤发病率的第6位，为（3～4）/10万人，急性与慢性之比为4∶1。男性与女性的死亡率分别为2.79/10万和2.23/10万。白血病的死亡率分别为男性恶性肿瘤的第6位，女性恶性肿瘤的第8位，而居儿童及青少年恶性肿瘤的首位。

本病属中医急劳、热劳、百日劳、血证等范畴。《圣济总录·虚劳门》中说"热劳之证，心神烦躁，面赤，头痛……身体壮热，烦渴不止，口舌生疮，饮食无味，肢节酸痛，多卧少起，或时盗汗，日渐羸瘦者是也。"

二、病因及发病机制

（一）祖国医学对白血病病因及发病机制的认识

中医学认为本病的发生乃禀赋薄弱、情志失调、五劳所伤，致机体气血亏虚，脏腑经络功能失调，阴阳失序，加之外来邪毒、药食之毒侵袭，内攻骨髓，发为本病。如《圣济总录·虚劳门》中说"急劳之病……缘禀受不足，忧思气结，荣卫俱虚，心肺壅热，金火相刑，藏气传克，或感外邪，故烦躁体热，颊赤心忪，头痛盗汗，咳嗽咽干，骨节酸痛，久则肌肤销铄，咯涎唾血者，皆此候也。"

1.正气虚弱

先天禀赋薄弱，或后天失养，肾精匮乏，气血不充；烦劳过度、房劳不节，伤及脾肾，致精亏气耗。日久皆可致先天根基亏蚀，后天充养乏力，卫外乏力。《素问·评热病论》云"邪之所凑，其气必虚"。如有外邪侵入，则正虚无力抗邪而生本病。

2.脏腑失和

忧思郁怒等情志失调，肝失疏泄，气机不畅；或饮食不洁，损伤脾胃，脾失健运；肝失条达，气机逆乱，气滞血阻；脾失健运，痰湿内生，由此五脏皆摇，日久脏腑失和，阴阳失序，生化失常，癌毒所由而生。

3.外感邪毒

人体感受外来之邪毒，如病毒、射线，或药食之毒，营卫侵及血液，深伏骨髓，扰乱机体正常代谢，如正气不能中和，则代谢随之失常，阴阳失序，生化逆乱，癌毒由生。

（二）现代医学对白血病病因及发病机制的认识

1.病因

病因尚未完全明了，但与下列危险因素有关。①电离辐射。电离辐射可以诱发动物实验性白血病；接受X线诊断与治疗、^{32}P治疗、遭受核辐射、核泄漏后的人群白血病发生率高。②化学因素。化学物质诱发动物实验性白血病已经被确认，其中苯及苯同类物、抗肿瘤药如烷化剂和依托泊苷、治疗银屑病的乙双吗啉等均可引起白血病。③病毒。如一种C型反转录病毒——人类T淋巴细胞病毒Ⅰ型（HTLV-Ⅰ）可引起成人T细胞白血病。④遗传因素。家族性白血病占白血病的7‰，同卵双生同患白血病的概率较其他人群高3倍，先天性疾病如Fanconi贫血、Downs综合征、Bloom综合征等人群白血病发病率均较高。⑤其他血液病。如慢性髓细胞白血病、骨髓增生异常综合征、骨髓增生性疾病如原发性血小板增多症、骨髓纤维化和真性红细胞增多症、阵发性血红蛋白尿、多发性骨髓瘤、淋巴瘤等血液病最终可能发展成急性白血病AML和ALL等类型。

2.发病机制

发病机制尚未阐明，通常有两种机制：一种依赖于原癌基因（如MDM-2原癌基因）或者具有原癌基因特性的混合基因的激活由此产生的蛋白产物影响细胞功能；另一个机制是一种或多种抑癌基因的失活，如p53和INK4a，编码p16和p19ARF。

三、临床诊断

（一）临床表现和体征

1.贫血

可见面色苍白、乏力、心悸、气短、活动耐量逐渐降低等，常进行性加重。

2.发热

发热为初诊患者的常见症状，大多数是由感染所致。

3.出血

早期可有皮肤黏膜出血，继而最常见出血部位为皮肤黏膜（鼻、口腔及牙龈）；其次为眼底、球结膜出血。女性有月经增多。血尿较少见，且镜下血尿不易被发现。后期内脏出血或并发弥散性血管内凝血常是致死原因。

4.白血病细胞的浸润表现

白血病细胞浸润各器官、组织可出现相应的临床表现。常可表现为淋巴结肿大、肝大、脾大，以及骨关节痛，其中以胸骨压痛最为常见。中枢神经系统浸润患者可无症状，也可表现头痛等颅内压增高或脑神经麻痹（第Ⅴ，第Ⅶ对脑神经为主）等症状。粒细胞肉瘤是由原粒或原单核细胞组成的一种髓外肿瘤，因瘤细胞内含大量髓过氧化物酶（MPO）使瘤体切面呈绿色，故又名绿色瘤（chloroma），常累及骨、骨膜、软组织、淋巴结和皮肤，好发于眼眶、鼻旁窦、胸壁、乳房、涎腺、纵隔、神经、胃肠道和泌尿生殖系等处。

（二）实验室检查

临床可从细胞形态学、细胞化学、免疫学以及分子生物学等多个层面对急性白血病做出诊断。通常以细胞形态学检查为基础。

1.外周血象

白细胞计数可增多、正常或减少，血涂片中可见原始及幼稚细胞；临床偶见白细胞正常或减少，且无白血病细胞出现，称为"非白血病性白血病"。大部分患者均有不同程度贫血，一般为正细胞正色素贫血，网织红细胞减少。血小板计数大多数小于正常，血小板增高者罕见。

2.骨髓检查

多数呈骨髓有核细胞增生明显活跃或极度活跃，少数可增生低下；相应类型的原始细胞或幼稚细胞增加；常有形态异常或核浆发育不平衡；红系、巨核系细胞增生往往受抑而减少。必要时可行活检。

（三）诊断标准

1.AML诊断

（1）AML标准：血或骨髓原始粒（或单核）细胞≥20%，可诊断为AML。当患者被证实有克隆性重现性细胞遗传学异常t（8；21）（q22；q22）、inv（16）（p13；q22）或t（16；16）（p13；q22）以及t（15；17）（q22；q12）时，即使原始细胞＜20%，也应诊断为AML。

（2）AML天津分型：在法、美、英（FAB）合作组分型基础上，1988年天津白血病分类、分型讨论会建议试行的分型法见表15-1。

（3）危险度分组：根据诊断筛查时的遗传学特征可将AML进行危险度分组，以便于后期的治疗策略制定。可参考NCCN（2010）建议的危险度分组表（表15-2）。

表15-1　急性非淋巴细胞白血病（ANLL）分为8个亚型

分型	描述
M0	急性髓细胞白血病未分化型，骨髓原始细胞＞30%
M1	急性粒细胞白血病未分化型，骨髓中原始粒细胞≥90%（非幼红系细胞）
M2	急性粒细胞白血病部分分化型又分为两个亚型
M2a	骨髓中原粒细胞占非幼红细胞的30%～80%，单核细胞＞20%，早幼粒细胞以下阶段＞10%
M2b	骨髓中异常的原始及早幼粒细胞增多，以异常的中幼粒细胞增生为主，其胞核常有核仁，有明显的核浆发育不平衡，此类细胞＞30%
M3	急性早幼粒细胞白血病（APL），骨髓中以颗粒增多的异常早幼粒细胞增生为主，占非红系有核细胞（NEC）的＞30%，其胞核大小不一，胞浆中有大小不等的颗粒，又分两个亚型
M3a	粗颗粒型，嗜苯胺蓝颗粒粗大，密集甚或融合
M3b	为细颗粒型，嗜苯胺蓝颗粒密集而细小
M4	即为急性粒-单核细胞白血病（AMML），骨髓中原始细胞占NEC的30%以上，各阶段粒细胞占30%～80%，各阶段单核细胞＞20%。此类细胞按粒和单核细胞形态不同，可包括下列4种亚型
M4a	以原始和早幼粒细胞增生为主，原幼单和单核细胞占非红系细胞的＞20%
M4b	以原幼单核细胞增生为主，原始和早幼粒细胞占非红系细胞的＞20%
M4c	原始细胞即具粒系，又具单核细胞系形态特征细胞＞30%
M4d	除上述特征外，有嗜酸颗粒粗大而圆。着色较深的嗜酸性粒细胞，占5%～30%
M5	为急性单核细胞白血病（AMOL），又可分两个亚型
M5a	未分化型，骨髓原始单核细胞占非红系细胞的≥80%
M5b	部分分化型，其骨髓中原始和幼稚单核细胞占非红系细胞的＞30%，原单核细胞＜80%
M6	红白血病（EL），骨髓中幼红系细胞＞50%，且常有形态学异常，骨髓非红系细胞中的原始粒细胞（或原始+原单核细胞）＞30%，血片中原粒（或原单）细胞＞5%，骨髓中非红系细胞中原粒细胞（或原+幼单）＞20%
M7	巨核细胞白血病
未分化型	外周血有原巨核（小巨核）细胞；骨髓中原巨核细胞＞30%，原巨核细胞由组化电镜或单克隆抗体证实；骨髓造血细胞少时往往干抽，活检有原始和巨核细胞增多，网状纤维增加
分化型	骨髓及外周血中以单圆核和多圆核病态巨核细胞为主

表15-2　AML危险度分组

危险组	细胞遗传学	分子学异常
预后良好组	inv（16）；t（8；21） t（16；16）t（15；17）	细胞遗传学正常伴单纯NPM1突变或CEBPA突变（无FLT3突变）
中等预后组	正常核型、+8 单纯t（9；11） 其他非良好和不良的异常	t（8；21）、inv（16） t（16；16）伴c-KIT突变
预后不良组	复杂核型（≥3种异常）-5, -7, 5q-, 7q-, 除t（9；11）外的11q23异常T（3；3），t（6；9），t（9；22）	细胞遗传学正常伴单纯FLT3-ITD突变（无NPM1突变）

2. ALL诊断标准

急性淋巴细胞白血病诊断根据临床表现、外周血象、骨髓形态学检查以及细胞化学免疫学、细胞遗传学及分子生物学。ALL的形态学分型诊断标准如下。

（1）国内标准

第一型（L1）：原始和幼稚淋巴细胞以小细胞（直径＜12μm）为主，核圆形，偶有凹陷与折叠。染色质较粗，结构较一致核仁少而小，不清楚，胞质少，轻或中度嗜碱。过氧化物酶或苏丹黑染色阳性的原始细胞一般不超过3%。

第二型（L2）：原始和幼稚细胞以大细胞（直径可大于正常小淋巴细胞2倍以上，＞12μm）为主，核形不规则，凹陷和折叠，可见染色质较疏松，结构较不一致，核仁较清楚，一个或多个；胞质量常较多，轻或中度嗜碱，有些细胞深染。

第三型（L3）：似Burkitt型原始和幼稚淋巴细胞大小较一致，以大细胞为主，核型较规则。染色质呈均匀细点状，核仁明显，一个或多个，呈小泡状；胞质量较多，深蓝色，空泡常明显，呈蜂窝状。但WHO的分类中已取消上述分型，因上述分型的形态学特征与免疫学、遗传学、临床特征及预后无相关性。

（2）WHO标准

WHO造血和淋巴组织肿瘤分类方案将急性淋巴细胞白血病（ALL）分为三类。①前体B-急性淋巴细胞白血病/原始淋巴细胞淋巴瘤（前体B-ALL/B-LBL）；②前体T-急性淋巴细胞白血病/原始淋巴细胞淋巴瘤（前体T-ALL/T-LBL）；③Burkitt淋巴瘤/白血病（即FAB分类中的ALL-L3型，WHO分类将其划归成熟B细胞肿瘤）。前体B-ALL和前体T-ALL同为前体淋巴细胞肿瘤，在生物学上分别与前体B-LBL和前体T-LBL是具不同临床表现的同一种疾病。形态学和免疫表型检测是ALL诊断的基础，遗传学特征更是ALL重要的预后因素。

形态学标准：①当患者表现为实体瘤而没有或仅有轻微血液和骨髓受累，即骨髓原始、幼稚淋巴细胞≤25%时，则诊断为淋巴瘤；反之，有广泛的骨髓和血液受累，即骨髓原始、幼稚淋巴细胞＞25%时，则诊断为ALL。②细胞化学，原始细胞过氧化物酶（MPO）和苏丹黑B（SBB）阳性率＜3。

免疫表型特征：前体B-ALL表达CD19，CD20，CD22，CD79a；前体T-ALL表达CD2，CD3，CD5，CD7。①胞浆表达。前体B-ALL通常TdT+，HLA-DR+，多数病例CD10+；前体T-ALL通常TdT+，CD4+，CD8+，CD1a+；髓过氧化物酶（MPO）是AML的特异标志，可与ALL相区别。②Burkitt淋巴瘤/白血病的免疫表型。表达轻链膜IgM和B细胞相关抗原CD19、CD20、CD22、CD10及BCL6，但CD5、CD23、TdT及BCL-2均阴性，几乎100%的细胞Ki-67阳性。

细胞遗传学和分子生物学特征见表15-3。

表15-3 前体B-ALL、前体T-ALL和Burkitt白血病的遗传学特征

	染色体异常	基因特征
前体B-ALL	t（9；22）(q34；q11.2)	BCR/ABL
	（V；11q23）	MLL重排
	t（12；21）(p13；q22)	TEL/AML1
		（RUNX1）
	t（1；19）(q23；p13.3)	PBX/E2A
	低二倍体	
	高二倍体（＞50）	
前体T-ALL	t（11；14）(p13；q11)	RHOM/TTG2
	t（1；14）(p32；q11)	TAL1/TCR
	t（7；19）(q32-6；p34)	TAN1/TCR
Burkitt白血病	t（8；14）(q24；q32)	MYC/IgH
	t（2；8）(p12；q24)	Igκ/MYC

3.中枢神经系统白血病（central nervous system-leukemia，CNS-L）诊断标准

CNS-L的诊断标准规定如下：①有CNS-L症状和体征，尤其是颅内压增高的症状和体征。②有脑脊液（CSF）改变，压力增高＞200mm H_2O；白细胞＞0.01×10^9/L；蛋白＞450mg/L；或潘氏试验阳性；涂片见到白血病细胞。③排除其他原因引起的CNS疾病。如符合③及②中前3项的任何一项者，考虑为可疑CNS-L；符合③及②中的最后一项者，或②中3项中任何2项者可确诊CNS-L，其中以CSF中找到白血病细胞最具诊断意义。

4.慢性粒细胞性白血病的诊断标准及分期

（1）慢性期诊断标准：外周血（PB）与骨髓（BM）原始细胞＜15%；PB与BM原始+幼稚细胞＜30%；PB嗜碱粒细胞＜20%；血小板≥100×10^9/L；除肝脾大外无其他髓外组织受累。

（2）加速期诊断标准：下列≥1项即可：PB和（或）BM原始细胞10%～19%；PB嗜碱粒细胞≥20%；与治疗无关的持续性血小板减少＜100×10^9/L或持续血小板增多＞1000×10^9/L，治疗无效；细胞增高和脾大治疗无效；细胞遗传学有克隆性演变。此外，巨核细胞增生，明显网硬蛋白或胶原纤维化和严重粒系病态造血现象，应提示AP，但常与上述要点同存。

（3）急变期的诊断标准：PB或BM原始细胞≥30%；除肝脾外的髓外器官受累。

1）国内急变期现行标准为符合下列之一即可：PB或BM原始细胞（原粒、原单+幼单、原淋+幼淋）≥20%；PB原粒+早幼粒＞30%；BM原粒+早幼粒＞50%；髓外原始细胞浸润，如中枢神经系统（CNS），睾丸、浆膜、皮肤、软组织、淋巴结或其他部位，如血液学仍缓解，则为纯髓外急变。

2）WHO提出急变期标准为符合下列≥1项：PB或BM原始细胞≥20%；原始细胞髓外增殖和（或）BM活检有原始细胞聚集团，即使其他区仍在慢性期。提示急变期的原始细胞灶应与慢性期骨小梁旁和血管周围区明显的早幼粒细胞和中幼粒细胞灶区别。国内执行标准与WHO标准基本一致。

5.慢性淋巴细胞白血病（CLL）的诊断标准

（1）最低要求是持续性（3个月）的外周血B淋巴细胞≥5×10^9/L（NCCN指南要求为单克隆B淋巴细胞），同时要求B细胞的克隆性需要经过流式细胞术确认。外周血涂片特征性的形态学为成熟小淋巴细胞，此类细胞一般胞质较少，核染色质紧密，无明显核仁，有时混有大而不典型的细胞、分裂细胞或最多不超过55%的幼淋细胞，外周血幼淋细胞在淋巴细胞中的比例≥55%，则诊断为幼淋巴细胞白血病（PLL）。此外，涂抹细胞在CLL较为常见（实质为细胞碎片）。对于外周血存在克隆性B细胞，但克隆型B绝对计数＜5×10^9/L，同时不伴有淋巴结（＜1.5cm）和器官肿大、血细胞减少和其他疾病相关症状的患者，则诊断为单克隆B淋巴细胞增多症（MBL）。

（2）小淋巴细胞淋巴瘤（Small lymphocyte lymphoma，SLL）的诊断需符合：①淋巴结和（或）脾大；②外周血B淋巴细胞＜5×10^9/L；③免疫表型和CLL相同；④无SLL细胞骨髓浸润所致血细胞减少；考虑到SLL临床多伴有淋巴结肿大，故建议诊断时尽可能地进行组织病理学检查进一步确认诊断。

（3）典型CLL/SLL的免疫表型应该是CD19+，CD5+，CD23+，CD10-，CD20dim+，slgdim+，CyclinD1-，对于部分免疫表型不典型的CLL，比如CD23-/dim，slgbright，CD20bright等，建议利用免疫组织化学和（或）荧光原位杂交（FISH）检测CyclinD1表达以和套细胞淋巴瘤（mantle-cell lymphoma，MCL）相鉴别。

（4）慢性淋巴细胞白血病分期，见表15-4。

表15-4　慢性淋巴细胞白血病分期法（Rai）

分期	诊断标准
0	外周血中淋巴细胞数＞15×10⁹/L，骨髓中淋巴细胞比例＞40%
I	淋巴结肿大
II *	脾大和（或）肝大
III *	贫血（血红蛋白＜100g/L）
IV	血小板减少（100×10⁹/L）

注：* 在 II、III 期淋巴结可以肿大或不肿大。

四、治疗

（一）中医治疗

1.白血病的病证特点

白血病的病证特点应从两个方面分析。

肿瘤方面，恶性白细胞在骨髓内肆意滋长，扎寨营垒，血液癌毒之邪与痰瘀胶结，或毒盛浸延局部组织，或冲破肠管转移他处。

对人体而言，有虚实两个方面。虚者，气虚、阴虚、血虚、阳虚；实者乃肿瘤阻滞脏腑气血运行，致血瘀、湿蕴、痰聚、热结。毒结日久可致五脏失调，气血衰败，阴阳失衡，而生危候。

病位主要在骨髓，伤及营血，脏腑主要责之脾、肾及心，病重可涉及五脏六腑，弥漫三焦，四肢百骸。本病属本虚标实，证候多为寒热错杂、虚实并见。

2.白血病治则治法

白血病治疗遵从综合治疗的原则，中西医并重。中医治疗白血病的治疗原则：对肿瘤为祛毒抗邪；对人体为扶正培本，纠正脏腑气血失调。具体治法：治肿瘤当以寒热之剂扫荡之，以平性之剂抑杀之，辅之以消痰软坚、祛瘀散结之药消散之；调人体则虚者补之，实者调之。气虚者益气，血不足者补血，阴虚者滋其阴，阳亏虚者温肾助阳，血瘀者活血，痰聚者化痰，湿蕴者利水祛湿，化热化火者，佐以清热泻火。临床注重中西医配合，根据病情，合理安排中西医治疗方法与时机，纠正西医治疗的毒副反应。

3.白血病辨肿瘤临床常用药物选择

现代药理研究证实[1-7]，一些中药具有直接杀灭白血病细胞的作用；一些中药具有抑制白血病细胞增殖，促进细胞凋亡，诱导细胞分化，逆转多药耐药等功效；一些中药还能提高机体免疫功能，与化疗配合促进化疗后恢复机体免疫力，清除残留白血病细胞，减轻化疗药物的毒副作用；一些中药在骨髓移植治疗中，能介导生物学治疗，提高骨髓移植成活率。白血病辨肿瘤论治，建议根据临床经验及现代药理，合理应用以下药物。

（1）温热药：雄黄（有毒），砒霜（有毒），蟾酥（有毒），黄荆子，野茄树根（有毒），天仙子（有毒），皂角刺，南蛇藤，白花丹（有毒），千金子（有毒），昆明山海棠，美登木，干漆（有毒），巴豆（有大毒），白花蛇，黄花夹竹桃（有毒），芫花（有毒）。

（2）寒凉药：青黛，狗舌草（血癌草），板蓝根，七叶一枝花（蚤休，重楼，有小毒），紫草，喜树（有毒），苦参，冬凌草，半枝莲，白花蛇舌草，汉防己，猪殃殃，白毛藤（白英，蜀羊泉）（有小毒），熊胆，山豆根，斑蝥（有毒），通关藤，穿心莲，白头翁，白鲜皮，白屈菜（有毒），夏枯草，猪胆汁，羊蹄根，苣荬菜，牛耳大黄，自消蓉，唐松草，芦荟，拳参，商陆（有毒），凤尾草，马鞭草，鬼箭羽，金荞麦，鸦胆子，秋水仙（有毒），雷公藤（大毒），贯众，马钱子（大毒），五倍子。

（3）平性药：三尖杉，鬼臼（有小毒），长春花，紫杉（红豆杉），菜豆，龙葵（有小毒），两面针（有小毒），全蝎（有毒），天蓝苜蓿，半边莲，蜂房（有毒），野百合（农吉利，有毒），蛇床子（有小毒），藤黄（剧毒），玉米须，肿节风（接骨木），老鹳草，马蔺子，麦饭石，山桃叶，槲寄生，椿皮，寻骨风，罂粟（有毒），蓖麻子（有毒），大麻子（有毒），狼毒（有大毒）。

（4）消痰软坚药：黄药子，土贝母，魔芋（蛇六谷），猫爪草，独角莲（禹白附），娃儿藤（有小毒），半夏，浙贝母，僵蚕，海蛤壳，石蒜（有毒），夏枯草，山慈菇（有小毒），珍珠粉。

（5）祛瘀散结药：苏木，乳香，姜黄，红花，番红花，益母草，穿山甲，小白薇，墓头回，牛膝，虎杖，三棱，鸡血藤，麝香，水红花子，急性子（有毒），六方藤。

4.白血病辨人体临床常用药物选择

（1）补气：人参，黄芪，党参，太子参，西洋参，白术，茯苓，红毛五加，山药，黄精，灵芝，刺五加，棉花根（有毒）。

（2）补阳、温阳：淫羊藿，刺五加，肉苁蓉，附子（有毒），天山雪莲，桑寄生，肉桂，补骨脂，仙茅，菟丝子，巴戟天，高良姜。

（3）补阴：天冬，石斛，沙棘（沙枣），枸杞子，五味子，墨旱莲，槲寄生，南沙参，鳖甲，麦冬，女贞子，冬虫夏草，玄参，龟甲。

（4）补血：何首乌，阿胶，紫河车，当归，白芍，熟地黄。

（5）活血：莪术，丹参，川芎，桃仁，赤芍。

（6）清热、凉血、止血：牡丹皮，茜草，青蒿，黄芩，黄连，大黄，生石膏，水牛角，冰片，小蓟，白茅根，地骨皮，生地黄，仙鹤草，侧柏叶，地榆，葛根，大青叶，马尾连，大蓟，胡黄连，连翘，三七，玉竹，栀子，紫草，牛黄，射干，蒲公英，野菊花，金银花，连翘，地丁，鱼腥草，知母。

（7）化痰：竹茹，白果（有毒），漏芦，款冬花。

（8）祛湿：薏苡仁，泽泻，猪苓，防己，商陆（有毒）。

（9）理气：槟榔，旋覆花，柴胡，山油柑。

（10）收敛：诃子，五味子，乌梅，远志。

（11）其他：甘草，蝉蜕，威灵仙。

5.白血病辨证型施治

（1）褚晶等[8]总结白血病辨证型论治如下。①热毒炽盛型。主证：壮热不退，口舌生疮，咽喉红肿热痛，口渴欲饮，胸骨压痛，咳血、吐血、衄血、尿血、便血、紫斑，便秘溲赤，舌质红少津，苔黄燥，脉洪滑数有力。治法：清热解毒，凉血止血。可选处方：清瘟败毒饮、犀角地黄汤、安宫牛黄丸、青黄散、六神丸[9]、复方青黛片（雄黄、青黛、丹参、太子参等）、紫雪丹、清营汤、黄连解毒汤、加减五蒸汤（生地黄、生石膏、太子参、大青叶、马勃、猪殃殃、生薏苡仁、夏枯草、玄参）、导赤散、八正散。刘连寅[10]、唐由君[11]等报道，对于急、慢性白血病的全过程，若患者有上述症状，即可用清热解毒方（经验方），药用生地黄、牡丹皮、石膏、知母、连翘、小蓟、栀子、蒲公英，取得较好的疗效。早在1986年，周霭祥[12]应用青黄散（青黛、雄黄之比7∶3）治疗ANLL6例，完全缓解3例，未缓解

3例，2例缓解的急性早幼粒细胞白血病（M3）患者已存活4年以上。唐由君等[11]治白血病完全缓解后患者口服六神丸，通过275例患者3年的观察，认为六神丸可较好地维持持续缓解，抗白血病复发。常用药物：青黛、大青叶、板蓝根、雄黄、牛黄、葛根、龙葵、白花蛇舌草、半枝莲、蚤休、蟅虫、玄参、土茯苓、犀角、蟾蜍、山慈菇、生薏苡仁、生大黄、龙胆草、黄药子、凌霄花、白毛藤、喜树根皮、红藤、白薇、蒲公英、紫花地丁、夏枯草等。②瘀血阻滞型。主症：胸骨压痛，胁腹胀痛，面色晦暗，唇甲青紫，衄血，尿血，便血，皮肤瘀斑，舌质淡，舌边有青紫瘀斑，脉沉弦或沉缓无力。治法：活血通络，化瘀消斑。可选处方：桃红四物汤、桃仁红花煎、血府逐瘀汤、膈下逐瘀汤、脱花煎（当归、肉桂、川芎、牛膝、车前子、红花）。黄艳梅等运用自制消白汤[13]（白花蛇舌草、青黛、黄药子、三棱、莪术、红参、半枝莲、枸杞子、狗肾、丹参、大黄、山茱萸、儿茶）加减结合化疗治疗102例白血病，结果：急性淋巴细胞白血病完全缓解为29/34（85.3%），急性非淋巴细胞白血病为31/41（75.6%）。司徒志坚[14]运用活血化瘀法治疗慢性粒细胞白血病，临床疗效肯定。常用药物：桃仁、红花、当归、赤芍、川芎、丹参、三棱、莪术、乳香、没药、血竭、土鳖虫、五灵脂、鳖甲。③痰热内积。主证：中度发热，汗出不解，瘰疬痰核（表浅淋巴结肿大），癥瘕积聚（肝大、脾大），脘腹胀闷，出血不重，食少纳呆，小便短黄，大便不调，舌质淡红，苔黄，脉滑数。治法：软坚散结，化痰清热。可选处方：二陈汤、三甲汤（鳖甲、龟甲、穿山甲）、大黄蟅虫丸、加味贝母瓜蒌散（贝母、瓜蒌、银柴胡、胆南星、黄连、黄芩、栀子、芦荟、当归、夏枯草、海藻、昆布、竹茹、半夏、牡蛎、黄药子）。陈兆孝[15]用大黄蟅虫丸治疗慢性粒细胞白血病取得良好的疗效，无论缩脾程度或速度，与单纯化疗相比，具有显著差异。此外，该药对周围血和骨髓中幼稚细胞似乎具有一定抑制作用。常用中药：丹参、鸡血藤、当归、赤芍、蜈蚣、僵蚕、郁金、姜黄、黄药子、夏枯草、浙贝母、牡蛎、海浮石、鳖甲、龟甲、穿山甲、鸡内金、水蛭、土鳖虫。④气阴两虚型：主证：心悸气短，头晕乏力，自汗或盗汗，五心烦热，腰膝痛，咽干口燥，目睛干涩，易于感冒，齿衄，皮肤紫斑，舌淡红或边尖红，苔少或薄黄，脉细或细数。治法：益气养阴。可选处方：沙参麦冬汤、益胃汤、生脉散、一贯煎、玉女煎、六味地黄丸、益气养阴方[16]（经验方：西洋参、黄芪、当归、白术、枸杞子、白花蛇舌草、蒲公英、知母、连翘、鳖甲）。黎幼等[17]应用口服六味地黄丸，静点参脉注射液联合化疗治疗急性淋巴细胞白血病，总有效率为91.67%。常用药物：黄芪、白术、党参、太子参、沙参、麦门冬、生地黄、玄参、玉竹、黄精、何首乌、枸杞子、女贞子、白芍、知母、五味子、牡丹皮、山药、山茱萸、白花蛇舌草、墨旱莲、银柴胡、地骨皮。⑤气血两虚型：主证：面色无华，萎黄或淡白，心悸气短乏力，头晕耳鸣，神疲倦怠，自汗，动则尤甚，四肢不温，唇甲淡白，舌质淡，苔薄白，脉细弱。治法：补气养血。可选处方：归脾汤、八珍汤、十全大补丸、当归补血汤、人参养荣汤、保元汤、滋髓生血丹Ⅰ号[18]（人参、黄芪、当归、阿胶、鹿角胶、龟甲胶等）、扶正抗癌冲剂（炙黄芪、当归、女贞子、墨旱莲、生地黄、何首乌等）。常用药物：党参、西洋参、黄芪、当归、阿胶、生地黄、熟地黄、龙眼肉、山茱萸、茯苓、甘草、紫河车、天门冬、大枣、白术等。

（2）武效芬等[19]将急性白血病可分为痰瘀互结、气阴两虚、气血双亏、热毒炽盛四种证型。①气阴两虚型：症见头晕乏力，自汗盗汗，时有低热或手足心汗，或有口干、皮肤出血，舌苔白或黄，舌质淡红或有齿印，脉细数或细弱。体温一般正常或低热。治疗多以益气养阴、清热解毒为主。方药选用生脉散合青蒿鳖甲汤。②气血双亏型：症见头晕耳鸣，面色淡白无华，动则心悸气短，唇甲色淡，舌质淡，脉虚大或濡细，体温正常或低烧。治疗以益气养血、补肾解毒为主。方药选用八珍汤加减。③热毒炽盛型：症见壮热炽盛、头晕唇焦，口舌生疮或有咽喉肿痛，咳嗽，肛门肿痛、尿赤便秘，可有紫斑，衄血，尿血或便血，神昏谵语等，舌质红或淡，苔黄或无苔，脉弦数或细数。治疗以清热凉血解毒为主。方药选用清瘟败毒饮加减。④痰瘀互结型：症见胁下肿块，固定不移，瘰疬痰核，伴发热、面色不华，舌质暗淡或有瘀点瘀斑，脉弦细。治疗以活血化瘀、软坚散结为主。方药选用膈下逐瘀汤合消瘰丸加减。

（3）黄礼明等[20]将慢性粒细胞性白血病分为三型。①气滞血瘀型：症见脘腹胀满，胁下有块，软而不坚，固定不移，苔薄，脉弦。治宜行气逐瘀，方用膈下逐瘀汤合青黛雄黄散加减。②正虚瘀结型：症见积块坚硬，疼痛不移，神疲倦怠，不思饮食，消瘦形脱，面色萎黄或黧黑。自汗盗汗，肌肤甲错，妇女闭经，头晕心慌，唇甲少华，舌质淡或紫暗，脉弦细或沉细。治宜益气养血，活血化瘀，方用八珍汤合青黛雄黄散加减。③热毒炽盛型：症见胁下肿块既增硬痛，倦怠乏力，形体消瘦，面色晦暗，骨节剧痛，壮热持续，汗出不解，口渴喜冷饮，衄血紫斑，或便血、尿血或烦躁不安、谵语神昏，舌质暗，苔灰黄，脉细。治宜清热解毒、凉血散瘀，方用犀角地黄汤或清营汤合青黛雄黄散加减。

（4）刘健等[21]将慢性淋巴细胞白血病分为痰瘀隐伏、气郁痰结、痰瘀互结、痰瘀湿热四型。①痰瘀隐伏：患者无明显症状及体征，仅在偶然检查血常规时发现白细胞总数增高，分类以成熟淋巴细胞为主，舌体胖大，脉细。多见于慢性淋巴细胞白血病早期，患者无自觉症状。治宜化痰逐瘀，方用二陈汤合桃红四物汤加减。②气郁痰结：症见周身结节串生，按之尚软，推之能动，不热不痛，舌苔白，脉弦滑。治宜疏肝解郁，化痰散结，方用柴胡疏肝散合消瘰丸。③痰瘀互结：症见结节渐增，由软变硬，形瘦神疲，胁下有块，固定不移，舌质紫暗，脉细。治宜益气养血、化痰逐瘀，方用八珍汤合失笑散、消瘰丸加减。④痰瘀湿热：除有痰瘀互结的证候外，尚有面黄、目黄、身黄、尿黄，或有皮肤紫癜、疱疹、丘疹、红斑等，舌淡，苔黄腻，脉滑数。治宜清热利湿，佐以化痰软坚，方用茵陈五苓散合消瘰丸加减。

6.验方汇编

单验方

● 青黄散：青黛、雄黄组成的青黄散，脱胎于《世医得效方》《景岳全书》《奇效良方》等典籍解毒篇幅中。本草记载，雄黄味辛温大热，可解百毒、消癥瘕积聚，其主要成分为硫化砷；青黛味咸寒、入肝经，可解毒散瘀、凉血活血，成分含靛蓝、靛玉红等；两药合用，一寒一热，集解毒、化瘀、消积为一体。中国中医科学院西苑医院周霭祥于20世纪70年代就已经成熟地应用青黄散治疗慢性粒细胞白血病，其后在急性髓系白血病治疗上也取得了可喜的成绩。青黄散由青黛和雄黄组成，其比例可为9∶1、8∶2、7∶3。20世纪80年代周霭祥用青黄散治疗慢粒25例，其中初治21例，1例合并骨髓纤维化，缓解率为100%，其中完全缓解率为72%（18/25），且与同类治疗慢性粒细胞性白血病的药物，如当归龙荟丸、青黛、靛玉红、合成或半合成靛玉红、雄黄、白消安等做了对比，缓解率以青黄散为最高，对白细胞下降和脾脏缩小，开始见效时间均以青黄散为快。1985—1999年后周霭祥又以青黄散（青黛∶雄黄8∶2）进行86例CML患者的治疗，获得了97.67%（84/86）的总缓解率，其中，肝大恢复者为88.64%（39/44），脾大完全消失率为85.71%（60/70），总有效率为98.57%（69/70），不仅仅总有效率与缓解率均显著优于靛玉红及异靛玉甲，且在白细胞减低与脾缩小时间均明显优于靛玉红、异靛玉甲及白消安，随访存活10年以上6例，最长存活20年，停药10年无复发。周霭祥同样施用青黄散于急性非淋巴细胞白血病，根据患者体质及病情轻重，青黄散中青黛、雄黄比例有所不同，观察发现，在AML的M3、M2b和分化好的M2a均有肯定的疗效，对M5亦有一定的疗效。周霭祥根据病情及患者个体差异将青黛与雄黄分别按不同比例研末后混匀装胶囊，每个胶囊重0.3g。治疗剂量因病情体质不同围绕在每日6～12g。维持剂量每日3～6g，其中雄黄的用量可以使用到0.6～1.2g；后又发现青黄散对急性早幼粒细胞白血病亦有较好的疗效，用量则甚可达4.5g。值得注意的是，雄黄虽为砷制剂，但与同为砷制剂的三氧化二砷（As_2O_3）相比，并无心脏毒性与中枢神经毒性，治疗过程中所产生的副作用主要为消化系统反应，如纳差、恶心、胃脘不适，且反应轻微短暂，其次为皮肤角化，但是由于用量较小，并未发现心、肝、肾等明显损害，且治疗过程中发现，雄黄对异常增生的白细胞有明显抑制作用，而对血小板及血红蛋白并无影响，且继异常白细胞与幼稚细胞的减少与消失，原有的贫血与血小板过高过低均得以恢复[22]。朱鸿义[23]报道用含砷的青黄散为主配合汤药治疗慢性淋巴细胞性白血病25例，结果18例完全缓解，7例部分缓解。

● 癌灵Ⅰ号[24]：含三氧化二砷、氯化低汞。临床治疗81例急粒，完全缓解22例，其中以M3型效果最为显著[25]。癌灵Ⅰ号结合中医辨证治疗32例急粒，CR21例，占65%，PR4例，占12.5%，总缓解率为78.1%[26]。体外实验中，癌灵Ⅰ号对白血病细胞胞膜的破坏，DNA、RNA的合成以及克隆增殖能力的丧失，均有较强的作用[26]。此外，其尚可促进NB4细胞凋亡[27]。

● 抗白灵散：为辽宁中医院院内制剂，由青黛、雄黄、蜈蚣、人参、白术、白花蛇舌草和黄芪等配伍而成。国内报道抗白灵散药理方面的作用[28]发现抗白灵散能有效地抑制肿瘤细胞生长并能诱导其发生凋亡。老年患者口服抗白灵散的不良反应多表现为胃肠道不耐受，恶心，呕吐，腹胀，腹泻，食欲减退，需要在应用的同时加强保胃治疗，可口服H_2受体拮抗剂，也可在中药汤剂中佐以健脾养胃，降逆止呕之品，顾护胃气。

● 蟾蜍酒：蟾蜍1只（每只重125g），黄酒1500ml。将蟾蜍剖腹去内脏洗净，与黄酒放入瓷罐中封闭，置入铝锅内加水蒸2小时，将药液过滤即可。每日服3次，成人每次15～30ml，儿童酌减，饭后服。一般服药15日，间隔15日。连续用药直至症状完全缓解，其后维持缓解治疗。解毒散结。适用于急性淋巴细胞白血病瘀毒结聚型。

● 清毒饮：七叶一枝花、白花蛇舌草、胡黄连、大青叶、山慈菇、法半夏、竹茹、莪术、制大黄、生地黄、仙鹤草、三七。清热解毒，化痰散结，凉血活血止血。此方配合化疗治疗急非淋取得了较好的疗效[29]。实验显示其能延长L7212白血病小鼠的生存期，生命延长率达到30.61%[30]。

● 蟾黄丸：蟾酥，雄黄，蜈蚣，全蝎，金钱草，白花蛇舌草，黄芪，党参，当归，红花，仙鹤草，茯苓，泽泻，白术，补骨脂，甘草。菏泽市中医院[31]采用此丸剂对15例老年AML患者进行维持治疗，生存期明显延长，且减轻了对心脏和肝肾功能的损害。

● 黄连解毒汤：黄连，黄芩，黄柏，栀子。黄连解毒汤是最具代表性的清热解毒方剂，黄连解毒汤具有抑制细胞增殖和诱导细胞凋亡的作用，而黄芩素是其发挥抑制作用的重要活性成分。实验研究证实黄芩素对CML肿瘤细胞内Bcr/Abl-HO21信号传导轴的抑制作用，使黄连解毒汤具有逆转CML加速期的功效[32]。

● 清毒化瘀汤：清毒化瘀汤中藤梨根、白花蛇舌草、青黛、墓头回、蒲公英清热解毒；陈皮、青皮行气化痰；丹参、桃仁、红花养血活血化瘀；甘草调和诸药，全方共奏清热解毒、化瘀化痰之功。采用清毒化瘀汤联合羟基脲治疗，结果表明联合用药疗效更佳，总有效率明显优于单用羟基脲组[33]。

● 三草丸：马鞭草30g，白花蛇舌草30g，葵树子30g，夏枯草15g。上药共煎煮浓缩成膏，制成小丸备用。每日服3次，每次6丸。清热解毒，消肿抗癌。主治急性白血病热毒炽盛型。

- 漆姑草：新鲜漆姑草200g榨汁或干全草75g煎服，同时服泼尼松，30mg/d，20日后情况改善，1个月后逐渐停用泼尼松，续服漆姑草，6个月后改为每日新鲜全草100g或干全草30g。适用于急性粒细胞白血病热毒炽盛型。

- 犀角地黄汤：水牛角30g，生地黄30g，芍药12g，牡丹皮9g。水煎，每日1剂，分2次服。凉血止血。主治急性白血病证见高热、吐衄、便血、昏谵烦躁等热入营血型。

- 解毒化瘀方[34]：山慈菇、莪术各15g，青黛、川芎各10g，蚤休、补骨脂各30g，虎杖、丹参各20g。有气虚者加入太子参、黄芪各30g；有阴虚者加女贞子、墨旱莲各20g；有血虚者加阿胶（烊化）10g，鸡血藤30g；有出血者加茜草根15g，白茅根30g；有淋巴结肿大者加浙贝母15g，牡蛎（先煎）30g；有关节疼痛者加威灵仙、怀牛膝各15g；恶心、呕吐严重者加竹茹、法半夏各12g。

- 羊蹄根汤：羊蹄根60g，苦参60g。水煎开后入药煎15～20分钟，煎成200ml内服，每日1剂，分2次服。扶正抗癌，利湿解毒。主治急性白血病湿热内蕴型。

- 猪脾百合丸：猪脾（烤干研末）1.5g，野百合粉1.5g。上药末混合装入胶囊内备用。每日服3次，每次2～3粒。养阴扶正抗癌。主治急性白血病气阴两虚型。

- 黄鱼白：（即黄花鱼肚里的白）适量。将黄鱼白焙干，研成细末内服，每次3g，每日3次。大补元气，调理气血。适用于急性粒细胞白血病气血两虚型。

- 加味大黄䗪虫丸：熟大黄300g，土鳖虫（炒）30g，水蛭（制）60g，虻虫（去翅足、炒）45g，蛴螬（炒）45g，干漆（煅）30g，桃仁120g，炒苦杏仁120g，黄芩60g，地黄300g，白芍120g，甘草90g，青黛30g，鸡内金90g等14味药物组成。临床观察表明，加味大黄䗪虫丸加干扰素、羟基脲治疗CML，不仅能提高患者的血液学缓解率，而且对细胞遗传学缓解亦有一定的作用，还可以明显改善慢粒慢性期患者的症状体征，提高生活质量。

- 夏小军[35]以下方作为基本方辨证加减治疗白血病。基本方：天蓝苜蓿、墓头回各15～20g，龙葵10～15g，紫河车（装空心胶囊服）1～3g。邪毒炽盛，痰瘀互结加半枝莲、白花蛇舌草各15～20g，仙鹤草、白茅根、虎杖、夏枯草各10～15g，赤芍、山豆根、炙鳖甲（先煎）各5～10g，青黛（冲服）3～6g，每日1剂，水煎服。邪毒渐退，气阴两虚加黄芪、女贞子、墨旱莲、半枝莲、白花蛇舌草各15～20g，太子参、当归、生地黄各10～15g，茯苓、白术各5～10g。气血不足，阴阳两虚加黄芪、鸡血藤各15～20g，党参、当归、熟地黄、补骨脂各10～15g，山茱萸、菟丝子、土茯苓、阿胶（烊化兑服）各5～10g。

- 刘红等[36, 37]用六味地黄汤及犀角地黄汤治疗微小残留白血病患者，认为滋阴补肾、清热凉血中药可提高微小残留白血病患者免疫功能，增进疗效。

- 杨文华等[38]以自拟扶正解毒方为主随症加减治疗未化疗及未干细胞移植的急性白血病。药用：金银花30g，连翘15g，败酱草30g，白花蛇舌草30g，半枝莲5～10g，青蒿5～10g，全蝎5～10g，青黛6g，蒲公英10g，板蓝根30g等。淋巴结肿大、肝肿大可配合软坚散结药物，如山慈菇、生牡蛎、浙贝母等。出现发热，可配合清热解毒药物，如石膏、地丁等。出现出血症状，可配合凉血止血的药物，如茜草、白茅根、生地黄炭、仙鹤草、三七粉等。

7. 白血病常用中成药

（1）抗肿瘤药

- 三氧化二砷注射液（As_2O_3）：成分及规格见肝癌。本品适用于急性早幼粒细胞白血病。治疗白血病的用法用量：成人每日1次，每次5～10mg（或按体表面积每次7mg/m²），用5%葡萄糖注射液或0.9%的氯化钠注射液500ml溶解稀释后静脉滴注3～4小时。4周为1个疗程，间歇1～2周，也可连续用药。勿将本品与其他药物混合使用。儿童每次0.16mg/kg，用法同上。亚砷酸注射液：每次5～10mg，加入5%葡萄糖注射液500ml中静脉滴注，每日1次，连用28日为1个疗程。治疗急性早幼粒细胞白血病。

三氧化二砷注射液治疗72例急性粒细胞白血病，其中初治30例，完全缓解（CR）率73.3%，有效率为90%；复发及难治42例，完全缓解（CR）率为52.3%，有效率为64.2%[39]。实验研究显示，能明显延长L1210白血病小鼠的生存期[40]。对HL-60细胞同时有诱导分化及诱导凋亡作用，大剂量时可抑制其增殖[41]。既可抑制NB4细胞增殖，又可诱导其凋亡[42]。三氧化二砷还能有效地诱导MOLT-4细胞凋亡[43]。刘欣等[44]将对照组患者于确诊APL当天开始同时使用As_2O_3及ATRA，其中ATRA45mg/（m^2·d），分3次口服，而As_2O_3注射液10ml加入0.9%盐水500ml中静脉滴注，1次/日，持续4～6小时，28日为1个疗程。治疗组在予上述双诱导的基础上加用中医药辨证论治，全部APL患者在化疗期间中医主要治以健脾和胃，降逆止呕，佐以益气养血为法，药用：半夏、厚朴、陈皮、竹茹、鸡内金、焦山楂、麦芽、党参、黄芪、当归、阿胶等。

● 蟾酥注射液：用法见肺癌。

● 复方黄黛片（白血康）：青黛、雄黄、太子参、丹参。清热解毒，益气生血。用于初治的急性早幼粒细胞白血病。每片重0.27g。口服。一次3～5片，一日3次，逐步加大剂量，到10日左右，达到30片/日，分3次服用，疗程最长不超过60日。适用于热毒炽盛型急性早幼粒细胞白血病。

是中国人民解放军第210医院黄世林在中医理论的指导下，积累多年的临床经验研制出的纯中药复方制剂。具有解毒清热、益气活血之功效，治疗急慢性白血病具有很好的疗效，尤其是急性早幼粒细胞白血病的完全缓解率可达95%以上。曾治疗急性早幼粒细胞白血病60例，60日内获完全缓解98.3%，无明显骨髓抑制，治疗中无严重感染及出血，无DIC发生。临床及实验研究表明该药有显著的杀白血病细胞作用，作用出现较快[45]。复方黄黛片对CML慢性期有治疗作用，缓解率可达85%，且与HU联合应用可以明显缩短疗程，其机制与诱导白血病细胞凋亡有关。君药雄黄的主要成分是砷剂（二硫化二砷），分子生物学研究表明，其具有明确的抗白血病效应，组方中将砷剂的药效明显强化，较单独或与两药联合应用的效果明显提高。陈竺等[46]利用雄黄、青黛、丹参的有效成分四硫化四砷、靛玉红和丹参酮ⅡA，用生物化学的方法，从分子水平阐明三药联合可显著增强由硫化砷引起的PML/RARα癌蛋白的降解，具有"祛邪"的作用。硫化砷发挥"君药"作用；丹参酮促进细胞分化，符合"臣药"特征；靛玉红抑制细胞周期，其作用强度略弱，较符合"佐药"性状。丹参酮与靛玉红都能增加负责运输硫化砷的蛋白的基因表达，促使硫化砷更多地进入细胞，都起到"使药"的作用。陈竺院士的研究成果充分地证明了中药配伍"君、臣、佐、使"是有科学基础的。谈到进一步的研究前景，陈竺院士指出："希望能够以砷剂这一成分简单清楚的中药作为研究范例，探索利用现代分子生物学的语言来描述复方协同治疗、以毒攻毒、祛邪扶正、辨证与辨病等中医药传统理论的内涵。"毕玲玲等[47, 48]应用该药治疗复发性急性早幼粒细胞白血病32例，每日3次，每次2～5片，4周为1个疗程，亦可连续应用，直至完全缓解。结果：完全缓解30例，有效2例，完全缓解率为94%。常晓慧等[49]应用复方黄黛片与化疗药物联合用于治疗CML急变，在观察的7例患者中，有着较好的完全缓解率与有效率，生存期与格列卫治疗相近。刘捷等[50]采用该药口服治疗难治性复发性急性早幼粒细胞白血病（APL）患者36例，对照组用常规化疗或全反式维A酸（ATRA）治疗。结果治疗组完全缓解率、部分缓解率及两组骨髓CD34+细胞bcl-2蛋白产物的阳性率和OD值的降低幅度均高于对照组。

- 青黄胶囊：青黛、雄黄、天葵子、黄芪、太子参、地黄、鳖甲、土鳖虫、莪术、三七、人工牛黄。清热解毒、化瘀散结、益气养阴。用于肝经热毒、瘀血阻滞、气阴两虚引起的低热、自汗、盗汗、消瘦等；急慢性白血病、骨髓纤维化、真性红细胞增多症、血小板增多症，见上述证候者。饭后30分钟用温开水送服。每粒装0.4g。一次3～5粒，一日3次，儿童酌减或遵医嘱。

- 抗白丹：每次4～8丸，每日3次。适用于瘀毒内盛型急性非淋巴细胞白血病。

- 六神丸：组方功效见鼻咽癌。每次10～30粒，每日3次。适用于瘀毒内盛型急性非淋巴细胞白血病。六神丸可延长急性白血病（L1210和L7212）小鼠的生存期[51]。刘秀文等[52]用六神丸并HOAP方案治疗急非淋23例，六神丸90～180粒/日，分3次服，CR80.96%，总缓解率为90.48%，较单用HOAP方案缓解率明显提高，六神丸不仅有抗白血病作用，还能预防和控制感染。唐由君等[53]用六神丸或加服益气养阴解毒或健脾补肾方药治疗275例完全缓解急性白血病（AL）患者，结果发现患者1年生存率均在80%以上，2年生存率为60%～75%，3年生存率为27.28%～66.04%。实验证实，六神丸可延长急性白血病（L1210和L7212）小鼠的生存期[51, 54, 55]。于志峰等[56]应用六神丸治疗微小残留白血病小鼠，发现该药具有清热解毒、化瘀止痛作用，大剂量可增加小鼠脾细胞凋亡的比例，并可延长微小残留白血病小鼠的生存期。

- 梅花点舌丹：用法见喉癌。戴锡孟等[57]研究表明，梅花点舌丹可恢复实验性L7212白血病小鼠多种细胞因子的分泌水平，从而提供恢复机体杀伤白血病细胞的可能性，并且该药又能提高实验性L7212白血病小鼠NK细胞的杀伤活性，从而表明梅花点舌丹既有一定的抗白血病作用，又能兼顾机体的免疫功能。

- 解毒维康片：每片重0.6g/片，口服，一次3片，一日3次。6～8周为1个疗程。维持治疗：完全缓解后，开始进行巩固治疗，连续用药12周（3个月）。之后每6个月用药1个疗程（4～6周），连续治疗3～5年。

- 蟾黄丸：蟾酥、雄黄、全蝎、蜈蚣、金钱草、白花蛇舌草、黄芪、党参、当归、红花、仙鹤草、茯苓、泽泻、补骨脂、甘草。马琳等[31]采用蟾黄丸进行维持治疗白血病，生存病例比单纯化疗生存时间长，且减少了心肌和肝肾功能的损害。

（2）辅助治疗药

- 贞芪扶正颗粒：用法见胃癌。适用于急性白血病化疗后骨髓抑制，表现为气阴两虚者。

- 健脾益肾冲剂：每次1～2小包，每日3次。适用于急性白血病化疗后骨髓抑制，表现为脾肾两虚者。

- 清开灵口服液：由胆酸、水牛角、珍珠母、栀子、板蓝根、金银花、黄芩组成。具有清热解毒，镇静安神。每次10～20ml，每日3次。用于急性白血病热毒炽盛神昏者。

- 川芎嗪注射液：用法见肾癌。防治与逆转白血病多药耐药。

- 参芪扶正注射液：用法见肺癌。能促进急性白血病患者体内的中性粒细胞恢复，降低患者化疗后感染率，改善患者的生活质量[58, 59]。

- 参麦注射液：用法见胃癌。多项研究表明，参麦注射液（系红参、麦冬提取物组成的注射液）可减轻AL化疗毒副反应、能减轻白血病蒽环类药物的化疗毒性，是一种安全、有效的化疗减毒增效药物[60-62]。

- 参附注射液：红参、附片（黑顺片）。辅料为聚山梨酯80。肌内注射：一次2～4ml，一日1～2次。静脉滴注：一次20～100ml，（用5%～10%葡萄糖注射液250～500ml稀释后使用）。静脉注射 一次5～20ml（用5%～10%葡萄糖注射液20ml稀释后使用）。或遵医嘱。万楚成等[63]观察化疗配合参附注射液治疗急性白血病，发现治疗后参附加化疗组较单纯化疗组外周血成熟中性粒细胞绝对值高，治疗后两组CD4、CD4/CD8均明显提高，但参附加化疗组提高更为明显。

8.其他治疗

（1）外治法[64]

左胁下积块，肿胀疼痛者，皮肤无破溃者可采用。①青黛末外敷：青黛研末，以醋调匀，外敷脾区。每日1次，连续用10～15日。②雄黄外敷：取雄黄研末，以醋调匀，外敷脾区。每日1次，连续用10～15日。

（2）针灸疗法

① 针灸辅助治疗微小残留白血病[65]：针灸作为辅助治疗手段在微小残留白血病的治疗上亦可选择应用。如急性白血病可取上星、曲池、合谷、阳陵泉、足三里、条口、脐周四穴、胸前六穴、背部六穴、毫针浅刺，泻法，头三日1次，以后隔日1次。化疗后白细胞、血小板降低者，可取大椎、足三里、血海、关元，缓慢进针，以得气为度，每日1～2次。化疗后恶心呕吐者，可取膈腧、脾腧、足三里、内关，毫针平补平泄法，每日1次，直至症状消失。热盛出血者，可取合谷、上星，毫针刺，泻法，每日1次。久病体差纳呆者，针刺足三里、关元、三阴交；消化道出血者，加刺脾俞；发热者针刺曲池、合谷、大椎穴以通络泄热。

② 雷火灸：吴顺杰等[66]在化疗基础上用雷火灸（由艾叶、柏树茎组成，取穴：肾俞、神阙、关元、足三里）配合温阳方（附子20g，桂枝15g，淫羊藿15g，枸杞子25g，补骨脂25g，巴戟天25g，熟地黄30g）治疗老年白血病30例，对照组采用减量的化疗方案（总有效率63.33%），治疗组在减量化疗的基础上给予雷火灸配合温阳方，总有效率为86.67%，两组总有效率差异显著，提示雷火灸配合温阳方治疗老年急性白血病可提高化疗效果，改善患者的生存质量，减轻化疗的不良反应。

9.并发症处理

（1）感染、发热

发热是急性白血病常见并发症，因其有阴血损伤，但见发热，则不宜纯用汗、清、泻诸法，惟用和解之法，能扶正祛邪，散热解毒。苏凤哲在临证中使用小柴胡汤加减治愈急性白血病高热多例。方中柴胡轻清升散，既可疏散表热，又可疏散半表半里之邪，专治寒热往来，其透泄之功又可解肝胆郁热、退虚热、清痰热、散热毒郁结，是治疗白血病高热的首选药物。该药用量一般为30～100g才能达到作用。恐其辛散劫阴，多配太子参、女贞子等。小柴胡汤中黄芩苦寒清热、泻火解毒，起协同作用。他药配伍，根据临床辨证酌情选用。如有肺热配金荞麦、鱼腥草；胃热配生石膏、知母、焦栀子；肝热配茵陈、龙胆草；肛门湿热配滑石、苦参、槐花、生地榆；瘀血癥瘕配预知子、鳖甲、桃仁、红花。临床辨证应掌握小柴胡汤适应证，如寒战高热、口苦胁胀、默默不欲饮食等，并根据其他兼证，精当选药，可收到满意的退热效果[67]。安阳中医院[68]对47例白血病高热烦躁、面红、烦渴尿赤、斑疹吐衄等气营两燔的患者使用清营汤、安宫牛黄丸加减，有较好的退热效果。陈三军等用新癀片（九节茶、三七、牛黄等）辅助治疗急性白血病（AL）合并感染发热患者60例，取得了显著疗效[69]。如出现面目俱赤，语声重浊，呼吸俱粗，大便闭，小便涩，舌苔老黄，甚则黑有芒刺，但恶热，不恶寒，日晡益甚，传至中焦，阳明温病也。清解热毒之邪，力保大便通畅，务使邪有出路，常用白花蛇舌草、蒲公英、瓜蒌、大黄、枳壳、贝母等药清解通腑，若有咽干口燥出现则必以清热通下之法，意在"急下存阴"，邪不内结，气血方可通调[70]。霉菌感染者，可用黄连解毒汤合白虎汤，如张海莲等[71]用黄连解毒汤合白虎汤为主治疗AL合并霉菌感染21例，结果痊愈20例（95.2%），无效1例（4.8%）。

对于恶性血液病发热，奚肇庆[72]以温病热毒理论治之。他认为，温邪具有阳热属性，提出"温者清之"的原则，提出卫分、气分阶段时即用清气泄热、凉营透邪并重的治法，即早期可用清热解毒，直折伏遏之温毒，抑制病源，以截断或缩短病程，阻截传变。如常用银花、连翘、生知母、生石膏、牡丹皮、玄参、板蓝根、升麻、鸭跖草等，截断营血病情的变化。选方用药则自拟清解凉血方，以经方羌蓝石膏汤合犀角地黄汤加减组方，并根据临证加减，同时配合现代医学抗感染药物以治疗。方中常以金银花、羌活清热解毒透表，使热毒之邪从表而解；石膏、知母取"白虎汤"之义，石膏辛甘大寒，以制阳明（气分）内盛之热；知母苦寒质润，一以助石膏清肺胃热，一以借苦寒润燥以滋阴。水牛角清热凉血，生地黄、玄参协同水牛角以清血分热毒并凉血止血；赤芍清营凉血，牡丹皮清热凉血散瘀，白花蛇舌草、黄芩、板蓝根清解热毒，生地黄养阴清热，地骨皮清虚热。同时顾及"存得一分津液，便有一分生机"的原则，以甘寒药物予清养阴液，如沙参麦冬汤、石斛、地骨皮、枇杷叶等物，或又复入益气之品，如西洋参、太子参、白术等，存津液、益津气，以存生机。总之对于恶性血液病发热的治疗，以"清热解毒"法贯穿于治疗始终，并随证佐以"养阴生津""凉血止血"之法。

李金梅等[73]采用切开引流及中药坐浴治疗急性早幼粒细胞白血病化疗后肛周脓肿32例，治疗组予中药煎剂大黄、白及、槐花、苍术、枯矾、苦参、银花等坐浴，对照组予切开引流。结果治疗组治愈16例，治愈率100%。对照组16例，治愈12例，好转4例，治愈率为75%，差异有统计学意义。

（2）出血

姚宇红[74]认为，白血病出血证治比较复杂，临床上以气血津液辨证论治为主。一者血热，邪热炽盛、迫血妄行，主要症状为突然出血，量多如涌，血色鲜红，身有热象。治宜清热凉血止血。方用犀角地黄汤合十灰散加减；二者虚热，阴虚火旺，虚火灼经，主要症状为低热，出血较轻，量少鲜红。治宜滋阴降火，方用知柏地黄汤、清骨散加减；三者气虚，气虚不摄，血无所归而出血，症见出血渐起，血量不多，血色淡红，气短乏力，出汗较弱，治宜益气摄血，方用补中益气汤加减；四者瘀血，瘀血留滞使血不归经，症见出血渐起或骤起，出血广泛，血色紫暗或有凝块、皮肤紫癜，舌质紫暗或有瘀斑，治宜活血止血。方用桃红四物汤合失笑散加减。出血辨证施治在药物选用上还可以结合出血部位选药。上部出血常加牛膝、沉香以引血下行；下部出血常加升麻、柴胡升提止血；咯血、鼻衄加黄芩炭、白及；呕血或齿衄选用生石膏、黄连；便血加地榆炭、侧柏炭；尿血加大蓟、小蓟、白茅根；月经过多加椿根皮、海螵蛸、锻龙骨、煅牡蛎等。苏凤哲[67]认为，急性白血病热毒内蕴骨髓，迫血妄行，可致出血诸证；邪毒内侵骨髓，耗伤阴血，正气衰败或化疗药耗伤气血，亦可导致各种出血。出血证的中医治疗以解毒凉血止血、益气养阴为法。常用药物：羚羊角、水牛角、牛黄、半枝莲、白花蛇舌草、茜草、紫珠草、仙鹤草、紫草根、白茅根、羊蹄根、卷柏、花生衣、侧柏炭、地榆炭、棕榈炭、大黄炭、三七粉、太子参、黄芪、女贞子、墨旱莲等。为便于服用，出血不明显者，亦可用大蓟、小蓟、白茅根、卷柏等代茶饮用。

（3）其他

贫血多与邪毒损髓、肾精亏耗有关，治疗用药必然需要填补肾精，鼓舞阳气。骨髓三系极度低下，在其无明显感染，出血等发生时，使用扶正为主，兼顾祛邪，药用桑寄生、杜仲、菟丝子、淫羊藿、鹿衔草等补肾助阳。临床观察表明，补肾益精药在纠正贫血的同时，能够明显减少感染及出血的发生概率[70]。重度贫血常继发于严重的骨髓抑制及脏器出血所致，如不及时治疗可导致重要脏器功能衰竭而死亡。治宜益气健脾、补血养血。方以归脾汤加减。若食少便溏，脾胃较弱者，当归宜炒，木香宜煨，并可加茯苓、薏苡仁、泽泻、砂仁等健脾和胃；形寒肢冷，腹中隐痛，可加桂枝、干姜温中助阳；血虚甚者可加熟地黄、阿胶、紫河车，并重用人参、黄芪[74]。

杨淑莲等[75]用大剂量复方丹参注射液治疗急性并发DIC 24例，痊愈19例，显效3例，无效2例，总有效率为91.67%。

10. 白血病中医名家经验

（1）黄振翘治疗急性白血病经验[76]

扶正祛邪贯穿治疗全过程，并谨守邪衰宜补，邪实当清法则。正虚邪微，宜以养气化精而制微火，正虚邪甚，宜养精化气而折其邪火。由于气阴亏虚、邪热内伏，治宜补益精气，清其伏热，选用三才封髓丹（天冬、熟地黄、人参、黄柏、砂仁、甘草）为主方。若偏气虚者，治宜健脾调中，制其微火，合用异功散加黄芪汤（黄芪、茯苓、生地黄、芍药、当归、人参、甘草），方中人参改用太子参；若偏阴虚为主者，治宜补肾滋阴，以精化气，合用六味地黄丸或大补阴丸；若偏伏热动血者，合《证治准绳》犀角地黄汤（犀角、生地黄、黄连、黄芩、大黄）凉血清热，方中犀角用水牛角代；若气火热盛夹湿，合用玉女煎、黄连解毒汤或蒿芩清胆汤；若湿毒热伏，则清热利湿，用四苓散加半枝莲、土茯苓、蛇莓、苦参之类苦泄清利，配合含牛黄、雄黄成分的安宫牛黄丸，清热解毒。治疗时宜注意：调脾益气与滋阴补肾应有所侧重；凉血清热，宜兼护真阴；苦泄清利宜兼调脾胃，这样可使邪祛正安，则疾病缓解。

案例： 急性单核细胞白血病1例：女，17岁，1997午9月15日初诊发热，淋巴结肿大2个月，骨骼疼痛，骨髓原单核细胞80%，化疗1个疗程后，来我院中医治疗。患者面色萎黄，时有咳嗽，腰膝酸软，盗汗乏力，舌淡红，苔中黄腻边白，脉弦滑数。血白细胞、血小板低，单核细胞占18%。证属禀赋不足，脾肾亏虚，虽有伏热，但病邪不甚。治宜先清热化痰，益气养阴，予二陈汤为基本方加味。药用：法半夏12g，茯苓15g，陈皮10g，北沙参15g，太子参15g，前胡15g，桔梗5g，杏仁12g，浙贝母12g，黄芩15g，水煎服，每日2次。治疗后热退，咳除，胃热，手心热，苔黄腻，脉细数，血白细胞、血小板升至正常。正气先伤，气不化精，阴精亏虚，内有伏邪，脾虚生痰生湿，痰湿留于肢节，并由脾及肾。治以祛风痰散血瘀，扶正调脾肾，用蒿芩清胆汤合三才封髓丹为基本方。药用：青蒿12g，黄芩30g，陈皮12g，法半夏15g，茯苓15g，太子参15g，生地黄20g，炒黄柏15g，砂仁6g，沙参15g，生黄芪30g，生甘草、炙甘草各10g，蛇莓30g，半枝莲30g，苦参15g，猪苓30g，汉防己15g，炒枳壳10g，生白术15g，木香5g，沉香1.5g，蜈蚣3条，生牡蛎30g，浙贝母20g，制天南星15g，莪术15g，大枣15g；另用安宫牛黄丸1/3粒。治疗后骨髓原始单核未见，幼稚单核细胞占0.5%。巩固治疗5年，一直保持骨髓完全缓解，生存6年余，情况良好。

急性早幼粒白血病1例：男，52岁。1998年6月初诊。发热皮肤紫癜，血白细胞16×10⁹/L，血小板25×10⁹/L，予维A酸、柔红霉素等治疗后，取得完全缓解，以化疗巩固治疗，6月后来我院中医治疗。当时腰酸乏力，头晕，口苦，便血，纳差，舌红而干、苔薄黄中裂，脉沉细。清气已亏，血分热盛。治拟健脾养阴，兼以凉血清热，方用三才封髓丹合（《证治准绳》）犀角地黄汤加青黛、雄黄、蛇莓、白花蛇舌等。药用：太子参15g，麦冬15g，黄柏15g，炒白术10g，生黄芩30g，水牛角30g，牡丹15g，青黛12g，茜草30g，黄连6g，陈皮10g，半枝莲30g，生地黄30g，白花蛇舌草30g，山豆根15g，蛇莓30g，田基黄

30g，苦参30g，水煎服，每日2次；另用安宫牛黄丸1/3粒，每日1次，治疗过程中，出现发热、咳嗽、咽痛，治以扶正祛邪，疏解表邪，清泄里热，则邪祛正安；出现腹痛便泄，泛恶，肝木克土，脾虚生湿，治以扶脾抑肝，清化湿毒，但药不可过燥，当兼顾肾阴。后期巩固治疗以益气养阴，清解湿毒伏热。药用：生黄芪15g，太子参15g，麦冬15g，黄柏15g，炒白术10g，生黄芩15g，陈皮10g，半枝莲30g，生地黄30g，白花蛇舌草30g，山豆根15g，蛇莓30g，田基黄30g，苦参30g等。患者治疗后，染色体转阴，持续缓解生存6年余。

（2）唐由君治疗急性白血病经验[3，77，78]

唐由君治疗急性白血病的主要方法如下。①清热解毒法：适用于AL治疗的全过程。患者临床症状为口干口苦，口腔或舌有溃疡，大便偏干，小便黄。舌质偏红，舌苔黄，脉细数。治用清热解毒方。药用：生地黄、牡丹皮、石膏、知母、连翘、小蓟、蒲公英、青黛、雄黄。②软坚散结法：适用于AL部分缓解后。患者临床症状仍有肝大、脾大、淋巴结肿大或有其他部位的浸润（如皮肤、睾丸等）。治用软坚散结消癥方。药用：夏枯草、土贝母、白花蛇舌草、连翘、黄药子、瓜蒌、丹参、红花、枳实。③活血化瘀法：适用于AL部分缓解后，患者临床症状仍有肝脾大，胸骨压痛，舌质瘀暗或有瘀斑，脉涩滞等，治用血府逐瘀汤加减。药用：桃仁、红花、丹参、赤芍、莪术、枳实、鳖甲、白花蛇舌草、蜈蚣、僵蚕、猪苓。④益气养阴法：适用于AL治疗的全过程。患者临床症状有自汗，盗汗，乏力，心烦，手足心热，易于感冒，舌质淡或偏红，舌苔黄或少苔，脉细弱。治用益气养阴方。药用：西洋参、黄芪、当归、白术、枸杞子、白花蛇舌草、蒲公英、知母、连翘、鳖甲。⑤补气养血法：适用于AL完全缓解或部分缓解后，患者临床症状有气血未充之象，表现为乏力，心悸，自汗，面色无华，舌质淡、舌苔黄白或黄，脉细弱。治用补气养血方（经验方）药用：黄芪、当归、熟地黄、生地黄、白芍、枸杞子、阿胶、党参、何首乌、墨旱莲、砂仁、白花蛇舌草。⑥健脾补肾法，适用AL完全缓解或部分缓解后（或诱导缓解期）。患者临床症状有乏力，腰酸软，纳呆，精神欠佳，舌质淡或偏红，舌苔黄或薄黄，脉细弱或沉细。治用健脾补肾方。药用：黄芪、党参、白术、枸杞子、知母、黄精、麦冬、白花蛇舌草、葛根、小蓟、升麻[77]。其[78]用中药复方与化疗相结合的方法治疗700余例白血病者，酌情配服六神丸、犀黄丸、紫金锭、人参健脾丸、六味地黄丸，结果存活5年以上者13例，其中5例存活期在10年以上，1例已健康存活22年。

（3）傅汝林治疗白血病经验[79]

① 清热解毒、养阴祛湿法治疗急性白血病

傅汝林治疗急性白血病按温病之卫气营血辨证。初起见恶寒发热，咽喉疼痛不适，头身疼痛或咳嗽等，继之邪渐入里，火热燔灼则见发热不退，逐渐呈现高热或壮热不退；邪热深入营血则耗血动血而见皮肤紫斑，齿衄、鼻衄，甚至脑出血，扰乱神明则神志昏迷或昏聩。临床常以白虎汤、犀角地黄汤、清瘟败毒饮等化裁。清热解毒贯穿急性白血病之始终，邪在卫分、气分也常合用清热解毒之品，如黄连、黄芩、半枝莲、白花蛇舌草、七叶莲等药。但急性白血病患者邪在卫、气分常为时短暂，很快出现动血表现。阴液耗伤是急性白血病的重要病理之一。阴液是抵抗温热邪毒的主要力量，顾护阴液非常重要，所谓"存得一分津液，便有一分生机"。急性白血病多湿，尤其化疗后正虚邪实，热毒、湿邪为患，挟湿现象明显，如湿邪与温热毒邪相合形成胶结之势，如油入面，使邪毒缠绵，难以祛除，故临证当注意祛湿。

案例：陈某某，女，33岁。2009年4月21日就诊。患者于10个月前无明显诱因出现乏力肢软，精神萎靡，牙龈、皮下出血，于当地医院查血常规：HGB 62g/L，按贫血治疗无效，继之高热不退（体温38.5～40℃），转诊于贵州省人民医院查骨髓象：原始粒细胞

64%，成熟淋巴细胞12.5%，中幼红细胞6%，晚幼红细胞7%，早幼粒细胞2%，诊断为急性非淋巴细胞白血病（M2a型；ANLL-M2a），住院经化疗、输血等对症处理后完全缓解出院。后患者未坚持治疗，3日前，无明显诱因上症复发，体温38～39℃，就诊于我院，症见：肢软乏力，头晕耳鸣，皮下瘀斑，发热，不恶寒，无汗，倦怠思卧，面色苍白，唇甲色淡，纳差食少，小便黄，舌淡少津、苔薄，脉细数，傅汝林诊其脉症，诊断为温病，瘟毒内陷，伤及精髓，气营燔灼，治疗当以清热解毒，凉血化瘀为主，方选白虎汤合犀角地黄汤化裁如下：生石膏30g，知母15g，黄芩10g，黄连6g，玄参12g，麦冬12g，玉竹12g，水牛角粉30g（先煎），生地黄15g，茯苓30g，蒲公英30g，连翘10g，牡丹皮10g，泽泻15g。经服上方10余剂后，诸症缓解。据病情加减以健脾除湿，清热解毒收功，复查各项指标渐趋正常。

② 滋补肝肾、清热解毒法治疗慢性白血病

傅汝林在慢性白血病的治疗中多采用中西医结合治疗。中医治疗该病常常从肝肾阴虚，热毒内盛挟瘀血辨证论治，治疗上强调滋补肝肾，同时清热解毒、活血化瘀，善用山茱萸、墨旱莲、女贞子、枸杞子、杜仲、巴戟天以滋补肝肾；清热解毒善用半枝莲、白花蛇舌草、紫花地丁、玄参、连翘、莪术、独角莲，尤其推崇青黛与雄黄合用；活血化瘀用莪术、红花、桃仁、赤芍等。对于慢粒的脾大，热毒较盛的患者，用经验方白消安（青黛、雄黄、狼毒三等分打粉吞服）取得极满意疗效。指出中药靛玉红为青黛提取物，作用类似于羟基脲及白消安，但作用较弱，需要用量大，并有消化道反应副作用，如呕吐、腹泻等；雄黄主要成分为氧化砷，入煎剂可促进白血病细胞的凋亡而达到缓解白血病的作用。慢性粒细胞性白血病慢性期或病情缓解期服用雄黄，不仅可以减少化疗药物羟基脲用量，还可延长患者生存期。

案例：戴某某，男性，29岁。1个月前发现左上腹包块、疼痛，经查发现脾大平脐，骨髓细胞学检查确诊为"慢性粒细胞性白血病"，服用羟基脲，并肌内注射干扰素后稍有缓解，感乏力肢软。复查血常规示：HB 131g/L，WBC 3.3×10^9/L，早幼粒细胞2%，中幼粒细胞21%，单核细胞7%，PLT 120×10^9/L，舌红少苔，脉细数。证属：肝肾阴虚，热毒瘀血内盛。治以滋补肝肾，清热解毒，活血化瘀。拟方如下：生地黄30g，白芍30g，牡丹皮30g，枸杞子12g，山茱萸10g，墨旱莲30g，白花蛇舌草30g，半枝莲15g，青蒿10g，蒲公英15g，大青叶6g，鳖甲12g（先煎），生甘草6g。5剂，水煎内服。二诊：服上方后时有腹痛，便溏，羟基脲减为隔日一片，复查血常规示：HB117g/L，WBC 4.2×10^9/L，中幼粒细胞1%，PLT 182×10^9/L，舌嫩红，苔白，脉细数。左胁下胀痛，查脾大平脐，辨治同前，拟上方加减如下：生地黄30g，白芍30g，郁金12g，枸杞子15g，莪术12g，墨旱莲30g，白花蛇舌草30g，半枝莲15g，雄黄1g，蒲公英15g，青蒿10g，鳖甲15g（先煎），青黛6g（布包煎），红花6g，生甘草6g。上方加减治疗约20剂后病情渐稳定，仍乏力肢软，纳差食少，脾脏较前明显缩小，无压痛，面色如常，舌红少苔，脉细数。辨治如前，上方加减如下：枸杞子15g，生地黄12g，牡丹皮12g，白芍15g，墨旱莲30g，女贞子12g，黄精12g，白花蛇舌草30g，半枝莲15g，青蒿8g，鳖甲12g（先煎），红花5g，莪术12g，独角莲10g，蒲公英12g，甘草6g。患者前后共服上方30余剂诸症平稳，无腹痛，纳增，精神明显好转，血常规未发现幼稚细胞，已停服羟基脲，中药拟上方加减进服20余剂后，以益气扶正兼清热解毒收功。

（4）罗秀素治疗急性白血病经验[80]

罗秀素将急性白血病主要分为瘟毒内蕴、痰湿瘀阻及正虚三证辨治。①瘟毒内蕴证：患者多壮热（高热），骨痛，出血，舌红或绛，苔黄或灰，脉弦或数。治法：清热解毒，凉血止血。药用犀角（或水牛角）、生地黄、牡丹皮、赤芍、黄连、黄芩、黄柏、栀子、连翘、土大黄、仙鹤草、茜草、生甘草等。神昏者可鼻饲安宫牛黄丸。此类患者病情十分凶猛，且并发症、变证最多，往往一发病就需要急救。②痰湿瘀阻证：面色苍白，头昏头晕，身体一处或多处有痰核，腹部或可扪及坚硬肿块、推之不移，骨痛，舌质淡或紫，苔白腻或滑腻，脉细滑或涩。治疗应主要针对痰、瘀，并结合化疗。但化疗后，痰核肿块易再次肿大而使疾病复发，因此坚持长期中药治疗。③正虚证：主要症状为面色潮红或苍白，头昏，头晕，动则汗出，气短，心悸，盗汗，手足心灼热，舌质红或淡，苔薄或少苔，脉细数或沉细无力。罗秀素认为该证在临床上属疗效最好、完全缓解率最高、长期无病生存最多的一类。由于白血病的发病和"邪毒"密切相关，故在疾病各个阶段治疗上都应注重解毒抗癌。多用白花蛇舌草、半枝莲、猪殃殃、猫爪草、猫人参、三叶青、独角莲、南方红豆杉、蜈蚣、全蝎、野葡萄根、藤梨根、山慈菇、石见穿、龙葵、青龙衣（青核桃皮）、皂角刺等。

案例1：张某，女，55岁，门诊号为04745536。2008年1月因腋下肿块就诊于杭州某三甲医院，经检查确诊为急性髓细胞白血病（AML）M5型，经高三尖杉酯碱和阿糖胞苷（HA）方案化疗1个疗程后完全缓解，因经济不支，自动放弃进一步巩固化疗。同年2月来诊。见体胖，头昏乏力，面色苍白，舌紫暗，苔白腻，脉细。治法：化痰散结，活血化瘀。方拟补阳还五汤合桂枝茯苓丸加减：当归尾12g，地龙、川芎、桃仁各9g，赤芍12g，红花6g，黄芪30g，茯苓12g，桂枝4g，牡丹皮9g，炙甘草6g，制半夏、三棱各9g，玄参、白花蛇舌草、半枝莲、山慈菇各12g，三叶青6g。1周后复诊，自觉精神好转，纳、眠可、二便调。本方随症加减坚持服用2年余，期间复查血常规、生化全套、骨髓常规均正常。后患者因经济不支，分别在2011、2012、2013、2014年四次自行停服中药而导致髓外复发，每次均行一次HA方案联合化疗完全缓解后中药巩固治疗。2014年7月就诊时见面色萎黄，神疲乏力，舌紫暗，苔薄，略有裂痕，脉细。考虑患者久病致虚，治宜攻补兼施。改方六味地黄丸合消瘰丸加减：熟地黄、天冬、山茱萸各12g，白花蛇舌草、猫爪草、半枝莲各15g，三叶青12g，佛手片9g，石见穿15g，皂角刺、片姜黄各9g，生麦芽20g，猪殃殃15g，枸杞子12g，冬凌草20g，茯苓12g，元参15g，浙贝母20g，牡蛎30g，夏枯草、当归各12g。守方加减治疗1个月后再诊时见精神爽，纳、眠可，二便调。嘱其坚持常年中药巩固治疗，莫再自行停药，并及时行相关检查，争取长期带病生存。

案例2：梁某，男，59岁，门诊号为08156756。2013年2月因"咳嗽伴乏力1个月余"入住上海某三甲医院经检查确诊为急性淋巴细胞白血病，2013年2月6日骨髓报告示：急性淋巴细胞白血病（ALL）骨髓象，骨髓增生明显活跃，原始加幼稚淋巴细胞占76%。遂行一次VDCLP方案（长春新碱+柔红霉素+环磷酰胺+左旋门冬酰胺酶+泼尼松）化疗，化疗后骨髓检查提示：与前片相比，ALL-NR（未缓解）伴骨髓增生受抑，原始加幼稚淋巴细胞占56%。患者因不能耐受化疗副反应而来诊。见面色潮红，口干，咳嗽少痰，纳眠差，便偏溏，舌红紫、苔少、有裂痕，脉细数。治宜调补气阴，解毒抗癌。四物汤结合解毒抗癌之类中药加减：熟地黄、当归、白芍、鸡血藤各12g，山慈菇9g，独角莲6g，冬凌草、猫爪草、石见穿各15g，三叶青、鲜铁皮石斛各12g，白花蛇舌草、半枝莲各20g，片姜黄、佛手片各9g，猪殃殃、麦芽各15g，枇杷叶9g，炙百部12g，北沙参9g。1周后复诊，诸症均有好转，随症加减坚持服药。2014年1月再诊时见精神爽，面色有华，纳、眠佳，二便调，舌红，苔薄，有裂痕，脉细。骨髓复查提示：急淋大部分缓解骨髓象，幼稚淋巴细胞占3%。后随访未复发，生活质量良好。

（5）史哲新治疗白血病经验

案例：王某，男，58岁。2012年5月17日初诊。患者6年前出现双侧颈部淋巴结肿大，未行系统治疗，逐渐加重，外周血白细胞升高，半月前查颈部淋巴结活检示：B小细胞淋巴瘤；免疫表型CD3（-）、CD7（-）、CD5（+）、CD20（70%+）、CD23（+）、CD43（+）、

PAX-5（+）、K1-67（20%+）；查血常规：WBC 32.3×10⁹/L，LYM% 79.8%。西医暂予口服留可然每日2片治疗，但症状缓解不明显，淋巴结持续肿大，遂求治于中医。诊见：体倦乏力，自汗出，双侧淋巴结肿大，质韧，无疼痛，移动度良好，双下肢酸软无力，口干，咽痒，纳可，小便可，大便不成形。舌淡红，苔白腻，脉弦。中医诊断为虚劳、痰核，根据患者症状辨证为脾虚湿盛，湿聚成痰。处方：金银花15g，连翘15g，蒲公英15g，败酱草15g，白花蛇舌草30g，山慈菇15g，半枝莲15g，半边莲15g，猫爪草30g，陈皮10g，半夏10g，茯苓15g，鸡内金15g，首乌藤15g，扁豆15g，佩兰15g，荷叶15g，天花粉10g。配以中成药化核丸（蜈蚣、土贝母、土鳖虫、黄连、穿山甲、全蝎、僵蚕、地龙、五灵脂、三棱、莪术，每袋重3g。服法，每次各服1袋，每日2次，白开水送服，每30天为1个疗程）、化坚丸（生地黄、川芎、白芍、川楝子、当归、丹参、牡蛎、夏枯草等，用量同化核丸）治疗。暂继予口服留可然化疗药治疗。2012年6月2日复诊，体力明显改善，两颌下淋巴结明显减小，夜晚时有干咳，咽痒较前减轻，偶有胸闷憋气，舌淡暗苔薄黄，脉弦细。查血常规WBC 18.5×10⁹/L，HGB 147g，PLT 225×10¹²/L。原方加沙参、麦冬，中成药治疗如前，留可然减至每日1.5片。后于上方基础上根据患者病情变化对症调理一个半月后，停止中成药，西药留可然减量至每日1片。2012年7月14日再诊，诊见：体倦乏力好转，两颌下淋巴结已无明显肿大，仍时有汗出，双下肢酸软较前好转，病情平稳。查：血常规WBC 9.4×10⁹/L，HGB 143g，PLT 201×10¹²/L。

讨论：小淋巴细胞淋巴瘤/慢性淋巴细胞白血病肿瘤细胞为单克隆的B淋巴细胞，早期西药干预治疗并不能延长生存期，反而增加第二肿瘤的发生率[81]。本病属于本虚标实，患者脾气亏虚，脾虚易生湿，加之热毒侵犯骨髓，热加于湿，灼津为痰，聚于经络，化为痰核。采用清热解毒、健脾化湿、化痰散结的大法，方中金银花、连翘、蒲公英、败酱草清热解毒为主，辅以白花蛇舌草、山慈菇、半枝莲、半边莲、猫爪草散结通络，加之陈皮、半夏、茯苓、鸡内金健脾消积，扶助正气，防止清热解毒药物寒凉之性损伤脾胃之气；扁豆、荷叶、佩兰芳香化湿，另辅以单味天花粉清热生津，使津液正常布散，润泽机体，缓解咽喉干痒症状，疗效明显[82]。

（6）叶品良治疗小儿白血病经验[83]

叶品良认为，治疗白血病要把握化疗的"度"，骨髓象连续数次检测正常，可不必再化疗，而坚持服中药调治，随时复查血象即可。过度化疗无益反有害，除有较强的毒性和副作用外，还会引起骨髓抑制、正常粒细胞数量减少而合并感染。根据中医学"留人治病"的理念，治疗主要是整体调节、改善造血机制，从而改善患者症状，提高抗病能力。化疗期间，治以扶助正气，减轻化疗药物的毒副作用，使患者能安全度过化疗期为目的。化疗后患者常精气大伤，全血细胞均明显减少，多从益气补肾论治，治以补肾、健脾、调肝为大法。据此，叶品良自拟基本方治疗，处方：鹿角胶（烊化）、龟甲胶（烊化）、柴胡、白芍、桂枝、枳实、桔梗各10g，红参、熟附子（先煎）各30g，熟地黄24g，白术、山茱萸各15g，牡丹皮、泽泻、茯苓各9g，炙甘草12g，焦三仙各5g。化疗出现食欲减退、恶心、呕吐，加鸡内金、砂仁、陈皮等保护胃气；感染酌选金银花、连翘、黄芩、滑石、玄参、生地黄、水牛角、车前草等；神昏谵语者用安宫牛黄丸。出血如血热引起者，宜加清热凉血止血药，选用生地黄、赤芍、牡丹皮、紫草等；瘀血出血者，宜选加化瘀止血药，如三七、白及、血余炭、益母草、蒲黄；气不摄血者，加补气摄血药，选用人参、黄芪、阿胶；如鼻、齿等出血，可用云南白药外敷。

案例：李某，男，7岁，2006年10月14日初诊。患儿因发热于9月4日赴某医院诊治，经实验室检查诊断为急性单核细胞性白血病。后转某医院进行化疗，前后共3次（具体用药不详）。复查骨髓象示：急性单核细胞性白血病缓解。外周血检查：WBC $5×10^9$/L，HGB 122g/L，PLC $245×10^9$/L。化疗后副作用明显，因发热、头痛、呕吐3日，来本院门诊治疗。体格检查：T 39℃，P 90次/分，R 27次/分，BP 110/92mmHg。诊见：贫血貌，浅表淋巴结肿大，胸骨压痛明显，舌淡红、苔薄，脉细数。实验室检查：骨髓象异常。证属气虚发热，治宜益气滋阴清热。方用肾气丸、六君子汤、四逆散合方加减。处方：熟地黄24g，红参、白术、白芍、山茱萸各15g，牡丹皮、泽泻、茯苓各9g，柴胡、升麻、陈皮、枳实、半夏、砂仁（后下）各10g，炙甘草12g，焦三仙各5g。每日1剂，水煎服。服2剂，诸症减轻，继续以前法治疗。处方：鹿角胶（烊化）、龟甲胶（烊化）、柴胡、白芍、桂枝、枳实、桔梗、鸡内金各10g，红参、熟附子（先煎）各30g，熟地黄24g，白术、山药、山茱萸、牡丹皮、泽泻、茯苓各9g，炙甘草、半夏各12g，焦三仙各5g。每日1剂，水煎服。服5剂复诊：诸症减轻，原方略加减继服，1月后复查外周血象无异常。此后仍坚持以中医辨证治疗，服药一段时间后，诸症改善，精神状态好，已回学校上学。每月检查外周血象1次，指标平稳，基本达到临床缓解。

（7）尤建良治疗急性白血病经验[84]

尤建良认为，本病的临证应以扶正与祛邪相结合、辨病与辨证相结合、中医与西医相结合为三大原则。①扶正与祛邪相结合。根据急性白血病的病机特点，急则祛邪，缓则扶正；扶正以治虚，祛邪则治实。病急者当清瘟解毒，常用犀角地黄汤、清营汤加减，药如水牛角、牡丹皮、玄参、生地黄、大青叶、栀子、白茅根、白花蛇舌草等；病缓者则予以扶正固本，如八珍汤、扶正和胃方等加减，药如党参、白术、茯苓、麦冬、五味子、熟地黄、当归、白芍、女贞子等。②辨病与辨证相结合。治疗同时要兼顾异常细胞浸润的危害，必须讲究"解毒"。常用的解毒中药有半边莲、白花蛇舌草、浙贝母、防己、龙葵、苦参、土茯苓、大青叶、板蓝根、茜草、紫草等。感染性发热者可加用清热解毒类中药如黄芩、金银花、大青叶、板蓝根等；血小板减少致出血者可加入仙鹤草、墨旱莲、卷柏等；口腔、咽喉糜烂者可予六神丸；因肝胆实火致头痛面赤、胸胁胀痛、便秘尿赤等，可予当归龙荟丸。③中医与西医相结合。除早幼粒细胞性白血病外，其他类型急性白血病初发者均以化疗为主，中药为辅，尽可能在短期内获得完全缓解。临床多见恶心、呕吐，食欲缺乏，倦怠乏力等症状，可予自制扶正和胃合剂顾护胃气，减轻上述不良反应。多数患者于化疗期间出现骨髓抑制，外周血象下降，可予中药益气养血，补益肝肾，常用药物有黄芪、当归、鸡血藤、淫羊藿、熟地黄、山药、山茱萸等。

案例：患者，男，18岁，因确诊"急性淋巴细胞白血病5日"于2011年5月20日初诊。2011年5月15日因发热1周至无锡市人民医院就诊，血常规示：白细胞（WBC）$2.2×10^9$/L、分类中幼稚细胞90%、血红蛋白（Hb）89g/L、血小板（PLT）$88×10^9$/L，骨髓穿刺示增生极度活跃，原始+幼稚淋巴细胞占88%，过氧化酶染色（POX）阴性，诊断为"急性淋巴细胞白血病"，症见：壮热口渴，颌下瘰疬，皮肤紫斑，时有神昏，大便干燥，小便黄赤，舌质红，苔黄干燥，脉滑数。中医辨证属邪毒内发，宜先行治标，治以清热解毒凉血化痰法，选用犀角地黄汤加减。方药：水牛角30g，生地黄30g，牡丹皮15g，丹参15g，赤芍15g，大青叶30g，栀子10g，白花蛇舌草30g，浙贝母15g，生牡蛎30g（先煎），夏枯草20g，生地黄30g，生甘草5g。上方加水适量煎煮至400ml，每次200ml温服，每日2次。服用7剂。5月27日。二诊：服用上药后热已退，现感乏力，面色萎黄，颌下瘰疬同前，舌红少苔，脉细数。拟标本兼治，治以益气养阴，清热解毒，软坚散结法，选用生脉散加减。方药：党参10g，麦冬10g，五味子5g，白术10g，茯苓15g，当归10g，川芎10g，生地黄15g，白芍10g，玄参15g，大青叶30g，连翘10g，浙贝母15g，夏枯草20g，生甘草5g，用法同前，连续服用3个月。期间并予改良VDCP方案多程化疗。化疗期间未出现明显毒副反应。临床症状完全消失，复查骨髓：白血病得到缓解；外周血象示：WBC 4.5×10⁹/L，分类未见幼稚细胞，Hb 112g/L，PLT 128×10⁹/L，此后长期服用扶正和胃方扶正固本，间断服用清热解毒汤剂。

（8）周永明治疗急性白血病经验[70, 85]

① 化疗前期：此期患者高热、出血等邪实情况常比较明显，周永明指出这实质上是本虚（即脾肾亏虚）基础上的标实（热毒炽盛、邪热伤血等），因为患者常常伴有头昏目眩、四肢无力、腰膝酸软等贫血及正虚症状，此时不宜大剂量清热泻火中药苦寒直折，临证中应在清热泻火的同时，加用益气养阴等扶正药物。常用健脾补肾解毒方为基本方加减应用，药用太子参、炒牡丹皮、制半夏、生白芍、生白术、生地黄、女贞子、黄连、炒黄柏、栀子、黄芩、白花蛇舌草、蛇莓、木馒头等。②化疗期：可在化疗同时加用中药起到增效减毒的作用。患者出现恶心、呕吐、食欲下降、腹泻、头晕乏力、烦躁等毒副作用，为脾胃亏虚、中焦失运，常选用黄连温胆汤加减以健运脾胃、增效减毒，药用黄连、吴萸、制半夏、陈皮、茯苓、白术、生地黄、薏苡仁、白豆蔻、炒枳壳、白花蛇舌草等；伴有乏力、盗汗等气阴两虚者可酌加太子参、南沙参、玉竹等；伴自汗出、纳呆等脾虚者加黄芪、谷麦芽、大枣、生山楂等。此期用药应减少前期之清热解毒抗肿瘤的药物，一般只用白花蛇舌草、半枝莲等一二味，且剂量减轻，少用之既可防止与化疗药协同伤及人体正气，又可增加化疗药的疗效及机体对化疗药的敏感性。③化疗后期：化疗后期往往是邪衰正虚，元气、胃气、津液、精血均有损伤，治疗应以扶正培本为主，但不可骤进温补之剂，以免助火生热、留寇闭门，使已控制的热毒之邪"死灰复燃"，常选健脾补肾中药扶正固本为主，少佐清热解毒之品以驱除残留之邪毒。药用太子参、生白芍、生白术、制半夏、炒黄柏、山药、桑寄生、杜仲、玉竹、白豆蔻、茯苓、蒲公英、白花蛇舌草等。如预防发热感染加连翘、荆芥等，已发热者可辨证选用白虎汤、青蒿鳖甲汤等加减，预防出血加仙鹤草、茜草、景天三七等，有出血症状者可用犀角地黄汤、清营汤、泻心汤等辨证加减，治疗失眠加酸枣仁、龙骨等，纳差加谷芽、麦芽、生山楂等。

案例1：陈某某，女，47岁，2004年10月15日初诊，患者于2003年7月因反复咽痛、发热、骨骼酸痛至某三甲医院就诊。骨髓穿刺示：原始单核细胞占60%，明确诊断为急性单核细胞白血病（M5），开始行IA、中剂量Arc-C等方案化疗三次均未达完全缓解（CR），仅第四次化疗达CR，先后化疗十余次，但病情出现反复，近检骨穿提示原始细胞78%，临床症状较重，医院断定患者生存期不超过半年。症见：头晕乏力，面色萎黄，低热，盗汗，全身骨骼疼痛，咽痛咽痒，时有咳嗽，皮肤瘀点瘀斑，纳、眠较差，大便溏薄，日行2次，小便尚调。舌质淡红，苔薄，脉细数。血WBC：2.51×10⁹/L，Hb：65g/L，PLT：52×10⁹/L，中性粒细胞（NC）0.6×10⁹/L、原始细胞占21%。辨证属化疗后期正气大伤，气阴两虚、邪毒残留，虽有伏热但属虚中夹实，以虚为主，治宜益气养阴扶助正气为主、少佐清解邪毒以荡涤余邪为辅，予四君子汤合黄连解毒汤为基本方加味。药用太子参20g，白术12g，茯苓15g，白芍12g，牡丹皮12g，炒黄柏6g，黄连3g，北沙参12g，菟丝子15g，生地黄15g，景天三七15g，半枝莲15g，白花蛇舌草15g，炒防风10g，桔梗10g，木香6g，制半夏12g，陈皮6g，白豆蔻（后下）6g，谷麦芽（各）15g，甘草6g。上方加减服用近7剂后，咳嗽渐平，咽痛咽痒基本消失，纳谷进步，大便转调，仍有盗汗、乏力、手心热，舌质淡红，苔薄黄微腻，脉细数。血常规示：WBC 3.6×10⁹/L，Hb 88g/L，PLT 84×10⁹/L，中性粒细胞（NC）1.7×10⁹/L，原始细胞占13%。患者正气被伤，气不化精，阴精亏虚，内有伏邪，治以扶正调脾肾、清热解邪毒，并根据患者体质情况拟择期小剂量MAG方案化疗，按照化疗前期用药原则及患者四诊情况，再以上方加减治疗2月余，诸证悉平，精神改善，复查血常规WBC

3.9×10^9/L，Hb 117g/L、PLT 86×10^9/L，中性粒细胞（NC）2.3×10^9/L，骨髓象提示完全缓解（CR）。续用中药巩固治疗，其间巩固化疗3次，骨髓象一直达完全缓解，至随访已生存2年余，且生活质量良好。

案例2：王某，男，75岁，2006年10月26日因发热就诊，查外周血白细胞1.7×10^9/L，血红蛋白80g/L，血小板92×10^9/L，2006年11月10日外院行骨穿检查：原始细胞23%，当时仅予抗感染治疗后出院，后因血红蛋白浓度下降明显，乏力气急加重，2006年12月28日复查骨穿：原始细胞75.5%，粒、红二系增生受抑制，巨系增生尚活跃，血小板散在或成簇可见，结合细胞形态及免疫组织化学，确诊为急性髓细胞白血病AML-M2。染色体检查见异常核型。患者既往有慢性支气管炎，原发性高血压，心功能不全，2型糖尿病，蛛网膜下腔出血病史。因高龄，基础疾病较多，家属不考虑化疗，遂以抗感染，输血等支持为主，来本院要求用中医药治疗。入院时症见：乏力低热，咳嗽咳痰，活动后气急，头晕，口干，纳差，二便调，面色㿠白，下肢浮肿，舌淡红，苔薄黄腻，脉弦滑。血白细胞1.6×10^9/L，血红蛋白64g/L，血小板22×10^9/L。中医辨证为脾肾亏损，邪毒内蕴，治拟健脾补肾，清解邪毒，予处方：太子参30g，南沙参15g，制半夏15g，浙贝母18g，牡丹皮12g，黄芩12g，白花蛇舌草30g，半枝莲15g，生薏苡仁30g，小蓟15g，桑寄生20g，杜仲20g，炒枳壳10g，蒲公英15g，白豆蔻3g，霹雳果15g。服药1周，精神改善，低热消退，咳嗽好转，纳谷进步。继以原方加减，腹泻加干姜、山药；浮肿加防己、淫羊藿、车前子；大便不畅予何首乌、大黄等，服药2月余，诸症渐平，血白细胞3.5×10^9/L，中性粒细胞1.5×10^9/L，血红蛋白浓度105g/L，血小板80×10^9/L，复查骨髓象：AML-M2趋向缓解（原粒细胞5%）。随后再以前法随症加减，巩固治疗，病情一度稳定，2009年1月因肺部感染继发心功能不全，抢救无效而死亡。

（9）杨文华治疗急性白血病经验[86]

提出运用单元疗法治疗急性白血病，根据病情发展演变过程中的不同特点分期用中药辅助化疗，将其分为化疗前期、化疗用药期、化疗后骨髓抑制期及完全缓解期四期，并根据不同时期辨证分型。①化疗前期：治疗以清热解毒为主，佐以健脾补肾、益气生血。药用扶正解毒汤为主：金银花30g，连翘15g，白花蛇舌草30g，蒲公英15g，败酱草30g，全蝎10g，女贞子15g，墨旱莲15g，黄芪30g，当归15g，茜草15g，仙鹤草15g，三七3g（冲服）临证时随症加减。②化疗期：在扶正解毒的基础上分别加用健脾和胃、舒肝健脾、和胃降逆之法。以二陈汤、柴胡舒肝散合扶正解毒汤为主方随症加减。药用：陈皮15g，半夏10g，茯苓15g，白芍15g，川楝子15g，延胡索15g，青蒿15g，郁金15g，白豆蔻15g，砂仁15g，鸡内金15g，焦三仙30g，竹茹10g等。临床研究证实，扶正解毒法能减轻化疗毒副作用，提高西医化疗的临床疗效，通过调节患者的免疫功能，起到抗白血病的作用[87]。③抑制期：邪退正虚，骨髓受损，脏腑失调，气血阴阳亏虚。治疗以扶正为主，佐以驱邪。根据中医肾为先天之本、主骨生髓，脾胃为后天之本的理论，采用补肾健脾、益气生血之法为主，促进骨髓造血功能的恢复。以当归补血汤加减。药用：黄芪30g，当归15g，阿胶15g（烊化），女贞子15g，墨旱莲15g，制首乌15g，黄精15g，砂仁10g，龟甲15g（先煎）等并随症加减，如发热配合清热解毒法，出血配合凉血止血法，失眠配合养心安神法。④缓解期：正盛邪退，脏腑功能逐渐恢复。本期治疗重点以气血津液结合脏腑辨证为主，并配合驱邪解毒法，以调整机体状态恢复至正常，抑制微量残留白血病细胞的增殖，防止白血病复发。分别采用益气养阴、调补心肝脾肾法，以归脾汤、一贯煎加减，药用党参15g，生地黄15g，白术15g，黄芪30g，当归15g，远志15g，茯苓15g，沙参15g，麦冬15g，川楝子15g，枸杞子15g，全蝎5g等。

（10）李东涛治疗白血病中医验案举例

案例：李某，男，12岁。2013年3月29日初诊。

主诉：查出淋巴肉瘤白血病2年4个月。

现病史：因发热于2010年11月4日在青岛大学附属医院儿科研究所骨髓穿刺示：淋巴肉瘤白血病。骨髓片示：淋巴增生极度活跃。原始+幼稚淋巴细胞66%，少部分细胞形态不规则，染色质较致密，核仁1～4个，欠清晰。在青医附院化疗1次，2010年12月6日查骨髓示CR，淋巴细胞比例明显减低。总体评价CR。其后所用药物为阿糖胞苷、甲氨蝶呤，环磷酰胺、长春地辛、依托泊苷等。前后共14次化疗。在2010年10月25日颈部淋巴结活检示：淋巴结B淋巴母细胞性淋巴瘤。另腹膜后、腹股部见淋巴结肿大。2012年2月15日骨髓片示：淋巴增生明显活跃，原始+幼稚淋巴细胞双侧5.5%，评价PR。2013年3月18日骨髓象：淋巴增生活跃，原始+幼稚淋巴细胞4%，淋巴细胞比例增高（45%）。其间断口服化疗药，因白细胞低感染曾引起肺炎。纳食可，大便正常。甲印多而大。舌质红，苔薄黄，脉细。诊断：淋巴肉瘤白血病。方药：白花蛇舌草60g，半枝莲30g，板蓝根30g，七叶一枝花30g，海藻60g，甘草30g，鼠妇12g，莪术30g，夏枯草30g，山慈菇20g，山豆根10g，肿节风30g，鸡内金30g，黄芩15g，炒白术30g，薏苡仁60g，茯苓30g，蛇葡萄根30g，牡蛎30g，生半夏30g（先煎1小时），生天南星30g（先煎1小时），水红花子20g，天冬30g，砂仁10g（后下），白豆蔻10g（后下），芡实30g，炒山药30g，陈皮10g，竹茹10g。7剂，水煎服，每剂煎7袋，每袋150ml，日4袋，分3次服。另服雄黛散0.25g，一日1次。

2014年1月17日二诊。2014年1月3日入青岛大学附属医院儿科。自2013年复发后开始，前后以CAT×4次，HBMTX、VC/HR-1方案×2次，HR-2方案×2次，HR-3方案×2次，期间多次骨穿刺完全缓解。多次腰椎穿刺及鞘内注射防止中枢神经白血病。2013年10月14日至19日入院以HD-MTX方案化疗，以亚叶酸钙解救。2014年1月3日，白血病微小病灶微小残留病变（minimal residual disease，MRD）2.5×10^{-4}，颈部CT示：颈部一区、二区多发小淋巴结（<8mm），双侧上颌窦囊肿，胸部CT、腹部CT平扫未见异常。2013年12月30日骨穿刺示：CR。淋巴肉瘤白血病、淋巴增生活跃。原始+幼稚淋巴细胞双侧4%，无特殊不适，纳食可，入冬感冒一次，20日恢复，甲印多而大，舌淡苔白脉滑。处方：上方山豆根加至15g，天冬15g，石斛15g，茜草15g。7剂，水煎服，每剂煎7袋，每袋150ml，日4袋，分3次服。除雄黛散外，加服加味西黄散2.5g，一日3次。

2014年7月11日六诊。B型超声检查示：双颈部二区探及2～3枚扁椭圆形低回声淋巴结，左侧大小2.2 cm×0.6cm，右侧大小2.1 cm×0.6cm。髓质尚清。骨髓穿刺：幼稚淋巴1.5%在高线上。诊断为CR。无特别不适，舌淡苔白脉缓滑。处方：白花蛇舌草60g，半枝莲30g，板蓝根30g，七叶一枝花30g，海藻60g，甘草30g，夏枯草60g，连翘20g，蒲公英60g，牡蛎30g（先煎），山慈菇20g，鳖甲粉20g，肿节风30g，鸡内金30g，黄芩15g，炒白术30g，薏苡仁45g，茯苓30g，蛇葡萄根30g，生半夏30g（先煎1小时），生天南星30g（先煎1小时），水红花子20g，天冬30g，砂仁12g（后下），白豆蔻12g（后下），炒山药30g，陈皮12g，竹茹12g，昆布30g，石见穿15g。7剂，水煎服，每剂煎7袋，每袋150ml，一日4袋，分3次服。雄黛散与加味西黄散同前。

患者大致以上方调理至2016年12月。其后雄黛散维持。末次随访2017年5月17日，未复发。

（二）西医治疗

1.治疗原测

一般治疗主要有紧急处理高白血病细胞血症；预防感染；成分输血；预防及治疗尿酸性

肾病；维持营养等措施。

抗白血病治疗：白血病的治疗追求个体化，即根据每个患者的具体情况（包括年龄、病情、身体状况、是否有其他系统疾病、经济条件、患者和家属的意愿）结合经治医院的条件和医护人员的技术水平，制定适合该患者的总体治疗策略和具体治疗方案，过程中酌情做相应调整。

抗白血病治疗的目标：是使患者迅速获得完全缓解（CR）。CR的标准：①临床无贫血、出血、感染及白血病细胞浸润表现；②血象血红蛋白＞90g/L，白细胞正常或减低，分类无幼稚细胞，血小板＞100×10^9/L；③骨髓象原始细胞加早幼阶段细胞（或幼稚细胞）＜5%，红细胞系统及巨核细胞系统正常。当患者同时满足上述3条时，则为完全缓解。若从治疗后完全缓解之日算起，其间无白血病复发达3～5年者称为白血病持续完全缓解。

2.AML的西医治疗

（1）无前驱血液病史患者的治疗

① 诱导治疗方案

A.年龄＜60岁的患者

● 标准剂量：阿糖胞苷（Ara-C）100～200mg/m^2，d1～7，加柔红霉素（DNR）40～60mg/m^2，d1～3，或4-去甲氧柔红霉素（IDA）8～12mg/m^2，d1～3，或阿克拉霉素（ACR）20mg/m^2，d1～7，或高三尖杉碱（HHT）2～2.5mg/m^2，d1～7（或4mg/m^2，d1～3），或米托蒽醌（NVT）6～10mg/m^2，d1～3。可能需要2个疗程。

● 含中大剂量Ara-C的诱导治疗方案：Ara-C1.0～2.0g/m^2，q12h，d1～3，DNR40～60mg/m^2，d1～3，或IDA8～12mg/m^2，d1～3，或ACR20mg/m^2，d1～7，或HHT2～2.5mg/m^2，d1～7（或4mg/m^2，d1～3），或NVT6～10mg/m^2，d1～3。

B.年龄在60～75岁的患者

a.临床一般情况较好者（PS≤2）

● 标准剂量Ara-C的联合化疗（见上）。

● 小剂量化疗即小剂量Ara-C为基础的方案——CAG，CHG，CMG（C：Ara-C，A：KCR，H：HHT，M：NVT）。G-CSF建议用量为5μg/（kg·d）（或300μg/d）。

● 可采用新药临床试验。

● 支持疗法。

b.临床一般情况较差者（PS＞2）：可采用小剂量化疗（见上），或口服羟基脲或支持治疗。

c.年龄≥75岁者或有严重非血液学合并症的患者。

● 新药临床试验。

● 小剂量化疗（同上）或口服羟基脲控制白细胞数。

● 支持治疗。

② 诱导治疗失败患者治疗方案的选择

A.年龄＜60岁的患者

a.标准剂量Ara-C诱导治疗组

● 大剂量Ara-C再诱导或中剂量Ara-C为基础的联合化疗方案（如FLAG方案或联合蒽环，蒽醌类）再诱导。

● 二线药物再诱导治疗。

● 有条件的单位进行新药试验。

● 行异基因造血干细胞移植。

- 无条件进行临床试验，等待供者的患者可行中、大剂量Ara-C治疗。
- 支持疗法。

b.中大剂量Ara-C诱导治疗组

- 二线药物再诱导治疗。
- 有条件进行新药临床试验。
- 有配型相合供者可行造血干细胞移植。
- 支持治疗。

B.年龄≥60岁的患者：可进行新药临床试验，减低预处理剂量的异基因造血干细胞移植或支持治疗。

③ CR后的治疗方案选择（按遗传学预后分组治疗）

A.细胞遗传学或分子遗传学预后良好组

a.多疗程的中、大剂量Ara-C单药治疗

- Ara-C3g，每12小时1次，6～8次，3～4个疗程。其后再给予适当的标准剂量巩固化疗。
- 中剂量Ara-C 1.0～2.0g/m²，每12小时1次，6～8次，以此为基础的联合化疗2～3个疗程后可行标准剂量化疗，缓解后总化疗周期≥6个疗程。

b.1～2个疗程含中大剂量Ara-C方案巩固，继而行自体造血干细胞移植。

c.标准剂量化疗，缓解后总化疗周期≥6个疗程。

B.细胞遗传学或分子遗传学异常预后中等组

a.1～2个疗程含中大剂量Ara-C方案巩固，继而行配型相合异基因造血干细胞或自体造血干细胞移植。

b.多疗程的中、大剂量Ara-C单药治疗。

- Ara-C 3g，每12小时1次，6～8次，3～4个疗程。其后再给予适当的标准剂量巩固化疗。
- 中剂量Ara-C 1.0～2.0g/m²，每12小时1次，6～8次，以此为基础的联合化疗2～3个疗程后可行标准剂量化疗，缓解后总化疗周期≥6个疗程。

c.标准剂量化疗，缓解后总化疗周期≥6个疗程。

C.细胞遗传学或分子遗传学异常预后不良组

a.可行异基因造血干细胞移植。寻找供者时可行至少1个疗程的大中剂量Ara-C化疗或标准剂量化疗。

b.有条件进行新药临床试验。

D.没有条件进行染色体核型及分子遗传学检查，无法进行危险度分组者

a.多疗程的中、大剂量Ara-C单药治疗

- Ara-C 3g，每12小时1次，6～8次，3～4个疗程。其后再给予适当的标准剂量巩固化疗。
- 中剂量Ara-C 1.0～2.0g/m²，每12小时1次，6～8次，以此为基础的联合化疗2～3个疗程后可行标准剂量化疗，缓解后总化疗周期≥6个疗程。

b.配型相合同胞供体的异基因造血干细胞移植。

c.标准剂量化疗，缓解后总化疗周期≥6个疗程。

E.年龄≥60岁者

a.标准剂量Ara-C为基础的方案巩固化疗：Ara-C 100～200mg/m²，d1～5，可与蒽环，蒽醌类，HHT，鬼臼类或吖啶类，周期性进行。缓解后总化疗周期2～4个疗程。

b.中剂量Ara-C化疗：一般情况良好，肾功能正常，染色体核型正常或预后较好的核型异常患者可接受Ara-C $1.0 \sim 2.0g/m^2$，d1 $\sim$ 4，1 $\sim$ 2个疗程。后改为标准剂量治疗缓解后总化疗周期2 $\sim$ 4个疗程。

c.新药临床试验。

d.减低预处理剂量的异基因造血干细胞移植。

（2）有前驱血液病史或属治疗相关性AML患者的治疗

① 诱导治疗

A.与无前驱血液病史的患者诱导治疗方案相似。

B.新药临床试验：有条件的单位可行新药试验，可与标准剂量化疗或小剂量化疗联合治疗。

C.有造血干细胞供者来源的患者可行异基因造血干细胞移植。

② CR后治疗

A.适当巩固治疗后行异基因造血干细胞移植。

B.无造血干细胞供者来源的患者

● 新药临床试验。

● 采用3 $\sim$ 4个疗程大剂量Ara-C或中剂量Ara-C为基础的联合化疗2 $\sim$ 3个疗程后可行标准剂量巩固治疗，总疗程≥6个疗程。

（3）AML患者中枢神经系统白血病（CNSL）的诊断，预防和治疗

① 不建议在诊断时即对无症状者行腰穿检查。有头痛、精神错乱、感觉改变的患者应先排除其他疾病（神经系统出血，感染，白细胞淤滞）再考虑CNSL。

② 已达CR的患者，尤其是治疗前WBC ≥ $100×10^9$/L或AML-M4和M5患者，建议行腰椎穿刺，鞘内注射化疗药物1次，以进行CNSL筛查。

③ 诊断时有症状，脑脊液阳性患者的处理：

A.无局部神经损伤患者的处理：鞘内注射化疗药，每周2次，直至脑脊液正常，以后每周1次，共用4 $\sim$ 6周。

B.局部神经损伤或放射线检查发现引起神经病变的绿色瘤患者的处理：主张采用放疗，若用鞘内注射化疗每周2次，直至脑脊液正常，以后每周1次，共用4 $\sim$ 6周。

④ 第1次CR后脑脊液检查阳性但无症状患者的处理：应给予鞘内注射化疗药，每周2次，直至脑脊液正常。若接受大剂量Ara-C治疗（也可以配合鞘内注射），定期检查脑脊液，直至恢复正常。以后每周1次，共4 $\sim$ 6周。

⑤ 第1次CR后脑脊液检查阴性患者的处理：WBC ≥ $100×10^9$/L或AML-M4和M5患者，每个疗程鞘内注射1 $\sim$ 2次，共4 $\sim$ 6次（大剂量Ara-C者，可减少次数）。其余患者不再强调腰穿及鞘内注射的次数。

3.ALL的西医治疗

治疗原则与AML相同，也分为诱导缓解和缓解后治疗两个阶段，同时更强调CNS-L的防治。

（1）化疗前的支持治疗

ALL患者确诊时，多伴有感染、出血、高尿酸血症等一系列合并症。在化疗进行之前应进行积极有效的抗感染、止血、碱化尿液、纠正贫血等治疗。

（2）诱导缓解治疗原则

ALL患者治疗首要目的是诱导完全缓解（CR），恢复正常造血。"分子学"或"免疫学"缓解的概念（白血病细胞少于1/10000）正取代传统的依靠原始细胞形态学来评价是否缓解

的标准。长春新碱（VCR），糖皮质激素，天冬酰胺酶（左旋天冬酰胺酶，ASP）和一种蒽环类药物在目前大多数研究中是诱导缓解的基本治疗。随着化疗以及支持治疗的改进，成年人达70%～90%。VP方案成人CR率为36%～67%，一般缓解时间仅有3～7个月。与某些儿童ALL亚型不同，成人ALL需要加入一种蒽环类药物，CR率可提高到70%～85%，并且没有增加毒性，平均缓解时间延长。

L-ASP在成人研究中没有改善CR率，但有改善无病生存（disease free survival，DFS）的趋势。泼尼松是最常用的糖皮质激素，但地塞米松具有较强的脑脊液穿透能力和长半衰期故目前多用于诱导和维持治疗。不同蒽环类药物中柔红霉素、多柔比星（阿霉素）、米托蒽醌并未证明哪种药物更具优越性，但柔红霉素应用最普遍。理论上讲，更强的诱导缓解治疗可更快、更完全减少白血病负荷并防止耐药细胞产生。有学者试图通过采用更多种药物进行强烈诱导，作为提高CR的方法。

ALL的化疗强调大剂量多种药物联合化疗，首先是诱导缓解治疗，其后是中枢神经系统白血病等髓外浸润的预防性治疗，达到完全缓解后则进行巩固和强化治疗在强化治疗的间歇期应行维持治疗总的治疗时间2～3年。常用的诱导缓解方案如下：

● DVLP方案：柔红霉素30～40mg/m²，静脉注射第1～3日，第15～17日；长春新碱1.5mg/m²，静脉注射第1、8、15、22日；泼尼松40～60mg/m²口服第1～14日，从第15日开始逐渐减量至第28日停药；L-ASP 6000U/m²，静脉注射第19～28日。此方案4周为1个疗程，目前所有资料显示该方案1～2个疗程达CR率为66%～94%，也是目前最常用的有效诱导方案。

● DVCP方案：在DVP方案中于第1日和第15日给予环磷酰胺600～800mg/m²静脉注射，而不用天冬酰胺酶，北京市白血病协作组采用此方案治疗成人ALL，CR率为90%。

● 大剂量阿糖胞苷诱导治疗：1991年，Arlin等利用大剂量阿糖胞苷（HdAra-C 3g/m²×5d）联合米托蒽醌（6～10mg/d×2d），长春新碱（1～2mg/d×1d）及泼尼松（60mg 1次/d×7d）治疗11例成人ALL，取得了100%的CR率，其中有2例为Ph+ALL，随后Hoelzer等综合分析了多组以大剂量阿糖胞苷为主联合其他化疗药物治疗成人ALL的结果，认为HdAra-C主要适用于高危组ALL，尤其对T-ALL患者有明显益处。对于低危组ALL不主张在诱导缓解时采用HdAra-C。

● Arlin等采用大剂量米托蒽醌：（2～37.5mg/m²）×2d或（4～80mg/m²）×1d加HDAra-C（3g/m²）治疗10例成人ALL均获CR其中2例为Ph+ALL。

（3）巩固和强化治疗原则

诱导缓解治疗达CR时，体内仍存有10×10⁹的白血病细胞。为了防止复发、延长缓解期，缓解后立即进行巩固强化治疗。采用多药联合、交替序贯、剂量较大、防治中枢神经系统白血病的原则进行治疗。

（4）维持治疗原则

成人ALL的维持治疗尚无统一的方法但有学者发现维持治疗使白细胞计数低于$3.5×10^9$/L，其复发的危险性低于白细胞计数较高的患者。化学治疗累积剂量较低也与高复发率有关。目前常用的药物为巯嘌呤和甲氨蝶呤，其次环磷酰胺、阿糖胞苷、长春新碱和泼尼松，这些药物可以单药持续应用，也可多种药物序贯治疗，常用方法是巯嘌呤75mg/m²口服每日1次，甲氨蝶呤90mg/m²，口服每周1次维持治疗。需要多长时间，也是一个有争议的问题，大多数人主张维持治疗需1～2年。

（5）髓外白血病的防治

由于中枢神经系统（CNS）、睾丸、卵巢和眼眶等部位的特殊生理结构，常规化疗时化疗药物在这些部位不能达到有效的杀伤浓度，是造成白血病复发的主要原因，因此髓外白血病的防治，是使白血病患者持续缓解避免复发乃至治愈的重要环节之一。目前，对于CNSL的防治大多学者主张在患者达完全缓解后宜尽早开始，其主要方法有：①鞘内化疗常用药物为甲氨蝶呤每次8～12mg/m²联合地塞米松每次5mg，每周1～2次，连用4～6次，然后每间隔4～6周注射1次，一般需维持1～3年。另外，也可同时联合阿糖胞苷每次30～50mg/m²进行三联用药。②放疗，可行全颅+全脊髓放疗，范围应包括全颅（下界达颅底骨线下0.5～1.0cm）和脊髓（上界与全颅照射野下界相连，而下界达第2骶椎下缘）；也可行扩大放疗照射。范围除上述全颅+全脊髓外，还包括肝、脾、肾、胸腺和性腺，因这些器官易隐藏白血病细胞。③全身化疗，目前多推荐中大剂量甲氨蝶呤治疗。④全颅放疗+鞘内注射甲氨蝶呤或阿糖胞苷，即应用鞘内注射化疗药物替代全脊髓放疗；鞘内注射在全颅放疗前1日或1周进行，并在全颅放疗进行时每周行1～2次鞘内注射，共4～6次。对于睾丸白血病的防治也强调局部放疗联合大剂量全身化疗，而卵巢白血病的防治除上述方法外，还可考虑手术摘除卵巢的方法。

（6）难治与复发成人ALL的治疗

复发的标准有下列之一者，可诊断为复发。①骨髓原始细胞（Ⅰ+Ⅱ型）或原始单核细胞+幼单或原始淋巴细胞+幼淋细胞＞5%，但＜20%，经正规抗白血病治疗1个疗程仍未达CR。②骨髓中上述细胞≥20%。③发现髓外白血病细胞浸润（称髓外复发）。国外报道部分病例在缓解后，单纯性肾脏复发，而骨髓检测则为正常。难治性白血病的概念：①经标准方案正规化疗2个疗程未达缓解的初治患者。②CR后6个月内复发者（称为早期复发）。③CR后6个月以后复发但经标准化疗未达缓解者（称为晚期复发）。④复发2次或2次以上者。Ph染色体阳性的急性白血病亦属于难治性白血病，加用酪氨酸激酶抑制药格列卫后，虽然表现出很高的分子反应率，并使预后及治疗效果得到明显改善，应用于此类ALL骨髓移植后的患者，可减少复发率，对于无法进行骨髓移植的患者，可明显提高无复发生存率，但缺乏长期随访追踪。其对无复发生存率的改善及长期无病生存的作用，尚有待观察。

治疗策略：①加大化疗药物剂量。主要以大剂量甲氨蝶呤（HD-MTX）为基础的联合化疗方案，常与其他治疗ALL化疗药物联合应用，也可单用。HD-MTX虽能使部分难治性ALL获得CR，但最近研究发现加大MTX并不能延长生存期。②新的化疗方案。近年来，国外一些研究中心采用包含新药的化疗方案，试图提高缓解率。如含拓扑异构酶抑制药、嘌呤核苷酸类似物、脱氧胞苷拟似物等新药的化疗方案，利用其不同作用机制的协同作用使化疗效果增强，在治疗复发和难治性白血病上取得了一定的疗效。③小分子靶向药物：如Bcl-2凋亡抑制药、C-kit抑制药、法尼基转移酶抑制药（FTI）等。④单克隆抗体：造血细胞癌变后其细胞表面表达特征性抗原分子，依此作为"靶点"，应用特异性单克隆抗体（单抗）与其结合，通过抗体介导的细胞毒作用（ADCC）或补体介导的细胞毒作用（CDC）诱导细胞凋亡产生"生物导弹"样效应。迄今为止，已有9个单抗药物在欧洲及美国上市用于治疗恶性肿瘤，其中有5个药物是用于恶性血液肿瘤的。如抗CD20单抗药（rituximab）。⑤Ph+ALL治疗 Ph染色体阳性的急性白血病亦属于难治性白血病，加用酪氨酸激酶抑制药STI571后，虽然表现出很高的分子反应率，并使预后及治疗效果得到明显改善，应用于此类ALL骨髓移植后的患者，可减少复发率，对于无法进行骨髓移植的患者，可明显提高无复发生存率，但缺乏长期随访追踪。其对无复发生存率的改善及长期无病生存的作用，尚有待观察。Ottmann等用伊马替尼治疗55例Ph+ALL患者（中位年龄68岁），随机分为单用伊马替尼组和化疗组，结果CR率分别为96.3%和50%，24个月总体生存率分别为42%和8%。⑥干细胞移植治疗（hematopoietic stem cell transplantation，HSCT）：由于难治性白血病生存期短、预后差，对难治、复发性白血病患者，有条件者应尽早进行异基因HSCT。Wang等用异基因造血干细胞移植（allogeneic hematopoietic stem cell transplantation，allo-HSCT）治疗90例难治/复发急性白血病患者，平均随访15个月，生存率达62.2%（52/90），无白血病生存率达55.5%（50/90），预测4年总体生存率和无病生存率分别为45.5%和34.9%，说明对于难治/复发急性白血病进行allo-HSCT治疗依然是目前最好的方法。HSCT不仅通过大剂量预处理杀伤白血病细胞，更重要的是通过移植物抗白血病（GVL）效应清除白血病细胞，根据此理论提出了非骨髓清除性移植（NST）的概念，即通过免疫抑制药和低剂量化、放疗抑制受者的免疫应答，达到宿主和移植物之间的双向免疫耐受，利用GVL效应消除体内的白血病细胞。NST扩大了治疗范围，使更多患者能够接受干细胞移植，治疗相关毒性及病死率低，并发症少。但NST在预处理方案的选择、移植前后免疫抑制强度的控制及供者淋巴细胞输注的合理应用等方面至今没有统一的标准。

（7）成熟B淋巴细胞白血病治疗

该病包括组织学上为小无裂细胞淋巴瘤的实体肿瘤和L3型急性淋巴细胞白血病（FAB分型L3-ALL）。该种病的标志是过度表达c-myc，最常由t（8；14）所引起，其他变异的易位亦有报道。传统方案治疗成熟B淋巴细胞白血病效果很差，长期DFS不到10%。近年，应用烷化剂CTX和序贯应用无交叉耐药的不同方案，使CR率明显提高。其中，Hyper-CVAD方案最为出色，文献显示疗效显著而且耐受性良好，可以获得较高的完全缓解率，即使是高危组的ALL、淋巴母细胞性肿瘤和或淋巴瘤，或复发和（或）难治性病例，均明显有效。

Hyper-CAVD：周期1和2轮替，共8个疗程

周期1

环磷酰胺300mg/m²，每12小时一次，6次，d1～3（联用美司那）

阿霉素50mg/m²，d4

长春新碱2mg/d，d4、d11

地塞米松40mg/d，d1～4，d11～14

甲氨蝶呤鞘内注射12mg，d2，鞘内注射阿糖胞苷100mg，d7

周期2

甲氨蝶呤1000mg/m²，d1（甲酰四氢叶酸解救）

阿糖胞苷3000mg/m²，每12小时一次，4次，d2、d3

甲氨蝶呤鞘内注射12mg，d2，鞘内注射阿糖胞苷100mg，d7

（8）造血干细胞移植治疗

第一次缓解后行造血干细胞移植在标危患者中并未显示出优势，但对高危患者疗效优于单纯化疗。对于异体造血干细胞移植（Allo-HSCT）是对有高危因素的CR1期（第一次完全缓解期）或无高危因素的CR2期儿童ALL及成人ALL的标准治疗选择。只要有HLA相合血缘供者又具备移植条件，以在CR1期行Allo-HSCT为宜。在CR1期实施同胞相合Allo-HSCT，5年DFS为40%，CR2期再实施，5年DFS仅仅为10%，且复发率明显增高。

4. 慢性粒细胞白血病的西医治疗

（1）CML患者的治疗目标

① 降低WBC水平。②减少脾大的伴发症状。③治疗并发症，如由于骨髓增生活跃而导致的痛风。由于核酸合成增加而引起的高尿酸血症和痛风可以在治疗开始之前发生，并且在治疗开始后加重。因此，在开始接受细胞毒治疗之前，CML患者一般都要先开始采用别嘌醇进行治疗。④除非WBC计数极高，而且产生严重的症状，例如CNS、肺部或血液学事件，

否则，通常情况下没有必要采取冲击性的化学治疗或其他措施，例如白细胞清除术。⑤当疾病发展到加速期和急变期时，治疗的难度增大。在通常情况下，虽然急变期的CML与AML或ALL具有相似之处，但是这些患者的缓解要比分类为AML或ALL的患者困难得多。

（2）慢性期治疗

① 抗CML单药治疗（血液学缓解类药物）

● 马利兰（BU）：属烷化剂，为细胞周期非特异性药物，针对各细胞周期均有作用，但对G_0期细胞作用远弱于周期内细胞。用法：$4 \sim 8mg/d$，用药期间每日复查血常规，如白细胞计数下降50%时，用量减半。如降至正常$10 \times 10^9/L$以下，可停药或酌情调整药量。副作用主要有：长期骨髓抑制，肾上腺皮质功能低下导致的皮肤色素沉着、皮疹；肺间质纤维化（马利兰肺）；诱发第二肿瘤、影响骨髓移植效果。该药起效慢，目前多为二线用药，仅可取得血液学缓解，无遗传学及分子生物学缓解效果，加速期，急变期无效，不能抑制CML病程进展。

● 羟基脲（HU）：核糖核苷酸二磷酸钠还原酶抑制药，通过抑制胞苷二磷酸或胞苷三磷酸转化为脱氧胞苷二磷酸或脱氧胞苷三磷酸抑制DNA合成，对RNA与蛋白质无抑制作用，为S期周期特异性药物。用法：由于患者对此药敏感性不同，宜从低剂量起服用，在监测血常规基础上，逐渐增加用药剂量。一般为$2 \sim 4g/d$，分$2 \sim 3$次口服，白细胞下降后减量，当白细胞降低至$10 \times 10^9/L$以下时，以小剂量维持，或间隔服药。过大剂量导致的骨髓抑制，停药后数天即可回复。该不良反应少，偶可见皮肤潮红、黏膜炎或腹泻。

● 三尖杉碱类：我国独创的抗白血病药物，通过抑制白血病细胞蛋白合成及DNA合成发挥作用，属于细胞非周期依赖性药物，但对S期细胞作用最强。用法：晚期CML慢性期患者，剂量为$2 \sim 2.5mg/(m^2 \cdot d)$，14日，国内多为2mg，维持量为$2 \sim 2.5mg/(m^2 \cdot d)$，每月用7日。主要不良反应有骨髓抑制、心肌毒性、药物热。

● 异靛甲：我国首创抗白血病药物，通过影响DNA合成从而抑制细胞增生，仅对CML有效。用法：$125 \sim 150mg/d$，每日2次或每日3次。不良反应主要有腹泻、恶心、骨关节和肌肉疼痛，随剂量增加而明显，停药或减量可缓解或消失。

② 联合化疗

上述两种药物序贯或联用、强烈化疗方案，经大规模临床试验证实均不能延长CML的慢性期及生存期，故联合化疗治疗CML慢性期已不提倡。

③ 可取得遗传学、分子生物学缓解的药物治疗

● 干扰素（IFN）：干扰素诱导恶性克隆细胞凋亡并抑制其增殖，通过调节细胞间黏附分子来控制恶性克隆生长。用法：开始小剂量300万U皮下注射，隔日1次，逐渐增至600万U，隔日1次，持续$1 \sim 2$年。治疗期间监测血常规，目前更有聚乙二醇干扰素（Pegylated interferon，PEGIFN），延长了IFN-α的半衰期，可以每周给药，药物耐受性及疗效均优于IFN-α。副作用主要有发热，畏寒、头痛及肌肉关节疼痛。服用非甾体类抗炎药可缓解。用药一段时间后，上述反应可减轻或消失。少见不良反应有乏力、体重下降、贫血、血小板减少及甲状腺炎，偶见心律不齐、充血性心功能不全、精神抑郁。IFN-α治疗CML血液学缓解可达70%，细胞遗传学缓解率可达$5\% \sim 30\%$，有14%的完全细胞遗传学缓解率（Ph染色体完全消失），中位生存期明显优于羟基脲。

● 酪氨酸激酶抑制药伊马替尼（STI571）（商品名格列卫）：由于CML的bcr/abl融合基因的产生，导致ABL中的酪氨酸激酶异常持续激活，引起细胞恶变。而此激活需ATP。STI571竞争性的与ATP结合于酪氨酸激酶中的ATP结合位点，阻止ATP与酪氨酸激酶的结合，从而使BCR/ABL酪氨酸激酶失活以达到治疗目的。用法：慢性期400mg或600mg，每

日 1 次口服，加速期 400 ～ 600mg，每日 1 次口服；急变期 400 ～ 600mg，每日 1 次口服，最大可加至 800mg。

中性粒细胞减少或血小板减少时剂量的调整。加速期或急变期：如果出现严重中性粒细胞和血小板减少 [中性粒细胞 $< 0.5 \times 10^9/L$ 和（或）血小板 $< 10 \times 10^9/L$]，建议剂量减少到 400mg/d。如果血细胞持续减少 2 周，则进一步减少剂量到 300mg/d，如血细胞持续减少 4 周，宜停药，直到中性粒细胞 $\geq 1.0 \times 10^9/L$ 和血小板 $\geq 20 \times 10^9/L$。再用时剂量为 300mg/d。主要副作用有骨髓抑制及血细胞减少、恶心、呕吐、水肿、浆膜腔积液、肌肉痉挛、关节痛、腹泻、皮肤红斑，肝功能损伤，严重程度不一。大量的临床试验证明，STI571 是目前治疗 CML-CP 最有效的药物。2007 年 NCCN 的 CML 指南将 STI571 列为 CML 的一线治疗用药，且随着治疗时间延长，STI571 的反应性会随之增强。

④ 干细胞移植

干细胞移植（stem cell transplantation，SCT）包括将供体（异基因）或者患者自身经过处理的（自体同源的）干细胞引入患者体内，以期望通过这种治疗措施来置换引起 CML 的受损干细胞。这是目前唯一一种能够治愈 CML 患者的治疗手段。在这种治疗中，首先采用高剂量的化疗药物和（或）放射治疗来破坏患者骨髓中所有的细胞（用于自体同源移植的细胞在进行这一步骤之前已经被分离出来）。这一步骤被称为预处理方案或预处理。然后，将来自于供体骨髓或外周血的干细胞输入到患者体内，目的是恢复患者骨髓中的细胞种群。就 CML 而言，自体同源干细胞移植往往不能成功，因为许多患者的干细胞中含有引起疾病的基因缺陷。但是，对于 CML 来说，SCT 是一种有效的治疗方法。在过去的 20 年中，SCT 技术所具有的优势已经使 CML 成为异基因干细胞移植中最常见的适应证。

CML 初始治疗的选择。一般来说，如果估计的 SCT 后 1 年 TRM 低于 20%，则应该考虑将移植作为最佳的治疗手段。在年轻的患者中常常存在这种情况，而且他们能够找到严密匹配的有亲缘关系的供体。如果 TRM 在 20% ～ 40%，则 IFN-α 可能是最佳的治疗选择，如果治疗 12 个月后还不见效，可以选择 SCT 治疗。如果估计的 TRM 超过了 40%，则应该推迟移植时间，直到出现疾病加速期体征时再考虑移植治疗。

（3）加速、急变期治疗

① 加速期治疗

病情进展至加速期，可加大羟基脲或干扰素剂量，以达到控制的目的，但干扰素治疗效果差，几乎不能达到主要细胞遗传学缓解，针对急性白血病的联合化疗方案在此时运用，可以使 25% ～ 30% 的患者达到完全血液学缓解，但缓解期极短且不能延长生存期。部分患者服用 STI571 后，可重新进入慢性期。

② 急变期治疗

此期治疗采用与急性白血病相同的联合化疗方案。但效果极差，进行造血干细胞移植效果亦极差。而地西他滨作为 5 氮杂胞苷的同类物，通过抑制 DNA 甲基转移酶，减少抑癌基因的甲基化，从而恢复其抑制肿瘤细胞增生及防止耐药的发生。加速期对此药反应率为 53%，急变期为 25%，$100mg/m^2$，每 12 小时 1 次，连用 5 日为 1 个疗程，4 ～ 8 周后重复，生存期明显优于联合化疗。急变期的 CML 患者的预后不容乐观。高剂量的阿糖胞苷或其他抗 AML 药物的客观反应率仅为 20% ～ 40%，中位生存期为 4 ～ 6 个月。最近在 162 名非淋巴样急变期的 CML 患者中进行的研究发现，客观反应率为 22%，中位生存期为 22 周。在这项研究中，国外某些中心考虑在采用化疗药物治疗后，如果急变期的患者恢复到第 2 个慢性期，则进行 SCT 治疗。处于淋巴样急变期的 CML 患者对治疗的反应要略好。在采用 ALL 的化疗方案进行治疗时，完全缓解率大约为 60%。将近 50% 的患者出现细胞遗传学反应，缓解持续时间为

9～12个月。长春新碱与泼尼松的联合治疗同长春新碱与阿霉素和地塞米松一样，已经被应用于治疗急变期的淋巴样CML。进入第2个慢性期的患者可以考虑准备接受SCT治疗[64]。

5.慢性淋巴细胞白血病的西医治疗

慢性淋巴细胞白血病（简称慢淋）与其他白血病不同，诊断确立后并不需立即治疗。治疗指征根据疾病分期来决定。属于Rai疾病分期中0和Ⅰ期或BinetA期患者仅需密切观察，定期随访，RaiⅡ期或BinetB期患者才考虑治疗问题，RaiⅢ期或Ⅳ期患者一定要给予适当治疗，治疗措施应该结合患者年龄、全身情况及有无并发症综合分析估计。慢淋并发自体免疫性贫血或血小板减少性紫癜，或因脾大而伴脾功能亢进者通常是治疗指征。不必要的过分治疗有时反导致造血或免疫功能衰竭，发生继发感染而死亡。对年老并伴有各种慢性疾病的患者，也可能因化疗或放疗不当促使疾病恶化而死亡。因此，要权衡利弊，整体考虑，才能取得较好的效果。

慢淋的治疗目的是力图减少长期累积的免疫无能的淋巴细胞，同时避免对正常造血细胞的抑制，从而逐渐恢复正常的造血功能。现有的抗肿瘤药物几乎都具有免疫抑制作用，除肾上腺皮质激素外，都有骨髓抑制作用[88]。

（1）化学治疗

慢淋细胞处在增殖周期中者很少，几乎绝大多数都是处于休止期，所以仅能应用细胞周期非特异性药物以杀伤非增殖期淋巴细胞。这类药物有肾上腺皮质激素、烷化剂及电离辐射。一般细胞周期特异性药物都无效。

① 苯丁酸氮芥（瘤可宁，leukeran，CB1348）：苯丁酸氮芥最为常用，剂量为2～6mg/d，可使75%慢性淋巴细胞白血病患者外周血淋巴细胞减少，50%病例的淋巴结缩小和25%病例的脾缩小，低热、盗汗及虚弱症状也得以改善。但用药后骨髓中淋巴细胞减少常不明显，骨髓活检中淋巴细胞仍持续增多。即使白细胞总数减少但分类中淋巴细胞比例依然增多，很少有因苯丁酸氮芥治疗而使血小板及红细胞恢复正常者。

当白细胞数下降或淋巴细胞数接近正常时，应停用苯丁酸氮芥，待以后有复发倾向时再予服用。虽然苯丁酸氮芥毒性较低，但持续长期治疗也可导致骨髓抑制。有主张用环磷酰胺口服50～100mg/d，可长期维持，以替代苯丁酸氮芥，对血小板减少者尤为适宜。

患者一般情况较好者，可试用苯丁酸氮芥突击量间歇使用。每次0.3～0.5mg/kg，每隔2～4周服用一次，每个疗程平均需6个月，可短期内使淋巴结缩小，各组织淋巴细胞浸润减少，压迫症状改善。

慢淋一旦获得缓解，一般在数月至数年内不需再治疗，但各家意见尚未统一。对较为活跃的慢淋，常短期内复发，可建议长期维持治疗，但要警惕造血和免疫功能抑制[89]。

② 肾上腺皮质激素：对慢淋者疗效明显，即使是晚期病例或对放疗及化疗已有耐受者。肾上腺皮质激素能溶解淋巴组织，可减少体内肿瘤负荷而不抑制骨髓功能，骨髓功能衰竭时也可应用。由于该类激素长期应用有甚多不良反应，故一般留待骨髓功能抑制时，或对苯丁酸氮芥有耐药和并发自体免疫性溶血性贫血时才考虑使用。常用药物为泼尼松或泼尼松龙，剂量每日1mg/kg为宜，必要时可加大剂量。泼尼松等也可间歇服用，每周2～3次，每日剂量可加大，疗效较每日服用常规剂量为佳，还可适当减轻不良反应。

肾上腺皮质激素刚开始治疗时，外周血中淋巴细胞反而增多，但增大的淋巴结及脾脏有缩小，淋巴细胞增殖率未增加，说明这是由于淋巴细胞在淋巴结和外周血液内重新分布所致。约治疗2周后，淋巴细胞数才下降，但也有持续增多达数月之久者。Gunz主张对晚期病例治疗初应每日大剂量给药，症状改善后改为间歇剂量（例如泼尼松60～80mg，隔日或每周1次），据述不良反应较少。

③ 联合化疗：对 Rai Ⅲ 或 Ⅳ 期或 BinetC 期患者，单一用苯丁酸氮芥易致耐药，应争取联合化疗，如苯丁酸氮芥＋泼尼松联合治疗，每4周为1个周期，用药1周，停药3周。服药后2～3周血象有明显抑制，约6周后血象好转，数月后骨髓象才能缓解（淋巴细胞＜30%），应重复骨髓活检以证实之。

其他联合化疗方案也可应用，如COP方案（环磷酰胺＋长春新碱＋泼尼松）或CHOP方案（COP＋多柔比星），后者存活期（57个月）明显优于前者（25个月）。慢淋发生原始细胞转化时也可用CHOP方案治疗。

④ 氟哒拉平（fludarabine phosohate）：是氟化嘌呤类抗肿瘤药物。慢淋 Rai Ⅱ 期或 RnetB 期，应首先推荐氟哒拉平，也可用以治疗晚期（Rai Ⅲ 期及 BinetC 期）或难治性慢淋。用法为静脉注射25～30mg/（m²·d），5日为1个疗程，间歇23日再复治，共4～6个疗程。对初治患者完全或部分缓解率为79%，复治或难治患者完全缓解率为37%。不良反应为骨髓抑制和感染，＜5%患者有恶心、呕吐、口炎、腹泻和末梢神经炎。

其他嘌呤类药物尚有喷司他丁（pentostatin）或2-氯脱氧腺苷（2-chlorodeoxyadenosine，2-CDA）用来治疗难治性及复发性慢淋。

（2）骨髓移植

对较年轻（＜55岁）的难治性或预后不佳的慢淋，如条件允许，可考虑异基因干细胞移植。

（3）放射治疗

如有孤立性淋巴结肿大而引起压迫症状，或全身化疗后淋巴结、脾、扁桃体或咽喉小结缩小不满意者，可作局部放疗；压迫气管或脊髓时可做局部紧急放疗。对脾大化疗后缩小不明显，或有脾功能亢进而无法做脾切除术者，也可考虑脾区放疗。少数患者局部放疗后，脾脏可缩小，症状缓解，血象改善，骨髓中淋巴细胞浸润也有减少。腹膜后淋巴结肿大引起压迫症状者，用 ¹³¹I 注射剂在足背部淋巴管注射可能有效。

（4）支持疗法

蛋白同化激素如睾酮、司坦唑醇（康力龙）等可作为苯丁酸氮芥及泼尼松治疗时的辅助治疗，以提高血红蛋白水平并防止骨质疏松症。有研究显示GM-CSF与化疗合用，对尽早恢复正常血象有效，但需注意肝功能及水钠潴留。有研究者报道α干扰素治疗慢淋有效率达90.2%，但对复发病例治疗有效率仅10%。α干扰素用于慢淋尚在实践中，其确切疗效有待进一步总结[90]。

（三）中西医结合治疗

1.配合化疗

（1）辨期论治

● 陈育生[91]在常规化疗的基础上加用中药口服治疗急性白血病。诱导缓解期以清热解毒化瘀为主，采用自拟的扶正抗癌汤药物组成：西洋参20g，水牛角（先煎）30g，辰砂（冲服）5g，牛黄（另包）1.5g，山豆根30g，生地黄30g，紫草15g，青黛（布包）15g，金银花30g，山慈菇15g，蚤休30g，虎杖20g，补骨脂30g，莪术15g，川芎10g，丹参20g。加减：气虚者加党参30g，黄芪30g；阴虚者加女贞子20g，墨旱莲20g；血虚者加阿胶（烊化）10g，鸡血藤30g；出血者加茜草根15g，白茅根30g；淋巴结肿大者加浙贝母15g，牡蛎（先煎）30g；关节疼痛者加威灵仙15g，怀牛膝15g；恶心、呕吐严重者加竹茹12g，法半夏12g。巩固治疗期以扶正益气养阴为主，采用自拟的扶正生血汤治疗。基本组方：黄芪

24g，鳖甲30g（先煎），党参15g，白术15g，茯苓15g，生地黄24g，黄精15g，天冬15g，麦冬15g，青蒿20g，制黄精30g，紫草15g，牡丹皮20g，白花蛇舌草30g，半枝莲30g，小蓟30g，蒲公英30g，甘草10g。加减：贫血较重，乏力、心悸明显加当归10g，阿胶10g，枸杞子15g，女贞子15g；鼻衄、齿衄、皮肤瘀斑明显加三七粉3g，玄参15g，伴感染、热势较重加金银花30g，连翘15g，栀子12g，黄芩12g，板蓝根15g。

● 潘铭等[92]观察中药配合白细胞清除术、化疗、鞘内注射四联法治疗高白细胞白血病32例，根据本病临床表现分为初病期、慢粒急变期、化疗期、化疗间歇期四期四型辨证论治。①（初病期）热毒炽盛，血热妄行。症见：壮热口渴，皮肤紫癜，齿鼻衄血，血色鲜红，黑便，舌质红，苔白，脉洪数。治法：清热解毒，凉血止血。方用：抗白1号方。药物：西洋参10g（另煎兑服），炙黄芪20g，羚羊角粉2g（冲服），生地黄30g，赤芍12g，牡丹皮10g，生石膏30g，玄参15g，仙鹤草30g，茜草炭15g，黄芩炭10g，黄连3g，血余炭6g，白花蛇舌草30g，大青叶30g，白茅根30g，栀子10g。一日1剂，水煎服。加减：高热神昏者，加紫雪丹清热开窍醒神；热毒重出血明显者，加青黛15～20g（包煎）以清热解毒。②（慢粒急变期）邪毒内蕴，肝脾血瘀。症见：形体消瘦，面色暗滞，颈有瘰疬，胁下痞块，按之坚硬，时有胀痛，低热盗汗，舌质暗紫，或有瘀斑、瘀点，苔薄白，脉涩而数。治法：活血化瘀，软坚散结。方用：抗白2号方。药物：桃仁15g，红花10g，当归10g，川芎10g，赤芍12g，丹参15g，鳖甲15g，龟甲15g，大黄12g，牡蛎30g，熟地黄20g，荔枝核20g，夏枯草15g，红参6g（另煎兑服），阿胶10g（烊化），麦冬10g。每日1剂，水煎服。加减：气虚明显者加党参30g，黄芪30g以益气；血瘀痞块较大可重用桃仁20g，红花15g，丹参30g，三棱10g，莪术10g以活血化瘀。③（化疗期）气阴亏虚，胃气上逆。症见：恶心，呕吐，脘腹痞闷，食欲缺乏，倦怠乏力，大便干结，舌质淡白，脉象滑细无力。治法：益气养阴，和胃降逆。方用：抗白3号方。药物：党参30g，麦门冬30g，五味子6g，枳壳10g，竹茹10g，法半夏12g，陈皮10g，茯苓15g，玉竹10g，甘草6g，生姜3g，粳米10g。每日1剂，水煎服。加减：呕吐甚者加赭石30g以降逆止呕。④（化疗间歇期）骨髓抑制，气血亏虚。症见：心慌气短，乏力汗出，进食乏味，腰酸腿软，大便不成形，有时可见不同程度的出血倾向，舌质淡白，脉细无力。治法：补益脾肾，益气养血。方用：抗白4号方。药物：人参10g（另煎兑服），炙黄芪30g，白术10g，陈皮10g，茯苓15g，当归10g，白芍6g，熟地黄10g，补骨脂15g，黄精12g，阿胶10g（烊化），鹿角胶10g（烊化），女贞子15g，墨旱莲15g，甘草6g。每日1剂，直到血象恢复，症状得到相应改善。加减：食欲减少加砂仁10g芳香化湿醒脾；皮肤出血者加仙鹤草30g、三七粉1g（冲服）以化瘀凉血止血。结果：完全缓解19例，部分缓解9例，有效4例。完全缓解率为59.4%，部分缓解率为28.1%。

● 杨文华等[38]配合西医治疗急性白血病，中药分为化疗期、抑制期和恢复期3期。化疗期：采用疏肝和胃、补气养血、养心安神、健脾补肾、滋补肝肾之法。以二陈汤、柴胡疏肝散为主方随症加减。药用：陈皮10g，半夏10g，茯苓10g，白芍10g，川楝子10g，延胡索10g，青蒿10g，郁金10g，白豆蔻10g，砂仁10g，焦三仙30g，鸡内金10g，竹茹10g等。治疗目的是保护正常组织不受损伤，减轻化疗药毒副作用，增加化疗疗效。抑制期：病机特点为脏腑失调，气血亏虚，骨髓损伤。故治疗以扶正为主佐以驱邪。根据气血亏虚的特点，分别采用补气养血、健脾补肾之法，对于化疗后抑制期的合并症采取对症治疗，以当归补血汤为主随症加减。药用：黄芪30g，当归15g，女贞子10g，墨旱莲15g，何首乌15g，黄精10g，阿胶（烊化）15g，龟甲（先煎）15g等。如发热配合清热解毒、出血配合凉血止血、瘀血配合解毒化瘀之法。治疗目的为调动机体免疫功能，使脏腑气血阴阳调和，以求正盛邪退。恢复期：病机特点为正盛邪退，气血日渐充盈，阴平阳秘，本期特点为骨髓重建，机体康复，病症消退。本期治疗以气血津液辨证为依据进行辨证论治，分别采用补气养血、调补阴阳之法，重在调补心肝脾肾。以归脾汤、一贯煎为主方加减，药用：党参10g，黄芪30g，白术10g，当归15g，远志10g，茯苓10g，生地黄15g，沙参15g，麦冬10g，川楝子10g，枸杞子15g等。目的在于调整机体功能状态恢复至正常。

（2）减轻化疗的毒副反应

● 马武开等[93]应用解毒化瘀方联合化疗治疗难治/复发急性白血病36例。解毒化瘀方药物组成：山慈菇、青黛、七叶一枝花、虎杖、补骨脂、莪术、川芎、丹参。水煎服，一日1剂。结果：完全缓解率为47.6%，部分缓解率为23.52%，总有效率率为70.59%，并能明显改善发热、骨关节痛、出血、头晕乏力、面色苍白等症状，减轻化疗骨髓抑制。

● 韩麦鲜等[94]运用加味升血汤辅助化疗，凡白细胞降至3.5×10⁹/L或血小板降至80×10⁹/L时即开始服用加味生血汤，原化疗方案继续进行。方药组成：黄芪30～120g，白术10～20g，当归20g，熟地黄20g，阿胶20g（烊化），枸杞子20g，山茱萸10g，血余炭10～20g，花生衣60g，仙鹤草60g，大枣6枚。每日1剂，煎3次，每次取汁200ml，温服。上述药物共用，可升高白细胞和血小板，且无毒副作用。

● 梁立新等[95]运用益血生胶囊（阿胶15g，龟甲胶15g，鹿角胶15g，鹿血15g，牛髓25g，紫河车10g，鹿茸3g，茯苓25g，黄芪20g，白芍20g，当归15g，党参15g，熟地黄15g，白术15g，制首乌10g，大枣10g，山楂15g，麦芽15g，鸡内金10g，知母5g，大黄5g，花生衣2.5g）治疗急性白血病化疗后全血细胞减少症效果明显。

● 浙江大学医学院附属二院将复元抗癌汤[96]（黄芪，龙葵，白毛藤，鸡血藤，党参，猪苓，茯苓，白术，绞股蓝，仙鹤草，白花蛇舌草，陈皮，甘草）应用于化疗后白血病恢复期的老年患者，疗效显著。

● 孙玉桃[97]以VDCP化疗方案并用中药治疗急性淋巴细胞白血病14例，对化疗中出现胃肠毒副反应者，予健脾和胃之生脉二陈汤；出现骨髓抑制者，予补气扶正之人参养荣汤，结果完全缓解11例，认为化疗期间并用中药，确能减轻毒、副反应，提高缓解率。

● 温敬中等[98]观察44例儿童急性非淋巴细胞白血病病，经强烈化疗后，有38例出现面色苍黄、心悸乏力、食欲减退等虚证，同时白细胞降低，骨髓抑制，经用八珍汤、十全大补汤等中药治疗10～20天后，白细胞普遍上升，虚弱症状亦随之改善，经中西医结合治疗44例，完全缓解43例，完全缓解率达97.9%。

● 王志慧[99]治疗急性白血病，是在化疗的基础上根据患者的一般情况及化疗药物毒副作用情况给予中医药辅助治疗。常用黄芪注射液60ml、参麦注射液100ml静脉滴注，连用10d；并口服参芪清热颗粒（太子参、人参、黄芪、陈皮、补骨脂、黄精、白花蛇舌草、茯苓、黄药子）。黄芪注射液可以明显增加机体的免疫功能，明显改善因骨髓抑制导致的白细胞减少等症状。参麦注射液可以有效地抑制化疗药物的心脏毒性、肝毒性，而且有研究发现，参麦注射液还可以有效地缩短骨髓抑制期，增强机体抗感染能力。加用参芪清热颗粒可以清热解毒、益气养阴，有效地缓解患者的胃肠道不良反应。

● 卢斌等[100]自拟中药含漱液预防白血病化疗口腔溃疡，方剂为：金银花、连翘、蒲公英各30g，一枝黄花60g，野菊花30g，野蔷薇根30g。配置方法：将上述草药加水（水以浸没中药为宜）浸泡30分钟，大火煮沸后再煎15～20分钟，浓缩至200ml，除渣，取其清液，灌袋备用。

（3）逆转多药耐药

中药逆转白血病多药耐药：目前研究发现具有耐药逆转活性的中药单体、原药及复方包括补骨脂素、苦参碱、冬凌草甲素、人参皂苷、蝎毒、毛冬青甲素、姜黄素、牡丹皮酚、川芎嗪、大黄、防己、绞股蓝总皂苷、槲皮素、盐酸小檗胺、蟾酥灵、绿茶、康莱特注射液、浙贝母、三七、参麦注射液等，这些药通过不同的机制对白血病耐药细胞产生不同层次的逆转作用[101]。

2.配合自体干细胞移植

（1）减轻预处理的胃肠道反应[102]：症状表现为恶心，呕吐，不思饮食，或有下泄清稀，舌苔白厚。辨证为湿阻中焦。治宜清解泻浊，芳香和胃。方药：干姜10g，生姜10g，竹茹5g，法半夏10g，砂仁10g，黄连5g，黄芩5g，炙甘草10g。用法：每日1剂，水煎300ml左右，一日分2～3次口服或频服，预处理结束后停用。

（2）控制感染、出血[102]：症状表现为低热或高热，乏力，咳嗽气喘，皮肤黏膜出血点或紫癜，鼻衄，牙龈渗血等，脉细数，舌质红，苔薄黄或黄厚。辨证为热毒内炽或血热妄行。治宜：清热解毒，凉血止血，或清宣肺热。方药：金银花15g，连翘15g，黄芩15g，鱼腥草10g，石膏20g，生地黄炭10g，栀子炭10g，水牛角粉15g（冲），牡丹皮10g，茜草10g，紫草15g，三七粉3g（冲），生甘草5g。如果咳喘气急较重可酌加川贝母10g，生麻黄5g，陈皮10g，法半夏10g；如果出血较重，酌加侧柏叶、黄芩炭、墨旱莲并加重茜草、紫草等用量。每日1剂，水煎口服。

（3）缩短无细胞期，促进造血和免疫重建[102]：症状表现为面色白，乏力，食欲差，低热，或有紫癜和出血，舌淡，苔薄白或薄黄，脉细弱。辨证为气血两虚，治则以双补气血，补肾固元。方药：红参9g，山药15g，当归15g，鸡血藤15g，黄精20g，菟丝子15g，枸杞子15g，女贞子15g，紫河车粉6g，白芍20g，生熟地黄各10g，阿胶10g，砂仁10g，焦三仙各10g，陈皮10g，炙甘草5g。每日1剂，水煎口服。

石琳等[103]观察了自体外周血干细胞移植（APBSCT）配合中药治疗急性白血病11例。中药治疗：干细胞回输后即给予中药治疗，以益气养血、滋补肝肾为主，佐以清热解毒。药物组成：黄芪、当归、党参、茯苓、黄精、菟丝子、女贞子、枸杞子、阿胶（烊化）、生地黄、熟地黄、鸡血藤、白芍药、焦三仙、连翘、虎杖、炙甘草。水煎服，每日1剂，分2次服。初步观察结果来看，可明显缩短无细胞期，加快造血功能和免疫功能重建，减少并发症发生的风险，减少对粒细胞刺激生长因子、抗生素、血小板输注、红细胞输注的依赖和应用，有较大的临床意义。

另外，丹参注射液在造血干细胞移植后肝静脉闭塞病（HVOD）的防治中也显示了很好的疗效[104, 105]。

3.配合靶向治疗

慢性白血病患者服用格列卫或羟基脲等药常会出现水钠潴留、肝肾功能损害等不良反应。患者出现脸色暗、眼周暗黑、手臂及指甲色素沉着等水饮、水毒的表现，与瘀血为患有别。瘀血者肤色虽黑但常干而瘦，水饮者则黑而虚浮。薛蓓云等[106]以柴苓汤（柴胡12g，黄芩6g，制半夏12g，党参12g，生甘草6g，白术20g，茯苓20g，泽泻20g，猪苓20g，肉桂6g，桂枝6g，干姜6g，大枣20g。每日1剂，水煎，早晚分服）纠正之，有一定的疗效。

五、预后与随访

（1）急性白血病是一组异质性疾病，受治疗、不同生物学特征（大多数已知特征可通过初诊时的临床及实验室检查被发现）等因素影响。对初诊患者的临床和实验指标分析可以估计预后（缓解率、缓解期和生存期等）并制订更具针对性的个体化治疗方案，以提高疗效。评价预后因素对疾病转归的影响应该考虑到：①白血病预后因素是相互关联和相互影响的，每个患者的预后是由多种因素共同作用的结果。②不同预后因素对白血病转归的影响是不均一的，有些因素对预后的影响相对较大（就 ALL 而言年龄、白细胞数、达缓解时间、免疫表型和细胞遗传学异常是最重要的预后因素），另一些因素的影响相对较小。③具有多项高危因素可能比具单项高危因素的患者预后更差。目前，较为公认的预后因素有以下各项：年龄、白细胞数、达缓解时间、髓外浸润。免疫学亚型由于治疗策略的更新和强化疗的应用 ALL 免疫表型的预后意义近年也随之发生较大改变。细胞遗传学标记染色体数量和结构的改变有重要、独立的预后意义。

（2）微小残留病变监测：ALL 达 CR 时，即使骨髓中未见白血病细胞，但仍有白血病细胞处于 G_0 期休眠状态，成为复发根源。当异常细胞在髓内外潜伏，而一般临床检查显示 CR 时，此时存在的白血病细胞则称为微小残留病变（MRD），如何检出此类细胞并加以杀灭，是彻底治愈白血病的关键，也是决定缓解后如何选用治疗方案及终止治疗的依据。检查方法有 RT-PCR，流式细胞仪监测。

六、预防与调护

（一）预防

1.凡职业性化学品接触和放射工作者，应加强劳动防护，定期检查血象。

2.避免不必要的放射检查和少接触化学制品，尤其是与苯的接触。

3.谨慎使用氯霉素等具有抑制骨髓严重副作用的药品，及某些化学免疫抑制剂，要严格掌握其适应证、剂量和疗程，及时复查血常规。

4.积极治疗原有血液病，如白细胞减少症等，并注意观察随访。

5.有白血病家庭史者，应经常检查血象或骨髓象。

6.骨髓增生异常综合征的防治

骨髓增生异常综合征（myelodysplastic syndromes，MDS）是克隆性造血干、祖细胞发育异常，导致无效造血以及恶性转化危险性增高。表现为骨髓中各系造血细胞数量增多或正常，有明显发育异常的形态改变；外周血中一系或多系血细胞减少，而且演变为急性白血病的危险性很高。本病中医属虚劳范畴，病位在髓，涉及肝、脾、肾。对于本病，胡晓梅[22]继承周霭祥解毒法治疗白血病的经验，结合对 MDS 的体会与病机认识，提出"寒毒为病，精血不生"的观点，并以"寒毒郁伏，日久化热"，作为 MDS 传变为白血病的病机认识，提出"温化寒毒，充养精血"的观点，仍然沿用由青黛、雄黄组成的青黄散作为解毒之专药。以青黛咸寒伍于雄黄，既为反佐，又可将药物引入血分，既制约雄黄偏热之弊，亦大大地增强其解毒之能。又将青黄散总剂量降低至一日 0.3g，雄黄剂量控制于每日 0.1g，以小量缓图攻邪；又可以辛温大热之雄黄小剂量"少火生气"，温助命门，促进精血生化。在临床诊治方面，常以脾肾同补为法。补脾以香砂六君子、薯蓣丸补脾，增如黄芪、防风顾护肺脾；补肾以六味地黄丸以补益脾肾，多选用菟丝子、巴戟天、锁阳、肉苁蓉充养肾精。

（二）调护

由于本病患者正气不足，平素易复感外邪而使病情加重，应重视调摄，强调因时因地制宜，随四时而调整起居饮食，避风寒、防劳累、畅情志，以免损耗正气[107]。患者一旦确诊即行床边隔离，房间清洁卫生，空气流通，地面每日喷洒消毒液 2 次，紫外线照射 2 次，用具、衣服同样处理。加强口腔护理，予中药煎剂外用。方剂组成：紫花地丁、野菊花、马齿苋、金银花、蒲公英等各 50g，每日 1 剂，水煎 30 分钟至 1000ml，用该煎剂进行餐后漱口，大小便后冲洗肛周及尿道口，必要时坐浴15～20分钟，直至化疗结束后1周[108]。

白血病患者可食以下保健食品：如薏苡仁，芦笋，枸杞子，无花果，魔芋，花椒，菜豆，海藻，百合，胡萝卜，小麦，香菇，昆布，胡桃肉，大枣，马齿苋，银杏，杏仁，番木瓜，大蒜，绞股蓝，茶叶等保健食品。

参考文献

[1] 王雷，殷晓玲.中医药在急性白血病围化疗期的运用研究[J].长春中医药大学学报，2010，26（2）：202-203.

[2] 马武开.中医药防治白血病的思路及方法[J].中国中医药信息杂志，2004，11（3）：229-230.

[3] 彭素娟.中医药治疗急性白血病的研究进展[J].湖南中医药导报，2004，10（10）：51-53.

[4] 郑丹丹，孙伟玲，周永明.中医药治疗急性白血病的研究进展[J].医学综述，2014，20（1）：120-123.

[5] 韩广成，李平.中医药对微小残留白血病的研究进展[J].安徽医药，2010，14（10）：1225-1226.

[6] 冯璟，范妤.中医药治疗白血病的现状[J].中医药导报，2015，21（24）：104-106.

[7] 杜振兰，王瑞，陈虎.中医药治疗白血病的现状[J].第一军医大学分校学报，2005，28（1）：97-100.

[8] 郝晶，崔永春，王伟涛，等.中医药治疗白血病的研究进展[J].天津中医药，2003，20（2）：84-86.

[9] 天津市中医院血液组.六神丸治疗白血病10例临床疗效观察[J].天津医药，1976，4（3）：135.

[10] 刘连寅，张海莲，张海霞，等.中西医结合治疗急性非淋巴细胞白血病的临床观察[J].实用中西医结合杂志，1998，11（5）399.

[11] 唐由君，顾振东，焦中华，等.中西医结合治疗急非淋152例[J].山东中医药大学学报，1998，22（6）：436.

[12] 周霭祥.青黄散治疗白血病的研究[J].中国中西医结合杂志.1998.18（10）：582.

[13] 黄艳梅，肖中平，王新丽.中西医结合治疗102例白血病临床分析[J].吉林中医药，1999，19（9）：40.

[14] 司徒志坚.活血化瘀法在临床的应用[J].新中医，1995，（4）：59.

[15] 陈兆孝.以大黄䗪虫丸为主治疗慢性粒细胞白血病[J].中西医结合杂志，1988，8（8）：500.

[16] 李军山，张丹，董军，等.益气养阴方对白血病细胞凋亡的影响[J].山东中医药大学学报，2000，24（4）：305.

[17] 黎幼，张冷星，叶红，等.参麦注射液在急性白血病化疗时应用的临床观察[J].华西药学杂志，1999，14（4）：285.

[18] 王玲玲.陈安民教授治疗白血病经验[J].四川中医，2002，20（9）：1.

[19] 武效芬，邢海霞.中医辨证治疗急性白血病发热25例临床分析[J].中国现代药物应用，2009.10（19）：93-94.

[20] 黄礼明，马武开，等.白血病的中医药诊治[M].北京：科学出版社，2010：100-102.

[21] 刘健，黄礼明.中医药在白血病治疗中的运用体会[J]，贵阳中医学院学报，35（1）.2013，35（1）：247-249.

[22] 方苏.胡晓梅主任医师对周霭祥名医解毒治疗恶性血液病学术思想的传承与创新[D].北京：中国中医科学院，2015.

[23] 朱鸿义.含砷中药治疗白血病的机制探讨[J].浙江中西医结合杂志，2001，11（3）：150-151.

[24] 王欣.中医药治疗急性白血病特色探微[J].中医药学刊，2003，21（9）：1491-1494.

[25] 张亭栋，李元善.癌灵Ⅰ号治疗急性粒细胞性白血病临床分析及实验研究[J].中西医结合杂志，1984，4（1）：19.

[26] 孙鸿德，马玲，胡晓晨，等.癌灵Ⅰ号结合中医辨证治疗急性粒细胞性白血病32例[J].中国中西医结合杂志，1992，12（3）：170.

[27] 王振义.开展砷剂治疗白血病的临床和机制研究[J].中华血液学杂志，1996，17（2）：57.

[28] 马玉杰.40例老年急性髓系白血病治疗总结[D].沈阳：辽宁中医药大学，2011.

[29] 丘和明，陈志雄，张惠臣，等.中西医结合治疗急性非淋巴细胞白血病23例临床观察[J].广州中医药大学学报，1995，12（3）：23.

[30] 李振波，丘和明，张萍.L7212白血病小鼠IL-2活性、IL-2mRNA表达及复方中药清毒饮对其影响的研究[J].中国免疫学杂志，2000，16（1）：25.

[31] 马琳，朱春山.蟾黄丸用于白血病维持治疗的临床分析[J].山东中医药大学学报，2002，26（2）：127.

[32] 刘尚勤，谭细友.黄连解毒汤通过抑制血红素加氧酶-1发挥逆转慢性粒细胞白血病加速期的作用[J].武汉大学学报，2009，30（6）：705-709.

[33] 韩俊莉，周郁鸿.清毒化瘀汤联合羟基脲治疗慢性粒细胞白血病疗效观察[J].浙江中西医结合杂志，2009，19（5）：300-304.

[34] 马武开，张惠臣.难治性白血病患者血液流变学特点及解毒化瘀方的干预作用研究[J].浙江中医杂志，2007，42（10）：576-577.

[35] 夏小军.中医药治疗小儿急性白血病的思路与方法[J].中医研究，2005，18（1）：53-54.

[36] 刘红，刘朝晖.滋阴补肾清热凉血法治疗微小残留白血病18例观察[J].实用中西医结合临床，2005，5（5）：24-25.

[37] 孙淑贞，麻柔.微小残留白血病中医药研究概况[J].北京中医药，2009，28（5）：387-390.

[38] 杨文华，杨向东，汤毅，等.中西医结合单元疗法治疗急性白血病81例[J].辽宁中医杂志，2007，34（1）：72-73.

[39] 张鹏，王树叶，胡必虎，等.三氧化二砷注射液治疗72例急性粒细胞性白血病[J].中华血液学杂志，1996，17（2）：58.

[40] 邓友平，林晨，张雪艳，等.三氧化二砷抗肿瘤作用的研究[J].中国中药杂志，1999，24（3）：174.

[41] 张鹏，胡必虎，周晋，等.三氧化二砷治疗急性早幼粒细胞白血病的机制研究[J].白血病，1996，5（3）：131.

[42] 李晶，孙关林，苏卉，等.二种不同砷剂体外对NB_4细胞增殖及程序化死亡作用的研究[J].白血病，1998，7（3）：136.

[43] 胡玉兰，朱新华.三氧化二砷诱导急性淋巴细胞白血病细胞系凋亡[J].江苏临床医学杂志，1999，3（3）：208.

[44] 刘欣，刘宝文，王萍，等.中药辅助As_2O_3+ATRA双诱导治疗急性早幼粒细胞白血病4周的疗效观察[J].辽宁中医杂志，2010，37（12）：2402-2404.

[45] 黄世林，郭爱霞，向阳，等.复方青黛片为主治疗急性早幼粒细胞白血病的临床研究[J].中华血液学杂志，1995，16（1）：26.

[46] 本刊编辑部.现代科研方法阐明中药复方治疗白血病机制带给内科医生的启迪[J].中国实用内科杂志，2010，30（1）：1-3.

[47] 毕玲玲，马琴，王树庆，等.复方青黛片治疗复发性急性早幼粒细胞白血病32例[J].中华儿科杂志，2005，43（9）：702-703.

[48] 王茂生，李君.中医药治疗白血病研究进展[J].河北中医，2010，32（10）：1587-1589.

[49] 常晓慧，向阳.复方黄黛片联合化疗治疗慢性粒细胞白血病急淋变的疗效观察[J].临床血液学杂志，2010，2（9）：566-568.

[50] 刘捷，王海霞，王树庆，等.复方青黛片治疗难治性、复发性急性早幼粒细胞白血病[J].山东医药，2007，47（20）：32-33.

[51] 唐由君，陈刚，张若英，等.传统抗癌中成药抗急性白血病（L7212）的实验研究[J].中西医结合杂志，1989，13（6）：51.

[52] 刘秀文.六神丸并HOAP方案治疗急性非淋巴细胞白血病21例[J].临床医学，1986，6（3）：146.

[53] 唐由君.六神丸抗急性白血病复发[J].中医杂志，1993，34（2）：110.

[54] 唐由君，陈刚，张若英，等.六神丸及其加味抗急性白血病的实验研究[J].中西医结合杂志，1990，10（12）：734.

[55] 唐由君，陈刚，张若英，等.传统抗癌中成药对急性白血病（L1210）的实验研究[J].山东中医学院学报，1989，13（6）：65.

[56] 于志峰，戴锡孟，戴锡珍.六神丸治疗微小残留白血病凋亡机制的实验研究[J].中医研究，2000，13（5）：18-20.

[57] 戴锡孟，柯富扬，戴锡珍，等.梅花点舌丹抗L7212小鼠白血病的实验研究[J].中国中西医结合杂志，1997：17（增刊）：120.

[58] 蔡小平.参芪扶正注射液治疗急性白血病化疗后白细胞减少症临床观察[J].中国中医急症，2012，21（3）：463.

[59] 姚金华，夏小军.参芪扶正注射液配合化疗治疗急性白血病38例疗效观察[J].新中医，2007，39（2）：77-78.

[60] 黎劲，张冷星，叶红，等.参麦注射液在急性白血病化疗时应用的临床观察[J].华西药学杂志，1999，14（4）：285.

[61] 江劲波，等.参麦注射液对白血病蒽环类药物化疗减毒作用的临床观察[J].新中医，2000，32（5）：19-20.

[62] 李菲，伍世礼，孔庆芬.参麦注射液在急性白血病化疗时的应用[J].江西医学院学报，2002，42（1）：48.

[63] 万楚成，姜烨，张霞，等.化疗配合参附注射液治疗急性白血病疗效及对细胞免疫功能的影响[C].第八届全国中西医结合血液病学术会议论文集.2007：173-175.

[64] 林丽珠.肿瘤中西医治疗学[M].北京：人民军医出版社，2013：313.

[65] 曹志成. 白血病的综合治疗与新进展 [J]. 现代肿瘤医学, 2007, 15 (8): 1051-1053.

[66] 吴顺杰, 李达, 代喜平. 雷火灸配合温阳方治疗老年急性白血病30例 [J]. 陕西中医, 2007, 28 (6): 728-730.

[67] 苏凤哲. 中医药治疗急性白血病临床探讨 [J]. 世界中西医结合杂志, 2007, 2 (8): 435-437.

[68] 薛广生. 气营两清法治疗白血病发热47例临床观察 [J]. 四川中医, 2010, 28 (7): 55-56.

[69] 陈三军, 曹瑞生, 杜芳腾, 等. 新癀片辅助治疗急性白血病合并感染发热患者60例 [J]. 中国中西医结合杂志, 2002, 22 (2): 57.

[70] 胡令彦, 陈其文. 周永明教授治疗老年急性白血病经验 [J]. 辽宁中医药大学学报, 2009, 11 (10): 81-82.

[71] 张海莲, 陈乃耀, 刘桂荣. 等. 黄连解毒汤合白虎汤为主治疗急性白血病合并霉菌感染21例 [J]. 中国中西医结合杂志, 1997, 17 (2): 120-121.

[72] 张文曦, 孔祥图. 奚肇庆教授以温病学热毒理论辨证论治恶性血液病发热 [J]. 中国中医急症, 2015, 24 (9): 1559-1561.

[73] 李金梅, 胡晓晨, 李恩有. 中西医结合治疗急性早幼粒细胞白血病化疗后肛周脓肿32例 [J]. 中国中西医结合杂志. 1999, 19 (8): 501-502.

[74] 姚宇红, 严鲁萍, 李秀军. 急性白血病化疗毒副作用的辨证施治 [J]. 实用中医内科杂志, 2010, 24 (1): 84-85.

[75] 杨淑莲, 李达, 阎金玉, 等. 大剂量复方丹参注射液治疗急性白血病并发弥散性血管内凝血24例 [J]. 中国中西医结合杂志, 2000, 20 (3): 226-227.

[76] 周韶虹. 黄振翘治疗急性白血病生存5年以上病例总结 [J]. 中医杂志, 2005, 46 (2): 96-97.

[77] 唐旭东. 唐由君抗急性白血病复发治疗经验 [J]. 中医杂志, 2003, 44 (11): 823-824.

[78] 曹方, 李彦, 贾斌. 唐由君治疗急性白血病的经验 [J]. 国医论坛, 2001, 16 (2): 11.

[79] 詹继红. 傅汝林教授治疗白血病经验 [J]. 中国中医药现代远程教育, 2011, 9 (5): 154-155.

[80] 王若琼, 罗秀素, 尹利明, 等. 罗秀素应用中医药治疗急性白血病临床经验 [J]. 浙江中西医结合杂志, 2015, 25 (3): 221-223.

[81] 刘维. 干燥综合征的虚瘀毒论 [J]. 中国中医药信息杂志, 2008, 15 (8): 95.

[82] 杨曦. 史哲新治疗小淋巴细胞淋巴瘤/慢性淋巴细胞白血病验案 [J]. 四川中医, 2013, 31 (4): 125.

[83] 刘婷婷, 韩楠. 叶品良老师治疗小儿白血病经验介绍 [J]. 新中医, 2007, 39 (11): 11-12.

[84] 蒲琼华, 尤建良. 尤建良教授治疗急性白血病经验 [J]. 贵阳中医学院学报, 2015, 37 (1): 61-62.

[85] 鲍计章, 赵心华. 周永明教授治疗急性白血病经验 [J]. 中医药通报, 2007, 6 (2): 19-21.

[86] 赵赞, 杨文华. 杨文华治疗急性白血病经验 [J]. 中国医药指南, 2008, 6 (23): 372-373.

[87] 史哲新, 汤毅, 高宏, 等. 扶正解毒法治疗急性白血病30例观察 [J]. 四川中医, 2007, 25 (2): 62.

[88] 卢珊. 慢性淋巴细胞白血病 [M]// 丁训杰, 程立, 等. 当代主治医师丛书——白血病. 上海: 上海翻译出版公司, 1988: 185.

[89] 徐开林. 慢性淋巴细胞白血病治疗进展 [J]. 国外医学. 输血及血液学分册, 1997, 20: 77.

[90] 汤钊猷. 现代肿瘤学 [M]. 2版. 上海: 复旦大学出版社, 2003: 971-973.

[91] 陈育生. 中医辨证联合化疗治疗急性白血病临床观察 [J]. 中华中医药学刊, 2011, 29 (2): 440-442.

[92] 潘铭, 楚文瑛, 邓伟. 中西医结合四联法治疗高白细胞白血病32例临床观察 [J]. 中医药学报, 2009, 37 (3): 65-67.

[93] 马武开, 张惠臣. 中西医结合治疗难治/复发急性白血病临床研究 [J]. 中国中医药信息杂志, 2009, 16 (5): 73-74.

[94] 韩麦鲜, 张依山. 加味生血汤对急性白血病化疗后的辅助治疗 [J]. 河南中医, 2002, 22 (4): 29-30.

[95] 梁立新, 李来秀. 益血生胶囊治疗急性白血病化疗后全血细胞减少症45例 [J]. 辽宁中医杂志, 2009, 36 (4): 558-559.

[96] 刘华. 复元抗癌汤治疗癌症150例临床研究 [J]. 浙江中医杂志, 2002, 37 (3): 126.

[97] 孙玉桃. VDCP并中药治疗成人急性淋巴细胞白血病14例 [J]. 实用中西医结合杂志, 1993, 6 (2): 68.

[98] 温敬中. 中西医结合治疗儿童急性淋巴细胞白血病44例 [J]. 浙江中医学院学报, 1989, (4): 26.

[99] 王志慧. 中西医结合治疗急性白血病的几点思考 [J]. 光明中医, 2011, 26 (2): 329-330.

[100] 卢斌, 张孝云. 中药含漱液预防白血病化疗患者口腔黏膜炎的效果 [J]. 上海护理, 2014, 14 (4): 31-33.

[101] 李玉莹, 马武开. 中医药逆转白血病多药耐药细胞的研究进展 [J]. 世界中西医结合杂志, 2010, 5 (10): 906.

[102] 程志, 陈疏敏, 吴艺, 等. 中医药在自体干细胞移植治疗恶性血液病中的应用 [J]. 四川中医, 2005, 23 (6):

35-36.

[103] 石琳，程志，陈疏敏.自体外周血干细胞移植配合中药治疗急性白血病的临床观察 [J].中原医刊，2007，34（10）：47-48.

[104] 何群，陈方平，徐雅静，等.丹参联合Lipo-PCE1预防外周血造血干细胞移植中肝静脉闭塞病临床观察 [J].中国医师杂志，2005，7（11）：1576.

[105] 张巽莉，宋永平，魏旭东，等.复方丹参注射液预防肝静脉闭塞症58例报告 [J].白血病：淋巴瘤，2003，12（3）：146-147.

[106] 薛蓓云，李小荣.柴苓汤在恶性血液病治疗中的运用 [J].上海中医药杂志，2011，45（7）：27-28.

[107] 沈鸿婷，马洋，张惠云.国医大师张学文教授辨治老年急性白血病验案探析 [J].中华中医药杂志，2015，30（12）：4355-4358.

[108] 唐焱，李井林，赵乐修.中医药在急性白血病化疗和巩固治疗期的应用研究 [J].现代中西医结合杂志，21（30）：3380-3381.

第二节　恶性淋巴瘤

一、概述及流行病学

恶性淋巴瘤（malignant lymphoma，ML）简称淋巴瘤，是一种起源于淋巴网状组织的，与免疫关系密切的恶性肿瘤，主要发生在淋巴结，也可发生于淋巴结外和非淋巴组织，如肺、胃、肠、骨、皮肤、男性和女性生殖器官、头颅部器官脑及脊髓等。按病理和临床特点可将恶性淋巴瘤分为三类：霍奇金淋巴瘤（Hodgkin's lymphoma，HL）、非霍奇淋巴金瘤（non-Hodgkin's lymphoma，NHL）和弥漫性大B细胞淋巴瘤（diffuse large B-cell lymphoma，DLBCL）。该病在世界各地均不少见，在我国发病率相对低一些，但仍属于常见恶性肿瘤，且新发病例数量有上升趋势，在我国大中型城市发病率高于农村。我国因肿瘤死亡的回顾调查中，恶性淋巴瘤在男性和女性分别居恶性肿瘤的第9和11位。与欧美国家相比，恶性淋巴瘤在我国具有一些特点：①发病和死亡率较高的是中部和沿海地区，较发达地区高于不发达地区。②发病年龄曲线高峰在40岁左右，没有欧美国家的双峰曲线，而与日本相似呈单峰。③霍奇金淋巴瘤所占的比例低于欧美国家，只占ML的10%～15%。④在非霍奇金淋巴瘤中滤泡型所占比例很低，弥漫型占绝大多数。⑤近十年的资料表明，我国的T细胞淋巴瘤占34%，与日本相近，远多于欧美国家。

中医文献大致属于中医失荣、恶核、石疽、石痈、阴疽、瘰疬、痰核等范畴。

失荣：早在《黄帝内经》中就有"失精"和"脱营"病名的提出，为后世深入研究该病奠定了基础。明代陈实功《外科正宗》谓："失荣者……其患多生于肩之上，初起微肿，皮色不变，日久渐大，坚硬如石，推之不移，按之不动，半载一年，方生隐痛，气血渐衰，形容瘦削，破烂紫斑，渗流血水，或肿泛如莲，秽气熏蒸，昼夜不歇……犯此俱为不治。"高秉钧《疡科心得集》说："失荣者，犹树木之失于荣华，枝枯皮焦故名也。生于耳前后及项间，初起形如栗子，顶突根收，如虚疾病瘤之状，按之石硬无情，推之不肯移动，如钉着肌肉是也。不寒热，不疼痛，渐渐肿大，后遂隐隐疼痛，痛着肌骨，渐渐溃流，但流血水，无脓，渐渐口大，内腐，形如湖石，凹进凸出，斯时痛甚彻心。"高秉钧取类比象，进一步对"失荣"病名进行详尽描述，从病位、病形、病势、病性等多方面对临床症状加以概括。

石疽：《诸病源候论·石疽候》云："此由寒气客于经络，与血气相搏，血涩结而疽也。

其寒毒偏多，则气结聚而皮厚，状如痤疬，硬如石，故谓之石疽也。"《外科全生集·石疽》对其证治论述较详细，指出："初起如恶核，渐大如拳，急以阳和汤、犀黄丸，每日轮服，可消。如迟至大如升斗，仍如石硬不痛，则不治。"《圣济总录》曰："石疽与石痈之证同，比石痈为深。此寒客于经络，气血结聚不得散，隐于皮肤之内，重按如石，故谓之石疽。"《证治准绳》曰："石痈石疽，谓痈疽肿硬如石，久不作脓者是也。"《医宗金鉴》曰："生于颈项两旁，形如桃李，皮色如常，坚硬如石……初小渐大，难消难溃，既溃难敛，疲顽之证也"。这些论述将石疽的好发部位、质地、颜色、进展情况以及不良预后均加以阐述，具有重要的诊断意义。

恶核、阴疽：恶核病名出自东晋葛洪的《肘后备急方》，曰"恶核病者，肉中忽有核如梅李，小者如豆粒，皮中惨痛，左右走身中，壮热恶寒是也"。清代王维德所著《外科全生集》将以上诸同类疾病归纳总结、合而为一，统为阴疽病，云"阴毒之症，皮色皆同，然有肿有不肿，有痛有不痛，有坚硬难移，有柔软如绵，不可不为之辨……不痛而坚，形大如拳，恶核失荣也……不痛而坚如金石，形如升斗，石疽也，此等证候，尽属阴虚，无论平塌大小，毒发五脏，皆曰阴疽……消之难速""恶核痰核，大者恶核，小者痰核，与石疽初起相同"。王维德对失荣、石疽、痰核、恶核疾病加以归纳，并且求同存异，于细微处加以鉴别指导临床，同时还提出该病毒发五脏、速长难消的论断。

瘰疬：《灵枢·寒热篇》曰："寒热瘰疬在于颈腋者，……此结鼠瘰寒热之毒气也，留于脉而不去者也"；《灵枢·痈疽》言："其痈坚而不溃者，为马刀侠瘿"；《灵枢·经脉》曰"……头痛，颔痛，目锐眦痛，缺盆中肿痛，腋下肿，马刀侠瘿"。《医宗金鉴·外科卷》记载："石疽生于颈项旁，坚硬如石色照常，肝郁凝结于经络，溃后法依瘰疬疮"。

二、病因及发病机制

（一）祖国医学对恶性淋巴瘤病因及发病机制的认识

祖国医学认为，恶性淋巴瘤主要与以下因素有关。

1.感受外邪

外感六淫之邪，如病毒、细菌、射线、理化因子等，侵袭人体，正与邪争，如营卫虚衰，邪气内扰，气机逆乱，阴阳不和，生化失常，癌毒内生。《灵枢·九针》曰："四时八风之客于经脉之中，而成瘤病"。《诸病源候论》："恶核者，是风热毒气，与血气相搏结成核，生颈边，又是风寒所折，遂不消不溃"。《外科集要》云："石疽……或寒邪深伏骨髓，元气不足，不能起发。"《圣济总录》曰："石疽与石痈之证同，比石痈为深。此寒客于经络，气血结聚不得散，隐于皮肤之内，重按如石，故谓之石疽。"

2.脏腑失和，气血逆乱

七情内伤，情志怫郁，肝气失条，饮食不节，脾失健运，气血失和，阴虚失调，生化失序，癌毒内生。《外科正宗》云："失荣者，先得后失，始富终贫，亦有虽居富贵，其心或因六欲不遂，损伤中气，郁火所凝，坠痰失道，停结而成"。《圣济总录》亦曰："忧怒郁闷，听夕积累，脾气消阻，肝气横逆，遂成隐核"。

3.正气内虚，营卫失和

先天禀赋不足，或宿有旧疾，劳伤过度，日久脏腑虚衰，气血耗伤，营卫失养，如有外邪所扰，所谓"邪之所凑，其气必虚"，邪陷营卫，营卫虚衰无力抗邪，营卫失和，阴阳失序，生化失常，癌毒内生，蕴结淋巴系统而成。《景岳全书·积聚》云"凡脾胃不足及虚弱失调之人多有积聚之病，盖脾虚则中焦不足，肾虚则下焦不化，正气不行则邪滞得以居之"。清·余听鸿《外证医案汇编》亦曰"正气虚则成癌"。癌毒即成，易阻滞气血津液运行，气血痰浊阻滞，五脏失和，阴阳失调，正气益虚，而成虚实夹杂之证。

（二）现代医学对恶性淋巴瘤病因及发病机制的认识

恶性淋巴瘤起源于人类免疫系统细胞及其前体细胞，本质上是一类在体外多种有害因素作用下，不同阶段免疫细胞被转化或机体正常调控机制紊乱而发生的异常分化和异常增殖性疾病。恶性淋巴瘤与EB病毒感染、免疫缺陷、电离辐射、遗传等因素有关。

1.病毒、细菌感染

病毒、细菌感染是引起淋巴瘤的重要原因。霍奇金病患者的病变组织经连续培养后可在电镜下观察到两种类病毒颗粒：疱疹型病毒颗粒与类人猿病毒SV5样颗粒。近年来，一些科研工作者通过对Burkitt淋巴瘤（好发于非洲儿童）的研究，比较肯定其发生与EB病毒有关。但迄今只能证明某些动物的淋巴瘤是由病毒引起.对人类还缺乏足够的佐证。

2.理化因素

理化因素是淋巴瘤的诱发因素，如放射线。据统计，广岛原子弹受害幸存者中，淋巴瘤的发病率较高。某些化学药物，如免疫抑制剂、抗癫痫药、肾上腺皮质激素等的长期应用，均可导致淋巴网状组织的增生，最终出现淋巴瘤。

3.免疫缺陷

免疫因素在淋巴瘤的发生和发展中占重要地位。实验证明，淋巴瘤患者，尤其是霍奇金病患者都有严重的免疫缺陷；自身免疫性疾病例如干燥综合征以及免疫缺陷性疾病，如无丙球蛋白血症、低丙球蛋白血症、Wiskott-Aldrich综合征均较易并发淋巴瘤。但免疫缺陷究竟是淋巴瘤的病因，还是疾病过程中的后果，存在不同看法，有待进一步研究。

4.遗传因素

本病常伴有染色体异常但缺乏特异性，与淋巴瘤间的因果关系尚不清楚。

病毒、细菌感染、免疫抑制、环境污染、遗传等因素，使淋巴细胞产生增殖反应，缺少自身调节控制，最终出现无限增殖，出现T/B细胞免疫调节紊乱，进而导致淋巴瘤发生。然而，目前研究对具体的作用环节、受体信号通路尚不明确，可能与NF-κB、PD-1/PD-L1等通路相关。

三、临床诊断

（一）临床表现及体征

1.淋巴结肿大

HL有90%患者以体表淋巴结肿大为首发症状，其中60%～70%发生于锁骨上、颈部淋巴结，腋窝和腹股沟淋巴结占30%～40%。NHL50%～70%的患者以体表肿大为首发症状，40%～50%原发于结外淋巴组织和器官。

2.咽淋巴结环

口咽、舌根、扁桃体和鼻咽部组成咽淋巴结环，又称为韦氏环。韦氏环淋巴瘤约占NHL的1/3。

3.鼻腔病变

原发鼻腔淋巴瘤绝大多数为NHL。

4.胸部病变

纵隔淋巴结是恶性淋巴瘤的好发部位，多见于 HL 和 NHL 中的淋巴母细胞型淋巴瘤。

5.腹部病变

脾是 HL 最常见的膈下受侵部位。胃肠道则是 NHL 最常见的结外病变部位。

胃肠道：胃肠道以胃原发淋巴瘤较多，绝大多数为 NHL。

肝脾：肝脾原发恶性淋巴瘤少见，在病情进展中，肝脾受侵多见。

6.皮肤病变

恶性淋巴瘤可原发或继发皮肤侵犯，多见于 NHL。

7.骨髓病变

恶性淋巴瘤的骨髓病变为骨髓受侵或合并白血病，多属疾病晚期表现之一。

8.其他病变

淋巴瘤还可原发或继发于脑、硬脊膜外、睾丸、卵巢、阴道等，均以 NHL 多见。

9.全身症状

恶性淋巴瘤的全身症状有发热、盗汗、体重减轻及皮肤瘙痒、乏力等。

10.全身性非特异性表现

恶性淋巴瘤可伴有一系列的皮肤、神经系统非特异性表现。

11.免疫、血液系统表现

恶性淋巴瘤诊断时 10% ~ 20% 可有贫血，部分患者可有白细胞、血小板增多，红细胞沉降率增快，个别患者可有类白血病反应。

（二）实验室检查

红细胞沉降率、血常规、乳酸脱氢酶、β_2微球蛋白、γ-谷氨酰转肽酶、碱性磷酸酶、尿酸、尿素氮、肌酐等常规实验室检查，不仅可以了解病情，而且乳酸脱氢酶、β_2微球蛋白、白蛋白对预后判断有价值。

（三）影像学诊断

影像学检查有助于了解肿瘤的侵犯部位、程度，对临床分期、制订治疗方案、判断预后和观察治疗效果，以及对随访患者及时发现其复发的部位有重要的临床意义。影像学检查是恶性淋巴瘤诊断不可缺少的方法。

（四）病理学诊断

绝大多数病例可以确诊，结合电镜、免疫组织化学及分子生物学技术，对确定细胞来源及疑难病例的诊断有相当重要的参考价值。淋巴瘤大体分型及组织类型见表15-5。

表15-5　2008年淋巴组织肿瘤WHO分类[1]

前驱淋巴细胞肿瘤

　B淋巴母细胞白血病/淋巴瘤

　B淋巴母细胞白血病/淋巴瘤，非特殊类型

　B淋巴母细胞白血病/淋巴瘤，伴重现性细胞遗传学异常

　　B淋巴母细胞白血病/淋巴瘤，伴t（9；22）（q34；q11.2）；BCR-ABL1

　　B淋巴母细胞白血病/淋巴瘤，伴t（v；11q23）；MLL重排

　　B淋巴母细胞白血病/淋巴瘤，伴t（12；21）（p13；q22）；TEL-AML1（ETV6-RUNX1）

　　B淋巴母细胞白血病/淋巴瘤，伴超二倍体

B淋巴母细胞白血病/淋巴瘤，伴低二倍体（伴低二倍体ALL）

B淋巴母细胞白血病/淋巴瘤，伴t（5；14）（q31；q32）；IL3-IGH

B淋巴母细胞白血病/淋巴瘤，伴t（1；19）（q23；p13.3）；E2A-PBXl（TCF3-PBXl）

T淋巴母细胞白血病/淋巴瘤

成熟B细胞肿瘤

慢性淋巴细胞白血病/小淋巴细胞性淋巴瘤

B细胞前淋巴细胞白血病

脾B细胞边缘带淋巴瘤

毛细胞白血病

脾B细胞淋巴瘤/白血病，无法分类*

脾弥漫性红髓小B细胞淋巴瘤*

毛细胞白血病变异型*

淋巴浆细胞淋巴瘤

瓦尔登斯特伦（Waldenström）巨球蛋白血症

重链病

IgA重链病

IgG重链病

IgM重链病

浆细胞骨髓瘤

骨孤立性浆细胞瘤

骨外浆细胞瘤

黏膜相关淋巴组织结外边缘区淋巴瘤（MALT）

结内边缘区淋巴瘤

儿童结内边缘区淋巴瘤*

滤泡性淋巴瘤

儿童滤泡性淋巴瘤*

原发皮肤滤泡中心淋巴瘤

套细胞淋巴瘤

弥漫大B细胞淋巴瘤（DLBCL），非特殊类型

T细胞/组织细胞丰富的大B细胞淋巴瘤

原发中枢神经系统DLBCL

原发皮肤DLBCL，腿型

老年性EB病毒阳性DLBCL

慢性炎症相关DLBCL

淋巴瘤样肉芽肿

原发纵隔（胸腺）大B细胞淋巴瘤

血管内大B细胞淋巴瘤

ALK阳性大B细胞淋巴瘤

浆母细胞淋巴瘤

起源于HHV8相关的多中心Castleman病大B细胞淋巴瘤

原发渗出性淋巴瘤

伯基特淋巴瘤

不能分类的B细胞淋巴瘤，特征介于DLBCL和伯基特淋巴瘤之间

不能分类的B细胞淋巴瘤，特征介于DLBCL和经典型霍奇金淋巴瘤之间

成熟T细胞和NK细胞肿瘤

T细胞前淋巴细胞白血病

T细胞大颗粒淋巴细胞白血病

慢性NK细胞淋巴增殖性疾病[*]

侵袭性NK细胞白血病

儿童系统性EB病毒阳性T细胞淋巴增殖性疾病

水疱痘疮样淋巴瘤

成人T细胞白血病/淋巴瘤

结外NK/T细胞淋巴瘤，鼻型

肠病相关T细胞淋巴瘤

肝脾T细胞淋巴瘤

皮下脂膜炎样T细胞淋巴瘤

覃样肉芽肿病

赛扎里（Sezary）综合征

原发皮肤CD30[+]T细胞增殖性疾病

  淋巴瘤样丘疹病

  原发皮肤间变性大细胞淋巴瘤

原发皮肤γδT细胞淋巴瘤

  原发皮肤CD8[+]侵袭性嗜表皮细胞毒性T细胞淋巴瘤[*]

  原发皮肤CD4[+]小/中T细胞淋巴瘤[*]

外周T细胞淋巴瘤，非特殊类型

血管免疫母细胞T细胞淋巴瘤

ALK阳性间变性大细胞淋巴瘤

ALK阴性间变性大细胞淋巴瘤[*]

霍奇金淋巴瘤

  结节性淋巴细胞为主型霍奇金淋巴瘤

  经典型霍奇金淋巴瘤

    结节硬化型经典霍奇金淋巴瘤

    淋巴细胞丰富型经典霍奇金淋巴瘤

    混合细胞型经典霍奇金淋巴瘤

    淋巴细胞消减型经典霍奇金淋巴瘤

组织细胞和树突细胞肿瘤

  组织细胞肉瘤

  郎格汉斯（Langerhans）细胞组织细胞增生症

  郎格汉斯（Langerhans）细胞肉瘤

  指状突树突细胞肉瘤

  滤泡树突细胞肉瘤

  纤维母细胞性网织细胞肿瘤

  尚未确定的树突细胞肿瘤

  播散性幼年性黄色肉芽肿

移植后淋巴增殖性疾病（post transplant lymphoproliferative disorder，PTLD）

  早期病变

    浆细胞增生

    传染性单核细胞增多症样PTLD

  多形性PTLD

  单形性PTLD（B和T/NK细胞类型）

  经典霍奇金淋巴瘤型PTLD

注：用*标记的是暂定病种，WHO工作小组尚无足够证据认为它们是独立病种。

（五）分期

HL 临床分期见表 15-6。

表 15-6　HL 临床分期

分期	定义
I	单个淋巴结区或器官受累（如脾）
II	横隔同侧两个以上淋巴结区受累
III	横隔两侧淋巴结区或器官受累
IV	超出"E"规定的结外部位受累*，一个以上任何部位的结外浸润，肝或骨髓任一受累

注：*E 代表结外部位受累，局限性孤立受累（肝和骨髓除外）或受累淋巴结直接扩散形成的连续性病变为ⅠE 期，病变局限侵犯淋巴结以外器官及膈肌同侧 1 个以上的区域淋巴结为ⅡE 期，膈肌两侧淋巴结区域受累，并伴有与受侵淋巴结区邻近的淋巴结外病变为ⅢE 期。如果肿块最大直径≥10 cm 和（或）纵隔肿块>1/3 胸径，可称为巨块型 HL，以 X 表示。

弥漫性大 B 细胞淋巴瘤分期见表 15-7。非霍奇金淋巴瘤（NHL）可以参照表 15-6，表 15-7。

表 15-7　弥漫性大 B 细胞淋巴瘤分期（Costwolds 修订版）[2]

分期	定义
I	侵及一个淋巴结区或淋巴样结构（如脾、胸腺或韦氏环）（I），或侵及单个结外器官部位（I_E）
II	侵犯横隔同侧两个或两个以上淋巴结区（II）；或局限性侵犯单个结外器官及其区域淋巴结，伴或不伴横隔同侧其他淋巴结区受侵（II_E），淋巴结受侵区域数目用下标注明（如II_3）
III	横隔两侧淋巴结区同时受侵犯（III），可伴有受侵淋巴结邻近的结外受侵（III_E）、脾受侵（III_S）或二者皆有（III_{E+S}）
IV	弥漫性或多灶性侵犯一个或多个结外器官，伴或不伴相关淋巴结受侵；或孤立性结外器官受侵伴远处（非区域性）淋巴结受侵

注：结外器官定义为：除淋巴结、脾脏、胸腺、韦氏环、阑尾及 Peyer 淋巴结以外的器官和组织。

四、治疗

（一）中医治疗

1.恶性淋巴瘤的病证特点

恶性淋巴瘤的病证特点应从两个方面分析。

肿瘤方面，淋巴组织细胞肆意滋长，扎寨营垒，癌毒之邪与痰瘀胶结成块，或毒盛浸延局部组织、器官，或沿淋巴道转移他处。

对人体而言，有虚实两个方面。虚者，气虚、阴虚、血虚、阳虚；实者乃肿瘤阻滞脏腑气血运行，致气郁、血瘀、湿阻、痰结。毒结日久可致五脏失调，气血衰败，阴阳失衡，化火生寒皆可有之，既可能郁久生热，亦可气亏生寒。

病位在淋巴，主要涉及肝、脾胃、肾等脏腑。本病属本虚标实，证候多为寒热错杂、虚实并见。

2.恶性淋巴瘤治则治法

清代高秉钧在《疡科心得集》中对"失营（荣）"的病因病机、理法方药均有补充，曰"失营者……此证为四绝之一，难以治疗，……若犯之者，宜戒七情、适心志，更以养血气、解郁结之药常常服之，庶可绵延岁月，否则促之命期已。其应用之方，如加味逍遥散、归脾汤、益气养营汤、补中益气汤、和营散坚丸等，酌而用之可也"。由于在当时的条件下缺少攻坚之法，扶正作为稳妥的治法是被提倡的。

现代恶性淋巴瘤治疗遵从综合治疗的原则，中西医并重。中医治疗恶性淋巴瘤的治疗原则：对肿瘤为祛毒抗邪；对人体为扶正培本，纠正脏腑气血失调。具体治法：治肿瘤当以寒热之剂扫荡之，以平性之剂抑杀之，辅之以消痰软坚、祛瘀散结之药消散之；调人体则虚者补之，实者调之。气虚者益气，血不足者补血，阴虚者滋其阴，阳亏虚者温肾助阳，并注重培补先后天；气郁者理气，血瘀者活血，痰积者化痰，湿阻者行水除湿。寒凝者，佐以温里祛寒，化热化火者，佐以清热泻火。临床注重中西医配合，根据病情，合理安排中西医治疗方法与时机，及时纠正西医治疗的毒副反应。

3.恶性淋巴瘤辨肿瘤临床常用药物选择

现代医理研究证实，一些中药具有抑制淋巴瘤细胞增殖、诱导细胞凋亡、抑制血管生成、逆转多药耐药及免疫调节等方面作用[3, 4]。淋巴瘤辨肿瘤论治，建议根据临床经验及现代药理合理选择以下药物。

（1）温热药：胡桃枝，南蛇藤，天仙藤（有毒），美登木，雄黄（有毒），鹅不食草，蛇床子（有小毒），白花蛇。

（2）寒凉药：壁虎（有小毒），蟾蜍（蟾酥，干蟾皮）（有毒），斑蝥（有毒），白英（白毛藤，蜀羊泉）（有小毒），龙葵（有小毒），半枝莲，白花蛇舌草，苦参，藤梨根（猕猴桃根），望江南，鬼针草，猪殃殃，防己，穿心莲，八月札，羊蹄根，乌蔹莓，拳参，喜树果（有毒），山豆根，芦荟，天葵子，老鼠簕，白屈菜（有毒），自消容，金莲花，半边旗，鼹鼠（无毒），长春花，朱砂（有毒），雷公藤（大毒），板蓝根，八角莲（八角连，八角金盘）（有毒），了哥王（有毒）。

（3）平性药：蛇葡萄根，肿节风（接骨木），昆明山海棠，半边莲，蜂房（有毒），鼠妇，大麻子（有毒），农吉利（野百合，有毒），紫杉（红豆杉），椿皮，全蝎（有毒）。

（4）消痰软坚药：猫爪草，黄药子（有小毒），半夏，天南星，夏枯草，山慈菇（有小毒），海藻，雀梅藤，禹白附，娃儿藤（有小毒），骆驼蓬子（有毒），昆布，贝母，玄参，黄药子（有小毒），皂角刺，白僵蚕，牛蒡子。

（5）祛瘀散结药：姜黄，乳香，水红花子，穿山甲，三棱，地龙，泽兰，苏木，番红花，墓头回，土鳖虫（土鳖虫，地鳖）（有小毒）。

4.恶性淋巴瘤辨人体临床常用药物选择

（1）补气：人参，黄芪，黄精，白术，茯苓，灵芝，香菇，党参，太子参，鹅血。

（2）补阳、散寒：淫羊藿，刺五加，补骨脂，桂枝，杜仲，川乌（有大毒）。

（3）补阴：山药，天门冬，麦冬，五味子，响铃草，女贞子，菟丝子，鳖甲。

（4）补血：当归，地黄。

（5）理气：青皮，山油柑树皮，刀豆，厚朴，枳实，槟榔，枸橘，橘叶。

（6）活血：莪术，旋覆花，桃仁，赤芍，丹参。

（7）清热泻火：黄连，黄芩，牛黄，蒲公英，败酱草，青蒿，连翘，天葵子，鱼腥草，薄荷，灯心草。

（8）化痰，祛湿：陈皮，竹茹，小百部，薏苡仁，茵陈，白鲜皮。

（9）止血：大蓟，五倍子，槐角。

5.恶性淋巴瘤辨证型论治

（1）许亚梅[5]总结古今医家对该病的分析和自身的临床经验，将其归纳为七种证候，即寒痰凝滞证、气滞毒瘀证、虚火痰结证、血瘀癥积证、血热风燥证、肝肾阴虚证、气血双亏证。①寒痰凝滞证。主症：颈部、腋下、腹股沟等全身上、中、下几处或多处淋巴结肿大，或腹内有结块，推之不移，不痛不痒，皮色不变，核硬如石，不伴发热，或形体消瘦，胸闷不适，胃纳减退，或腹部作胀，大便溏。舌淡紫，苔白或白滑。脉细或细滑。治法：温化寒痰、解毒散结。方用阳和汤加减进行治疗。具体药物为熟地黄10g，麻黄5g，白芥子5g，肉桂4g，炮姜3g，生甘草5g，鹿角胶5g，天南星6g，皂角刺10g，夏枯草15g，生牡蛎30g，白术9g，草河车15g。形寒肢冷者，加淡附片9g，干姜3g；胁肋胀痛者，加制香附12g，川楝子9g，制延胡索12g；咳嗽痰多者，加苦杏仁12g，百部10g，僵蚕10g，半夏10g。②气滞毒瘀证。主症：胸闷不舒、胁胀，全身多处淋巴结肿大或皮下硬结，局部疼痛有定处，小便短赤，舌质暗红，或舌有瘀点，苔薄黄，脉沉细或细弦。治法：行气散结，化瘀解毒。方用柴胡疏肝散合身痛逐瘀汤加减治疗。具体药物为柴胡10g，赤芍10g，川芎6g，青皮6g，陈皮6g，香附10g，红花3g，桃仁10g，枳壳10g，黄芩10g，夏枯草15g，僵蚕10g，姜黄10g，穿山甲6g，莪术10g，蚤休15g。大便干结不通畅者，加栀子10g，玄参15g；小便短赤者，加车前子10g、龙胆草10g。③虚火痰结证。主症：颈项、耳下，或腋下有多个肿核，不痛不痒，皮色不变，头晕耳鸣，或兼见口苦咽干，或黄白痰，胸腹闷胀，大便干结，小便短赤，舌质红绛，苔黄，脉弦数。治法：化痰降火，软坚散结。方用消瘰丸加减合西黄丸治疗。具体药物为生牡蛎30g，玄参20g，土贝母20g，天南星10g，夏枯草20g，半夏15g，白术20g，穿山甲6g。无汗骨蒸者，加牡丹皮15g，黄柏15g，知母10g；衄血、吐血者，加白茅根30g，仙鹤草30g；痰多者，加陈皮10g，茯苓20g。辅助以西黄丸增强解毒散结作用。④血瘀癥积证。主症：形体消瘦，腹内结块，腹胀腹痛，纳呆食少，恶心、呕吐，大便干结或有黑便，舌质暗或有瘀斑，苔黄，脉弦涩。治法：活血化瘀，消癥散结。方用鳖甲煎丸和三棱汤加减治疗，具体方药为鳖甲30g，太子参30g，玄参24g，三棱9g，莪术9g，白花蛇舌草40g，柴胡10g，仙鹤草30g，白术15g，半夏12g，槟榔9g，甘草6g。便血者，加入地榆炭10g，槐花10g，赤石脂20g；食欲不振者，加入砂仁8g，厚朴15g。⑤血热风燥证：主症：口干烦躁，时有发热恶寒，局部淋巴结肿大，皮疹或皮肤瘙痒，血热内躁，尿少便干、毒热内盛，舌质暗红，苔黄，脉滑数。治法：养血润燥，疏风解毒。方用清肝芦荟丸合消风散加减治疗。具体药物为生地黄15g，当归10g，芦荟10g，白芍10g，玄参15g，麦冬15g，女贞子15g，牡丹皮10g，牛蒡子10g，防风10g，连翘10g，蝉蜕10g，僵蚕10g，白花蛇舌草30g。大便干结者，加入虎杖20g，瓜蒌20g；皮肤痒明显者，加入浮萍10g，豨莶草20g，白鲜皮15g，地肤子15g。⑥肝肾阴虚证。主症：身之上、中、下几处或多处淋巴结肿大，或伴腹内结块及或形体消瘦，午后潮热，口干咽燥，腰酸腿软，头晕目眩，手足心热，夜间盗汗，舌质红，薄苔或少苔，脉细弦或沉细略数。治法：滋补肝肾、解毒散结。方用大补阴丸合消瘰丸治疗。具体药物为熟地黄12g，山茱萸10g，山药10g，牡丹皮10g，知母10g，黄柏10g，女贞子15g，土茯苓15g，枸杞子10g，蚤休10g，白花蛇舌草30g，鳖甲10g，生牡蛎30g，玄参12g，浙贝母10g，三棱15g。发热者，加青蒿12g，地骨皮12g，银柴胡12g；盗汗甚者，加浮小麦30g，五倍子5g，麻黄根6g；血虚少寐者，加炒酸枣仁12g，制黄精12g，鸡血藤15g，首乌藤30g。⑦气血双亏证：主症：面苍唇淡、疲乏无力、纳呆、面肢虚肿、心悸气短、多处淋巴结肿大、脉细弱无力、舌淡胖齿迹、薄白苔。治法：益气生血，扶正散结。方用香贝养营汤加减治疗。具体药物为黄芪30g，当归15g，党参30g，紫河车10g，白术12g，枸杞子18g，熟地黄12g，浙贝母15g，白花蛇舌草20g，香附12g，白芍12g，甘草6g，生姜3g，大枣5枚，半枝莲15g。

（2）陈科[6]以古今医家的表述和认识为基础，结合临床所见，将淋巴瘤归纳为七种证型，即寒痰凝滞证、气滞毒瘀证、气郁痰结证、血瘀癥积证、血热风燥证、肝肾阴虚证、气血双亏证。具体分析如下：①寒痰凝滞证：颈部、腋下、腹股沟等全身上、中、下几处或多处淋巴结肿大，或腹内有结块，推之不移，不痛不痒，皮色不变，核硬如石，不伴发热，或形体消瘦，胸闷不适，胃纳减退，或腹部作胀，大便溏。舌淡紫，苔白或白滑。脉细或细滑。治法：温阳化瘀、解毒散结。方药：阳和汤加减。清许克昌应用紫元丹、阳和汤、阳和解凝膏和犀黄丸抑阴扶阳进行治疗。"失荣症初宜服紫元丹消之，每隔两日进一服；所隔之两日，以阳和汤，犀黄丸早晚轮服，外敷抑阴散。如溃，贴阳和解凝膏，内亦以阳和汤，犀黄丸轮服，日日不间，可冀收功。若经久溃，气血衰弱，形体瘦削，破烂紫斑，渗流血水，或肿泛如莲，秽气熏人，愈久愈大，越溃越坚者，俱属败证，不治。"郁仁存[7]治以温化寒痰，解毒散结，方用阳和汤加减治疗。具体药物为熟地黄15g，麻黄10g，白芥子10g，肉桂4g，炮姜5g，生甘草10g，鹿角胶10g，天南星9g，皂角刺10g，夏枯草15g，生牡蛎30g，草河车15g。周维顺[8]等治法为温化寒痰，化痰解毒，常用处方为肉桂6g，莪术，胆南星，白芥子各10g，土贝母、生牡蛎、猫爪草、夏枯草、蒲公英、猫人参、山慈菇、生黄芪、薏苡仁各30g，黄药子、熟地黄各15g。罗秀素等[9]治拟温运湿法，软坚散结，方用甘草干姜茯苓白术汤合二陈汤加减。药用甘草6g，干姜6g，茯苓12g，白术9g，姜半夏12g，橘络9g，浙贝母9g，天竺黄30g。有形寒肢冷者，加淡附片12g，川芎9g。有胁肋胀痛者，加制香附12g，川楝子9g，制延胡索12g；有咳嗽痰多者，加苦杏仁12g，山海螺15g，佛耳草12g。②气滞毒瘀证：胸闷不舒、胁胀、全身多处淋巴结肿大或皮下硬结，局部疼痛有定处，小便短赤、舌质暗红，或舌有瘀点，苔薄黄，脉沉细或细弦。治法：理气化瘀，解毒散结。方药：疏肝溃坚汤加减。郁仁存[7]治以理气疏肝、化瘀解毒，方用疏肝溃坚汤治疗。具体药物为柴胡10g，青皮6g，当归10g，川芎10g，香附10g，夏枯草15g，僵蚕10g，姜黄10g，鸡血藤30g，红花3g，穿山甲6g，莪术10g，山慈菇15g，蚤休15g，蒲黄10g，五灵脂10g。朱力平[10]治以行气活血、化瘀散结，用当归、生地黄、桃仁、红花、川芎、牡丹皮、莪术、穿山甲等。③气郁痰结证：颈项、耳下，或腋下有多个肿核，不痛不疼，皮色不变，头晕耳鸣，口苦咽干，烦躁易怒，胸腹闷胀，或有胸胁疼痛，大便干结，小便短赤，舌质红绛苔黄，脉弦数。治法：疏肝解郁、化痰散结。方药：柴胡疏肝散加减。陈信义等[11]治以疏肝理气、化痰散结，予柴胡疏肝散加减，方药为柴胡12g，枳壳9g，丹参18g，杭白芍12g，川楝子12g，白花蛇舌草45g，土鳖虫15g，生牡蛎30g，夏枯草15g，土贝母12g，甘草6g。周维顺等治以为疏肝解郁、化痰散结，常用处方为柴胡、莪术、当归、赤芍、白芍、青皮、陈皮各10g，生甘草5g，土贝母、薏仁、生牡蛎、猫爪草、夏枯草各30g，红花、穿山甲各6g。朱力平在兼见湿蒙时，治以健脾行水、化痰散结，药用白术、陈皮、茯苓、海藻、昆布、僵蚕、夏枯草、浙贝母、牡蛎等。④血瘀癥积证：形体消瘦，腹内结块，腹胀腹痛，纳呆食少，恶心、呕吐，大便干结或有黑便，舌质暗或有瘀斑苔黄，脉弦。治法：活血化瘀，消癥散结。方药：鳖甲煎丸加减。陈信义等[11]治以活血化瘀，消癥散结，予鳖甲煎丸合三棱汤加减，方药为鳖甲30g，太子参30g，玄参24g，三棱9g，白花蛇舌草40g，柴胡9g，土鳖虫15g，仙鹤草30g，白术15g，半夏12g，槟榔9g，甘草6g。⑤血热风燥证：口干烦躁，时有发热恶寒，局部淋巴结肿大，皮疹或皮肤瘙痒，尿少便干，毒热内盛，舌质暗红，苔黄，脉滑数。治法：养血疏风，清热散结。方药：清肝芦荟丸加减。郁仁存治以养血润燥、疏风清热、解毒散结，方用清肝芦荟丸治疗。具体药物为生地黄15g，当归10g，白芍10g，川芎10g，天花粉15g，沙参15g，女贞子15g，芦荟10g，牡丹皮10g，青皮10g，黄连10g，牛蒡子10g，防风10g，连翘10g。周维顺等治以养血润燥、疏风解毒，常用处方为女贞子、天冬、麦冬各15g，沙参、牡丹皮、当归、干蟾皮、昆布、赤芍、白芍、陈皮、青皮各10g，猫爪草、蒲公英、夏枯草、鸡血藤、生黄芪、白花蛇舌草各30g。⑥肝肾阴虚证：身之上、中、下几处或多处淋巴结肿大，或伴腹内结块及或形体消瘦，午后潮热，口干咽燥，腰酸腿软，头晕眼花，手足心热，夜间盗汗，脉细弦或沉细略数，舌质红，薄苔或少苔，脉细数。治法：滋补肝肾、解毒散结。方药：知柏地黄汤合二至丸加减。郁仁存[7]治以滋补肝肾、解毒散结，方用知柏地黄汤治疗。具体药物为熟地黄12g，山茱萸10g，山药10g，牡丹皮10g，知母10g，黄柏10g，女贞子15g，土茯苓15g，枸杞子10g，蚤休10g，白花蛇舌草30g，鳖甲10g，生牡蛎30g。陈信义等[11]治以滋补肝肾、降火散结，予大补元煎加减，方药为人参10g，熟地黄15g，山药10g，杜仲10g，枸杞子10g，当归10g，山茱萸12g，元参15g，龟甲10g，甘草6g。罗秀素等[9]治以滋阴降火、软坚散结。方用大补阴丸合消瘰丸加味。药用黄柏9g，知母12g，熟地黄15g，炙龟甲15g（先煎），玄参12g，生牡蛎30g（先煎），浙贝母12g，枸杞子12g，制保首乌15g，三棱15g，白花蛇舌草30g。有发热者，加青蒿12g，地骨皮12g，白薇12g。盗汗甚者，加炒酸枣仁12g，浮小麦30g；血虚少寐者，加当归22g，制黄精12g，鸡血藤15g，首乌藤30g。⑦气血双亏证：面苍唇淡、疲乏无力、纳少胃呆、面肢虚胖、心慌气短、多处淋巴结肿大、脉细弱无力、舌淡胖齿迹、薄白苔。治法：益气生血，扶正散结。方药：八珍汤加减。郁仁存[7]治以气血双补、扶正祛邪，方用八珍汤治疗。具体药物为熟地黄10g，当归10g，白芍10g，赤芍10g，人参10g，白术10g，茯苓10g，炙甘草4g，夏枯草15g，浙贝母10g，半枝莲20g，草河车15g，白花蛇舌草30g，砂仁10g，鸡内金10g，生黄芪30g。陈信义等[11]治以益气生血，扶正散结，予香贝养营汤加减，方药为黄芪30g，当归15g，党参30g，白术12g，枸杞子18g，熟地黄12g，浙贝母15g，白花蛇舌草45g，半枝莲30g，香附12g，白芍12g，甘草6g，生姜3g，大枣5枚。周维顺等[8]治以补气养血，滋补肝肾常用处方为当归、熟地黄、枸杞子、女贞子各15g，赤芍、白芍各10g，夏枯草、炙鳖甲、半枝莲、生黄芪、薏苡仁、太子参、绞股蓝、猫爪草各30g，炙甘草5g。朱力平[10]治以益气养血，用党参、白术、茯苓、熟地黄、当归、白芍、川芎、枸杞子、鸡血藤、何首乌等。

（3）朴炳奎[12]认为：临床辨证应以气血津液辨证为主，结合脏腑辨证、经络辨证等法，初步分为5型。①阳虚痰湿型：临床多见颈项、腹股沟淋巴结肿大，或分散或结聚成块，质硬，无痛，头面部或双下肢水肿，舌淡边有齿痕、苔白，脉沉迟而细。治宜温阳化痰，利水祛湿，方选黄芪防己汤或真武汤加减，药用防己、黄芪、党参、薏苡仁、白术、苍术、干姜、陈皮、茯苓、半夏、附子、生姜、升麻、柴胡、仙鹤草等。②毒瘀互结型：临床可见身体各部皮下硬结，无痛，质硬，活动性差，伴见形体消瘦，面色暗黑，皮肤枯黄，舌质暗红、苔多厚腻乏津，脉弦涩。治宜活血化瘀、解毒散结，可选和营软坚丸加减，药用蒲公英、半枝莲、白花蛇舌草、夏枯草、玄参、生地黄、山慈菇、三七、莪术、三棱、鸡内金、穿山甲、蜈蚣、壁虎、猫爪草、蜂房等。③气滞痰凝型：胸闷不舒、两胁作胀，颈腋及腹股沟淋巴结肿块累累，脘腹结瘤，皮下硬结，消瘦乏力，舌质淡红、苔白，脉弦滑。治宜舒肝解郁、化痰散结，可选逍遥散加减，药用当归、芍药、柴胡、茯苓、白术、浙贝母、玄参、郁金、麦芽、焦三仙、陈皮、半夏、夏枯草、牡蛎、海藻、昆布等。④血燥风热型：症见颈项部皮下淋巴结肿硬，红斑，皮肤瘙痒，伴见口咽干燥，恶寒发热，大便燥结，小便黄短，舌质红，苔黄，脉细弦。治宜养血润燥、清热疏风，可选防风通圣散加减，药用防风、川芎、当归、芍药、大黄、薄荷、麻黄、连翘、芒硝、石膏、黄芩、桔梗、滑石、荆芥、白术、栀子、生地黄等。⑤肝肾阴虚型：症见浅表部位淋巴结肿大，临床伴见午后潮热，五心烦热，盗汗，腰膝酸软，倦怠乏力，形体消瘦，舌质暗红，苔少，脉细数。治宜滋补肝肾、解毒散结，可选六味地黄丸加减，药用茯苓、泽泻、牡丹皮、山药、山茱萸、生地黄、枸杞子、地龙、山慈菇、夏枯草、玄参、猫爪草等。

（4）吴正翔[13]根据临床实践将恶性淋巴瘤划分为4个基本证型。各证型的临床表现及处方用药具体如下。①气郁痰结型：症见胸闷不舒，两胁作胀，颈、腋及腹股沟等处肿块累累，脘腹结瘤，皮下硬结，消瘦乏力；舌质淡暗，苔白，脉弦滑。治以舒肝解郁，化痰散结。临床多选用逍遥散加减。方药：柴胡、白芍、白术、茯苓、生甘草、夏枯草、当归、青皮、浙贝母、漏芦、黄药子、海藻、穿山甲、生石决明等。②寒痰凝滞型：症见颈项耳下肿核，不痛不痒，皮色不变，坚硬如石，形寒怕冷，神倦乏力，面苍少华，不伴发热；舌质暗红，苔白，脉沉细。治以温化寒凝，化痰散结。临床多选用阳和汤加减。方药：熟地黄、麻黄、白芥子、肉桂、炮姜、鹿角胶、皂角刺、天南星、夏枯草、山慈菇、壁虎、生甘草等。③血燥风热型：症见口干烦躁，发热恶寒，皮肤瘙痒、红斑、硬结，大便燥结，溲黄短；舌质红，苔白黄，脉细弦。治以养血润燥，疏风清热散结。临床多选用防风通圣散加减。方药：防风、连翘、川芎、当归、白芍、栀子、桔梗、黄芩、牡丹皮、生地黄、玄参、麦冬、石上柏、大黄等。④肝肾阴虚型：症见五心烦热，午后潮热，盗汗，腰酸腿软，倦怠乏力，形体消瘦，多处淋巴结肿大；舌质红暗，苔少，脉细数。治以滋补肝肾，解毒散结法。临床多选用和荣散坚丸加减，方药：川芎、白芍、当归、茯苓、熟地黄、陈皮、桔梗、香附、党参、海蛤壳、昆布、浙贝母、红花、夏枯草、蛇六谷等。

随症加减：在上述辨证分型的基础上，还应根据患者的具体临床表现调整用药以获良效。如气血两虚，面色苍白，纳呆，便溏者加黄芪、炒白术、炮姜炭；低热者加白薇、银柴胡；高热者加连翘、竹叶、青蒿；盗汗者加浮小麦、煅龙骨、煅牡蛎；皮肤瘙痒者加白鲜皮、苦参、乌梢蛇；肝脾大者加三棱、莪术、炙鳖甲；贫血者加紫河车、何首乌、阿胶等。

（5）甘欣锦[14]治疗恶性淋巴瘤分以下证型。①寒痰凝结证：症见颈项耳下肿核，渐见增大，不痛不痒，坚硬如石，不伴发热。伴有形气尚盛，面色少华，神疲乏力，形寒怕冷，舌质红，苔白润，脉沉细而弱。治以温化寒痰，软坚散结。方拟阳和汤加减：熟地黄、肉桂、炙麻黄、白芥子、生甘草等。痰核明显者加夏枯草、皂角刺、王不留行；伴发热加知母、地骨皮等。适用于化疗前，有淋巴结肿大，无化疗对机体损伤者。②气虚痰凝证：化疗后肿核仍见，症见神疲乏力，或口干欲饮，或体虚易感，舌淡红苔薄白，脉细数。治以益气扶正，化痰散结。方拟玉屏风汤合阳和汤加减：黄芪、白术、防风、熟地黄、肉桂、白芥子、生甘草等。体虚易汗者，加浮小麦、碧桃干；伴发热者加知母、地骨皮。化疗后有残余淋巴结，未完全缓解，具有以上症状者可参考此证的治疗。③气血两虚证：化疗后乏力倦怠，少气懒言，心悸气短，面色无华，食少纳差，夜寐不安，舌淡红苔薄，脉细无力。治以益气养血，补益脾肾。方拟三子补血汤[7]加减：菟丝子、枸杞子、女贞子、补骨脂、黄芪、当归、何首乌等。乏力明显加黄精、白芍、熟地黄；皮肤紫癜加仙鹤草、茜草。适用于化疗后骨髓抑制。④气阴不足证：化疗后肿核多已消减，症见神疲乏力，或口干欲饮，或心烦不安。舌红苔薄，脉细数无力。治以益气养阴解毒。方拟三才封髓丹加减，心烦不安甚加酸枣仁、龙骨、牡蛎；乏力明显加黄芪、黄精；为防复发选用绞股蓝、灵芝、苦参、蛇六谷等。

6.验方汇编

（1）常用药对

- 土贝母，连翘：土贝母散结毒，消痈肿，与连翘伍用，清火散结。
- 玄参，僵蚕：玄参滋阴降火，除烦解毒，与僵蚕化痰散结之功伍用治疗瘰疬痰核。
- 浮萍，苏木：浮萍专得寒水清阴之气以生，夏天清阳之气以长，其体轻性燥，善去皮肤之湿热，苏木辛咸入血行血，活血化瘀，消肿止痛，二味配伍用，内外兼顾，用于放疗引起的皮肤损害。研究表明，苏木具有诱导肿瘤细胞凋亡的抗癌作用。

● 地龙，桃仁：地龙味咸寒，息风通络，止痉平喘，体内含有多种溶栓酶，可改善大鼠试验性DIC的严重程度，有良好的消栓作用，与桃仁为药对，用于放疗引起的肺纤维化。

（2）单验方

● 海藻玉壶汤：王业生等[15]研究表明海藻玉壶汤能阻止小鼠胸腺淋巴瘤生长，其机制与调节肿瘤微环境中基质降解、细胞凋亡和免疫增强有关。

● 吴氏消瘤散[13, 16]：太子参、白术、薏苡仁、枳实、漏芦、山慈菇、墓头回、石打穿、石见穿、石上柏、蛇六谷、急性子、炙龟甲、炙鳖甲、土鳖虫。经临床验证，对于化疗疗效不佳的恶性淋巴瘤患者，加用本方治疗尤为适宜。

● 孙桂芝方：生熟地黄各10g，枸杞子15g，女贞子10g，生黄芪30g，当归10g，补骨脂10g，苏木6g，玄参15g，僵蚕10g，地龙6g，桃仁6g，鼠妇5g，水红花子6g，半枝莲15g，重楼15g，生甘草10g。

● 邓庆安[17]方：胡桃枝、天仙藤、天葵子、天花粉、龙葵、藤梨根、当归、黄芪、枸杞子、干蟾或半枝莲为原料的水和（或）醇提物，具有升高白细胞，增强免疫力，抑制癌细胞生长的功效。

● 毕哲全[18]方：蜂房、山慈菇、泽兰、败酱草、壁虎、鼠妇、白花蛇舌草、穿心莲、半枝莲、夏枯草、柴胡、玄参、人参。具有清热解毒、活血化瘀、消肿散结、补气镇痛的作用，适用于各种中晚期肿瘤患者的治疗。

● 李宗宪等[19]方：半夏、陈皮、猫爪草、夏枯草、白芥子、壁虎、猪苓、浙贝母、牡蛎。具有软坚散结、化痰解毒、舒肝健胃、扶助正气功效，适用于恶性淋巴瘤的治疗。

（3）李东涛恶性淋巴瘤验方举例

海藻30g，甘草15g，全蝎10g，蜈蚣2条，白花蛇舌草60g，半枝莲30g，蛇葡萄藤30g，肿节风30g，墓头回30g，夏枯草30g，浙贝母15g，生牡蛎30g（先煎），山慈菇15g，水红花子15g，生半夏15g（先煎1小时），玄参15g，鼠妇12g，猪殃殃30g，连翘20g，鸡内金15g，生麦芽15g，僵蚕15g，生天南星15g（先煎1小时）。水煎服，一日1剂，分4次服。

7.恶性淋巴瘤常用中成药

● 牛黄醒消丸：用法见脑瘤。

● 小金丹：用法：每次0.6g，每日2次。

● 片仔癀胶囊：用法：每次4粒，每日3次。

● 西黄丸：用法见口腔癌。西黄丸配合CHOP方案可以显著改善NHL患者的主要中医证候，提高远期疗效和生活质量[20]。

● 加味消瘰丸：由川贝母、生牡蛎、玄参、僵蚕、海蛤壳、海浮石等组成。功能：消痰散结，用于治疗瘰疬痰核。用法：每次3g，每日2次。

● 康艾注射液：用法见肺癌。唐庆[21]研究表明康艾注射液（人参、苦参、黄芪）配合化疗能提高NHL临床疗效，减轻化疗的毒副作用，提高患者的生存质量，降低患者血清血管内皮生长因子（VEGF）水平，改善患者的预后。

● 复方斑蝥胶囊（康赛迪）：用法见口腔癌。

● 艾迪注射液：用法见口腔癌。益气活血，消瘀散结，起到提高免疫、抗肿瘤的作用；可显著提高NHL的疗效并降低化疗毒性，提高患者生存质量[22, 23]。

● 复方苦参注射液：用法见肺癌。复方苦参注射液可提高疗效，减轻化疗的毒副反应，改善一般症状，提高生活质量[24, 25]。

● 参麦注射液：用法见胃癌。参麦注射液可调节机体免疫功能，改善临床症状，减轻化疗毒副反应，延长生存期[26]。

● 参附注射液：用法见白血病。参附注射液对晚期非霍奇金淋巴瘤患者乏力、畏寒肢冷症状有一定的改善作用，并能提升患者前白蛋白[27]。

8.其他治疗

膏药贴敷：使用膏药肿块贴敷，穴位贴敷，溃烂处贴敷，可应用于恶性淋巴瘤的外治。其立法当以活血化瘀、软坚散结、消肿解毒为要旨。常用半枝莲、白花蛇舌草、夏枯草、玄参、生地黄、山慈菇、三七、莪术、三棱、鸡内金、穿山甲、蜈蚣、壁虎、猫爪草、蜂房、地龙、全蝎、斑蝥、僵蚕、牡蛎、仙鹤草、槟榔等[12]。

9.并发症处理

发热的处理：

● 王祥麒[28]认为，患者出现高热，经正规抗感染治疗效果不佳，可参照中医"气虚发热"理论，予补中益气汤加白虎汤治疗，方中重用人参30g，柴胡30g。

● 张淑芳[29]认为，恶性淋巴瘤、骨髓瘤等放化疗者出现发热，乏力，消瘦，食欲欠佳等症状，按血瘀发热治疗，常见于治以活血散结、解毒清热，药用半枝莲、蚤休、山慈菇、浙贝母、鸡血藤、三棱、莪术、鳖甲、生龙骨、生牡蛎、牡丹皮、柴胡、黄精、太子参。

10.恶性淋巴瘤中医名家经验

（1）周岱翰治疗恶性淋巴瘤经验

周岱翰认为恶性淋巴瘤主要责于痰结与内虚，故祛痰与补虚为治疗关键。脾虚痰凝者，治以健脾祛湿、除痰散结方，用四君子汤加夏枯草、薏苡仁、川贝母、连翘、海藻、昆布、壁虎、僵蚕、蜂房等。痰瘀互结者，治以消痰散结、解毒祛瘀方，用海藻玉壶汤、犀黄丸加大黄、生天南星、生半夏、壁虎、僵蚕、蜂房等。痰毒虚损者，治以解毒涤痰、扶正补虚方，用人参养营汤、犀黄丸加女贞子、桑椹子、枸杞子、菟丝子、壁虎、僵蚕、蜂房、土鳖虫等。此外，周岱翰认为人体脏腑虚损及阴阳气血失调可致肿瘤产生，恶性淋巴瘤虚在脾肾，虚证中补脾常用四君子汤加鸡内金、黄芪；补肾常用左归丸加女贞子、桑椹子、黑大豆。攻邪不忘扶正，扶正不忘补益脾肾。

（2）陈玉琨治疗恶性淋巴瘤经验

陈玉琨喜用消瘰丸为基础方进行加减。消瘰丸源自于清·程钟龄的《医学心悟》，由玄参、浙贝母、牡蛎三味药组成，一般再加上海藻、昆布、猫爪草等以加强软坚散结之力。血凝气滞、痰凝日久，郁而化热，加生地黄、夏枯草、白花蛇舌草、半枝莲、天花粉、徐长卿等清解生津之品。若放疗或化疗后伤津耗气，郁热表现更加明显，如口干、咽干、舌质暗红等，以基本方与五味消毒饮合用以加强清热解毒效果。

（3）刘嘉湘治疗恶性淋巴瘤经验[30]

刘嘉湘认为，本病乃本虚标实之证，本虚在脾肾，标实乃痰、瘀、毒互结。治疗宜标本兼顾，健脾益肾以治本虚之源，化痰祛瘀解毒以消标实之变。同时，根据患者具体情况，加强理气活血药的应用。方中重用生黄芪益气托毒，合生白术、茯苓、山药益气健脾；予炙鳖甲、生地黄、熟地黄、玄参滋补肾阴；淫羊藿、肉苁蓉温补肾阳，既可充先天以助脾气，又能阳中求阴以滋肾阴；夏枯草、海藻、生牡蛎、炮山甲软坚散结；蜂房化瘀解毒；橘叶、橘皮、丹参理气活血；苦参清热；甘草解毒，调和诸药。

朱某，男，63岁，2007年7月10日初诊。患者于2002年1月发现左锁骨上、颈部、腋下、腹股沟处淋巴结肿大，行左锁骨上淋巴结活检示：非霍奇金淋巴瘤（NHL）滤泡B细胞型。经多次化疗等治疗后，病情反复。2007年4月19日行颈、胸、腹、盆腔CT检查示：颈部、纵隔、双腋下、腹膜后、盆腔见肿大淋巴结影，符合NHL改变，最大约6cm×4cm。患者于2007年4月进入上海瑞金医院开展的美罗华（利妥昔单抗）合用万珂（硼替佐米）治疗NHL临床试验，为对照组，仅予美罗华单药治疗。患者从服用美罗华开始，即出现浑身皮肤发疹、瘙痒，病情呈间歇性、进行性加剧。至2007年7月10日已服美罗华81日。复查CT示：颈部、纵隔、双腋下、腹膜后、盆腔见肿大淋巴结影，最大约5.25cm×3.95cm，与2007年4月19日片相仿。诊见：皮肤发疹，瘙痒难忍，颈、腋窝处、腹股沟淋巴结肿大，舌暗红，苔薄白，脉细。辨证为脾肾亏虚、痰瘀毒结，治拟健脾益肾、软坚散结、化瘀解毒法。处方：生黄芪50g，生白术、炙鳖甲、炮穿山甲、苦参各12g，茯苓、蜂房、夏枯草、海藻、丹参各15g，山药、玄参、生牡蛎、肉苁蓉各30g，橘叶、橘皮、甘草各9g，淫羊藿、生地黄、熟地黄各24g。每日1剂，水煎服。2007年11月21日二诊。患者诉服药1剂后，皮肤瘙痒感即大减，皮疹亦有所消退；继服1周后，颈、腹股沟、腋窝处淋巴结均不同程度缩小。诊见：仅稍有皮疹瘙痒，余无明显不适，精神佳，纳可，便调，寐安，舌暗红，苔薄白，脉细。2007年9月12日复查颈、胸、腹、盆腔CT示：颈部、纵隔、双腋下、腹膜后、盆腔见肿大淋巴结影，最大约2.36cm×3.75cm，较2007年7月10日片明显缩小（缩小57%）。且在其所参加的临床试验中，对照组除该患者外，其余2人已因无效而被剔除出该试验。效不更方，原方淫羊藿改为30g，继续治疗。2007年11月24日复查颈、胸、腹、盆腔CT示：颈部、纵隔、双腋下未见明显肿大淋巴结，腹膜后、盆腔见肿大淋巴结影，最大约2.3cm×2.8cm，较2007年9月12日片略有缩小。2008年1月12日随访，患者症情稳定，颈、腹股沟、腋窝处淋巴结未扪及肿大，皮肤瘙痒亦缓解。

（4）罗秀素治疗恶性淋巴瘤经验[31]

寒痰凝滞：患者见多处淋巴结肿大，或腹内肿物，形寒，体型略胖，胃纳差，腹胀、便烂，舌淡紫，苔白或白滑，脉细或细滑；拟以温运湿浊，软坚散结，予甘草干姜茯苓白术汤合二陈汤加减或阳和汤化裁。

案例1：沈某，男，70岁，因咽喉不适，伴颌下肿胀，双侧扁桃体肿大经合理抗炎治疗4日无效，于2007年1月23日入住某三甲医院，继以抗炎治疗仍无效，行右侧扁桃体切除术并送病理检测，2月5日诊断为右扁桃体弥漫性大B细胞淋巴瘤。即予联合化疗CHOP方案3疗程，末次疗程于4月25日结束。因化疗期间恶寒、高热，难以耐受，自动放弃化疗，于同年5月10日就诊于罗秀素，见面色晦暗，畏寒肢冷，颌下肿胀明显，纳一般，便可，舌紫暗，苔白滑，脉细滑，予温补脾肾，化痰散结，拟以阳和汤化裁，熟地黄12g，肉桂4g，干姜3g，麻黄6g，鹿角片12g，炒白芥子12g，淡附片6g，姜半夏12g，白术9g，茯苓12g，当归12g，焦山楂20g，僵蚕12g，橘络9g，甘草6g等，服7剂后，患者畏寒感好转，守上方治疗1个月，患者颌下肿胀明显减退，减淡附片，加用莪术、石见穿、徐长卿等，继续服1个月，颌下肿胀完全消退，无不适。上方加减治疗共8个月后，渐以软坚散结、活血化瘀为主，兼以健脾补肾巩固治疗，1年后达完全缓解，后随访未复发，生活质量良好。

阴虚火旺：多处淋巴结肿大，伴见形体消瘦，头昏、耳鸣，自觉身烘热，五心烦热，口干舌燥，或伴两胁胀痛不适，夜寐盗汗，舌红或绛，苔少或薄，脉细数。当拟以滋阴泻火、软坚散结，予大补阴丸或六味地黄丸合消瘰丸加味治疗。

案例2：陈某，女，57岁，患非霍奇金淋巴瘤5年，缓解4年，于2005年8月21日经体检发现复发，曾在杭州某大医院完成6疗程联合化疗（其间曾间断服中药），但双侧颈部、腋下、腹股沟仍有多个肿大淋巴结，2006年4月7日B型超声示上述淋巴结较刚化疗后有明显增大，遂即转诊于罗秀素，见精神萎靡，腰膝酸软，心烦易汗，手足心热，夜寐差，大便偏干，舌红绛，苔少，脉细数，予滋阴清热，化痰散结，方用：熟地黄12g，炙鳖甲（先煎）15g，天冬12g，玄参15g，浙贝母15g，地骨皮12g，生牡蛎（先煎）30g，夏枯草15g，当归15g，丹参12g，青皮6g，怀山药20g，焦六曲20g等，结合干扰素治疗，1周后复诊，患者自觉精神较前明显好转，继以上方随症加减治疗10个月余，2007年3月2日B型超声：仅腹股沟一枚约0.8cm×0.4cm肿大淋巴结外，余肿块全部消失。继上方随症加减治疗6个月后完全缓解，改以成药六味地黄丸，消瘰丸口服巩固治疗，后随诊无复发。

（5）甘欣锦治疗恶性淋巴瘤经验[14]

案例：朱某，男，85岁。2011年6月3日初诊。发现右侧腋下淋巴结肿大，至某三甲医院就诊，右腋下肿块穿刺涂片做病理检查：见大量淋巴细胞，细胞较一致，建议做组织学检查除外非霍奇金淋巴瘤。患者年事已高，拒绝化疗与活检，于2011年6月7日来请诊于甘欣锦。查体：右侧腋下可及肿大淋巴结，质韧，无压痛。淋巴结B型超声示：右侧腋下见低回声数个，最大31.5mm×18.5mm，未见髓核。胸部增强CT：右腋下及右心膈角区淋巴结肿大，较大者约2cm×4cm。查风湿免疫指标、病毒指标及肿瘤指标均正常，故诊断考虑为：非霍奇金淋巴瘤倾向。现症见右腋下肿块，如鸡蛋大小，不痛不痒，皮色如常，推之不移，触之不痛，胃纳尚可，夜寐亦安，舌质淡红，苔白润，脉沉细而弱。证属寒痰凝结，治拟温化寒痰，软坚散结。予中药阳和汤加减：熟地黄15g，肉桂6g，苦参6g，绞股蓝30g，浙贝母9g，夏枯草15g，白芥子9g，灵芝9g，黄精12g，黄芪15g，半枝莲15g，蛇六谷15g，白花蛇舌草15g，甘草6g。14剂，水煎分服。2011年6月21日二诊：患者神清，精神可，面色欠华；稍有乏力，怕冷，皮肤瘙痒，胃纳夜寐尚可，大便欠畅，小便尚可。患者诉腋下淋巴结自觉较前缩小，舌淡红苔白腻，脉沉细，效不更方，原方加火麻仁15g，地肤子15g，猫人参30g，继服14剂。2011年7月5日三诊：患者神清，精神可，面色红润，稍有乏力，夜寐欠安，胃脘不适，稍有恶心，二便尚可，腋下淋巴结较前缩小明显，四肢皮肤瘙痒较前好转，无皮疹红斑，舌红苔根腻，脉弦，在二诊方的基础上加夜交藤15g，陈皮6g，继服14剂。后随症加减服药3个月余，复查淋巴结超声：右侧腋下见约19.5mm×14.5mm，大小不等低回声数个，部分未见髓核。药后1年复查胸部增强CT：右侧心膈角区多发肿大淋巴结。至2013年5月患者再次扪及右颌下肿块，质韧，继予扶正化痰、解毒散结法治疗，后患者颌下淋巴结逐渐缩小。患者仍在随访中，病情稳定。

按：此疑为老年恶性淋巴瘤，参合四诊，本证属寒痰凝结，且年逾古稀，正气亏虚，当以温化寒痰、扶正解毒为治法。中药方以阳和汤加减。方中熟地黄滋补阴血，填精益髓；肉桂温补阳气，正应于"痰得温则化"；白花蛇舌草、半枝莲、苦参、猫人参清热解毒；夏枯草、半夏、浙贝母化痰散结；黄芪、灵芝扶正固本；甘草调和诸药。本方化痰与温阳药合用，辛散与滋腻之品相伍，温化寒痰而通经络，补益精血而扶阳气。全方共奏标本兼顾、扶正散结之功。

（6）李东涛治疗恶性淋巴瘤中医验案举例

案例1：段某，女，63岁，2013年4月28日初诊。

因腹痛，腹胀20余天，加重1周，于2013年4月12日入青岛大学医学院附属医院。2013年4月15日行胃镜示：胃底胃体大弯侧及前壁巨大不规则黏膜隆起，表面糜烂，坏死，病理示：胃体小细胞恶性肿瘤，恶性淋巴瘤。弥漫大B细胞型。生化示ALB 25.81g/L，CT示肝胃间隙淋巴转移，右肺中叶、左肺上叶舌段及双肺下叶慢性炎症。于4月20日起予CHOE方案，CTX0.6g，d1，表柔比星60mg，d1，长春地辛4mg，d1，VP-16：0.1g，d1～5。化疗后WBC低，血红蛋白低，面色苍白，纳食可，甲印稍多，大便正常。处方：海藻60g，夏枯草60g，藤梨根60g，甘草30g，虎杖30g，黄芪120g，白花蛇舌草60g，莪术30g，鸡内金30g，黄连30g，炒白术30g，茯苓30g，生麦芽30g，生天南星30g（先煎1小时），生牡蛎30g（先煎），生苡仁60g，蛇葡萄藤30g，肿节风30g，芡实30g，砂仁15g（后下），白豆蔻15g（后下），白芷10g，蒲黄10g（包煎），血余炭10g，蜂房10g，吴茱萸8g，山慈菇20g，浙贝母20g，全蝎8g，蜈蚣2条，水红花子20g，橘皮12g，竹茹12g。7剂，水煎服，每剂煎8袋，每袋150ml，每日4袋，分3次服。

2013年5月30日二诊。此次化疗前天出院，化疗期间服中药2袋/日，反应极轻，脱发，纳食可，无不适之感，体重增，甲印多而大，舌红有瘀斑。处方：海藻60g，夏枯草60g，藤梨根60g，甘草30g，虎杖30g，黄芪120g，白花蛇舌草60g，莪术30g，鸡内金30g，黄连30g，炒白术30g，茯苓30g，生麦芽30g，生天南星30g（先煎1小时），生牡蛎30g（先煎），生苡仁60g，蛇葡萄藤45g，肿节风45g，芡实30g，砂仁15g（后下），白豆蔻15g（后下），白芷10g，蒲黄10g（包煎），血余炭10g，蜂房10g，吴茱萸8g，山慈菇30g，浙贝母30g，全蝎12g，蜈蚣3条，水红花子20g，橘皮12g，竹茹12g，五味子15g。7剂，水煎服，每剂煎8袋，每袋150ml，每日4袋，分3次服。

2014年3月6日。最近膝关节以上无力，可能与化疗副作用有关，现活动半天无问题，舌红苔少，脉缓。处方：蛇葡萄藤60g，夏枯草60g，藤梨根60g，虎杖30g，生天南星30g（先煎1小时），黄芪120g，白花蛇舌草90g，莪术30g，补骨脂20g，鸡内金30g，黄连30g，炒白术30g，茯苓30g，生麦芽30g，菝葜60g，生牡蛎30g（先煎），生薏苡仁60g，肿节风60g，芡实30g，砂仁15g（后下），海藻60g，甘草30g，白豆蔻15g（后下），白芷10g，蒲黄10g（包煎），血余炭10g，蜂房10g，吴茱萸6g，山慈菇30g，浙贝母30g，全蝎12g，蜈蚣4条，水红花子20g，橘皮12g，竹茹12g，五味子15g，天花粉20g，红景天30g，炒枳壳15g，仙鹤草30g，续断20g，杜仲20g。14剂，水煎服，每剂煎9袋，每袋150ml，每日4袋，分3次服。

其后按上方调理，至2015年5月，患者未见复发，其后以中成药加味西黄散，一次3g，一日3次调理。

案例2：刘某，男，30岁。2011年10月21日初诊。

主诉：发现淋巴肿瘤1年，化疗后。现病史：去年因小腹绞痛，2010年9月22日在城阳医院切除小肠肿物，发现小肠弥漫大B细胞型，ⅡA期淋巴瘤，累及肠系膜淋巴结。其后CHOP方案化疗8次，2011年2月16日做PET-CT检查示：小肠淋巴瘤术后，盆腔淋巴结累及及化疗后，显示：肿瘤活性基本抑制，前腹壁刀口处内侧，脐上方结节样FDG代谢增高，首先考虑炎性增生性结节，现颈部淋巴结肿大，左侧1.6cm×0.6cm，右侧2.3cm×0.7cm，现无特殊不适，舌淡胖，苔白，脉虚，甲印少。处方：海藻30g，甘草15g，全蝎10g，蜈蚣2条，白花蛇舌草60g，半枝莲30g，蛇葡萄藤30g，肿节风30g，墓头回30g，夏枯草30g，浙贝母15g，生牡蛎30g（先煎），山慈菇15g，水红花子15g，生半夏15g（先煎1小时），生天南星15g（先煎1小时），玄参15g，猪殃殃30g，连翘20g，鸡内金15g，生麦芽15g，生薏苡仁30g，炒山药30g，白芷12g。14剂，水煎服，一日1剂。

2011年12月5日二诊。颈部淋巴结未见增大，左侧两个，右侧一个，舌淡，苔白，脉缓。处方：上方改水红花子20g，加鳖甲15g（先煎），冬凌草45g，三棱15g，莪术15g。14剂，水煎服，一日1剂。蟾宫散4剂，一次3g，一日3次。

其后一直服蟾宫散，随诊至2016年4月15日，患者各项检查正常。已愈。

（二）西医治疗

西医对恶性淋巴瘤的治疗分为：非霍奇金淋巴瘤、霍奇金淋巴瘤与弥漫性大B细胞淋巴瘤的治疗。

1.非霍奇金淋巴瘤（NHL）治疗

（1）治疗原则

惰性淋巴瘤：惰性NHL起病隐袭，进展缓慢，患者具有较长的中位生存期，但基本不可治愈，是观察还是治疗取决于肿瘤负荷、症状、治疗意愿及治疗可能的潜在获益和不良反应。无症状的、低肿瘤负荷，特别是老年患者，应避免过于积极或过度治疗，严密的随访观察更为合适。惰性NHL的治疗指征：有肿瘤相关症状、肿瘤负荷大、危及脏器功能、病情进展快及患者积极要求治疗的意愿。治疗的主要目的是缓解症状，控制病情的发展。治疗主要以烷化剂或氟达拉滨为基础的化疗，B细胞淋巴瘤可采用利妥昔单抗单药或联合化疗，或放射免疫药物治疗。

惰性NHL复发时如无症状，往往无须立即挽救干预。如有症状或组织类型转化，二线或挽救性治疗，包括放疗、高剂量化疗/自体造血干细胞移植（high dose chemotherapy/autologous hematopoietic stem cell transplantation，HDT/AHSCT）和异基因造血干细胞移植（allo-HSCT），可使复发难治性病例获得一定时间的缓解。

滤泡性淋巴瘤（follicular lymphoma，FL）是最常见的惰性淋巴瘤，其治疗原则往往作为惰性NHL的范例。胃黏膜相关淋巴组织结外边缘区（mucosa-associated lymphoid tissue，MALT）淋巴瘤可酌情选择抗幽门螺杆菌（H.pylori，Hp）治疗，特殊原发部位（如皮肤、胃之外的消化道、肺、眼眶等）的MALT淋巴瘤则更适用手术和放疗，脾边缘区淋巴瘤（marginal zone lymphoma，MZL）则以抗乙肝病毒治疗和脾脏切除为主，淋巴细胞性淋巴瘤则应参照慢性淋巴细胞性白血病的治疗方案。

侵袭性淋巴瘤：侵袭性淋巴瘤以DLBCL为代表，病程进展迅速且严重，但有可能获得治愈。鼻型NK/T细胞淋巴瘤对化疗相对不敏感，Ⅰ～Ⅱ期患者主要进行以放疗为主的综合治疗。

高度侵袭性淋巴瘤：高度侵袭性NHL病情发展迅速，但对化疗敏感，及时合理治疗有可能治愈。治疗方案的特点为短疗程、高强度的多药联合化疗及CNS的预防性治疗，其中淋巴母细胞淋巴瘤（lymphoblastic lymphoma，LBL）的治疗参照急性淋巴细胞性白血病（acute lymphoblastic leukemia，ALL）进行。

（2）放疗

NHL是对放疗高度敏感的肿瘤。对于NHL放疗的研究主要集中于相对常见的DLBCL、FL、NK/T细胞淋巴瘤及MALT淋巴瘤。

适形放疗：通过三维适形放疗（3D-CRT）和调强放疗（IMRT），可仅行累及淋巴结放疗（involved-nodalradiotherapy，INRT），照射野的缩小自然会降低NHL的放疗远期不良反应。有指南建议，当放疗作为NHL的初始治疗时，IMRT、累及野照射（involved-field radiotherapy，IFRT）均可使用。

（3）化疗及免疫化疗

惰性B细胞淋巴瘤

① 初始治疗

有治疗指征者应在不增加毒副反应的前提下争取最佳的疗效。对于老年人，特别是有基础疾病者通常用单药治疗，非老年人或一般状况好的老年患者常使用联合化疗。相比单药，联合化疗对大肿瘤负荷及进展迅速的惰性NHL的缓解率更高，但不能改善OS。可酌情选择的治疗方案如下。

● BR（苯达莫司汀＋利妥昔单抗）：苯达莫司汀，90mg/m²，静脉滴注，d1～2；利妥昔单抗，第1周期375mg/m²，第2～6周期500mg/m²，静脉滴注，d1。每4周重复，共6个周期。德国慢性淋巴细胞白血病研究组（German CLL Study Group，GCLLSG）首次研究了BR方案治疗117例初治CLL/SLL的有效性及毒性，客观缓解率（objective response rate，ORR）90.9%，CR32.7%。Rummel等首次报道了BR方案治疗初治晚期FL的疗效。与RCHOP组相比，ORR无显著差异（93.8% vs 93.5%），CR率则高于RCHOP组（40.1% vs 30.8%），中位无进展生存期（54.8个月 vs 34.8个月）有显著优势。常见的毒副反应是骨髓抑制，药物减量或加强支持治疗后通常可较快缓解。其Ⅲ～Ⅳ度白细胞减少的发生率为14.6%，严重感染的发生率为5.1%。

- CHOP（环磷酰胺+长春新碱+多柔比星+泼尼松）。
- CVP（环磷酰胺+长春新碱+泼尼松）：环磷酰胺，$750mg/m^2$，静脉注射，d1；长春新碱，$1.4mg/m^2$，静脉注射，d1；泼尼松，$40mg/m^2$，口服，d1～5。每3周重复，共8个周期。159例Ⅲ～Ⅳ期的FL接受本方案化疗，ORR为57%，CR率为10%，中位进展时间（time to progression，TTP）15个月，毒性反应轻微。
- FCR（氟达拉滨+环磷酰胺+利妥昔单抗）：氟达拉滨，$25mg/m^2$，静脉滴注30分钟，d1～3；环磷酰胺，$250mg/m^2$，静脉注射，d1～3；利妥昔单抗，第1周期$375mg/m^2$，第2～6周期$500mg/m^2$，静脉滴注，第1周期的化疗前1天，第2～6周期的d1。每4周重复，共6个周期。408例初治的CLL/SLL的应用结果：ORR90%，CR44%，PFS51.8个月，Ⅲ～Ⅳ度的白细胞减少的发生率34%，治疗相关死亡率为2%。
- 奥法木单抗（ofatumumab）单药：为抗CD20的单抗，2009年被FDA批准用于治疗氟达拉滨和阿仑单抗耐药的CLL/SLL。首次300mg，以后一次2000mg，静脉滴注。每周1次，第1～8周。治疗前预先口服乙酰氨基酚1000mg、西替利嗪10mg；第1、2、9次治疗前预先口服泼尼松1000mg。
- PCR（喷司他汀+环磷酰胺+利妥昔单抗）：喷司他丁（pentostatin），$2mg/m^2$，静脉滴注，d1；环磷酰胺，$600mg/m^2$，静脉注射，d1；利妥昔单抗，$375mg/m^2$，静脉滴注，d1。每3周重复，共6个周期。ASH的Ⅱ期临床试验中，65例初治的CLL/SLL获得91%的ORR，41%的CR率。
- RCHOP（利妥昔单抗+环磷酰胺+长春新碱+多柔比星+泼尼松）。
- RCVP（环磷酰胺+长春新碱+泼尼松+利妥昔单抗）：较RCHOP方案温和，适合年老、心功能不全患者。用法：环磷酰胺，$750mg/m^2$，静脉注射，d1；长春新碱，$1.4mg/m^2$，静脉注射，d1；泼尼松，$40mg/m^2$，口服，d1～5；利妥昔单抗，$375mg/m^2$，静脉滴注，d1。每3周重复，共8个周期。
- RFND（氟达拉滨+米托蒽醌+地塞米松+利妥昔单抗）：氟达拉滨，$25mg/m^2$，静脉滴注30分钟，第1、6周期的d1～3，第2～5周期的d2～4；米托蒽醌，$10mg/m^2$，静脉注射，第1、6周期的d1，第2～5周期的d2；地塞米松，$20mg/m^2$，口服，d1～5；每4周重复，共6个周期；利妥昔单抗，$375mg/m^2$，静脉滴注，d1、d8，第2～5周期中使用。本方案一线治疗晚期FL的总反应率达87%，CR率为69%。
- 阿仑单抗（alemtuzumab）：为CD52的单抗，用于一线及复发难治性CLL/SLL的治疗。首次3mg，第2次10mg，以后30mg/次，静脉滴注2小时。每周3次，共12周。对初治CLL/SLL的有效率显著高于苯丁酸氮芥（83% vs 55%），CR率、中位无进展生存期分别为24% vs 2%、14.6个月 vs 11.7个月。治疗复发难治CLL/SLL的有效率在25%～50%，如果有效则中位生存期可达32个月，但对巨块型淋巴结病灶（>5cm）效果不佳。主要的不良反应是免疫抑制及并发感染。
- 苯达莫司汀单药：$100mg/m^2$，静脉滴注（超过30分钟），d1～2，每4周重复。德国慢性淋巴细胞白血病研究组（German CLL Study Group，GCLLSG）的一项大型Ⅲ期临床试验中，单药苯达莫司汀治疗初治CLL/SLL的ORR显著优于苯丁酸氮芥组（59% vs 26%），中位无进展生存期也有明显优势（21.2个月 vs 8.8个月）。苯达莫司汀组的Ⅲ～Ⅳ级毒性反应较高（40% vs 19%），以中性粒细胞缺乏为主，但持续时间较短。

● 苯丁酸氮芥单药：适合年老、体弱患者。用法：0.4mg/kg，口服，d1～14。如果不良反应可耐受，则下1个疗程剂量增加0.1mg/kg，直至0.8mg/kg。每2周重复，共24个周期。

● 氟达拉滨+利妥昔单抗：氟达拉滨，25mg/m²，静脉滴注30分钟，d1～5，每4周重复，共6个周期（24周）；利妥昔单抗，375mg/m²，静脉滴注，d1，第1周和第26周内每4日使用1次，氟达拉滨第2、4、6周期开始的前72小时各使用1次，共计7次。ASCO的Ⅱ期临床试验中，40例惰性NHL采用本方案作为初始治疗，ORR达90%，CR率达80%。骨髓毒性常见但易于处理，非骨髓毒性少见。

● 氟达拉滨单药：25mg/m²，静脉滴注30分钟，d1～5，每4周重复，共6个周期。同上的临床试验中，单药氟达拉滨治疗CLL/SLL的ORR达72%，CR（CR+CRu）7%，近期疗效显著好于苯丁酸氮芥。中位治疗失败时间18个月，中位无进展生存期为19个月，中位生存期为46个月。氟达拉滨有累积骨髓毒性，不适用于拟进行ASCR的患者。

● 环磷酰胺单药：100mg/d，口服，根据血液学毒性调整剂量，持续使用。美国临床肿瘤学会（American Society of Clinical Oncology，ASCO）对FL进行的一项Ⅲ期临床研究显示，单药环磷酰胺治疗Ⅲ～Ⅳ期FL的ORR达89%，CR率为66%。中位治疗失败时间为4.2年，其近、远期疗效不差于对照组的CHOP方案，且毒副反应更小。

● 克拉屈滨单药：0.14mg/kg，静脉滴注2小时，d1～5，每4周重复，共6个周期。美国癌症协会（American Cancer Society，ACS）的一项Ⅱ期临床研究中，44例Ⅲ～Ⅳ期的惰性NHL患者使用克拉屈滨单药治疗，ORR为100%，CR率为31.6%，中位治疗失败时间为2年，中位生存期为7年。Ⅲ～Ⅳ级不良事件发生率达68%，主要为Ⅲ～Ⅳ度骨髓抑制，但并发严重感染者少见。

● 利妥昔单抗（rituximab）单药：375mg/m²，静脉滴注，d1。每周1次，连用4次。适用于低肿瘤负荷、症状轻微或不能耐受化疗的患者。ASCO的一项随机研究中，78例FL患者接受4周利妥昔单抗初始治疗。ORR为77%，CR率为31%，无事件生存（event-free survival，EFS）为13个月。常见的不良反应为寒战、发热、头痛、恶心、疲倦等输液后症状，多见于第1次给药的第1个小时内，给药前1小时使用非甾体抗炎药和抗组胺药可预防其发生。

② 维持治疗

● 利妥昔单抗单药：375mg/m²，静脉滴注，每8周1次。

③ 挽救治疗

尚无标准的复发难治性NHL挽救方案，原先未用过的药物或方案均可使用。

● 剂量调整的EPOCH+利妥昔单抗。

侵袭性B细胞淋巴瘤

① 初始治疗

化疗原则同DLBCL。CHOP及其衍生方案联合利妥昔单抗是该型NHL的标准方案。在不联用利妥昔单抗的情况下，增加药物组成的第2代方案和提高剂量强度的第3代方案并不优于CHOP方案，却毒性更大。3A级和3B级的FL按DLBCL治疗，MCL非高强度诱导方案为RCHOP、CHOP、BP、克拉屈滨+利妥昔单抗、RCVP及剂量调整的EPOCH+利妥昔单抗方案，高强度诱导方案为HyperCVAD、NORDIC、CALGB、序贯RCHOP/RICE和交替RCHOP/RDHAP方案。

● CALGB（甲氨蝶呤＋亚叶酸钙＋环磷酰胺＋多柔比星＋长春新碱＋泼尼松）：利妥昔单抗，375mg/m²，静脉滴注，d1；甲氨蝶呤，300mg/m²，静脉滴注＞4小时，d2；亚叶酸钙，50mg/m²，静脉滴注，q6h，共3次，d3；亚叶酸钙，10mg/m²，静脉滴注，q6h，直至血清甲氨蝶呤＜0.05μmol/L，d4；环磷酰胺，2000mg/m²，静脉滴注＞2小时，d3；多柔比星，50mg/m²，静脉注射，d3；长春新碱，1.4mg/m²（如＞40岁，最高2mg），静脉注射，d3；泼尼松，100mg/m²，口服，d3～7；粒细胞集落刺激因子，5μg/kg，皮下注射，qd，d6开始，直至ANC＞10000/μl（1次）或＞5000/μl（2次）；左氧氟沙星，500mg，口服，qd，d6开始，直至ANC≥1500/μl；氟康唑，200mg，口服，qd，d6开始，直至ANC≥1500/μl。每3周重复，共2～3个周期。ASCO的研究显示，78例初治的MCL应用CALGB的诱导方案化疗2～3个周期后进行HDT/ASCR（high dose therapy with autologous stem cell rescue，大剂量化疗联合自体干细胞解救），在ASCR后3个月评效，应用结果为：CR为69%，PR为19%，SD为9%，5年无进展生存率56%，5年生存率64%。

● HypcrCVAD＋利妥昔单抗。

● NORDIC（环磷酰胺＋多柔比星＋长春新碱＋泼尼松）＋利妥昔单抗＋大剂量阿糖胞苷交替：环磷酰胺，1200mg/m²，静脉注射，d1；多柔比星，75mg/m²，静脉注射，d1；长春新碱，2mg，静脉注射，d1；泼尼松，100mg，口服，d1～5。第1、7、13周应用。阿糖胞苷，3g/m²（＞60岁者为2g/m²），静脉滴注3小时，q12h，d1～2；第4、10、16周应用。利妥昔单抗，375mg/m²，静脉滴注，第10、13、16周的d1，第17周的d2。ASH的Ⅱ期临床试验中，160例初治MCL的应用结果：ORR96%，CR54%。诱导治疗有效者随后接受了大剂量化疗＋干细胞移植，这些患者的6年生存率及无进展生存率分别为70%和66%。毒性反应：29%的患者因Ⅲ～Ⅳ级不良反应需住院治疗，其中80%为粒细胞减少性发热，15例（9%）中断治疗，治疗相关死亡8例（5%）。

● RCHOP/RICE（利妥昔单抗＋环磷酰胺＋多柔比星＋长春新碱＋泼尼松/利妥昔单抗＋异环磷酰胺＋卡铂＋依托泊苷）：环磷酰胺，1000mg/m²，静脉注射，d1；多柔比星，70mg/m²，静脉注射，d1；长春新碱，2mg，静脉注射，d1；泼尼松，100mg，口服，d1～5；利妥昔单抗，375mg/m²，静脉滴注，d1。第1、3、5、7周。异环磷酰胺（混合等剂量美司钠），5000mg/m²，持续静脉滴注24小时，d4；卡铂，AUC=5（最高800mg），静脉滴注，d4；依托泊苷，100mg/m²，静脉滴注，d3～5；利妥昔单抗，375mg/m²，静脉滴注，d1。第9、11、13周。ESMO的临床试验显示，69例初治的MCL应用RCHOP/RICE诱导化疗，其中64例（93%）成功进行HDT/ASCR，这些患者的中位无进展生存期为5年。

● 改良的HyperCVAD（环磷酰胺＋多柔比星＋长春新碱＋地塞米松）＋利妥昔单抗维持：环磷酰胺，300mg/m²，静脉滴注3小时，q12h，d1～3；多柔比星，25mg/m²，持续静脉滴注24小时，d1～2；长春新碱，2mg，静脉注射，d3；地塞米松，40mg，口服，d1～4；利妥昔单抗，375mg/m²，静脉滴注，d1（第二周期开始），疗程结束后每6个月维持1次。每4周重复，共4～6个周期。欧洲肿瘤内科学会（European Society for Medical Oncology，ESMO）的Ⅱ期临床研究中，22例平均年龄63岁的初治MCL：ORR77%，CR64%，中位无进展生存期37个月。主要毒性反应：Ⅲ～Ⅳ度的ANC减少和血小板降低发生率分别为59%和24%，治疗相关死亡2例（9%）。

● 交替RCHOP/RDHAP方案（利妥昔单抗＋环磷酰胺＋多柔比星＋长春新碱＋泼尼松/利妥昔单抗＋顺铂＋阿糖胞苷＋地塞米松）：环磷酰胺，750mg/m²，静脉注射，d1；多柔比星，50mg/m²，静脉注射，d1；长春新碱，1.4mg/m²（最高2mg），静脉注射，d1；泼尼松，100mg，口服，d1～5；利妥昔单抗，375mg/m²，静脉滴注，d1；顺铂，100mg/m²，持续静脉滴注24小时，d22；阿糖胞苷，$2g/m^2$，静脉滴注，q12小时，d23；地塞米松，40mg，口服，d22～25；利妥昔单抗，$375mg/m^2$，静脉滴注，d22。每6周重复。

● 克拉屈滨+利妥昔单抗：克拉屈滨，$5mg/m^2$，静脉滴注2小时，d1～5；利妥昔单抗，$375mg/m^2$，静脉滴注，d1。每4周重复，共6个周期。29例初治MCL应用单药克拉屈滨的结果为：ORR81%，CR42%，PFS13.6个月，2年生存率81%；25例复发MCL单药克拉屈滨：ORR46%，CR21%，中位无进展生存期5.4个月，2年生存率36%；29例平均年龄70岁的患者应用克拉屈滨+利妥昔单抗：ORR66%，CR52%，中位无进展生存期5.4个月。主要毒性反应：Ⅲ～Ⅳ度的ANC减少和血小板降低发生率分别为31%和17%。

② 挽救治疗

对于复发难治性的MCL，以氟达拉滨为基础的联合方案（FCMR方案、FC±利妥昔单抗方案、FMR方案）、苯达莫司汀单药或联合利妥昔单抗、克拉屈滨单药及PEPC±利妥昔单抗方案已证实有效。

● FMR（氟达拉滨+米托蒽醌+利妥昔单抗）：氟达拉滨，$25mg/m^2$，静脉滴注30分钟，第1～6周期的d1～3；米托蒽醌，$10mg/m^2$，静脉滴注30分钟，第1～6周期的d1；利妥昔单抗，$375mg/m^2$，静脉滴注，第2～6周期的d1，第7周期中每周1次，共3次。每4周重复。ASH的研究显示，21例平均年龄60岁的MCL的应用结果为：CR90%，中位疗效持续时间17.4个月，中位随访超过16个月后，所有患者均存活；短暂的Ⅲ～Ⅳ度ANC减少常见（81%），其次为贫血（28%），耐受性良好。

● PERC节拍方案（泼尼松+环磷酰胺+依托泊苷+丙卡巴肼）：泼尼松，20mg，口服，qd（早餐后）；环磷酰胺，50mg，口服，qd（午餐后）；依托泊苷，50mg，口服，qd（晚餐后）；丙卡巴肼，50mg，口服，qd（睡前）。持续服用到白细胞数下降到$3.0×10^9/L$，后依据患者的耐受程度，调整到隔日1次给药、每周5日休2日、1周2次或1周1次的给药方法，保持白细胞数在$3.0×10^9/L$以上。22例复发难治性MCL的应用结果为：ORR为82%，CR为46%，中位治疗时间17个月，不良反应轻，主要为骨髓抑制、恶心、呕吐及腹泻，经处理均可恢复，适合不能耐受强烈化疗的患者。

高度侵袭性B细胞淋巴瘤：经典CHOP方案不适合高度侵袭性NHL，其治疗参见伯基特淋巴瘤和淋巴母细胞淋巴瘤的治疗。

（4）其他药物治疗

蛋白酶体抑制剂：硼替佐米（bortezomib）是新型蛋白酶体抑制剂，NCCN推荐硼替佐米单药或联合利妥昔单抗治疗复发难治性MCL，单药用法为：$1.3mg/m^2$，静脉注射，d1、d4、d8、d11，每3周重复，获得CR/CRu后再用4个周期，最多17个周期。单药疗效为：ORR32%，CR8%，中位TTP6.7个月，中位生存期23.5个月。毒副反应主要为淋巴细胞数减少（67%）和周围神经炎（13%），治疗相关死亡率3%。硼替佐米+利妥昔单抗的用法：硼替佐米，$1.5mg/m^2$，静脉注射，d1、d4、d8、d11；利妥昔单抗（第2个周期开始），$375mg/m^2$，静脉滴注，d1、d8。每3周重复，共5个周期，此为诱导治疗期，5个周期后疾病无进展者继续行维持治疗：硼替佐米，$1.5mg/m^2$，静脉注射，每周1次，共2次；利妥昔单抗，$375mg/m^2$，静脉滴注，每周1次，共4次。每6个月重复，共2年。以硼替佐米为基础的联合方案治疗MCL的研究正在进行中。

罗米地辛（romidepsin）是一种组蛋白去乙酰化酶抑制剂，单药治疗复发难治性PTCL（peripheral T-cell lymphoma，外周T细胞淋巴瘤）有肯定疗效，是NCCN推荐的PTCL二线方案。用法为：$14mg/m^2$，静脉滴注4小时，d1、d8、d15，每4周重复，共6个周期。130例复发难治性PTCL的应用结果为：ORR为25%，CR为15%，经过中位17个月的随访，89%

的CR患者未出现疾病进展。常见的Ⅲ级以上不良反应为：血小板减少（24%）、ANC减少（20%）和感染（19%）。

血管生成抑制剂：来那度胺（lenalidomide）是沙利度胺的第2代类似物。25mg/m²，口服，每日1次，d1～21，每4周重复，共52周。不良反应轻微、可控。在此基础上联合利妥昔单抗（375mg/m²，每周1次，共4周。只在第1周期中使用），36例复发难治性MCL：CR31%，PR22%，MR8%，SD17%，中位无进展生存期达14个月。

放射免疫治疗（radio immuno therapy，RIT）：将高能放射性核素与单克隆抗体交联后应用于肿瘤治疗，目前主要用于：①惰性NHL一线化疗后的巩固或维持治疗；②惰性NHL的二线及后续治疗；③Ⅲ～Ⅳ期FL的一线治疗。常用药物有与^{90}Y结合的替伊莫单抗（^{90}Y-ibritumomab）和与^{131}I结合的托西莫单抗（^{131}I-tositumomab）。但^{131}I的元素半衰期为8日，^{90}Y仅为64小时，使其应用受到限制。

【细胞因子】地尼白细胞介素（denileukin diftitox）是IL-2受体融合蛋白，作用于CD25靶点，用于不适合干细胞移植的复发难治性PTCL。用法：18μg/kg，静脉滴注（超过45分钟），d1～5，每3周重复，共8个周期。27例复发难治性T细胞淋巴瘤（19例为PTCL）的应用结果为：ORR为48%，CR为22%，SD为30%，中位无进展生存期6个月。常见的毒副反应：低蛋白血症（74%）、转氨酶升高（74%）、水肿（63%）和皮肤反应（59%），多数为Ⅰ～Ⅱ级。

齐多夫定+干扰素：齐多夫定（zidovudine），1g，口服，qd；IFN-α，9MIU，皮下，qd，共2个月。62例初治成人T细胞淋巴瘤（adult T-cell lymphoma，ATL）：ORR为66%，CR为35%，中位生存期为17个月，5年生存率46%。Ⅲ～Ⅳ级不良反应主要为ANC减少、贫血、消化道反应、血小板减少和肝功能异常。

（5）高剂量化疗及干细胞移植

2.霍奇金淋巴瘤（HL）的治疗

（1）治疗原则

HL是最早被确立的可被治愈的恶性肿瘤之一，治疗方法包括放疗、化疗、利妥昔单抗和高剂量化疗联合自体造血干细胞移植（HDT/AHSCT）。

放疗是早期HL的标准治疗。如为单纯放疗，则受累区总剂量为30～36Gy（LPHL采用30Gy），非受累区25～30Gy。如放疗在ABVD方案后进行，则Ⅰ～Ⅱ期非巨块型病变总剂量：20～30Gy，其中对ESR＜50mm/h，无结外受侵且仅有1～2个淋巴结区受累者给予20Gy即可。如在Stanford V方案后进行，则Ⅰ～Ⅱ期非巨块型病变：30Gy，巨块型病变（所有分期）：36Gy。如在BEACOPP方案后进行，则ⅠB～ⅡB期非巨块型病变及Ⅲ～Ⅳ期所有病变：30～36Gy。累及部位放疗（involved site radiation therapy，ISRT）是在累及野的基础上进一步缩小受照体积，以减少邻近组织器官受量，已被最新的国外指南所推荐。

化疗在HL的治疗中占有重要位置。MOPP和ABVD均是有效的经典方案，由于ABVD导致不育症及骨髓异常增生概率较低，因此较MOPP更为常用。其方案中博莱霉素的肺毒性和多柔比星的心脏毒性仍强于MOPP，在儿童或合并纵隔放疗时这些毒副作用可能会更明显。BEACOPP方案主要用于治疗进展期HL，其他化疗方案尚有Stanford V等。

利妥昔单抗在HL中的位置不如非霍奇金淋巴瘤（NHL）。LPHL的ⅠB、ⅡB或Ⅲ～Ⅳ期病变，可行利妥昔单抗±化疗±放疗，如果初始治疗仅用利妥昔单抗，可用其维持治疗2年。不推荐利妥昔单抗常规用于CHL，因其B细胞的CD20表达率不足40%，且常规放化疗已有很好的疗效。

高剂量化疗/自体造血干细胞移植用于进展或复发性病变，可明显提高肿瘤缓解率，但不能改善OS。

（2）经典型霍奇金淋巴瘤

ⅠA～ⅡA期无不良预后因素：定义为无纵隔大肿块、年龄≤50岁、有B症状（发热盗汗和体重减轻）而ESR＜30mm/h或无B症状而ESR＜50mm/h、累及病灶≤3个。患者可联合放化疗或仅ABVD化疗。联合放化疗为2～4个周期ABVD或8周Stanford V，配合20～30Gy的IFRT。治疗结束后重新分期：①CR及PR（或Deauville 1～4分）患者行IFRT，放疗后行PET-CT或全面影像学检查，阴性者进入随访，阳性者个体化治疗。②SD或PD（或Deauville 5分）患者行放疗或二线化疗方案±放疗。因合并症或夹杂症不能接受化疗，或拒绝化疗的患者，可予单纯放疗。

Ⅰ～Ⅱ期有不良预后因素：定义为年龄≥50岁、巨块型纵隔病变、无B症状但ESR＞50mm/h或有B症状且ESR＞30mm/h、≥4个部位受侵。治疗方案为ABVD化疗4～6个周期或Stanford V 12周+IFRT，治疗结束后重新分期，此后的治疗模式同上。年轻、身体状况好的患者，也可选逐渐加量的BEACOPP。

Ⅲ、Ⅳ期：常用的方案有ABVD、Stanford V、逐渐加量的BEACOPP：

① 方案初始治疗2～4个周期后进行再分期，治疗有反应（CR+PR+SD）且肺功能正常者继续2～4个周期治疗，总疗程≤6个周期，此后CR者无须进一步治疗。原先纵隔区无肿块者可考虑巩固性放疗，原先有肿块特别是有病灶残留者应该放疗。治疗后有病灶残留或出现新病灶，活检阳性者应按进展性病变处理。

② Stanford V方案　给药12周（3个周期），巩固性放疗应在化疗3周内开始。此后的再分期和后续治疗与Ⅰ、Ⅱ期无不良因素者相同。

③ 逐渐加量的BEACOPP方案适合于国际预后评分（international prognostic score，IPS）≥4分的高风险患者。4个周期后进行再分期。治疗有反应者继续4个周期，之后直径＞5cm的原发肿块部位应巩固性放疗，PET或PET-CT阳性且病灶＞2.5cm的残留病灶也应放疗（40Gy）。

一般认为，逐渐加量的BEACOPP毒性更大但疗效与ABVD无明显差别，所以ABVD+30Gy的IFRT被更多选用。常用化疗方案的具体内容如下。

● ABVD（多柔比星+博莱霉素+长春花碱+达卡巴嗪）[32]：多柔比星，25mg/m²，静脉注射，d1、d14（或d15）；博莱霉素，5～10mg/m²，静脉注射，d1、d14（或d15）；长春花碱，6mg/m²，静脉注射，d1、d14（或d15）；达卡巴嗪，250mg/m²或375mg/m²，静脉注射，d1、d14（或d15）。每4个周重复，共2～4个周期。703例ⅠA～ⅡB期初治HL接受4个周期ABVD+局部放疗：CR93.7%，PR1.7%，PD2%，5年总生存率为94%。主要不良反应为脱发（30.6%）、白细胞减少（24.9%）和恶心、呕吐（15.1%）。二发肿瘤发生率为4%，心脏毒性相关死亡率为1.1%。

● Stanford V（表柔比星+博莱霉素+长春花碱+长春新碱+氮芥+依托泊苷+泼尼松）：多柔比星，25mg/m²，静脉注射，d1，第1、3、5、7、9、11周；博莱霉素，5U/m²，静脉注射，d1，第2、4、6、8、10、12周；长春花碱，6mg/m²，静脉注射，d1，第1、3、5、7、9、11周；长春新碱，1.4mg/m²（最大2mg），静脉注射，d1，第2、4、6、8、10、12周；氮芥，6mg/m²，静脉注射，d1，第1、5、9周；依托泊苷，60mg/m²，静脉滴注，d1～2，第3、7、11周；泼尼松，40mg/m²，口服，qod，共12周。126例局部晚期HL接受了12周的Stanford V方案后开始局部放疗，总剂量36Gy，5年、7年总生存率分别为90%和88%，3年疾病相关死亡率为7%。

● BEACOPP（环磷酰胺+多柔比星+依托泊苷+丙卡巴肼+泼尼松+长春新碱+博莱霉素）[32]：环磷酰胺，$650mg/m^2$，静脉注射，d1；多柔比星，$25mg/m^2$，静脉注射，d1；依托泊苷，$100mg/m^2$，静脉滴注，d1～3；丙卡巴肼，$100mg/m^2$，口服，d1～7；泼尼松，$40mg/m^2$，口服，d1～14；长春新碱，$1.4mg/m^2$，静脉注射，d8；博莱霉素，$10mg/m^2$，静脉注射，d8。每3周重复，共4个周期。1395例早期HL随机接受BEACOPP或ABVD方案组，4个周期化疗后均行放疗。放疗剂量为20Gy时，BEACOPP组的5年无进展生存率为87%，优于ABVD组；放疗剂量为30Gy时，两组的无进展生存率分别为88%和87%，无显著差异。

● MOPP（氮芥+长春新碱+丙卡巴肼+泼尼松）：是第1个成功治疗HL的方案，198例HL应用结果：CR80%，68%的CR病例10年后仍未复发。用法：氮芥，$6mg/m^2$，静脉注射，d1、d8；长春新碱，$1.4mg/m^2$，静脉注射，d1、d8；丙卡巴肼，$100mg/m^2$，口服，d1～14；泼尼松，$40mg/m^2$，口服，d1～14。每4周重复。

（3）淋巴细胞为主型霍奇金淋巴瘤（LPHL）

ⅠA、ⅡA期：行IFRT，对于孤立性病灶且行完全切除的ⅠA期患者也可考虑观察。

ⅠB、ⅡB期：化疗±利妥昔单抗，随后酌情选择IFRT，或单用利妥昔单抗。

ⅢA、ⅣA期：化疗±利妥昔单抗±放疗。无症状患者也可观察，或行局部放疗。

ⅢB、ⅣB期：化疗或利妥昔单抗±化疗±放疗。

初始治疗后的所有患者均应再分期，CR者不再予后续治疗。未达CR者如果病灶发展缓慢且无症状也可只予观察或局部放疗，或用利妥昔单抗维持治疗2年。

LPHL无首选化疗方案，除ABVD和CHOP外，CVP（环磷酰胺、长春新碱和泼尼松）和EPOCH（依托泊苷、泼尼松、长春新碱、环磷酰胺和多柔比星）也可选用。

（4）复发难治性霍奇金淋巴瘤

HL疗效良好，但仍有5%的早期进展和15%的5年复发率，复发约半数发生在化疗后1年内，5年后再复发者十分少见。诊断复发应争取病理依据，治疗结束很长时间后出现的病灶，尤其需要排除其他的良恶性肿瘤。

早期复发可分成两组：放疗后复发和化疗后复发。

放疗后复发推荐使用ABVD方案，放射野外复发可给予IFRT。挽救性化疗可取得和晚期HL首程化疗同样的疗效，再分期为临床ⅠA和ⅡA者，重新治疗后10年无病生存率可达90%。再分期为Ⅲ～Ⅳ期或有B症状者的10年无病生存率为58%和34%。淋巴细胞为主型或结节硬化型复发后的预后好于混合细胞型或淋巴细胞削减型。复发时年龄＞40岁、结外受侵、Ⅳ期预后差。少数转化成弥漫性大B细胞淋巴瘤者（约5%）需选择相应治疗。

化疗后复发包括：①早期复发：指完全缓解后12个月内复发，占15%，挽救治疗极少能达到完全缓解；②晚期复发：完全缓解12个月后复发，占患者的15%，疗效相对较好。

二线化疗方案包括Brentuximab vedotin、苯达莫司汀、ICE、G-MOPP、ChivPP、DHAP、ESHAP、GVD、IGEV、Mini-BEAM、MINE、VIM-D。具体方案如下。

● Brentuximab vedotin：是一种抗体-药物耦联物，利用抗CD30单抗将微管破坏剂MMAE递送至肿瘤细胞内杀伤肿瘤。用法为：1.8mg/kg，静脉滴注，d1，每3周重复，直至病情进展或不可耐受。102例复发难治性HL：总有效率75%，CR34%，中位PFS5.6个月，CR患者的疗效维持时间20.5个月。Ⅲ～Ⅳ级不良反应少见，常见为周围神经炎（42%）、恶心（35%）、乏力（34%）、中性粒细胞减少（19%）和腹泻（14%）。

● ChivPP（苯丁酸氮芥+丙卡巴肼+泼尼松+长春花碱）：苯丁酸氮芥，$6mg/m^2$（最大剂量10mg），口服，d1～14；丙卡巴肼，$100mg/m^2$，口服，d1～14；泼尼松，$40mg/m^2$，口服，d1～14；长春花碱，$6mg/m^2$（最大剂量10mg），静脉注射，d1、d8。每4周重复。960

例晚期或复发难治性HL：治疗后各期患者的5年无进展生存率分别为75%（ⅠA、ⅡA期）、62%（ⅠB、ⅡB期）、67%（ⅢA期）和51%（ⅢB、Ⅳ期）。

● GMOPP（环磷酰胺＋长春新碱＋丙卡巴肼＋多柔比星＋博莱霉素＋长春花碱）：环磷酰胺，$650mg/m^2$，静脉注射，d1；长春新碱，$1.4mg/m^2$（最大2mg），静脉注射，d1；丙卡巴肼，$100mg/m^2$，口服，d1～7；泼尼松，$40mg/m^2$，口服，d1～14；多柔比星，$35mg/m^2$，静脉注射，d8；博莱霉素，$10mg/m^2$，静脉注射，d8；长春花碱，$6mg/m^2$，静脉注射，d8。每4周重复，共8个周期。73例Ⅱ～Ⅳ期初治HL：CR为78%，PR为14%，4年无失败生存率为66%，4年总生存率为92%。Ⅲ度以上不良反应少见，常见为白细胞减少（49%）、粒细胞减少（40%）、贫血（25%）和感染（13%）。

● DHAP（地塞米松＋顺铂＋阿糖胞苷）：地塞米松，40mg，静脉滴注，d1～4；顺铂，$100mg/m^2$，持续静脉滴注24小时，d1；阿糖胞苷，$2g/m^2$，静脉滴注＞3h，q12h，d2。每3～4周重复，共2个周期。102例复发难治性HL应用2个疗程DHAP的疗效：CR21%，PR67%，客观缓解者随后接受HDT/ASCR，18个月后，这些患者的无失败生存率：早期复发HL64%，晚期复发HL68%。本方案需粒细胞集落刺激因子支持，Ⅲ～Ⅳ度不良反应为血小板减少（69%）、白细胞减少（68%）、恶心、呕吐（26%）和贫血（16.5%）。

● ESHAP（依托泊苷＋甲泼尼龙＋阿糖胞苷＋顺铂）：依托泊苷，$40mg/m^2$，静脉滴注，d1～4；甲泼尼龙，500mg，静脉滴注，d1～4；阿糖胞苷，$2g/m^2$，静脉滴注，d5；顺铂，$25mg/m^2$，静脉滴注，d1～4。每3～4周重复，共3个周期，符合条件者随后接受HDT/ASCR，不符合条件者再接受3个周期ESHAP（如有效）。22例复发难治性HL：CR41%，PR32%，9例最终接受HDT/ASCR，3例治疗相关死亡，3年总生存率35%，无病生存率27%。Ⅲ～Ⅳ度骨髓毒性发生率59%。

● GCD（吉西他滨＋卡铂＋地塞米松）：吉西他滨，$1000mg/m^2$，静脉滴注，d1、d8；卡铂，AUC=5，静脉滴注，d1；地塞米松，40mg，静脉滴注，d1～4。每3周重复，共2～4个周期。14例复发难治性HL：CR50%，PR36%，Ⅲ～Ⅳ度骨髓毒性分别为22%和76%，但无治疗相关死亡发生。

● GVD（吉西他滨＋长春瑞滨＋脂质体阿霉素）：移植术前患者，吉西他滨，$1000mg/m^2$，静脉滴注，d1、d8；长春瑞滨，$20mg/m^2$，静脉注射，d1、d8；脂质体阿霉素，$15mg/m^2$，静脉滴注，d1、d8。移植术后患者，吉西他滨，$800mg/m^2$，静脉滴注，d1、d8；长春瑞滨，$15mg/m^2$，静脉注射，d1、d8；脂质体阿霉素，$10mg/m^2$，静脉滴注，d1、d8。每3周重复，最多6个周期。91例复发难治性HL（40例HDT/ASCR后复发）：CR19%，PR51%，治疗前未行HDT/ASCR者的4年无事件生存率和总生存率分别为52%和70%，Ⅲ～Ⅳ度不良反应主要为粒细胞减少（63%）；HDT/ASCR后复发者的4年无事件生存率和总生存率分别为10%和34%，Ⅲ～Ⅳ度不良反应主要为粒细胞减少（51%）和血小板减少（43%）。

● ICE（依托泊苷＋卡铂＋异环磷酰胺）：依托泊苷，$100mg/m^2$，静脉滴注，d1～3；卡铂，AUC=5（最大剂量800mg），静脉滴注，d2；异环磷酰胺，$5g/m^2$，持续静脉滴注24小时，d2。每2周重复，共2个周期。65例复发难治性HL（22例难治性HL）：CR26%，PR58%，MR3%，86%的患者随后接受了HDT/ASCR，43个月后，83%存活，63%无事件生存。本方案需粒细胞集落刺激因子支持，无治疗相关死亡，不良反应主要为可逆性骨髓抑制。

● IGEV（异环磷酰胺＋吉西他滨＋长春瑞滨＋泼尼松）：异环磷酰胺，$2g/m^2$，静脉滴注2小时，d1～4；吉西他滨，$800mg/m^2$，静脉滴注，d1、d4；长春瑞滨，$20mg/m^2$，静脉注射，d1；泼尼松，100mg，口服，d1～4。每3周重复，共4个周期。91例复发难治性HL：CR53.8%，PR27.5%，70%的患者随后接受HDT/ASCR，全体患者3年无进展生存率及总生存率分别为53%和70%。Ⅲ～Ⅳ度不良反应主要为粒细胞减少（28.4%）、血小板减少（20.1%）和贫血（18.2%），无治疗相关死亡。

● MINE（异环磷酰胺＋米托蒽醌＋依托泊苷）：异环磷酰胺，$1.5g/m^2$，静脉滴注，d1～3；美司钠，$400mg/m^2$，静脉注射，异环磷酰胺后0、4、8小时，d1～3；米托蒽醌，$10mg/m^2$，静脉滴注，d1；依托泊苷，$20mg/m^2$，静脉滴注，d1～3。每3周重复，最多6个周期。CR患者行ESHAP3个周期巩固，PR及SD患者行ESHAP最多6个周期。92例复发难治性HL：CR48%，PR21%，后续ESHAP化疗，中位生存2年，中位进展时间1年。Ⅲ～Ⅳ度不良反应主要为粒细胞减少（46%）、血小板减少（40%）和贫血（38%）。

● Mini-BEAM（卡莫司汀＋依托泊苷＋阿糖胞苷＋美法仑）：卡莫司汀，$60mg/m^2$，静脉滴注，d1；依托泊苷，$75mg/m^2$，静脉滴注，d2～5；阿糖胞苷，$100mg/m^2$，静脉滴注，q12h，d2～5；美法仑，$30mg/m^2$，静脉滴注，d6。每4周重复，共2～3个周期。55例HL（17例首治后PR，38例复发难治性）：CR51%，PR33%，82%的患者随后接受HDT/ASCR，总体7年无进展生存率及总生存率分别为54%和52%。本方案骨髓毒性严重，粒细胞缺乏较常见（86%），61%出现粒缺性发热，83%需输红细胞，60%需输注血小板支持。

● VIM-D（依托泊苷＋异环磷酰胺＋米托蒽醌＋地塞米松）：依托泊苷，$100mg/m^2$，静脉滴注，d1；异环磷酰胺，$4g/m^2$，持续静脉滴注24小时，d1；美司钠，$1g/m^2$，静脉注射，与异环磷酰胺同时，d1；美司钠，$6g/m^2$，持续静脉滴注36小时，美司钠静脉注射后，d1；米托蒽醌，$10mg/m^2$，静脉注射，d1；地塞米松，40mg，口服，d1～5。每4周重复，最多6个周期。15例复发难治性HL：CR27%，PR40%，10例（67%）随后接受HDT/ASCR，1例移植相关死亡，6例（67%）CR，中位疗效持续时间11个月。本方案Ⅲ～Ⅳ度不良反应主要为粒细胞减少（48%）和恶心、呕吐（12%）。

● 苯达莫司汀：苯达莫司汀，$120mg/m^2$，静脉滴注30分钟，d1～2。每4个周重复，共4个周期。34例复发难治性HL：总有效率为53%，CR为33%，疗效中位持续时间5个月，20%的患者随后接受了HDT/ASCR，75%在移植后复发。Ⅲ～Ⅳ度不良反应为血小板减少（20%）、贫血（14%）和感染（14%）。

化疗后复发的挽救性治疗困难且复杂，二线众多治疗方案孰优孰劣很难评价，个体化治疗十分重要。部分病情发展缓慢者，强烈治疗并无好处。

难治性HL定义为首程治疗中或治疗结束后60日内病情进展，占所有患者的10%，常规剂量挽救性化疗10年生存率也只有10%。HDT/ASCR为其最佳治疗方案，尽管它并不能改善OS。HDT/ASCR后再进展或至少2种化疗方案均告失败的患者可选择brentuximab vedotin。HDT/ASCR预处理方案如下。

● BEAM（卡莫司汀＋依托泊苷＋阿糖胞苷＋美法仑）：卡莫司汀，$300mg/m^2$，静脉滴注，d1；依托泊苷，$200mg/m^2$，静脉滴注，d2～5；阿糖胞苷，$200mg/m^2$，静脉滴注，q12h，d2～5；美法仑，$140mg/m^2$，静脉滴注，d6。第7日行干细胞回输。

● CBV（环磷酰胺＋卡莫司汀＋依托泊苷）：环磷酰胺，$1500mg/m^2$，静脉注射，d1～4；卡莫司汀，$300mg/m^2$，静脉滴注，d1；依托泊苷，$125mg/m^2$，静脉滴注，d1～3。第7日行干细胞回输。

3.弥漫性大B细胞淋巴瘤治疗

（1）治疗原则

DLBCL有可能治愈，治疗原则较为成熟。

● Ⅰ、Ⅱ期非巨块型（肿块最大直径＜10cm）标准治疗方案是3个周期R-CHOP化疗后＋累及野放疗（involved-field radio therapy，IFRT）；巨块型［肿块直径≥10cm和（或）纵隔肿块＞1/3胸径）标准治疗方案是6个周期R-CHOP化疗，随后酌情选择IFRT。有不良预后因素的患者化疗后的巩固放疗更有必要，无不良预后因素者也可酌情选择低水平证据。不论期别，睾丸淋巴瘤化疗后应给予阴囊放疗（25～30Gy）。上述初始治疗后重新分期（PET-CT扫描在治疗结束6～8周后进行）：①CR患者进入随访。②PR患者给予提高剂量的IFRT（初始治疗未行放疗者），或二线化疗方案。治疗后行PET-CT，阳性者个体化治疗，阴性者进入随访。③SD或PD患者行二线化疗方案，或二线化疗方案±放疗。

● Ⅲ、Ⅳ期R-CHOP化疗6个周期，随后±局部姑息性放疗。2～4个周期后评效：CR及PR患者继续RCHOP化疗直至满6个周期。结束后行PET-CT，阴性者进入随访，或对原巨块型病灶巩固放疗，阳性者个体化治疗。

● 具有某些临床特征的患者其CNS复发风险相对较大，这些患者除脑脊液检查外还应行CNS预防性治疗。可使用3～4个周期大剂量甲氨蝶呤（3～3.5g/m²）联合化疗（在R-CHOP方案第14天给药），或于R-CHOP方案第1天给予甲氨蝶呤和（或）阿糖胞苷鞘内注射。

● 复发性、难治性DLBCL：10%～20%的DLBCLL患者对R-CHOP的初始治疗原发耐药，30%～50%在获缓解后复发[33]。治疗方法为二线方案化疗及放疗，如有新出现的CNS病变，应使用含甲氨蝶呤或阿糖胞苷的方案。如达客观缓解且符合移植条件，可行高剂量化疗/自体造血干细胞移植（HDT/AHSCT），骨髓动员失败或骨髓受侵的患者可行异基因造血干细胞移植（allo-HSCT），但HDT/ASCR失败后不应再行allo-HSCT。挽救治疗失败或干细胞移植后复发的患者可考虑未使用过的化疗方案、姑息性放疗或最佳支持治疗。

（2）化疗及免疫化疗

利用传统的细胞毒性化学药物（如烷化剂、抗代谢类药物及抗癌抗生素等）称为常规化疗，化疗与利妥昔单抗（rituximab）联合称为免疫化疗。

2000年以前，CHOP及其衍生方案的常规化疗是DLBCL的标准治疗，增加药物组成的第二代方案和提高剂量强度的第三代方案并不优于CHOP方案，毒性更大。利妥昔单抗是第一个用于肿瘤的单克隆抗体，广泛用于CD20阳性B细胞淋巴瘤的治疗，它与常规化疗的联合显著提高了原方案的近远期疗效，并延长了淋巴瘤患者的生存。

DLBCL的初始治疗往往决定了患者的疗效持续时间及远期生存。化疗应足量而正规，力争CR，用药不规范或剂量不足的治疗可能仅有短暂获益而丧失可能的治愈机会。一线方案的具体用法介绍如下。

● R-CHOP（利妥昔单抗＋环磷酰胺＋多柔比星＋长春新碱＋泼尼松）：环磷酰胺，750mg/m²，静脉注射，d1；多柔比星，50mg/m²，静脉注射，d1；长春新碱，1.4mg/m²（最大剂量2mg），静脉注射，d1；泼尼松，40mg/m²，口服，d1～5；利妥昔单抗，375mg/m²，静脉滴注，d1。每3周重复，最多6个周期。399例初治DLBCL随机接受R-CHOP或CHOP方案治疗，CR/Cru 75% vs 63%，PD 9% vs 22%。历经10年随访，两组的10年无进展生存率分别为36.5%和20%，10年生存率为43.5%和27.6%，R-CHOP组缓解率、PFS及OS均有明显优势，毒性却无显著增加。

● R-CHOR-14（利妥昔单抗＋环磷酰胺＋多柔比星＋长春新碱＋泼尼松）：环磷酰胺，750mg/m²，静脉注射，d1；多柔比星，50mg/m²，静脉注射，d1；长春新碱，1.4mg/m²（最大剂量2mg），静脉注射，d1；泼尼松，100mg，口服，d1～5；利妥昔单抗，375mg/m²，静脉滴注，d1。每2周重复，最多6个周期，需粒细胞集落刺激因子支持。R-CHOP-14方案已证实在老年患者中优于标准CHOP方案，因此最近的一项Ⅲ期临床试验将R-CHOP-14和标准R-CHOP进行对比，提示R-CHOP-14并未改善初治DLBCL的生存，也没有发现R-CHOP-14

的优势人群，且毒性反应增加，但在集落刺激因子支持下毒性反应与标准R-CHOP相似。

● 剂量调整的R-EPOCH（利妥昔单抗+环磷酰胺+多柔比星+长春新碱+泼尼松+依托泊苷）：依托泊苷，$50mg/m^2$，静脉滴注，d1～4；多柔比星，$10mg/m^2$，静脉滴注，d1～4；长春新碱，$0.4mg/m^2$，静脉滴注，d1～4；环磷酰胺，$750mg/m^2$，静脉注射，d5；泼尼松，$60mg/m^2$，口服，一日2次，d1～5；利妥昔单抗，$375mg/m^2$，静脉滴注，d1。每3周重复，共6～8个周期，需粒细胞集落刺激因子支持。

以多柔比星为基础的初始方案具有心脏毒性，左室功能不全患者应尽量避免选择。R-CEPP、R-CDOP、R-CNOP和R-CEOP可以替代，具体介绍如下。

● R-CDOP（利妥昔单抗+环磷酰胺+脂质体多柔比星+长春新碱+泼尼松）：环磷酰胺，$750mg/m^2$，静脉注射，d1；脂质体多柔比星，$30mg/m^2$，静脉注射，d1；长春新碱，$1.4mg/m^2$（最大剂量2mg），静脉注射，d1；泼尼松，$40mg/m^2$，口服，d1～5；利妥昔单抗，$375mg/m^2$，静脉滴注，d1。每3周重复，共6个周期。30例初治老年DLBCL：CR59%，PR17%，2年无事件生存率和生存率分别为65.5%和68.5%。Ⅲ～Ⅳ度粒细胞和血小板减少率分别为86%和3%，无治疗相关死亡。

● R-CEOP（利妥昔单抗+环磷酰胺+依托泊苷+长春新碱+泼尼松）：环磷酰胺，$750mg/m^2$，静脉注射，d1；依托泊苷，$50mg/m^2$，静脉滴注，d1，$100mg/m^2$，口服，d2～3；长春新碱，$1.4mg/m^2$（最大剂量2mg），静脉注射，d1；泼尼松，$40mg/m^2$，口服，d1～5；利妥昔单抗，$375mg/m^2$，静脉滴注，d1。每3周重复，最多6个周期。81例有蒽环类药物禁忌的DLBCL（56例由R-CHOP组转入）：5年无进展生存率及生存率分别为57%和49%，均低于R-CHOP组（62%和64%），治疗相关死亡3例（4%）。

● 不含利妥昔单抗的方案：由于经济的原因，利妥昔单抗在国内还不能普遍使用，治疗时只能将上述方案中的利妥昔单抗去除，化疗方案则不必变化。此外，各方案中的多柔比星可以用表柔比星、吡柔比星等同类蒽环类抗生素替代。早先的EPOCH方案剂量和毒性更大，现已改用剂量调整的EPOCH。

初始治疗后，治疗有效患者的维持治疗及巩固治疗尚有争议。有研究对632例CHOP及R-CHOP初治有效的DLBCL患者（年龄＞60岁）行利妥昔单抗维持治疗，用法为：利妥昔单抗$375mg/m^2$，静脉滴注，每周1次，连续4周，每6个月重复，共2年。结论为：利妥昔单抗维持治疗可显著改善CHOP化疗有效患者的无失败生存，但不能改善R-CHOP化疗有效者的无失败生存。无论初始方案如何，利妥昔单抗维持均未改善OS。如不加选择，年轻初治CR患者行HDT/ASCR巩固治疗无法改善OS，PFS能否改善也存在争议。年轻高危患者的治疗优势仍需进一步证实，不推荐常规采用。

针对原发耐药及有效后重新进展或复发的治疗，均可归属于挽救治疗（rescue therapies）。如下方案可供选用：BR、DHAP、ESHAP、GDP、GemOX、ICE和MINE。如为既往免疫化疗缓解后复发，可继续联合利妥昔单抗；如为免疫化疗原发耐药，可考虑在二线方案中去除利妥昔单抗，但并无共识。二线化疗的缓解率相对较低，疗效维持时间往往较短，原发耐药者更是如此。具体二线方案如下。

● BR（苯达莫司汀+利妥昔单抗）：苯达莫司汀，$120mg/m^2$，静脉滴注，d1～2；利妥昔单抗，$375mg/m^2$，静脉滴注，d1。每4周重复。43例复发难治性DLBCL：平均治疗3个周期，CR15.2%，PR36.4%，SD21.2%。Ⅲ～Ⅳ级毒副反应主要为：粒细胞减少（23%）、贫血（9%）和血小板减少（9%）。

● R-DHAP（利妥昔单抗+顺铂+阿糖胞苷+地塞米松）：顺铂，$100mg/m^2$，持续静脉滴注24小时，d1；阿糖胞苷，$2g/m^2$，静脉滴注3小时，q12h，d1；地塞米松，40mg，静脉滴注，d1～4；利妥昔单抗，375mg/m²，静脉滴注，d1。每3周重复，共3个周期。191例复发难治性DLBCL：CR/CRu40%，PR24%，SD12%，105例（55%）随后接受HDT/ASCR。全体患者3年无进展生存率和生存率分别为42%和49%。Ⅲ～Ⅳ级毒副反应主要为：粒细胞减少（24%）、感染（16%）、肾功能损害（6%），治疗相关死亡3例（1.6%）。

● R-ESHAP（利妥昔单抗+依托泊苷+甲泼尼龙+顺铂+阿糖胞苷）：依托泊苷，40～60mg/m²，静脉滴注1小时，d1～4；甲泼尼龙，250～500mg/m²，静脉滴注15分钟，d1～5；顺铂，25mg/m²，静脉滴注，d1～4；阿糖胞苷，2g/m²，静脉滴注2小时，d5；利妥昔单抗，375mg/m²，静脉滴注，d1。每3～4周重复，共3个周期。163例复发难治性DLBCL：CR/CRu45%，PR28%，101例（62%）随后接受HDT/ASCR。全体患者5年预期无进展生存率和生存率分别为38%和50%。本方案骨髓毒性较重，33%出现粒缺性发热，46%需要红细胞输注，25%需要血小板输注治疗，治疗相关死亡3例（1.8%）。

● R-GDC（利妥昔单抗+吉西他滨+地塞米松+卡铂）：吉西他滨，1000mg/m²，静脉滴注，d1、d8；地塞米松，40mg，口服，d1～4；卡铂，AUC=5，静脉滴注＞30分钟，d1；利妥昔单抗，375mg/m²，静脉滴注，d8；每3周重复，共2～4个周期。51例复发难治性NHL（DLBCL8例）：其中DLBCL患者CR/CRu13%，PR50%，总体3年预期无进展生存率和生存率分别为31%和66%。Ⅳ级毒副反应为：血小板减少（69%）和粒细胞减少（41%）。

● R-GDP（利妥昔单抗+吉西他滨+地塞米松+顺铂）：吉西他滨，1000mg/m²，静脉滴注，d1、d8；地塞米松，40mg，口服，d1～4；顺铂，75mg/m²，静脉滴注＞1小时，d1；利妥昔单抗，375mg/m²，静脉滴注，d1。每3周重复，最多6个周期。51例复发难治性NHL（40例DLBCL）行GDP方案（不含利妥昔单抗）化疗：CR22%，PR31%，17例（33%）老年患者的中位无进展生存和中位生存分别为3.1个月和8.9个月，符合移植条件的74%的患者随后接受了HDT/ASCR。本方案Ⅲ～Ⅳ级毒副反应主要为：粒细胞缺乏减少（65%）、血小板减少（29%）、贫血（16%）、粒细胞缺乏性发热（10%）、血栓形成（14%）和疲劳（12%）。

● R-GemOX（利妥昔单抗+吉西他滨+奥沙利铂）：吉西他滨，1000mg/m²，静脉滴注，d2；奥沙利铂，100mg/m²，静脉注射，d2；利妥昔单抗，375mg/m²，静脉滴注，d1。每2周重复，最多8个周期。46例不能行SCT的复发难治性NHL（DLBCL33例）：CR/CRu72%，PR2%，2年无事件生存率和生存率分别为43%和66%。本方案毒性反应相对较轻，Ⅲ～Ⅳ级毒副反应主要为：粒细胞减少（44%）和血小板减少（23%），无治疗相关死亡。

● R-ICE（利妥昔单抗+依托泊苷+卡铂+异环磷酰胺）：依托泊苷，100mg/m²，静脉滴注，d3～5；卡铂，AUC=5，静脉滴注，d4；异环磷酰胺，5g/m²（与等量美司钠混合），持续静脉滴注24小时，d4；利妥昔单抗，375mg/m²，静脉滴注，d1。每3周重复，共3个周期。36例复发难治性DLBCL：CR53%，PR25%，25例（69%）随后接受了HDT/ASCR，这些患者的2年生存率为67%。Ⅲ～Ⅳ级毒副反应主要为：血小板减少（39%）、粒细胞减少（31%）、粒缺性发热（22%）和感染（11%）。本方案的优点是减瘤效果好且无累积性骨髓毒性，对后续的SCT影响小。

（3）放疗和手术

【放疗】DLBCL对放疗高度敏感，IFRT最为常用。DLBCL化疗后巩固放疗的设野范围可限于初始的受累淋巴结，纵隔、腹盆腔的照射范围建议仅限于化疗后的病灶大小。

【手术】在DLBCL的治疗中，手术常用于组织活检和分期，对原发于结外部位的病变，在病变局限时可作为根治性治疗手段。

（4）新靶点药物

近年来，来那度胺、硼替佐米等小分子新靶点药物也被用于复发难治性DLBCL的治疗，并有一定疗效。

（5）高剂量化疗及自体造血干细胞移植

DLBCL的挽救治疗相当困难，治疗有效患者的疗效维持时间短，传统解救方案治疗后的长期生存率不到10%。HDT可增加肿瘤细胞的杀伤比例，以期提高近期疗效及远期生存，SCT使HDT得以应用。

自体造血干细胞移植（AHSCT）不受髓源影响，移植相关死亡率较低，是适合移植患者诱导治疗后的标准治疗。已证实年轻的敏感复发患者行HDT/ASCR挽救治疗比单纯挽救化疗疗效更佳，OS显著改善（5年生存率为53%）。allo-HSCT可产生持久的抗肿瘤免疫反应，无自体肿瘤细胞污染之虞，但移植相关死亡率超过30%，仅酌情用于不符合自体干细胞移植（autologous stem cell transplantation，ASCT）条件的年轻患者。

挽救治疗后获客观缓解的DLBCL才有机会进行后续的HDT/ASCR。移植后达CR者一般不再进行化疗。

（三）中西医结合治疗

1.与化疗、放疗结合

● 陈科等在患者化疗期间予以化疗解毒汤：生晒参10g，茯苓15g，白术15g，姜半夏15g，陈皮15g，木香15g，砂仁15g，山茱萸20g，阿胶15g，熟地黄20g，菟丝子20g，建曲10g，焦山楂10g。化疗后若恶心、呕吐，可予以旋覆代赭汤合平胃散加减；若口舌生疮，予以玉女煎加减；若大便干结不通，予以四磨饮子加减；若疲倦乏力、食欲不振、气短懒言，予以十全大补汤加减；若肝功能异常，予以小柴胡汤或半夏泻心汤加减；若出现白细胞减少、血小板、血红蛋白减少，予以六味地黄汤加减[34]。放疗期间燥热之邪耗气伤阴，宜清热解毒，益气养阴。水牛角、金银花、生地黄、牡丹皮、夏枯草、黄芩、沙参、天冬、麦冬、石斛、生黄芪、炙黄芪、猪苓、茯苓、丹参。

● 施航[35]报道中西医结合治疗非霍奇金氏淋巴瘤17例。其中属B细胞淋巴瘤12例，T细胞淋巴瘤5例。化疗以CHOP方案，化疗1个周期。中药以消瘰丸加味：玄参、牡蛎、山慈菇各20g，土贝母、夏枯草、清半夏、柴胡各15g。盗汗者加生地黄、山茱萸，形寒怕冷者加鹿角片、肉桂，局部疼痛者加延胡索。结果治愈2例（11.8%），临床治愈6例（35.3%），显效4例（23.5%），无效5例（29.4%），有效率70.6%。

● 周建华等[36]报道中西医结合治疗恶性淋巴瘤30例，均为Ⅲ期（AmArber分期法）患者。化疗选用CMP方案，视患者体质定为4～6周期。中药以软坚散结、化痰祛瘀，在化疗间歇期服用，药用：夏枯草15g，黄药子10g，山慈菇12g，浙贝母10g，连翘15g，莪术10g，炒王不留行籽10g，望江南10g。气虚者，加太子参、黄芪、白术；兼血虚者，加当归、熟地黄、阿胶、女贞子、白芍；肝肾不足者，加补骨脂、仙茅、淫羊藿、山茱萸。结果：21例非霍奇金淋巴瘤患者中，显效8例，有效8例，无效5例，总有效率为76.1%；9例霍奇金淋巴瘤患者中，显效6例，有效2例，无效1例，总有效率为85.6%。

● 朱霞等[37]通过临床观察证实，在恶性肿瘤化疗同时应用复方皂矾丸能有效地保护骨髓造血功能，为恢复化疗导致的机体造血损伤提供了新的途径。

2.与自体干细胞移植的结合

（1）减轻预处理的胃肠道反应[38]：如MAC、MACE等预处理方案，处理过程可并发多种严重并发症，常规采取水化、碱化、止吐和预防出血性膀胱炎等措施，其中恶心、呕吐、腹泻等胃肠道反应均可加用中药，方药：干姜10g，生姜10g，竹茹5g，法半夏10g，砂仁10g，黄连5g，黄芩5g，炙甘草10g。用法：每日1剂，水煎300ml左右，一日分2～3次口服或频服，预处理结束后停用。

（2）控制感染、出血[38]：预处理结束，干细胞回输后1～3日，进入无细胞期和免疫真空期，此阶段中性粒细胞<0.5×10⁹/L，免疫功能极度低下，患者进行全环境保护，但仍易并发细菌、真菌、卡氏肺孢子菌病及病毒感染，有可能会并发细菌性肺炎、真菌性肺炎、间质性肺炎、肛周脓肿、败血症等。所有这些并发症一旦发生，直接危及生命。干细胞回输3～7日后血小板数量急剧下降，一旦降至<20×10⁹/L，随时会出现皮肤黏膜出血、紫癜、鼻衄、牙龈出血，甚至颅内出血、内脏出血，直接危及生命。对干细胞移植过程中出现的感染和出血，常规使用敏感抗生素和成分输血小板。此期患者症状表现：低热或高热，乏力，咳嗽气喘，皮肤黏膜出血点或紫癜，鼻衄，牙龈渗血等，脉细数，舌质红，苔薄黄或黄厚。辨证为热毒内炽或血热妄行。治宜：清热解毒，凉血止血，或清宣肺热。方药：金银花15g，连翘15g，黄芩15g，鱼腥草10g，石膏20g，生地黄炭10g，栀子炭10g，水牛角粉15g（冲），牡丹皮10g，茜草10g，紫草15g，三七粉3g（冲），生甘草5g。如果咳喘气较重可酌加川贝母10g，生麻黄5g，陈皮10g，法半夏10g；如果出血较重，酌加侧柏叶、黄芩炭、墨旱莲并加重茜草、紫草等用量。每日1剂，水煎口服。

（3）缩短无细胞期，促进造血和免疫重建[38]：预处理干细胞回输后，进入无细胞期和免疫真空期，此阶段患者进入无菌层流室进行全环境保护，感染和出血是决定患者移植过程顺利与否的关键，由于致死量的放化疗预处理，大多患者要经过15日左右的无细胞期，此期是患者的高危阶段，因此常规予患者G-CSF，抗感染，成分输血，等待种植的干细胞尽快增殖，恢复造血和免疫。此阶段由于大剂量放化疗戕伐正气，气血两虚，症状表现为：面色白，乏力，食欲差，低热，或有紫癜和出血，舌质淡，苔薄白或薄黄，脉细弱。辨证为气血两虚，治则以双补气血，补肾固元。方药：红参9g，山药15g，当归15g，鸡血藤15g，黄精20g，菟丝子15g，枸杞子15g，女贞子15g，紫河车粉6g，白芍20g，生熟地黄各10g，阿胶10g，砂仁10g，焦三仙各10g，陈皮10g，炙甘草5g。每日1剂，水煎口服。

五、预后及随访

（一）预后

霍奇金淋巴瘤的预后与组织类型及临床分期紧密相关，淋巴细胞为主型预后最好，5年生存率为94.3%；而淋巴细胞耗竭型最差，5年生存率仅27.4%；结节硬化及混合细胞型在两者之间。霍奇金淋巴瘤临床分期，Ⅰ期5年生存率为92.5%，Ⅱ期为86.3%，Ⅲ期69.5%，Ⅳ期为31.9%；有全身症状较无全身症状为差。儿童及老年预后一般比中青年为差；女性治疗后较男性为好。

非霍奇金淋巴瘤的预后，病理类型和分期同样重要。弥漫性淋巴细胞分化好者，6年生存率为61%；弥漫性淋巴细胞分化差者，6年生存率为42%；淋巴母细胞型淋巴瘤4年生存率仅为30%。有无全身症状对预后影响较HL小。低恶性组非霍奇金淋巴瘤病程相对缓和，但缺乏有效根治方法，所以呈慢性过程而伴多次复发，也有因转化至其他类型，对化疗产生耐药而致死亡。低度恶性组如发现较早，经合理治疗可有5～10年甚至更长存活期。部分高度恶性淋巴瘤对放化疗敏感，经合理治疗，生存期也能够得到明显延长。

（二）随访

1. HL的随访

治疗后1～2年内每2～4个月，第3～5年每3～6个月行1次血常规、血沉（初诊时有升高者）、生化检查。每6～12个月行胸部X线或CT、腹部/盆腔CT。随后每年随访。无证据表明频繁和更多项目的随访能提前发现复发或改善复发患者的疗效。由于存在假阳性，PET和PET-CT不作为常规，只在其他检查怀疑有肿瘤复发时使用，PET-CT阳性者需要做活组织病理检查进一步确认。

治疗1年内各种感染性疾病风险增加，建议每年接种流感疫苗，尤其是对于接受胸部放疗、博莱霉素治疗的患者。对于接受过脾区放疗或者先前进行脾切除的患者，重新行肺炎球菌疫苗接种。

随访中要关注早期或后期毒性反应，特别是第二肿瘤和心肺疾病的发生。

2. NHL的随访

FLIPI：对于等待观察、治疗后获得CR/PR或接受维持治疗的患者，需每2～3个月进行体检和实验室检查，每6个月或有肿瘤相关症状时进行影像学检查，持续5年；以后每年随访1次。

尽管各指南及共识并未提及，但由于疾病特征及治疗的相似性，LBL的随访应参考ALL的相关指南，并加入CT检查。治疗后第1年：每1～2个月随访1次，内容包括体检、血常规、肝功能（直至正常）、骨髓活检、脑脊液检查、超声心动图及增强CT扫描；第2年：每3个月随访1次，内容包括体检、血常规及增强CT扫描；第3年及以后：每6个月随访1次，内容同上。ATLL的随访原则无特殊，根据肿瘤侵袭性，隐袭型和慢性型可参照FL进行，淋巴瘤型和急性型可参照DLBCL。

3.弥漫性大B细胞淋巴瘤的随访

治疗有效（CR和部分PR）的患者进入随访。内容包括：体检和血液学检查（血常规、生化、LDH等），在前5年内应每3～6个月随访1次，以后每年随访1次，出现临床体征及症状时应及时随访；CT，治疗结束后2年内至少每6个月进行1次，2年以后影像学监测不做常规推荐，可在出现临床体征及症状时进行。

六、预防与调护

（一）预防

1.由于目前认为EB病毒感染、免疫缺陷、电离辐射等因素与该病的发生有关，因此在日常生活和环境中应注意远离这些可能的致病因素，采取有效的措施消除环境中电离辐射污染，积极治疗慢性感染，提高和改善机体的免疫功能。

2.对于高危人群，有关中药预防淋巴瘤的措施，可在中药调理中应酌情应用对恶性淋巴瘤有良好防治效果的中药，如夏枯草、猫爪草、白花蛇舌草、喜树果、生牡蛎、浙贝母、天花粉等，若患者体质较好，尚可加用黄药子以增强预防效果[28]。

（二）调护

1.患者及亲属一方面对治疗结果期望值过高，另一方面又害怕治疗失败或担心不良反应，易过度紧张，影响治疗效果。因此，在治疗前，对患者的病情及健康状况进行全面评估，写出预见性护理计划，并制订护理措施，消除患者和家属的疑虑，以平和的心态积极配合治疗和护理，以期达到最佳效果。

2.淋巴瘤患者，在饮食方面，可多服以下保健食品，如茶，海带，生姜，鹅血，海参，大蒜，芦笋，菜豆，龙眼，海藻，牡蛎，枸杞子，绿豆，山药等。

参考文献

[1] Swerdllow S，Campo E，Harris NL． WHO classification of tumours of haematopoietic and lymphoid tissues[J]． Lyon：IARC，2008：233-268．

[2] Edge SB，Byrd DR，Compton CC，et al，AJCC Cancer Staging Manual[M]． 7th ed． New York：Springer，2010．

[3] 王双双，胡兵，安红梅．恶性淋巴瘤中医病机与治疗[J]．世界科学技术—中医药现代化，2014，16，（11）：2425-2429．

[4] 朱伟嵘，沈小珩，王洁．中药天然成分抗非霍奇金淋巴瘤的协同机制实验研究进展[J]．中成药，2015，37（7）：1544-1547．

[5] 许亚梅，白桦，郭健，等．恶性淋巴瘤中医辨证治疗[J]．世界中医药，2013，8（8）：963-965．

[6] 陈科．恶性淋巴瘤证候要素探讨及浙贝母黄芩汤增效作用研究[D]．北京：北京中医药大学硕士学位论文，2014．

[7] 郁仁存．恶性淋巴瘤中西医结合诊治方案[J]．中国肿瘤，1995，4（5）：20．

[8] 周维顺，吴良村．恶性淋巴瘤证治述要[J]．浙江中医杂志，1997，32（8）：345．

[9] 罗秀素，沈一平，虞荣喜，等．中西医结合治疗恶性淋巴瘤34例临床观察[J]．浙江中西医结合杂志，1997，7（3）：142．

[10] 朱力平．中西医结合治疗恶性淋巴瘤43例疗效观察[J]．江西中医药，1997，28（2）：45．

[11] 陈信义，周霭祥．中西医结合临床诊疗丛书·血液病手册[M]．北京：中医古籍出版社，2001．344．

[12] 朴炳奎．恶性淋巴瘤的中医诊治体会[J]．江苏中医药，2008，40（9）：5-6．

[13] 吴正翔，吴昆仑，张晓天．恶性淋巴瘤的中医药辨治经验[J]．上海中医药大学学报，2009，23（4）：1-3．

[14] 傅华，贾新颜，程毅敏，等．甘欣锦运用扶正化痰散结法治疗老年恶性淋巴瘤经验撷英[J]．西部中医药，2015，28，（4）：54-55．

[15] 王业生，杜钢军，孙玲，等．海藻玉壶汤对小鼠胸腺淋巴瘤生长抑制的机制研究[J]．中国实验方剂学杂志，2013，19（2）：191-195．

[16] 吴昆仑，张晓天，吴眉，等．吴氏消瘤散治疗恶性淋巴瘤62例[J]．中医杂志，2010，51（增刊2）：200-201．

[17] 邓庆安一种抗癌组合物及其制备方法．CN：94104935．3，1995．02．22．

[18] 毕哲全一种用于治疗肿瘤的中药．CN：200710012587．8，2008．02．20．

[19] 李宗宪，刘秀萍，吕清华．一种治疗恶性淋巴瘤的中药胶囊．CN：200910015892．1，2009．11．25．

[20] 王留晏，李皓帆，俎青，等．西黄丸配合CHOP化疗方案治疗非霍奇金淋巴瘤60例[J]．山东中医药大学学报，2012，36（4）：313-315．

[21] 唐庆．康艾注射液对非霍奇金淋巴瘤患者血清VEGF水平的影响[J]．白血病．淋巴瘤，2006，15（1）：30-31．

[22] 罗定新．艾迪注射液对NHL的化疗增效及减毒作用[J]．辽宁中医杂志，2002，29（9）：531．

[23] 刁兰萍，刘丽宏，王彬，等．艾迪注射液配合化疗治疗非霍奇金淋巴瘤临床观察[J]．肿瘤防治杂志，2003，10（8）：871-872．

[24] 刘力建，夏顺中，夏涵．复方苦参注射液联合化疗治疗非霍奇金淋巴瘤的临床研究[J]．药学服务与研究，2006，27（1）：42-44．

[25] 郑淡，郑彤．复方苦参注射液联合化疗治疗非霍奇金淋巴瘤的疗效观察[J]．中药与临床，2011，2（6）：55-56，59．

[26] 刘俊波，黄能，黄常江，等．参麦注射液配合化疗治疗恶性淋巴瘤30例疗效观察[J]．河北中医，2005，27（11）：859-861．

[27] 秦丹梅，李成银．参附注射液对晚期非霍奇金淋巴瘤化疗后阳虚证候的改善作用[J]．中国中医急症，2013，22（6）：985-986．

[28] 王祥麒，王俊涛，韩倩倩．恶性淋巴瘤的中医药治疗策略探讨[J]．辽宁中医杂志，2011，38（9）：1797-1798．

[29] 张淑芳，王秀献，刘毅．中医药治疗癌性发热100例[J]中国中医急症，2004，1（1）：694-695．

[30] 吴继．刘嘉湘教授治疗恶性淋巴瘤1例[J]．新中医，2008，40（7）：117．

[31] 薛爱珍，杨伟涛．罗秀素主任医师治疗恶性淋巴瘤经验[J]．辽宁中医药大学学报，2010，12（6）：174-175．

[32] Hoskin P，Diez P，Williams M，et al． Recommendations for the use of radiotherapy in nodal lymphoma [J]． Clinical Oncology，2013，25（1）：49-58．

[33] 窦立萍，于力．非霍奇金淋巴瘤—成熟B细胞肿瘤[M]//沈志祥，朱雄增．恶性淋巴瘤．2版．北京：人民卫生

出版社，2011：439-672.

[34] 陈科，许亚梅，白桦. 恶性淋巴瘤中医规范化诊治探讨 [J]. 世界中医药，2011，9（4）：507-509.

[35] 施航. 中西医结合治疗非霍奇金淋巴瘤17例观察 [J]. 实用中医药杂志，2003，19（9）：475.

[36] 周建华，徐爱华. 中西医结合治疗恶性淋巴瘤30例 [J]. 江西中医药，2005，36（10）：45.

[37] 朱霞. 复方皂矾丸防治癌症化疗后白细胞减少症80例 [J]. 陕西中医，2003，24（9）：779-780.

[38] 程志，陈疏敏，吴艺，等. 中医药在自体干细胞移植治疗恶性血液病中的应用 [J]. 四川中医，2005，23（6）：35-36.

第三节　多发性骨髓瘤

一、概述及流行病学

多发性骨髓瘤（multiple myeloma，MM）是一种起源于骨髓的恶性肿瘤。多发性骨髓瘤是浆细胞恶性增殖性疾病，骨髓中克隆性浆细胞异常增生，并分泌单克隆免疫球蛋白或其片段（M蛋白），并导致相关器官或组织损伤。属于血液系统的恶性肿瘤之一。MM在我国的发病率为（1～2）/10万，位居血液系统恶性肿瘤发病率的第2位。在中国据中科院统计MM的发病高峰是55～65岁，其中40岁以下仅占10.8%，男女之比是2.35：1。与国外报道相似。MM特别多发于60岁以上的老年人并且随着年龄的增高，发病率也在逐步增加。MM起病徐缓，可有数月至10多年无症状期。一直以来由于人们对MM的认知度普遍偏低，造成MM的误诊率较高。近年来，随着对MM研究的深入，国内外开发了许多新药，同时新的化疗联合方案也不断出现，通过多方面的综合治疗，使MM患者的预后有了明显改善。

在中医文献记载中无多发性骨髓瘤的病名。有关骨痹、骨蚀等病症的描述，与本病症状较类似。《灵枢·长刺节论》曰："病在骨，骨重不可举，骨髓酸痛。寒气至，名曰骨痹。"《灵枢·刺节真邪篇》曰："邪中于外，必寒，气蓄于内，必热，寒邪深入与热相搏，久留不去，必有内著……其最深者，内伤于骨是为骨蚀，谓侵蚀于骨也。"《灵枢·刺节真邪篇》云："虚邪之中人也，洒淅动形，起毫毛而发腠理，其入深，内搏于骨，则为骨痹。"《素问·痹论篇》曰："五脏皆有合，病久而不去者，内舍于其合也，故骨痹不已，复感于邪，内舍于肾"。"痹，其时有死者，或疼久者"。《灵枢·寒热病篇》又指出"骨痹，举节不用而痛，汗注烦心，取三阴之经补之"。东汉·华佗《中藏经》曰："骨痹者，乃嗜欲不节，伤于肾也……邪气妄入，……中犯脾胃，则为不充，下流腰膝，则为不遂，旁及四肢，则为不仁。"指出骨痹的主要症状为"腰膝不遂，四肢不仁"。宋·严用和《济生方》中曰"骨痹之病应乎肾，其状骨重不可举，不遂而痛且胀"。清·张璐《张氏医通》曰"骨痹者，即寒痹、痛痹也，其证痛苦攻心，四肢挛急，关节浮肿。"清代叶天士遥承内经意旨，其在《临证指南医案·痹》认为"风寒湿邪混入经髓而为痹"，指出气血营卫内虚是致病的内在条件，风寒湿邪外袭是致痹的外在因素，经络气血阻滞则是痹症的主要病机。提出"初病在经，久病在络，以经主气，络主血"、"初为气结在经，久则血伤入络"。

二、病因及发病机制

（一）祖国医学对多发性骨髓瘤病因及发病机制的认识

多发性骨髓瘤的病因病机，内因为五脏精气尤其是肾精亏损，外因邪毒侵袭，自外而内深入骨髓，留着不去，致脏腑失和，气机逆乱，阴阳乖张，生化失常，癌肿滋生，蕴结成瘤，日渐以大而成。癌毒即成，日久毒结，渐与气血津液相搏，或阻碍气机，或致气血瘀阻，内夺精气，正气受损，渐至脏腑衰败，终而阴阳离决。

1.肾精亏虚

先天禀赋不足，或久病耗伤，或嗜欲不节，或情志所伤，或劳累过度，皆可致五脏失和，气血逆乱，影响气血生成，渐致气血不足，脏腑虚衰，精亏气损，日久及肾。肾主骨生髓，肾精已虚，所谓"邪之所凑，其气必虚"，外邪乘虚乃凑于骨髓。肾乃阴阳水火之宅，肾精暗耗，阴阳失和，生化为之失序，癌毒由此而生。《中藏经·五痹》曰："骨痹者，乃嗜欲不节，伤于肾也，肾气内消。"

2.外邪侵袭

外感六淫之邪，如病毒、细菌、射线、有害物质，侵袭人体，正与邪争，如营卫虚衰，外感邪毒攻于内，如内在正气无力抗邪，邪客骨髓。邪气内扰，脏腑失调，气机逆乱，阴阳不和，生化失常，癌毒内生。《外科集腋》云："石疽……或寒邪深伏骨髓，元气不足，不能起发。"清代叶天士在《临证指南医案·痹》认为"风寒湿邪混入经髓而为痹"，认为外邪侵袭是致痹的外在因素，其病位在经髓。

（二）现代医学对多发性骨髓瘤病因及发病机制的认识

本病病因不详，可能与下列因素有关。

1.免疫系统的慢性抗原刺激

细菌、病毒感染等在MM发病中可能起重要作用：慢性骨髓炎、慢性肝炎、肾盂肾炎、结核等可伴有浆细胞恶性增生。这可能是由于抗原长期慢性刺激网状内皮系统的结果。反复病毒感染刺激网状内皮系统增生也可能诱发MM。各种研究结果不一致，需做进一步的流行病学研究。

2.电离辐射的刺激

流行病学研究发现，电离辐射是最有证据的MM危险因素，DNA和DNA上的特殊的原癌基因可能是致癌电离辐射的主要靶位。

3.癌基因激活

近年研究发现，骨髓瘤有c-myc基因重组，部分有高水平的n-ras基因蛋白质表达。被激活的癌基因蛋白质产物可能会促使浆细胞无节制地增殖。

4.白细胞介素6（IL-6）

IL是促进B细胞分化成浆细胞的调节因子。进展性骨髓瘤患者骨髓中IL-6异常升高，提示以IL-6为中心的细胞因子网络失调可引起骨髓瘤细胞增生。

5.环境因素

大气中的有害气体，接触苯及有机溶剂的生活、工作环境均为本病的高危因素。

三、临床诊断

（一）临床表现和体征

MM的临床表现繁多，主要有贫血、骨痛、肾功能不全、感染、出血、神经症状、高钙血症、淀粉样变等（表15-8）。

表15-8　骨髓瘤相关器官或组织损害（relative organ or tissue injure，ROTI）

血钙水平增高	校正血清钙高于正常上限值0.25mmol/L（1mg/dl）以上或＞2.8mmol/L（11.5mg/dl）
肾功能损害	血肌酐＞176.8μmol/L（2mg/dl）
贫血	血红蛋白＜100g/L或低于正常值20g/L以上
骨质破坏	溶骨性损害或骨质疏松伴有压缩性骨折
其他	有症状的高黏滞血症、淀粉样变、反复细菌感染（≥2次/年）

1.骨痛、骨骼变形和病理骨折

由于骨髓瘤细胞分泌破骨细胞活性因子而激活破骨细胞，使骨质溶解、破坏，导致骨骼疼痛，是最常见的症状。约占70%，多为腰骶、胸骨、肋骨疼痛。由于瘤细胞对骨质的破坏，引起病理性骨折，可多处骨折同时存在。

2.贫血和出血

由于骨髓内恶性浆细胞无限制增生，致使骨髓造血功能低下，导致贫血。出现乏力、头晕等。早期贫血轻，后期贫血严重。血小板减少，引发出血症状，皮肤黏膜出血较多见，严重时可发生内脏及颅内出血危及生命。

3.免疫缺陷致反复感染

由于骨髓瘤细胞抑制正常浆细胞分泌免疫球蛋白，导致机体抗感染能力下降，反复出现呼吸道感染、尿路感染，甚至败血症；病毒感染以带状疱疹最为常见。

4.肝、脾、淋巴结和肾脏浸润

肝脾轻度至中度肿大，颈部淋巴结肿大，肾浸润可引起慢性肾功能不全。

5.高黏滞综合征

发生率为2%～5%。骨髓瘤细胞产生的球蛋白过多及球蛋白聚合可使血液黏度增高，引起血黏度过高综合征：表现为紫癜、视网膜出血、出血时间延长等；还会影响血液循环引起组织缺氧，以脑、眼、肾、肢端最明显，可引起头昏、眩晕、意识障碍等神经症状。

6.淀粉样变

发生率为5%～10%，常发生于舌、皮肤、心脏、胃肠道等部位。

（二）实验室检查

1.血常规

约90%的患者有不同程度的贫血，1/3患者血红蛋白＜70g/L；血小板减少；红细胞沉降率显著增快；约40%的患者白细胞低于正常值。

2.尿液检查

50%～70%的患者尿液检查有蛋白、红细胞、白细胞、管型，可形成尿酸结石。可出现尿本周（Bence Jones）蛋白（凝溶蛋白）阳性。

3.生化指标

出现慢性肾衰竭、高磷酸血症、高钙血症、高尿酸血症、血清β_2微球蛋白增高，血尿素氮及肌酐值高，碱性磷酸酶、乳酸脱氢酶及C反应蛋白等升高。

4.免疫学检查

相应单克隆免疫球蛋白IgG、IgA、IgM、IgD、IgE均升高。

5.蛋白电泳

单克隆免疫球蛋白（M-蛋白）升高。血清蛋白电泳显示M峰者约占80%，可能是最早发现的异常；10%表现为低丙种球蛋白血症，10%电泳无异常发现。血清 M- 蛋白＞30g/L，免疫球蛋白异常，免疫电泳可证实 M 成分是否为单克隆并可对其重链及轻链分型。

6.骨髓象

骨髓中浆细胞＞15%，并有异常浆细胞（骨髓瘤细胞）或骨髓活检为浆细胞瘤。

（三）影像学检查

1.X 线片

MM 可出现溶骨性改变，X 线片上可见骨质缺损，受累的骨组织可发生自发性骨折或脊柱塌陷。瘤组织广泛增生可引起弥漫性骨质疏松、虫蚀状骨质破坏。病灶由内部侵蚀骨皮质，部分可穿破骨膜形成软组织肿块，多处病理性骨折，以脊柱、肋骨、骨盆、头颅、肱骨近端等骨髓丰富处改变明显。有骨痛而 X 线片未见异常者，应进行 CT 扫描或 MRI 检查。骨髓瘤可产生膨胀性骨破坏，多与肋骨脊柱段、腋段为邻近部位，其次也见于颅骨、椎体和锁骨。有学者认为，只要有一处显示骨膨胀性破坏，也是支持骨髓瘤的有力征象。对有些早期病灶 X 线片有时难以显示病变。

2.骨扫描（ECT）

全身骨扫描可较 X 线提前 3～6 个月发现骨病变。

3.计算机断层扫描（CT）检查

有助于显示髓外病变；多个胸腰椎椎体及附件见虫蚀状骨质破坏，肋骨骨质破坏并形成软组织肿块。对有些早期病灶有时海绵骨已大部分消失，但骨外形正常时，CT、MRI 均能清楚地显示破坏灶。

4.磁共振成像（MRI）检查

MRI 检查有助于判断是否存在脊髓压迫；多个胸腰椎呈双凹形，并见点状、片状异常信号。

（四）病理学诊断

MM 最突出的病变为骨髓穿刺涂片见大量浆细胞增生，可占骨髓内细胞总数的15%～90%。瘤细胞多聚集成堆，有些像成熟的浆细胞，有些分化不成熟，具有不同程度的异型性。有些细胞体积大，有2或3个核，并有瘤巨细胞形成。瘤组织在骨髓腔内形成灰红色结节。晚期时瘤细胞可浸润至软组织，并可侵犯脾、肝、肾、肺和淋巴结等。约50%以上的患者骨髓瘤侵犯肾，引起骨髓瘤肾病。肾体积正常或轻度肿大，色苍白，晚期因肾间质纤维化体积缩小。镜下见肾间质内有多数异常的浆细胞和慢性炎性细胞浸润。肾远曲小管和集合管内有蛋白管型，有些均匀红染，有些呈分层状或颗粒状，内含免疫球蛋白、κ或λ轻链、白蛋白等。管型周围有巨噬细胞形成的多核巨细胞环绕。肾小管上皮细胞常萎缩、坏死。由于骨组织破坏，血钙增高，可引起肾组织内转移性钙化。继发感染可引起肾盂肾炎。MM 病变可累及骨骼系统的任何部位。

（五）分期

Durie 和 Salmon 于 1975 年制订的 Durie-Salmon 分期标准（表15-9）仍在临床上广泛采用。2005 年国际骨髓瘤基金会（International Myeloma Foundation）提出了新的国际分期系统（International Staging System，ISS）。ISS 分期简便，与 Durie-Salmon 分期相关性良好（表15-10）。但有国内学者认为 ISS 对国人 II、III 期患者的预后区分不够明显，因此对国人的适用性有待检验[2]。

表 15-9 多发性骨髓瘤的 Durie-Salmon 分期标准[1]

分期	标准	肿瘤细胞（$\times 10^{12}$）
I 期	符合以下各项：①血红蛋白＞100g/L；②血清钙正常（＜2.75mmol/L）；③X线检查无骨损害或只有孤立性骨浆细胞瘤；④M蛋白成分：IgG＜50g/L，IgA＜30g/L，24小时尿轻链蛋白＜4g	＜0.6（低）
II 期	介于 I 期和 III 期之间	0.6～1.2（中）
III 期	符合以下1项或1项以上：①血红蛋白＜85g/L；②血清钙＞3mmol/L；③进展性溶骨损害；④M蛋白成分：IgG＞70g/L，IgA＞50g/L，24小时尿轻链蛋白＞12g	＞1.2
亚型	A.血肌酐＜177μmol/L 或尿素氮＜10.7mmol/L B.血肌酐≥177μmol/L 或尿素氮≥10.7mmol/L	

表 15-10 多发性骨髓瘤的国际分期系统（ISS）[2]

分期	标准
I 期	血清 β_2- 微球蛋白＜3.5mg/L，血清白蛋白≥35g/L
II 期	血清 β_2- 微球蛋白＜3.5mg/L，血清白蛋白＜35g/L，或血清 β_2- 微球蛋白 3.5～5.5mg/L
III 期	血清 β_2- 微球蛋白＞5.5mg/L

（六）诊断标准

（1）主要标准：①组织活检证明有浆细胞瘤或骨髓涂片检查。浆细胞＞30%，常伴有形态改变。②单克隆免疫球蛋白（M蛋白）。IgG＞35g/L，IgA＞20g/L，IgM＞15g/L，IgD＞2g/L，IgE＞2g/L，尿中单克隆κ或λ轻链＞1g/24h，并排除淀粉样变。

（2）次要标准：①骨髓检查。浆细胞10%～30%。②单克隆免疫球蛋白或其片段的存在，但低于上述标准。③X线检查有溶骨性损害和（或）广泛骨质疏松。④正常免疫球蛋白量降低。IgM＜0.5g/L，IgA＜1.0g/L，IgG＜6.0g/L。

（3）凡满足下列任一条件者可诊断为MM：主要标准第1项＋第2项；或第1项主要标准＋次要标准②③④中之一；或第2项主要标准＋次要标准①③④中之一；或次要标准①②＋次要标准③④中之一。

四、治疗

（一）中医治疗

1.多发性骨髓瘤的病证特点

多发性骨髓瘤的病证特点应从两个方面分析。

肿瘤方面，肿瘤在骨髓肆意滋长，扎寨营垒，癌毒之邪与痰瘀胶结成块，或穿破骨质浸延局部组织，或其他脏器。

对人体影响而言，有虚实两个方面。虚者，气虚、阴虚、血虚、阳虚；实者乃肿瘤阻滞脏腑气血运行，致气滞、血瘀、湿阻、痰结、热郁。毒结日久可致五脏失调，气血衰败，阴阳失衡，而成危候。

病位在骨髓，为肾所主，主要涉及肝，脾。本病属本虚标实，证候多为寒热错杂、虚实并见。

2.多发性骨髓瘤治则治法

多发性骨髓瘤治疗遵从综合治疗的原则，中西医并重。中医治疗多发性骨髓瘤的治疗原则：对肿瘤为祛毒抗邪；对人体为扶正培本，纠正脏腑气血失调。具体治法：治肿瘤当以寒热之剂扫荡之，以平性之剂抑杀之，辅之以消痰软坚、祛瘀散结之药消散之；调人体则虚者补之，实者调之。气虚者益气，血不足者补血，阴虚者补肾滋其阴，阳亏虚者温肾助阳，气滞者理气，血瘀者活血，痰积者化痰，水湿者利水除湿。寒凝者，佐以温里祛寒，热郁者，佐以清热泻火。临床注重中西医配合，根据病情，合理安排中西医治疗方法与时机，纠正西医治疗引起的毒副反应。患者证候复杂，治疗应相互兼顾。但以补肾活血解毒为主要治法。

3. 多发性骨髓瘤辨肿瘤临床常用药物选择

现代药理研究证实，一些中药对骨髓瘤细胞具有抑制细胞增殖、促进细胞凋亡、抑制血管新生等作用。在扶助化疗时一些中药具有提高机体免疫功能、促进骨髓造血功能恢复、促进骨细胞增殖、分化及矿化作用，促进骨质形成。多发性骨髓瘤辨肿瘤用药可根据临床经验及病理合理选择以下药物。

（1）温热药：菝葜（金刚藤），蜈蚣（有毒），木鳖子（有毒），雄黄（有毒），斑蝥（有毒），硇砂（有毒），蜈蚣（有毒）。

（2）寒凉药：龙葵（有小毒），白毛藤（白英，蜀羊泉）（有小毒），白花蛇舌草，半枝莲，山豆根，败酱草，卤碱，鬼针草，长春花，大青叶，马钱子（大毒），水仙（有毒），雷公藤（大毒）。

（3）平性药：乌梢蛇，全蝎（有毒），蜂房（有毒），马蔺子，三尖杉。

（4）消痰软坚药：山慈菇，天南星，黄药子（有小毒），浙贝母，僵蚕，儿茶，王不留，漏芦。

（5）祛瘀散结药：郁金，三棱，延胡索，水红花子，茜草根，穿山甲，牛膝，白芷，六方藤，土鳖虫（地鳖虫，地鳖）（有小毒）。

4. 多发性骨髓瘤辨人体临床常用药物选择

（1）补气：黄芪，太子参，党参，黄精，白术，茯苓，西洋参，土茯苓。

（2）温阳、补肾壮骨：骨碎补，淫羊藿，巴戟天，川乌（有大毒），附子（有毒），桂枝，续断，杜仲，桑寄生，槲寄生，锁阳，补骨脂，肉苁蓉，狗脊，自然铜。

（3）补阴：山药，山茱萸，龟甲，鳖甲，菟丝子，女贞子，枸杞子，麦冬，沙苑子。

（4）补血：当归，白芍，何首乌，鸡血藤，地黄，墨旱莲。

（5）理气：川楝子，玫瑰花，山油柑树皮，枳实，香附，九香虫，莱菔子，素馨花。

（6）活血：红花，莪术，三七，丹参，桃仁，川芎。

（7）除湿：薏苡仁，萆薢，木瓜，番木瓜。

（8）清热泻火：黄连，黄芩，知母，银柴胡，青蒿，白鲜皮。

（9）疏络：透骨草，防己，五加皮，扁枝槲寄生，千年健，寻骨风，徐长卿。

（10）和胃：焦楂曲、炒谷麦芽。

5. 多发性骨髓瘤辨证型论治

（1）张振会[3]将多发性骨髓瘤分为以下证型。①肾虚血瘀型：症见腰膝酸痛，喜揉喜按，乏力，遇劳加重。兼证：五心烦热，颧红，盗汗，畏寒肢冷，面色㿠白，五更泄泻，小便不利，心悸，疼痛固定，口干不欲饮，面色晦暗，肌肤发斑。偏阳虚者，舌质淡白有瘀斑或苔滑；偏阴虚者，舌淡红，苔少。脉沉细或细数。治宜壮腰健肾活血化瘀。予地黄饮子合活血效灵丹加减，药用：熟地黄、山茱萸、肉苁蓉、当归、石斛、五味子、石菖蒲、玄参、知母、丹参、淫羊藿、远志、附子、巴戟天、制乳香、没药等。②痰毒瘀阻型：症见胁肋或腰骶部疼痛，拒按，位置较固定，发热，烦躁。兼证：神疲乏力，食少，头晕，耳鸣，失眠，口苦，便秘。舌暗红苔腻，脉弦滑。治宜清热解毒活血祛痰。予清瘟败毒饮合涤痰汤加味，药用：制半夏、茯苓、陈皮、石菖蒲、白花蛇舌草、当归、丹参、竹茹、枳实、生地黄、生石膏、黄连、栀子、黄芩、连翘、知母、牡丹皮等。③气滞血瘀型：症见胸胁胀痛，腰痛，病情常随情绪而起伏。兼证：失眠，健忘，纳呆，体倦乏力，面色无华。舌质紫暗或瘀点、瘀斑，脉弦或涩。治宜活血化瘀，理气止痛。予血府逐瘀汤加减，药用：当归、生地黄、桃仁、红花、甘草、赤芍、柴胡、川芎、桔梗、牛膝、陈皮、山药、土鳖虫、水蛭、香附等。④肝肾阴虚型：症见腰腿酸软，隐隐作痛，乏力，小便短少。兼证：五心烦热，颧红，盗汗，面白，头晕目眩，失眠，耳鸣，咽干口燥，可见出血之象。舌质红，苔少，脉弦细数。治宜滋阴补肾柔肝止痛。予六味地黄丸合一贯煎加味，药用：熟地黄、生地黄、山茱萸、山药、牡丹皮、泽泻、茯苓、沙参、麦冬、当归、枸杞子、川楝子、川牛膝、龟甲胶、菟丝子等。⑤脾肾阳虚型：症见腰膝酸痛，畏寒肢冷，面色㿠白或晦暗。兼证：唇甲苍白，头晕目花，神疲乏力，耳鸣心悸，食少便溏。舌淡胖苔薄白，脉沉细。治宜健脾补肾养血止痛。予右归丸合补气运脾汤加减，药用：附子、肉桂、鹿角胶、熟地黄、淮山药、枸杞子、杜仲、菟丝子、山茱萸、黄芪、白术、茯苓、甘草、陈皮、半夏、姜黄、郁金、当归等。⑥气血亏虚型：症见腰背酸痛，肋痛隐隐，面白，乏力。兼证：头晕，自汗，纳差，心悸，气短，动则加剧。舌质淡苔薄白，脉滑大或沉细。治宜益气养血健脾止痛。予气血并补荣筋汤，药用：人参、黄芪、炒白术、当归、白芍、熟地黄、茯苓、黄精、阿胶、丹参、蒲公英、半枝莲、菟丝子、秦艽、蜂房、豨莶草等。

（2）夏小军[4]总结多发性骨髓瘤辨证型论治如下。①肝肾阴虚证：骨骼疼痛，腰膝酸痛不止，肢体屈伸不利，头晕耳鸣，低热盗汗，骨蒸潮热，五心烦热，口渴咽干，舌质暗红或有瘀斑，苔少，脉弦细数。治法：滋补肝肾，活络止痛。方药：骨痹滋补肝肾汤。药物组成：熟地黄15g，山茱萸15g，女贞子15g，墨旱莲15g，枸杞子15g，山药15g，麦冬15g，怀牛膝12g，杜仲12g，鸡血藤15g，虎杖20g，大青叶15g，黄柏10g，甘草6g。加减：阴虚症状较甚者，加生晒参以益气养阴；阴虚火旺症状明显者，加龟甲胶、知母、生地黄以滋阴清热；伴血虚者，加当归、白芍、龙眼肉以滋补阴血；瘀血征象明显者，加丹参、莪术、红花以活血祛瘀；疼痛症状明显者，加木瓜、续断、桑寄生以强筋壮骨止痛。②气血两虚症状：筋骨疼痛，绵绵不止，遇劳加剧，面色苍白，头晕目眩，神倦乏力，心悸气短，自汗，或皮下瘀点瘀斑，舌质胖，苔薄白或少苔，脉沉细无力。治法：益气养血，兼清毒瘀。方药：骨痹益气养血汤。药物组成：黄芪30g，人参（另煎）15g，当归15g，阿胶（烊化）10g，熟地黄15g，山茱萸15g，山药15g，炒白术10g，鸡血藤15g，虎杖15g，怀牛膝12g，大青叶20g，炙甘草10g。加减：兼阴虚者，人参易为生晒参，加女贞子、墨旱莲以益气养阴，补益肝肾；兼阳虚者，人参易为红参，加炙附子、桂枝、淫羊藿以温肾壮阳；瘀血征象明显者，加丹参、莪术、郁金以活血化瘀，行气止痛；疼痛症状明显者，加木瓜、川续断、桑寄生以强筋壮骨止痛；伴出血者，加仙鹤草、墓回头、茜草以凉血活血止血。③热毒炽盛症状：骨痛剧烈不止，烦躁不安，高热神昏，心悸气促，胸胁疼痛，或咳吐黄痰，口渴饮冷，或齿鼻衄血，肌肤发斑，舌质深红或绛，苔黄厚腻或无苔，脉虚大而数。治法：清热败毒，凉血散瘀。方药：骨痹清热败毒汤。药物组成：水牛角（先煎）30g，生石膏（先煎）30g，知母20g，生地黄15g，牡丹皮15g，黄芩10g，连翘15g，大青叶20g，玄参15g，虎杖20g，鸡血藤15g，怀牛膝10g，甘草10g。加减：神昏谵语者，可选择应用中成药"凉开三宝"，或用中成药清开灵注射液静脉滴注，以开窍醒神；出血症状明显者，加仙鹤草、三七、墓回头、赤芍以凉血活血止血，或加服云南白药以止血化瘀；骨痛剧烈难忍者，加乳香、没药、延胡索以活血化瘀止痛；阴伤口渴明显者，加麦冬、天花粉以养阴生津止渴；咳吐黄痰明显者，加鱼腥草、竹沥以清肺止咳化痰。④痰毒瘀阻症状：腰背四肢剧痛，固定不移，拒按，或兼头痛，胸胁疼痛，痛处有大小不等的肿块，或胁下癥块，面色苍黄而暗，倦怠乏力，脘腹胀满疼痛，纳食不佳，舌质淡紫或有瘀点瘀斑，苔腻，脉弦滑或沉细涩。治法：涤痰散结，化瘀解毒。方药：骨痹涤痰化瘀汤。药物组成：生牡蛎（先煎）30g，丹参20g，制半夏15g，浙贝母15g，玄参15g，莪术15g，枳壳10g，夏枯草15g，鸡血藤15g，虎杖15g，大青叶15g，延胡索12g，山楂10g，桂枝6g。加减：若痰瘀互结，伤及气阴者，加黄芪、党参、沙参、麦冬以益气养阴；血虚症状明显者，加熟地黄、阿胶以滋补阴血；纳差者，加神曲、炒麦芽以健胃消食；瘰疬痰核明显者，加昆布、海藻、胆南星以化痰消肿，软坚散结；胁下癥块肿大明显者，可加服中成药鳖甲煎丸（《金匮要略》）以活血消癥，消补兼施。⑤脾肾阳虚症状：腰膝酸软疼痛，骨痛或有包块，面色苍白无华，形寒肢冷，神疲乏力，小便清长，大便溏薄，四肢浮肿，或心悸气短，气喘不能平卧，舌质淡胖，苔薄或白滑，脉沉细。治法：温补脾肾，益气养血。方药：骨痹温补脾肾汤。药物组成：制附子10g，桂枝6g，黄芪20g，党参15g，当归15g，炒白术10g，菟丝子15g，淫羊藿15g，吴茱萸15g，枸杞子15g，鸡血藤15g，怀牛膝10g，大青叶15g，炙甘草10g。加减：骨痛症状明显者，加乳香、没药、延胡索以行气活血，舒筋止痛；浮肿明显者，加茯苓、猪苓、泽泻以利水消肿；大便溏稀者，加砂仁、肉豆蔻以温脾止泻；畏寒肢冷明显者，去桂枝，加肉桂、干姜以温阳散寒；兼恶心、呕吐者，加大黄、陈皮、竹茹以化浊降逆止呕；气喘不能平卧者，加五味子、蛤蚧、补骨脂以补肾纳气，降逆平喘。

（3）马振等[5]将中医辨证与化疗配合，辨证类型及用药如下：①瘀热阻络证：胸胁疼痛，腰痛尤甚，轻则俯仰不便，重则痛剧而活动受限，面色黧黑，或萎黄无泽，发热口干，舌质紫暗，舌苔黄腻或薄苔，脉象细数或弦。治宜补益肝肾，活血通络。给予芍药二白汤，药物组成：赤芍15g，白芍15g，桃仁9g，枸杞子15g，续断15g，补骨脂9g，白花蛇舌草30g，鸡血藤30g，白英15g，徐长卿15g，炒桑枝12g，石斛9g，胆南星5g，炒谷芽12g。加减：热甚，加蛇莓10g、连翘15g；痛甚，加炙乳香10g、炙没药10g、延胡索10g、地龙5g等。②气阴两虚证：面色少华，头晕乏力，心悸气短，自汗盗汗，口干而渴，或有潮热，骨痛酸软，腰酸肢肿，舌质淡红，苔少乏津，或舌胖苔薄，脉象细弦。治宜益气养阴，补益肝肾。给予黄芪枸杞子汤，药物组成：黄芪30g，北沙参30g，枸杞子12g，续断12g，生地黄15g，熟地黄15g，石斛15g，麦冬15g，补骨脂15g，白蒺藜15g。③热毒炽盛证：高热不解，口干气促，鼻衄齿衄，骨骼疼痛，舌绛起刺，脉象细数。治宜清营泄热，凉血解毒。给予凉血解毒汤，药物组成：鲜生地黄30g，鲜白茅根300g（去芯），凉膈散15g（包煎），全瓜蒌12g，炒牡丹皮9g，赤芍9g，金银花9g，连翘9g，大青叶9g，知母9g，人中黄5g。每日1剂，水煎服。有一定的疗效。

6.验方汇编

（1）常用药对

● 骨碎补10g，透骨草10g：二药合用舒筋强骨，活血止痛。

● 鹿衔草15g，补骨脂10g：补肾壮阳，强筋健骨，治筋骨疼痛。

（2）单验方

● 扶正解毒活血方：黄芪20g，当归10g，生地黄20g，女贞子15g，黄精10g，菟丝子15g，鸡血藤20g，白花蛇舌草30g，半枝莲15g，龙葵10g，山慈菇10g，蜀羊泉15g，莪术20g，丹参20g，红花10g，生甘草6g。陈健一等[6]用扶正解毒活血方配合亚砷酸注射液治疗30例患者，总有效率为76.67%。

- 滋肾活血方：生地黄、枸杞子、女贞子、菟丝子、茯苓、丹参、牛膝、泽兰、杜仲、续断、牡丹皮、白花蛇舌草、茯苓皮、蜈蚣、全蝎、甘草。刘俊玲等[7]采用滋肾活血法为主，自拟滋肾活血方治疗骨髓瘤患者，获得了较好的疗效。

- 补肾解毒活血方：生地黄、熟地黄、山茱萸、菟丝子、生薏苡仁、虎杖、白花蛇舌草、细辛、穿山甲等。李仝等[8]运用补肾填髓、化湿、逐瘀、解毒法治疗，以补肾解毒活血方为主化裁取得较好的疗效。

- 苏凤哲[9]治疗以益气补肾、解毒活血通络为法，药用太子参、黄芪、西洋参、黄精、生薏苡仁、生山药、炒杜仲、川牛膝、补骨脂、骨碎补、透骨草、白花蛇舌草、半枝莲、黄药子、浙贝母、水红花子、桃仁、红花、全蝎、穿山甲等，根据病情灵活选用。

- 刘宝文[10]运用补阳还五汤和右归丸加减化裁治疗中晚期MM获效。

（3）李东涛多发性骨髓瘤验方举例

熟地黄20g，山药30g，山茱萸15g，茯苓15g，泽泻15g，牡丹皮12g，骨碎补60g，鹿衔草30g，透骨草30g，阿胶20g（烊化），白花蛇舌草60g，半枝莲30g，丹参80g，土鳖虫12g，狗脊30g，山慈菇20g，菝葜60g，白术30g，桑寄生30g，牛膝20g，杜仲20g，甘草12g，砂仁12g（后下），白豆蔻12g（后下），冬凌草60g，鸡内金30g，生麦芽30g。两日1剂，分6次服。

7. 多发性骨髓瘤常用中成药

- 丹参注射液：每支装10ml。肌肉注射，一次2～4ml，一日1～2次；静脉注射，一次4ml（用5%葡萄糖注射液20ml稀释后使用），一日1～2次；静脉滴注，一次10～20ml（用5%葡萄糖注射液100～500ml稀释后使用），一日1次。丹参可以通过对肿瘤细胞的杀伤、诱导分化和诱导调节等机制而发挥抗肿瘤作用。它属于细胞周期非特异性药物，主要是杀死G_2期细胞，同时可以抑制细胞免疫及体液免疫，尤其对B细胞更明显，MM属于此类型。因此采用大剂量丹参注射液并CP方案治疗MM可以缓解患者的高黏血症，有利于钙的吸收，促进血液循环，减少骨痛，增加了CP方案的疗效，此方法不良反应小，并发症少，疗效满意，是治疗MM的一种较好的方法[11]。

- 雄黄、亚砷酸、三氧化二砷针剂：雄黄为含砷的结晶矿石。亚砷酸：化学式为H_3AsO_3，也可以写作$As(OH)_3$的氢氧化物形式或$As_2O_3 \cdot nH_2O$的水合物形式。成人一次5～10mg，用5%葡萄糖注射液或0.9%氯化钠注射液500ml稀释后静脉滴注，一日1次，4～6周为1个疗程；儿童每次0.16mg/kg，用法同上。注射用三氧化二砷，本品主要成分化学名称：三氧化二砷，辅料：甘露醇、甘油、碳酸氢钠。成人每日1次，每次5～10mg（或按体表面积每次7mg/m^2），用5%葡萄糖注射液或0.9%的氯化钠注射液500ml溶解稀释后静脉滴注3～4小时。4周为1个疗程，间歇1～2周，也可连续用药。儿童每次0.16mg/kg，用法同上。李新成[12]则采用餐后口服单味雄黄2g及六味地黄丸6g，一日3次的方法，共治疗19例多发性骨髓瘤患者，总有效率达57.8%。

- 鹤蟾片：用法见肺癌。原晋璐等[13]用鹤蟾片（组成：仙鹤草、干蟾皮、天冬、浙贝母、人参等）治疗复发难治性多发性骨髓瘤患者8例，共4疗程，5例部分缓解（62.5%），2例进步（25.0%），1例无效（12.5%），总有效率为87.5%。

- 复方苦参注射液：用法见肺癌。张薇薇等[14]用复方苦参注射液治疗多发性骨髓瘤27例，总有效率77.8%，其不良反应明显减少，生活质量提高。

8. 其他治疗

外治法

对多发性骨髓瘤的疼痛有一定作用。如是局部性疼痛，治疗较方便，如是弥漫性疼痛外敷治疗有一定困难，但可选择主要疼痛点。用松香15g，乳香15g，没药15g，血竭3g，冰片3g，或再加蟾酥0.5g，上药共研末，酒泡或醋调备用，涂抹痛处皮肤上，每日4～6次。还可用干蛤蟆6g，雄黄3g，姜黄0.6g。上药共研末，加酒捣为泥，外敷贴痛处，可以治疗多发性骨髓瘤引起的疼痛。

9.并发症处理

（1）骨病，骨痛、骨质疏松

● 苏凤哲[9]认为骨痛病机为肾虚邪毒瘀阻，经脉失养所致，治以补肾解毒祛瘀、强筋壮骨。用药原则：偏于肾阳虚者选用温肾补阳之品，如补骨脂、鹿角霜、狗脊、杜仲、巴戟天；偏于肾阴虚者选用滋阴补肾泻热之品，如生地黄、熟地黄、龟甲、鳖甲、枸杞子、女贞子、石斛、青蒿、白薇；两种类型均可加用强筋壮骨之品，如千年健、续断、桑寄生、五加皮、鹿衔草。还应酌加化痰活血通络之品，如僵蚕、胆南星、全蝎、穿山甲、土鳖虫、姜黄、五灵脂、牛膝、骨碎补、血竭、马钱子等。

● 叶丽红等[15]认为骨病的治疗仍以补肾解毒、活血化痰为主，首先应辨明阴阳，分证论治。其次活血化痰之药重在搜剔，多用白附子、制南星、炙僵蚕、炙全蝎、炙蜈蚣、土鳖虫、炮穿山甲等。需加用清热解毒之药，有助于杀伤肿瘤细胞。

（2）肾病，蛋白尿

● 董学斌等[16]应用补肾化瘀解毒方（杜仲、桑寄生、山药、山茱萸、黄芪、茯苓各15g，当归、赤芍、延胡索、丹参各15g，制没药6g，败酱草、金银花、白花蛇舌草各30g等药物组成）联合化疗方案和单用化疗方案（VAD化疗方案或MP化疗方案）治疗多发性骨髓瘤肾损害。结果：治疗组总有效率优于对照组。治疗组治疗后肾功能和骨髓浆细胞比例的改善也优于对照组。

● 苏凤哲[9]认为肾病蛋白尿病机为脾肾亏虚、封藏失职所致，治以调补脾肾、益气固摄。常用药物：人参、黄芪、紫河车、肉苁蓉、巴戟天、菟丝子、桑椹子、枸杞子、怀山药、山茱萸、莲子、金樱子、玉米须等。若蛋白尿经久不消，缠绵难愈，可加用三七、益母草、白及等。伴有血尿者，可加白茅根、藕节、仙鹤草、茜草、苎麻根；伴尿素氮、肌酐升高者可加滑石、车前草、萹蓄、石韦、大黄、土茯苓、泽兰等。

10.多发性骨髓瘤中医名家经验

（1）裘沛然治疗多发性骨髓瘤经验[17]

尚某，男，60岁。1988年6月15日初诊。主诉：胸骨痛8个月余，进行性加重。现病史：去年10月起胸骨及其左侧肋骨疼痛，伴咳嗽、气急、呼吸痛。X线片见左胸第5肋骨骨折伴左胸膜反应。之后6个月中因胸骨持续疼痛多次就诊，经用止痛膏、复方桔梗氯化铵口服溶液（敌咳）等内外兼治却愈见加重。今年4月起又经X线片及CT、核素检查，示胸骨中段、左第5肋及腰椎等处骨质侵蚀病变，胸口处有10cm大小肿瘤，诊断为多发性浆细胞骨髓瘤。先后求治五家综合性大医院，均告无法收拾，并断言最多生存3～5个月。症见胸部疼痛难忍，咳嗽不止，神疲乏力，前胸肋处已有明显隆起。舌暗红，脉细弦。辨治：气阴亏虚，痰凝血瘀，肺肾两伤。治宜益气养阴、调补肺肾，佐以活血止痛、化痰软坚。处方：第1方　生晒参9g，生黄芪30g，生白术15g，熟地黄30g，巴戟天15g，半枝莲20g，夏枯草15g，茯苓15g，葶苈子12g，川贝母6g，牡蛎30g，麦冬15g，肉苁蓉15g，丹参20g，延胡索20g。28剂。第2方　生晒参9g，生黄芪30g，大力子15g，葶苈子15g，生白术15g，牡蛎30g，半枝莲20g，巴戟天15g，延胡索20g，川贝母6g，细辛10g，天仙藤15g，杏仁30g。牛黄醒消丸1瓶，口服1瓶，分2次吞服。第3方　生晒参12g，生黄芪50g，巴戟天15g，淫羊藿15g，党参20g，天麦冬（各）12g，焦楂曲（各）12g，黄芩30g，北细辛12g，炙䗪虫12g，虎杖18g，大蜈蚣1条，丹参24g，延胡索20g，天仙藤18g。牛黄醒消丸1瓶，分2次吞服。第4方　生晒参12g，生黄芪50g，巴戟天15g，淫羊藿15g，熟地黄30g，炙鳖甲20g，穿山甲20g，三棱15g，生莪术15g，败酱草24g，红藤30g，汉防己20g，淡黄芩30g，细辛12g，丹参24g，延胡索30g。牛黄醒消丸1瓶，分2次吞服。前两方服用近3个月，咳嗽明显减轻，胸部隆起渐平、肿块缩小、疼痛已缓。因转为腰部疼痛，行走不便，时有发热，以第2方减去葶苈子、川贝母、杏仁、牛蒡子等药，加仙茅15g、淫羊藿15g、熟地黄40g，天冬12g，莪术15g，加减服用7个多月，咳嗽停，胸痛止，热退，唯略有腰痛，全身情况良好，患者生活已能自理。1989年春，病情反复，腰背疼痛加剧，伴发热、咳嗽，改投第2方及第4方至7月间病情好转，腰痛大减，热退咳止。后以基本药味不变，药量略作变动，持续就诊至1990年6月止，患者诸症皆缓，身心宽松，每日独自散步长达4小时而不觉疲劳，可独往浴室洗澡，后来还系统整理了自己的治病记录，远远超过了原先预测的存活期。

按：裘沛然以重证不拘成方，所制基本方药，针对正虚邪积，不离攻补兼施，但有主次缓急，药量偏用重剂。察病者年已花甲，证属气阴两亏，肺虚及肾，使气失所主，痰湿凝结，瘀血阻络，髓失所养，骨质恶变。治疗病程大致可分两个阶段。第一阶段，患者胸痛、咳嗽剧烈，胸部肿块隆起，病位主要在肺部。故前两方用人参、黄芪等大补肺气，兼以熟地黄、麦冬、巴戟天、肉苁蓉等益肾滋阴，同时用宣肺祛痰、软坚散结之剂合活血逐瘀、通络止痛之药，第二方更增服用牛黄醒消丸及细辛10g以加强豁痰逐瘀、消肿止痛之功，药后效果更好。至第二阶段，症以腰背剧痛伴发热为主，病位移于下焦肾部。故撤去利肺化痰之品，既加大参芪用量以稳固元气，又投仙茅、淫羊藿、熟地黄、巴戟天、鳖甲等味补肾壮骨。因虑病程较长，久病入络，血脉瘀阻，不通则痛，第3方用虫类药、第4方用破坚逐瘀之品，加重了活血通络、消积止痛之力，而以牛黄醒消丸长服，更增加黄芩、红藤、败酱草等助其清热解毒、消肿祛瘀之效。综观本案前后共治2年，疗效确实，病家满意，延长了癌症患者生存期限，改善了生存质量，终使不治之症延长了生命。

（2）黄振翘治疗多发性骨髓瘤经验[18]

黄振翘对多发性骨髓瘤不同的时期，不同的证候进行不同辩证治疗，疾病的早期，采用疏肝调气，清泄里热；中期则以化瘀泄浊，清热解毒为主；后期则补益气血，调治肝肾，清热解毒。

案例：程某某，男，83岁，患者于2001年1月始无诱因下出现血红蛋白下降，逐渐血小板也下降，无骨痛，红细胞沉降率97mm/h，IgG 61.6g/L，免疫蛋白电流提示：IgG单株峰λ轻链型，λ 44.5g/L，BM：丧生活跃，幼浆细胞32%，浆细胞6.5%。诊断为多发性骨髓瘤。血红蛋白112g/L，WBC $3.5×10^9$/L，PLT $77×10^9$/L，RBC $3.30×10^{12}$/L。患者因年事已高，不愿进行西药化疗，而来门诊。当时，患者略有骨节疼痛，以腰背、胸胁部为主，苔薄腻，脉弦，巩膜无黄染，全身浅表淋巴结未扪及，腹软，肝脾肋下未扪及。投以益气养肝补肾，清热解毒，药用当归10g，延胡索12g，野葡萄藤30g，忍冬藤30g，桑枝12g，炒黄芩15g，北沙参12g，丝瓜络5g，炒黄柏10g，猫人参30g，炒枳壳5g，骨碎补12g，生炙草各5g，太子参15g。7贴，药后痛有所缓解，予以益气血，调治肝肾，清热解毒治疗，药用生黄芪15g，党参15g，炒白术9g，制半夏9g，茯苓15g，丹参15g，藤梨根15g，陈皮9g，野葡萄藤15g，骨碎补9g，炒杜仲9g，山药12g，猫爪草30g，生炙草各9g，炒黄柏12g。患者证情逐渐趋于稳定，2003年3月复查IgG 43.2g/L，IgG单珠峰λ 4.64g/L，较病初有明显改善。

按：患者年至耄耋，肝肾亏虚，脏腑亏损，以致肝郁气滞，痰瘀互结，热毒内蕴而成本证。治疗上以标本兼顾，益气活血，平肝清热；药用太子参、骨碎补益气；野葡萄藤、忍冬藤、桑枝、炒黄芩、炒黄柏、猫人参、炒枳壳平肝清热，当归、延胡索活血。之后又以生黄芪、党参、炒白术、制半夏、茯苓、丹参、藤梨根、陈皮、野葡萄藤、骨碎补、炒杜仲、淮山药、猫爪草、生炙草、炒黄柏组方。其功用为补益气血，调治肝肾，化瘀泄浊，清热解毒。

（3）李东涛治疗多发性骨髓瘤中医验案举例

案例1：江某，男，68岁，2009年8月31日初诊。患者因腰痛3日，右侧肢体活动不灵，尿失禁1日，于2009年7月24日入即墨人民医院，开始诊断为脑梗塞，按脑血管病治疗，后出现精神状况。血液科会诊骨髓穿刺示：骨髓增生活跃，浆细胞增多，考虑多发性骨髓瘤。用VAD方案化疗一次后，患者体力不支，血红蛋白降至50g/L，肝功能、肾功能皆不正常，GGT74.7U/L，总蛋白13.9g/L，球蛋白13.40g/L，BUN22.45mmol/L，肌苷190.4μmol/L，K3.18U/ml，Ca3.69U/ml。CT示：左侧基底核区腔隙性脑梗死，胸左侧少量胸腔积液，左肺纤维灶，腹腔积液。另查有冠心病，高血压病。在第二次住院时应用泼尼松60mg，d1～5。已输血3次，一次400ml。全身无力，腰痛甚，下肢浮肿，头痛，头晕，胸闷憋气，纳呆，舌淡苔白而干有裂纹，脉弦而弱。诊断：多发性骨髓瘤。处方：熟地黄30g，炒山药30g，山茱萸15g，茯苓15g，泽泻12g，牡丹皮12g，骨碎补45g，鹿衔草30g，透骨草30g，阿胶20g（烊化），白花蛇舌草60g，半枝莲30g，丹参60g，土鳖虫15g，山慈菇30g，狗脊30g，炒蜂房10g，木鳖子20g，菝葜60g，桑寄生30g，牛膝20g，续断20g，杜仲20g，甘草15g，太子参30g，枸杞子20g，冬凌草60g。7剂，每剂煎6袋，每袋150ml，每日3～4袋，分3次服。

2009年9月11日二诊。服上药后症状减轻，在即墨中心医院服强的松及止痛药。来人代诊。处方：上方冬凌草加至90g，丹参加至80g。煎服法同前。

2009年11月17日五诊。近日腰痛，全身浮肿，胸闷憋气，大便色黄，舌尖红，苔中后部黄腻，有裂纹，脉沉缓。处方：丹参60g，熟地黄20g，炒山药30g，山茱萸15g，茯苓30g，牡丹皮15g，泽泻30g，骨碎补45g，鹿衔草30g，猪苓45g，阿胶15g（烊化），川芎30g，黄芪60g，益母草30g，晚蚕沙30g，菟丝子20g，桑白皮30g，枸杞子20g，续断20g，生薏苡仁45g，赤芍15g，土茯苓30g，冬凌草30g，白花蛇舌草45g，白茅根30g，生白术30g，陈皮12g，厚朴20g。7剂。

2010年2月3日八诊。近日腹胀，吸气时肝区疼痛，纳呆，手足肿胀重，手既往常年有冻疮，面部脸颊发红，舌淡苔白，有裂纹，脉滑数。处方：上方调量厚朴30g，鸡内金30g，生麦芽30g，砂仁12g（后下），菝葜45g，炒蜂房10g，甘草12g，牛膝20g，冬凌草60g，土鳖虫15g，木鳖子30g。7剂。

患者化疗1次后一直服中药，未再化疗，按上方调理至2010年6月，各项检查恢复正常。停药3年随访未再复发。

案案2：蒋某，女，72岁。2014年5月17日初诊。发现甲状腺占位2年，确诊为甲状腺癌，最近发现多发骨破坏，诊断为多发骨髓瘤，双肺结节，考虑转移，右侧眼眶内恶性肿瘤并双侧额骨转移。现眼中如草，流泪，全身乏力，纳呆，舌淡暗苔白，脉缓。处方：海藻60g，甘草30g，夏枯草60g，黄药子15g，熟地黄20g，山药30g，山茱萸15g，茯苓30g，泽泻15g，牡丹皮12g，骨碎补60g，鹿衔草30g，透骨草30g，阿胶20g（烊化），白花蛇舌草60g，半枝莲30g，丹参80g，土鳖虫15g，狗脊30g，山慈菇20g，菝葜60g，炒白术30g，桑寄生30g，牛膝20g，杜仲20g，砂仁15g（后下），白豆蔻15g（后下），冬凌草60g，鸡内金30g，生麦芽30g，制半夏30g，鳖甲粉20g，黄芪90g，橘皮15g，竹茹15g，白芷15g，炒蜂房12g，血余炭12g，生蒲黄12g（包煎），芡实30g，五味子15g。14剂，水煎服，每剂煎10袋，每袋150ml，每次1袋，一日4次。

2014年11月15日第七诊。2月前头前额长一肿物，质硬，扁平，给予放疗27次后好转。但现在后头部又起新灶，胃脘不适，纳呆，右颈部疼痛，鼻干，口干，查有干燥综合征，有尿崩症。小便味大，有丝状物。另查有结肠炎，吃凉则易便稀。舌淡苔白而干，脉细弱。处方：海藻60g，甘草30g，夏枯草60g，黄药子20g，熟地黄20g，生山药60g，山茱萸15g，茯苓30g，泽泻15g，牡丹皮12g，骨碎补60g，鹿衔草30g，透骨草30g，阿胶20g（烊化），白花蛇舌草60g，半枝莲30g，土鳖虫15g，狗脊30g，山慈菇20g，金荞麦60g，菝葜60g，炒白术30g，桑寄生30g，牛膝20g，杜仲20g，砂仁15g（后下），白豆蔻15g（后下），冬凌草60g，鸡内金30g，生麦芽30g，制半夏30g，鳖甲粉20g，黄芪90g，橘皮15g，竹茹15g，白芷15g，炒蜂房12g，血余炭12g，生蒲黄12g（包煎），芡实30g，五味子15g，枸杞子20g，菊花20g，黄连20g，吴茱萸6g，延胡索20g，补骨脂30g。14剂，水煎服，每剂煎10袋，每袋150ml，每日5袋，分3次服。

2015年8月8日第十六诊。左侧额部肿物稍增大，左侧腹股沟处淋巴结肿大，心慌，行走较前费力，胃脘较前好转，不便频，口渴不拉稀，不渴则拉稀，有结肠炎40余年，舌淡苔白厚，脉弦。处方：海藻60g，甘草30g，夏枯草60g，黄药子20g，熟地黄20g，生山药60g，山茱萸30g，茯苓45g，泽泻15g，牡丹皮15g，骨碎补60g，鹿衔草30g，透骨草30g，阿胶20g（烊化），白花蛇舌草60g，半枝莲30g，土鳖虫20g，狗脊30g，山慈菇30g，金荞麦60g，菝葜120g，炒白术60g，桑寄生45g，牛膝20g，杜仲20g，砂仁15g（后下），白豆蔻15g（后下），冬凌草60g，鸡内金60g，生麦芽60g，制半夏30g，鳖甲粉20g，黄芪90g，橘皮15g，竹茹15g，白芷15g，炒蜂房12g，血余炭12g，生蒲黄12g（包煎），芡实60g，五味子15g，枸杞子20g，菊花20g，淫羊藿20g，黄连20g，吴茱萸10g，延胡索20g，补骨脂30g，肉豆蔻15g，莲子肉30g，知母15g。7剂，水煎服，每剂煎13袋，每袋150ml，每日6袋，日分3次服。

2016年4月2日。经放疗及口服中药，头部肿瘤已消，甲状腺肿物未变化，纳食噎，右侧腹股沟肿物未增大，行走仍费力，咽痛，乏力，食欲差，眼肿物未发展，舌淡苔白，脉弦。处方：海藻60g，甘草30g，夏枯草60g，黄药子20g，熟地黄20g，生山药60g，山茱萸30g，茯苓45g，泽泻15g，牡丹皮15g，骨碎补60g，鹿衔草45g，透骨草45g，白花蛇舌草60g，半枝莲30g，土鳖虫20g，狗脊30g，山慈菇30g，金荞麦60g，菝葜120g，炒白术60g，桑寄生45g，牛膝20g，杜仲20g，砂仁15g（后下），白豆蔻15g（后下），冬凌草60g，鸡内金60g，生麦芽60g，制半夏30g，鳖甲粉20g，黄芪90g，橘皮15g，竹茹15g，白芷15g，炒蜂房15g，血余炭15g，生蒲黄15g（包煎），芡实60g，五味子15g，枸杞子20g，菊花20g，淫羊藿20g，黄连20g，吴茱萸10g，延胡索45g，补骨脂30g，肉豆蔻15g，莲子肉30g，知母15g，白屈菜30g，伸筋草30g，龙葵90g。7剂，水煎服，每剂煎14袋，每袋150ml，每日6袋，适当浓缩后分3次服。

（二）西医治疗

1.治疗原则

冒烟型骨髓瘤不推荐立即治疗，每3～6个月进行相关监测，包括血、尿的免疫球蛋白定量+M蛋白定量分析、血常规、尿素氮、肌酐、白蛋白、乳酸脱氢酶及血钙；有症状时进行骨髓穿刺和/或活检及MRI、PET-CT等检查。进展至活动型骨髓瘤时才予干预。

孤立型骨髓瘤由于需要明确诊断，手术兼有诊断和治疗价值，术后酌情放疗。

活动型骨髓瘤诊断后即应进行诱导化疗，缓解后继续诱导治疗直至M蛋白水平、骨髓中浆细胞的数目、溶骨病变的各项指标上下波动不大于25%至少3个月，即进入平台期[19]。此后，有条件者推荐高剂量化疗配合干细胞移植（SCT）。诱导后疾病进展、诱导缓解后疾病进展以及自体或异基因SCT后复发可考虑挽救治疗。对于治疗后未完全缓解但无进展的患者可以继续观察或维持治疗，或进行第二次SCT。

手术在MM中不占重要地位，但是MM的生存期较长，如果患者有脊柱不稳定，或有潜在的或已经发生的局限性病理性骨折，或有顽固性疼痛、神经功能进行性损害，手术仍有其应用价值。手术方式有经皮椎体成形术（percutaneous vertebroplasty，PVP）、经皮椎体后凸成形术（percutaneous kyphoplasty，PKP）、病灶清除骨水泥填充、钢板螺钉内固定术、关节假体置换或髓内钉内固定术等。

放疗可作为孤立性骨髓瘤的首选，受累区域放疗（≥45Gy），有可能获得治愈[20]。如果病变局限易于切除，则手术切除后局部放疗效果更佳[21]。如果作为缓解骨相关症状或局部巨大肿块的姑息治疗，放疗更为简便易行。

姑息及对症治疗主要应用于MM的终末器官损害，原则与一般的内科治疗相近。各种治疗均告失败或因各种原因无法接受化疗的患者可给予最佳支持治疗。双膦酸盐，包括氯曲膦酸盐或帕米膦酸或唑来膦酸，对有症状的骨髓瘤患者均应使用[22]。

2.诱导化疗

诱导化疗指开始阶段的高强度化疗，目的是清除肿瘤细胞克隆而取得最大限度地缓解。诱导治疗期间，每个疗程开始前应复查M蛋白定量及相关的血液学指标，骨骼相关事件检查每6个月1次，直到获得最大程度的缓解进入平台期。2～4个疗程后评价疗效，有效者维持原方案，未达到微小缓解（minimal response，MR）的应该变更方案。常用的方案如下。

（1）准备移植者的化疗方案

硼替佐米是第一代蛋白酶体抑制剂，对干细胞储备影响小，因此以硼替佐米为基础的方案可用于准备SCT的患者。硼替佐米的不良反应包括深静脉血栓、周围神经病变和胃肠道功能紊乱，这些不良反应可通过监测和适当的支持治疗获得控制，预防性使用阿昔洛韦400mg/d可降低硼替佐米相关性带状疱疹的发生率[23]。

● CyBorD（硼替佐米＋环磷酰胺＋地塞米松）：硼替佐米，$1.3mg/m^2$，静脉注射，d1、d4、d8、d11；环磷酰胺，$300mg/m^2$，口服，d1、d8、d15、d22；地塞米松，40mg，口服，d1～4、d9～12、d17～20。每4周重复，共4个周期。

● PAD（硼替佐米＋多柔比星＋地塞米松）：硼替佐米，$1.3mg/m^2$，静脉注射，d1、d4、d8、d11；多柔比星，$9mg/m^2$，静脉滴注，d1～4；地塞米松，40mg，口服，d1～4、d9～12、d17～20。每4周重复。

● VD（硼替佐米＋地塞米松）：硼替佐米，$1.3mg/m^2$，静脉注射，d1、d4、d8、d11；地塞米松，40mg，口服，第1、2周期为d1～4、d9～12，第3周期开始为d1～4。每3周重复，共4个周期。

● VRD（硼替佐米＋来那度胺＋地塞米松）：硼替佐米，$1.3mg/m^2$，静脉注射，d1、d4、d8、d11；来那度胺，25mg，口服，d1～14；地塞米松，20mg，口服，d1、d2、d4、d5、d8、d9。每3周重复，至多8个周期。

● VTD（硼替佐米＋沙利度胺＋地塞米松）：硼替佐米，$1.3mg/m^2$，静脉注射，d1、d4、d8、d11；沙利度胺，100mg，口服，d1～14，200mg，口服，d15～21；地塞米松，40mg，口服，d1～4、d9～12。每3周重复，共3个周期。

● 来那度胺＋小剂量地塞米松：来那度胺，25mg，口服；d1～21；地塞米松，40mg，口服，d1、d8、d15、d22。每4周重复，共4个周期。

（2）不适合移植者的首选方案

上述用于准备移植者的方案均可用于非移植者的治疗，其中VD方案、来那度胺+小剂量地塞米松方案可作为非准备移植者的首选方案。美法兰对干细胞储备有影响，以其为基础的联合方案常用于不适合移植者，有以下方案供选。

● MPB（美法兰+泼尼松+硼替佐米）：美法兰，9mg/m²，口服，d1～4；泼尼松，60mg/m²，口服，d1～4；硼替佐米，1.3mg/m²，静脉注射，d1、d4、d8、d11、d22、d25、d29、d32（第1～4周期），d1、d8、d22、d29（第5～9周期）。每6周重复，共9个周期。有学者认为，相比MPT方案，MPB方案用于不适合移植患者的CR率更高，缓解速度更快，生存时间更长，可能是含美法兰方案中最为有效的。

● MPL（美法兰+泼尼松+来那度胺）：美法兰，0.18mg/kg，口服，d1～4；泼尼松，2mg/kg，口服，d1～4；来那度胺，10mg，口服，d1～21。每4周重复，共9个周期。

● MPT（美法兰+泼尼松+沙利度胺）：①美法兰，0.25mg/kg，口服，d1～4；泼尼松，2mg/kg，口服，d1～4；沙利度胺，最大400mg/d，口服，持续使用。美法兰和泼尼松每6周重复，共12个周期。于第12周期第4日停用沙利度胺。②美法兰，4mg/m²，口服，d1～7；泼尼松，40mg/m²，口服，d1～7；沙利度胺，100mg/d，口服，持续使用。美法兰和泼尼松每4周重复，共6个周期。沙利度胺持续口服，直至确切证据证实疾病复发或耐药。多项Ⅲ期临床研究证实，使用MPT作为诱导化疗方案的缓解率、PFS及OS均优于MP方案，因此NCCN推荐其作为不适宜移植者的首选方案。Ⅲ～Ⅳ度不良反应主要有粒细胞减少（48%）、血小板减少（14%）、感染（13%）、血栓形成（12%）和便秘（10%）。

3.干细胞移植

诱导治疗后直接进行大剂量化疗及SCT称为早期移植，如需进行二次移植，可在第一次移植后6个月内进行。复发或进展时再做移植属于挽救治疗。

早期移植的适应证为：诱导治疗已经达到PR及更好疗效，年龄≤65岁，健康状况允许。早期移植与挽救治疗时启动移植相比，总生存期相似但有更长的无症状生存期。

SCT有自体干细胞移植（ASCT）和异基因造血干细胞移植（allo-HSCT），前者年龄限制较宽，不受髓源影响，相关移植病死率较低，是适合移植患者诱导治疗后的标准治疗。移植后治疗和二次移植（也称"序贯双次SCT"，在第一次移植后6个月内或复发前进行）可以进一步提高疗效。allo-HSCT包括清髓性及非清髓性移植，可导致持久的抗肿瘤免疫反应，无自体肿瘤细胞污染之虞，但供体、移植物抗宿主病的发病率和死亡率限制了其应用，故常用于年青的难治复发MM患者。

SCT能改善患者的PFS，但不一定能提高MM的治愈率，是否能延长总生存时间也存在争议。

4.巩固和维持治疗

诱导治疗获得缓解或HST后应行巩固治疗，可考虑使用含硼替佐米的方案2～4个疗程。接受移植者在移植后造血重建恢复后进行。即使SCT也难以治愈MM[24]，非移植的患者在取得最佳疗效后到达平台期以及SCT患者使用皮质醇、干扰素、沙利度胺、来那度胺和硼替佐米维持治疗仍有必要。

● 来那度胺维持：来那度胺，10mg，口服，d1～21，每4周重复，直至毒性不可耐受，或出现进展为止。基于Ⅲ期临床研究证据，NCCN将来那度胺作为首选的维持方案之一。来那度胺无沙利度胺的神经毒性，但可能有增加继发性癌症的风险，应告知患者。

● 硼替佐米维持：硼替佐米，1.3mg/m²，静脉注射，2周1次，共2年。

● 沙利度胺维持：沙利度胺，200mg/d，口服，移植后3～6个月开始，直至毒性不可耐受，或出现进展为止。常见的不良反应为周围神经病变（28%）、疲劳（19%）、便秘（11%）和头晕（6%），有4例因周围神经病变中断治疗。

（三）中西医结合治疗

与化疗配合

● 苏凤哲[9]在化疗中配合中医药治疗。中医治疗以补气阴、健脾为主，活血化痰为辅，基本处方为：太子参、黄芪、女贞子、枸杞子、五爪龙、金雀根、灵芝、绞股蓝、浙贝母、丹参、当归、半夏、生薏苡仁、山甲珠，或配合苦参碱、六神丸、犀角地黄丸等中成药。化疗间歇期配合中药。此阶段中医药以解毒祛瘀为主，益气养阴补肾为辅，基本处方为：白花蛇舌草、猪殃殃、水红花子、狗舌草、冬凌草、鳖甲、三七、全蝎、桃仁、红花、西洋参、黄芪、女贞子、墨旱莲、麦门冬、天冬、炒杜仲、川牛膝、薏苡仁、生山药。并可配合反应停、维A酸、干扰素等治疗。

● 董筠[25]运用益肾健脾、解毒化瘀法配合西医化疗治疗，自拟主方太子参、猪苓、鸡血藤各15g，黄芪、薏苡仁各20g，生地黄12g，白术、补骨脂各10g，白花蛇舌草、仙鹤草各30g，桃仁、红花、炙甘草各5g。脾肾阴虚明显者去补骨脂，加当归、枸杞子、黄精等；气虚甚者重用黄芪；恶心、呕吐、纳呆者加焦楂曲、炙鸡内金、佛手等；热毒炽盛者加用黄芩、连翘、牡丹皮。结果显效3例，有效4例，无效2例。总有效率达77.8%。

● 乔爱国[26]运用益肾活血法组方（龟甲15g，熟地黄15g，补骨脂15g，当归10g，川芎10g，覆盆子10g，菟丝子10g，鹿角胶10g（烊化），续断12g，何首乌12g，黄芪20g，没药3g，三七8g）加用沙利度胺治疗，有一定的疗效。

● 陈鹏等[27]在M2化疗方案基础上加用补肾活血的方药龟甲、熟地黄、补骨脂各15g，当归、川芎、覆盆子、菟丝子、鹿角胶各10g，续断、何首乌各12g，黄芪20g，没药3g，三七8g，取得良好疗效。

● 郑秋惠[28]应用口服大黄䗪虫丸并雄黄治疗15例MM并与西药化疗（MP、VAD方案）方法治疗对比，中药组总有效率60%，与对照组比较有显著差异。

● 唐庆[29]在运用参芪扶正注射液配合VAD方案化疗治疗MM22例分析中表明参芪扶正注射液联合化疗治疗MM，可以起到减毒增效作用，并可改善中晚期恶性肿瘤患者的多种症状，改善骨髓造血功能，减轻心脏和肝、肾损害。

● 陈民胜等[30]采用淡竹叶联合化疗治疗MM，发现可以明显改善微循环，增加肾小球的滤过机能，促进肾小管对蛋白的重吸收，减轻患者肾脏损害，有利于肾功能的维持与恢复，同时也改善了心、肺、脑等重要脏器的血液循环，防治其并发症。

● 孙志华等[11]应用大剂量丹参注射液并CP方案治疗MM临床观察取得了满意的疗效。

● 吴芬芝等[31]在运用复方皂矾丸联合化疗治疗MM中，将28例患者分为两组，治疗组采用复方皂矾丸加联合化疗，对照组单纯联合化疗，结果治疗组总有效率为81%，对照组为75%，且治疗组患者生命质量明显改善。复方皂矾丸能增强骨髓造血功能，使萎缩的造血组织重建，对化疗时的骨髓抑制有保护作用，还能提高免疫力[32]。

● 张薇薇等[14]将52例多发性骨髓瘤患者随机分成治疗组27例与对照组25例，治疗组采用复方苦参注射液加化疗治疗，对照组单用化疗治疗。结果：治疗组与对照组治疗总有效率分别为77.8%及72.0%，两组总有效率比较差异无统计学意义；治疗组不良反应减少，生活质量提高，两组比较差异有统计学意义。

● 李宏良等[33]回顾性分析了45例多发性骨髓瘤初治患者，采用华蟾素联合MPT方案治疗多发性骨髓瘤，其近期疗效与单用MPT方案相当，但在改善生活质量方面明显优于单用MPT方案。

- 刘丽等[34]使用中成药序贯辅助VAD方案治疗MM26例，即化疗前使用艾迪注射液，化疗中配合苦参注射液，化疗结束后扶正用参麦注射液，对照组单用VAD方案化疗。结果：总有效率治疗组65.4%，对照组45.8%，两组比较有显著性。治疗组骨髓抑制心、肝、肾脏毒性反应均较对照组少。

五、预后及随访

（一）预后

MM自然病程具有高度异质性，中位生存期为3～4年，有些患者可存活10年以上。提示预后不良的因素有：β_2-微球蛋白异常增高，白蛋白异常下降及分期高，乳酸脱氢酶升高，细胞遗传学异常13q-及t（4；14）、t（14；16）、t（14；20）、del（17p）。瘤细胞的增殖活性（Ki-67）与分化程度、血小板减少、高龄和肾功能不全、循环浆细胞数也影响MM的预后。

（二）随访

视病情而定。诱导治疗后缓解的患者，至少每3个月进行1次：免疫球蛋白定量+M蛋白定量分析，外周血常规检查，尿素氮、肌酐、血钙检查；长期缓解的患者考虑每年1次或有临床指征时进行骨骼检查，每6～12个月1次或有临床指征时进行MRI和（或）CT和（或）PET-CT检查。冒烟型骨髓瘤可适当减少频率，以3～6个月的间隔进行观察随访。

六、预防与调护

（一）预防

1.保持良好、健康的心态

癌症的发生发展与精神状态有密切关系，所以癌症的预防首先要做到保持情绪的相对稳定，乐观处世，理性应对平时工作、生活方面的各种压力以及突发或重大事件的打击，尽量避免剧烈的情绪波动或不良情绪的长期影响，时刻保持良好、健康的心态，以保持机体阴阳平衡、气血调和，免疫功能免受伤害，则癌症不易发生。

2.加强防癌宣传与检查

由于肿瘤的发生、发展需要相当长的一段时间，即肿瘤在发现之前有个很长的潜伏期，在肿瘤发生的最早阶段往往易为人们所忽略，一旦发现即为中晚期，是为恶性肿瘤死亡率高的原因之一。因此，加强防癌宣传与检查以达到对肿瘤的早期发现、早期诊断和早期治疗是提高肿瘤治愈率的重要一环。

3.消除或避免致病因素

由于多发性骨髓瘤的发生可能与电离辐射、慢性感染、炎症刺激等因素有关，因此在日常生活和工作环境中要注意远离这些可能的致病因素，采取有效的防护措施避免与电离辐射接触（如避免过度的阳光照射，减少或消除环境中的放射性污染等），积极治疗慢性感染和炎症，消除不良刺激等，均有利于预防多发性骨髓瘤的发生。

（二）调护

1.医务人员、家庭和社会应共同努力，对患者要尽力关心与帮助，协助他们树立与疾病作斗争的坚强信念，使其能够尽快地从精神负担中解脱出来，维持机体正常功能状态，以利于调动自身免疫功能。医务人员要利用医学知识向患者及其家属做好解释工作，使之消除顾虑，积极配合治疗。

2.对放疗、化疗患者要密切观察各种反应，关心患者的进食和大小便情况，鼓励患者多进食、多喝水，多吃水果和高蛋白、高维生素、低脂肪食物，做好饮食调补。但须注意如有肾功能不全则应限制蛋白摄入量，忌食植物性蛋白。认真做好口腔护理，保持口腔清洁。白细胞下降严重者，要特别注意个人、环境、饮食卫生，减少与外界接触，以免导致感染。

3.根据骨质破坏的有无及轻重，实施相应的护理措施：无骨质破坏者，白天可在室内活动，但应防止活动过度，其生活自理或需稍加协助；有轻度或较局限的溶骨损害者，应限制活动，以床边活动为主，白天卧床 1～6 小时，其生活不能完全自理，由护工协助护理；溶骨损害严重或较广泛者，白天卧床 6～8 小时，有脊柱溶骨性损害者可用矫形支架以防发生或加重压缩性骨折，有骨折者应予硬板床绝对卧床休息，其生活不能自理，需由专人护理，注意保持衣被的清洁干燥，每 4 小时翻身按摩，预防压疮。

4.避免情致刺激，节制房事，可减缓肾精衰竭，预防本病的复发和进一步发展。

5.多发性骨髓瘤患者建议多食番木瓜、山楂、生姜、菜豆等保健食品。

参考文献

[1] Durie BG，Salmon SE. A clinical staging system for multiple myeloma. Correlation of measured myeloma cell mass with presenting clinical features，response to treatment，and survival[J]. Cancer，1975，36（3）：842-854.

[2] 陶中飞，傅卫军，陈玉宝，等.206例多发性骨髓瘤预后因素分析及分期评价[J].癌症，2006，25（4）：461-464.

[3] 张振会.多发性骨髓瘤的中医辨证论治[J].江西中医药2013，44（12）：14-15.

[4] 夏小军，段赟.中医药治疗多发性骨髓瘤的思路与方法[J].西部中医药，2015，28（12）：47-49.

[5] 马振，李宜真，刘淑军.中医药联合化疗对多发性骨髓瘤肾病患者生存质量的影响[J].中医研究,2013,26(5)：11-14.

[6] 陈健一，李晓惠，孔祥图.扶正解毒活血方合用亚砷酸注射液治疗难治性多发性骨髓瘤30例[J].河北中医，2007，29（11）：1009-1010.

[7] 刘俊玲，乌庆超，王朝晖，等.滋肾活血法联合化疗治疗多发性骨髓瘤临床观察[J]中医药临床杂志,2010(5)：395-396.

[8] 李全，黄玉燕.多发性骨髓瘤从肾虚毒瘀论治[J]北京中医药大学学报，2008，31（6）：427-428.

[9] 苏凤哲.中医药治疗多发性骨髓瘤临床探讨[J].世界中西医结合杂志，2007：2（9）：551.

[10] 邹本宏.刘宝文教授应用补阳还五汤治疗多发性骨髓瘤经验介绍[J].新中医，2008，40，（2）：19-20.

[11] 孙志华，王会朋，关旭鸥.大剂量丹参注射液并GP方案治疗多发性骨髓瘤临床观察[J]中国实用医药，2007，2（8）：61-62.

[12] 李新成.雄黄联合六味地黄丸治疗多发性骨髓瘤临床观察[J]湖北中医杂志，2007，29（3）：33.

[13] 原晋璐.鹤蟾片及蟾皮提取物对多发性骨髓瘤干预的实验研究及临床探讨[D].广州：广州中医药大学，2013.

[14] 张薇薇，杨新宇.复方苦参注射液联合化疗治疗多发性骨髓瘤的临床研究[J].湖南中医药大学学报，2010，30（3）：68-69.

[15] 叶丽红，周红光，吴勉华.多发性骨髓瘤骨损的中医证治探讨[J].中国中医药信息杂志，2003，10（8）：73.

[16] 董学斌，赵秀荣.补肾化瘀解毒方配合化疗治疗多发性骨瘤肾损害的临床观察[J].贵阳中医学院学报，2008，309（2）：37-39.

[17] 王庆其，李孝刚，邹纯朴，等.国医大师裘沛然治案（四）—裘沛然治疗癌症案四则[J].中医药通报，2015，14（6）：22-24.

[18] 陈珮.黄振翘老中医治疗多发性骨髓瘤临床经验[J].黑龙江中医药，2008，37（4）：2.

[19] 中国多发性骨髓瘤工作组.中国多发性骨髓瘤诊治指南[J].中华内科杂志，2008，47（10）：869-872.

[20] Hu K，Yahalom J. Radiotherapy in the management of plasma cell tumors[J]. Oncology（Williston Park），2000，14（1）：101-108.

[21] 张学伟，杜心如.多发性骨髓瘤骨病的外科诊疗研究进展[J].中国骨肿瘤骨病，2011，10（3）：314-318.

[22] 中华医学血液学分会. 多发性骨髓瘤骨病诊治指南 [J]. 中华血液学杂志，2011，10（32）：721-723.

[23] Vickrey E，Allen S，Mehta J，et al. Acyclovir to prevent reactivation of varicella zoster virus（herpes zoster）in multiple myeloma patients receiving bortezomib therapy[J]. Cancer，2009，115（1）：229-232.

[24] 邱录贵，安刚. 多发性骨髓瘤的现状与展望 [J]. 中华血液学杂志，2011，32（10）：649-651.

[25] 董筠. 中西医结合治疗多发性骨髓瘤临床疗效观察 [J]. 中医药学报，1998，6：35.

[26] 乔爱国. 益肾活血法配合反应停治疗多发性骨髓瘤的疗效观察 [J]. 辽宁中医杂志，2007，34（4）：462.

[27] 陈鹏，丘和明. 补肾活血法辅助化疗多发性骨髓瘤骨病 16 例疗效观察 [J]. 新中医，2006，38（8）：25.

[28] 郑秋惠. 大黄䗪虫丸联合雄黄治疗多发性骨髓瘤临床观察 [J]. 辽宁中医药大学学报，2009，11（8）：130-131.

[29] 唐庆. 参芪扶正注射液配合 VAD 方案化疗治疗多发性骨髓瘤 22 例分析 [J]. 肿瘤防治研究，2005，3（6）：373.

[30] 陈民胜，张学鉴. 淡竹叶辅佐治疗多发性骨髓瘤 16 例报告 [J]. 中原医刊，1999，26（7）：12-13.

[31] 吴芬芝，毛力菲. 复方皂矾丸联合化疗治疗多发性骨髓瘤临床分析 [J]. 中国基层医药，2006，13（5）：841-842.

[32] 熊树民. 复方皂矾丸治疗再生障碍性贫血 100 例疗效分析 [J]. 中华血液学杂志，2000，21（3）：157.

[33] 李宏良，曾荣香，田华琴，等. 华蟾素联合 MPT 方案治疗多发性骨髓瘤疗效观察 [J]. 中华全科医学，2010，8（2）：169-171.

[34] 刘丽，孙志强. 中成药序贯辅助 VAD 方案治疗多发性骨髓瘤疗效观察 [J]. 实用中医药杂志，2009，25（8）：544-545.

附录：英文缩写词

3D-CRT	three dimensional conformal radiotherapy	三维适形放疗
ADT	androgen deprivation therapy	雄激素剥夺治疗
AEG	adenocarcinoma of the esophagogastric junction	食管胃交界部腺癌
AHSCT	autologous hematopoietic stem cell transplantation	自体造血干细胞移植
AHT	adjuvant hormonal therapy	辅助内分泌治疗
AIPC	androgen-independent prostate cancer	雄激素非依赖性前列腺癌
AJCC	American Joint Committeeon Cancer	美国癌症联合会
ALK	anaplastic lymphomas kinase	间变性淋巴瘤激酶
ALL	acute lymphoblastic leukemia	急性淋巴细胞性白血病
allo-HSCT	allogeneic hematopoietic stem cell transplantation	异基因造血干细胞移植
AML	aculte myeloid leukemia	急性髓系白血病
ANLL	acute non-lymphocytic leukemia	急性非淋巴细胞性白血病
ASCO	American Society of Clinical Oncology	美国临床肿瘤学会
ASCT	autologous stem cell transplantation	自体干细胞移植
ATL	adult T-cell lymphoma	成人T细胞淋巴瘤
AHSCT	autologous hematopoietic stem cell transplantation	自体造血干细胞移植
AUC	area under the curve	曲线下面积
BC	breast cancer	乳腺癌
BCC	basal cell carcinoma	基底细胞癌
BCG	Bacillus Calmette-Guerin	卡介苗
BRM	biological response modifiers	生物反应调节剂
CAB	completed androgen blockade	雄激素完全阻断
CCPDMA	complete circumferential and peripheral deepmargin assessment	环状切缘和深切缘全面评估
CML	chronic myeloid leukemia	慢性粒细胞白血病
cHCC-ICC	combined hepatocellular carcinoma and intrahepatic cholangiocarcinoma	肝细胞癌-肝内胆管细胞混合癌
CIN	cervical intraepithelial neoplasia	宫颈上皮内瘤变
CKC	cold knife conization	冷刀锥切
CLL	chronic lymphocytic leukemia	慢性淋巴细胞白血病
CMML	chronic myelo-monocytic leukemia	慢性粒-单核细胞白血病
CMoL	chronic monocytic leukemia	慢性单核细胞白血病
CNL	chronic neutrophilic leukemia	慢性中性粒细胞白血病

CNS	central Nervous System	中枢神经系统
CNS-L	central nervous systemL-leukemia	中枢神经系统白血病
CRPC	castrate-resistant prostate cancer	去势抵抗性前列腺癌
CSAP	cryo-surgical ablation of the prostate	前列腺冷冻治疗
CTV	clinical target volume	临床靶区
CYFRA21-1	cytokeratin fragment21-1	细胞角蛋白片段21-1
DCIS	ductal carcinoma in situ	导管原位癌
DFS	disease free survival	无病生存期
DLBCL	diffuse large B-cell lymphoma	弥漫性大B细胞淋巴瘤
DRE	digital rectal examination	直肠指检
EBRT	external beam radiotherapy therapy	外照射治疗
ECE	extensive extracapsular extension	广泛淋巴结外浸润
EFS	event-free survival	无事件生存
EGFR	epidermal growth factor reeptor	表皮生长因子
EML4	echinoderm miccrotubule-associated proteinlike 4	棘皮动物微管相关样蛋白4
EMP	estramustine phosphate	磷酸雌二醇氮芥
EMR	endoscopic mucosal resection	内镜下黏膜切除术
EORTC	European Organization for Researchand Treatment of Cancer	欧洲癌症治疗研究组织
ERCC1	excision repair cross-complementing 1	切除修复交叉互补基因1
ESD	endoscopic submucosal dissection	内镜黏膜下剥离术
FIGO	International Federation of Gylnecology and Obstetrics	国际妇产科联盟
FL	follicular lymphoma	滤泡性淋巴瘤
FNA	fine needle aspiration	细针穿刺
FSH	follicle stimulating hormone	卵泡刺激素
G-CSF	granulocyte colony stimulating factor	粒细胞集落刺激生长因子
GIST	gastrointestinal stromal tumors	胃肠道间质瘤
GOG	Gynecologic Oncology Group	妇科肿瘤学小组
GTV	gross Tumor volume	肿瘤靶区
HCC	hepatocellular carcinoma	肝细胞癌
HCL	Hair cell leukemia	毛细胞白血病
HDT/AHSCT	high-does chemotherapy/autologous hematopoietic stem cell transplantation	高剂量化疗/自体造血干细胞移植
HDT/ASCR	high dose chemotherapy/autologous stem cell rescue	高剂量化疗/自体干细胞解救
HIFU	high intensity focus ultrasound	高能聚焦超声
HL	Hodgkin's lymphoma	霍奇金淋巴瘤
HRPC	hormone-refractory prostate cancer	激素难治性前列腺癌
ICC	intrahepatic cholangiocarcinoma	肝内胆管细胞癌
HSCT	hematopoietic stem cell transplantation	造血干细胞移植

IF	involved-field	累及野
IFN	interferon	干扰素
IFRT	involved-field radiotherapy	累及野照射
IHT	intermittent hormonal therapy	间歇内分泌治疗
IL-2	interleukin-2	白细胞介素-2
IMRT	intensity modulated radiation therapy	调强放疗
INRT	involved-nodal radiotherapy	累及淋巴结放疗
IPS	international prognostic score	国际预后评分
ISRT	involved site radiation therapy	累及部位放疗
ISS	International Staging System	国际分期系统
LBL	lymphoblastic lymphoma	淋巴母细胞淋巴瘤
LCIS	lobular carcinoma in situ	小叶原位癌
LEEP	loop electrosurgical excisional procedure	宫颈环形电切除术
LH	luteinizing hormone	促黄体生成素
LRH	luteinizing releasing hormone	促黄体生成素释放激素
LHRH	luteinizing-hormone releasing hormone	促性腺激素释放激素
MAB	maximal androgen blockade	最大限度雄激素阻断
MAL-PDT	methyl aminolevulinate-photodynamic therapy	甲基氨基酮戊酸酯的光动力学方法
MALT	mucosa-associated lymphoid tissue	胃黏膜相关淋巴组织结外边缘区
MCL	mantle-cell lymphoma	套细胞淋巴瘤
MDS	myelodysplastic syndromes	骨髓异常增生综合征
ML	malignant lymphoma	恶性淋巴瘤
MM	mulople mydoma	多发性骨髓瘤
MR	minimal remission	微小缓解
MRD	Minimal residual disease	微小残留病变
MZL	marginal zone lymphoma	边缘区淋巴瘤
NCCN	National Comprehensive Cancer Network	美国综合癌症网
NHL	non-Hodgkin's lymphoma	非霍奇淋巴金瘤
NSCLC	non-small cell lung cancer	非小细胞肺癌
NSS	Nephron sparing surgery	保留肾单位手术
ORR	objective response rate	客观缓解率
OS	overall survival	总生存
PCG	primary gallbladder cancer	原发性胆囊癌
PCI	prophylactic cranial irradiation	预防性脑照射
PDT	photodynamic therapy	光动力学治疗
PEGIFN	pegylated interferon	聚乙二醇干扰素
PFS	progression-free survival	无进展生存

PKP	percutaneous kyphoplasty	经皮椎体后凸成形术
PLC	primary liver cancer	原发性肝癌
PLL	Pro lymphocytic leukemia	幼淋巴细胞白血病
POMA	postoperative margin assessment	根据术后切缘评估
PR	partial remission	部分缓解
PR	progestin receptor	孕激素受体
PS	performance status	体力活动状态
PSA	prostate speofic antigen	前列腺特异性抗原
PTCL	peripheral T-cell lymphoma	外周T细胞淋巴瘤
PTLD	post transplant lymphoproliferative disorder	移植后淋巴增殖性疾病
PVP	percutaneous vertebroplasty	经皮椎体成形术
RCC	renal cell carcinoma	肾细胞癌
RFA	radiofrequency ablation	射频消融
RIT	radioimmunotherapy	放射免疫治疗
ROTI	relative organor tissue injure	相关器官或组织损害
RRM1	ribonucleotide redtlctase subunit M1	核糖核苷酸还原酶的调节亚基M1
RPLND	retroperitoneal lymph node dissection	腹膜后淋巴结清扫术
SBRT	stereotactic body radiation therapy	立体定向放疗
SCC	squamous cell carcinoma	鳞状细胞癌
SCCIS	squanous cell carcinoma in sutu	原位鳞状细胞癌
SCLC	small cell lung cancer	小细胞肺癌
SCT	stem cell transplantation	干细胞移植
SLL	small lymphocyte lymphoma	小淋巴细胞淋巴瘤
SMA	superior mesenteric artery	肠系膜上动脉
SMV	superior mesenteric vein	肠系膜上静脉
SNB	sentinel node biopsy	前哨淋巴结活检
SREs	skeletal related events	骨相关事件
SRT	stereotactic radiotherapy	立体定向放疗
STS	soft tissue sarcoma	软组织肉瘤
TACE	transcatheter arterial chemoembolizaion	经导管肝动脉化疗栓塞
TKIs	tyrosine kinase inhibkors	酪氨酸激酶抑制剂
TNF	tumor necrosis factor	肿瘤坏死因子
TTP	time to progression	中位疾病进展时间
TURBT	transurethral resection of bladder tumor	经尿道膀胱肿瘤电切术
UGC	unexpected gallbladder carcinoma	意外胆囊癌
UICC	Union for International Cancer Control	国际抗癌联盟
VEGF	vascular endothelial growth factor	血管内皮生长因子

参考书目

[1]　陈振东，王雅杰，唐金海，等.肿瘤综合治疗学[M].合肥：安徽科学技术出版社，2015.

[2]　孙桂芝.孙桂芝实用中医肿瘤学[M].北京：中国中医药出版社，2009.

[3]　林丽珠.肿瘤中西医治疗学[M].北京：人民军医出版社，2013.